Christliche Kunst in Afrika

DIETRICH REIMER

Herausgegeben von
„Haus Völker und Kulturen“
Steyler Missionare, St. Augustin

Christliche Kunst in Afrika

J. F. THIEL

HEINZ HELF

DIETRICH REIMER

CIP – Kurztitelaufnahme
der Deutschen Bibliothek

Thiel, Josef Franz:

Christliche Kunst in Afrika / J. F. Thiel;
Heinz Helf. Steyler Missionare. / Berlin; Reimer; 1984.

ISBN 3-496-00745-1

NE: Helf, Heinz

Printed in Germany

Verlag: Dietrich Reimer Verlag, Berlin
Herausgeber: Haus Völker und Kulturen,
Steyler Missionare, St. Augustin
Gestaltung: Norbert A. Ciernioch, Viersen
Lithografien: W. Dannhöfer KG, Heiligenhaus
Satz: Druckerei Steyl
Druck: Grafik-Druck-KG Müsers, Viersen 12

INHALT

VORWORT	7
EINLEITUNG	8
1. Kapitel PROBLEME EINER CHRISTLICHEN KUNST IN AFRIKA	12
2. Kapitel DAS CHRISTLICHE REICH ÄTHIOPIEN	41
3. Kapitel DAS ALTE KONGOREICH	79
4. Kapitel NIGERIA UND DAS ZENTRUM VON OYE EKITI	121
5. Kapitel WESTAFRIKA	155
6. Kapitel ZENTRALES AFRIKA	201
7. Kapitel SÜDLICHES AFRIKA	245
8. Kapitel OSTAFRIKA	285
9. Kapitel KIRCHENBAU IN AFRIKA	295
BIBLIOGRAPHIE	336
FOTONACHWEIS	348
NAMENINDEX	350

VORWORT

In den Büchern, die von afrikanischer Kunst handeln, gehört es zum guten Ton, daß man die christliche Afrikamission für den Niedergang der traditionellen Kulturen Afrikas im allgemeinen und seiner Kunst im besonderen verantwortlich macht. Nicht selten gewinnt man bei der Lektüre solcher Werke den Eindruck, als sei das Hauptziel der christlichen Missionare der Ikonoklasmus gewesen und als hätte es den ausschließlich bei ihnen gegeben. – War dem wirklich immer so?
Der Niedergang der traditionellen Kulturen Afrikas hat viele Gründe: den Wandel in der Ökonomie, der Sozialstruktur, der politischen Organisation, im Erwerb neuen Wissens und natürlich auch in der Einführung neuer Religionsformen, um nur einige der wichtigsten Faktoren zu nennen. Man darf vielleicht die Frage stellen, auch wenn sie auf den ersten Blick müßig erscheint: Wäre der Wandel oder, wenn man will, der Niedergang der Kulturen ohne die Arbeit der christlichen Missionare aufgehalten worden? – Erscheint hier nicht die Schuldzuweisung allein an das Christentum als ein zu simpler Erklärungsversuch? – Solch monistische Sündenbocktheorien ließen sich massenweise aufführen. Selten jedoch werden die Vergehen präzisiert und noch seltener bewiesen; was nicht heißen soll, daß es sie nicht immer wieder mal gegeben hat.
Nichts aber scheint schwerer ausrottbar als eine vorgefaßte Meinung. Es ist deshalb wohl auch der beste Weg, aufzuzeigen, was die christlichen Kirchen zur neuen Kunst Afrikas beitragen, anstatt darüber zu diskutieren, ob und wie sehr sie am Zerstörungswerk beteiligt waren. Ich bin deshalb dem Leiter des Museums der Steyler Missionare von St. Augustin, Prof. Dr. J. F. Thiel, und dem Fotografen Br. Heinz Helf SVD, dem Leiter der Fotoabteilung der Druckerei in Steyl, dankbar, daß sie diesen positiven Weg ihrer Darlegung wählten. Fast sieben Jahre lang sammelten sie Material zu dem vorliegenden Band; der Weg führte sie nach Afrika, in zahlreiche Museen Europas und zu vielen Privatsammlern. Wahrscheinlich ist es ihnen nur zum Teil gelungen, Bildmaterial von den wichtigsten christlichen Objekten zusammenzutragen – das Material ist ja leider zumeist in Privatsammlungen über die ganze Welt zerstreut. Doch auch dieses gibt bereits einen tiefen Einblick in das christliche Kunstschaffen Afrikas. Selbst für Fachleute dürften die über 600 gezeigten Bilder mehr bieten, als sie erwarten durften. – Da es einen Gesamtüberblick über das christliche Kunstschaffen in Afrika noch nicht gibt, ist man von der Fülle und teilweise auch von der Qualität der Werke überrascht.
Der beste Lohn für die langwierige und kostspielige Edition wäre, wenn sich möglichst viele afrikanische Künstler und Kirchenmänner davon begeistern ließen und noch mehr als bisher die christlichen Wahrheiten mit ihrer afrikanischen Formen- und Symbolsprache auszudrücken versuchten. Nur auf diesem Wege wird die Kirche in Afrika afrikanisch werden. Bereits 1936 schrieb der Propagandapräfekt Petrus Kardinal Fumasoni-Biondi an Msgr. Dellepiane in Leopoldville: „... die katholische Kirche ist weder belgisch noch französisch, weder italienisch noch amerikanisch: sie ist katholisch. Doch ist sie in Belgien belgisch, in Frankreich französisch und am Kongo muß sie kongolesisch sein!"
Betrachtet man die teilweise robusten und originellen Figuren der afrikanischen Künstler und ihre oft ungewohnten und daher überraschenden Aussagen und Interpretationen der christlichen Wahrheiten, dann kann man nur bedauern, daß die christlichen Missionare nicht von Anfang an ausschließlich afrikanische Kunstwerke in ihre Kirchen stellten, auch wenn sie zu Beginn noch technisch unbeholfen wirkten. Der Import aus Europa war ein Irrtum. Man sollte ihn so schnell wie möglich dadurch vergessen machen, daß man beschleunigt und verstärkt das Christentum in afrikanischen Formen und Symbolen ausdrückt. Dies wird mithelfen, daß die Afrikaner die Kirche schneller als ihre Heimat empfinden werden.
Als Generalsuperior der Gesellschaft des Göttlichen Wortes möchte ich allen Beteiligten an diesem Werke danken, besonders den beiden Herausgebern, aber auch den Geld- und Leihgebern und allen, die am Zustandekommen dieses Werkes beteiligt waren.

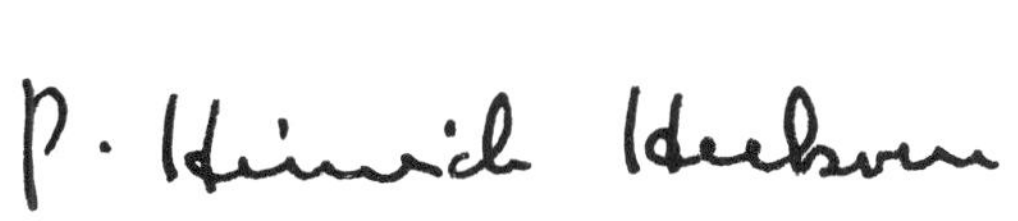

P. Heinrich Heekeren
Generalsuperior der Gesellschaft des Göttlichen Wortes

EINLEITUNG

Der Titel „Christliche Kunst in Afrika“ verspricht mehr als das Buch dann hält: Es behandelt nämlich weder ganz Afrika noch befaßt es sich ausschließlich mit Kunst. Aber man weiß, Buchtitel müssen kurz und einprägsam sein. Es soll deshalb hier zunächst der Rahmen abgesteckt werden, in dem sich die Thematik des Buches bewegt.

Die in diesem Band behandelte christliche Kunst stammt bis auf das Kapitel über den Kirchenbau ausschließlich aus Schwarzafrika. Das Kapitel über die christliche Kunst Äthiopiens ragt regional wie zeitlich über Schwarzafrika hinaus. Es gibt gute Gründe, Äthiopien zum Frühchristentum Nordafrikas zu schlagen, aber auch, es mit Schwarzafrika zu behandeln. Ich habe lange geschwankt, ob ich es in die Darstellung mit einbeziehen soll. Seine Kunst fällt ja nicht nur regional und zeitlich, sondern auch formal und thematisch aus dem Rahmen Schwarzafrika heraus. Wenn ich schließlich doch Äthiopien in meine Darstellung einbezogen habe, dann deshalb, weil es sich um eine lebende und genuin afrikanische Kunst handelt. Die Einflüsse auf Äthiopien waren im Laufe der Jahrhunderte zwar zahlreich, aber die Äthiopier haben alle fremden Einflüsse verarbeitet und ihnen ein äthiopisches Gepräge gegeben. Man kann zwar hin und wieder noch die Spuren von Konstantinopel, Italien, Portugal etc. ausmachen, aber die Kunst ist durch und durch äthiopisch und somit afrikanisch.

Bei den alten christlichen Gebieten und Reichen Nordafrikas und des Sudan kann man weniger von einer genuin afrikanischen Kunst sprechen. Sie war immer mehr zu den Mittelmeerkulturen hin ausgerichtet als nach Schwarzafrika. Hinzu kommt, daß bis auf die koptische Kunst Ägyptens alle christliche Kunst dieser Region der Vergangenheit angehört. Es hätte überdies die Kompetenz eines Ethnologen bei weitem überschritten, wollte er die alte christliche Kunst Nordafrikas beschreiben. Dafür sind andere Disziplinen zuständig.

Der Titel des Buches ist aber auch noch darin mißverständlich, daß er ausschließlich *Kunst* ankündigt. Kritische Leser werden zahlreiche hier abgebildete Arbeiten höchstens als Kunsthandwerk gelten lassen. Dieser Sachverhalt war mir bei der Auswahl der Bilder auch sehr wohl bewußt. Doch ich wollte nicht nur qualitativ gute Arbeiten zeigen – dies war allerdings das wichtigste Auswahlkriterium –, sondern ich wollte auch einen regionalen wie zeitlichen Überblick geben. Um also einen möglichst umfassenden Überblick zu geben, habe ich oft auch zweit- und drittrangige Bilder aufgenommen. Mein Ziel war es, wenn möglich, eine Entwicklung aus den Anfängen heraus aufzuzeigen. So habe ich mich besonders um altes Fotomaterial bemüht. Eine große Hilfe hierbei erfuhr ich von Herrn Sepp Schüller, dem ehemaligen Kustos des Aachener Missionsmuseums.

Als Ethnologe bin ich wenigstens so sehr am Inhalt wie an der Form der Objekte interessiert. Synkretistische Mischformen sind für Missiologen und Theologen wahrscheinlich von geringem Interesse, da sie häufig nicht die Approbation der etablierten Kirchen finden. Für den Kulturgeschichtler sind sie aber ein bevorzugtes Studienobjekt, zeigen sie doch die Perseveranz bzw. Hinfälligkeit gewisser Kulturelemente auf. Selbstverständlich habe ich auch deshalb kulturgeschichtlich relevante Objekte qualitätvollen orthodoxen bisweilen vorgezogen. Mir ging es unter anderem auch darum, die Dynamik der Entstehung einer christlichen Kunst in Afrika aufzuzeigen.

Die Auswahl der Bilder wie die der Texte dazu ist denn auch unter mancherlei Hinsicht kritisierbar. Ich kann sehr gut verstehen, daß, wenn ein anderer die Bilder unter missionsgeschichtlicher, theologischer oder kunsthistorischer Rücksicht ausgewählt und kommentiert hätte, er ein anderes Buch daraus gemacht und es wohl auch einen anderen Leserkreis gefunden hätte. – So hat vor Jahren der evangelische Theologe Arno Lehmann aus Halle sein Buch „Afroasiatische christliche Kunst“ (1967) herausgebracht. Er war vor allem am theologisch-missionarischen Aspekt der „ökumenischen Kunst“ interessiert. Ich, der Schreiber dieses Buches, bin Ethnologe mit mehrjähriger Erfahrung in Missionsarbeit und Feldforschung. Mir geht es vor allem darum, inwiefern in den Kunstobjekten christliche Wahrheiten und Wertvorstellungen mit Hilfe afrikanischer Formen ausgedrückt und den Afrikanern verständlich gemacht werden. Ich war deshalb auch vornehmlich an solchen afrikanischen Künstlern interessiert, die noch einen Bezug zu ihrer afrikanischen Kultur und ihrer Formenwelt haben. Ich habe die Werke solcher Künstler aus Afrika, die ganz westlich arbeiten, nicht weiter verfolgt, und zwar nicht, weil ich sie als gering erachte, sondern weil sie sich dem Urteil des Ethnologen entziehen. Sie gehören in das Fach Kunstgeschichte. So z. B. habe ich den bekannten Künstler Ben Enwunwu aus Nigeria in meinem Buch nicht weiter behandelt.

Es gibt zahlreiche europäische Künstler in Afrika, die mit afrikanischen Formen arbeiten. Ich habe ihre Werke in diesem Band nicht besprochen, obgleich sie die afrikanische Formensprache sehr geschickt adoptiert haben. Man denke etwa an den Malermissionar P. Vandenhoudt und seine Bibelillustrationen. Nur im Kapitel über den Kirchenbau habe ich von dieser Regel eine Ausnahme gemacht, da es bisher nur wenige Kirchen gibt, die ganz von Afrikanern konzipiert und erbaut wurden.

Wie repräsentativ unsere Bildauswahl für das christliche Afrika ist, mögen die Kritiker entscheiden. Wir haben während mehrerer Jahre Bildmaterial, aber auch christliche Objekte gesammelt. Im Laufe der Zeit wurden hunderte Sammler und Museen ange-

schrieben: Manche haben niemals geantwortet oder erlaubten nicht, ihre Objekte zu fotografieren, andere wiederum gaben für Fotos keine Publikationsrechte usw. Ich möchte damit nur hervorheben, daß die Auswahl der Bilder von zahlreichen Faktoren abhängig ist. Man hat durchaus nicht die Möglichkeit, immer Bilder mit bester Qualität auszuwählen. Es könnte deshalb sein, daß Kenner unsere Sammlung nicht als repräsentativ erachten. Wichtige Objekte – besonders im Kapitel über den Kirchenbau – sind uns entgangen, oder sagen wir genauer, es war kein adäquates Foto zu haben.
Da sich die besten christlichen Objekte leider in westlichen Privatsammlungen und nicht in afrikanischen Museen oder Kirchen befinden – auch heute noch gibt es für moderne afrikanische Kunst fast ausschließlich weiße Käufer –, sind diese Objekte nur sehr schwer auszumachen. Erschwerend kommt hinzu, daß sich die etablierten Kunsthistoriker mit diesem Thema praktisch noch nicht beschäftigen. Die meisten Publikationen über die christliche afrikanische Kunst erschienen bisher von Missionaren und Theologen und nicht selten in nur schwer zugänglichen kleinen Zeitschriften. Hinzu kommt, daß Missionare nur selten die Objekte exakt beschreiben; Angaben über Größe, Alter, Herkunft, Material, den jetzigen Ort etc. haben Seltenheitswert. Sie sind offenbar ausschließlich am religiösen Aussagewert interessiert. Diese Haltung aber erschwert das Ausfindigmachen der beschriebenen Objekte ungemein. Aber vielleicht kann dieses Werk als Ausgangspunkt für eine revidierte spätere Fassung dienen. Einen Gesamtüberblick über das christliche afrikanische Kunstschaffen gab es ja bisher noch nicht.
Wenn ich immer wieder von „christlicher Kunst" spreche, meine ich damit natürlich nur, daß sich Kunst oder Kunsthandwerk mit christlichen Themen befaßt. Die Kunst selbst ist weder christlich noch antichristlich. Auf die Problematik des Begriffes „Kunst" selbst möchte und kann ich nicht eingehen. Eine derartige Diskussion würde das Potential eines Ethnologen übersteigen. Wenn ich von einem Auswahlkriterium der Qualität spreche, meine ich damit, daß der Künstler die technische Fertigkeit besitzt, eigene Ideen zum Ausdruck bringt sowohl in bezug auf den Inhalt wie auf die ästhetische Form, die Materialechtheit in seine Vorstellungen einbezieht und schließlich sich von einer geistlosen Serienproduktion absetzt. Die fromme Intention allein schafft noch keine christlichen Kunstwerke. Es müssen die genannten Faktoren zusammenspielen, damit von „christlicher Kunst" gesprochen werden kann.
Ich spreche in meinen Ausführungen oft von „synkretistischer Kunst", so daß der Eindruck entstehen könnte, ich glaubte, das Christentum sei im Grunde nicht auch eine synkretistische Religion. Mir ist klar, einen Nullpunkt in der Beeinflussung von außen gibt es bei keiner großen Religion oder Kultur. Großes entwickelt sich niemals unter der Glasglocke. Von Synkretismus spreche ich vor allem dann, wenn heterogene Elemente noch als solche erkennbar nebeneinander vorkommen. Werden aber die heterogenen Elemente derart assimiliert, daß ein neues Ganzes entsteht, kann man von spürbarer Beeinflussung, aber nicht mehr von Synkretismus sprechen.
Die afrikanischen Kulturen erweisen sich als sehr dynamische Kulturen, indem sie in kürzester Zeit fremde Elemente zu afrikanisieren wissen. Der Wandel in Afrika ist derart rapide, daß es zu einem „afrikanischen Stil" praktisch noch nicht gekommen ist. Wir haben es im Grunde genommen mit Arbeiten des Übergangs zu tun: Man probiert, verändert, versucht. Hemmnisse der Tradition gibt es noch nicht oder nicht mehr. Kunst des Übergangs ist aber in verschiedener Hinsicht von besonderem Interesse. Es ist, um sie zu verstehen, allerdings nötig, den Ausgangspunkt des Künstlers zu kennen. Ich habe deshalb in der Beschreibung der Bilder großen Wert darauf gelegt, den kulturellen Hintergrund der Werke darzulegen, damit die christliche Neuschöpfung in ihrem Symbolgehalt verstanden werden kann. Man nehme etwa die doppelgeschlechtlichen Kongokruzifixe: Wenn man nicht die traditionelle Gottesvorstellung kennt, versteht man auch einen zweigeschlechtlichen Korpus nicht. Man sucht dann nach oberflächlichen Erklärungen, wie es zu diesen zweigeschlechtlichen oder rein-weiblichen Korpora kommen kann.
Das Studium der Übergangskunst hat einen ähnlich heuristischen Wert wie das Studium einer Krisensituation: Hier wie dort wird aufgezeigt, was die Gesellschaft bzw. der Künstler als seinen kulturellen Besitz erachtet. Bestimmte Formen werden aufgegeben, andere beibehalten; neue Inhalte werden angenommen, andere in synkretistischer Weise umgedeutet usw. Jedenfalls erlaubt das Studium der Übergangskunst einen tiefen Einblick in das Ringen um neue Wertvorstellungen. Gerade bei den afrikanischen Kulturen zeigt es sich, daß wir sie viel zu lange als statisch erachtet haben, so als wären sie nur auf die Bewahrung des Althergebrachten ausgerichtet. Wenn heute die meisten ethnologischen Museen noch immer nur vorkoloniale afrikanische Kunst sammeln und ausstellen, dann tun sie damit nur kund, daß sie die geistige Dynamik der afrikanischen Kulturen noch nicht begriffen haben.
Die Zusammenstellung und Herausgabe eines solchen Überblicks über die christliche Kunst Afrikas erfordert natürlich die Zusammenarbeit einer ganzen Reihe von Kräften. In dem Fotografen Heinz Helf fand ich für mein Vorhaben einen fähigen und begeisterten Mitarbeiter. Er hat viel Zeit für die Anfertigung der Fotos geopfert. Nicht nur, daß er mit mir herumreiste und Objekte fotografierte: er hat auch viel Zeit und Mühe aufgewandt, um alte und

scheinbar unpublizierbare Fotos mit modernsten Mitteln doch noch veröffentlichbar zu machen. Ohne die Mitarbeit von Heinz Helf hätte das Werk in dieser Form nicht erscheinen können.
In Norbert Ciernioch fanden wir einen engagierten und ideenreichen Grafiker, der aus Interesse am Thema mitarbeitete. Er scheute keine Mühe und war für Verbesserungsvorschläge immer aufgeschlossen, auch wenn sie viel neue Arbeit bedeuteten.
Vor jeder ernsthaften Planung steht bekanntlich die Frage der Finanzierung. In P. Gerhard Huth SVD, dem Missionsprokurator der Steyler Missionare in St. Augustin, fand ich einen kunstinteressierten Förderer meines Vorhabens. Er stellte für das Werk eine ansehnliche Summe zur Verfügung, so daß die weiteren Geldgeber leichter zu finden waren. Bekanntlich ist es ja am schwierigsten, die Anfangssumme aufzutreiben.
P. Franz Heek SVD, früher Finanzverwalter des Museums Haus Völker und Kulturen, hat von Anfang an das Projekt großzügig gefördert. Der jetzige Finanzverwalter, P. Hubert Schöning SVD, übernahm das Projekt und bringt ihm wohlwollendes Interesse entgegen. Die Generalleitung der Steyler Missionare in Rom schließlich hat die Pläne unterstützt und die Ausgaben bewilligt. Allen sei für ihr Entgegenkommen recht herzlich gedankt.
Meiner Sekretärin, Frau Erika Anderson, möchte ich für ihre Mitarbeit danken. Sie hat nicht nur das ganze Manuskript getippt, sondern in den Korrekturen auch noch manchen Fehler ausgemerzt. Frau Angelika Striegel von der Missionswissenschaftlichen Bibliothek in St. Augustin verdanke ich viele Hinweise aus der missiologischen Literatur.
Wenn ich vorhin sagte, daß viele Sammler, Missionare und Museumsleute auf meine Anfragen nicht antworteten oder ihre Objekte nicht zur Publikation freigaben, dann muß ich jetzt hinzufügen, daß es nur eine Minderheit war. Viele Institutionen, Sammler und Missionare waren mir bei der Beschaffung von Fotos und Literatur sehr behilflich. Da sich die Arbeit über Jahre hinzog, könnte es sein, daß ich jemanden vergesse aufzuzählen. Ich möchte deshalb auch allen meinen Helfern, die hier ungenannt bleiben, recht herzlich danken. Vor allem bei meinen Ethnologen-Kollegen möchte ich mich für manchen Rat und Hinweis bedanken. Ebenso danke ich allen Institutionen und Personen, die mir in irgendeiner Weise bei der Herstellung dieses Werkes behilflich waren.

St. Augustin, den 15. Mai 1984

J. F. Thiel

J. F. Thiel

Folgenden Institutionen und Personen möchte ich für Fotos, Objekte und Literaturhinweise ganz besonders danken:

Dem Ethnologischen Museum Tervuren und seiner kommissarischen Direktorin, Frau Huguette Geluwe

Dem Ethnologischen Museum des Vatikan und seinem Direktor, P. Josef Penkowski SVD

Dem Rautenstrauch-Joest-Museum zu Köln und dem Oberkustos Dr. Klaus Volprecht

Dem Afrika-Museum in Berg en Dal in Holland, seiner Direktorin, Frau M. A. Van Gaal und Dr. Hans Witte (jetzt Professor in Groningen)

Dem Hamburgischen Museum für Völkerkunde und dem Kustos Dr. Wulf Lohse

Dem Afrika-Centrum der SMA-Patres in Cadier en Keer in Holland

Den SMA-Missionaren (Lyoner Missionare) in Lyon

Der Schweizerischen Missionsgesellschaft Bethlehem in Immensee

Der Benediktinerabtei Münsterschwarzach, besonders dem Missionsprokurator P. Wolfgang

Dem Museum für Völkerkunde in Berlin

Der Stiftung Staatliche Museen, Preußischer Kulturbesitz, Berlin, und Herrn Dr. Hans-Georg Severin

Missio, Aachen

Dem Kindheit-Jesu-Verein, Aachen

Dem Museum der Väter vom Hl. Geist, Paris

Dem Bremer Überseemuseum und Frau Dr. Kammerer-Grothaus

P. Kevin Carroll SMA, Nigeria

Herrn Dechant Hans Blum, Frankfurt

Prof. Dr. Theo Sundermeier, Heidelberg

Sr. Johanna Senn, Mariannhill

Dr. Hans-Joachim Koloß, Stuttgart

Dem Diözesanmuseum, Bamberg

Herrn Herbert Müller-Courté, Lippstadt

Pfarrer Anton Maier, Sevenoaks, Südafrika

Architekt Paul Dequeker, Kinshasa

P. Albert B. Plangger, Gweru, Zimbabwe

The United Society for the Propagation of the Gospel, London

Frau Gritschi Kerl, Wien

Dem Bibliothekar der Patres Jesuiten, Bonn

Pfarrer Leonhard Meurer, Kerpen-Brüggen

Herrn Sepp Schüller, Aachen

P. Paul Straten SVD, St. Augustin

Dem Schnütgen-Museum, Köln

P. Gérard van der Heijdt SVD, Niederlande

P. Willi Hoff SVD, Zaire

P. Alexandre Gillès de Pélichy OSB, Brügge

Herrn Badi-Banga Ne-Mwine, Konservator am Nationalmuseum, Kinshasa

Dr. Sepp Walter, Graz

Dem Völkerkundemuseum in Freiburg i. Br. und seinem Direktor Prof. Dr. Bodo Spranz

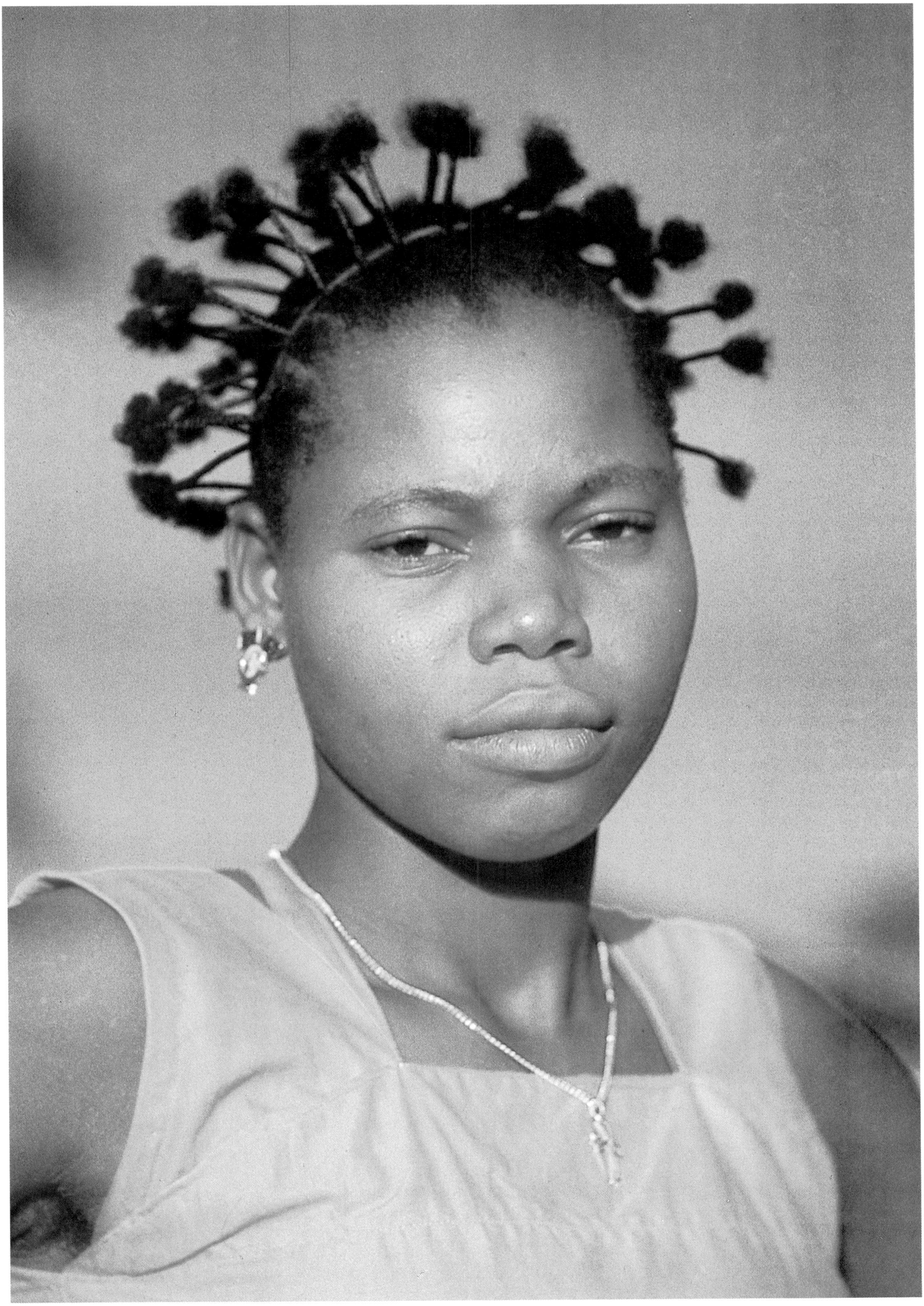

I. Christliche Mission und Kunst

Ältere Autoren, die über die „Missionskunst" schreiben, beginnen ihre Ausführungen gewöhlich damit, daß sie aufzeigen, wie wichtig es für die christliche Kirche ist, sich der lokalen Kunstformen zu bedienen. Der große Vorkämpfer einer christlichen Kunst in den Missionen, Kardinal Celso Costantini, beginnt ein Kapitel seines Werkes „L'art chrétien dans les Missions" (1941 : 31): „Zweifellos ist die Kunst in den Missionen eine Nebensache. Dennoch kommt ihr eine wichtige Rolle zu, und zwar eine noch wichtigere unter gewisser Hinsicht als in den alten christlichen Ländern . . ." – Ich setze die Wichtigkeit einer lokalen christlichen Kunst voraus. Ich glaube nicht, daß man dafür Beweise erbringen müßte, daß jedes Volk das Recht hat, die christlichen Glaubenswahrheiten auf seine Weise und mit seinen künstlerischen Mitteln auszudrücken.
Die christliche Kunst Schwarzafrikas ist bisher vom Abendland kaum beachtet worden. Weder die Ethnologen noch die Kunstgeschichtler oder Theologen haben ernsthaft versucht, sie zu studieren. Arno Lehmann zählt in seinem Werk von 1967 (15 ff.) eine Reihe von Studien auf, die sich mit der modernen Kirchenkunst befassen. Kaum eine aber erwähnt auch nur die außereuropäische Kirchenkunst, geschweige denn, daß sie sich damit auseinandersetzte. Bei den Ethnologen ist die Situation nicht anders. Wer über afrikanische Kunst schreibt, erwähnt fast nie, daß es auch bereits Ansätze zu einer christlichen Kunst gibt.
Als ich vor Jahren zu einer Tagung von Museumsethnologen das Thema „Christliche Kunst in Afrika" ankündigte, fragte mich ein Kollege, ein Afrika-Fachmann, ob ich tatsächlich über ein derartiges Thema sprechen wolle. Und nach dem Vortrag kam der gleiche Kollege zu mir und drückte sein Erstaunen darüber aus, daß es bereits eine derart entwickelte christliche Kunst in Afrika gäbe. Er habe darüber bisher praktisch noch nichts gehört.
Die christlichen Kirchen stehen in Afrika im Zusammenhang mit der Kunst in einem sehr schlechten Ruf, wenigstens die großen etablierten Kirchen. Fast jeder Autor, der über afrikanische Kunst schreibt, vermerkt auch den ikonoklastischen Charakter der Kirchen. Die positiven Ansätze zur christlichen Kunst werden aber sehr selten erwähnt. Man kann wahllos Kunstfachleute herausgreifen. So z. B. schreibt Hans Himmelheber: „Leider läßt sich nicht bestreiten, daß nach wie vor von den Missionen kostbarstes afrikanisches Kunstgut vernichtet wird" (1960: 67). Nach Boris de Rachewiltz war „. . . das Werk religiöser Missionen im Gefolge der Kolonisatoren entschieden negativ. Der Kampf gegen das ‚Heidentum' war gnadenlos. Tausende von Holzskulpturen wurden unter dem Vorwand der Zerstörung schmutziger Fetische den Flammen übergeben . . ." (1960: 190). Rolf Italiaander berichtet von „fanatischen Missionaren", die Kunstwerke zerstören. Noch 1954 seien „in Kamerun von Missionaren mehrere Hundert zum Teil unersetzliche Plastiken verbrannt worden, weil man glaubte, nach deren Zerstörung mehr Anhänger für das Christentum gewinnen zu können" (1957: 16).
Es ließen sich zahllose Autoren mit ähnlichen Aussagen zitieren. Ob alle Vorwürfe im Detail stimmen, sei dahingestellt. Vieles ist wahr. Es hat an Bilderstürmern unter den christlichen Afrikamissionaren leider nicht gefehlt. Es gibt aber auch Autoren, bei denen man merkt, daß nicht mehr die Fehlhaltung bestimmter Missionare kritisiert wird, sondern daß man die Missionsarbeit schlechthin negativ darstellen und die Missionare für alle Widerwärtigkeiten, die der traditionellen afrikanischen Kunst und Kultur widerfahren sind, verantwortlich machen will. So z. B. schreibt Wolfgang Bender, daß die Missionare Tradition und Kultur der Yoruba verfälscht hätten (1980: 20), so als ob es nicht viele Faktoren gegeben hätte und noch immer gibt, die die traditionelle Kultur der Yoruba verändern. Bender erwähnt dann zwar das Zentrum von P. Kevin Carroll für eine neue christliche Kunst in Oye Ekiti, aber er fügt gleich einschränkend hinzu: „Die bedeutenderen Werke allerdings entstanden nicht im Rahmen dieser christlichen Projekte" (1980: 18). Es ließen sich hier ebenfalls eine ganze Reihe von Autoren aufführen, denen es vor allem um die Kritik an der Mission, nicht aber in erster Linie um das Anliegen einer neuen Kunst geht. Wenn es nicht mehr um Wahrheitsfindung geht, wird die Diskussion überflüssig!

Die Ethnologin Monica Hunter war eine der ersten, die den Einfluß des Europäismus auf eine traditionelle afrikanische Gesellschaft und ihre Reaktion darauf wissenschaftlich untersuchte. Ihr Werk „Reaction to Conquest" von 1936 wurde eine Pionierarbeit. Selbstverständlich sind die negativen Einwirkungen Europas auf vielen Gebieten sichtbar, auch im religiösen Bereich. Doch zusammenfassend meint diese Autorin: „Kirche und Schule üben bis zu einem gewissen Grade einen desintegrierenden Einfluß auf die Stammesgesellschaft aus. Gleichzeitig sind sie aber die hauptsächliche Triebkraft für die Reorganisation der Gesellschaft, die durch die ökonomischen Kontakte mit Europäern zerschlagen wurde. Die Existenz einer christlichen Ethik in der Gemeinschaft muß einen dynamischen Effekt haben, wenn ihr Einfluß in Afrika mit dem, den sie auf Europa hatte, vergleichbar ist . . ." ([2]1961: 548).

Man sollte das Verhalten der Missionare nicht zu beschönigen suchen. Aber man würde auch sehr vielen Missionaren Unrecht tun, wenn man nicht ihr Bemühen um die Erhaltung der alten Kunst und vor allem um die Kreierung einer neuen christlichen Kunst erwähnte. Vielleicht sollte man sich einmal vergegenwärtigen, wie diese Haltung der Missionare um die Jahrhundertwende zustande kam; nicht um sie zu rechtfertigen, sondern um sie aus ihrer Zeit heraus zu verstehen.

Die Überheblichkeit der Europäer gegenüber den Afrikanern wirkte sich im kirchlichen Bereich nicht viel anders aus als im kolonialen. Der Europäer war um die Jahrhundertwende überzeugt, daß er in allen Belangen: Staat, Armee, Wirtschaft, Religion etc., den anderen Völkern überlegen war. In bezug auf die Religion gab es sogar die Meinung, daß die sogenannten Naturreligionen gar keine echten Religionen sind. Der Missionar sah denn auch ihre Anhänger auf dem Weg des Verderbens. Deshalb glaubte er, sie dem ewigen Tod entreißen zu müssen.
Nun war die afrikanische Kunst, ausgenommen in wenigen höfischen Zentren, keine „l'art pour l'art", sondern eine religiöse Kunst. Eine *nkisi*-(„Fetisch-") oder Ahnenfigur, eine Maske oder ein „Fetischhaus" waren an erster Stelle Träger sakraler Kräfte und übermenschlicher Wesenheiten und erst an zweiter oder gar dritter Stelle Kunstwerke. Ihre Wirksamkeit hing nicht von der künstlerischen Ausführung ab, sondern von der Mächtigkeit der Kraft bzw. der Persönlichkeit, die darin wohnte. Ähnliches stellen wir ja auch bei den Gnadenbildern unserer Wallfahrtsorte fest.

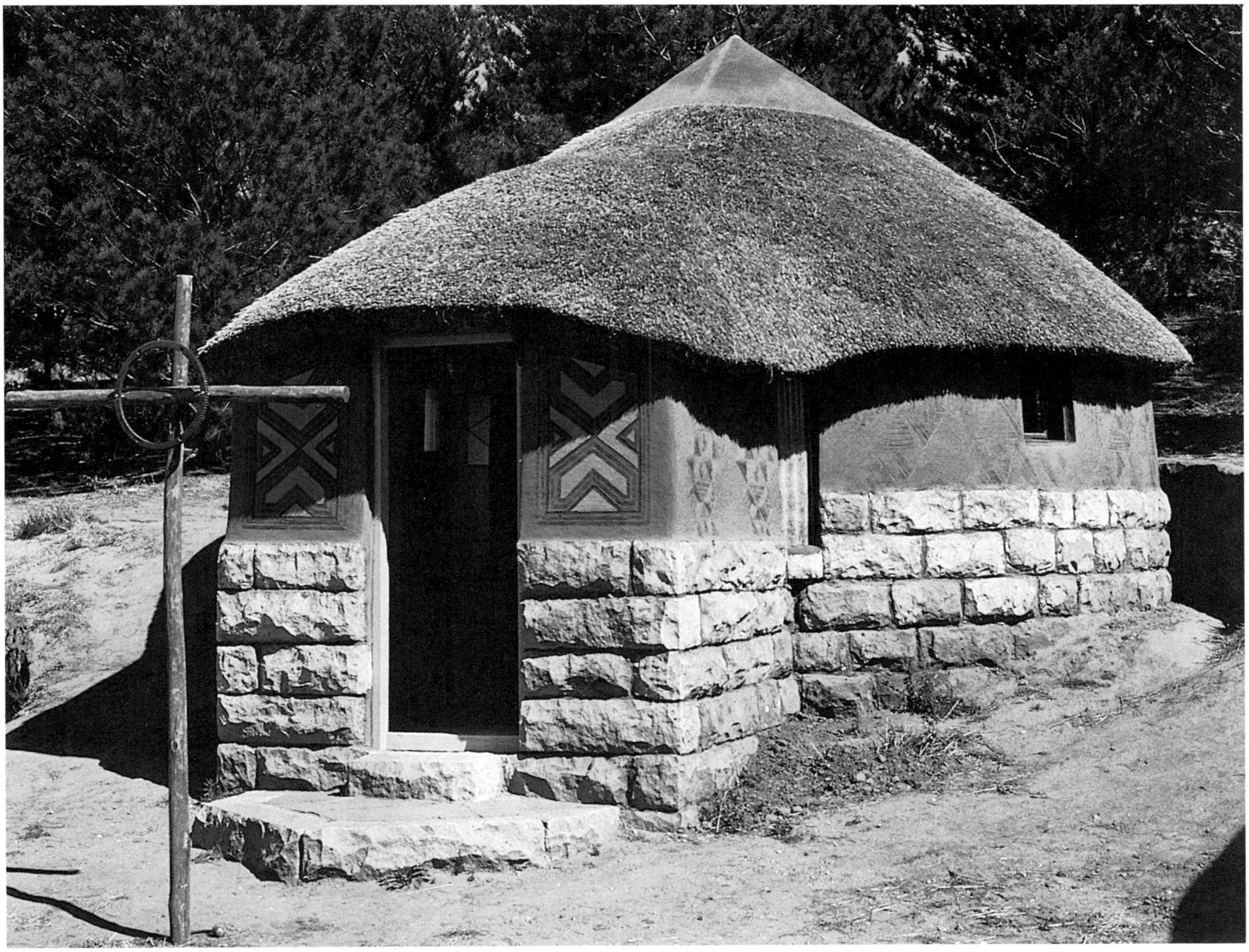

Der gewöhnliche Mensch achtet nicht so sehr auf ihren Kunstwert als vielmehr auf ihre sakrale Mächtigkeit. Mit anderen Worten: Wenn die Missionare die neue Religion brachten, standen natürlich diese sakralen Objekte mit den dazugehörigen Opfern der Verbreitung des Christentums entgegen. Und so wird verständlich, daß sie gegen diese Objekte predigten, vielleicht auch bisweilen dazu aufforderten, sie zu verbrennen, wie schon seinerzeit König Afonso vom Alten Kongoreich dies getan hat. Aber natürlich wollte man nicht zunächst afrikanische Kunst zerstören, sondern sakrale Objekte. Die Europäer haben erst zu Beginn dieses Jahrhunderts in diesen Objekten Kunst-Objekte zu sehen begonnen, und zwar waren es zuerst Pariser Künstler und nicht die Kunstethnologen! Unsere Museen sammelten damals diese Objekte als Kuriosa, nicht als Kunst. Freilich haben Missionare viel zuwenig zwischen den einzelnen Objekten unterschieden, wie sie auch Totenverehrung und Ahnenkult einfach zusammenfaßten und verboten. So gibt es für die Klanorganisation sehr wichtige positive Mächte, die für das Funktionieren der Gesellschaft wesentlich sind, und es gibt Idole von untergeordneter Bedeutung und andere sogar von negativem Einfluß, die auch die traditionelle Gemeinschaft auszumerzen suchte. Man hat aber alles in Bausch und Bogen abgelehnt und für die Christen als verboten erklärt. Damit waren die Idole nicht aus der Welt geschafft, sondern nur in die Klandestinität verdrängt.

Mehr noch aber als die Mission haben meiner Meinung nach die veränderte Wirtschaftsform und die Zerstörung der Sozialstruktur negativ auf die alte afrikanische Kunst gewirkt. – Vom Islam in Afrika sei hier erst gar nicht die Rede. – Die traditionelle afrikanische Religion ist sehr innig mit diesen beiden Bereichen verbunden, so daß Religion, Wirtschaft und Sozialstruktur niemals voneinander realiter getrennt werden können. Die Veränderung des einen zieht notgedrungen auch die Veränderung der anderen Bereiche nach sich.

In vielen Teilen Zentralafrikas waren Händler weitaus die ersten Europäer, die ins Inland vordrangen. Erst später kamen die Missionare und noch später die Kolonialmacht. Sie, d. h. die Händler, brachten neue kommerzialisierbare Pflanzen, wie Kaffee, Erdnüsse, Fasern usw. Durch die Schaffung von Handelszentren bekamen Jugendliche Arbeit und damit auch Geld. Es entstanden damit außerhalb des ethnischen Gebietes Städte, wohin man im Notfall flüchten und sich dem Zugriff der Häuptlinge und Ältesten entziehen konnte. Auf diese Weise wurde die Macht der Ältesten und Herrschenden aufgelockert. Da die Ältesten gewöhnlich die gemeinsame Kasse der Lineage (Sippe) verwalteten, wurde auch ihre ökonomische Macht geschmälert. Die Jugendlichen lernten bei den Weißen

Dorfkapelle in Lesotho
(Foto Vivant Univers, Namur)

bessere Anbautechniken, Düngewirtschaft, sie erhielten besseres Saatgut, und so wurde nach und nach die hierarchische Altersstruktur verändert. Dadurch, daß neue Gruppierungen entstanden: Arbeitnehmergruppen, religiöse Gemeinden, Staatsdiener etc., wurden die traditionellen, von den Ältesten beherrschten Organisationen geschwächt, da die neuen Organisationen die alten überschnitten. In die gleiche Richtung wirkten sich natürlich auch die Missionsschulen aus, denn sie brachten den Jugendlichen neues Wissen, ein neues Gruppenbewußtsein, Zugang zum monetären System, und so sind viele traditionelle Anschauungen der Alten von den Jugendlichen nicht mehr nachvollzogen worden. Viele Opfer an „Fetische" und Ahnenfiguren, Masken und Erdaltäre usw. unterblieben. Da diese Objekte aber noch keinen Kunstwert besaßen, wurden sie überflüssig. Die Verkündigung der neuen Religion tat ein übriges, und so war man relativ leicht bereit, das, was ohnehin bereits unwirksam geworden war (weil man nicht mehr daran glaubte), zu beseitigen. Es ist deshalb, glaube ich, nicht ganz korrekt, wenn man ausschließlich die Mission für den Niedergang der Kunst verantwortlich macht. Hans Himmelheber vermerkt denn auch in seinem Buch (1960: 67) „Negerkunst und Negerkünstler", daß die neue Wirtschaft mehr am Niedergang beteiligt war als die Mission.

In einem verfallenen Schuppen im Gebiet der Bayaka (Zaire) fand ich 1962 eine ganze Reihe von verfaulten Masken und *nkisi,* die die Leute in den fünfziger Jahren zum Verbrennen zusammengetragen hatten. Kein Mensch kümmerte sich mehr darum, sie waren religiös wertlos geworden. Auf meine Bitte hin durfte ich mir einige Objekte aussuchen, den Rest warf man weg.

Wenn so häufig auf „fanatische Missionare" verwiesen wird, müßte auch auf zahlreiche afrikanische Sekten verwiesen werden, die in radikaler Weise alle Plastiken der traditionellen Religion auszurotten suchen. Von Zeit zu Zeit machten und machen aber auch traditionelle, vom Christentum unberührte Häuptlinge Razzien auf *nkisi.* Ich habe Anfang der sechziger Jahre wiederholt solche Razzien in der Provinz Bandundu/Zaire erlebt. In einer Krisenzeit stellte der *nganga* (Priester) des Häuptlings fest, daß die Leute zu viele Idole besäßen. Dann hieß der Häuptling Helfer, sie zusammenzuholen und zu verbrennen. Natürlich wurden dabei große positive Klan-*nkisi* niemals verbrannt. Mfumu Bay, der große alte Häuptling der Bayansi, sagte mir 1963 während einer solchen Razzia: „Die *nkisi* sind zu zahlreich und unkontrollierbar geworden. Die Leute richten diese Kräfte gegen ihre Mitmenschen, das ist schlecht", und so ließ er sie von Haus zu Haus zusammentragen und verbrennen.

Ich will mit diesem Buch der Kritik an der Mission bezüglich ihres Verhaltens zur Kunst nicht aus dem Wege gehen. Es ist aber nicht mein Ziel, hier den Vergehen der Mission nachzuprüfen, sie zu bestätigen oder sie zu entkräften. Mein Vorhaben ist vielmehr zu zeigen, daß es seit Jahrzehnten in den afrikanischen Kirchen Ansätze gibt, die christlichen Wahrheiten mit afrikanischen Kunstformen auszudrücken. Im Vergleich zu den Meisterwerken der traditionellen Kunst werden diese christlichen Kunstobjekte wahrscheinlich nicht bestehen können, aber in einigen Gebieten sind afrikanische Künstler bereits so weit fortgeschritten, daß sie den christlichen Inhalt in sehr angemessener Weise darzustellen vermögen, so daß es schwerfällt zu entscheiden, was die größere Kunst ist: die traditionelle, abstrakte Form oder der neue, in die Gegenwartsproblematik greifende Inhalt z. B. von südafrikanischen Künstlern.

Ein Punkt sollte jedoch in diesem Zusammenhang nicht unerwähnt bleiben. Wenn wir Europäer afrikanische Kunst sammeln und ausstellen, tun wir immer so, als ob die bei uns gezeigten Objekte in Afrika die gleiche Funktion gehabt hätten. In den allermeisten Fällen haben die afrikanischen Objekte in ihrem kulturellen Kontext, wie bereits erwähnt, eine religiöse Funktion. Sie sind integriert in ein ganzes System von Beziehungen – der Wirtschaft, der Sozialstruktur, der Religion, der politischen Organisation usw. Wenn wir sie aus diesem Bezug herausreißen und in ihnen nur mehr das „Kunstobjekt" sehen, denaturieren wir bereits dieses Objekt, indem wir ihm eine andere Funktion geben: Es ist nicht mehr das, was die Afrikaner traditionellerweise in ihm sahen. Die Maske lebt in unseren Museen nicht mehr. In Afrika aber wurde die Maske überhaupt nur sichtbar, wenn sie zu tanzen hatte. Sie hatte dann eine Gottheit oder einen bestimmten Ahn darzustellen; nicht die Maske tanzte, sondern die dargestellte Person. – Insofern kann moderne afrikanische Kunst, sei sie nun christlich oder profan, viel echter, viel wahrer sein als die traditionelle, deren Milieu wir heute nicht mehr rekonstruieren können, jedenfalls nicht in unseren Museen. Ein Linolschnitt von Azariah Mbatha, der die Apartheidsfrage Südafrikas aufwirft, hat einen Sitz im Leben, den jeder versteht. Wer aber kennt den einer Kakungu-Maske der Basuku? Wir bescheiden uns mit der ästhetischen Form; der kulturelle Hintergrund, der erst die Maske lebendig macht, entgeht uns vielfach!

II. Geschichte und Verbreitung des Christentums

1. Geschichtliche Fakten

Hier kann es nicht darum gehen, eine Geschichte der Christianisierung Afrikas zu bieten, denn dies ist nicht die Aufgabe dieses Buches. Es sollen nur einzelne Fakten tabellenartig zur Übersicht gegeben werden, damit sich der Leser ein Bild von der Christianisierung des Schwarzen Erdteils machen kann. Obgleich die Christianisierung Schwarzafrikas relativ früh einsetzte, so im alten Kongoreich Ende des 15. Jahrhunderts, hat das Christentum doch erst richtig in der zweiten Hälfte des vergangenen Jahrhunderts Fuß gefaßt, wenn nicht gar erst in diesem Jahrhundert. Es soll hier keine Bewertung der Missionstätigkeit vorgenommen werden, sondern die Fakten haben rein informativen Charakter. Ich stützte mich bei zahlreichen Angaben auf das Büchlein „Wichtige Daten der Missionsgeschichte" von Thomas Ohm von 1961, die ich entsprechend ergänze oder auch abändere. Die einzelnen Kapitel dieses Buches nehmen dann Bezug auf die lokale Kirchengeschichte, so daß ich hier im Gesamtüberblick darauf kaum einzugehen brauche.

Ich habe in der Tabelle die Geschichte der Kirche in Nordafrika etwas stärker berücksichtigt, weil diese Region später nicht mehr zur Sprache kommt. In den Angaben zum 19. und 20. Jahrhundert habe ich wiederholt einzelne Missionsgesellschaften hervorgehoben, obgleich viele Leser damit vielleicht wenig oder gar nichts anzufangen wissen. Erfahrungsgemäß aber sind für Interessenten der Missionsgeschichte diese Daten von besonderem Wert. Es soll ihnen das Nachschlagen in einschlägigen Werken ersparen.

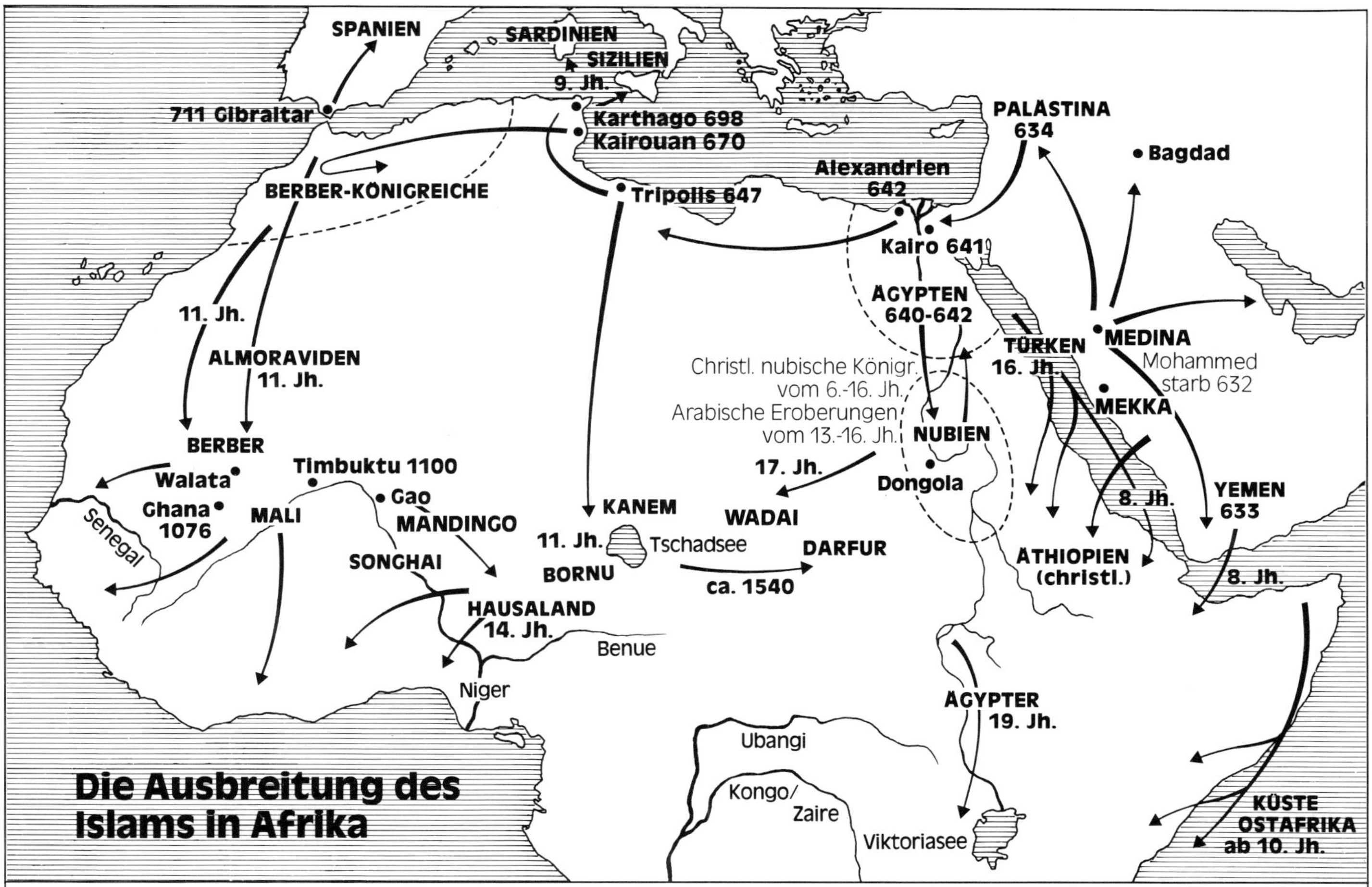

Die Ausbreitung des Islams in Afrika

Das Vordringen des Islams in Nordafrika ist identisch mit der Eroberung Nordafrikas durch die Araber.

Nach Schwarzafrika dringt der Islam über die transsaharanischen Handelsstraßen.

In Westafrika wird der Islam ab dem 11. Jahrhundert durch verschiedene Reiche verbreitet; er erleidet aber auch immer wieder deren Schicksale, d. h. er verfällt mit den Reichen.

In der 2. Hälfte des 11. Jahrhunderts zerstören die islamischen Almoraviden (eine Berberdynastie) das heidnische Reich Ghana.

In den Jahrhunderten darauf folgen die islamischen Königreiche Mali und Songhai. Im 17./18. Jahrhundert entstehen dann islamische Reiche in Nordnigeria unter Usman dan Fodio (1754–1812) und im Senegal unter El Hadj Omar Tell (1797–1864).

Die Großreiche verbreiteten den Islam mehr extensiv als intensiv: Der Islam war ihnen einerseits Vorwand für Eroberungskriege, andererseits lieferte er ihnen die Staatsideologie. Die ethnische und religiöse Zerrissenheit der zahlreichen Stämme eines Reiches konnte auf diese Weise überwunden werden.

Trotz einer tausendjährigen Ausbreitungszeit des Islams in Schwarzafrika hat er in gut 50 Jahren der Kolonialzeit mehr an Boden gewonnen als in den tausend Jahren davor. Die Kolonialherren, zumal die französischen, haben meist den Islam stärker favorisiert als das Christentum und die traditionellen Religionen. Sie machten sich dadurch die politischen Führer, die häufig islamisiert waren, geneigt.

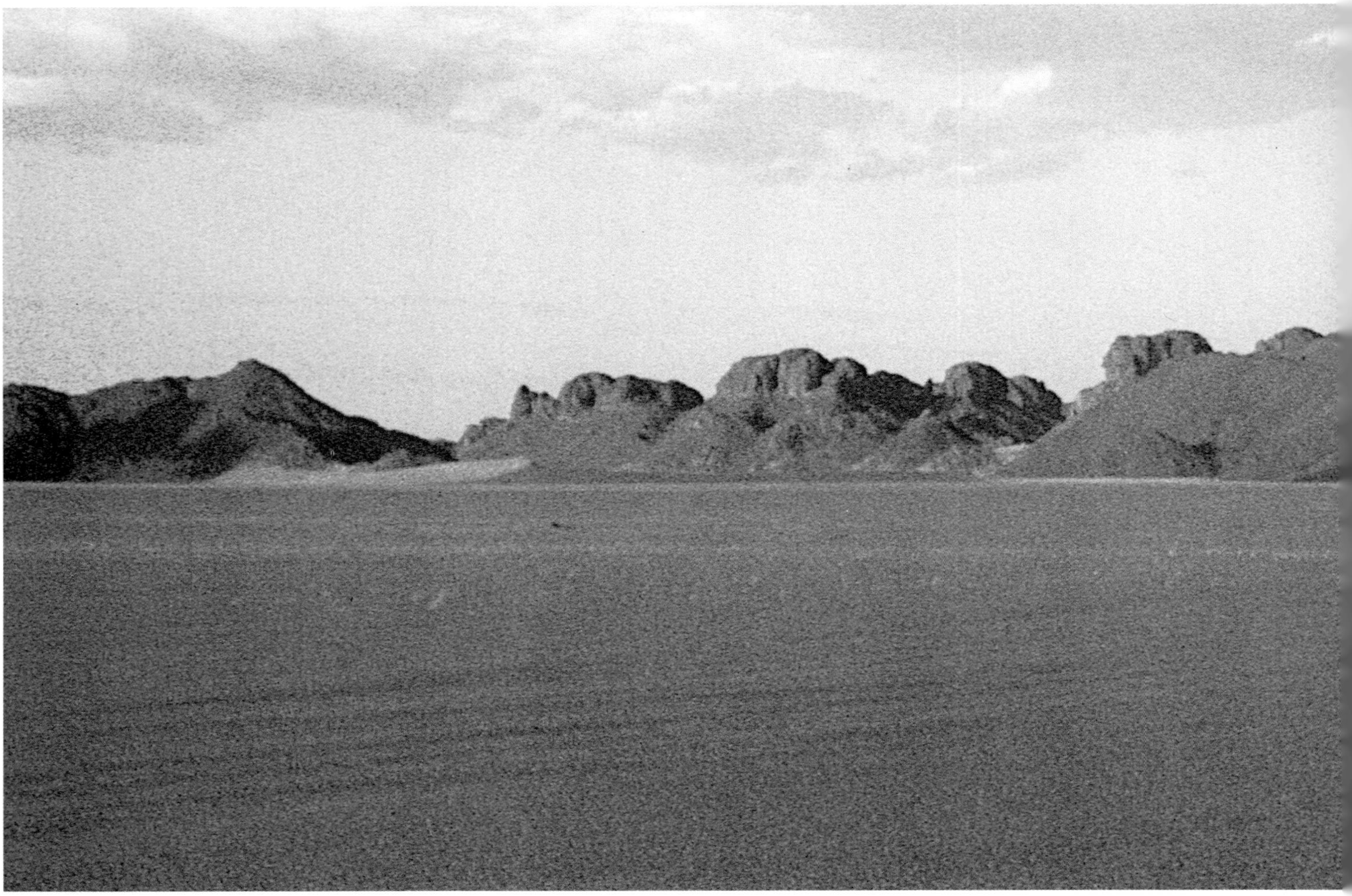

Wichtige Daten der christlichen Afrikamission

62
Um 62 begründet der hl. Markus die Kirche von Alexandria. Schon bald gibt es in Ägypten 100 Bischöfe

1. Jh.
Ende des 1. Jahrhunderts wird das Christentum in der römischen Provinz „Africa" (das Land um Karthago) von Rom aus begründet

200
Um 200 bilden nach Tertullian die Christen in den meisten Städten Nordafrikas bereits ansehnliche Minderheiten

220
Um 220 versammeln sich in Karthago 70 afrikanische Bischöfe

320
Gründung der ersten koinobitischen Klostergemeinschaft auf der Nilinsel Tabannisi in Oberägypten durch den hl. Pachomius

350
Um diese Zeit wird Frumentius vom hl. Athanasius, Bischof von Alexandrien (328–373), zum Bischof von Äthiopien konsekriert

360
Bekehrung von König Ezana von Äthiopien (Aksum) zum Christentum

400
Zur Zeit des hl. Augustinus (354–430) erreicht das Christentum in Nordafrika seine größte Blüte. Es gibt um diese Zeit 470 katholische Bischöfe in Nordafrika

429–534
Vandalenreich in Nordafrika, gegründet von Geiserich (gestorben 477), der 429 mit seinem Volk von Spanien nach Nordafrika übersetzt. Die Vandalen waren Arianer

451
Das Konzil von Chalzedon verurteilt den Monophysitismus (die Lehre, daß in Christus nur eine göttliche, aber keine menschliche Natur ist). Nach dem Konzil wird die koptische Kirche monophysitisch.

534
Unterwerfung des Vandalenreiches durch Ost-Rom

622
Flucht Mohammeds von Mekka nach Medina

7. Jh.
Mit dem Vordringen des Islams verschwindet das Christentum in Nordafrika bis auf einige Reste (siehe Karte)

1219
versuchen Franziskaner, in Marokko zu missionieren, aber ohne Erfolg. Ähnlich erfolglos sind weitere Missionsversuche im 17. Jahrhundert

1291
erreichen die Genuesen die Senegal-Mündung

1364
Die Normannen erreichen die Senegal-Mündung und gründen dort eine Niederlassung

1394–1460
Heinrich der Seefahrer sendet Expeditionen aus, um das Reich des Priesterkönigs Johannes zu finden

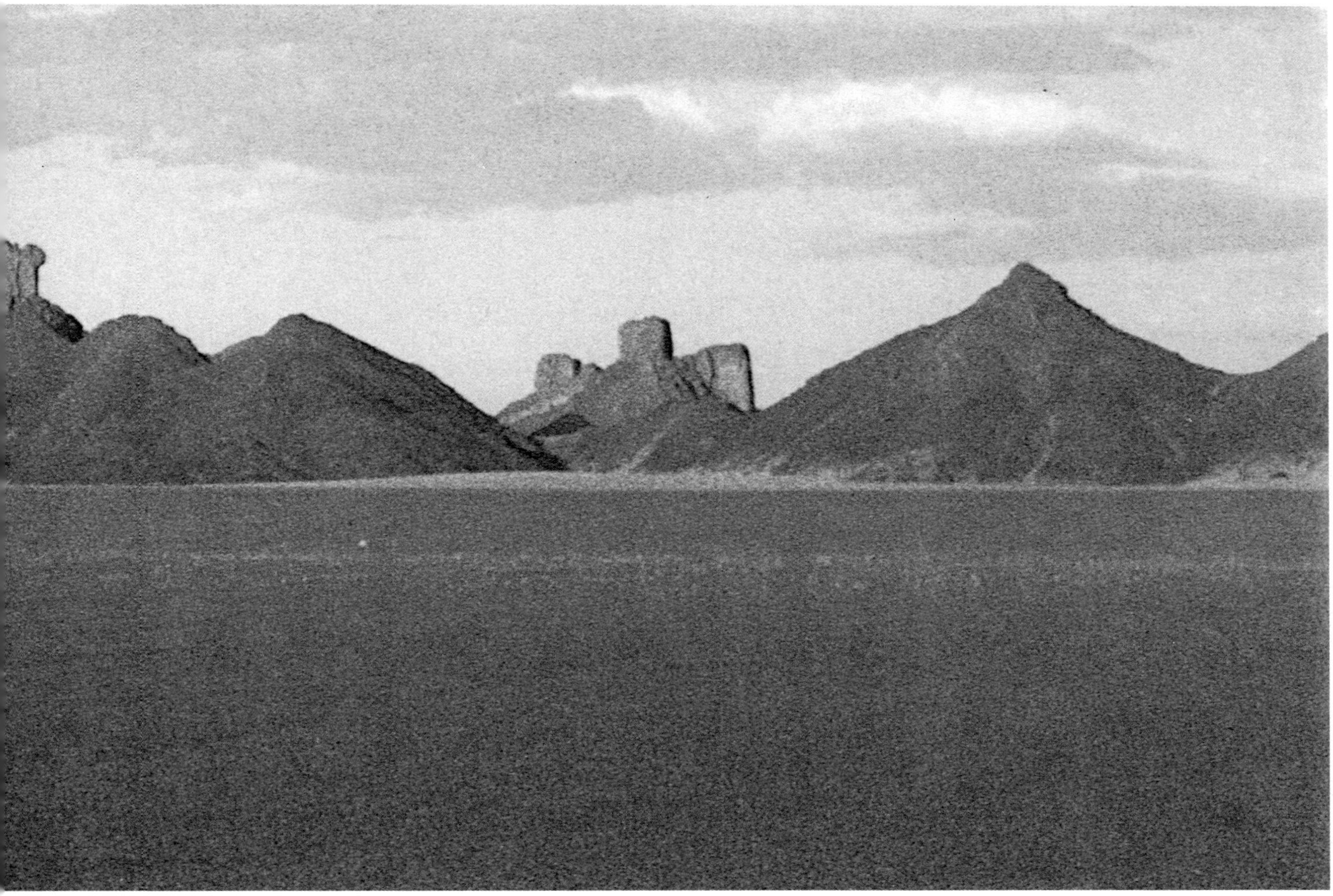

1415
Vordringen der Portugiesen an der westafrikanischen Küste auf Weisung Heinrichs des Seefahrers, der 1415 Afrika der Muttergottes weiht

1434–1468
Regierungszeit von König Zara Jakob in Äthiopien. Reformation der Kirche

1452
Papst Nikolaus V. ermächtigt den König von Portugal zum Sklavenhandel

1456
Übertragung der portugiesischen Kolonialkirche an den Christusorden durch Papst Kalixtus III. Der Orden erhält die kirchliche Jurisdiktion über die portugiesischen Kolonien in Afrika und die noch zu erobernden Gebiete

1461
Papst Pius II. erkennt die Verwaltung des Großmeisteramtes im Christusorden durch den portugiesischen König feierlich an. Die Patronatsrechte folgen daraus von selbst

1462
Papst Pius II. verurteilt am 7. 10. den westafrikanischen Sklavenhandel

1470
Entdeckung der Goldküste durch die Portugiesen

1477
Entdeckung Benins durch den Portugiesen Sequeira

1481
Papst Sixtus IV. unterstellt am 21. 6. die Goldküste der Jurisdiktion des Christusordens

1482
Ankunft von Diogo Cão an der Kongomündung

1484/85
Beginn der Kongomission

1487
Bartolomeo Diaz erreicht das Kap der Guten Hoffnung

1489
Taufe des Wolof-Königs Behemoi (Senegambien) in Lissabon

1491
werden der Mani-Kongo, der König des Kongoreiches, und sein Sohn getauft (João I.). Im gleichen Jahr wird auch der König von Benin getauft

1493
Verteilung der entdeckten Länder unter die Spanier und Portugiesen durch Papst Alexander VI.

1497–1499
Entdeckung des Seewegs nach Indien um Afrika herum durch Vasco da Gama († 1524)

1501
Errichtung der ersten Kirche in Mosselbai (Südafrika) durch João da Nova

1506
Afonso wird König vom Kongoreich, damit Sieg des Christentums

1512
Das Christentum wird im Kongoreich Staatsreligion

1514

Eine kongolesische Gesandtschaft weilt bei Papst Leo X.

Errichtung der Diözese Funchal; erstes portugiesisches Kolonialbistum

1517

Karl V. erteilt einem Flamen das Privileg des Importes von Schwarzen als Sklaven nach Amerika

1518

Henrique, der Sohn des Kongokönigs Afonso, wird erster Negerbischof (erst über 400 Jahre später werden wieder Neger zu Bischöfen konsekriert)

1530

Errichtung der Bistümer São Thomé und Goa (letzteres reicht vom Kap der Guten Hoffnung bis Japan)

1537

Papst Paul III. exkommuniziert (29. 5.) alle am Sklavenhandel beteiligten Katholiken (ebenso Papst Urban VIII. am 22. 4. 1639)

1540

Erster Missionsversuch (Dominikaner) auf Madagaskar

1543

Schlacht am Tanasee in Äthiopien, Sieg der Äthiopier über die Muslime

1548

Ankunft der Jesuiten am Kongo

1561

Taufe des Monomotapa, Königs von Zimbabwe

1563

Missionstätigkeit der Dominikaner in Ostafrika

1584

Taufe des Königs von Angola

1591

São Salvador wird Bistum

1609

Missionsbeginn der Jesuiten in Sambesien

1634

Kapuziner-Missionare gehen nach Guinea

1634–1637

Peter Heiling aus Lübeck geht als Missionar nach Äthiopien

1635

Anfänge der katholischen Sudan-Mission

1643

Beginn der Lazaristen-Mission auf Madagaskar

1645

Die ersten Kapuziner kommen ins Kongoreich

1646

Beginn einer Kapuziner-Mission in Benin (Nigeria)

1652

Gründung von Kapstadt durch die Holländer (Jan van Riebeck)

1665

Niederlassung der ersten protestantischen Geistlichen am Kap

1674

Ende der Madagaskar-Mission. Alle Franzosen werden ermordet

1700

Französische Dominikaner beginnen ihre Arbeit in Guinea

1737

Der Herrnhuter Missionar Georg Schmidt beginnt eine Mission bei Kapstadt.

Beginnt die Brüdergemeine an der Goldküste zu missionieren

1788

Gründung der Londoner „Association for Promoting the Discovery of the Interior Parts of Africa" (ging 1830 in der Royal Geographical Soc. auf): Beginn der planmäßigen Erforschung des Kontinents

1792

Neubeginn der Brüdergemeine in Südafrika

1795

Besitzergreifung des Kaplandes durch England

1795–1797

Mungo Park dringt von Gambia zum Niger vor

1799

Beginn der Londoner Missionsgesellschaft am Kap

1800

Errichtung der ersten protestantischen Kirche für Schwarze in Südafrika

1811

Beginn der Wesleyanischen Mission in Sierra Leone

1829

Ankunft der ersten Rheinischen Missionare in Kapstadt

1834

Aufhebung der Sklaverei in englischen Gebieten

1844

Beginn der Spiritaner-Mission in Gabun

Gründung der Rheinischen Mission unter den Herero durch Hugo Hahn

1845

Beginn der Jesuiten-Mission auf Madagaskar

Beginn der englischen Kirchenmission unter den Yoruba (Nigeria)

1847

Spiritaner-Missionare gehen nach Senegambien

1851

Die Oblaten der Unbefleckten Jungfrau Maria gehen nach Natal (Südafrika)

1856

Gründung der „Gesellschaft für die afrikanische Mission" von Lyon durch Brésillac (1813–1859)

1863

Die Spiritaner missionieren auf Zanzibar

Die ersten Dominikanerinnen kommen nach Südafrika

1864

Samuel Crowther wird zum ersten protestantischen Negerbischof bestellt

1872

Die Söhne vom Heiligsten Herzen in Britisch-Sudan

1874

Die Missionsgesellschaft der Suisse Romande beginnt ihre Arbeit in Südafrika

1877
Niederlassung englischer Missionare in Uganda

1879
Beginn der katholischen Uganda-Mission durch die Weißen Väter
Die Jesuiten missionieren in Rhodesien

1881
Lyoner Missionare arbeiten an der Goldküste

1885
Beginn der Christenverfolgung in Uganda
Die Basler Mission beginnt in Kamerun
Berliner Konferenz (Kongo-Akte)

1885/87
Martyrium von 22 Negerchristen in Uganda

1890
Pallottiner arbeiten in Kamerun

1892
Steyler Missionare beginnen ihre Arbeit in Togo, die Jesuiten in der belgischen Kolonie Congo

1911
Beginn der Steyler Missionare in Mozambique

1917
wird der erste Kongolese der modernen Missionsepoche zum Priester geweiht

1920
Seligsprechung der 22 Märtyrer von Uganda

1939
Erste einheimische Bischöfe in Uganda, Madagaskar und Senegal

1951
Steyler Missionare in Belgisch-Kongo (Zaire)
Beginn der Errichtung ordentlicher Hierarchien (Südafrika, Ostafrika, Südrhodesien ...)

1955
wird in Kamerun die Hierarchie errichtet, und die ersten Kameruner Priester werden zu Bischöfen konsekriert

1956
wird in Belgisch-Kongo (Zaire) der Priester Peter Kimbondo zum Bischof konsekriert (438 Jahre nach dem ersten kongolesischen Bischof)

1960
Erster afrikanischer Kardinal wird Bischof Rugambwa von Tanzania

1964
werden die 22 Märtyrer von Uganda heiliggesprochen

1967
wird Erzbischof Zoungara von Obervolta zweiter Kardinal Afrikas

1968
werden die Kimbangisten als erste autochthone Kirche Schwarzafrikas in den Weltkirchenrat aufgenommen

1969
Erster Besuch eines Papstes (Paul VI.) in Afrika

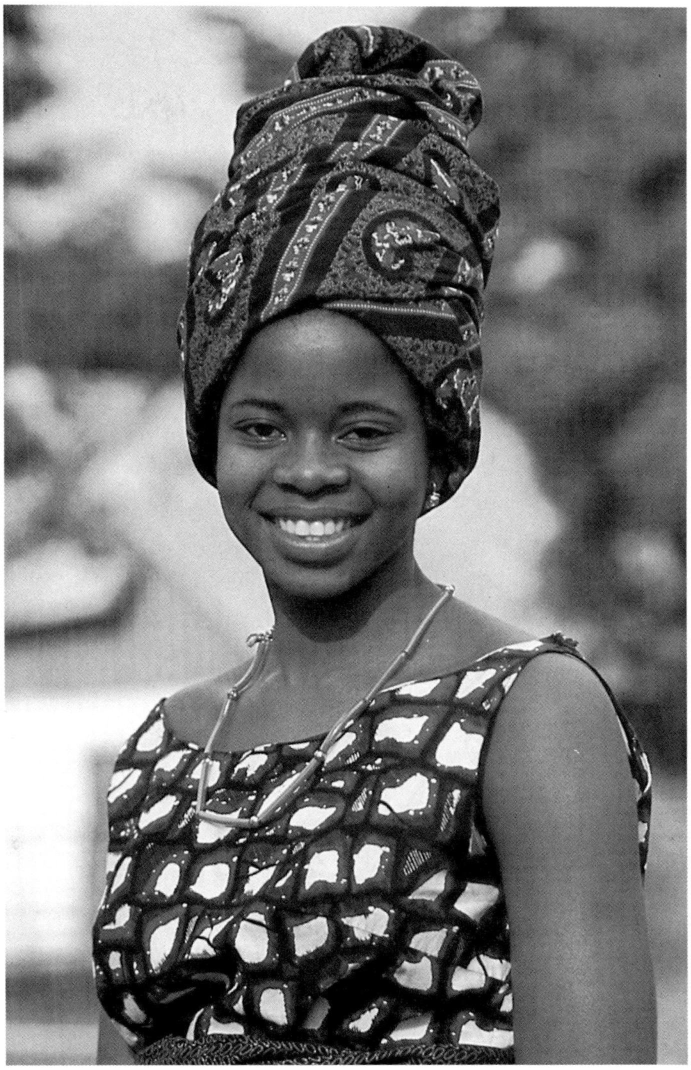

2. Verbreitung des Christentums

Gesichertes Zahlenmaterial gibt es für Afrika so gut wie nicht. Jede Statistik basiert auf Schätzungen. Je nach Einstellung des Autors wird daher auf- bzw. abgerundet, und wenn man die verschiedenen Statistiken miteinander vergleicht, fällt die Differenz ziemlich stark aus. Das neueste statistische Werk über das Christentum von David B. Barrett von 1980, herausgekommen in der Oxford University Press, bietet sehr detaillierte Statistiken, doch fällt auf, daß die Christenzahlen im allgemeinen sehr hoch geschätzt werden. Für einige Gebiete, wo ich genauere Kenntnisse habe, etwa in Zaire, können die Zahlen von Barrett unmöglich stimmen. Nach Barrett wären in Zaire 94,5% der Bevölkerung Christen. *Dies stimmt absolut nicht.* Ich habe Mitte der sechziger Jahre in einem Gebiet von über 30 000 Einwohnern eine private Statistik angefertigt. Ich kam damals auf einen Anteil der Christen von unter 50% in jener Gegend, und sie gehörte mit zu den am stärksten christianisierten Teilen des Zaire. Ich lasse die Statistik von Barrett mit allen Vorbehalten folgen, biete aber im Vergleich dazu noch andere Statistiken, so aus dem „Annuarium Statisticum Ecclesiae“ von 1980. Allerdings bietet dieses Werk nur die Zahlen der Katholiken. Doch auch daraus kann man ersehen, wie übertrieben die Zahlen von Barrett sein müssen. Ich vermute allerdings, daß auch die Zahlen des Annuarium nicht untertrieben sind. – Die Zahlen der Christen sagen natürlich nicht viel über das Christentum aus, aber sie geben doch einen Hinweis darauf, wie viele Afrikaner mit dem Christentum bereits in direkten Kontakt gekommen sind.

Verbreitung des Christentums in Afrika 1980

nach David B. Barrett 1982

Land	Christen	% der Gesamtbevölkerung	Muslime	% der Gesamtbevölkerung
Algerien	152.470	0,8	19,640.830	99,1
Angola	6,462.900	90,0	–	–
Ägypten	7,513.840	17,8	34,468.360	81,8
Äquatorialguinea	300.950	88,5	1.550	0,5
Äthiopien	17.967.000	57,0	9,898.000	31,4
Benin VR	816.300	23,1	357.200	15,2
Botswana	399.100	50,2	260	0,0
Burundi	3,660.000	85,5	39.400	0,9
Congo	1,424.800	93,0	6.560	0,4
Dschibuti	10.400	8,7	107.760	90,6
Elfenbeinküste	1,785.300	32,0	1,339.000	24,0
Gabun	525.000	96,2	4.400	0,8
Gambia	18.700	3,3	430.000	84,5
Ghana	7,165.200	62,6	1,796.700	15,7
Guinea	65.000	1,3	3,460.000	69,0
Guinea Bissau	58.360	10,2	293.850	51,3
Kamerun	3,935.900	55,5	1,559.300	22,0
Kenya	11,452.200	73,0	941.300	6,0
Lesotho	1,191.500	92,8	640	0,0
Liberia	678.000	35,0	410.600	21,2
Libyen	45.200	1,7	2,589.160	98,1
Madagaskar	4,757.900	51,0	159.000	1,7
Malawi	3,597.000	64,5	903.500	16,2
Mali	120.000	1,9	5,179.170	80,0
Marokko	102.300	0,5	20,256.700	99,4
Mauretanien	6.060	0,4	1,419.200	99,4
Mozambique	4,035.900	38,9	1,349.000	13,0
Namibia	765.950	96,3	–	–
Niger	19.120	0,4	4,635.900	87,9
Nigeria	35,572.000	49,0	32,668.000	45,0
Obervolta	826.400	12,2	3,032.900	44,8
Ruanda	3,551.000	73,0	420.000	8,6
Sahara (Sp.)	100	0,2	66.000	99,7
Senegal	285.630	5,7	4,540.370	91,0
Sierra Leone	305.300	9,0	1,336.400	39,4
Somalia	2.270	0,1	3,643.180	99,8
Span. Nordafrika	165.600	90,5	12.160	6,6
Sudan	1,939.300	9,1	15,637.000	73,0
Südafrika	22,598.100	79,2	362.000	1,3
Swaziland	418.110	77,0	400	0,1
Tanzania	7,943.000	44,0	5,866.900	32,5
Togo	960.500	37,0	441.300	17,0
Transkei	1,750.000	70,0	–	–
Tschad	1,476.000	33,0	1,968.000	44,0
Tunesien	22.760	0,3	6,535.120	99,4
Uganda	10,353.000	78,3	872.700	6,6
Zaire	26,414.640	94,5	180.000	0,6
Zambia	4,229.500	72,0	17.000	0,3
Zentralafr. Rep.	1,693.400	84,5	64.100	3,2
Zimbabwe	4,347.000	58,0	70.000	0,9
	203,985.860	44,2	190,279.570	41,2

Für den gleichen Zeitpunkt wird die Bevölkerung Afrikas mit 460,857.250 angegeben.

Nach der gleichen Quelle soll der Anteil der Katholiken 171,284.770 = 37,1% der Gesamtbevölkerung betragen.

Anzahl der Katholiken in Afrika 1980

			nach David B. Barrett 1982	*lt. Annuarium Statisticum Ecclesiae*
Algerien	95.200	=	0,5%	0,31%
Angola	4,933.300	=	68,7%	44,53%
Ägypten	66.000	=	0,2%	0,38%
Äguatorialguinea	241.770	=	71,3%	85,40%
Äthiopien	221.000	=	0,7%	0,68%
Benin VR	654.700	=	18,5%	15,99%
Botswana	74.700	=	9,4%	3,54%
Burundi	3,357.090	=	78,3%	51,88%
Congo	825.750	=	53,9%	43,77%
Dschibuti	8.000	=	6,7%	10,08%
Elfenbeinküste	1,032.100	=	18,5%	9,61%
Gabun	356.200	=	65,2%	66,73%
Gambia	10.670	=	1,9%	2,17%
Ghana	2,140.400	=	18,7%	11,92%
Guinea	55.200	=	1,1%	0,98%
Guinea Bissau	54.400	=	9,5%	8,25%
Kamerun	2,481.000	=	35,0%	26,78%
Kenya	4,141.600	=	26,4%	18,91%
Lesotho	558.500	=	43,5%	42,61%
Liberia	36.800	=	1,9%	1,93%
Libyen	4.200	=	0,2%	1,17%
Madagaskar	2,425.500	=	26,0%	22,24%
Malawi	1,539.200	=	27,6%	20,00%
Mali	45.300	=	0,7%	0,98%
Marokko	50.000	=	0,2%	0,38%
Mauretanien	4.560	=	0,3%	0,31%
Mozambique	3,255.800	=	31,4%	15,64%
Namibia	152.000	=	19,1%	15,85%
Niger	11.300	=	0,2%	0,26%
Nigeria	8,801.700	=	12,1%	6,90%
Obervolta	609.700	=	9,0%	7,24%
Ruanda	2,703.140	=	55,6%	41,60%
Sahara (Sp.)	100	=	0,2%	0,24%
Senegal	279.400	=	5,6%	4,01%
Sierra Leone	74.600	=	2,2%	1,84%
Somalia	600	=	0,0%	0,06%
Span. Nordafrika	165.600	=	90,5%	–
Sudan	942.500	=	4,4%	4,86%
Südafrika	2,881.800	=	10,1%	6,90%
Swaziland	58.640	=	10,8%	6,91%
Tanzania	5,090.700	=	28,2%	19,41%
Togo	593.500	=	26,4%	21,04%
Transkei	137.500	=	5,5%	–
Tschad	939.000	=	21,0%	5,44%
Tunesien	8.400	=	0,1%	0,28%
Uganda	6,558.000	=	49,6%	38,80%
Zaire	13,522.000	=	48,4%	44,60%
Zambia	1,539.250	=	26,2%	28,10%
Zentralafr. Rep.	663.300	=	33,1%	15,40%
Zimbabwe	1,079.000	=	14,4%	9,18%
			Mittelwert 37,16%	**12,5%**

3. Ausbreitung des Islams

Nordafrika war in den ersten Jahrhunderten christlich geworden, und bis zum Einfall der arianischen Vandalen blühte ein christliches Leben. Im 7. Jahrhundert jedoch setzte der Islam von Arabien nach Nordafrika über und eroberte nach und nach dieses Gebiet. Man vergleiche hierzu die Karte. Wo immer der Islam in Afrika auftrat, verschwand die plastische Kunst, und dafür kamen islamische Kulturelemente ins Land: Schrift, Sprache, Bauten etc. Die Gründe für das Vordringen des Islams sind vielfältig; es kann hier nicht darauf eingegangen werden. Die sogenannten Naturreligionen sind gegenüber den beiden großen Religionen Islam und Christentum auf die Dauer wohl ohne Chance. Sie können auf viele Fragen der Gegenwart keine Antwort geben, sie sind sehr eng mit dem Wirtschafts- und Sozialsystem verbunden. Da aber diese einem starken Wandel unterworfen sind, sind notgedrungen auch die Naturreligionen diesem Wandel ausgesetzt. Zwar werden viele Elemente der Naturreligionen in die großen Religionen eingehen, doch als Ganzes werden sie kaum überleben können.

In einigen Staaten Schwarzafrikas funktioniert die Symbiose zwischen Moslems und Christen recht gut. Man denke etwa an Nigeria oder Tanzania, wenn es auch immer wieder zu Reibereien kommt. Wenn wir vom Islam und vom Christentum als von zwei Religionen sprechen, müssen wir uns bewußt sein, daß sowohl der Islam wie auch das Christentum eine ganze Vielfalt von Denominationen und Schattierungen darstellen. Gerade im christlichen Bereich gibt es derart viele unabhängige afrikanische Kirchen mit so unterschiedlichen Glaubensinhalten, daß man bisweilen nicht ohne weiteres sagen kann, ob es sich überhaupt noch um christliche Kirchen handelt.

Aber gerade die afrikanischen Kirchen tun für die Afrikanisierung des Christentums, und zwar vor allem in der Kunst, sehr viel. Da sie zu Europa kaum Verbindung haben, sind sie viel stärker als die großen Kirchen ausschließlich auf die afrikanischen Kulturen festgelegt, und manches, was sie an Liedgut, plastischer Kunst und Wortkunst hervorbringen, kann den großen Kirchen als Beispiel dafür dienen, wie das Christentum in die afrikanische Kultur integriert werden kann.

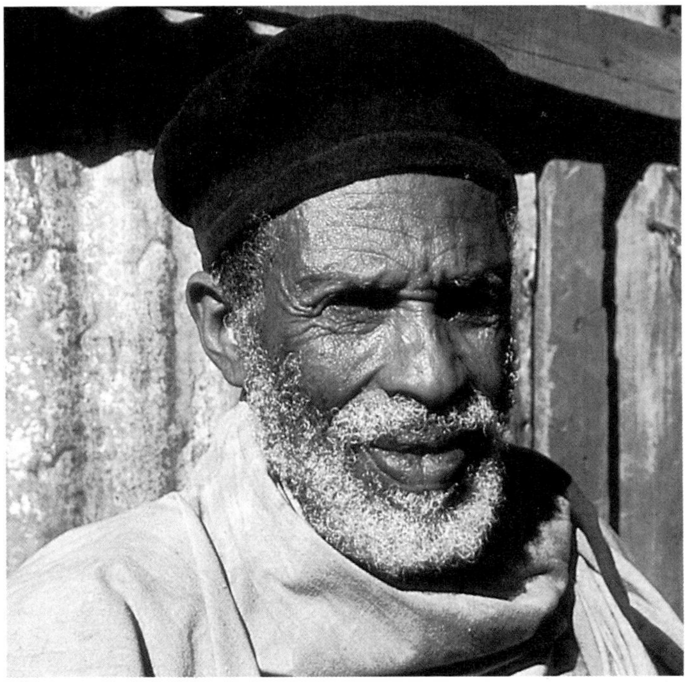

Der Islam in Afrika

(nach „Der Fischer Almanach" 1983)

	Bevölkerung in 1.000	*Muslime*
Ägypten	40.980	91%
Algerien	19.130	97%
Äthiopien	30.420	40%
Benin VR	3.470	10–15%
Burundi	4.380	1%
Congo	1.500	unter 1%
Dschibuti	230–300	94%
Elfenbeinküste	7.920	23%
Gabun	580	unter 1%
Gambia	580	bis 90%
Ghana	11.320	12–15% (im N)
Guinea	4.890	62%
Guinea Bissau	777	ca. 35%
Kamerun	8.250	25–30%
Kenya	15.322	4–6%
Lesotho	1.310	unter 1%
Liberia	1.800	ca. 20%
Libyen	2.860	ca. 98%
Madagaskar	8.510	4–5%
Malawi	5.820	10%
Mali	6.470	ca. 75%
Marokko	19.470	95%
Mauretanien	1.590	96%
Mauritius	910	14%
Mozambique	10.200	ca. 10%
Niger	5.150	ca. 85%
Nigeria	83.400	ca. 50% (bes. im Norden)
Obervolta	6.730	27–40%
Ruanda	4.650	1%
Sahara	139	100%
Senegal	5.520	75–90%
Sierra Leone	3.380	ca. 30%
Somalia	3.540	99%
Südafrika	23.773	ca. 1,5%
Sudan	17.870	50–60% (bes. im (Norden)
Tanzania		
– Tanganjika	14.734	ca. 30%
– Zanzibar	442	95%
Togo	2.470	10–12%
Tschad	4.420	55–60%
Tunesien	6.370	ca. 96%
Uganda	13.220	5–10%
Zaire	27.940	ca. 0,4%
Zambia	5.650	Minderh.
Zentralafrikanische Republik	2.610	5–8% (im N)
Zimbabwe	7.140	Minderh.

Neue christliche Kunst aus Zaire

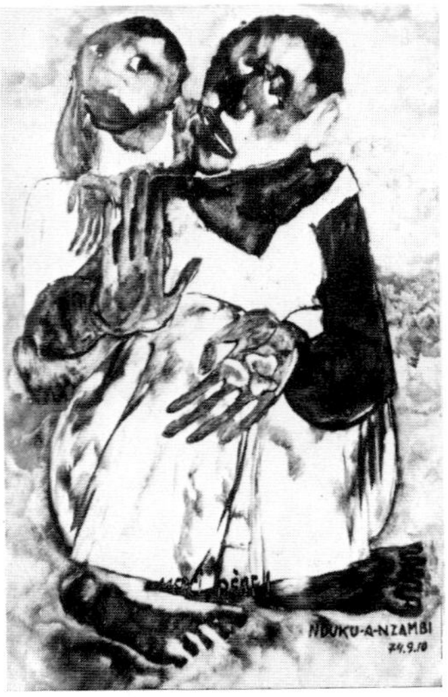

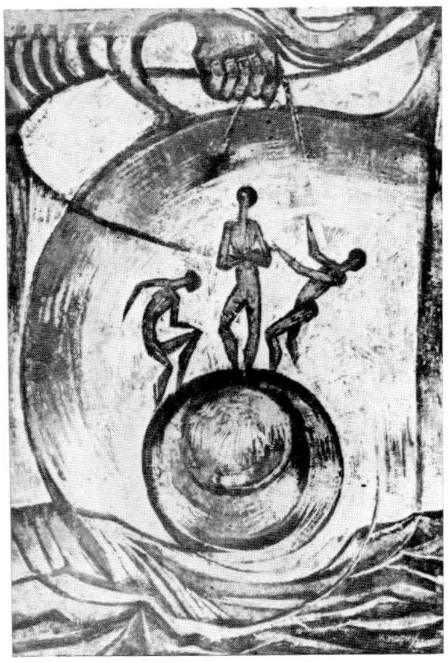

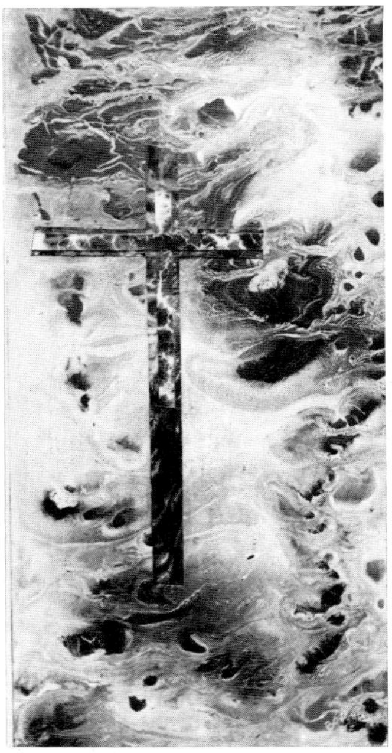

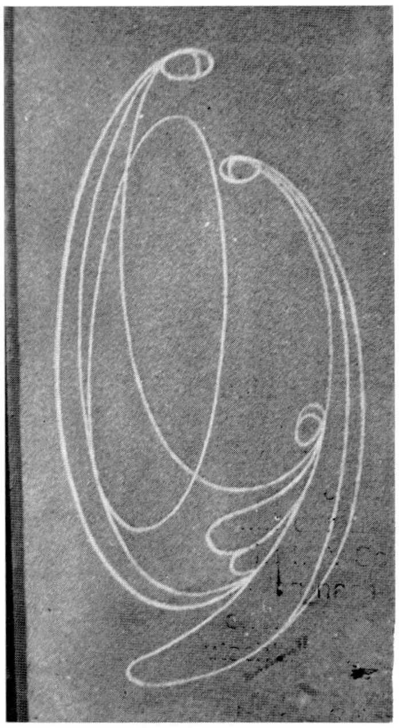

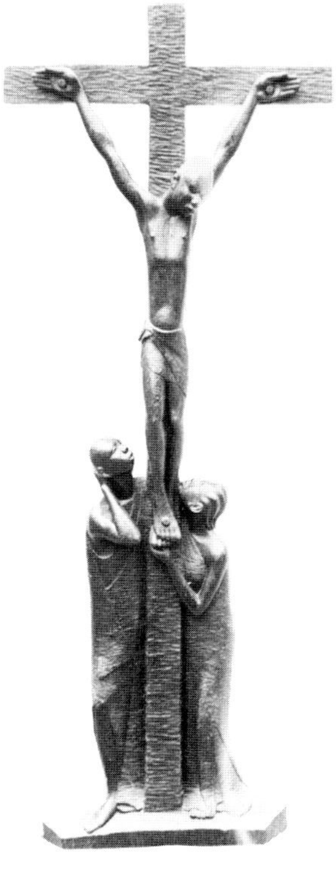

III. Wesensmerkmale afrikanischer Kunst

1. Typus und historische Persönlichkeit

Bevor wir uns intensiv mit der christlichen Kunst Afrikas befassen, ist es vielleicht von Vorteil, einige wesentliche Punkte der traditionellen afrikanischen Kunst vor Augen zu führen. Unser Hauptanliegen ist es ja, mit afrikanischen Formen und Symbolen christliche Wahrheiten auszudrücken. Es ist deshalb gut, diese afrikanischen Formen und Symbole zu studieren, um dann die Kunst des Übergangs besser zu begreifen.

Die traditionelle afrikanische Kunst blickt auf eine sehr lange Geschichte zurück, und infolgedessen hat sie ganz bestimmte Inhalte und Formen entwickelt. Sie ist in der Hauptsache Sakralkunst, und als solche stellt sie vor allem Figuren und Masken dar, die als Wohnsitz der Geister, Ahnen oder auch unpersönlicher Kräfte gedacht sind. In den Ahnengeistern haben wir vielfach Urahnen vor uns, die eine gesamte Ethnie, einen Klan oder eine Sippe repräsentieren. Der Verwandtschaftsgrad der Lebenden zu diesen Ahnen kann meist nicht mehr realiter aufgezeigt werden. Es handelt sich also um mythische Persönlichkeiten, die in eine übermenschliche Sphäre entrückt sind. Wichtig ist für den Afrikaner, daß sein Klan oder seine Sippe einen Gründerahn besitzt und somit ein legitimes Anrecht auf Boden, Kult und auf einen eigenen Friedhof besteht. Wenn daher ein Klan oder eine Sippe den mythischen Gründerahn als Statuette oder Maske anfertigen läßt, kommt es natürlich nicht mehr darauf an, seine individuellen Züge darzustellen, die sind den Lebenden ja überhaupt nicht mehr bekannt, sondern die Plastik soll ihn als Gründer, als Urahn des Klans usw. ausweisen. Die Figur muß demnach die typischen Merkmale des Ahnseins tragen, um den Lebenden als echt zu erscheinen und um ihn dann auch leibhaftig und sichtbar in der Mitte der Lebenden zu machen. Wenn wir deshalb die Plastiken einer Ethnie untersuchen, stellen wir fest, daß die Ur- und Gründerahnen aller Klane und Sippen einer gegebenen Ethnie gleich aussehen. Alle weisen dieselben Ahnenmerkmale auf. Man sieht also, der Ahn wird als Typus, nicht als individuelle Person aufgefaßt.

Wenn wir nun hier einen Vergleich zur kirchlichen Plastik ziehen, so ist der Unterschied bedeutend, denn die christlichen Kirchen legen immer Wert darauf, daß all die biblischen Gestalten oder auch die Heiligen historische Persönlichkeiten sind, die einmal gelebt haben. Wenn Abraham, der Vater des Glaubens und Gehorsams, dargestellt wird, wie er seinen Sohn Isaak opfert, so ist zwar Abraham auch ein Typus, aber gleichzeitig ist er eine historische Persönlichkeit, die zu einer bestimmten Zeit im Vorderen Orient gelebt hat. Deshalb kann die christliche Kunst nicht in dem Maße eine abstrakte Idealfigur darstellen, wie dies die traditionelle afrikanische Kunst tut. Wenn Abraham beim Opfer dargestellt wird, dann ist eine historische Persönlichkeit in Aktion. Man kann nicht eine biblische Erzählung künstlerisch darstellen, ohne die ganze biblische Geschichte mitschwingen zu lassen. Gute christliche Kunst muß dies auch zum Ausdruck bringen.

2. Der Profanierungsprozeß

Die afrikanische Plastik hat allermeistens eine sakrale Funktion. Sie dient vor allem kultischen Zwecken. Sie wird deshalb auch oft vor allen, die nicht mit dem Kult zu tun haben, also vor Jugendlichen, Frauen, Sklaven etc., verborgen gehalten. Jedenfalls dürfen die Nichteingeweihten sie niemals handhaben, berühren, beopfern usw. Mit anderen Worten: Die kultischen Plastiken sind für eine elitäre Minderheit gemacht, sie werden in ihrem Wesen auch nur von dieser Minderheit verstanden. Zu dieser Elite gehören: die Ältesten, die Priester, Geheimbundmitglieder, Häuptlinge usw. Diesen Wissenden genügen einige wenige Merkmale an der Plastik, um den ganzen sozio-religiösen Kontext der Plastik zu verstehen. Jugendliche und Frauen können deshalb in Afrika häufig überhaupt nichts über den letzten Sinn der Plastiken aussagen. Ich habe verschiedentlich afrikanische Diplomatenfrauen durchs Museum geführt, die beim Anblick bestimmter Figuren, z. B. aus Geheimbünden, sehr erschrocken sind, weil sie sie in Afrika niemals zu Gesicht bekamen. Und dies nicht, weil es diese Figuren in Afrika nicht mehr gibt, sondern weil sie als nichtinitiierte Frauen sie niemals zu Gesicht bekommen durften. So paradox es klingen mag, die christliche Kunst Afrikas ist in ihrem Wesen profane Kunst. Die Kunst muß also in gewisser Weise einen Profanierungsprozeß durchmachen, wenn sie christlich wird.

Wenn der afrikanische Schnitzer eine Maske oder Statuette hergestellt und der Priester bestimmte Zeremonien vollzogen hat, wohnt die intendierte Wesenheit in diesem Objekt. Die dargestellte Persönlichkeit, etwa der Urahn, ist leibhaftig in dem Objekt zugegen. Wir müssen uns seine Präsenz etwa so vorstellen, wie der gläubige Katholik sich die Präsenz Christi in der konsekrierten Hostie vorstellt. Im christlichen Kunstobjekt aber wird das transzendente Wesen nicht real, sondern nur symbolisch gegenwärtig gesetzt. Das schönste Kruzifix ist keine Realpräsenz des Kreuzestodes Jesu, sondern lediglich ein Zeichen, eine Erinnerung an den Tod Jesu auf Kalvaria. Die christliche Kunst ist daher im Vergleich zur traditionellen afrikanischen eine profane Kunst. Sie ist nur Abbild, nicht die Realität selbst.

3. Die „afrikanische Proportion"

Der Afrikaner kümmert sich bei der Darstellung des Menschen kaum um seine natürliche Proportion. Ihn interessiert nicht, wie der Mensch in der Natur ist, sondern er konzentriert sich auf die Idee des Menschseins. Er hebt durch verschiedene Mittel das Wichtigste am Menschen besonders hervor. Sehr viele Kunststile Afrikas (aber längst nicht alle) teilen den menschlichen Körper in drei Drittel ein – wir sprechen auch von der „afrikanischen Proportion" –, wobei der Kopf, der Rumpf und die Beine je ein Drittel einnehmen. Die Beine, wie die Extremitäten überhaupt, gelten oft als unwesentlich. Sie werden verkümmert dargestellt oder können auch ganz fehlen. Die Figur, besonders die Ahnenfigur, soll nicht in dynamischer Bewegung, sondern in abgeklärter Ruhe dargestellt werden. Der Kopf als Sitz des Geistes wird am besten herausgearbeitet; die Brust gilt als Sitz des Herzens, des Blutes, also des Lebens und der Gefühle; die Geschlechtsteile sind Zeichen der Fruchtbarkeit; sie werden ebenfalls deutlich hervorgehoben, und zwar besonders bei Ahnenfiguren. Übrigens haben große Geschlechtsmerkmale nichts mit übersteigerter Sexualität zu tun, sondern sind Zeichen großer Fruchtbarkeit. Der Afrikaner will niemals naturalistische Fotografien liefern, sondern seine Darstellung zielt zuallermeist auf die Idee des vollkommenen Menschen, und das ist der Ahn. Indem seine Nachkommen ihm Opfer darbringen, ermöglichen sie ihm das Überleben im Jenseits. Würde

Neue christliche Kunst aus Zaire

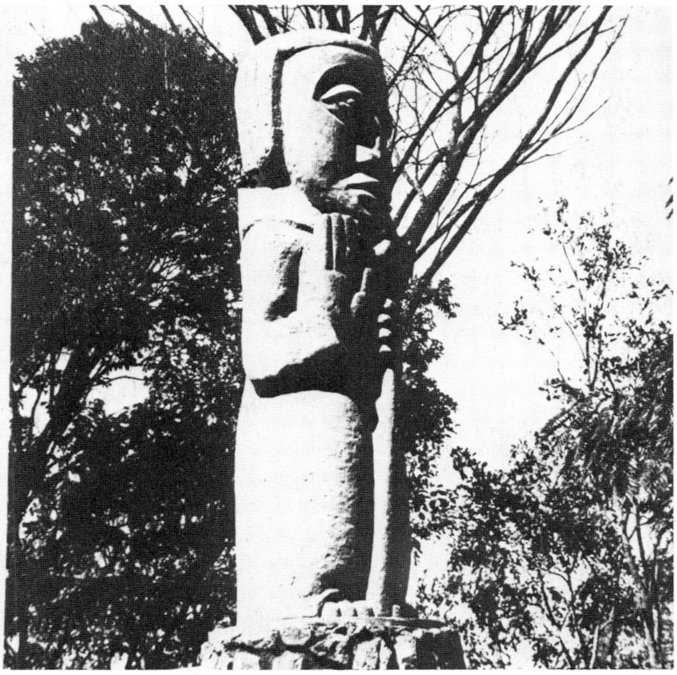

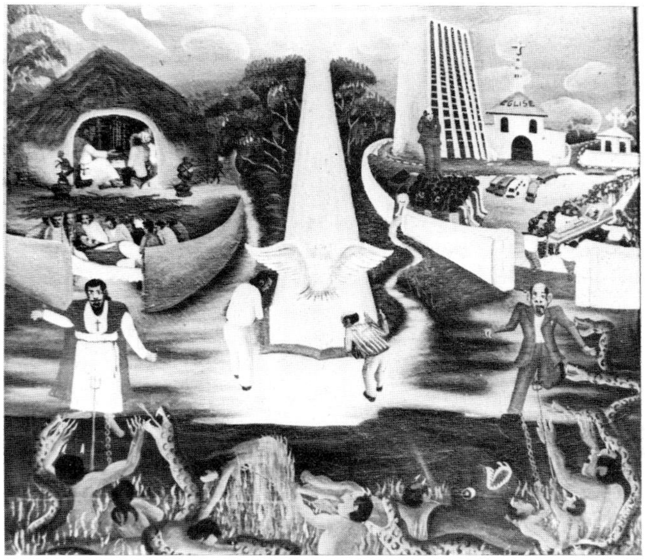

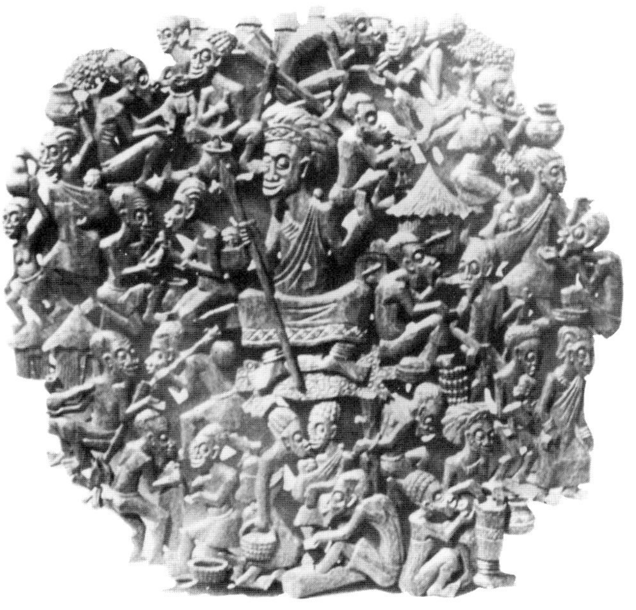

Szenen aus dem alten Kongoreich

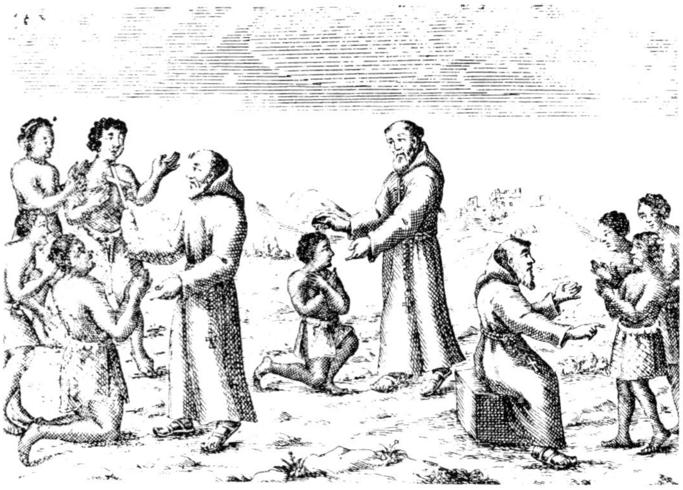

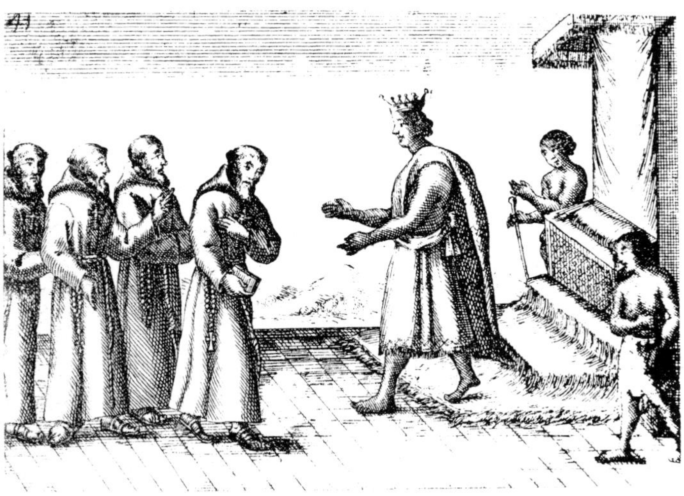

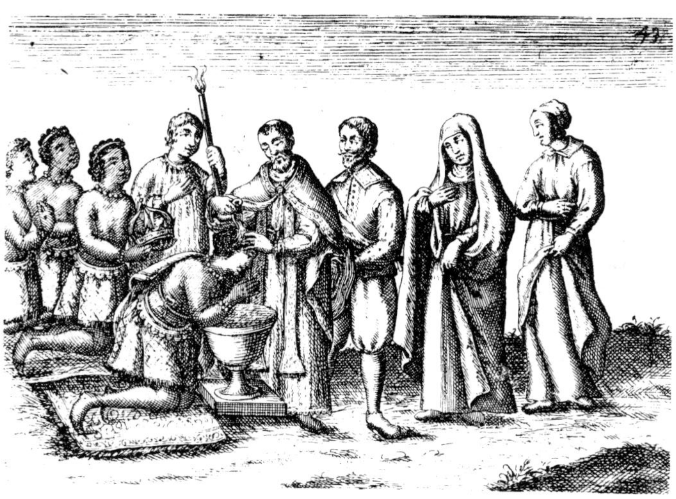

nämlich die Sippe auf Erden aussterben, würde der Ahn auch im Jenseits sterben. Sein Leben hängt somit von der Verehrung durch die Lebenden ab.
Nicht der lebende Mensch ist für den Afrikaner der vollkommene Mensch, sondern der im Jenseits. Er hat sein Lebensziel und seine Vollkommenheit erreicht. Bisweilen wird heute von Afrikanern geschrieben, daß nach afrikanischer Anschauung der Mensch nach seinem Tod ins Jenseits gehe und in Gemeinschaft mit Gott lebe. Dies scheint mir kein ursprünglich schwarzafrikanischer Gedanke zu sein, sondern hier liegt offensichtlich christlicher bzw. islamischer Einfluß vor. Das höchste Ziel im Leben eines Afrikaners ist es, mit den Ahnen vereinigt zu werden. Ein alter Häuptling der Yansi (Zaire), den ich auf seinem Sterbelager besuchte und dessen Kinder zum größten Teil Christen geworden waren, lehnte es ab, Christ zu werden, obgleich seine Kinder ihn dazu drängten. Er sagte, seine Mutter und seine Ahnen wären keine Christen gewesen, und so wolle er auch keiner werden. Er wolle nicht mit seinen Kindern im Jenseits zusammensein, sondern mit seinen Ahnen. Er hat dann ganz bewußt aus diesem Gedanken heraus die Taufe abgelehnt. – Ein Ahn wird auch nicht jeder, sondern nur wer im Diesseits ein harmonisches und langes Leben in der Gemeinschaft führt, einen hohen sozialen Status erreicht, zahlreiche Nachkommen hat, sich mit seiner Familie gut verträgt etc. Große Ahnen gehören denn auch nicht mehr in die Kategorie der Sterblichen; sie sind bereits Übermenschen, und bisweilen sind sie von einer Gottheit nicht mehr zu unterscheiden.
Wenn heute gerne die Heiligen mit den Ahnen der alten Zeit in Parallele gesetzt werden oder vielmehr so getan wird, als spielten die Ahnen die gleiche Rolle der Vermittlung wie die Heiligen, so ist das für die Integration der Kirche in Afrika wohl von großem Interesse, aber man sollte doch den ursprünglichen Unterschied zwischen den Ahnen und den Heiligen sehen, damit man weiß, in welche Richtung die Entwicklung gesteuert werden soll.
Ursprünglich kommt dem Ahn und dem Ahnenkult nicht die Mittlerfunktion zu, wie wir sie den Heiligen zudenken, sondern die Ahnen vermögen vieles, nicht alles, aus eigener Machtvollkommenheit. Deshalb betet man zu ihnen und bringt ihnen auch Opfer.

6. Statisch – dynamisch

Man kann oft lesen und hören, die afrikanische Plastik sei in ihrem Wesen statisch. Das stimmt nur bis zu einem gewissen Grad. Es lassen sich auch sehr bewegte Statuetten ausmachen. Dennoch werden gerade Ahnenfiguren meist in abgeklärter Ruhe, in ihrem Ahnsein und in ihrer Vollkommenheit gezeigt. Dieser, der Hektik entrückte Status wird noch durch die Farbsymbolik unterstrichen. Großflächiges Weiß deutet auf den jenseitigen Status im Dorf der Ahnen hin, großflächiges Rot auf das Leben im Diesseits und besonders auch auf die Frau als das diesseitige

Kreuzigungsgruppe aus Malawi
hergestellt von Künstlern der ‚Kungoni Academy' zu Mua
(Foto: Vivant Univers, Namur)

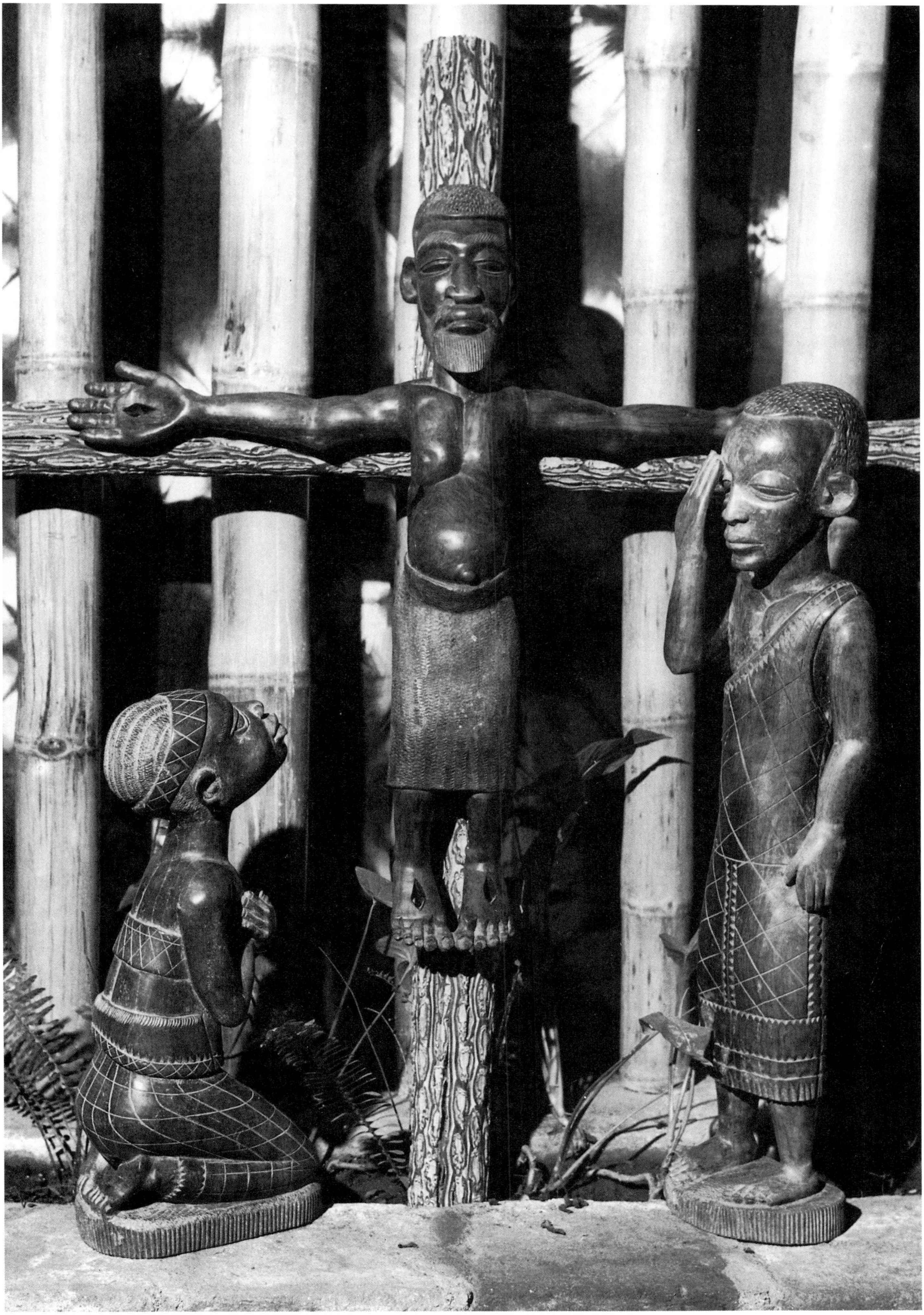

250

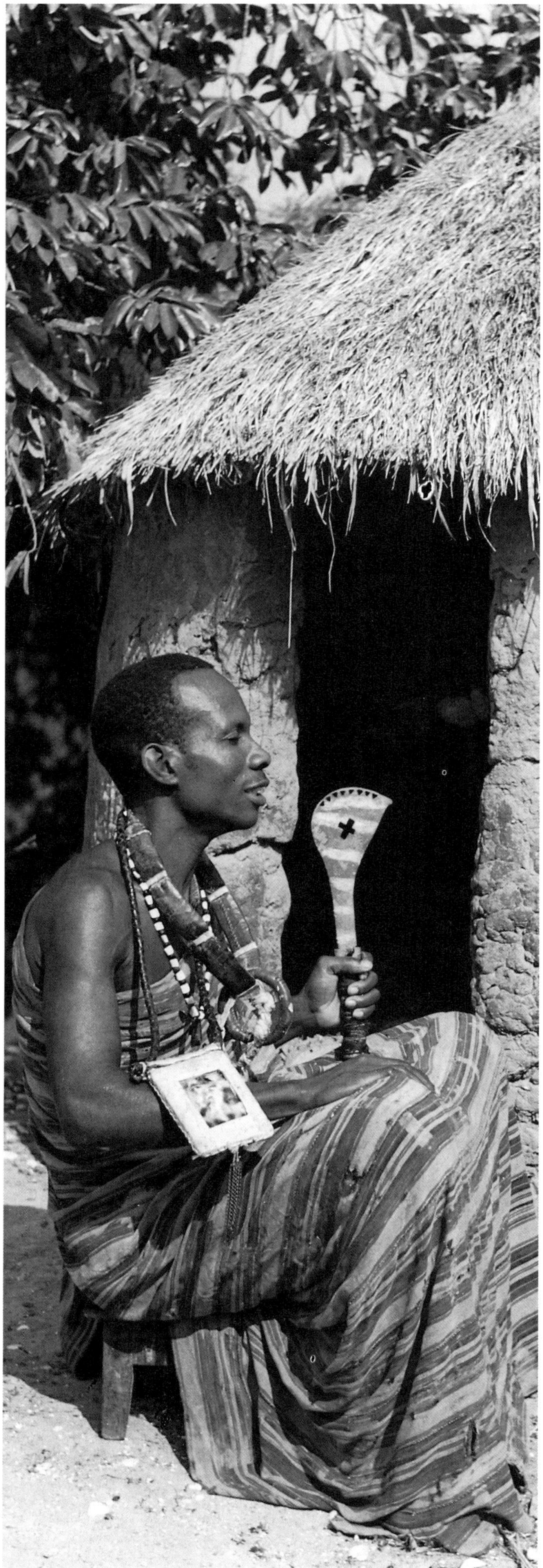

Wesen, das mit der Kultur, dem Feuer, dem Haus usw. befaßt ist. Der Mann wird im Gegensatz zur Frau schwarz dargestellt, wandelt er doch zwischen den beiden Bereichen, der Welt der Geister und der der Lebenden. Die Frau gebiert Leben, er als Jäger und Krieger tötet es. Sie kultiviert den Boden, sie kocht die Speisen, sie hütet das Haus, der Mann schweift als Jäger durch das unkultivierte Land der Savanne, des Urwaldes, wo die Ahnen und Geister wohnen. Er ißt häufig auf seinen Jagdzügen rohe Speisen, sie mit den Kindern gekochte. Mann und Frau werden in der afrikanischen Denkweise zwar nicht als Gegensätze gedacht, aber doch als zwei sich ergänzende Komponenten.

5. Männlich – weiblich

An zahlreichen Masken, aber auch bisweilen an Figuren, kann man eine Bisexualität feststellen. Nicht, daß unbedingt ein doppelgeschlechtliches Wesen dargestellt werden soll, sondern ich glaube, der Afrikaner geht davon aus, daß alles, was vollkommen ist, nicht ausschließlich männlich oder ausschließlich weiblich sein kann, sondern daß männlich und weiblich sich zu ergänzen haben. Diese Ergänzung kann mit Hilfe von Farben, aber auch mit Zahlen – 3 steht für männlich, 4 für weiblich – oder mit anderen Hilfsmitteln erreicht werden. Die berühmte Tyiwara-Maske der Bambara in Mali wird als männlich dargestellt in Form einer Antilope mit Mähne, als weiblich in Form einer Antilope, auf der ein Kitz sitzt. Die Idee, daß männlich und weiblich sich ergänzen, geht so weit, daß im alten Kongoreich, als die Missionare sich wiederum zurückziehen mußten, vor etwa 300 Jahren, die Afrikaner weiterhin Kruzifixe in Metall gossen, Christus aber am Kreuz zweigeschlechtlich dargestellt wurde (siehe das Kapitel über das Alte Kongoreich). Dies entspricht genau der Vorstellung, daß ein Gott nicht nur Mann sein kann, sondern wie der Himmel männlich und die Erde weiblich ist, beide zusammen aber erst das Universum ergeben, muß auch ein wirklicher Gott das Männliche und das Weibliche in sich vereinigen.

Es läßt sich leicht denken, daß mit dieser afrikanischen Sicht der Farben und der Geschlechter das Christentum nicht ohne weiteres zurechtkam. Im Grunde genommen liegt die Divergenz ja auch viel tiefer: Es geht schließlich um das Wesen der Gottesvorstellung. Afrikanische Völker haben solche Fragen der Doppelgeschlechtlichkeit Gottes schon vor Jahrhunderten gedacht, die bei uns erst heute in Diskussion kommen. Entstammt unser biblischer Gottesbegriff nicht einer rein patriarchalischen Gesellschaft, wie wir sie bei afrikanischen Pflanzern und Ackerbauern, den wichtigsten Trägern der Plastik, kaum einmal vorfinden? Auch die Symbolwerte der Farben, Zahlen, der Proportion usw. haben einen leichten Einstieg in die christliche Kunst verwehrt.

All diese Punkte sind, neben vielen anderen, Gründe dafür, daß so selten arrivierte traditionelle Künstler christliche Objekte herzustellen begannen. Die Umstellung war wohl

Der Gekreuzigte in Form einer afrikanischen Maske
von François Goddard, Zaire
(Foto: Vivant Univers, Namur)

Traditioneller Priester,
Ghana

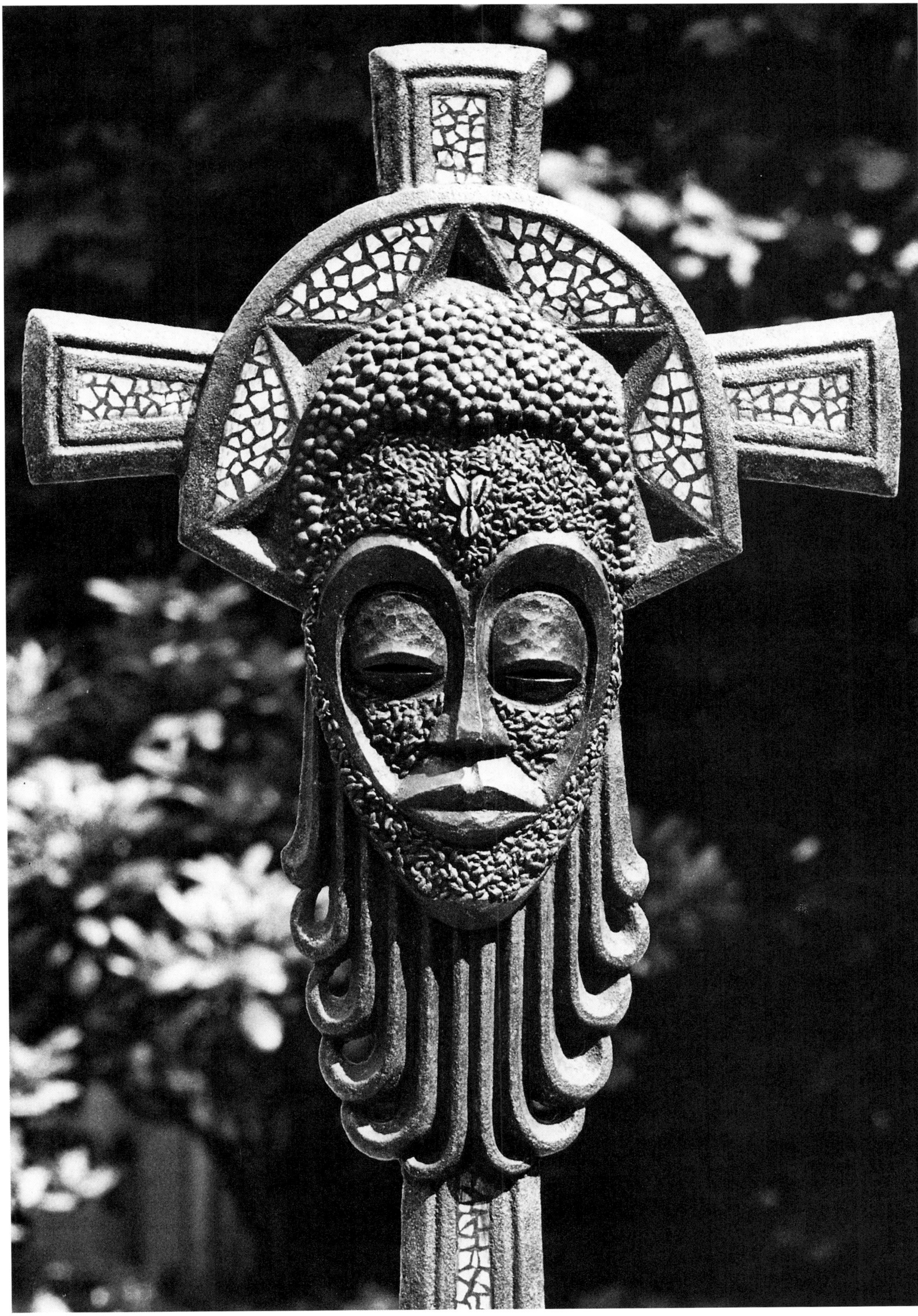

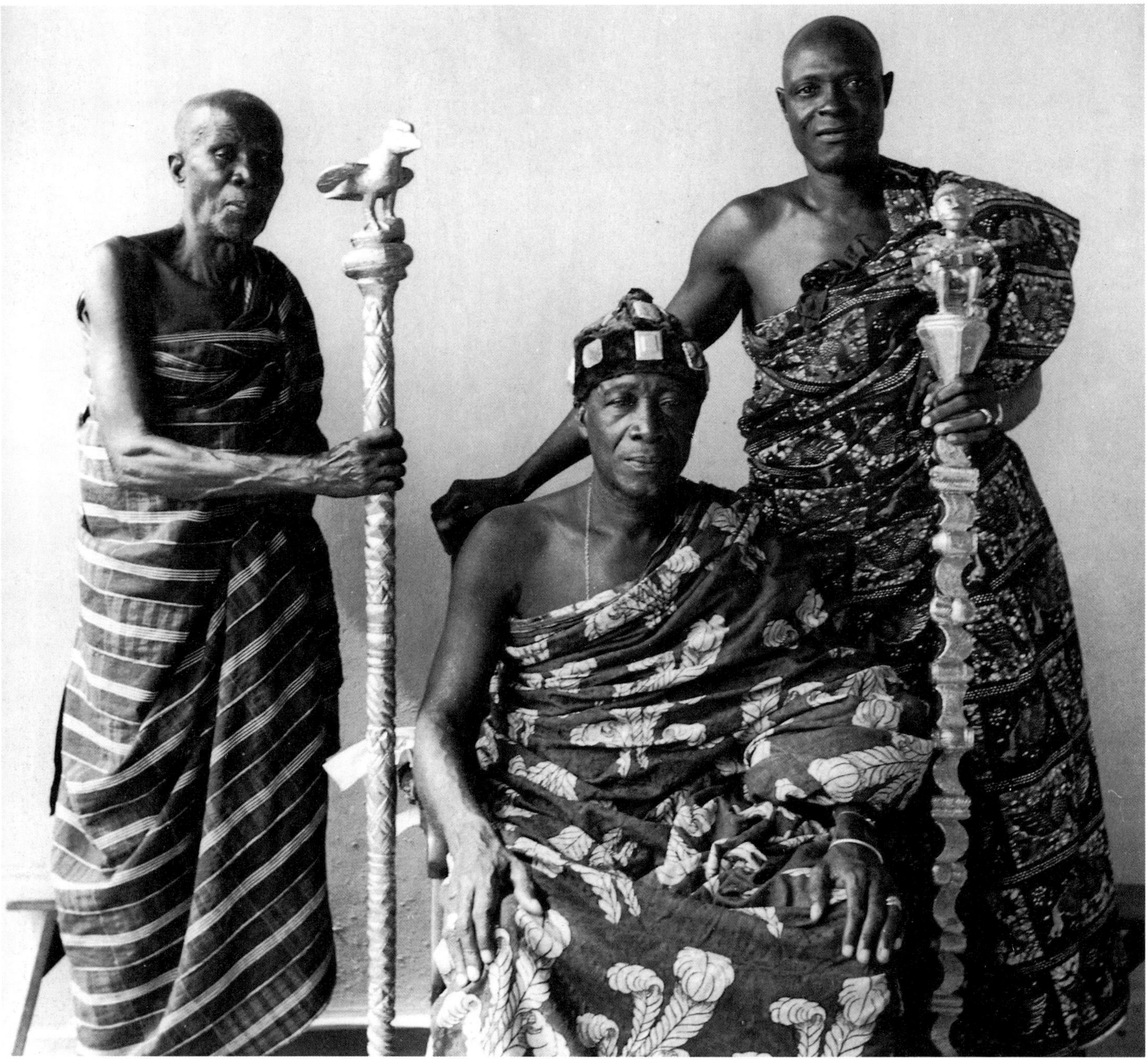

Ashanti-Würdenträger, Ghana

zu groß. Es war leichter, christliche Künstler unter jenen heranzubilden, die von Kunst noch unbeeinflußt waren, als unter traditionellen Künstlern.

Ein wichtiger Faktor im Verständnis der afrikanischen Plastik, besonders wenn es sich um eine Ahnendarstellung handelt, sind das Verständnis und die Rolle des Todes. Die Einstellung des Afrikaners zum Leben wird vor allem aus seiner Einstellung zum Tod ersichtlich. Der Tod trennt nämlich nach Auffassung des Afrikaners nicht zwei Welten, sondern er ist nur ein Ritus des Übergangs von einem Seinszustand zu einem anderen.

6. Der Tod als Übergangsritus

Will man die afrikanische Kunst in ihrem innersten Kern begreifen, muß man sich bewußtmachen, daß für den Afrikaner der Tod keine unüberwindliche Barriere zwischen zwei Welten, nämlich dem Diesseits und dem Jenseits, ist. Er trennt nicht diese zwei Welten, sondern er ist nur ein Ritus, der das diesseitige Leben umwandelt in eine andere Daseinsform. Deshalb gehören auch die Ahnen im Jenseits genauso in die Gruppe der Lebenden wie diese selbst. Den Urahn der Sippe darzustellen, heißt deshalb nicht, einen Verstorbenen, sondern einen, der das Leben in Fülle hat, darzustellen.

In dieser Auffassung des Todes liegt auch begründet, weshalb man in der afrikanischen Kunst von der Darstellung des Menschen spricht und dabei Ahnenstatuetten meint. Die Ahnen sind eben die eigentlich Lebenden. Da die afrikanische Gesellschaft immer nach dem Alter hierarchisiert ist, kommt dem Ahn mehr Lebenskraft zu als dem Lebenden. Letzterer steht ja zum Ahn immer in einem Verhältnis der Unterlegenheit. In Afrika gilt der Grundsatz allgemein – und hier braucht man, glaube ich, keine Ethnie auszunehmen: je näher dem Ursprung, desto mehr Lebenskraft.

Der Afrikaner hat eine ganze Reihe von Mechanismen ersonnen, um die Verstorbenen in der Gemeinschaft der Lebenden sichtbar und greifbar zu machen. Statuetten oder Masken zu schnitzen, in denen dann die Geister Wohnung nehmen, ist nur *eine* Form und vielleicht nicht einmal die gebräuchlichste. Manchenorts holt man den Schädel des Toten aus dem Grab und verehrt ihn im Kulthaus,

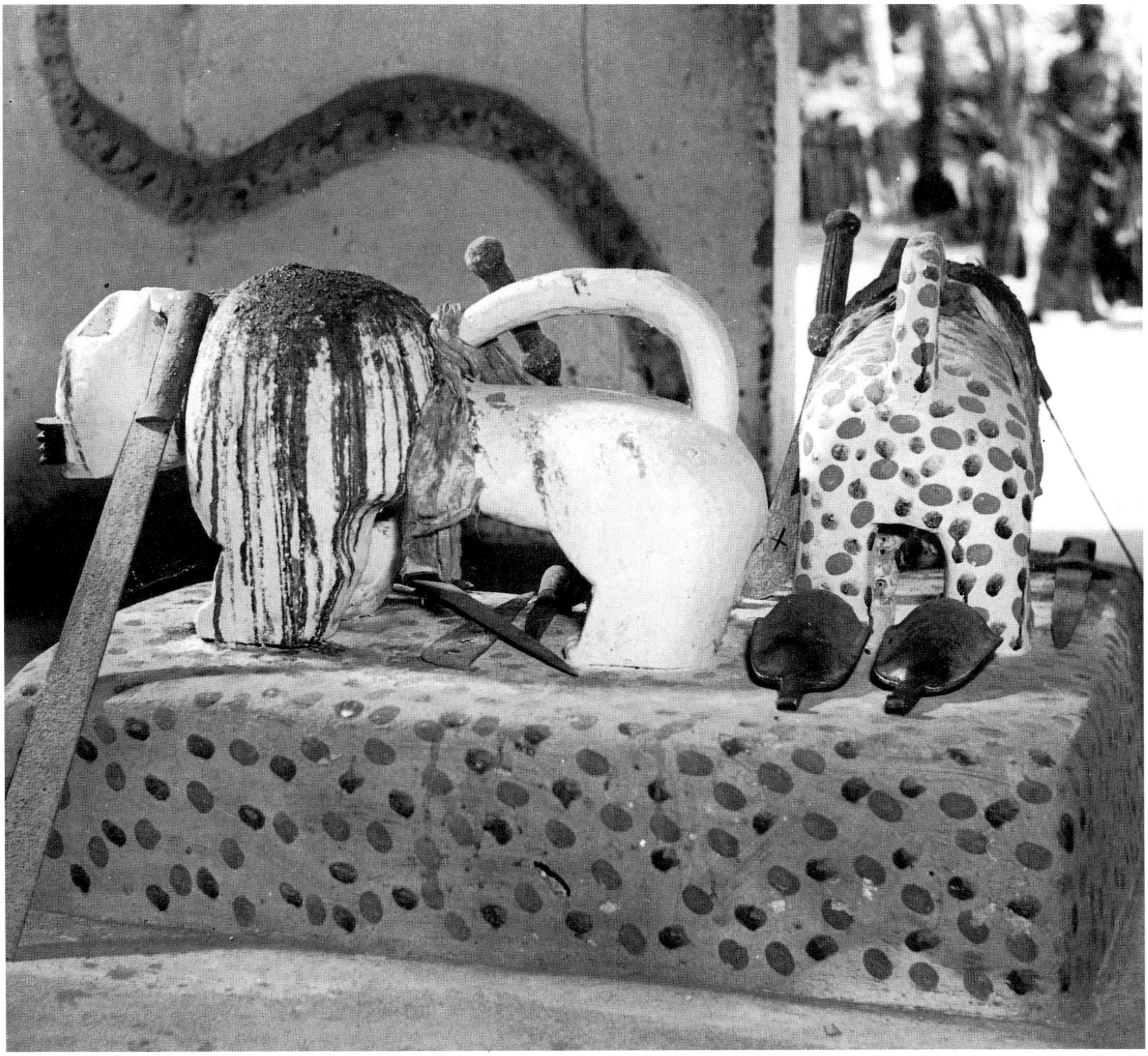

Ahnenaltar in Ghana

anderswo hat man Altäre mit Reliquien, oder man hat Objekte, die aufs Grab gelegt werden und dann die Ahnenseele beherbergen sollen; es gibt Ahnenbäume, Ahnenhölzer oder die Reinkarnation der Großeltern in den Enkeln usw.

Alle diese Mechanismen sollen den Lebenden vor Augen führen, daß der physische Tod gar nicht stattfindet, sondern nur ein Ritus ist, der die Seinsweise verändert, das Sein selbst aber nicht tangiert. Es lebt nicht nur der Geist weiter, sondern die ganze Persönlichkeit mit allen ihren diesseitigen Determinismen: Wer hier auf Erden Sklave war, wird auch im Dorf der Ahnen Sklave sein, und wer hier Häuptling war, wird auch drüben den Status eines Häuptlings innehaben. Wenn wir Afrikaner fragen, was denn nach dem Tod weiterlebt, so verstehen sie uns, je weniger sie von westlicher Zivilisation beeinflußt sind, überhaupt nicht. Wir sagen gerne, beim Tod trennen sich Leib und Seele, die Seele ist unsterblich, der Leib vergeht. Der Afrikaner kennt diese Dichotomie nicht. Für ihn lebt der ganze Mensch weiter. Auch der Verstorbene kann, wenn nötig, immer wiederum seinen Leib annehmen. Im übrigen besteht nach afrikanischer Auffassung der Mensch nicht nur aus zwei Prinzipien. Häufig sind es drei und bisweilen noch eine Reihe mehr.

7. Die Funktionen der Plastik

Diese Überwindung des Todes wird nach außen hin auch in Riten demonstriert. Damit das geschnitzte Bild zum Eikon wird, muß erst der Zauberpriester bestimmte Zeremonien vornehmen, dann kommt der Ahn und nimmt darin Wohnung. Genaugenommen ist das Verhältnis noch inniger: Die Figur wird der Ahn. Sie wird daher behandelt, als ob sie der lebende Ahn wäre.

Als die Europäer – es waren die Portugiesen – dies zum ersten Mal sahen, waren sie der Meinung, die Neger beteten das von Hand Gemachte an, und sie nannten die Objekte „Fetische“ (vom Portugiesischen feitiço – Magisches, Gemachtes, von lat. facere – machen). Heute wissen wir, daß sich die damaligen Portugiesen geirrt haben.

Es sind natürlich nicht alle Masken und Statuetten in unseren Museen Ahnenfiguren. Häufig sind kleinere und nur lokal verehrte Fetische Behälter für unpersönliche

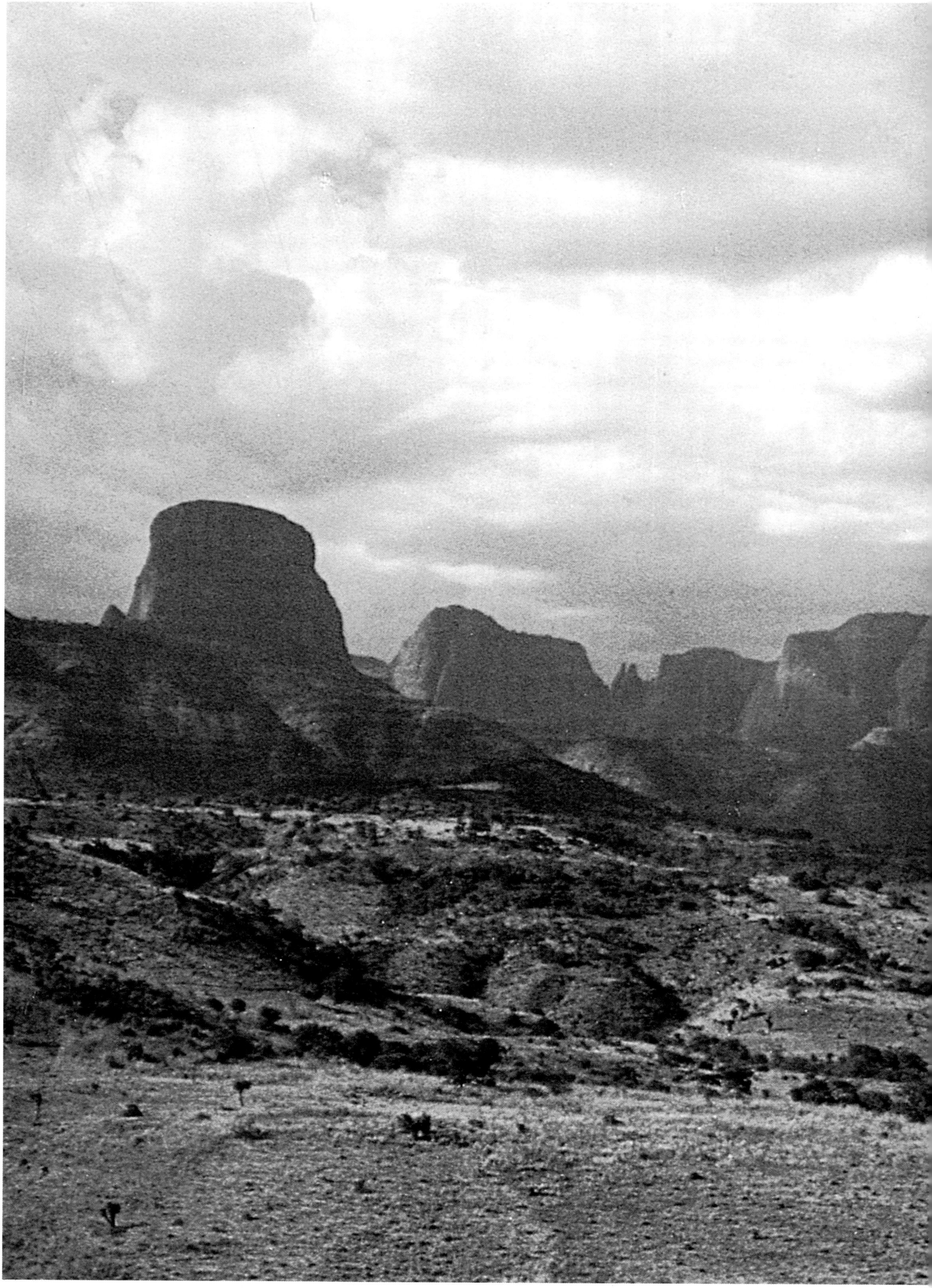

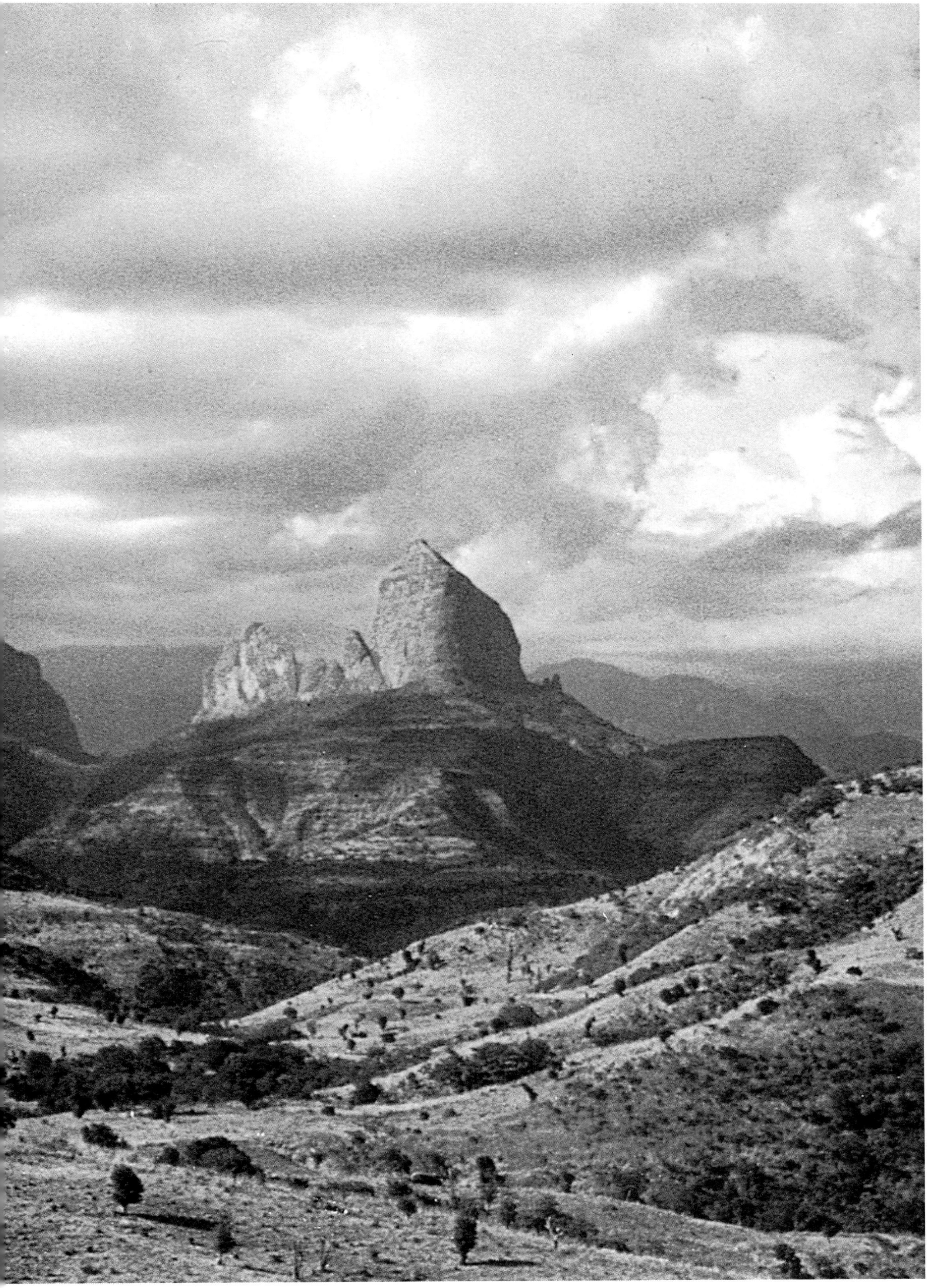

Kräfte, die nur für ein engumgrenztes Aufgabengebiet aktiviert werden können. So gibt es Fetische für Husten, Bauchweh, Beinbruch, Baumfällen etc. Alle diese unendlich vielen Fetische – kein Mensch kann sie auch nur von einer Ethnie kennen – können auch als Menschenfigur dargestellt werden, aber offensichtlich geschieht dies nur in Analogie zu den Ahnenfiguren.
Es gibt aber auch mächtige und über eine ganze Ethnie verbreitete Fetische, die von den Afrikanern oft als mächtige Geistwesen ausgegeben werden. Für den Bereich Zentralafrika konnte ich bei verschiedenen Ethnien nachweisen, daß sich hinter den „mächtigen Geistwesen" weit entfernte und deshalb entpersönlichte Ahnen verbergen. Da der Ahn um so mächtiger ist, je näher er sich dem Ursprung befindet, kann der Urahn eines Stammes so mächtig sein, daß er vom Schöpfergott kaum noch abhebbar ist. Der Schöpfergott selbst wird aber in Afrika nur selten bildlich dargestellt.

8. Fetischismus und Christentum

Bedenkt man den im traditionellen, aber auch noch im modernen Afrika verbreiteten Kraftglauben (Dynamismus), dann kann man die Bedenken vieler Missionare verstehen, die von einer Afrikanisierung der Kultobjekte und Devotionalien abrieten, weil dann der Schritt zum Fetischismus klein sei. Es ist wahr, europäische Objekte eignen sich weniger gut zu magischen Kraftidolen als afrikanische. Im allgemeinen läßt sich wohl auch sagen, daß die evangelische Kirche ihren Christen weniger Gelegenheit zu „christlichen Fetischen" gibt als die katholische. Rosenkränze, Weihwasser, Medaillen, Heiligenbilder und -statuen, alles kann schließlich zum Fetisch werden.
Die Erfahrung zeigt aber, daß man den magischen Kraftglauben nicht dadurch vertreibt, daß man den Menschen keine Sakralobjekte gibt, sondern daß man positiv darauf hinweist, daß der christliche Gott für alles zuständig ist und jeder Fetisch folglich kraftlos ist. Gerade in der Frage des Fetischismus und des Ahnenkultes haben die großen Kirchen ungeheuer viel gefehlt: Sie haben einfach alles verboten, ohne die Menschen von der Nichtigkeit dieser Kräfte vorher überzeugt zu haben. Wenn die Wirtschaft und Sozialstruktur auf dem Ahnenkult basieren und die Weltanschauung den Dynamismus zur Grundlage hat, lassen sich diese Kräfte nicht einfach verbieten. Wirtschaft und Sozialstruktur würden doch einfach zerstört werden, hielten sich plötzlich die Christen ans Verbot.
Nicht selten konnte man beobachten, daß die Missionare ihren Gläubigen Fetische und Statuetten abnahmen und diese dann christliche Objekte in ihren magischen Zeremonien verwendeten. Ein typisches Beispiel für diese Vorgehensweise ist das Alte Kongoreich. Es gibt fast kein sakrales christliches Gerät, das nicht nach dem Weggang der Missionare zum Fetisch umfunktioniert worden wäre.
Aber sind christliche Objekte nicht in besonderer Weise kraftgeladen? Ist in bestimmten Statuen oder Gnadenbildern nicht mehr Kraft gespeichert als in anderen? Ich kannte eine Klosterfrau aus einem südeuropäischen Lande, die über Jahrzehnte mit großem Erfolg in einer Buschmission des Zaire arbeitete. Wenn ihre Mission in Not kam, drehte sie die Statue des hl. Josef mit dem Gesicht zur Wand. Wenn er nicht half, wurde er in die Ecke der Kapelle gestellt. Und wenn er dann noch immer nicht half, kam er in den Hof unter die Dachrinne. Spätestens nach einem Tropenregen habe er dann immer geholfen. – Sind wir hier noch sehr weit von der afrikanischen Auffassung bezüglich des Eigenlebens von Statuen entfernt? – Um nicht mißverstanden zu werden: Diese Klosterfrau war eine fromme und pragmatische Frau, die Großes leistete und bei den Afrikanern in hohem Ansehen stand.

IV. Probleme des Übergangs

1. Die Hypothek der Geschichte

Wie schon erwähnt wurde, taten sich die christlichen Kirchen in Afrika mit der Kunst sehr schwer. Dies war, jedenfalls in der katholischen Kirche, nicht immer so. Man denke etwa an die frühe Missionierung Chinas durch die Jesuiten. Matteo Ricci, und in seinem Gefolge andere Jesuiten, hat von Anfang an europäische Stiche und Bilder ins Chinesische umzeichnen lassen, und zwar von nichtchristlichen chinesischen Malern. Wie P. Tacchi-Venturi in seinen „Opere storiche del P. Matteo Ricci S.J." von 1911 berichtet (nach Pelliot 1921: 5–6), hat der in der Renaissance großgewordene Ricci nicht viel auf die chinesische Kunst gegeben; aber um die Glaubenswahrheiten den Chinesen verständlich zu machen, ließ er europäische Andachtsbilder neu fassen und verteilte sie an die Chinesen. Ähnlich verfuhr der Jesuitenmissionar Robert de Nobili etwas später in Indien. Auch im Alten Kongoreich, Ende des 15. und im 16. Jahrhundert, hatten die Missionare keine Schwierigkeit, christliche Ideen mit einheimischen Stilmitteln auszudrücken. In viel stärkerem Maße noch verfuhr das Urchristentum nach dem gleichen Prinzip; und bei der Christianisierung Europas war es überhaupt kein Problem, die lokalen Kunstformen in den Dienst der christlichen Verkündigung zu stellen.
Der eigentliche Bruch in der Anpassung erfolgte mit dem Ritenstreit, als sich die Jesuitenmissionare auf Anordnung Roms aus der China-Mission zurückziehen mußten (1704) und es streng verboten wurde, chinesische Riten in das Christentum zu übernehmen. Diese Zeit fällt auch in etwa in die Blütezeit des europäischen Kolonialismus: Der Europäer erachtete sich immer mehr als den Mittelpunkt der Welt; er konnte es nicht begreifen, daß es auch noch andere Kunstformen geben sollte.
Ein Beispiel, wie großzügig man noch zu Beginn der Neuzeit in der Anpassung in Sachen Kunst war, liefert das Gnadenbild „Mater Dei Dignissima" von Santa Maria Maggiore in Rom. Es durfte viele Jahrhunderte hindurch nicht kopiert werden, weil es angeblich vom hl. Lukas selbst stammen sollte. Der Jesuitengeneral Franz Borgia erhielt schließlich im 16. Jahrhundert vom Papst die Erlaubnis, das Gnadenbild kopieren zu lassen. Er gab es fortan seinen Missionaren mit auf den Weg, die es in kurzer Zeit in der ganzen Welt von einheimischen Künstlern kopieren ließen. So finden wir Umzeichnungen dieses Bildes in China, in Zentralasien, in nordindischen Miniaturen und auf Ikonen in Äthiopien. Nirgendwo wird das Bild als europäische Malerei dargestellt, sondern man gewinnt immer den Eindruck, als handele es sich um ein lokales Kunstwerk.

Heilung eines Gelähmten (Mt 8, 1–4)
Der Künstler, Tambala Mpomyami, bei der Arbeit
Malawi
(Foto: Vivant Univers, Namur)

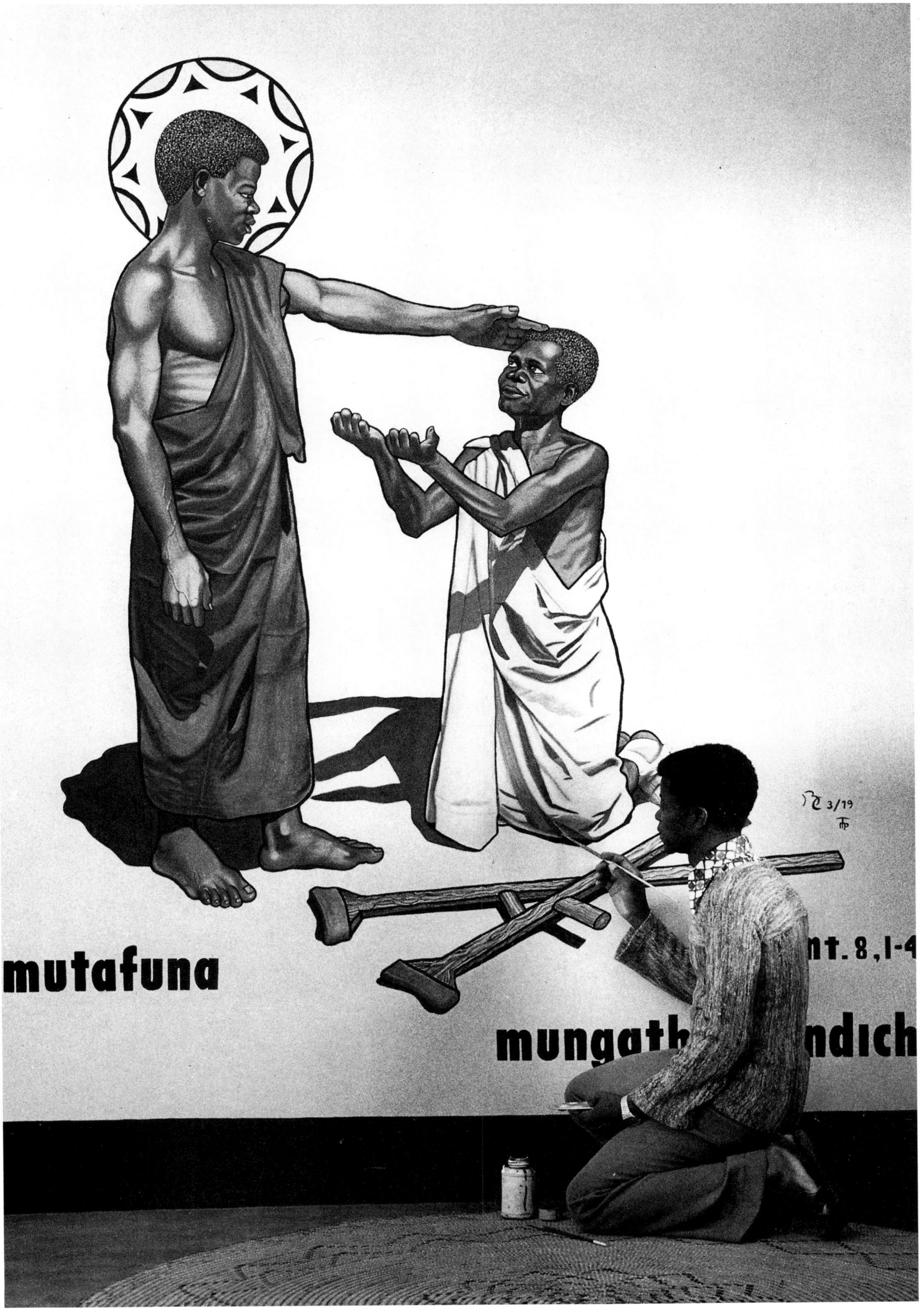
mutafuna
nt. 8,1-4
mungath
ndich

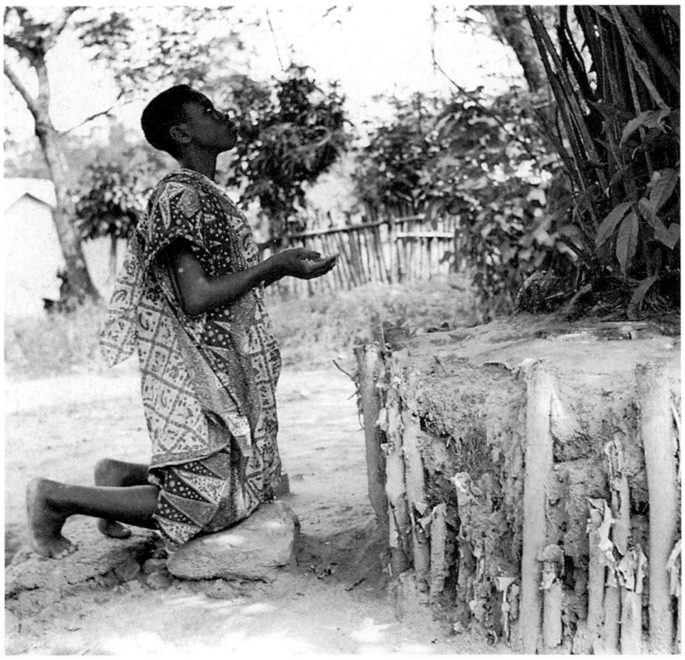

Ahnengebet, Ghana

In neuerer Zeit hat die Angst vor Synkretismus viele Missionare davon abgehalten, kirchliche Kunstobjekte von einheimischen Künstlern herstellen zu lassen. Es war für den einzelnen Missionar viel unverfänglicher, aus Europa Gipsfiguren bringen zu lassen, als sich mit Problemen der Neufassung von Symbolen und Formen auseinanderzusetzen. Und nicht selten sind gerade einheimische Bischöfe in Afrika mehr europäisch gesinnt, was die Kunstform angeht, als viele europäische Missionare. Dies zeigt freilich nur, wie sehr die afrikanischen Seminaristen in ihrer Ausbildungszeit europäischen Leitbildern ausgesetzt worden sind.

2. Die Lehrfunktion

Das Christentum wendet sich nicht wie die traditionelle Kunst an eine oder einige wenige Gruppen, etwa an Älteste oder Geheimbundmitglieder, sondern es will alle Schichten erfassen. Deshalb muß seine Kunst auch so sein, daß sie von allen verstanden wird. Sie kann nicht nur Wesensmerkmale andeuten, wie dies die alte Kunst bisweilen tut, denn dann würde sie ihr Ziel nicht mehr erreichen. In Afrika kommt in vielen Regionen der christlchen Kunst die Aufgabe einer „biblia pauperum" zu.

Wenn man bedenkt, wie und bei wem das Christentum sich zuerst ausbreitete, dann versteht man auch, daß sich das Christentum vor allem an Jugendliche, Frauen, Nichtherrschende usw. wendet: Diese Schichten waren die ersten, die mit dem Christentum in Berührung kamen. Die Ältesten, Herrschenden und Hochgestellten blieben ihm meist fern. Oft schickten sie ihre Sklaven voraus, so daß diese heute gebildeter sind als die früheren Herren. Später, als dann auch Alte zur Kirche kamen, gab es nicht selten Reibereien zwischen Jugendlichen und den Alten, denn die Alten wollten auch wieder in der Kirche das Heilige verwalten, wie sie es in der traditionellen Religion taten. So z. B. wurde der von den Jesuiten im Zaire gegründete „Mbundu Yezu", der als katholische Aktion gedacht war, allmählich das Instrument der Ältesten. Die Jugendlichen verließen ihn, und die Ältesten handhabten das Heilige wie in der traditionellen Religion. Die Missionare sahen sich schließlich gezwungen, den Mbundu Yezu aufzulösen und zu verbieten.

Man hat kirchlicherseits oft bedauert, daß in Afrika die Evangelisierung nur schrittweise vor sich ging. Im frühen Mittelalter in Europa ließ sich ein Fürst mit allen seinen Untertanen taufen. Man vergißt aber zu leicht zu erwähnen, wie viele Jahrhunderte das Christentum in Europa benötigte, um einigermaßen christliche Grundsätze durchzusetzen. Mit der massenweisen Christianisierung hatte die Kirche auch das sozio-politische System des Mittelalters übernommen. Es fiel der Kirche schwer, davon wieder Abschied zu nehmen. – Alles in allem war es vielleicht doch ein Segen, daß sich die Mission in Afrika nicht mit dem sozio-politischen System identifiziert hat. Die unterprivilegierten Schichten hätte sie dann wohl nur äußerlich fürs Christentum gewonnen. Freilich wäre dann über die politischen Strukturen die Kirche stärker afrikanisiert worden. – Doch es ist müßig, darüber zu spekulieren. Als Afrika missioniert wurde, waren die Kirchen so eurozentrisch, daß sie an eine Afrikanisierung nicht dachten. Muß man in den zahllosen Sekten nicht auch eine Absage der Afrikaner an diese überhebliche Haltung der Kirchen sehen? Die Kolonialregierungen hätten den Kirchen auch gar keine Möglichkeit gelassen, traditionelle politische Strukturen zu akzeptieren. Wo diese toleriert wurden, war es nur, um über die anerkannten Autoritäten besser das Volk beherrschen zu können.

3. Der Dialog

Die wichtigste Umstellung von der traditionellen zur christlichen Kunst scheint mir der Dialog zwischen den dargestellten Figuren zu sein. In den allermeisten Fällen stellt die alte Kunst, wenn sie überhaupt mehrere Figuren auf einmal bringt, diese nebeneinander. Es ist kaum einmal zu sehen, man denke etwa an eine Epa-Maske der Yoruba, daß die Figuren miteinander sprechen, d. h. miteinander in Beziehung stehen. Eine christliche Figurengruppe jedoch lebt vom Gespräch miteinander. Wenn Abraham seinen Sohn Isaak opfert und in einer Ecke der Engel zu sehen ist, da besteht notgedrungen zwischen diesen drei Figuren eine Beziehung, sonst bliebe die biblische Erzählung dem Betrachter unverständlich. Oder man denke an die zahlreichen Verkündigungsszenen der Yoruba: Man spürt förmlich das Wort zwischen Maria und dem Engel Gabriel.

Die meisten afrikanischen Ethnien stellen die oberste Gottheit fast niemals bildlich dar. Mir ist von den Bantu-Religionen auch kein einziges konkretes Beispiel bekannt, daß Gott, Nzambi, Kalunga, Mulungu, Leza usw., jemals in direkter Weise mit den Menschen sprechen würde. Die Ethnotexte, soweit ich sie kenne, bieten praktisch keine direkte Rede Gottes mit den Menschen. Der biblische Gott hingegen spricht unaufhörlich mit seinem Volk. Es läßt sich leicht denken, daß, wenn dieser biblische Gott dargestellt wird, er immer in einer Beziehung zu den Menschen gesehen wird. Wenn man alte afrikanische Ahnenfiguren betrachtet, gewinnt man den Eindruck, daß sie eine unendliche Ruhe, Würde, ja eine Absolutheit ausstrahlen. Man hat nicht den Eindruck, daß hinter einer derartigen Figur noch ein Absolutes existiert.

Lichtträgerin in der Osternacht (Westafrika)
(Foto: Vivant Univers, Namur)

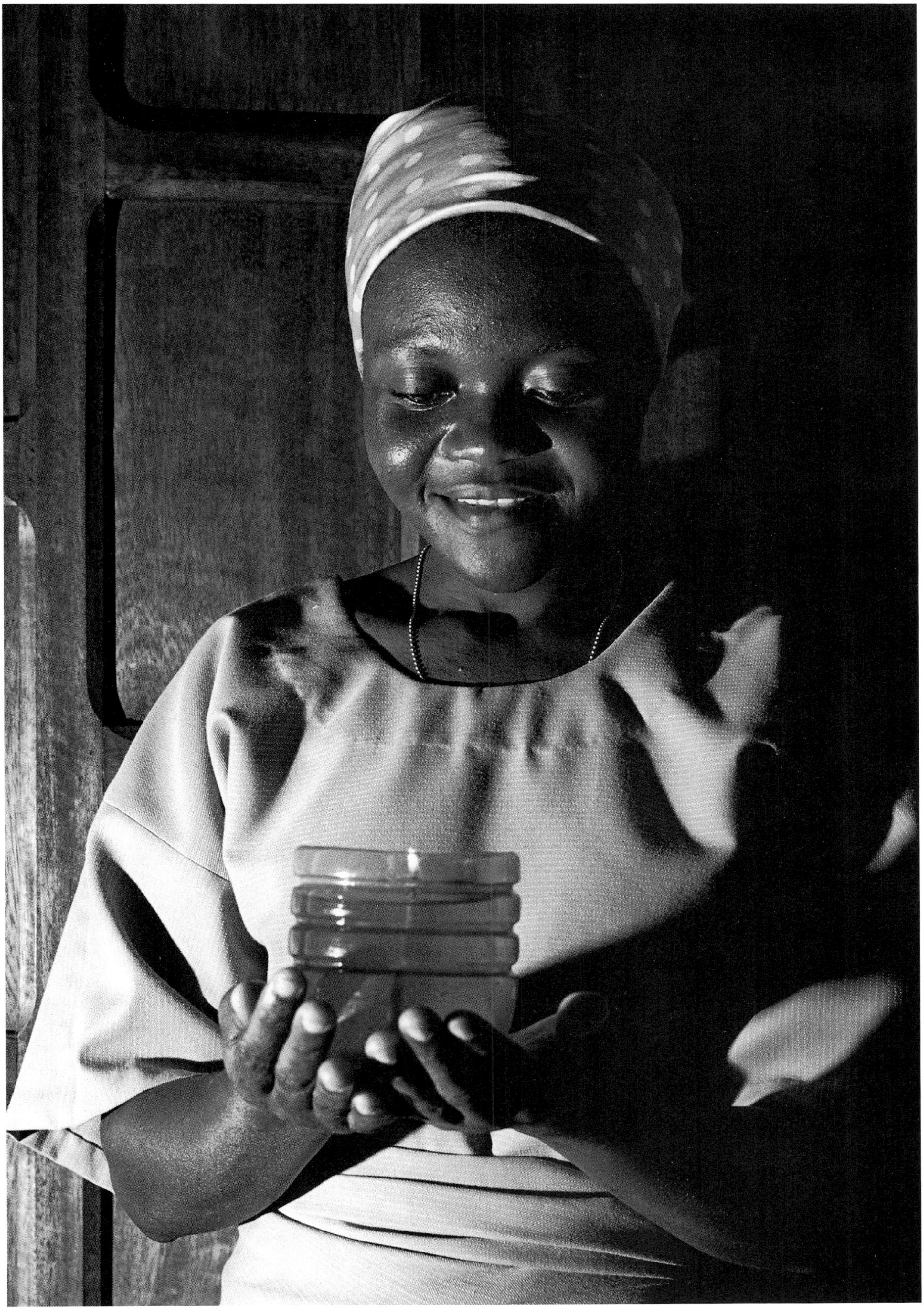

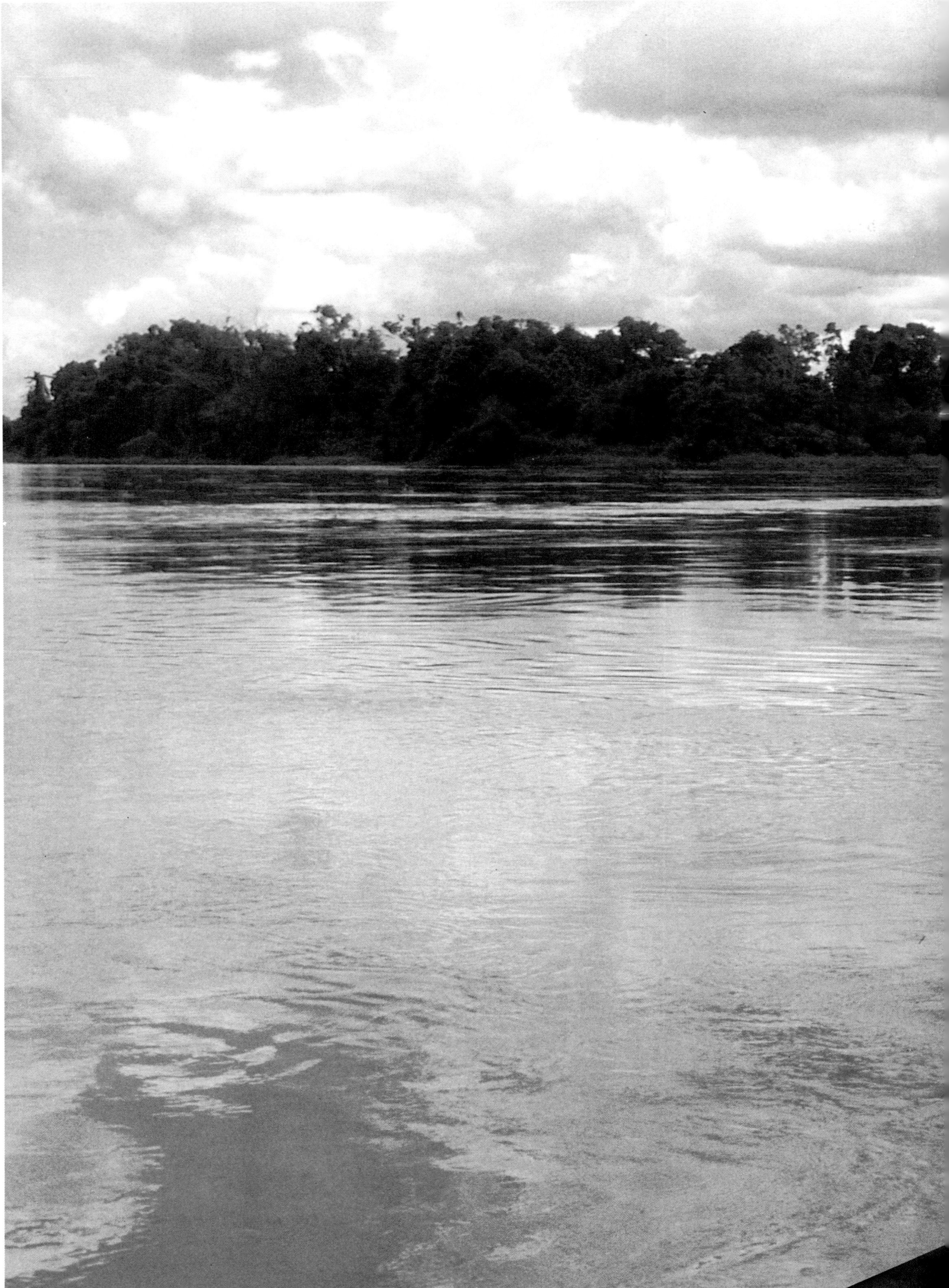

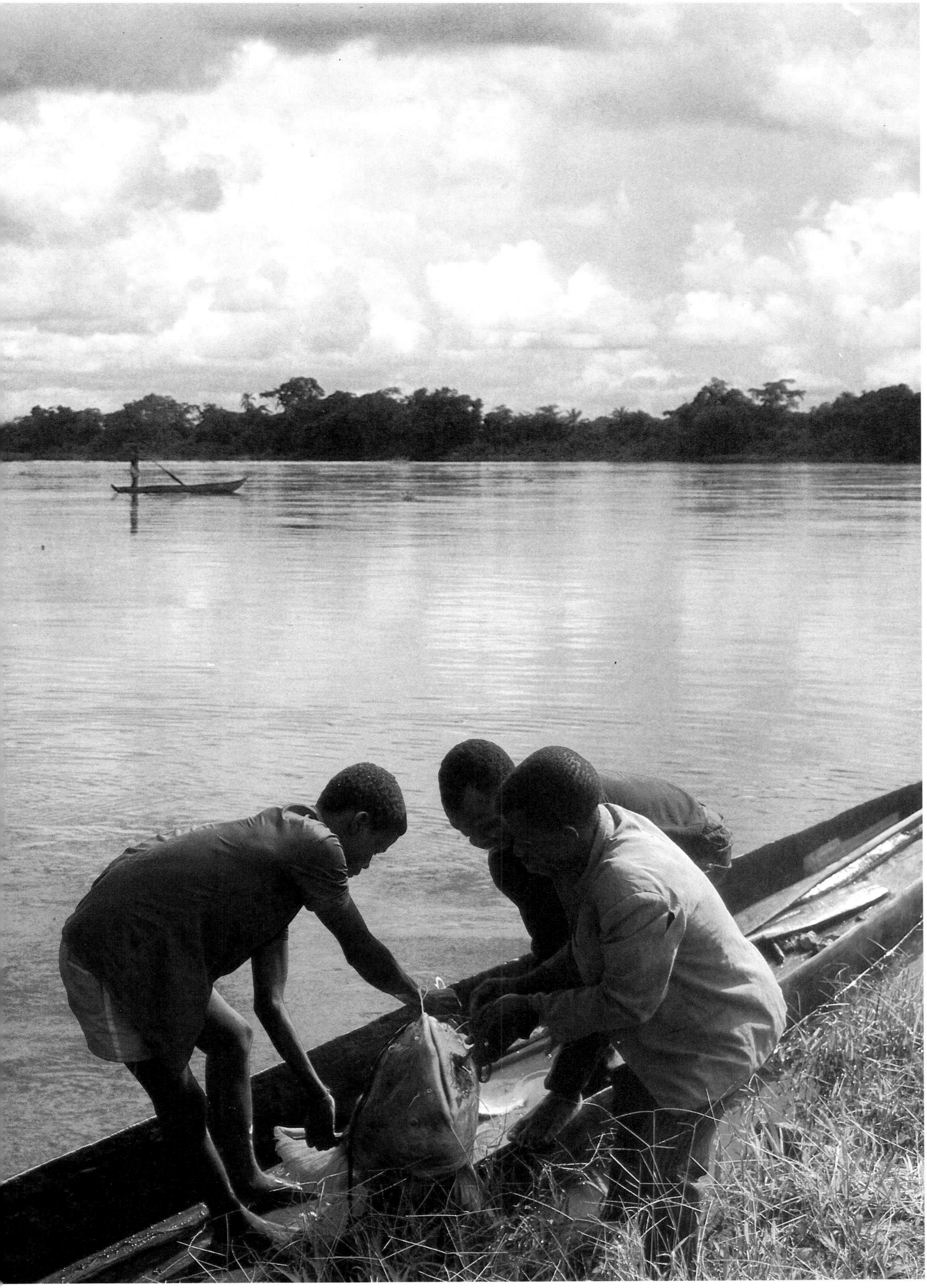

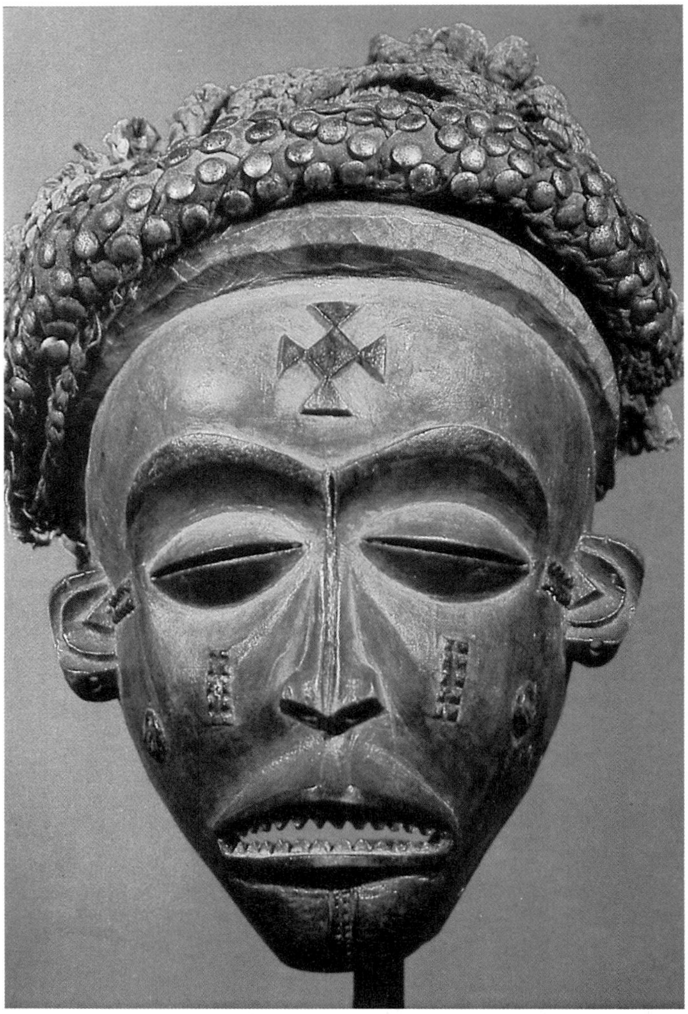

Tshokwe-Maske mit Kreuz

Der Ahn in seiner Hoheit und Würde wirkt schon wie ein übermenschliches Wesen. Die christliche Plastik hingegen weist immer weiter auf einen anderen. Man betrachte etwa die Kirchentüren der Yoruba in Nigeria in Kapitel 4. Alles weist auf ein Zentrum im Bild, und dies ist meist das Absolute, d. h. Gott. Deshalb glaube ich, daß eine der größten Umstellungen von der traditionellen zur christlichen Kunst in Afrika der Dialog, die Beziehung des Menschen zu einem Absoluten, zu Gott, ist. Und diese Umstellung ist den alten traditionellen Künstlern nur selten, ja fast nie gelungen. In Neuguinea ist dieser Übergang noch weniger geglückt: Die christliche Kunst beginnt auch dort praktisch wieder von vorne.

4. Der Dienst an der christlichen Kunst

Daß es in Afrika im Laufe dieses Jahrhunderts überhaupt zu Ansätzen einer christlichen Kunst gekommen ist, verdanken wir weniger den Kirchen als solchen bzw. der Hierarchie als vielmehr einzelnen weitblickenden Missionaren. Sie haben, oft gegen den Willen ihrer Oberen, es gewagt, neue Ausdrucksformen zu suchen, etwa indem sie Kirchen in einheimischem Stil errichteten oder aber indem sie schwarze Sakralfiguren in die Kirchen holten. – Bezüglich der einheimischen Musik war es nicht viel anders. Doch diese hat sich in den letzten zwanzig Jahren weitgehend durchgesetzt. – Von Kinshasa ist ein Fall bekannt, daß ein Missionar Anfang der sechziger Jahre eine große schwarze Madonna in die Kirche stellen ließ, doch der schwarze Pfarrgemeinderat bestand darauf, daß wieder die alte, „echte", weiße Madonna in die Kirche müsse. Man wolle keine zweitrangige Madonna in der Kirche.

Leider sind bis heute fast immer Weiße Auftraggeber und Käufer moderner afrikanischer, auch christlicher Kunst. Die besten Stücke werden dadurch aus Afrika nach Europa oder Amerika exportiert, und die jungen afrikanischen Künstler haben leider nicht die besten Objekte für ihre Schulung zur Verfügung. Das Ziel des missionarischen Handelns müßte es sein, daß Objekte in Auftrag gegeben und dann in die Lokalkirche oder auch in Lokalmuseen gestellt werden. Auf diese Weise würden die Afrikaner ihr neues Kulturgut sehen und sicher eine viel tiefere Beziehung dazu bekommen, als wenn es nach der Fertigung auf Nimmerwiedersehen verschwindet.
Vielleicht trägt dieses Buch ein wenig dazu bei, daß Afrikaner, Kultdiener, Künstler, Priester und Bischöfe animiert werden, ihre Pfarrkirchen mit autochthoner afrikanischer Kunst zu schmücken. Wir Europäer, und gerade jene, die viel für die Mission übrig haben, sollten uns vornehmen, niemals europäische sakrale Objekte und erst recht keine kitschigen Devotionalien nach Afrika zu exportieren. Auch wenn man sie schenkt, man leistet damit den Kirchen Afrikas den schlechtesten Dienst. Dadurch werden das eigene Durchdenken der christlichen Glaubenswahrheiten sowie das eigene Formen unterbunden. Auf die Dauer können nur die Afrikaner selbst eine christliche afrikanische Kunst schaffen. Anregungen sind von Europa bisher viele gekommen. Die kirchliche Kunst ist auf dem Wege, fertig ist sie noch nicht. Ich glaube, dieses Buch liefert auch den Beweis dafür, daß die Afrikaner in der Lage sind, großartige christliche Kunst zu schaffen. Die Kirchen Europas sollten sich darauf beschränken, materiell mitzuhelfen, damit das Christentum in Afrika eine wirklich afrikanische Kirche wird.

5. Entwurf eines Grundsatzpapiers

Eine Diözese oder Missionsgesellschaft oder irgendeine Institution, die Interesse an der christlichen Kunst hat und dafür etwas tun will, könnte folgende Thesen für ihre Ziele abwandeln und dann vielleicht mithelfen, die Kirche in Afrika afrikanisch zu machen. (Das Schweizerische Fastenopfer hat dieses Grundsatzpapier für seine Ziele überarbeitet und übernommen.)

Christliche Kunst und Mission

- Die christliche Kirche hat seit jeher versucht, ihre Heilsbotschaft nicht nur in Worten, sondern auch in Symbolen und in Kunstwerken diverser Art auszudrücken.
- Die Kirche hat niemals eine Kunstform als die „ihre" angesehen. Prinzipiell kann die christliche Wahrheit in der Kunstform eines jeden Volkes ausgedrückt werden. In dem Sinne gibt es also keine „christliche Kunst".
- Für die Kirche Roms der ersten Jahrhunderte war es deshalb selbstverständlich, daß sie ihre Wahrheiten mit Hilfe der römisch-griechischen Profankunst ausdrückte. Ähnlich dachte die missionierende Kirche bis in den Beginn der Neuzeit.
- Da die Kunst als Mittel der Verkündigung angesehen wurde, mußte sie dergestalt sein, daß ihr Inhalt von den

Kopf einer Madonnenstatue
im Kloster Kokubu, Volksrepublik Benin
(Foto: Vivant Univers, Namur)

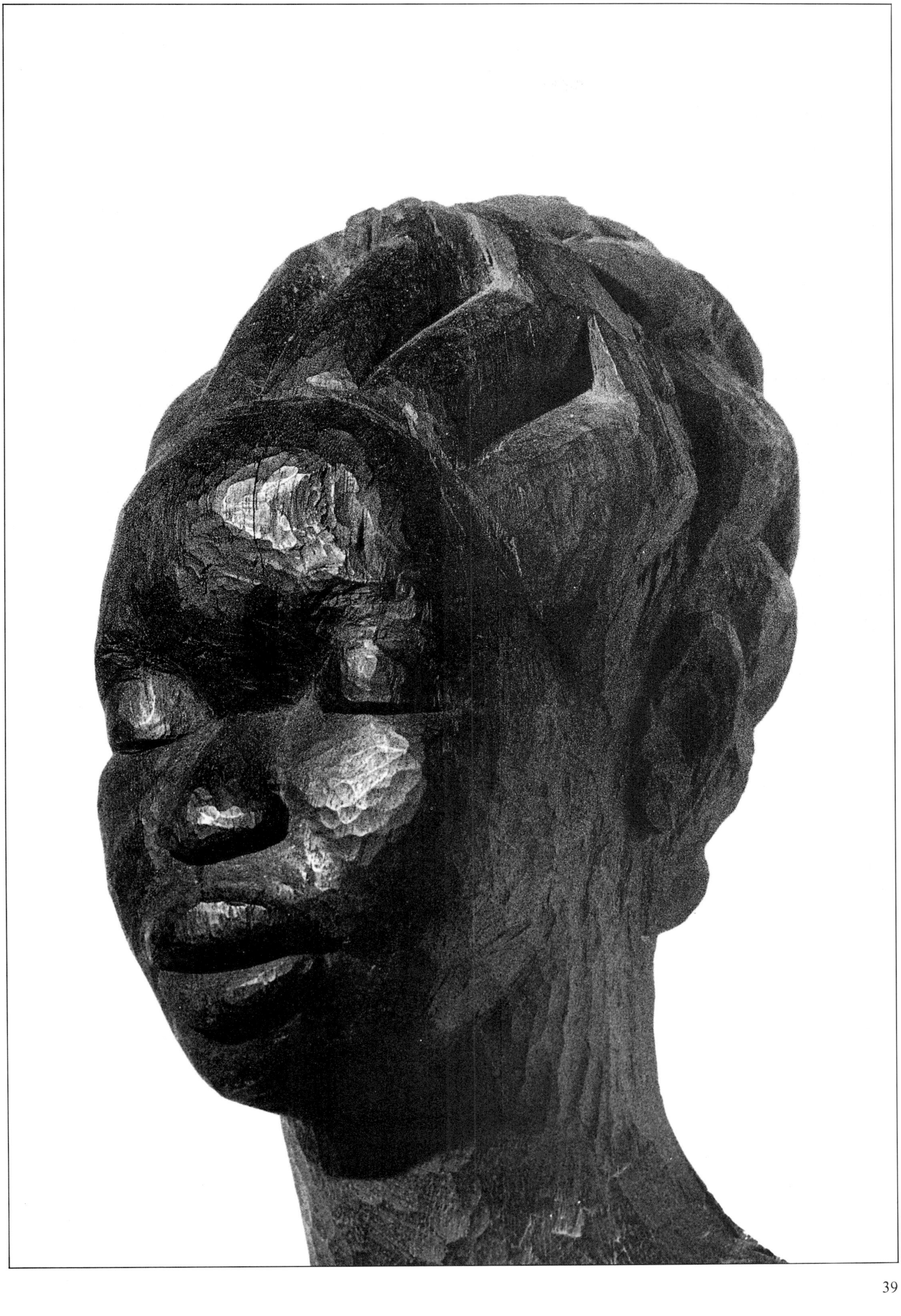

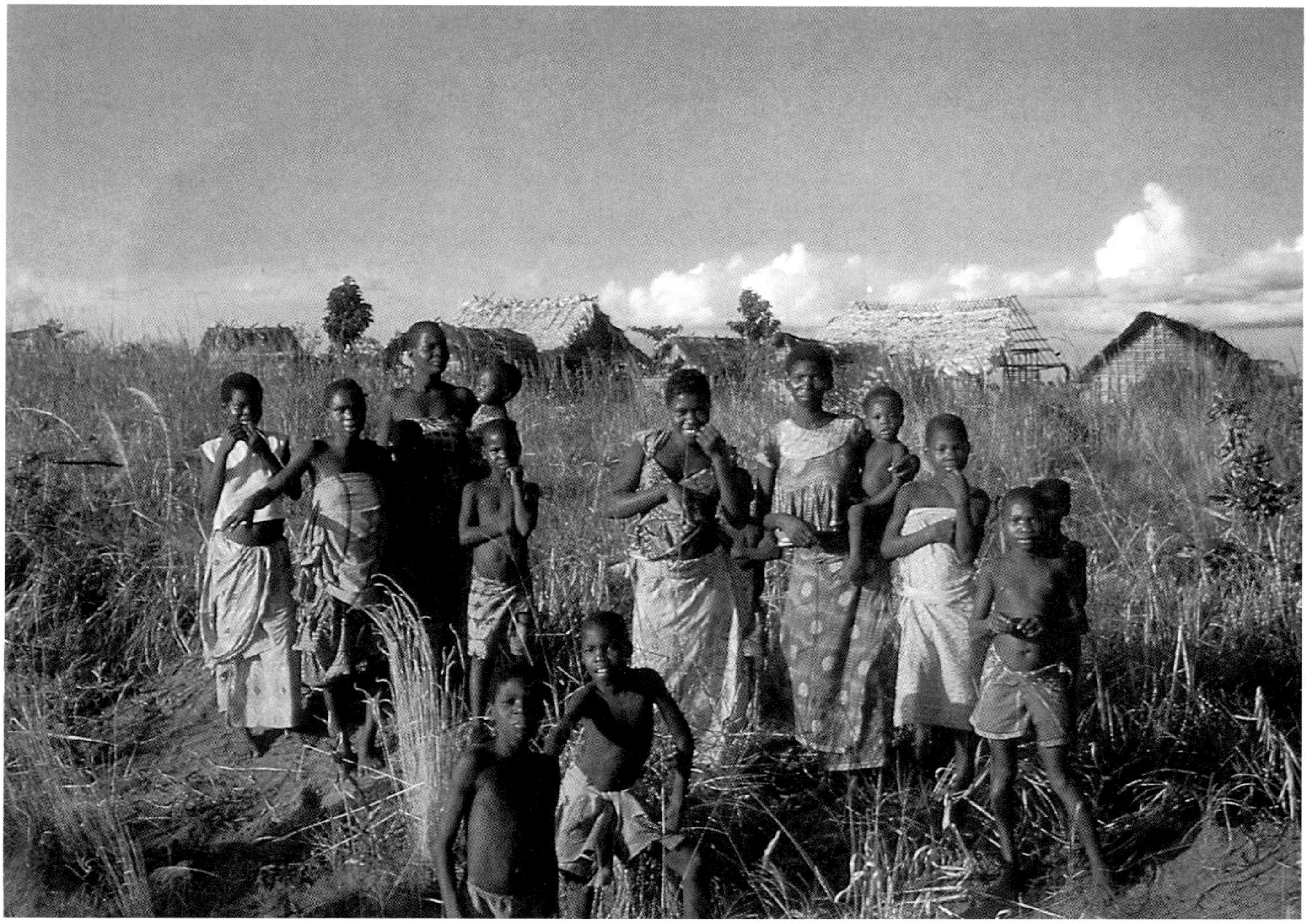

Gläubigen verstanden wurde, d. h. sie mußte sich in lokal gewachsenen Formen und Symbolen ausdrücken.

○ Zu diesem Behufe ließen noch die Jesuiten in China im 16. und 17. Jahrhundert europäische Stiche und Gemälde von chinesischen (nicht-christlichen) Malern umzeichnen: Dem Volk sollte der Zugang zum Christentum erleichtert werden.

○ Seit dem Ritenstreit jedoch bis in die zwanziger Jahre dieses Jahrhunderts wurde die Lokalkunst vom Christentum bewußt vernachlässigt (außer etwa in Lateinamerika): Man importierte überall, was man damals in Europa für christliche Kunst hielt; die profane Lokalkunst hielt man weder für würdig noch für geeignet, die christlichen Wahrheiten darzustellen.

○ Wie aber wirkt eine Kirche auf ihre Gläubigen, wenn sie ausschließlich ausländische Kunstobjekte und Devotionalien anbietet? Wie, wenn nur fremdländische Kunstformen als Träger der Glaubenswahrheiten angesehen werden? Bleibt diese Kirche nicht notgedrungen die Kirche der Ausländer?

Institution N. N. und christliche Kunst

○ Institution N. N. unterstützt die Forderung, die Kardinal Celso Costantini bereits in den zwanziger Jahren dieses Jahrhunderts aufgestellt hat, daß nämlich jedes Volk ein Anrecht darauf habe, die christlichen Wahrheiten in *seiner eigenen* Kunst auszudrücken.

○ Es gibt also nicht „*die* christliche Kunst", sondern jedes Volk soll sich seine „christliche Kunst" schaffen, damit die Gläubigen sie als die ihre anerkennen.

Da Institution N. N. in der christlichen Lokalkunst ein optimales Mittel sieht, um die Kirche in die Kultur des Landes zu integrieren, will sie ideell und materiell solche Bemühungen unterstützen, die die christliche Lokalkunst in den außereuropäischen Ländern fördern.

○ Ziel ist nicht, Aufträge an Künstler zu vergeben, um Objekte für europäische Ausstellungen zu sammeln, sondern N. N. will christliche Kunst fördern, die dann in der Lokalkirche bleiben soll. So erhofft sich N. N.:
daß die Kirche in den kulturellen Kontext integriert wird und ihr koloniales Erbe abstreift,
daß die in Kirchen und anderswo aufgestellten christlichen Objekte zu neuem Kunstschaffen anregen und zur Verchristlichung der Kategorien Raum und Zeit beitragen,
daß die Kirche eine Verbindung zwischen alter traditioneller und moderner Kunst herstellt. Die alte Kunst, wie sie unsere ethnologischen Museen sammeln, ist bereits inexistent. Wenn es gelänge, alte Formen für die christliche Verkündigung zu erhalten und zu aktivieren, wäre nicht nur Kontinuität gewahrt, sondern die Kirche würde nur das an den Kulturen ablehnen, was ihr unbedingt entgegensteht.

○ In der Intention von N. N. liegt es deshalb nicht, Künstler aus Lokalkirchen in Europa ausbilden zu lassen: Sie sollen nicht gute „westliche" Künstler werden, sondern sie sollen mit Hilfe der Formen, Farben und Techniken, die das Volk als seine erkennt, arbeiten, so daß das Volk sie versteht und als seine christlichen Wahrheiten akzeptiert.

○ N. N. möchte gerne nach Maßgabe seiner Mittel zur Förderung der christlichen Kunst in Afrika beitragen. ○

ÄTHIOPIEN

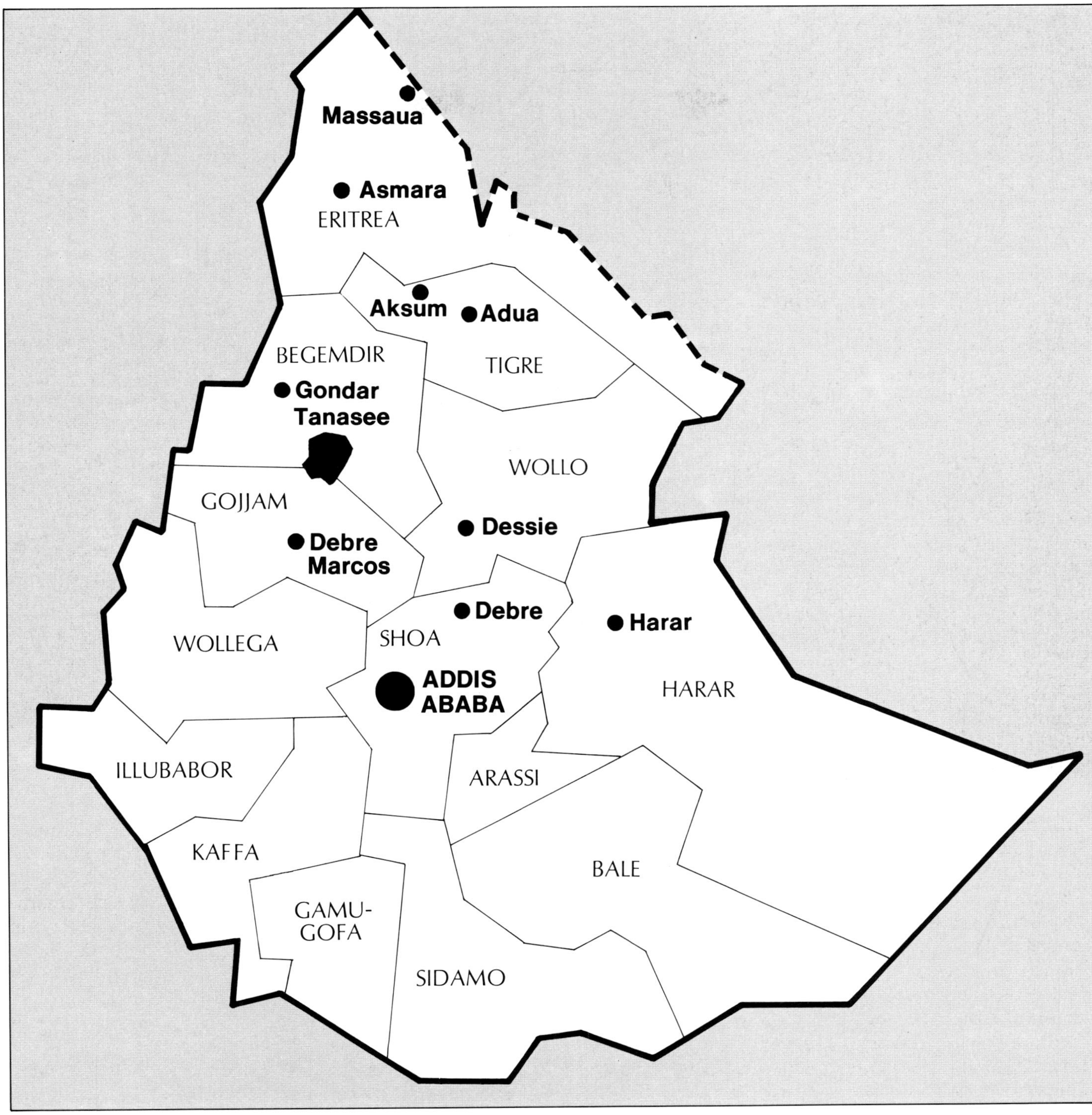
Massaua
Asmara
ERITREA
Aksum
Adua
TIGRE
BEGEMDIR
Gondar
Tanasee
WOLLO
GOJJAM
Dessie
Debre
Marcos
Debre
Harar
WOLLEGA
SHOA
ADDIS
ABABA
HARAR
ILLUBABOR
ARASSI
KAFFA
BALE
GAMU-
GOFA
SIDAMO

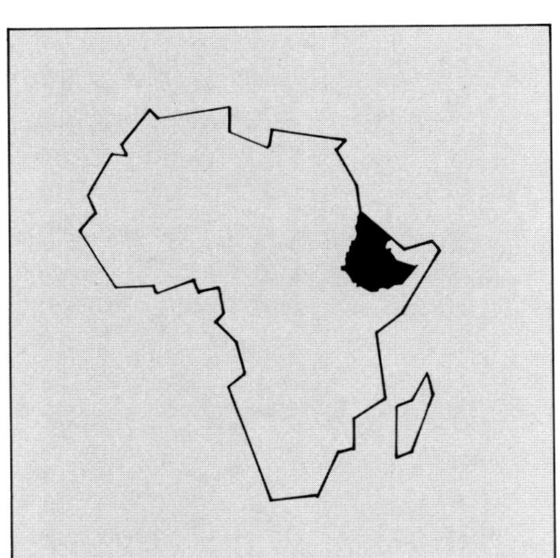

Das christliche Reich Äthiopien

Wie oft kann man lesen und hören, wenn vom Eurozentrismus des Christentums die Rede ist, was wohl aus dem Christentum geworden wäre, wenn es sich nicht in Europa, sondern in Afrika oder Indien entfaltet hätte. – Wir Europäer denken viel zu selten daran, daß das Christentum sowohl in Äthiopien wie in Armenien, im Vorderen Orient wie in Indien ohne nennenswerten europäischen Einfluß groß geworden ist und auch eine reichhaltige bodenständige Kunst entwickelt hat. In Europa hat sich nur *ein* Weg des Christentums unter mehreren entwickelt. Es ist nicht so, daß es der griechischen Weisheit, der römischen Ordnung und der germanischen Innigkeit bedurfte, um das zu werden, was es heute ist. Gerade das Beispiel Äthiopien zeigt uns, daß Afrika, weitgehend unabhängig von Europa, in der Lage war, die Wesensmerkmale der christlichen Religion auf afrikanische Weise darzustellen und zu interpretieren. Zwar empfing Äthiopien erwiesenermaßen Einflüsse von Portugal, Italien, Konstantinopel, Armenien, dem Vorderen Orient und Indien, aber keiner dieser Einflüsse wurde ungefiltert übernommen. Am Ende war immer daraus etwas Äthiopisches geworden. Gerade bei den Ikonen sind diese Einflüsse alle feststellbar, aber jede Ikone ist sofort als äthiopische auszumachen. Mit einer unerschütterlichen Festigkeit in ihrer Kultur haben die äthiopischen Maler die ausländischen Vorlagen, Techniken und Materialien ins äthiopische Christentum integriert. Hier wird anschaulich demonstriert, daß Synkretismus, in Maßen angewandt, nicht eine Kultur oder Religion entfremdet, sondern bereichert. – Doch sehen wir zunächst den historischen Hintergrund des äthiopischen Christentums.

I. Die Christianisierung Äthiopiens

Äthiopien gehört zu den ältesten Wohngebieten der Menschheit. Vor Jahrhunderttausenden lebten bereits im Süden des Hochlandes Menschen. Später, einige Jahrtausende vor Christi Geburt, wurden hier wichtige Kulturpflanzen, so etwa Hirse und Teff, domestiziert. Auch die Heimat der am weitesten verbreiteten Pflanze dieser Erde, des Kaffees, ist Äthiopien. Doch uns interessieren hier die vielen wichtigen vorgeschichtlichen Daten Äthiopiens wenig. Interessant wird die äthiopische Geschichte für uns erst, als von ca. 700 v. Chr. an Semiten, genauer: Sabäer – vielleicht waren auch schon Juden dabei –, von der arabischen Halbinsel her das Rote Meer überquerten und sich mit der lokalen afrikanischen Bevölkerung im Norden vermischten. Aus dieser Verbindung entwickelte sich um den Ort Aksum eine eigene Kultur. Die Sabäer sprachen eine semitische Sprache, doch durch die Mischung mit den Afrikanern entstand eine neue Sprache, das sogenannte Ge'ez oder Äthiopisch, das aber seit einigen Jahrhunderten, wie unser Latein, nur mehr Kirchensprache ist.

Die semitischen Einwanderer brachten ihre sabäische Schrift mit, aber in Äthiopien machte sie einige Wandlungen durch. Eine war, daß man nun auch die Vokale zu schreiben begann, eine andere, daß man von links nach rechts schrieb (bekanntlich schreiben die Semiten von rechts nach links, und zwar ausschließlich Konsonanten). Hinzu kam, daß man die griechischen Ziffern übernahm.

Wann das Reich Aksum, im Norden gelegen, entstand, kann noch nicht genau ausgemacht werden, doch vieles spricht dafür, daß die Hauptstadt Aksum und das Reich um die Mitte des ersten nachchristlichen Jahrhunderts entstanden sind (Leclant 1964: 24). Hammerschmidt (1967: 39) ist der Ansicht, daß der Aufstieg des äthiopischen Reiches von Aksum offensichtlich mit dem Niedergang des nordwestlich gelegenen nubischen Reiches von Meroë zusammenhängt, zumindest fielen diese Ereignisse ungefähr in denselben Zeitraum.

Eine Wende trat im aksumitischen Reich mit der Annahme des Christentums ein. Wahrscheinlich in der zweiten Hälfte des 4. Jahrhunderts nahm König *Ezana* den christlichen Glauben an. Unter ihm erreichte das Reich einen Höhepunkt. Hatte er sich vor diesem Zeitpunkt in Inschriften als Sohn von heidnischen Gottheiten bezeichnet, so beginnt eine Inschrift nach seiner Bekehrung: „Durch die Macht des Herrn des Himmels, der mich geschaffen hat, des Herrn des Alls, von dem geliebt wird der König ..."

Wie es zu dieser Bekehrung kam, erzählen mehrere Kirchenschriftsteller in verschiedenen Versionen. Ein Tyrer namens Meropios landete mit seinen beiden Schülern Frumentios und Aidesios an der Küste Äthiopiens. Der Lehrer wurde getötet, die Jungmänner wurden versklavt und kamen an den Königshof. Frumentios stieg auf und wurde Verwaltungschef und Prinzenerzieher. Er sammelte die christlichen oströmischen Vertreter in Aksum und gründete eine Gemeinde. In ihr haben wir wahrscheinlich die Keimzelle der Christianisierung Äthiopiens zu sehen.

Als man die beiden Männer freiließ, ging Frumentios zum hl. Athanasius nach Alexandrien und berichtete ihm von seinem Werk in Aksum. Athanasius konsekrierte Frumentios zum Bischof und schickte ihn zurück. Die Bekehrung von Ezana fällt

2 ***Priester aus Lalibela mit zwei vergoldeten Prozessionskreuzen. Zu beachten ist, wie das Tuch durch die Ringe gesteckt und das Kreuz damit gefaßt wird.***

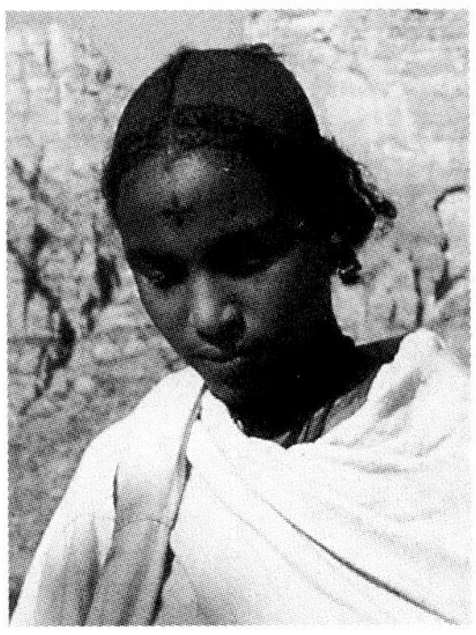
1

Amhara-Mädchen

1 ***mit tätowiertem Kreuz auf der Stirn***

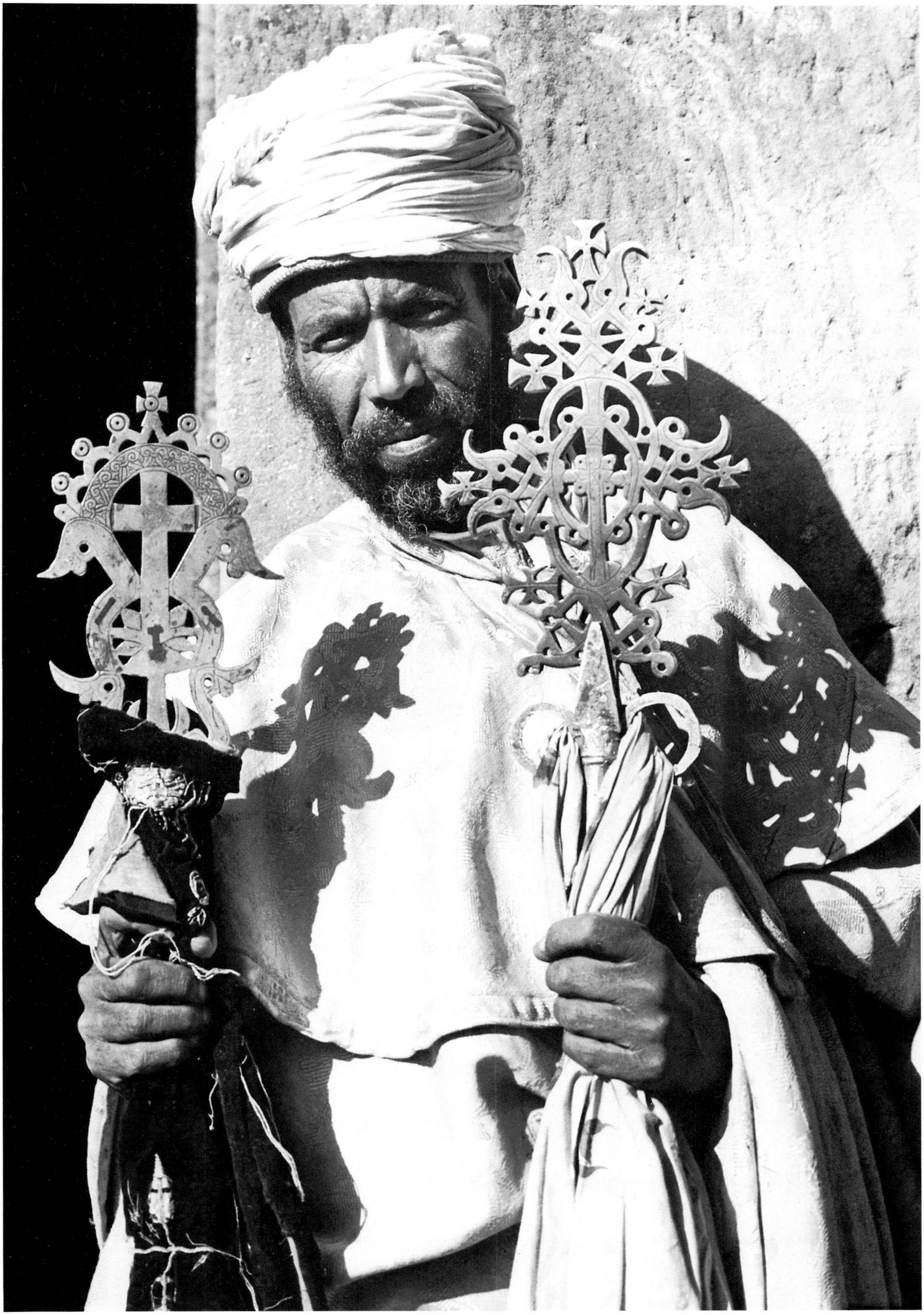

2

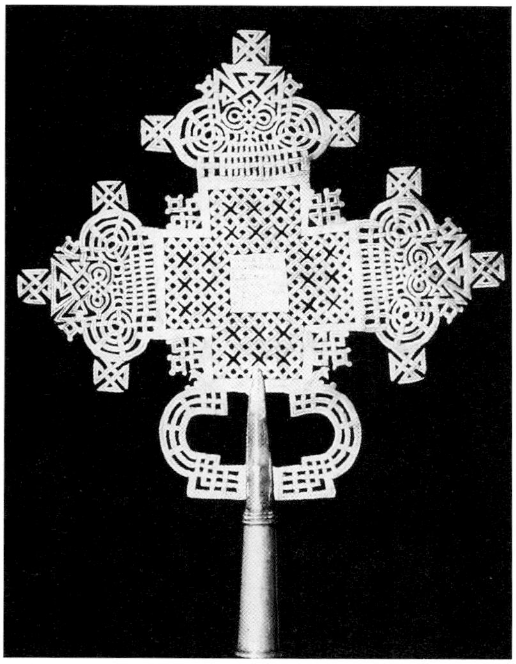
3

Vortragekreuz aus Messing

3 ***Die Form dieses Kreuzes wurde im 15. Jahrhundert entwickelt, doch dieses Exemplar ist jünger. Grundform ist das griechische Kreuz.***

Höhe: 45,2 cm, Breite: 35,7 cm
Haus Völker und Kulturen

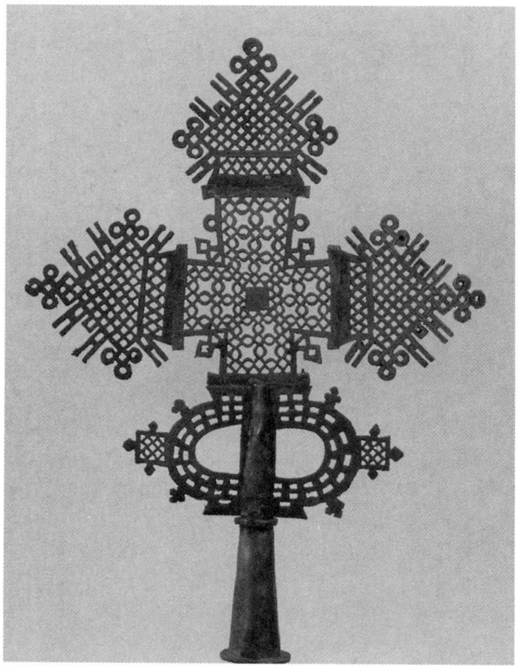
4

Vortragekreuz aus Messing

4 ***Gleicher Typus wie auf Abb. 3.***

Höhe: 41 cm, Breite: 30 cm
Haus Völker und Kulturen

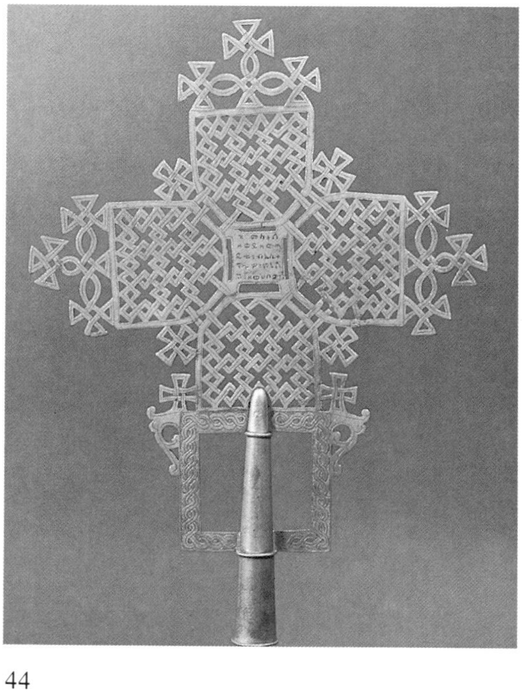
5

Vortragekreuz aus Messing

5 ***Gleicher Typus wie Abb. 3.***

Höhe: 49,5 cm, Breite: 36,5 cm
Haus Völker und Kulturen

wahrscheinlich erst in diese Periode von Frumentios oder gar erst in die Zeit nach seinem Tod. Aus einem Schreiben des arianischen Kaisers Constantius II. (gest. 361) an Ezana geht hervor, daß Frumentios als Bischof in Aksum weilte, Ezana aber wohl noch nicht bekehrt war. Man kann also füglich die Bekehrung Ezanas um das Jahr 360 ansetzen.

Seit der Hinwendung des Reiches zum Christentum sieht sich die äthiopische Reichsideologie in das alttestamentliche Königtum integriert. Zu Beginn des 14. Jahrhunderts werden alte Überlieferungen diesbezüglich zusammengefaßt und redigiert. Sie sind als „Kebra Nagast" (= Herrlichkeit der Könige) und als Hauptwerk der äthiopischen Literatur bekannt. Es geht sogar in die Staatsverfassung von 1955 ein und besagt, daß das äthiopische Kaiserhaus seinen Ursprung von König Salomo und der Königin von Saba herleitet.

Nach dem Kebra Nagast war die Königin von Saba bzw. des Südens Königin von Äthiopien (3 Kön 10, 1–3; 2 Chr 9, 1–12; Lk 11, 31). Sie zog zu Salomo und empfing von ihm einen Sohn, König Menelik I. Er ging in jungen Jahren nach Jerusalem, um seinen Vater zu besuchen. Als Menelik es aber ausschlug, König von Israel zu werden, gab ihm Salomo die Söhne der Vornehmsten des Volkes Israel mit. Diese jedoch wollten nicht ohne die Bundeslade fortziehen, so raubten sie in der letzten Nacht die Bundeslade aus dem Tempel. Aus diesem Grunde befinde sich die israelitische Bundeslade in der Kirche Maryam Seyon in Aksum.

Diese fromme Legende diente natürlich dazu, die äthiopische Königsmacht zu legitimieren: man gab ihr auf diese Weise einen göttlichen Ursprung. Man nannte deshalb auch Aksum „das neue Jerusalem". Daß es dennoch nicht zu einem Absolutismus und Despotismus kam, liegt wohl darin begründet, daß das Volk der Kirche treu ergeben war und diese Auswüchse der weltlichen Macht in Schach halten konnte.

König Ezanas Regierungszeit bedeutete die Blüte des aksumitischen Reiches. Im 6. Jahrhundert konnte man sogar noch auf der Arabischen Halbinsel Fuß fassen. Anfangs hatte man auch noch recht freundschaftliche Beziehungen zum Islam, doch das Reich zerfiel zusehends. Es gab verschiedene Erhebungen, so der Falascha, die man gerne ‚Juden Äthiopiens' nennt, dann verschiedener Völker des Südens: Sidamo und später Oromo (= Galla).

II. Die Dynastie der Zagwe

Die Zagwe gehörten nicht der salomonischen Dynastie an. Sie werden deshalb von den Äthiopiern – mit Ausnahme des hl.

Herrschers *Lalibela* – abgelehnt. Die Zagwe stammten aus der Südprovinz Lasta und machten Roha zu ihrer Hauptstadt, das heute unter dem Namen ihres wichtigsten Herrschers als Lalibela bekannt ist. Sie kamen 1137 an die Macht. Nach der Legende soll der letzte Zagwe-Herrscher die Macht 1270 wieder freiwillig an den rechtmäßigen Salomoniden übergeben haben. Was aber wohl nur eine Zwecklegende ist. – Eine andere Legende besagt, daß der hl. Tekle Haymanot den letzten Zagwe-Herrscher überredet haben soll, daß er das Königtum wieder an den Salomoniden abtrete. Zum Dank dafür habe dieser der Kirche ein Drittel des Landes geschenkt. In Wirklichkeit gab es aber auch noch nach 1270 einige Zagwe-Könige, die ein Schattendasein führten. Man geht wohl nicht fehl, wenn man annimmt, daß den Zagwe die Macht wieder entrissen wurde. – Die Felsenkirchen von Roha/Lalibela sind das augenfälligste Zeugnis dieser Zwischendynastie.

III. Das Reich von Schoa

Von der Wiedereinsetzung der Salomoniden (1270) bis zur Schlacht am Tanasee (1543) war das Reich hauptsächlich mit der Abwehr der Moslems im Osten des Reiches beschäftigt. Die Operationsbasis für diese kriegerischen Auseinandersetzungen bildete der damalige Süden des Reiches, und zwar die Provinz Schoa. Eine feste Hauptstadt hatten die Kaiser aber nicht. Sie zogen durchs Land und gelangten auch in den Norden. Aksum blieb sakrales Zentrum und Krönungsstadt, doch die Politik vollzog sich im Süden. Einer der herausragenden Kaiser dieser Periode war *Amda Seyon (1314–1344)* mit dem Beinamen ‚Diener des Kreuzes'. Er hat während seiner ganzen Regierungszeit gegen die muslimischen Staaten im Osten des Reiches gekämpft. Er hatte große Erfolge, so daß er die islamische Bedrohung auf lange Zeit bannen konnte. Die Kirche hat ihn später wegen dieser Siege in die Schar der Heiligen aufgenommen, obgleich sein Lebenswandel nicht den Idealen eines Heiligen entsprach.

In die Regierungszeit dieses Kaisers fällt aber auch eine neue Blütezeit der äthiopischen Literatur. In dieser Zeit wurden viele religiöse Werke ins Ge'ez übertragen; und vor allem das Kebra Nagast (= Herrlichkeit der Könige) wurde unter Amda Seyon redigiert. Es sollte den Anspruch der Salomoniden auf den Thron beweisend untermauern. Es erzählt unter anderem die bereits erwähnte Geschichte, wie die Königin von Saba von König Salomo einen Sohn empfing, der König Menelik I. von Äthiopien wurde. Der bedeutendste Kaiser des Reiches von Schoa war wohl *Zara Jakob (1434–1468)*.

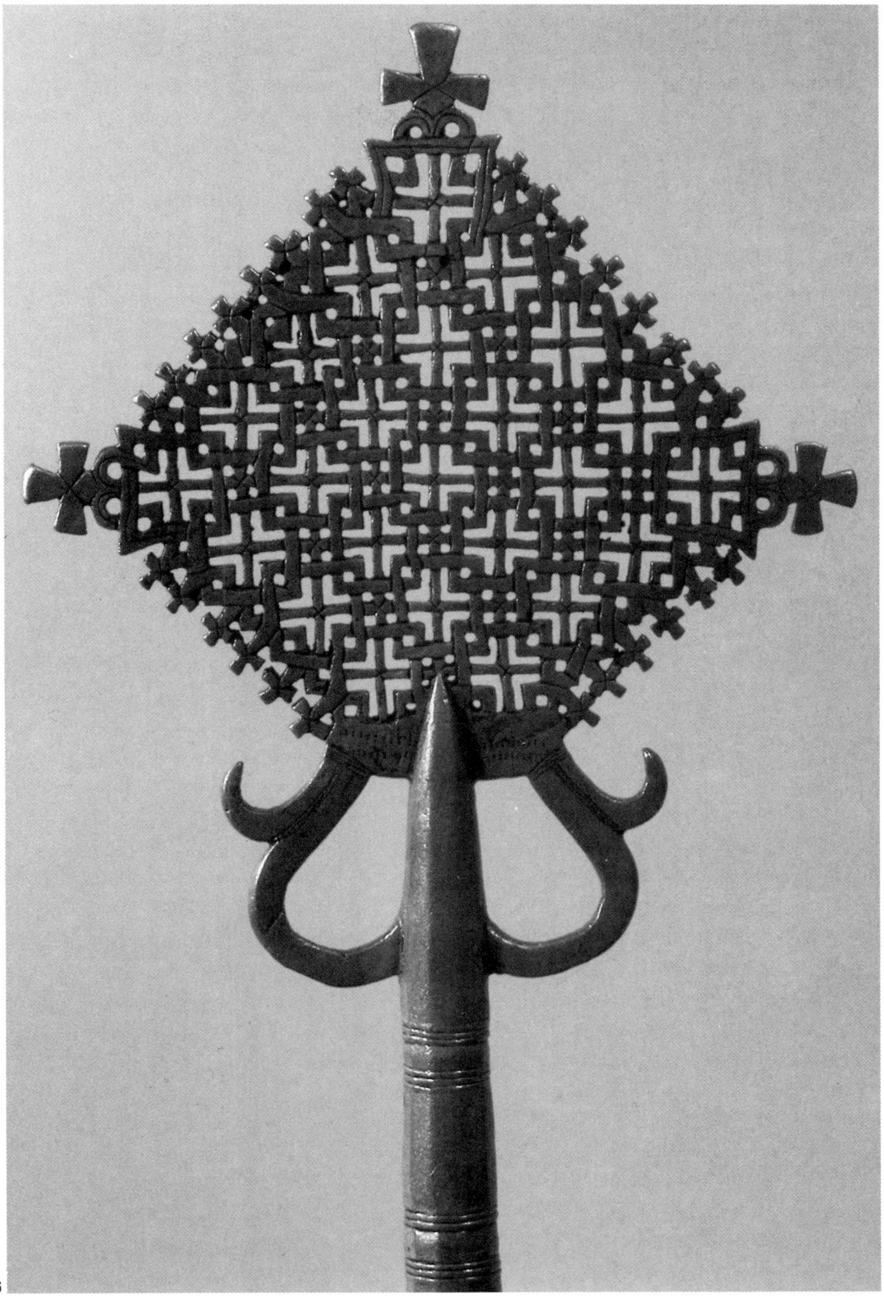

6

Vortragekreuz aus Kupfer

6 ***Die diamantförmigen oder rhombenförmigen Kreuze entstanden wohl im 14.–15. Jahrhundert. Das vorliegende Stück dürfte aus dieser Zeit stammen. Es ist von hervorragender Qualität und zeigt gut, wie durch die Ineinander-Versetzung der Quadrate kleine Kreuzformen entstehen.***

Höhe: 41 cm, Breite 29 cm
Haus Völker und Kulturen

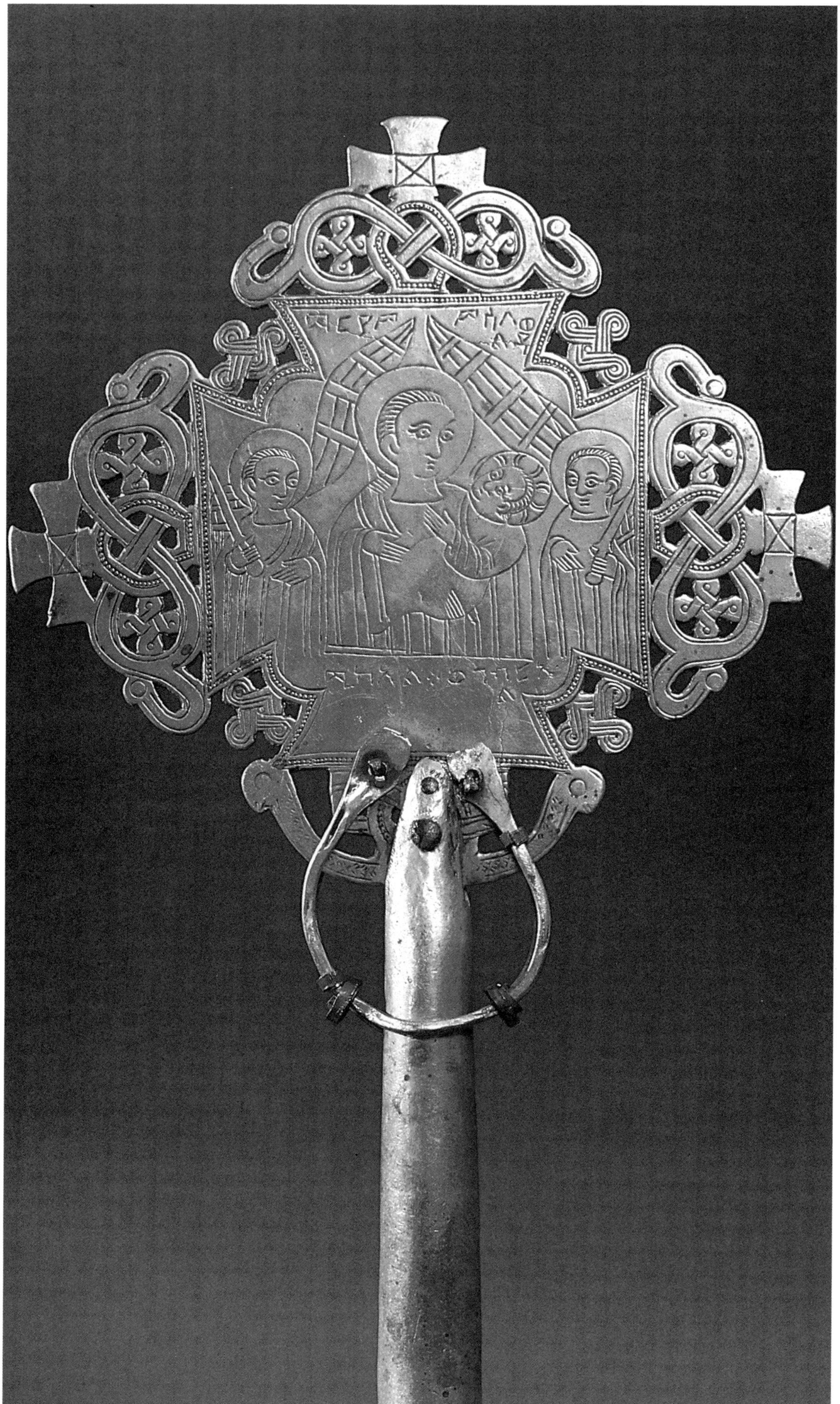

7

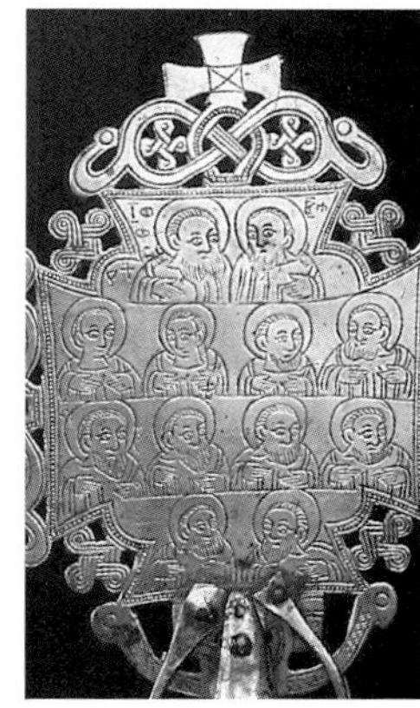

8

Vortragekreuz aus Messing

7 ***Die Grundform ist das Tatzenkreuz. Die Arme sind allerdings so kurz, daß kaum der Eindruck eines Kreuzes entsteht. Bei dieser Art von Kreuzen kommt es dem Künstler ganz besonders auf die große Fläche für die figuralen Darstellungen an, die dann auch mit sehr großer Meisterschaft ausgeführt werden.***

Vorderseite:
Madonna mit Kind und zwei Erzengeln.

Rückseite:
Die zwölf Apostel.

Höhe: 29 cm, Breite: 18 cm
Haus Völker und Kulturen

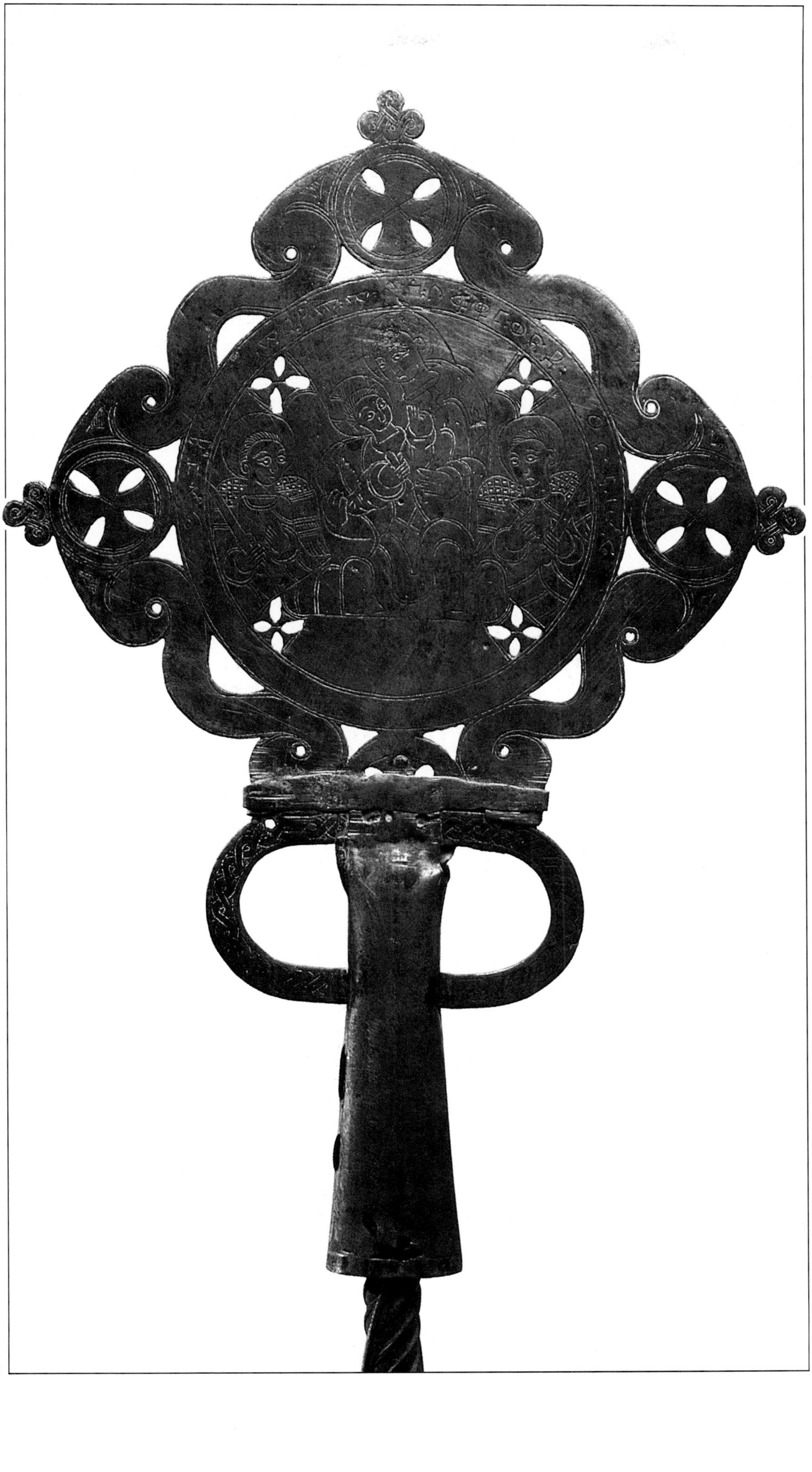

9

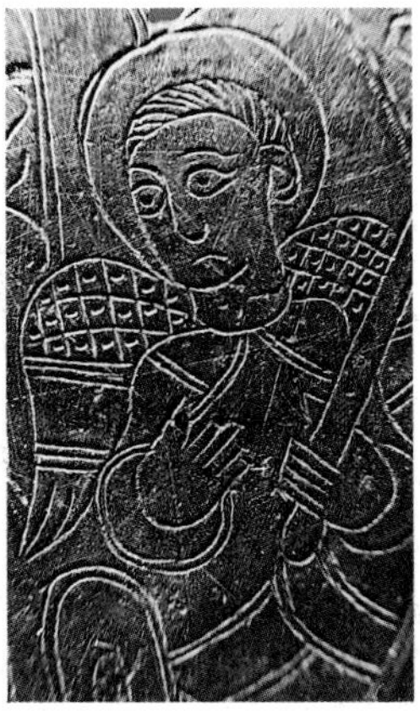

Vortragekreuz aus Messing

9 ***Gehört zum gleichen Typus wie Kreuz auf Abb. Nr. 7, obgleich man den Eindruck haben könnte, daß es sich im Zentrum um einen Kreis und nicht um ein gleichschenkliges Kreuz handelt. Die vier kleinen Durchbrüche deuten jedoch die Kreuzform an.***

Höhe: 26,5 cm, Breite: 18 cm
Haus Völker und Kulturen

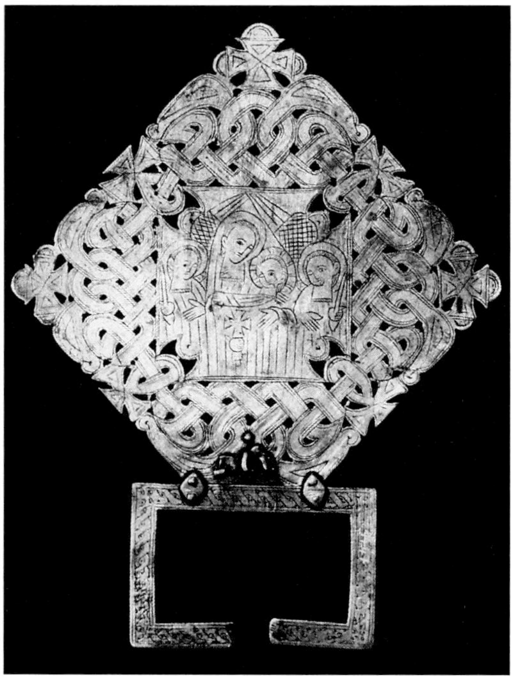

10

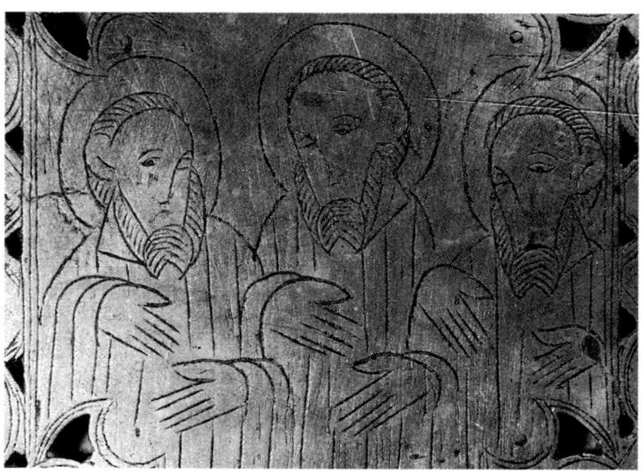

11

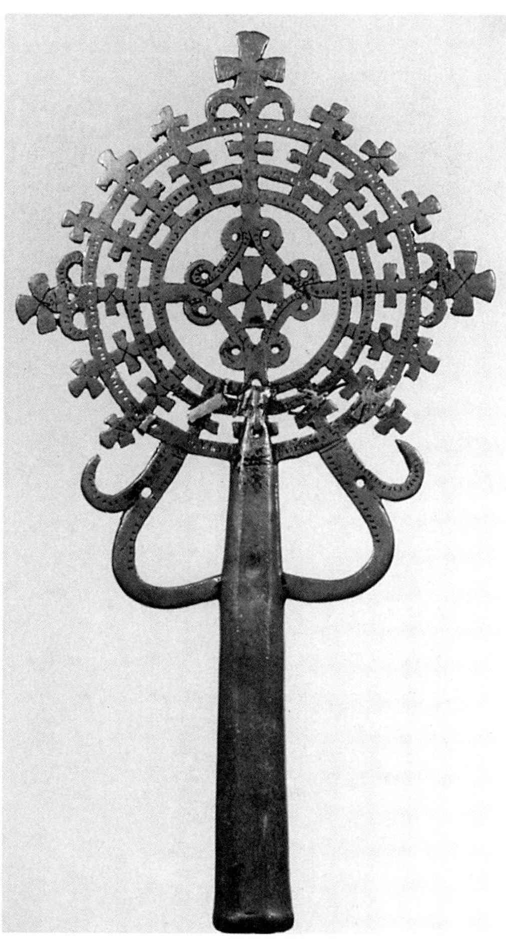

12

Vortragekreuz aus Messing

10+11 ***Gleicher Kreuztypus wie Abb. Nr. 7 und 9. Das Zentrum ist aber noch stärker als bei den beiden vorhergehenden Kreuzen mit ineinander verschlungenen Ranken und feinen Gravierungen verziert.***

Vorderseite: ***Madonna mit Kind und Engeln.*** **Rückseite:** ***Heiligste Dreifaltigkeit.***

Höhe: 29,8 cm, Breite: 23 cm
Haus Völker und Kulturen

Vortragekreuz aus Kupfer

12 ***Dieses kreisrunde Kreuz mit Gravierungen dürfte aus dem 14.–15. Jahrhundert stammen. Es ist bis auf ganz geringe Details mit einem Kupferkreuz des Instituts für Äthiopische Studien in Addis Abeba, das im Katalog von Stuttgart 1973: 191 abgebildet ist, identisch.***

Höhe: 29,3 cm, Breite: 15,7 cm
Haus Völker und Kulturen

Er wird vor allem durch seine theologischen Kenntnisse, Schriften und sein Reformprogramm geschätzt. Es heißt von ihm: „Gott hat ihm das Personsein seiner Dreifaltigkeit und die Einheit seiner Gottheit nicht vorenthalten, sondern sie ihm geoffenbart aus den Gesetzesschriften, dem Worte der Tora, der Propheten, dem Worte des Evangeliums und der Apostel. Und der rechte Glaube ist in der Kirche durch seine Lehre geschmückt worden. Und niemand unter allen Äthiopiern hat jemals mit solchem Eifer wie er das Personsein der Dreifaltigkeit und die Einheit ihrer Gottheit studiert, weder einer von den Königen noch von den Priestern, die vor ihm waren“ (zitiert nach Hammerschmidt 1967: 56).

Die zahlreichen theologischen Werke, die Zara Jakob verfaßte oder anregte, hatten meist das Ziel, innere Glaubensstreitigkeiten zu schlichten, und deren gab es eine ganze Reihe in seiner Regierungszeit. Er setzte sich auch mit dem Islam und den Juden auseinander, aber vor allem mit den Heiden seines Reiches. Seinen Klerus forderte er auf, doch die Heiden das Evangelium zu lehren. Selbst gegen seine eigenen Söhne soll er rücksichtslos gewesen sein, wenn sie Praktiken des heidnischen Aberglaubens anhingen.

Ende des 15. Jahrhunderts bemühte sich die Führung des Reiches von Schoa um Kontakt zu Portugal. Um genau zu sein: Zunächst schickte 1487 der König von Portugal eine Gesandtschaft, um Näheres über das ‚Reich des Priesters Johannes‘ zu erfahren. Als jedoch bald darauf das Reich durch die Muslime bedroht wurde, schickte man Hilferufe zu den Portugiesen. 1520 kam eine Gesandtschaft, in der auch der Kaplan Francisco Alvares war. Doch da die Bedrohung durch den Islam nachgelassen hatte, hielt man die Portugiesen hin. 1526 hatte die Gesandtschaft Äthiopien wieder verlassen, 1527 fiel von Harar aus Achmed Ibn Ibrahim al-Gazi – die Äthiopier nannten ihn Gran, der Linkshänder – in Äthiopien ein; er besaß Gewehre und Kanonen, und so fand er keinen ernstzunehmenden Widerstand. Er verwüstete das Land, brannte Kirchen, Klöster und Bibliotheken nieder und zwang die Christen, zum Islam überzutreten. Der König *Lebna Dengel (1508–1540)* floh mit seinen Getreuen ins Bergland. Er schickte einen Hilferuf an die Portugiesen und bot als Gegenleistung die „Unterstellung der äthiopischen Kirche unter die Jurisdiktion des römischen Stuhles an“ (Hammerschmidt 1967: 60).

Nach einigem Hin und Her ergab es sich mehr durch Zufall, daß 1541 zwei Söhne von Vasco da Gama im Roten Meer gegen die Türken operierten, wo sie den Hilferuf hörten. Der Ältere, Dom Estevão, schickte den Jüngeren, Dom Christóvão, mit 400 Mann auf den Weg. Sie schlugen zweimal die Moslems, konnten aber ob der kleinen Zahl den Sieg nicht ausnutzen. Gran konnte sich verstärken, es gelang ihm, Kanonen herbeizuschaffen, und so schlug er am 30. August 1542 die Portugiesen. Da Gama wurde gefangen, und Gran schlug ihm eigenhändig den Kopf ab. Die übriggebliebenen 120 Portugiesen vereinigten sich schnellstens mit den Äthiopiern und stellten sich am 21. Februar 1543 zur Entscheidungsschlacht am Tanasee. Die Moslems verloren die Schlacht und Gran sogar sein Leben. – Damit war der Islam für lange Zeit abgewehrt und Äthiopiens christliche Zukunft gesichert.

IV. Das Reich von Gondar

Die der Schlacht am Tanasee folgenden Jahrzehnte waren durch kriegerische Auseinandersetzungen mit den aus dem Süden vorstoßenden Oromo (= Galla) gekennzeichnet. Im Innern des Reiches waren es die aufständischen Falascha und im Nordosten die Türken, und zwar hatten sie die Hafenstadt Massaua erobert. Die hartnäckigsten Feinde waren sicher die Oromo. Sie wollte man nicht vernichten, sondern assimilieren und dem Christentum zuführen.
In diese unruhige Zeit fällt auch das Wirken der Jesuitenmissionare. Wir werden noch sehen: Durch sie kam westliche Kunst nach Äthiopien. Der bis dahin vorherrschende Einfluß aus dem Orient wurde abgeblockt. Die Jesuiten versuchten, jüdisches Erbgut im äthiopischen Christentum auszumerzen. Sie gewannen mehr und mehr Einfluß auf den Herrscher, und 1622 schloß sich sogar Kaiser *Susneyos* der römisch-katholischen Kirche an. Doch damit, scheint's, waren die Missionare noch nicht zufrieden: Auch Reich und Kirche sollten sich unterwerfen. Auch sonst war in der Missionspraxis nicht mehr viel von Anpassung zu spüren. Unsinnigste Europäismen wurden oktroyiert, so daß das Volk rebellierte. Man forderte vom Kaiser, daß er den alten Glauben wiederherstelle. Im Juni 1632 dankte Kaiser Susneyos ab (er selbst blieb katholisch) und übergab die Herrschaft seinem Sohn *Fasilides (= Basilides, 1632–1667).*
Dieser wies alle Jesuiten aus; jene, die er später noch im Reich aufgriff, ließ er hinrichten. Er verbündete sich mit den Türken im Roten Meer und ließ neuankommende Missionare bereits von ihnen köpfen. Man war also der einstigen Retter überdrüssig!
Fasilides verlegte seine Residenz nach Gondar (65 km nördlich des Tanasees) und baute dort ein Schloß. Durch die Bauten seiner Nachfolger sollte eine ganze Gruppe von Schlössern entstehen.

Vortragekreuz aus Kupfer

13 ***Gleicher Typus wie Kreuz Nr. 12, aber besser erhalten. Der Schaft ist innen rund und außen achteckig.***

Höhe: 29,4 cm, Breite: 16,4 cm
Haus Völker und Kulturen

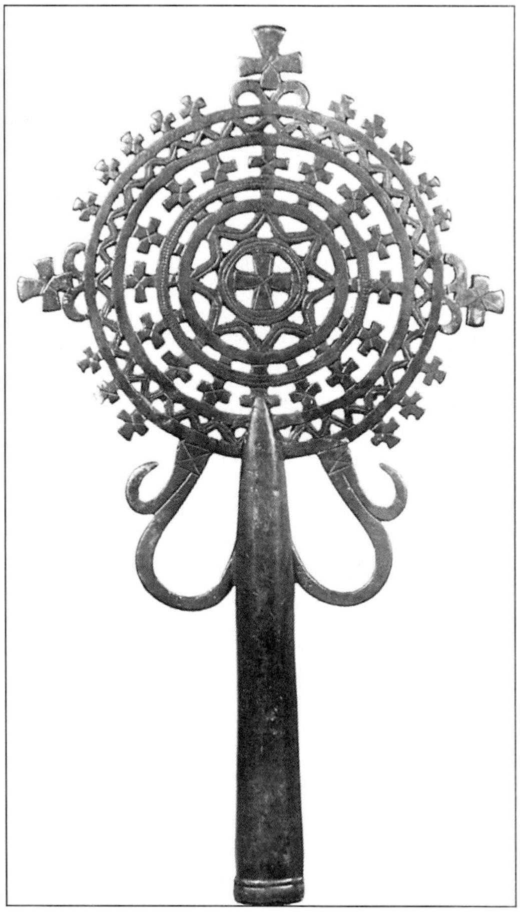
13

Vortragekreuz aus Messing

14 ***Offenes Gondar-Kreuz. In der 2. Hälfte des 17. Jahrhunderts ist dieser Kreuztypus in der damaligen Hauptstadt Gondar entstanden. Die Tragebögen sind nicht ans Kreuz genietet, sondern das Kreuz ruht darauf wie in einer Gabel. Der Schaft ist außen polygonal.***

Höhe: 30 cm, Breite: 17,6 cm
Haus Völker und Kulturen

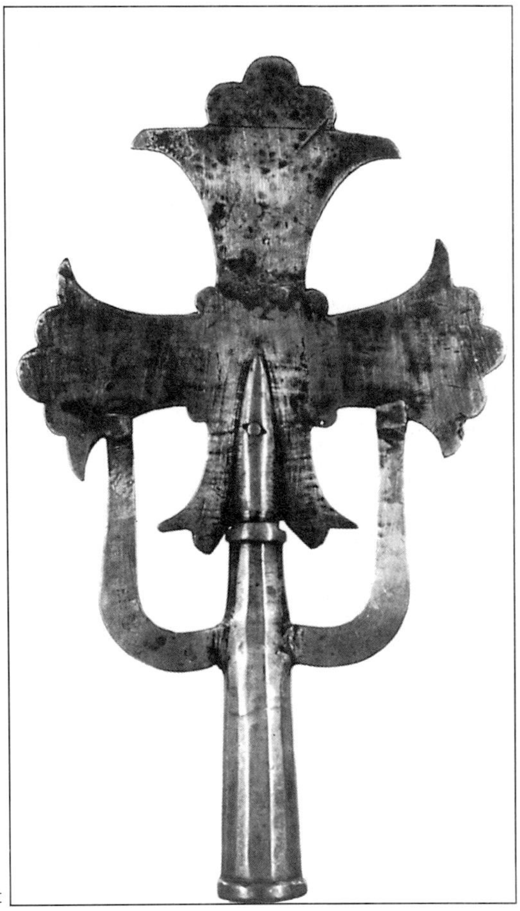
14

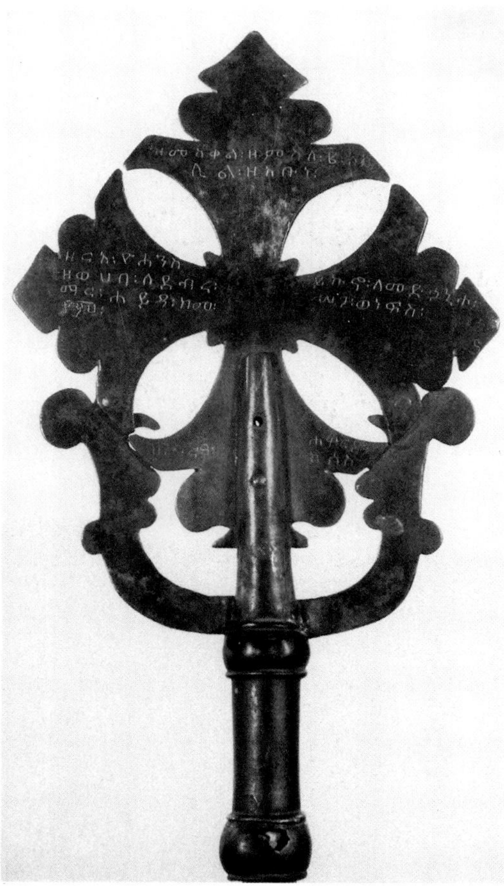

15

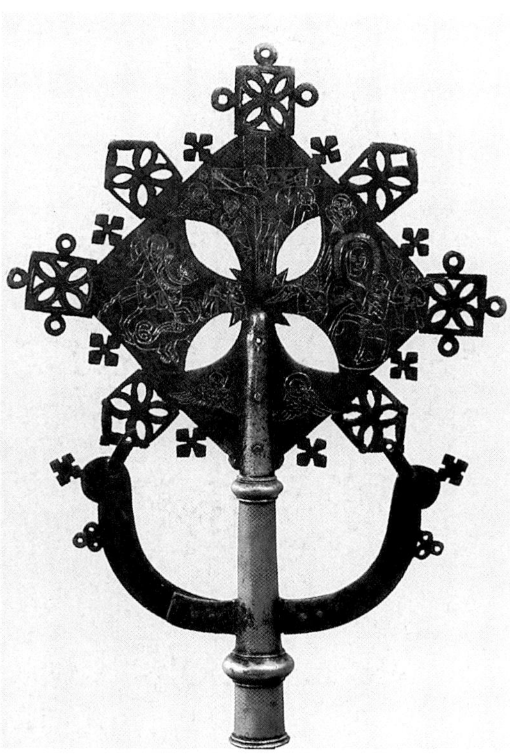

16

Vortragekreuz aus Kupfer, ursprünglich vergoldet

15 ***Gondar-Kreuz im Übergang vom offenen zum geschlossenen Typus. Die Bügel sind genietet. Aufschrift auf dem Kreuz***
Vorderseite: ***„Dieses Kreuz mit zwei Kronen gehört unserem Vater Zera Johannes. Es wurde der Kirche von Mariam gegeben, so daß es ein Heilmittel sei für Fleisch [zeitlich] und Seele [geistlich, ewig], was gegeben wurde durch die Jünger Christi."***
Rückseite: ***„Diese Krone(?) [gehört] dem dabtera Matthias. Sie wurde dem Erzengel Gabriel gegeben . . . der Name seines Vaters [ist] Abuste, so daß er ein Weg zum Himmel sein wird."***

Höhe: 35,7 cm, Breite: 20,7 cm
Haus Völker und Kulturen.

Vortragekreuz aus Messing

16 ***Geschlossenes Gondar-Kreuz aus dem 18. Jahrhundert.***

Höhe: 57,5 cm, Breite: 41 cm
Haus Völker und Kulturen

Unter den Gondar-Kaisern wäre noch vor allem zu nennen *Iyasu I.* (= *Josua I., 1682–1706*). Er hatte zwar kriegerische Erfolge gegen die Oromo, aber er war ein Mann der inneren Reformen und des Friedens. Er war ein von allen Schichten geliebter Herrscher.
Nach ihm jedoch ging es mit der Macht des Kaisers in Gondar stetig bergab. *Iyasu II. (1730–1755)* herrschte praktisch nur mehr über zwei Provinzen. Die Rase (Provinzherren) gewannen immer mehr Macht, und das Kaisertum war zur Bedeutungslosigkeit abgesunken. Sie setzten Kaiser ein, wie sie wollten. Zwischen 1779 und 1800 setzten sie einen sogar sechsmal ein! Erst *Tewodros II. (Theodoros II., 1855–1868)* machte diesem unwürdigen Spiel ein Ende.

V. Äthiopien im 19. und 20. Jahrhundert

Das Reich bestand nur mehr nominell, die Rase herrschten in ihren Provinzen ganz unabhängig. Dem jungen Ras Kasa gelang es allmählich, die anderen Rase auszuschalten. Er war in einem Kloster auf einer Tanasee-Insel erzogen worden; später danach rekrutierte er sich ein Heer oder eine Bande, deren Mitglieder eine Art Rebellen und Räuber waren. Als er seine wichtigsten Gegner ausgeschaltet hatte, konnte er den Abuna bewegen, ihn zum Kaiser zu krönen. Dieser tat es unter der Bedingung, daß er alle lateinischen Missionare aus dem Lande jage. Bei der Krönung (1855) nahm der Ras den Namen *Theodoros (1855–1868)* an. Er verlegte die Hauptstadt von Gondar nach Maqdala, einem Felsenort im Hochland. Theodoros hatte sich drei Ziele gesteckt:
- das Reich zu einen,
- die Oromo zu vernichten oder zu bekehren,
- die Muslime aus Äthiopien zu vertreiben.

Er hatte manchen Erfolg, doch er wurde mit der Zeit immer blutrünstiger, so daß sich schließlich auch das Volk von ihm abwandte. Seinen Untergang bereitete er vor, als er den britischen Konsul und verschiedene europäische Missionare gefangensetzte. Ein britisches Ultimatum schlug er in den Wind. So eroberte ein britisches Expeditionskorps 1868 Maqdala; Theodoros erschoß sich, als seine Niederlage feststand.
Aus den Wirren der Nachfolge ging *Johannes IV. (1872–1889)* als Kaiser hervor. Er mußte aber die Herrschaft im Süden des Landes (Harar, Kaffa und Gallaländer) Menelik überlassen. Dafür anerkannte dieser ihn als Kaiser. Johannes war ein frommer Mann, und so trat er auch aus innerster Überzeugung den Kampf gegen die Moslems an. Zweimal schlug er vernichtend ägyptische Heere, die Äthiopien in ein ägyptisches

Großreich integrieren wollten. Nicht weniger hart war der Kampf gegen die Mahdisten im Sudan. Diese waren eingefallen und plünderten, wie seinerzeit der Linkshänder. Bei einer Schlacht, die Johannes fast gewonnen hatte, traf ihn eine Kugel. Sein Heer wurde von Panik ergriffen und floh. So wurde der Weg frei für Menelik, der Äthiopien in die Neuzeit führen sollte.

Bereits zu Johannes' Lebzeiten war es gelegentlich zu Scharmützeln mit den Italienern im Norden des Landes gekommen, die sich in Eritrea festgesetzt hatten. Als *Menelik II. (1889–1913)* Kaiser wurde, kam es zu dem berühmten Vertrag von Uccialli zwischen beiden Mächten. Dieser war in Amharisch und Italienisch abgefaßt, doch in einem zentralen Punkt war der Vertrag nicht klar: Nach der italienischen Fassung wäre Äthiopien ein italienisches Protektorat gewesen, nach der amharischen Fassung konnte Menelik seine außenpolitischen Aktivitäten über Italien abwickeln, wenn er wollte. Es kam zum Bruch, und am 1. März 1896 kam es zur Schlacht von Adua. 14 000 wohlausgerüstete Italiener standen fast 90 000 Äthiopiern gegenüber. Der Sieg Äthiopiens war vollständig. Im Oktober 1896 kam es zum Vertrag von Addis Abeba, das Menelik zu seiner Hauptstadt gemacht hatte.

Äthiopien war nun auch von den europäischen Großmächten anerkannt, wenn es auch noch viele diplomatische Klippen zu nehmen galt. – Im Süden konnte Menelik die Oromo endgültig besiegen, ebenso unterwarf er Harar und setzte hier seinen Vetter zum Gouverneur ein. (Dieser war der Vater des späteren Kaisers Haile Selassie I.) – Menelik öffnete Äthiopien der modernen Zeit: er holte Technik ins Land. Diplomatische Vertreter, Handelsfirmen und Baufirmen drängten nach Addis Abeba. Menelik ließ Spitäler bauen, seine Untertanen gegen die Pocken impfen, ließ in Rußland Mediziner ausbilden usw.

Zwischen 1906 und 1908 trafen ihn dann mehrere Schlaganfälle. Das Leben am Hof wurde immer undurchsichtiger, die Intrigen immer zahlreicher, so daß, als Menelik 1913 starb, ein Chaos zurückblieb.

Sein Sohn wurde zwar als Kaiser anerkannt (1913–1916), als er aber aus Äthiopien ein islamisches Reich machen wollte, erklärten die Rase ihn für abgesetzt, und der Abuna entband die Untertanen vom Eid. Man setzte Meneliks Tochter ein. Ihr zur Seite gab man aber als Regenten und Thronerben *Ras Tafari,* den späteren Haile Selassie. Als die Kaiserin starb, wurde er am 2. November 1930 als Haile Selassie (= Macht der Dreifaltigkeit) zum Kaiser gekrönt. Er lenkte bis 1974 die Geschicke Äthiopiens mit großem Weitblick. (Bis September 1974 war

Vortragekreuz aus Holz

17 ***Offenes Gondar-Kreuz. Der Rahmen um das Kreuz herum soll verstärkend wirken, allerdings wäre es hier nicht nötig, da das Kreuz nicht durchbrochen ist. – Eine bis ins Detail gehende, sehr feine, sorgfältige Arbeit. Wahrscheinlich geht das Kreuz bis in die Gondar-Epoche (17./18. Jahrhundert) zurück.***

Höhe: 31 cm, Breite: 18 cm
Haus Völker und Kulturen

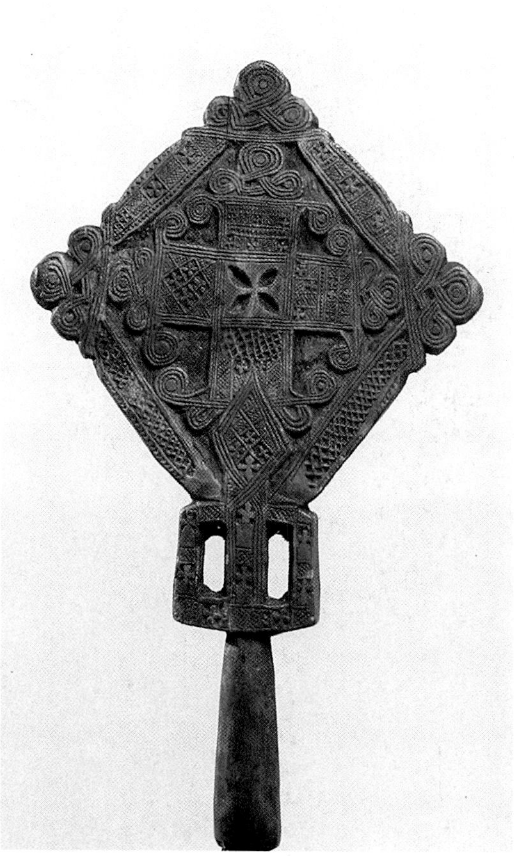
17

Vortragekreuz aus Holz

18 ***Geschlossenes Gondar-Kreuz aus dem 18. Jahrhundert. Seltenes Stück. Ein Ring für das Tuch ist abgebrochen. Das Kreuz ist über dem Ring eingerissen, man hat es aber nicht geleimt, sondern mit einer Eisenklammer geflickt, wie dies bis vor wenigen Jahrzehnten in Äthiopien die Regel war.***

Höhe: 39,5 cm, Breite: 14,9 cm
Haus Völker und Kulturen

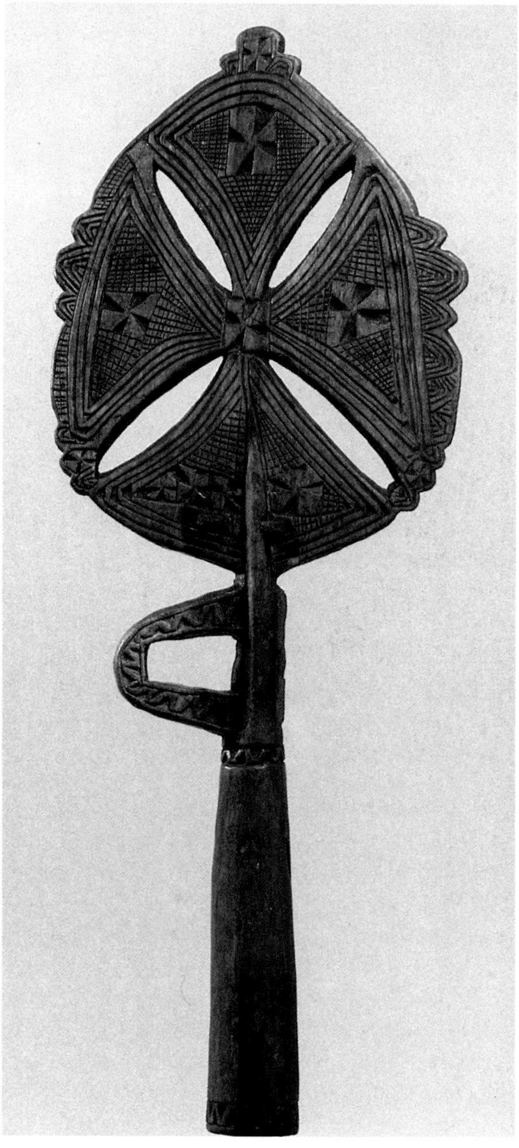
18

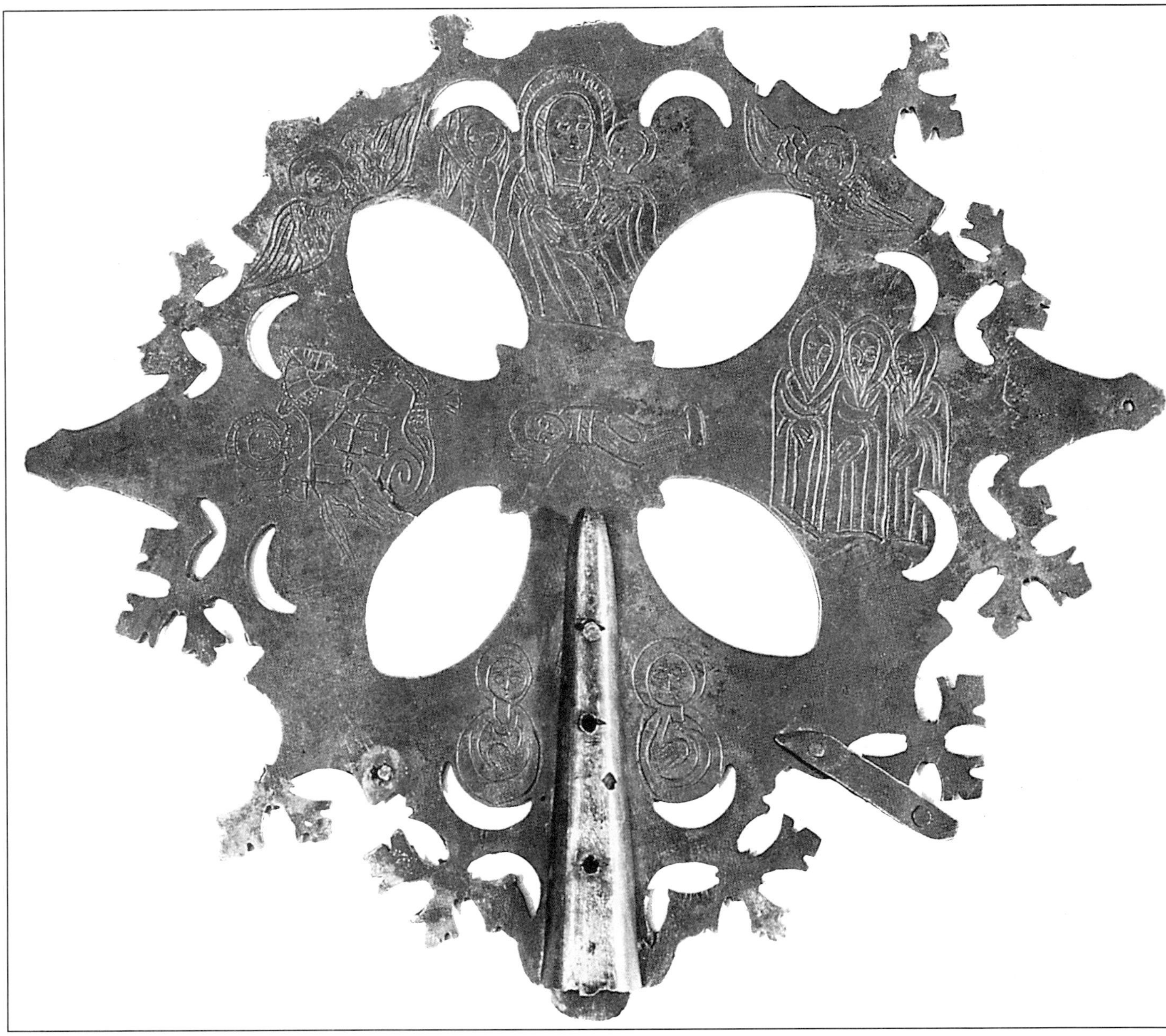

Vortragekreuz aus Messing

19 ***Geschlossenes Gondar-Kreuz mit Gravierungen. Oben: Madonna mit Kind. Zentrum: Stifter, links: St. Georg (das Kreuz ist um 45° zu drehen!), rechts: Heiligste Dreifaltigkeit.***

Höhe: 28 cm:, Breite: 32,5 cm
Haus Völker und Kulturen

Äthiopien absolute Monarchie, im März 1975 wurde es Republik. Haile Selassie starb am 26. August 1975.) Äthiopien aber versteht es bis heute, seine Unabhängigkeit und die Integrität seines Landes gegenüber den muslimischen Nachbarstaaten zu behaupten. Wie sehr sich Kirche und christliche Kunst werden behaupten können, muß erst die Zukunft erweisen.

VI. Bemerkungen zur äthiopischen Kirche

Bei uns ist die äthiopische Kirche vor allem als monophysitische Kirche bekannt. Bisweilen werden auch die Äthiopier als ‚Kopten' bezeichnet. Letzteres ist jedoch ganz falsch und ersteres nicht ganz richtig. Kopten sind die Christen in Ägypten. Wir wissen aber, daß das Christentum in Äthiopien ohne nennenswerten Einfluß Ägyptens groß geworden ist. Die Institution des Abuna – wir werden noch gleich darauf zu sprechen kommen – war allerdings bis in die fünfziger Jahre dieses Jahrhunderts ganz in den Händen der koptischen Hierarchie. Abgesehen vom Abuna (oberster Vertreter der Kirche) war in Äthiopien niemand Kopte. Die arabischen Eroberer Ägyptens waren allerdings an einer Abhängigkeit Äthiopiens von Alexandrien interessiert.

Die ‚neun römischen Heiligen', denen der Hauptanteil an der Christianisierung Äthiopiens zugeschrieben wird, kamen wahrscheinlich aus Syrien und waren von Konstantinopel vertriebene Monophysiten. Der Monophysitismus fand also durch sie in Äthiopien Eingang. Es muß aber mehr als zweifelhaft erscheinen, ob die Äthiopier damals wie auch noch später die griechisch-römische Diskussion über die beiden Naturen Christi in ihrem vollen theoretischen Gehalt verstanden. Für die Äthiopier ist ‚Natur' etwas anderes als für die Griechen. Nach Hammerschmidt versteht der Äthiopier darunter die ‚Einzelexistenz' (1967: 113). Dann allerdings kann er nicht mehr zustimmen, daß in Christus zwei Naturen sind. Der Monophysitismus der Äthiopier ist demnach etwas anderes als der des byzantinischen Reiches. Hammerschmidt schreibt (1967: 115):

„Abschließend läßt sich sagen, daß – phänomenologisch gesehen – in Äthiopien ein sehr altes Kirchenwesen in seiner Atmosphäre und nach seiner Mentalität in die Neuzeit heraufwuchs, ein Kirchenwesen, das mit unerschütterlicher Ruhe und mit einem theologischen und nationalen Stolz auf die Umwelt blickt, der in dieser Form in den anderen orientalischen Kirchen kaum eine Parallele besitzt. Dieses Selbstbewußtsein kommt heute mitunter in einem lautstarken Bekenntnis zum monophysitischen Charakter der Kirche zum Ausdruck; aber das darf nicht darüber hinwegtäuschen, daß der Monophysitismus mehr als Namensschild benutzt wird, um die Eigenständigkeit und Unabhängigkeit der äthiopischen Kirche zu betonen und gegen Gleichschaltungsversuche auf dogmengeschichtlichem Weg abzuschirmen."

Was die Hierarchie betrifft, so war die Ordnung bis in dieses Jahrhundert klar: An der Spitze der äthiopischen Kirche stand ein koptischer Bischof, genannt Abuna, der vom Patriarchen von Alexandrien aus den Mönchen der ägyptischen Klöster ausgewählt und konsekriert wurde. Man kann sich leicht vorstellen, daß der Abuna in der äthiopischen Nationalkirche als Ausländer oft isoliert dastand. In den 30er Jahren suchten die Italiener den Abuna unter Druck zu setzen, damit er sich von der äthiopischen Landeskirche wählen lasse. Man wollte die Kirche Äthiopiens von Alexandrien unabhängig machen. Man wählte einen Äthiopier zum Abuna, aber Alexandrien exkommunizierte ihn und alle von ihm konsekrierten Bischöfe. Kaiser Haile Selassie verhandelte seit 1941 in dieser Frage mit Alexandrien. Er erreichte schließlich, daß am 28. Juni 1959 der Erzbischof von Schoa zum ‚Patriarchen und Katholikos Äthiopiens' konsekriert und inthronisiert wurde. Damit war die Unabhängigkeit der Kirche Äthiopiens praktisch gegeben. Der Ausdruck ‚Katholikos' drückt aber im alexandrinischen Sprachgebrauch – anders als im armenischen, wo ‚Katholikos' das oberste Amt bezeichnet – eine irgendwie geartete Abhängigkeit aus. Die Äthiopier wiederum übergehen diese Abhängigkeit, indem sie den Ausdruck ‚Katholikos' wegfallen lassen.

Neben den Mönchen bzw. Nonnen und den verheirateten Priestern gab es in Äthiopien noch den Stand der Debteras. Sie hatten keine Weihe, waren aber mit Gesang, Vorlesen und dem Abschreiben von Texten betraut. Es mußten kundige Männer sein. Sie verstanden sich ebenso auf die Anfertigung

Handkreuz aus Eisen

20 ***Griechisches Kreuz mit Doppelfunktion: Aufhängehaken und Schaft erlauben eine zweifache Verwendung. Die klare und ausdrucksvolle Form wird durch die wenigen Gravierungen noch unterstrichen.***

Höhe: 22 cm, Breite: 9,1 cm
Haus Völker und Kulturen

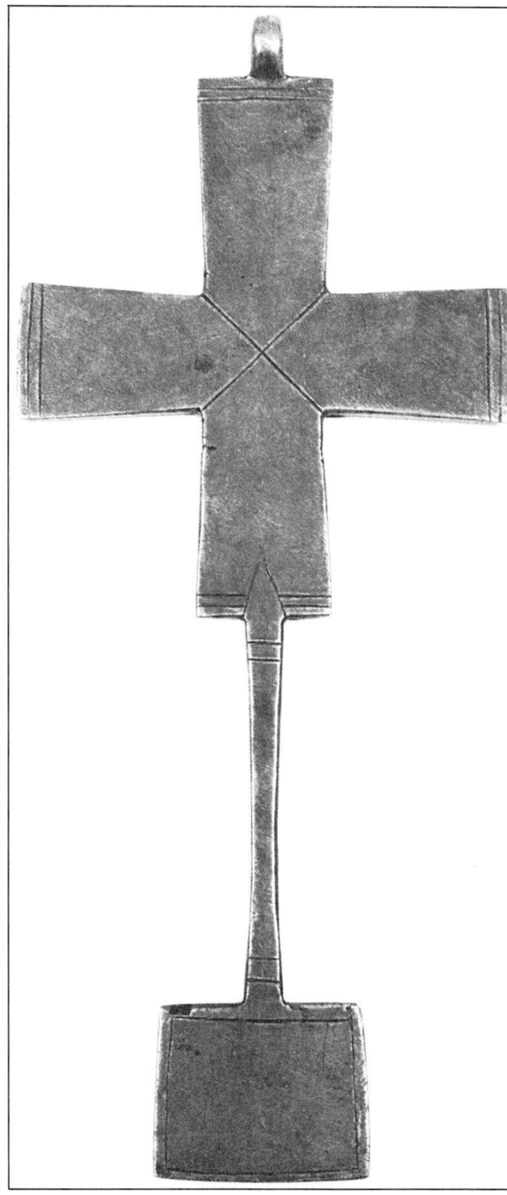

20

Handkreuz aus Eisen

21 ***Wie schon bei Kreuz, Abb. Nr. 20, ist auch hier der griechischen Grundform einfach ein Schaft mit Basis angehängt. Der Eindruck, daß hier zwei Elemente – Kreuz und Schaft – einfach zusammengefügt wurden, wird noch dadurch verstärkt, daß sich am Ansatz des Schaftes ebenfalls ein kleines Kreuzchen befindet (wie auch an den anderen drei Balkenenden).***

Höhe: 32,9 cm, Breite: 15,7 cm
Haus Völker und Kulturen

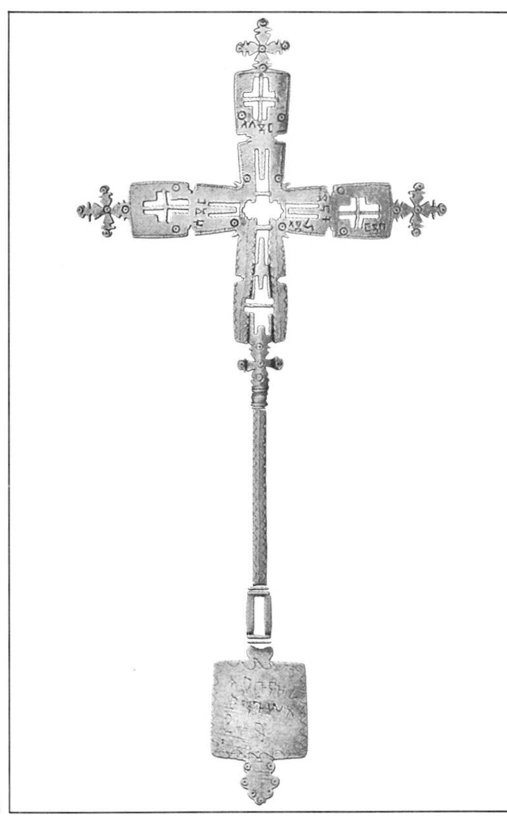

21

Handkreuz aus Eisen

22 ***Offenes Gondar-Kreuz mit Zusatzverzierung. Relativ selten ist, daß die Basis als Mensch konzipiert wird.***

Höhe: 24 cm, Breite: 8,2 cm
Haus Völker und Kulturen

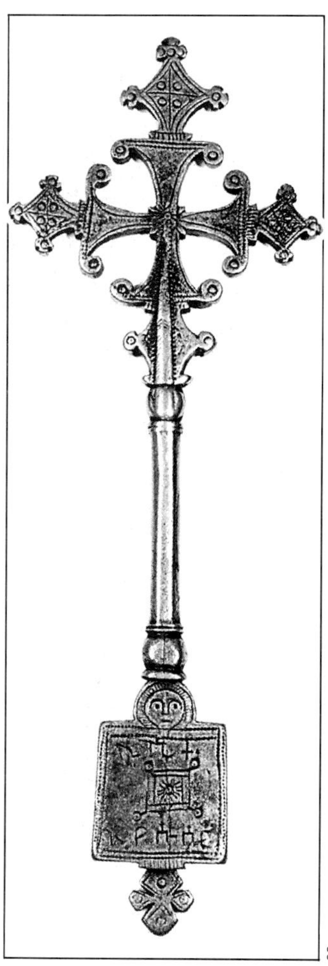

22

Handkreuz aus Eisen

23 ***Gut erhaltenes, altes Kreuz. Der Schaft ist lang und oben, in der Mitte und unten durch jeweils 3 Ringe gegliedert. Ein durchbrochener Würfel bildet die Basis.***

Höhe: 60 cm, Breite 11,6 cm
Haus Völker und Kulturen

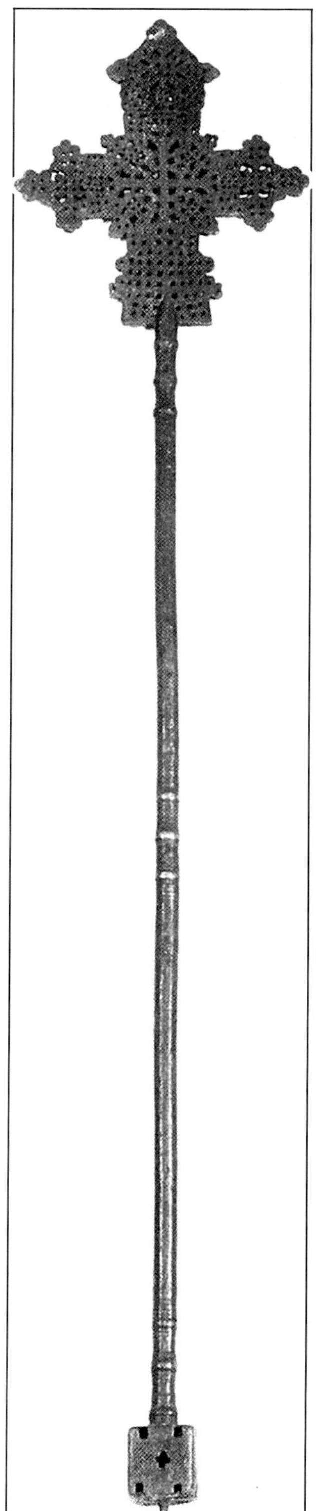

23

Handkreuz aus Messing

24 ***Stark erweitertes Gondar-Kreuz mit durchbrochenem Würfel und Kreuz darunter als Basis. Außer Schaft und Würfel sind alle Verzierungen wieder in Kreuze aufgelöst. So sind in der Längsachse insgesamt 6, in der Quersachse 5 Kreuze untergebracht.***

Höhe: 23,2 cm, Breite 9,8 cm
Haus Völker und Kulturen

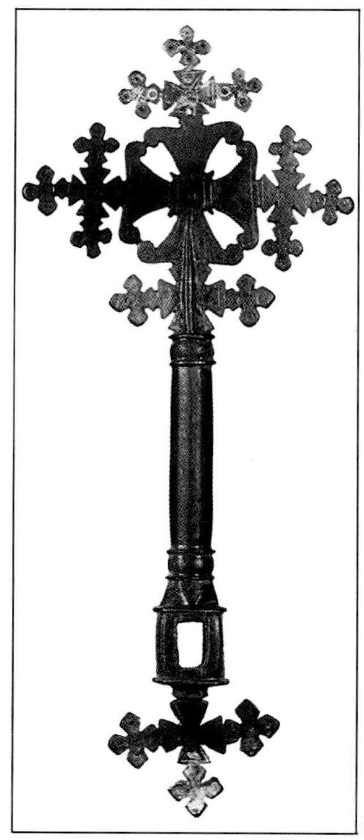

24

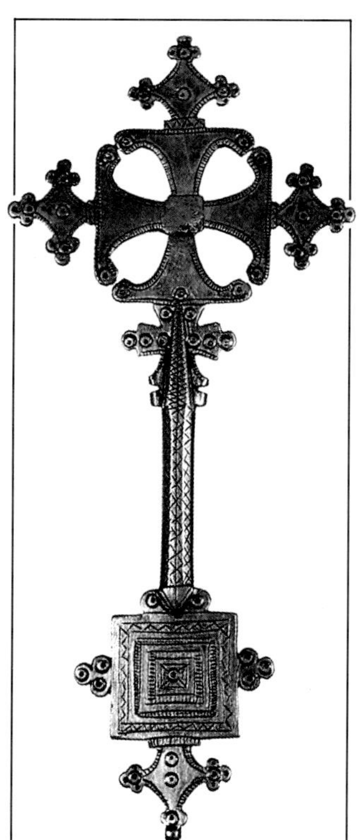

25

Handkreuz aus Holz

27 ***Reich verziertes Holzkreuz, in der Qualität nicht überzeugend. Eine Person bildet den Schaft. Handelt es sich um einen Engel? Die gekreuzten Arme und angedeuteten Flügel (Beine?) könnten dies nahelegen.***

Höhe: 39,4 cm, Breite: 16,9 cm
Haus Völker und Kulturen

Handkreuz aus Eisen

25 ***Neuere Arbeit nach Gondar-Typus. Als Basis dient eine nicht sehr sorgfältig gravierte Platte.***

Höhe: 20,8 cm, Breite: 9 cm
Haus Völker und Kulturen

Handkreuz aus Holz

26 ***Sehr sorgfältig gearbeitetes Holzkreuz, wahrscheinlich aus dem 19. Jahrhundert, dunkles Holz.***

Höhe: 26,8 cm, Breite: 10,6 cm
Haus Völker und Kulturen

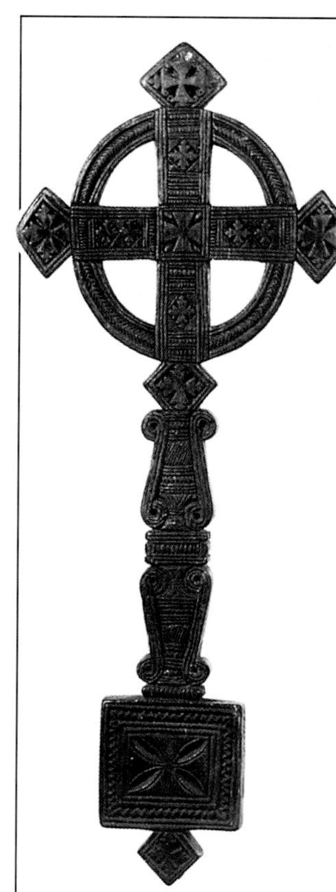

26

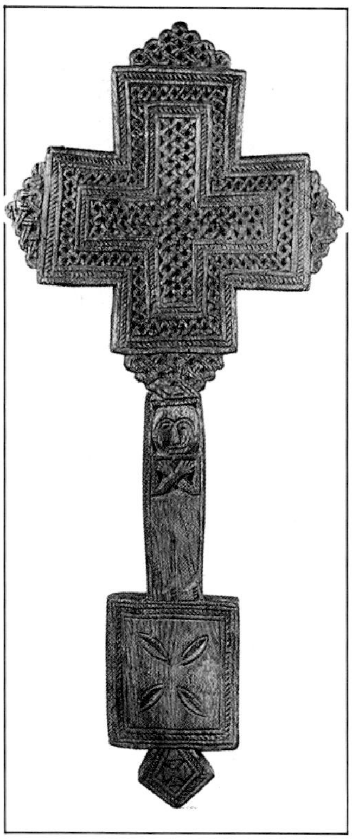

27

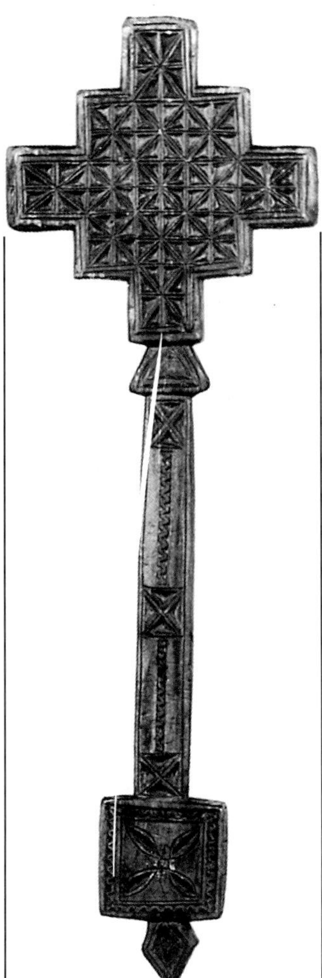

28

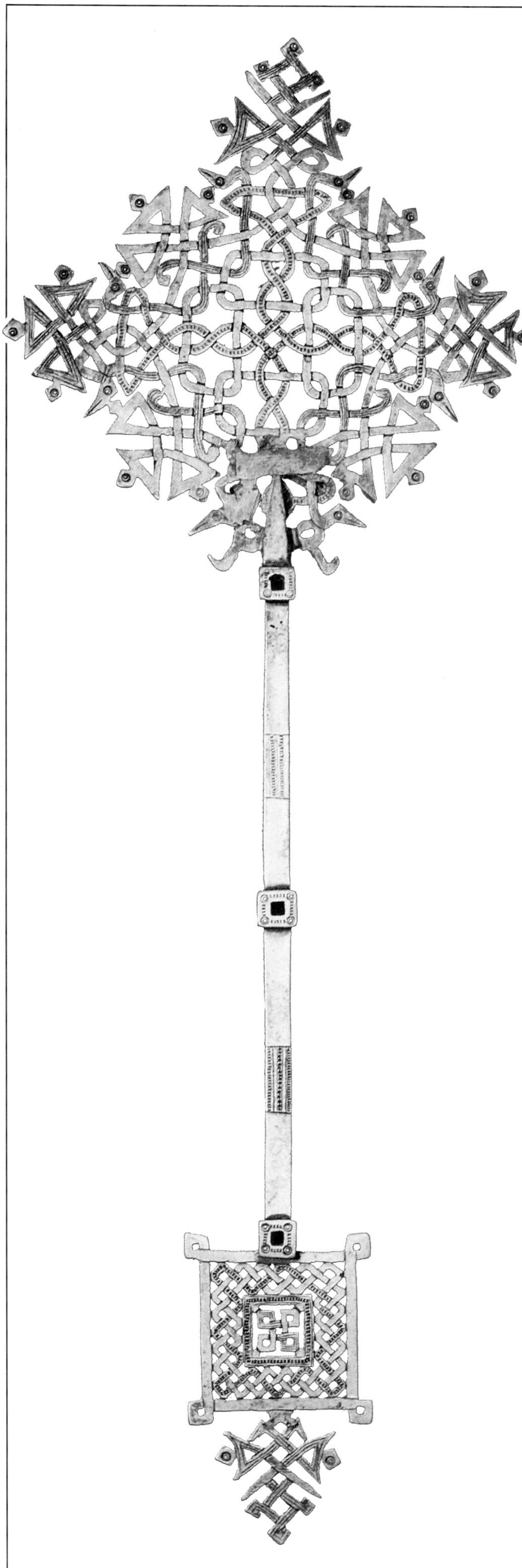

29

Handkreuz aus Holz

28 ***Kreuz mit sorgfältiger Netzverzierung 19. oder 20. Jahrhundert, helles Holz.***

Höhe: 31,4 cm, Breite: 10 cm
Haus Völker und Kulturen

Handkreuz aus Silber

29 ***Die kunstvoll miteinander verschlungenen Bänder laufen in Vogelköpfe aus. Ein eigentliches Kreuz ist nicht mehr zu sehen.***

Höhe: 44,6 cm, Breite: 15,5 cm
Haus Völker und Kulturen

Handkreuz aus Holz

30 ***Kreuz aus der 2. Gondariner Epoche. Dunkles Hartholz; ein sorgfältig gearbeitetes Objekt.***

Höhe: 53,2 cm, Breite: 18,7 cm
Haus Völker und Kulturen

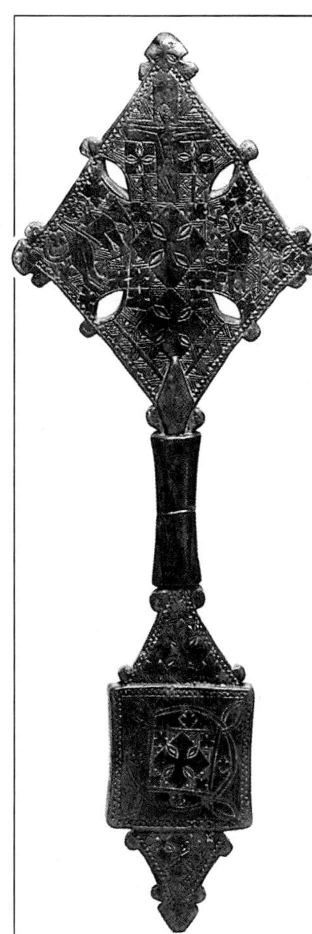

30

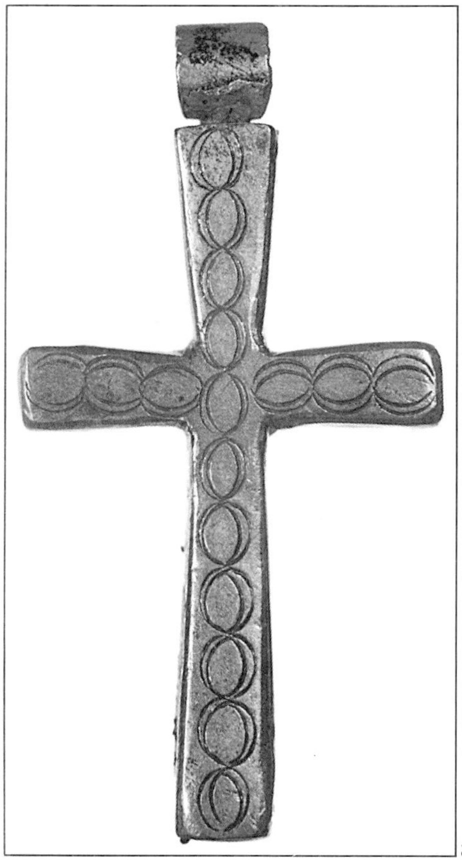

31

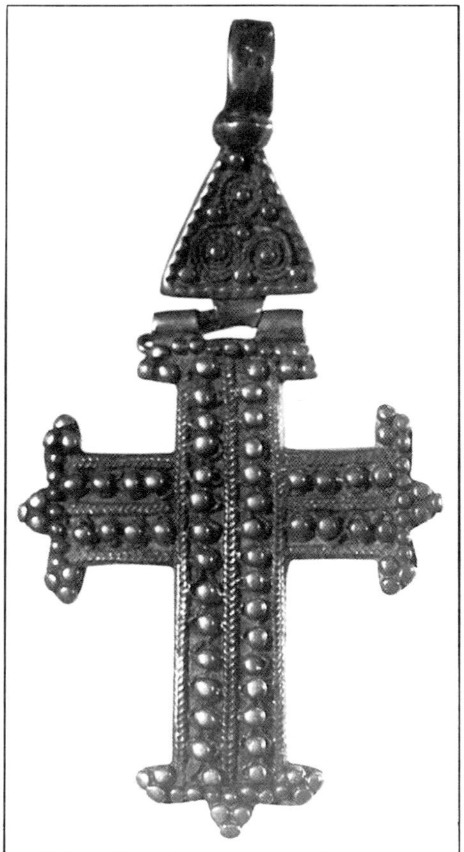

32

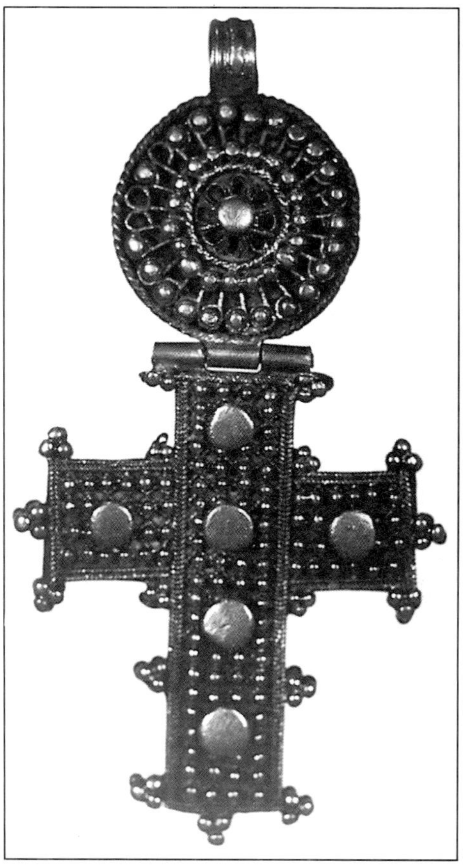

33

von Amuletten wie auf die Heilkraft von Pflanzen, auf Kirchenlehren wie auf geheime Schriftzeichen. Sie konnten ihren Lebensunterhalt an einer Kirche wie auch sonstwie verdienen. Die Anfertigung von Gebets- und Zauberrollen war und ist bis heute die Domäne der Debteras.
Die zahlreichen Feste des liturgischen Kalenders bieten viele Gelegenheiten für die Hierarchie, die alten und kunstreichen Paraphernalia dem Volke vorzuführen; man denke nur an die reichen Brokatgewänder, Musikinstrumente, Kreuze, Kronen usw. Da dem Kreuz in Äthiopien eine so große Bedeutung zukam, wurde auch das Fest Kreuzauffindung, Masqal, als nationales Fest begangen. Neben den zahlreichen Marienfesten wäre noch vor allem das Tauffest, Timkat, zu erwähnen, an dem man mit den Kanontafeln der Kirche, Tabot, zum Wasser zog und in Erinnerung an die Taufe Jesu im Jordan seine eigene Taufe erneuerte. Bei diesen Prozessionen wurden die alten Kunstschätze der Kirchen dem Volke vorgeführt. – Von den zahlreichen liturgischen Kunstschätzen sollen hier vor allem die Malereien und die Kreuze zur Sprache kommen.

VII. Die Malerei

Die Malerei ist in Äthiopien bis vor wenigen Jahrzehnten praktisch ausschließlich religiöse Kunst gewesen. Im christlichen Teil, also im Norden und im Zentrum, hat sie eine recht lange Tradition. Durch die Verbindung Äthiopiens zur Zeit seiner Christianisierung mit Ägypten dürfte der Einfluß der koptischen Kunst damals vorherrschend gewesen sein. Als um 500 die „Neun römischen (d. h. byzantinischen) Heiligen" wahrscheinlich von Syrien aus nach Äthiopien kamen, nahm der oströmische Einfluß sicher stark zu, und er blieb für einige Jahrhunderte entscheidend.
Eine profane Malerei hat erst so langsam in unserem Jahrhundert begonnen; aber selbst heute anerkannte ‚profane' Maler, z. B. ein Afewerk Tekle, haben zahlreiche religiöse Sujets in ihrem Oeuvre. Das traditionelle Leben in einer religiösen Atmosphäre kann dann bei ‚fortschrittlichen' Künstlern zu hybriden Formen führen, so wie etwa bei Worku Goshu (geb. 1940), der Jesus mit einer modernen Maschinenpistole in der Hand darstellt.

Doch uns interessieren hier weniger die modernen religiösen Malereien als vielmehr die bis in die Gegenwart in Gebrauch stehende sakrale Kunst. Die traditionelle religiöse Malerei hat sich vor allem auf folgenden Gebieten hervorgetan:
1. Wandmalerei in Kirchen
2. Buch- und Manuskriptillustration
3. Illustrationen von Gebets- und Zauberrollen
4. Ikonen.

Wir werden hier vor allem die Ikonenmalerei vorstellen, da sie dem Museumsbesucher und Sammler am ehesten begegnet. Nach Stanislaw Chojnacki, einem der besten Kenner der äthiopischen Malerei, könnte man diese in zwei große Epochen einteilen:

Anhängekreuz aus Silber

31 ***Lateinisches Kreuz, dick und hohl, aber kein Reliquienkreuz.***

Höhe: 5,9 cm, Breite: 3 cm
Haus Völker und Kulturen

Anhängekreuz aus Silber

32 ***Reliquienkreuz mit Scharnier und Silberperlen in zwei Reihen.***

Höhe: 8,4 cm, Breite: 4,5 cm
Haus Völker und Kulturen

Anhängekreuz aus Silber

33 ***Mit reichen Applikationen versehenes Kreuz. Das Kreuz ist beidseitig ornamentiert; auf der Rückseite fehlen allerdings die 6 Silberperlen. Die Scheibe über dem Scharnier ist nur auf der Vorderseite verziert.***

Höhe: 7,6 cm, Breite: 4 cm
Haus Völker und Kulturen

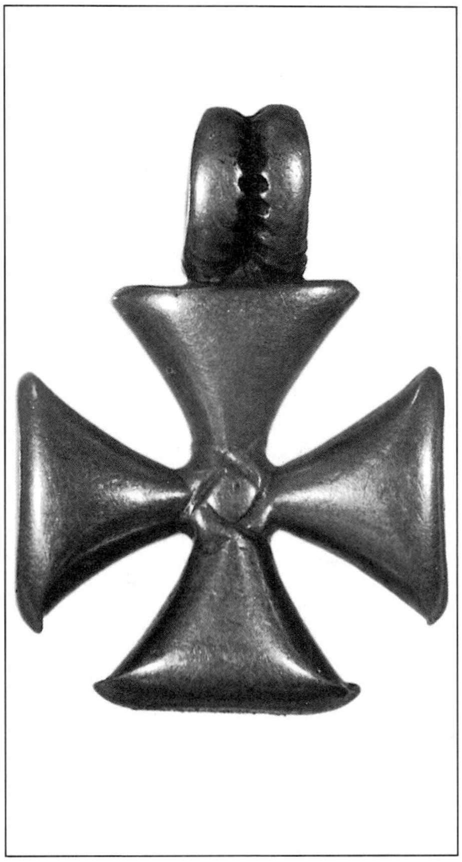
34

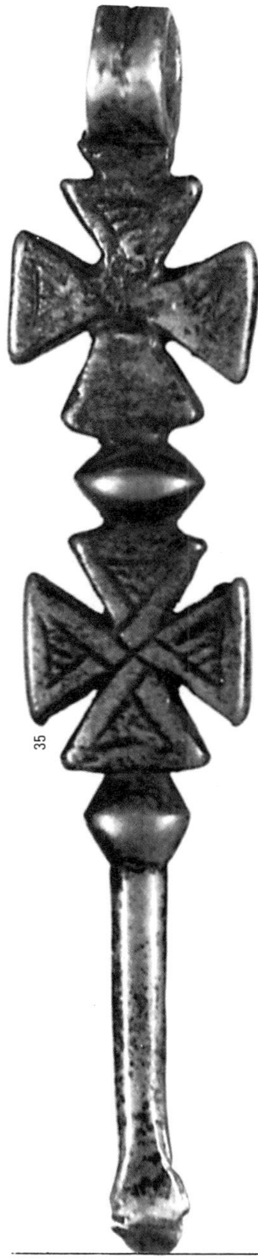
35

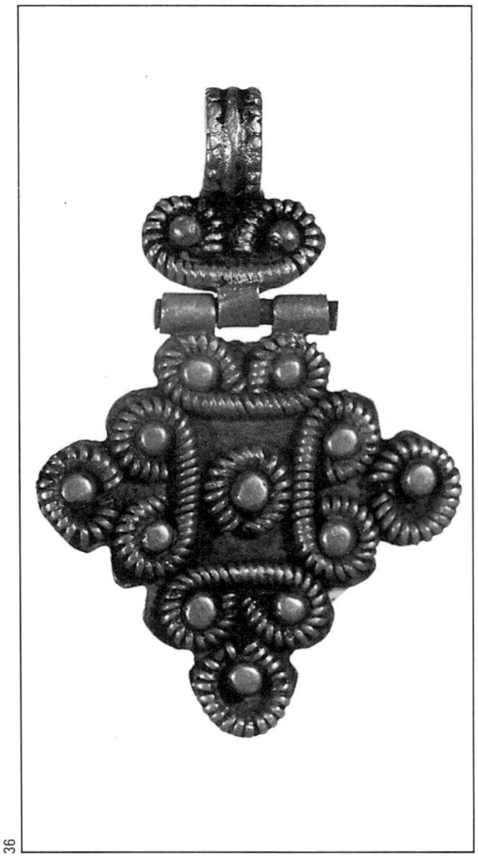
36

1. Die Epoche des Mittelalters. Sie ist vor allem durch den Einfluß des Ostens gekennzeichnet und reicht zeitlich bis in die erste Hälfte des 16. Jahrhunderts (Einfall des Moslems Achmed Gran). Ihren Höhepunkt erreicht sie im 14. und 15. Jahrhundert (Chojnacki 1964: 3).

2. Die Epoche von Gondar. Sie beginnt mit der Thronbesteigung von König Fasilides 1632 und endet im 19. Jahrhundert. Diese Epoche ist durch westlichen Einfluß gekennzeichnet. Die Gondariner Epoche wird wiederum in zwei Stilrichtungen oder Perioden aufgeteilt, wobei
a) die erste bis zur Regierungszeit von Iyasu I. (1682–1706) geht, nach Chojnacki sie auch noch einschließt, und
b) die zweite Gondariner Periode, die das 18. Jahrhundert umfaßt.
Diese beiden Unterabteilungen lassen sich jedoch in der Malerei nicht sauber voneinander trennen.

1. Wandmalerei
Die Wandmalerei nimmt zwar, was Alter und Umfang angeht, den ersten Platz ein, doch ist sie bislang nur wenig erforscht. Ikonen sind z. B. keine auf uns gekommen, die vor das 15. Jahrhundert anzusetzen wären; die Kirchenmalerei entstand häufig mit den Felsenkirchen selbst. Von denen aber sind die meisten im 13. und Anfang des 14. Jahrhunderts entstanden. Wir haben es also mit etwa 700 Jahre alter Wandmalerei zu tun.

Anhängekreuz aus Silber

34 ***Dickes Tatzenkreuz aus der Provinz Schoa.***

Höhe: 3,3 cm, Breite: 2,4 cm
Haus Völker und Kulturen

Anhängekreuz, versilbert

35 ***Doppeltes Tatzenkreuz mit Ohrenreiniger.***

Höhe: 7 cm, Breite: 1,5 cm
Haus Völker und Kulturen

Anhängekreuz aus Silber

36 ***Diamantförmiges oder rhombenförmiges Kreuz mit Drahtspiralen und Silberperlen.***

Höhe: 5,1 cm, Breite: 3,4 cm
Haus Völker und Kulturen

Es gibt Kirchen, die sind rein figürlich, andere wieder mit rein geometrischen Mustern ausgemalt, so als wollten sie das mosaische bzw. islamische Bilderverbot einhalten. Meist jedoch werden beide Malweisen sinnvoll miteinander verbunden.

Stanislaw Chojnacki sagt: „Ein sehr wesentlicher Zug der frühen Kirchenmalerei ist Überschwenglichkeit. Sie bedeckt Kuppeln, Wölbungen, Säulen und Wände, als ob der Künstler ungerne die kleinste Ecke ungeschmückt ließe, eine Erscheinung, die auch in der äthiopischen Buchmalerei auftritt. Zu dieser Üppigkeit der Malerei gesellt sich ihre Vielfalt" (1973: 43).

Bibel und äthiopische Kirchengeschichte sind Lieferanten für Vorlagen. Doch in alter Zeit hat man noch nicht die biblischen Wahrheiten möglichst auf ‚äthiopisch', also mit Details aus dem täglichen Leben in Äthiopien, auszudrücken versucht, sondern man malte statische Figuren mit Gesichtern, die in die Ewigkeit blickten. Man war offenbar stark vom byzantinischen Vorbild abhängig. Dies wird sich erst in der Gondariner Epoche etwas ändern, wenn man versucht, „naturalistisch" zu malen. Übrigens können die Wandmalereien in den Kirchen kaum als „Biblia pauperum" angesprochen werden, da es in den meisten alten Kirchen viel zu dunkel war, als daß die Gläubigen hätten Details erkennen können. Die Malereien waren auch mehr Angelegenheit der Mönche und Priester als des Volkes.
Es kam im Laufe der Zeit aber zum byzantinischen auch anderer Einfluß hinzu: so

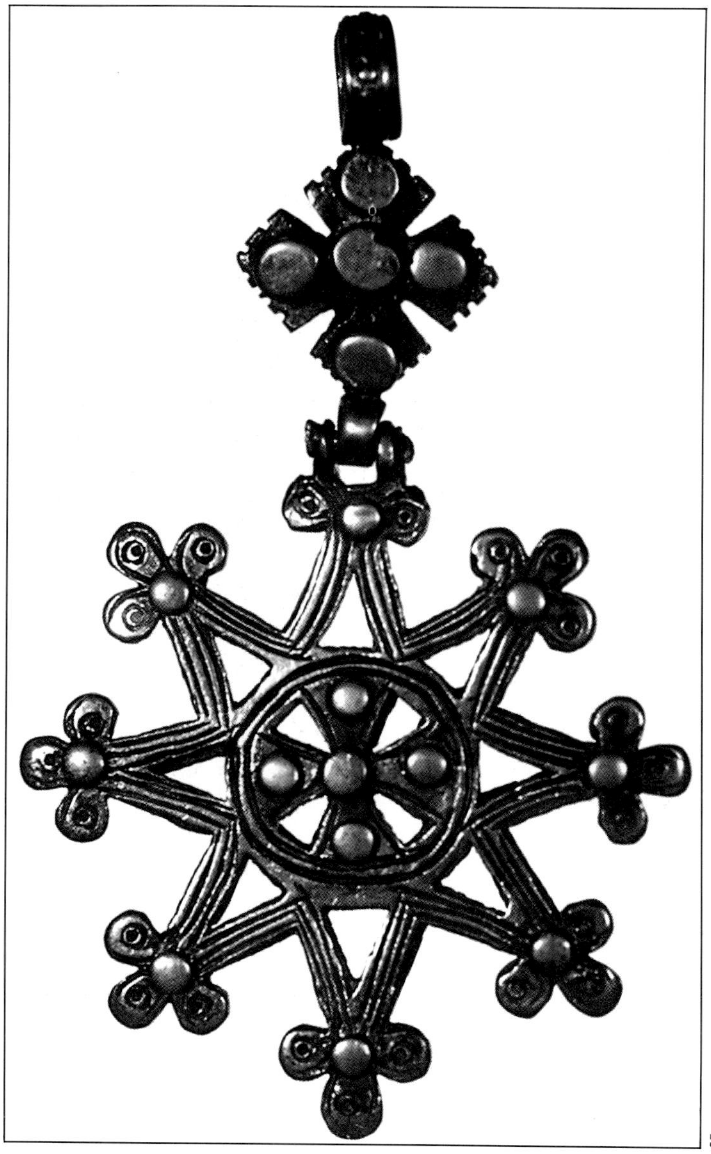

37

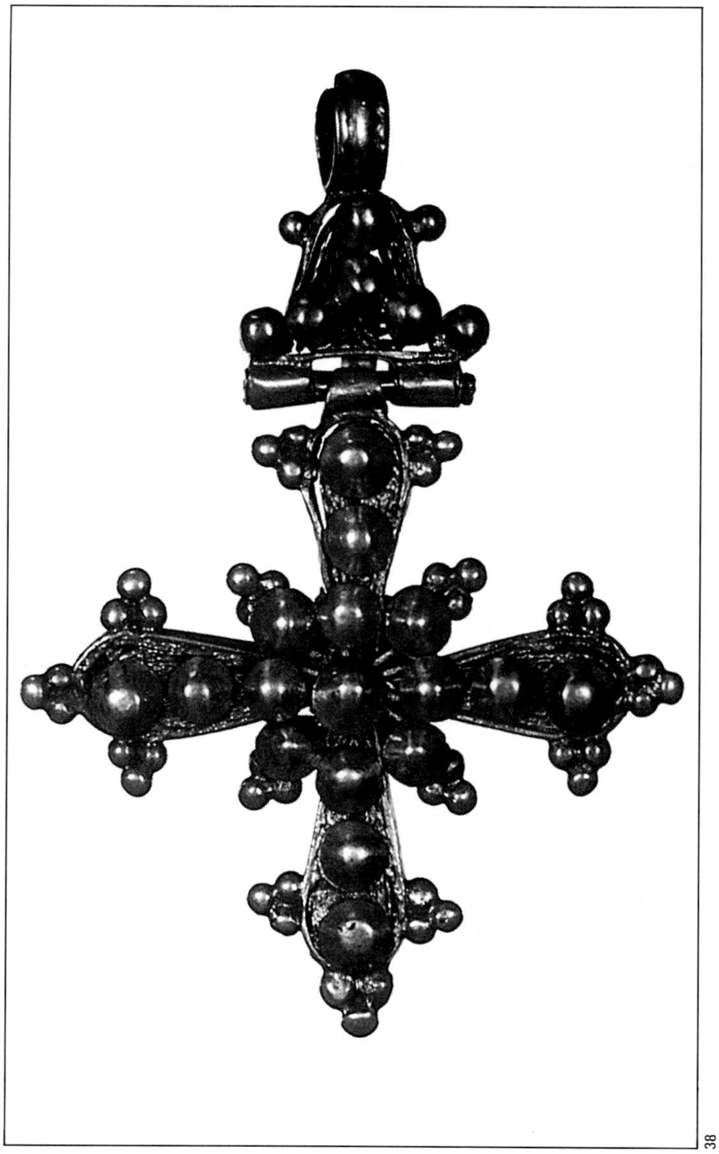

38

islamischer, persischer und wohl auch indischer. Gerade Indiens Einfluß auf Ostafrika hat eine sehr lange Tradition. Nach Inge Hoffmann (1975) gibt es recht deutliche Hinweise, daß indischer Einfluß in Nord-Ostafrika, und zumal im Königreich Meroë, bereits im Altertum nachweisbar ist. Chojnacki will auf einigen Bildern indische Beinkleider erkennen. Seit der Jesuitenzeit (nach der Schlacht am Tanasee 1543 bis zu König Fasilides 1632) wurde der indische Einfluß noch verstärkt, da die Jesuiten ihren Hauptsitz in Goa hatten (die Diözese Goa reichte damals von Madagaskar bis Japan) und von dort nach Äthiopien kamen.

2. Buchmalerei

Die Buchmalerei wurde in Äthiopien sicher stark durch die Christianisierung gefördert. Man übersetzte die Bibel und andere Schriften ins Ge'ez, und so entstand auch allmählich die Illuminierung der Pergament-Codices. Diese Kunstwerke waren vor allem Eigentum der Klöster, Kirchen, Priester und lesekundiger Adeliger.

Obwohl man von byzantinischen Vorlagen abhängig war, achtete man doch darauf, daß man positive Gestalten en face darstellte, negative im Profil, so daß man ihrem bösen Blick entging. Diese Regel, die Wilhelm Staude (1954) beschrieb, wurde im modernen Äthiopien dahingehend gehandhabt, daß man Ausländer im Profil und Äthiopier von vorne abbildete.

Die Themen lieferte der Text selbst. Vor allem die Bibel oder Teile daraus, etwa die Psalmen, lieferten Stoff für die Malereien. Es sind mehrere vollständig illuminierte Bibeln erhalten, die bis ins 14. Jahrhundert zurückgehen. Ostkirchliche Codices lieferten viele Vorlagen, obgleich man diese in Qualität kaum einmal erreichte.

Mit Abstand am häufigsten wird jedoch Maria dargestellt. Das Marienleben spielt hierbei eine große Rolle. Die Anordnung der Bilder folgte einer genau eingehaltenen Norm. Erst im 17. Jahrhundert wurde diese etwas gelockert, und nun brachte man die Bilder nicht mehr in Blöcken, sondern verteilte sie über den ganzen Text.

Dem Äthiopien-Spezialisten Jules Leroy fiel in einer illuminierten äthiopischen Bibel auf, daß ihre Bilder gewisse Ähnlichkeiten mit Albrecht Dürers Passion Christi

Anhängekreuz aus Silber

37 Sternkreuz mit applizierten Silberperlen.

Höhe: 7,6 cm, Breite: 4,6 cm
Haus Völker und Kulturen

Anhängekreuz aus Silber

38 Gedrehter Silberdraht bildet die Grundlage des Kreuzes. Darauf sind zahlreiche Silberperlen gesetzt.

Höhe: 6,6 cm, Breite: 4,6 cm
Haus Völker und Kulturen

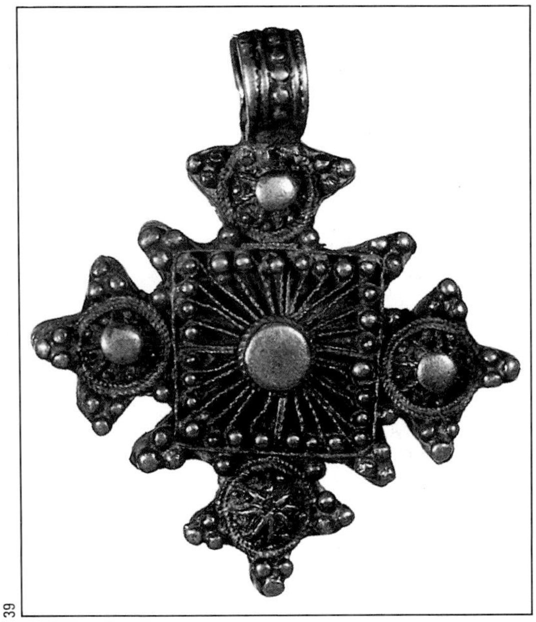
39

Anhängekreuz aus Silber

39 ***Gleichschenkliges Kreuz mit starker Betonung des Quadrats im Zentrum.***

Höhe: 4 cm, Breite: 3,5 cm
Haus Völker und Kulturen

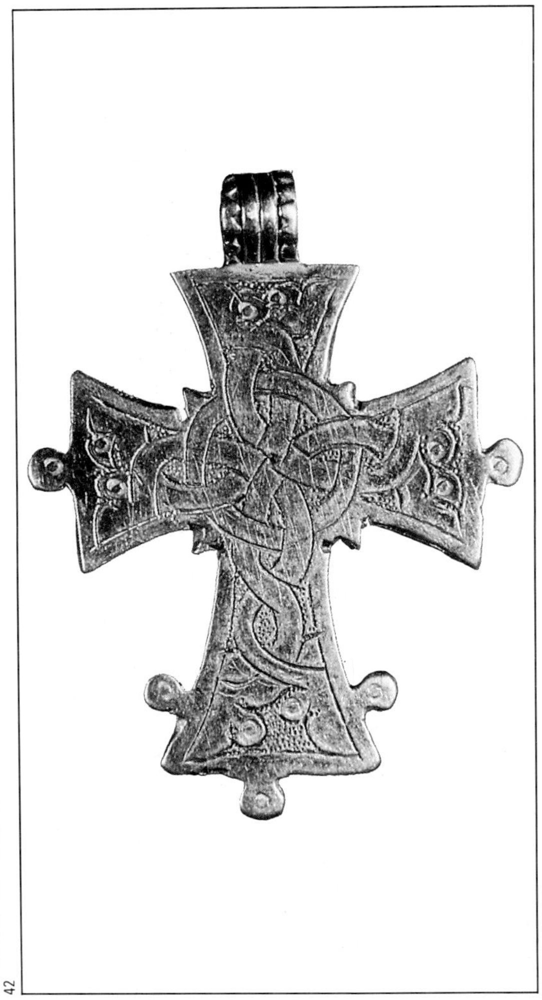
42

Anhängekreuz aus Silber

42 ***Lateinisches Zackenkreuz mit geschweiften Armen. 20. Jahrhundert.***

Höhe: 6,5 cm, Breite: 4 cm
Haus Völker und Kulturen

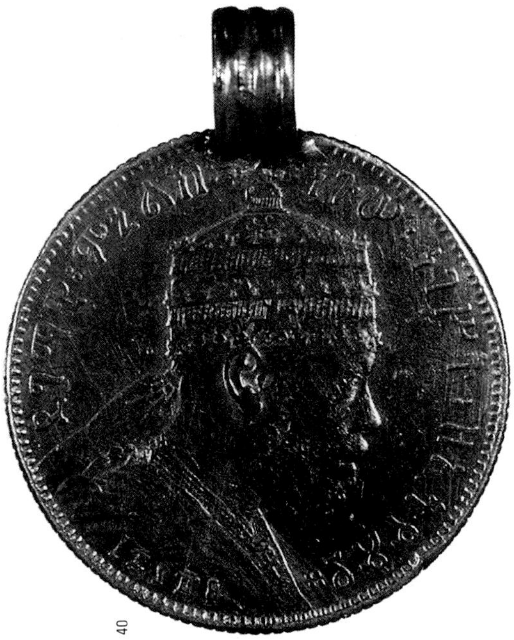
40

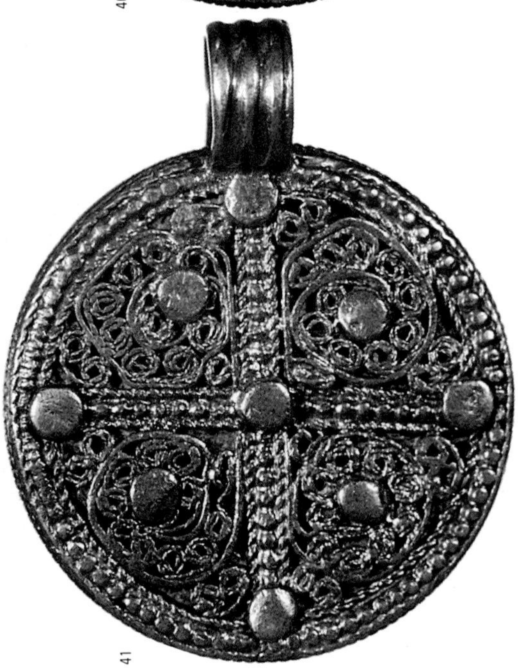
41

Anhängekreuz aus Silber

40+41 ***Einseitig mit Applikationen verzierter Menelik-Taler.***

Höhe: 3,8 cm, Breite: 3,5 cm
Haus Völker und Kulturen

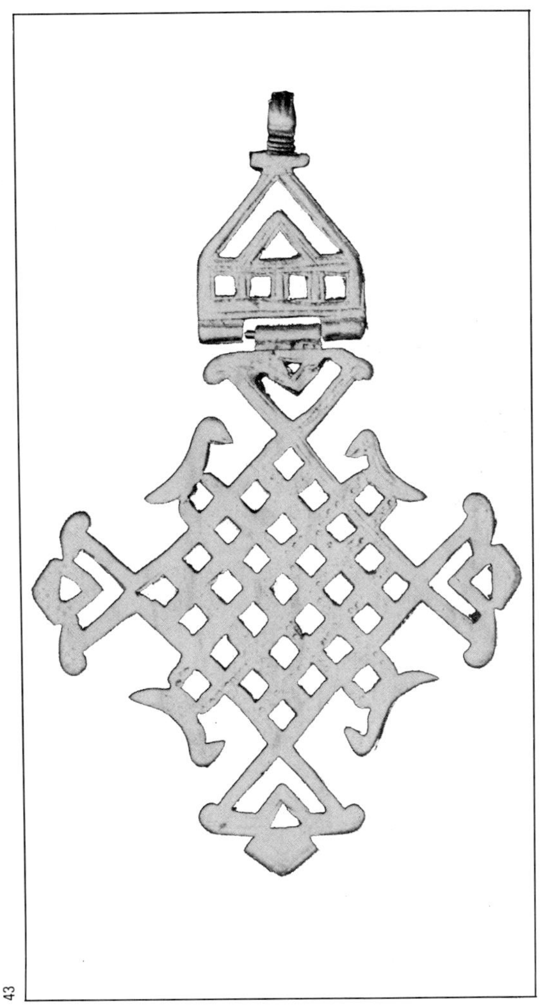
43

Anhänger aus Silber

43 ***Der rhombenförmige Anhänger wird wie ein Kreuz getragen, wenn auch nirgendwo eines aufscheint. Vögel sind ein häufiger Schmuck von Kreuzen, und zwar besonders von Handkreuzen, siehe Abb. 29.***

Höhe: 12 cm, Breite: 7,5 cm
Haus Völker und Kulturen

haben (1961). Aber man hat Dürer nicht direkt kopiert, sondern über das „Evangelium Arabicum", das 1591 in Rom erschienen war. R. Tempesta hatte für dieses Werk Dürers Passion gestochen und natürlich italienisiert, von dem dann einige Exemplare nach Äthiopien gelangten und als Vorlage dienten. Obwohl der äthiopische Maler Dürers Bilder wiederum äthiopisierte, sind Dürers Vorlagen noch deutlich spürbar. – Übrigens sind solche Umzeichnungen von klassischen europäischen Werken in der Missionsgeschichte recht häufig. Man kennt sie aus verschiedenen Perioden Chinas, Zentralasiens, Nordindiens, Lateinamerikas ... Sie sind immer ein Zeichen einer offenen und weitsichtigen Missionsmethode. In den Zeiten des Hochkolonialismus hat man meistens nicht mehr europäische Bilder umzeichnen lassen, sondern hat sie einfach so, wie sie waren, in China, Indien etc. abgedruckt.

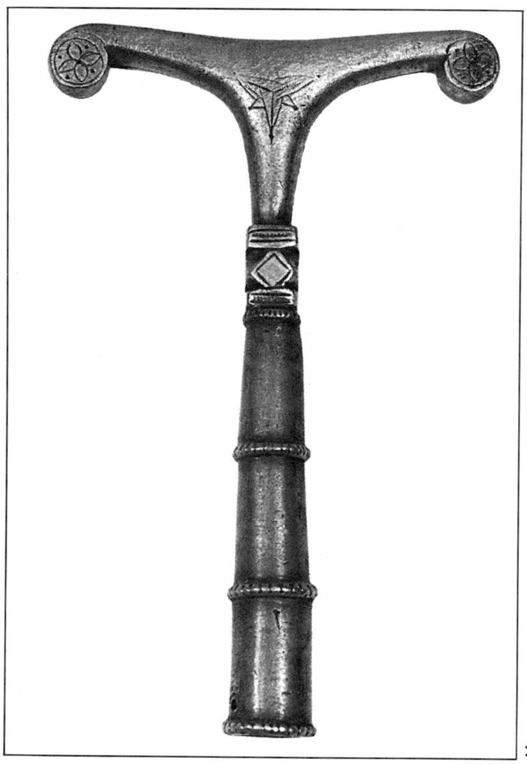

44

Gebetsstock, Oberteil aus Eisen

44 ***Einfache Priester tragen diese Stäbe, bisweilen auch ein Sistrum, eine Art Rassel. Siehe Abb. 45 und 46.***

Höhe: 16,5 cm, Breite: 10,3 cm
Haus Völker und Kulturen

Sistrum aus Messing

45 ***Die Priester schlagen mit dem Sistrum den Takt für ihre tanzenden Bewegungen. (Siehe Abb. 46).***

Höhe: 22,5 cm, Breite: 8 cm
Haus Völker und Kulturen

3. Gebets- und Zauberrollen

Die Gebets- und Zauberrollen werden von den Debteras nach alten Vorlagen angefertigt. Dies geschieht immer als Auftragsarbeit: Männer wie Frauen lassen sich eine Zauberrolle herstellen, die als Amulett und zum Schutz gegen bestimmte Gefahren getragen wird.

Ausgangsmaterial ist Pergament, das bis heute aus Ziegen- und Schafshaut hergestellt wird. Die schreibkundigen Debteras stellen auch heute noch ihr Pergament selber her.

Für den äthiopischen Laien sind diese Zauberrollen geheimnisumwittert, denn er konnte weder lesen noch schreiben; die alte Kirchensprache Ge'ez verstand er nicht. Hier war nun ein Stück Pergament mit jenen Zauberzeichen versehen, die ein Debtera (der immer ein wenig gefürchtet war) in Schrift und Bild aufgetragen hatte. Der Text – erst in neuester Zeit auch in amharischer Sprache – ist auch für Spezialisten nicht leicht zu entziffern, da er häufig verzerrt wird und eine geheime Botschaft übermittelt.

Wir können (nach Otto A. Jäger 1966) unterscheiden zwischen Gebetsrollen mit religiösem Text, die den Besitzer dem Schutz Gottes und der Heiligen empfehlen, und den eigentlichen Zauberrollen, deren Texte das persönliche Anliegen des Auftraggebers betreffen. Ein gewisses Schema wird durchweg eingehalten: Die Pergamentrolle weist zu Anfang in einem archaisierenden Stil figürliche Darstellungen auf – Erzengel, seltener auch die Madonna mit dem Chri-

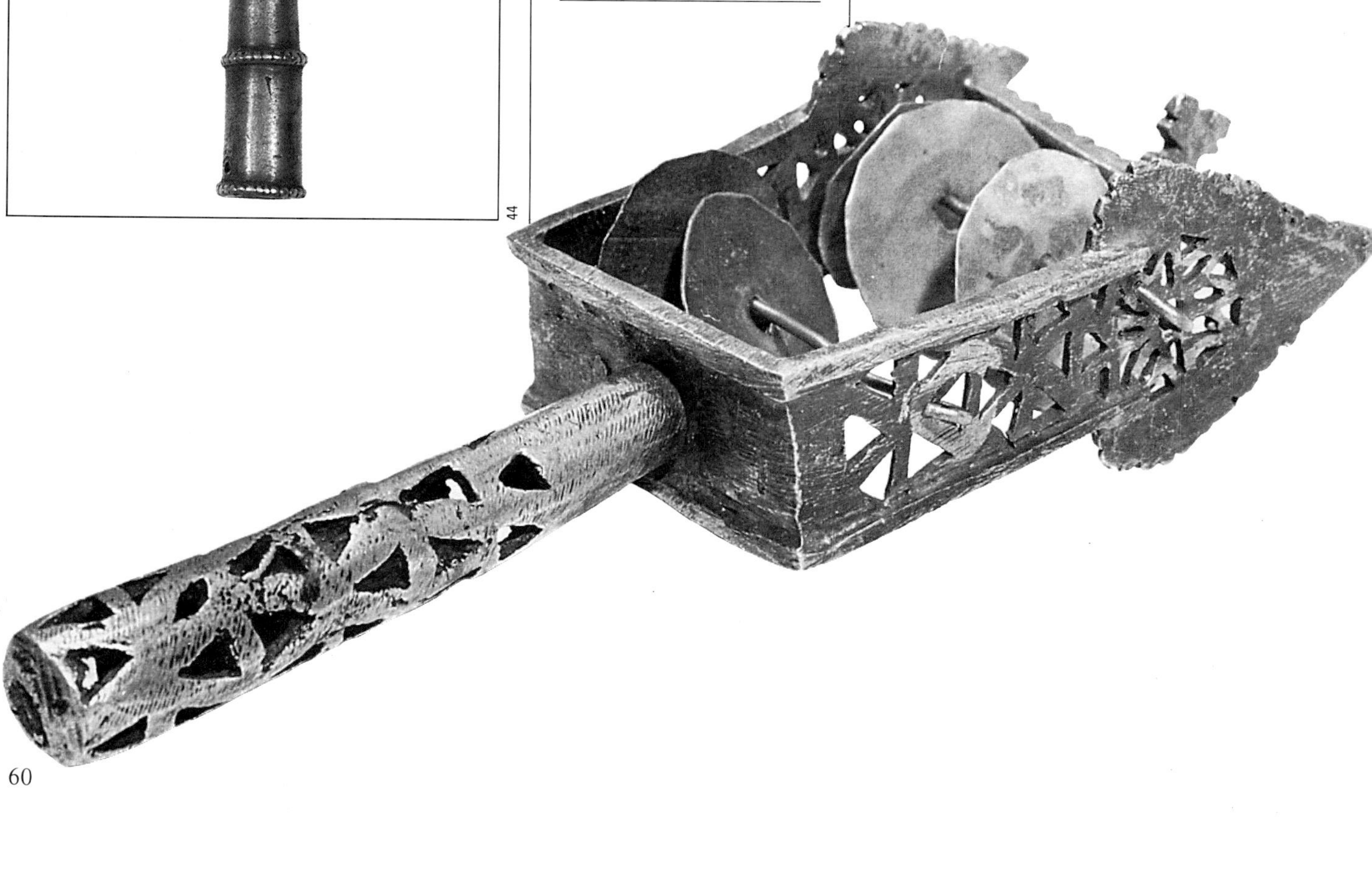

45

stuskind; dann folgt der Text, häufig beginnend „Im Namen Gottes des Vaters ...“; weitere figürliche Darstellungen befinden sich in der Mitte und nochmals am Ende der Zauberrolle. Hier sind oft – und zwar sowohl in Gebets- wie in Zauberrollen – magische Zeichen angebracht: Oktogon, Pentagon oder Hexagon, kreuzförmig übereinandergelegte Haspeln; im mittleren Quadrat solcher Zeichen ist oft ein Gesicht dargestellt oder auch nur ein einziges Auge, die Spitzen laufen aus in ösenartigen Schlingen oder Vogelfiguren. Gelegentlich kommen Priesterkreuze vor, an denen sich der Gläubige festhält. Auch Teufel in verschiedensten Formen werden dargestellt. Schließlich gibt es Schlangensymbole, Ringe und Spiralen.
Die magischen Zeichen sollen zurückgehen auf das Siegel des Ringes, den König Salomo der Königin von Saba geschenkt haben soll und der auf den ersten legendären Kaiser Äthiopiens, Menelik I., übergegangen sein soll. Die Volkslegende – nicht nur in Äthiopien – weiß, daß Salomo böse Geister mit seinem Siegel bannen konnte; so sollen auch diese magischen Zeichen als Abbild des Siegels Salomos böse Einflüsse fernhalten und gute an sich ziehen.
Es fällt auf, daß bei allen Gebets- und Zauberrollen, auch jenen des 20. Jahrhunderts, strenger Malstil eingehalten wird, der an Buchmalereien vor dem 15. Jahrhundert (d. h. vor Beginn des italienisch-portugiesischen Einflusses) erinnert, während zu gleicher Zeit Ikonen, Buchmalereien und – heute – die westliche Volksmalerei in einem völlig anderen und wesentlich naturalistischeren Stil geschaffen werden.

4. Ikonen

Wie die Wandmalereien in den Kirchen, so hatten auch die großen Holzikonen die Funktion, den Kirchenraum zu schmücken. Sie waren nicht dazu bestimmt, das Interesse der Gläubigen auf sich zu lenken, denn viele Kirchen sind fast fensterlos, und die Ausschmückung durch Gemälde, etwa in

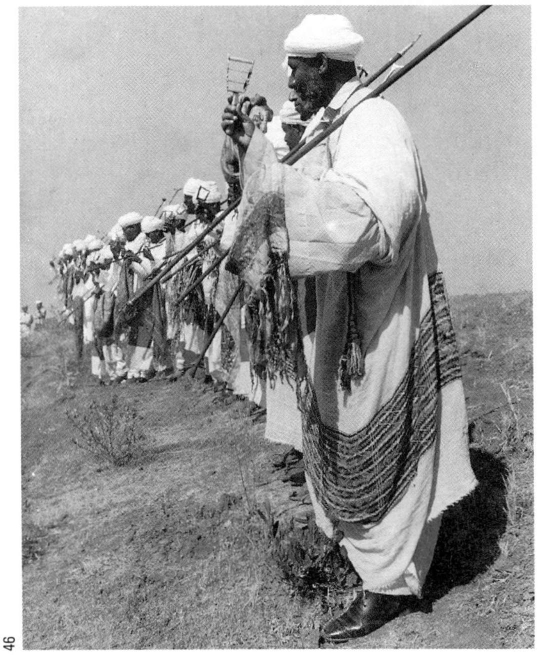

46

46 ***Einfache Priester, dabteras, mit Stab und Sistrum. (Sie können keine Messe lesen, sind aber des Schreibens kundig.)***

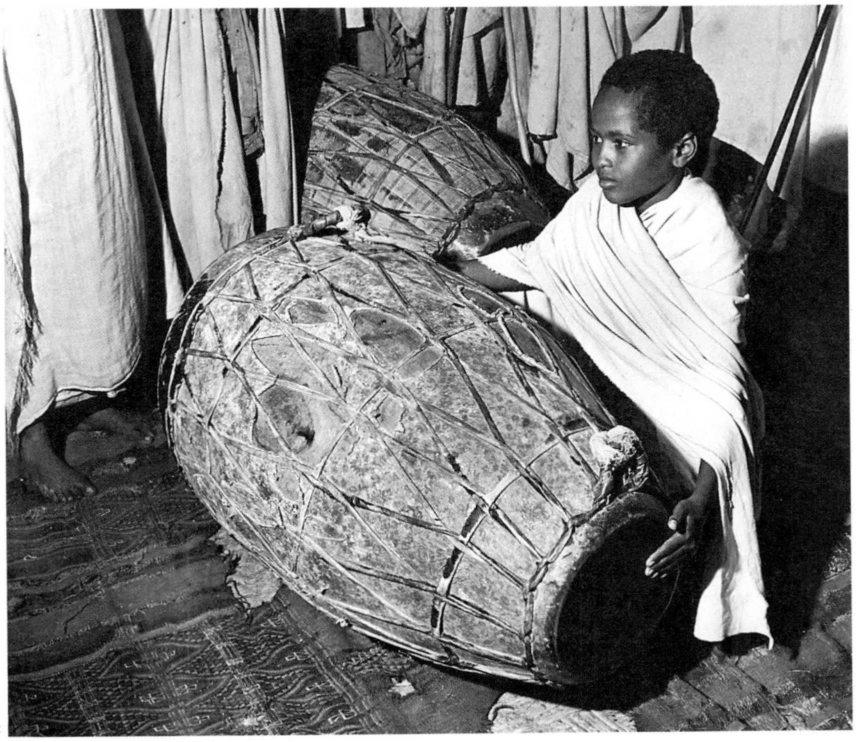

47

47 ***Große Kirchentrommel, kebera, bei ... m Gottesdienst in ... dar.***

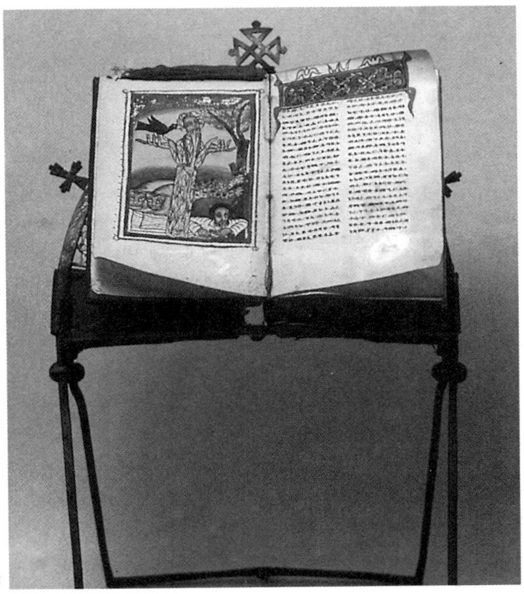

48

...chständer ...s Eisen

Über das Eisenge- ...ll ist Leder gespannt.

...ne: 70 cm, Breite: 35 cm
...s Völker und Kulturen

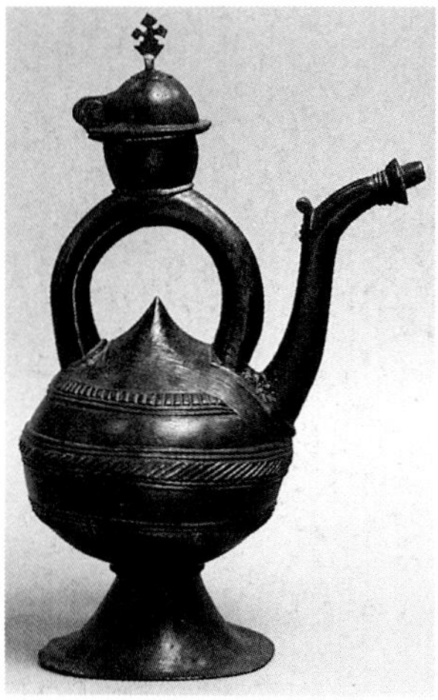

49

Wasserkanne aus Bronze

49 ***Kanne für liturgischen Gebrauch; wahrscheinlich 17.–18. Jahrhundert.***

Höhe: 32 cm, Breite: 14,5 cm
Haus Völker und Kulturen

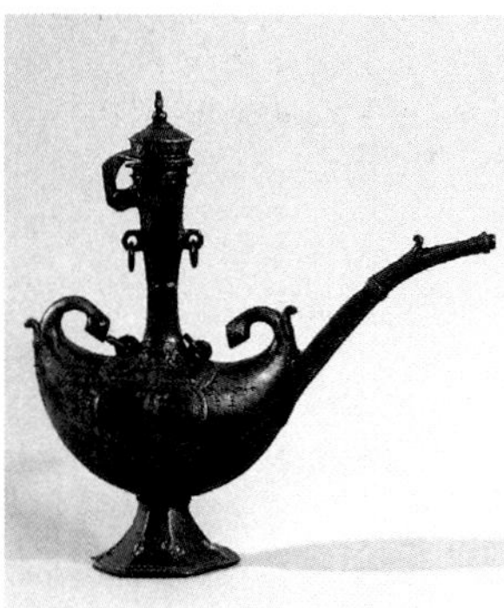

50

Wasserkanne aus Bronze

50 ***Kanne für liturgischen Gebrauch. Etwa 17. oder 18. Jahrhundert.***

Höhe: 34 cm, Breite: 12 cm, Länge: 34 cm
Haus Völker und Kulturen

Ende des 17. Jahrhunderts wird eine Säge dazu verwendet. Deckel und Ränder einer Ikone wurden häufig reich mit Schnitzwerk in einer Art Kerbschnitt-Technik versehen. Dabei ist es immer wieder das Kreuz in seinen verschiedenen Formen, das dargestellt wird. Hin und wieder bemalte man die Außenseiten der Ikonen auch mit ein oder zwei Kreuzen.

Bei Wandmalereien auf Lehm, Stein oder Holz und eben auch bei den Ikonen wurde die Fläche zunächst weiß grundiert und darüber wurden die Farben direkt aufgetragen. Man klebte auch ein Stück Leinwand über die Fläche und bemalte diese dann – eine Technik, die angeblich erst in portugiesischer Zeit, d. h. nicht vor dem 16. Jahrhundert, aufgekommen sein soll.

Naturfarben wurden aus Mineralien, Holzkohle und organischen Stoffen hergestellt. Gold verwendete man fast nie. Als Bindemittel dienten organische Materialien. Im 20. Jahrhundert traten dann auch Anilinfarben auf, doch ist die Herstellung von Naturfarben auch heute noch bekannt.

Die Ikonenmalerei behandelt ausschließlich religiöse Themen, aber die sind natürlich viel weniger zahlreich als bei der Buchmalerei. Stereotype Themen sind: Maria mit dem Kind, Kreuzigung, Höllenfahrt. Erzengel und der hl. Georg.

Ferner werden dargestellt die Heiligen Tekle Haymanot – er wird häufig mit Flügeln und einem abgefallenen Bein dargestellt – Eustachios oder Ewostatewos und – besonders seit dem 17. Jahrhundert – auch Gebre Menfas Qeddus (= Diener des Heiligen Geistes). Letzterer ist an seinem Gewand aus Tierhaar, das durch kurze schwarze Striche auf weißem Grund verdeutlicht wird, den betend erhobenen Händen und den Löwen, die ihn umgeben, zu erkennen. Manchmal ist neben seinen Augen noch ein Vogel gezeichnet, der der Legende nach das Augenwasser des in der Wüste lebenden Heiligen trinken durfte. Gebre Menfas Qeddus wurde zu einer sehr interessanten Gestalt der äthiopischen Heiligenlegenden. Es handelt sich um einen Eremiten, der angeblich aus Ägypten gekommen sein soll und jahrelang auf dem Zequala, dem Heiligen Berg Äthiopiens, in der Nähe von Addis Abeba lebte.

Wir würden erwarten, daß das heilsgeschichtlich wichtigste Thema auch den prominentesten Platz auf der Ikone erhielte, doch dem ist meist nicht so. Der Maler gruppiert die Themen nach seiner Anschauung. Sehr oft wird Maria im Mittelteil groß dargestellt. Auch die Heiligste Dreifaltigkeit wird gerne im Mittelteil untergebracht. Kreuzigung, Höllenfahrt Christi und Heiligendarstellungen werden gerne auf den Seitenflügeln gezeigt. Maria wird fast immer von Engeln flankiert, meist von den Erzengeln Michael und Gabriel. Die Trinität wird immer durch drei alte Männer dargestellt. Ein häufiges Motiv für den Mittelteil ist auch das Brustbild des dornengekrönten Christus mit segnend erhobenen Händen, eine Darstellung, die in Äthiopien *Kuerata Re'esu* genannt wird. Diese Darstellung des *Kuerata Re'esu* oder *Gesù Percosso* ist für die Entwicklung der äthiopischen Ikonenmalerei von Interesse, weil sich an ihr, ähnlich wie bei der Madonna von Santa Maria Maggiore in Rom, die Übernahme von einer nichtäthiopischen Vorlage verfolgen läßt.

Das Vorbild für die Darstellung des *Gesù Percosso* war ein Gemälde, das nach E. Cerulli (1947) entweder aus der flämischen Schule um Adriaan Ysenbrant von Brügge stammt oder von einem portugiesischen Maler aus der Schule um Gregorio Lopes (um 1530) geschaffen wurde, jedoch einen bestimmten Einfluß der flämischen Schule um Matsys und Bouts erkennen läßt. Auch ein katalanischer Maler des 16. Jahrhunderts, Bartolomé Bermejo, wird als Meister genannt. Die Diskussion darüber dürfte noch lange nicht abgeschlossen sein.

Das Original wurde wahrscheinlich als besonders kostbares Geschenk dem Kaiser von Äthiopien überreicht, denn es befand sich jahrhundertelang im Besitz des Herrschers. Man schrieb diesem Gemälde in Äthiopien besondere Kräfte zu. Es hatte den Kaiser in allen Gefahren, auch im Krieg, zu schützen in der Art eines Amuletts, das der einfache Mann mit sich trug. Von Iyasu II. (1730–1755) wird berichtet, daß im Verlauf eines verlustreichen Feldzuges das Gemälde dem Feind in die Hände fiel und dann für eine ungeheure Summe wieder ausgelöst werden mußte. Zuletzt war es im Besitz des unglücklichen Kaisers Theodoros. Als die britische Strafexpedition 1868 Theodoros' Hauptstadt Maqdala eroberte und der Kaiser sich durch einen Schuß in den Mund tötete, gelangte das Gemälde schließlich in Privatbesitz nach London.

Dieses Bild Christi ist häufig kopiert worden, ebenso die Kopien selbst. Der äthiopische Kopist hielt sich nicht streng an die Vorlage, zumal er zahlreiche Details der Kleidung oder Gewandfalten nicht verstand. Legenden und andere Darstellungen des gemarterten Christus flossen in die neuen Kopien ein. Die Kopisten schufen nach den fremden Vorlagen oftmals völlig neue Darstellungen. Erhalten blieb jedoch immer das Brustbild Christi mit den segnend erhobenen Händen. Es erfolgten auch Umdeutungen: Schatten auf der Haut des Halses wurden als Ströme von Blut gedeutet, die Strahlen des Heiligenscheins als Nägel, die von zwei römischen Soldaten in türkischer Tracht und mit strengem Profil in das Haupt

Christi eingeschlagen werden. Der Heiligenschein wurde den Stilmerkmalen der jeweiligen Epoche entsprechend abgewandelt und die Gewandfalten in rein dekorative Striche aufgelöst.

Dieser Einfluß der Europäer begann spätestens ab dem 15. Jahrhundert. Aus dieser Zeit sind auch die ersten äthiopischen Ikonen bekannt. W. Raunig sagt hierzu (1975: 166–167): „Dabei ist nicht zu übersehen, daß sogar europäische Künstler im Lande selbst tätig waren. Die Namen der beiden Italiener *Nicolò Brancaleone* und *Gregorio Bicini* sowie des Portugiesen *Lazaro de Andrade* sind uns überliefert. Dieser Einfluß dürfte in mindestens zwei Schüben erfolgt sein, und zwar im 15. Jahrhundert sowie im 16./17. Jahrhundert. Wie sehr aber das mittelalterliche Erbe in der äthiopischen Malerei der späteren Zeit weiterlebte, das betont *Chojnacki,* wenn er von den Künstlern der bedeutenden Gondarperiode ... sagt: ‚Sie sind nicht daran interessiert, ihre Umwelt zu beobachten und in ihren Bildern darzustellen. Sie sind ganz und gar uninteressiert an der Schönheit der Natur. Nichtsdestoweniger sollte vermerkt werden, daß in den Malereien der Gondariner Epoche mehr Tiere und Pflanzen abgebildet wurden als vorher und manches davon, z. B. Bäume, sehr elaboriert ist. Tier und Pflanze wurden aber immer abstrakt dargestellt, niemals als eine bestimmte Spezies. Die menschliche Anatomie wurde wie früher vollkommen vernachlässigt. Ähnlich gab es kein wirkliches Verständnis für Proportion und Perspektive. Der Hintergrund war unverändert flach, obgleich bisweilen mehr als eine Farbe verwendet wurde, um ihn auszufüllen. Folglich schwebten Personen und Objekte des Gemäldes im Raum. Der Künstler war hauptsächlich damit beschäftigt, die einfache Geschichte festzuhalten, mit ihrer Ausgestaltung war er sehr zurückhaltend. Eine Folge davon ist, daß es bisweilen schwierig ist zu erraten, wovon die Geschichte handelt. Diese Schwierigkeit wird durch erklärende Inschriften auf den Gemälden behoben; dies war ebenfalls die Praxis im Mittelalter' " (1964:7).

Die am häufigsten dargestellte Figur wird jedoch in der Gondariner Epoche die Madonna von Santa Maria Maggiore. Sie soll der Legende nach vom Evangelisten Lukas stammen. Aus Pietätsgründen durfte das Bild auf päpstliche Anweisung niemals kopiert werden. 1568 gab aber Papst Pius V. dem Jesuitengeneral Franz Borgia die Erlaubnis, das Bild kopieren zu lassen. Wir wissen, daß die Jesuitenmissionare einige europäische Bilder ins Reisegepäck mitbekamen, damit sie ihre Katechese veranschaulichen konnten. Das Madonnenbild gehörte mit dazu. Innerhalb weniger Jahrzehnte taucht es in China (Anfang 17. Jahrhundert), beim Mogulkaiser Jahangahir, in Zentralasien und auch in Äthiopien auf. Meist ließen es die Jesuiten an Ort und Stelle von einheimischen Künstlern umzeichnen, damit die Neuchristen es leichter verstünden (man lebte ja im Zeitalter der Anpassung und noch vor Ausbruch des Ritenstreites).

Bei all den Umzeichnungen von China bis Äthiopien fällt aber auf, daß an der rechten Hand Mariens der Daumen fehlt, auf dem Original ist er aber deutlich zu sehen. Man muß daraus schließen, daß die von Franz Borgia angefertigte Kopie bereits den Daumen unterschlagen hatte, oder aber daß er kaum noch als solcher erkennbar war. Ferner, daß alle Umzeichnungen von China bis Äthiopien auf diese eine Kopie zurückgehen. In Äthiopien gleicht man den fehlenden Daumen bisweilen dadurch aus, daß man der Madonna fünf Finger (ohne Daumen) macht, meist jedoch hat die Madonna an ihrer rechten Hand nur vier Finger. So auch in China bei der von Berthold Laufer entdeckten Madonna (Thiel 1980: 35–36).

Walter Raunig weiß zu diesem Thema noch zu berichten: „Bei *Paëz* findet sich übrigens für das Jahr 1624/25 ein Hinweis auf eine äthiopische Kopie des Bildes ‚di nostra Signorina dipinta da S. Luca' (1628: 60). Dieses römische Tafelbild, das neben anderen also dem heiligen Lukas, als dem ersten Ikonenmaler, zugeschrieben wurde, beeinflußte die Darstellung der Mutter Gottes mit dem Jesuskind auf das nachhaltigste. Es wurde durch vier Jahrhunderte hindurch – und es wird noch heute – in dem für die äthiopische Malerei charakteristisch starken Traditionsbewußtsein unzählige Male auf Wand- und Tafelbildern, als Buchillustration, auf Kreuz- und kleinen Umhänge-Ikonen ..., ja selbst auf Hand- und Prozessions-(Vortrags-)Kreuzen in Holz geschnitzt oder in Metall graviert oft bis auf Einzelheiten genau wiedergegeben" (1975: 168).

Raunig zitiert dann Joseph Wilpert, wo dieser über die drei ausgestreckten und zwei eingebogenen Finger nachdenkt: „... ein Motiv, das die Ikone mit Madernas berühmter Statue der hl. Cäcilia teilt. Wollte der Maler dadurch die gleiche Idee ausdrücken wie die, welche man Maderna zuschreibt, nämlich das Bekenntnis der drei göttlichen Personen und der zwei Naturen in Christus"? (Wilpert, II: 1136).

Mir scheint diese Idee hineininterpretiert und ohne Beweiskraft, denn zahlreich sind die Ikonen und Bilder, auf denen Maria an der rechten Hand nur vier Finger hat: so in China auf den Mogulminiaturen und in Äthiopien. Wahrscheinlich liegt hier, wie bereits erwähnt, schlicht und einfach ein Fehler des ersten Kopisten vor.

51

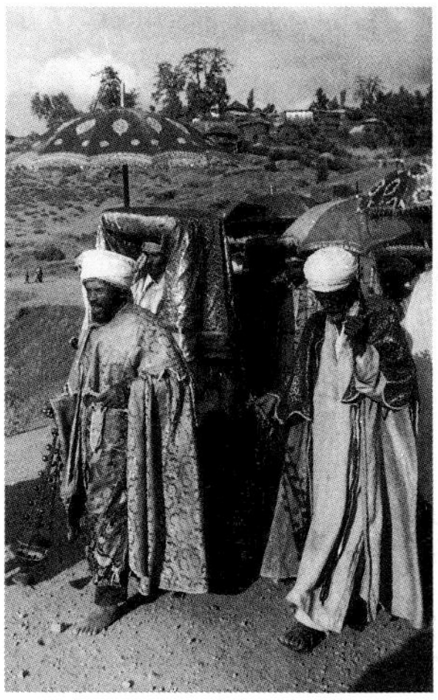

51 ***Priester bei der Prozession. Die beiden vorderen Priester schwingen Weihrauchfässer. Der Priester links dahinter trägt die Altartafeln, tabot genannt, in Brokat eingehüllt, auf dem Kopfe. Die Altartafel ist das Allerheiligste, denn nur sie wird konsekriert, nicht aber die Kirche. Sie ist eine Art „altare portatile".***

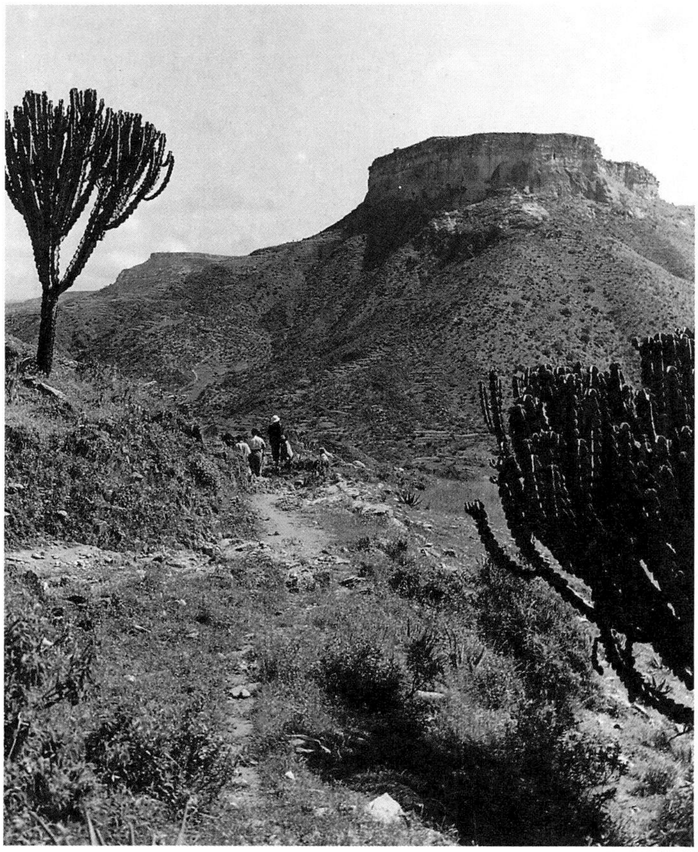

52

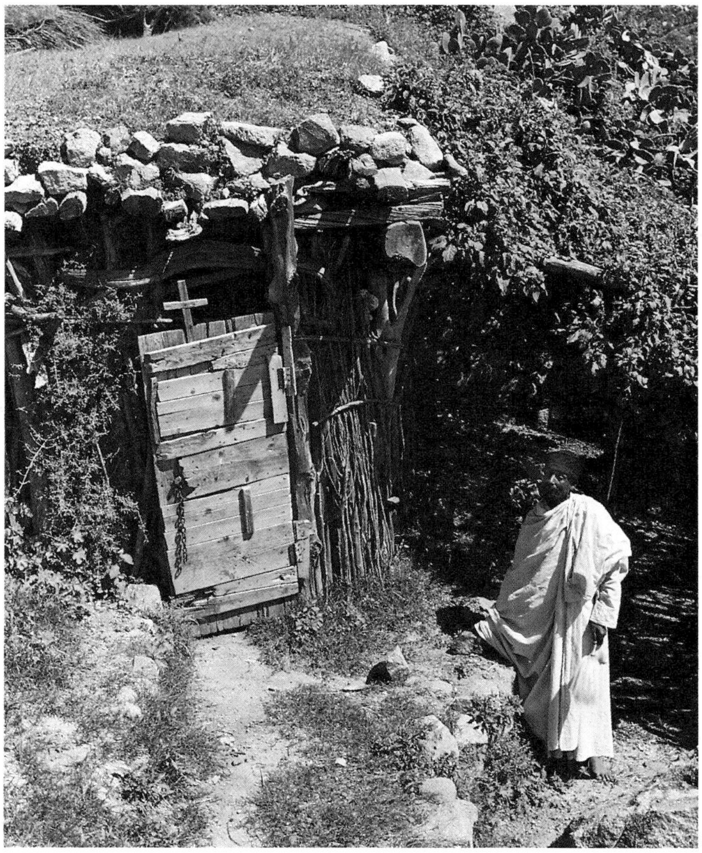

53

Der Mönchsberg Debre Dammo

52 ***Im Norden, in der Provinz Tigre gelegen. Hier leben ausschließlich Mönche. Im äthiopischen Mönchtum haben sich gewisse Traditionen des thebaischen Mönchtums aus dem christlichen Oberägypten fortgesetzt und erhalten.***

53 ***Einsiedlermönch vor seiner Zelle auf dem Mönchsberg Debre Dammo.***

54 ***Monolithische Felsenkirche aus Lalibela.***

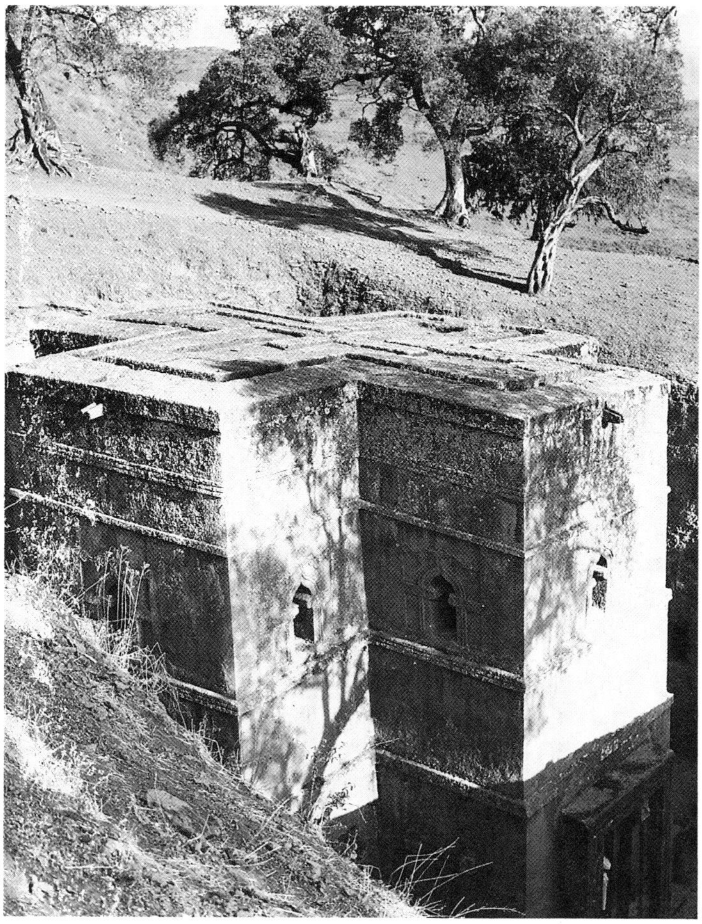

54

55

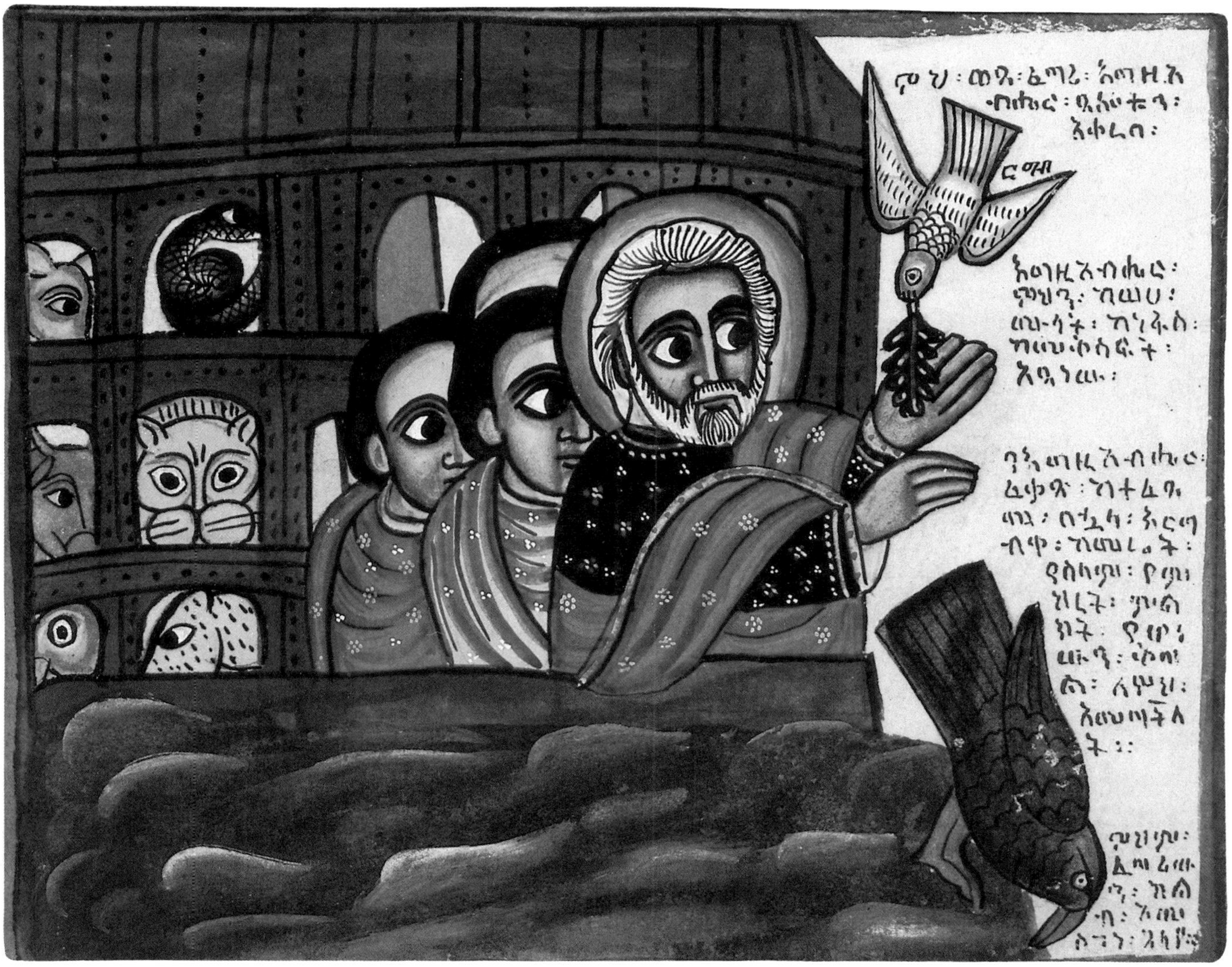

56

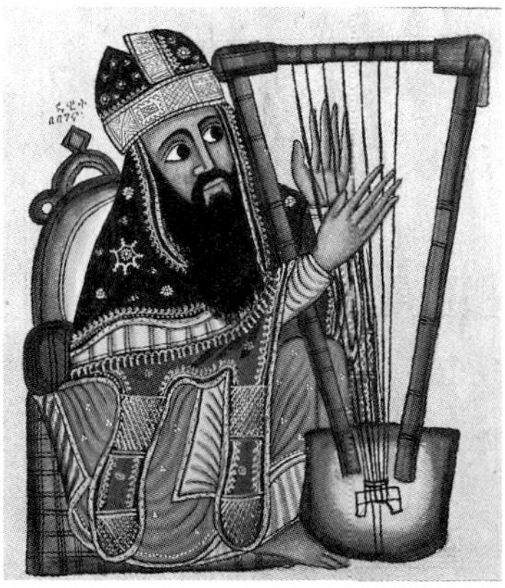

Noah und die Taube mit dem Ölzweig

55 ***Volksmalerei auf Pergament aus den 70er Jahren unseres Jahrhunderts.***

Höhe: 18,5 cm, Breite: 23,5 cm
Haus Völker und Kulturen

König David spielt auf der baganna

56 ***Volksmalerei auf Pergament aus den 70er Jahren unseres Jahrhunderts.***

Höhe: 27,8 m, Breite: 25 cm
Haus Völker und Kulturen

57

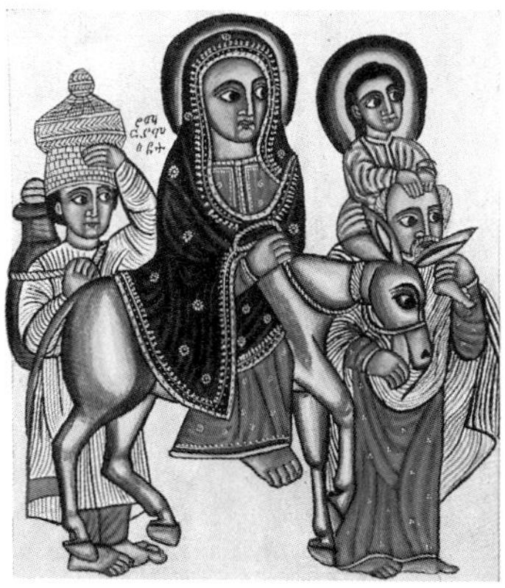

Flucht nach Ägypten

57 ***Volksmalerei auf Pergament aus den 70er Jahren unseres Jahrhunderts. Typisch äthiopisch ist der jugendliche Diener (oft ein Verwandter), der den Mundvorrat trägt. Er ist auch öfter auf Ikonen zu sehen.***

Höhe: 30 cm, Breite: 26 cm
Haus Völker und Kulturen

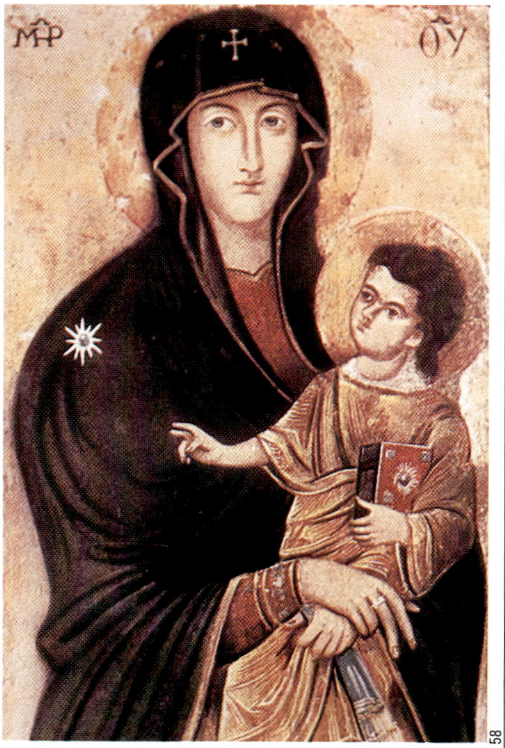

Gnadenbild von Santa Maria Maggiore, Rom

58 *Es diente vielen Madonnendarstellungen auf äthiopischen Ikonen als Vorbild, bisweilen wohl auch als Vorlage. Ein Vergleich zeigt, daß die äthiopischen Maler niemals ihre ausländischen Vorlagen sklavisch kopiert haben. Sie haben daraus immer äthiopische Bilder gemacht. Vgl. den Text S. 61*

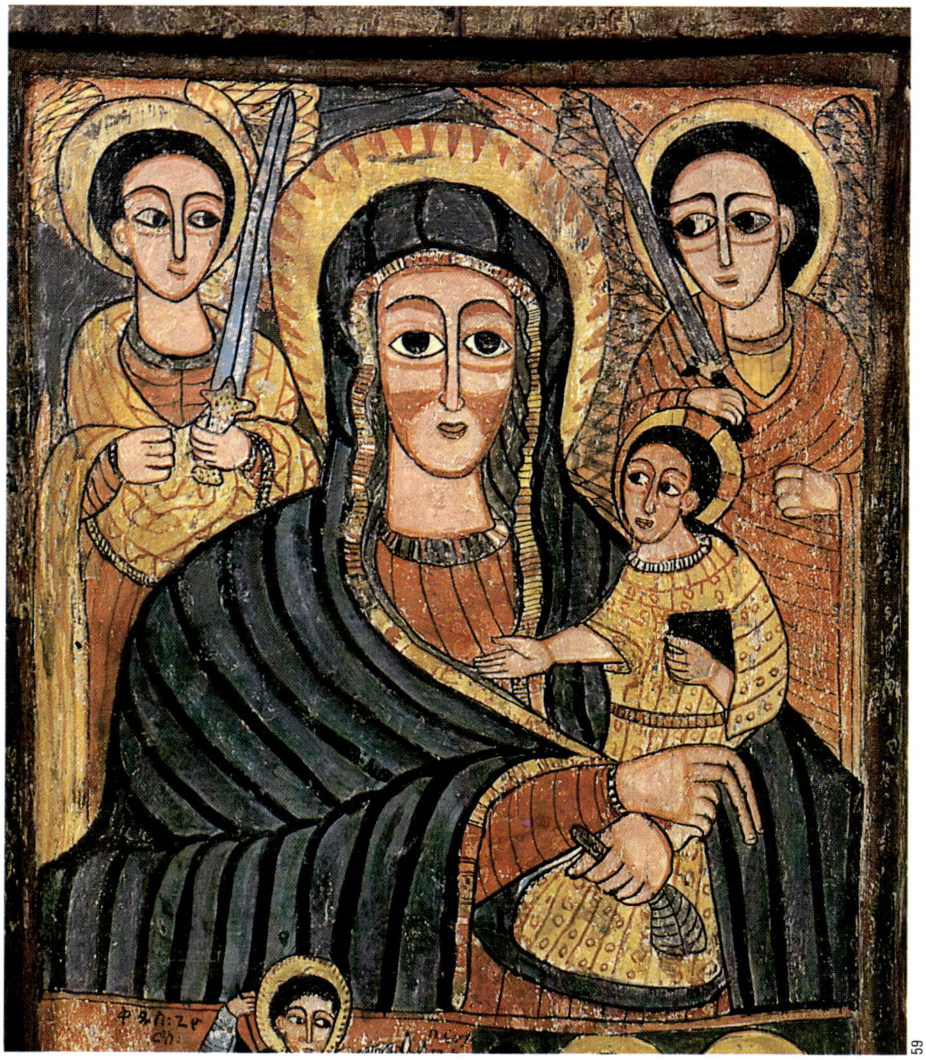

Äthiopische Madonna

59 *Ausschnitt aus Ikone Abb. 60. Das Vorbild des römischen Gnadenbildes ist deutlich spürbar. Wie bei allen alten Kopien (China und Mogulminiaturen eingeschlossen), fehlt an der rechten Hand der Madonna der Daumen, obwohl er auf dem Original deutlich zu sehen ist. Auf manchen Ikonen wird Maria mit vier, auf anderen wiederum, wie auch hier, mit fünf langen Fingern (also ohne Daumen) dargestellt. Verlängerte Finger bedeuten Vornehmheit, aber auch Segensfinger. Man beachte einmal, wie der Maler es versteht, Maria in den Mittelpunkt des Bildes zu rücken (man vergleiche hier auch die Gesamtikone Abb. 60). Die großen Augen Marias blicken direkt auf den Beschauer. Die Augen der beiden Engel aber und des Kindes sind auf Maria gerichtet. So drückt der Maler trotz schematischer und abgeklärter Darstellungsweise Bewegung auf ein Zentrum hin aus. – Ähnlich wichtig ist das Augenspiel auch bei anderen äthiopischen Ikonen. – Vornehme äthiopische Damen tragen ein Tuch, Napula genannt, in der Hand. So auch Maria.*

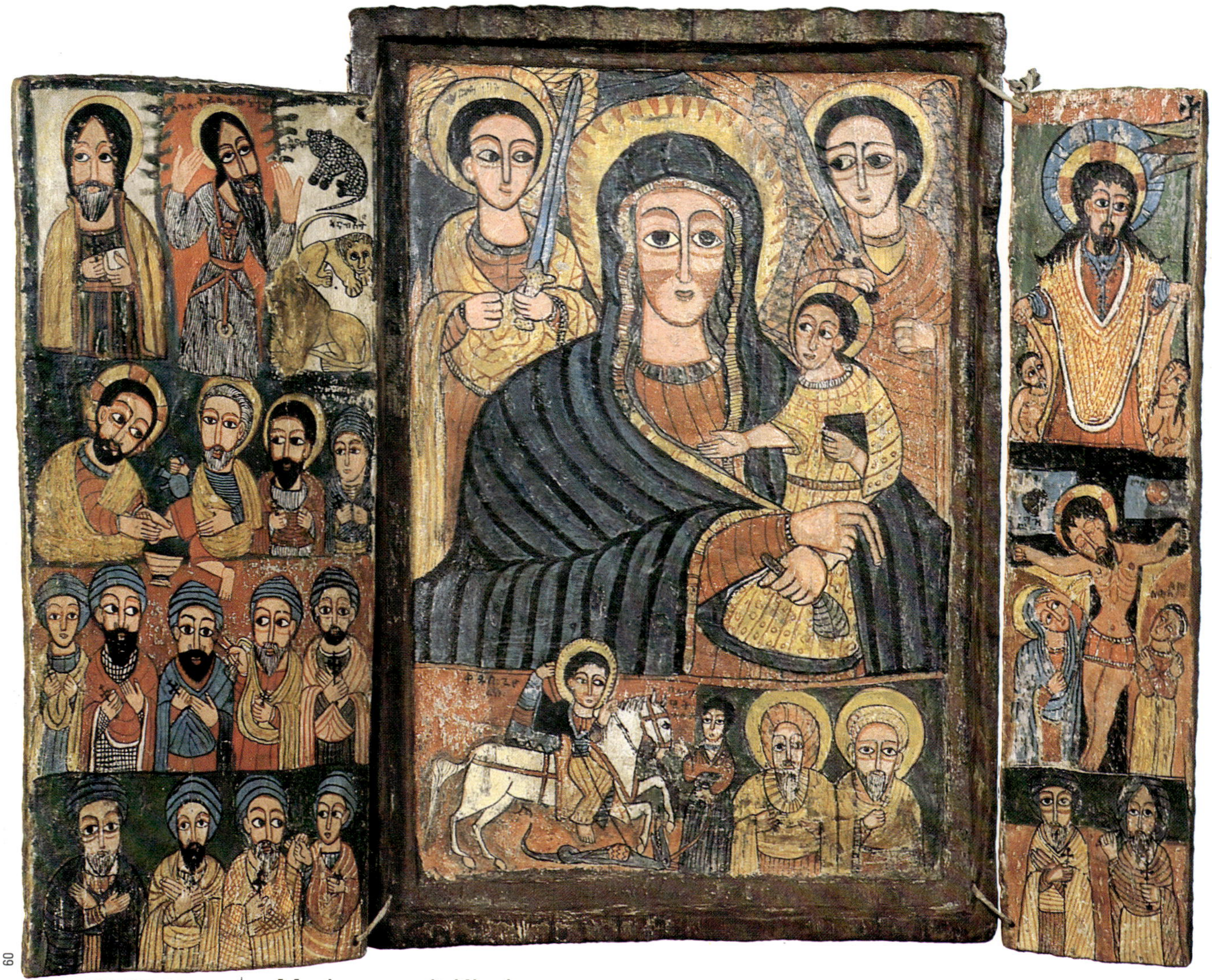

60

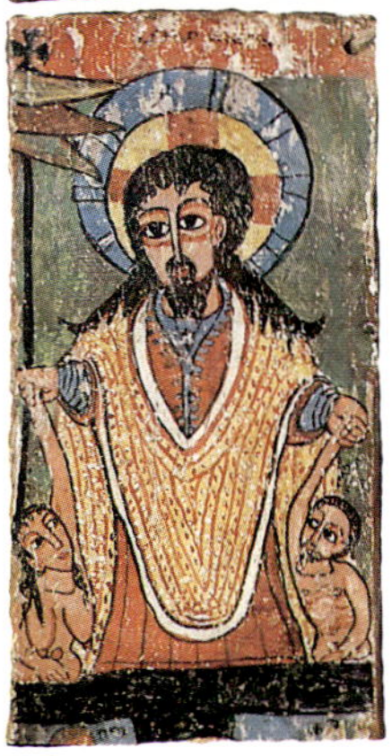

61

Der Auferstandene mit Adam und Eva

61 *Ausschnitt aus Nr. 60. Man beachte, wie die Augen des Stammelternpaares ganz auf Christus gerichtet sind, er aber schaut in die Ewigkeit oder blickt auf den Betrachter. Man darf nicht vergessen: Ikonen sind nicht einfach Bilder, sondern heilige Objekte, von denen Segen und Kraft ausgehen. So ist die Verbindung des Betrachters mit Christus wichtig.*

Madonna mit Kind, Triptychon

60 *Der Mittelteil der Ikone wird von der Madonna beherrscht (s. Abb. 59). Darunter der hl. Georg und andere Heilige. Auf dem linken Flügel oben sind die beiden äthiopischen Heiligen Tekle Haymanot (links) und Gebre Menfes Qeddus (rechts) abgebildet. Ersterer wird gerne mit Flügeln und einbeinig dargestellt (siehe Abb. 76), weil er jahrelang auf einem Bein gestanden haben soll, bis es ihm abfiel. Gebre Menfes soll als Eremit und Aszet auf dem Berge Zequala bei Addis Abeba mit den wilden Tieren gelebt haben. Er hat die Hände zum Gebet erhoben, trägt ein härenes Gewand und ist von wilden Tieren, vornehmlich Löwen, umgeben (siehe Ausschnittvergrößerung Nr. 62). Darunter Jesus, wie er seinen Jüngern die Füße wäscht. Jesus und die beiden ersten Apostel haben Heiligenscheine. Der erste Apostel hat helles Haar, ist es Petrus? Er scheint aber auch den Geldbeutel (es könnte aber auch etwas anderes sein) zu tragen. Auch der zweite Apostel trägt etwas in der Hand, es ist aber unkenntlich. Alle übrigen Apostel halten ein Kreuz in der Hand und tragen einen Turban. Auf dem rechten Flügel ist Christus zu sehen, die Siegesfahne des Auferstandenen mit sich führend, wie er Adam und Eva aus der Vorhölle holt (siehe Ausschnittvergrößerung Nr. 61). Darunter die Kreuzigung und Heilige.*

Höhe: 45,8 cm, Breite (geschlossen): 32,5 cm
Haus Völker und Kulturen

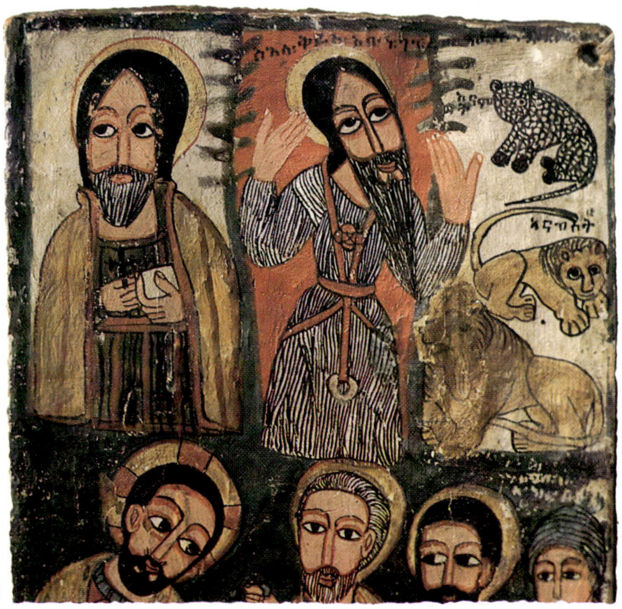

62

62 *Tekle Haymanot und Gebre Menfes Qeddus mit den Tieren. Ausschnitt aus Nr. 60.*

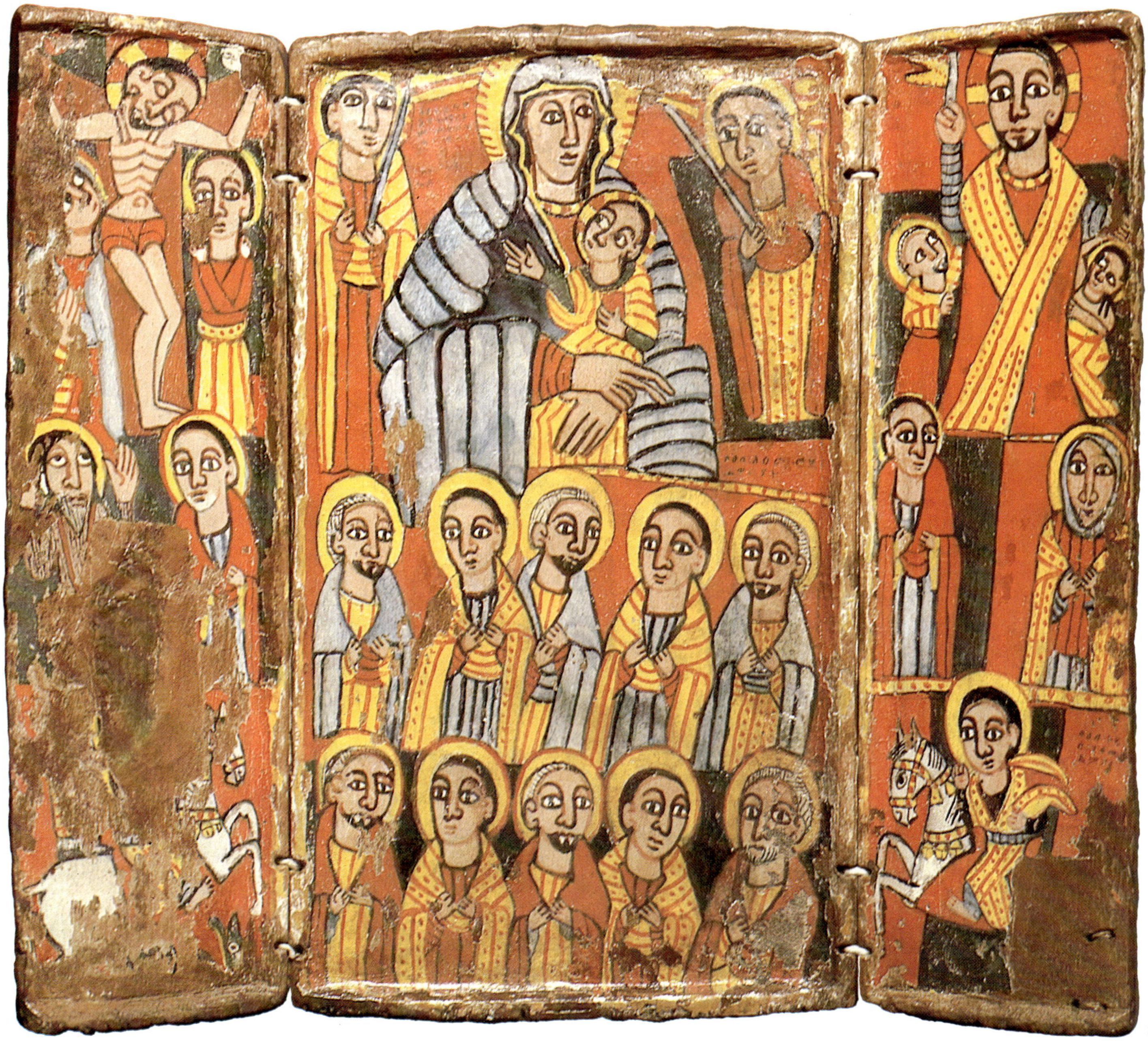

63

Madonna mit Kind, Triptychon

63 ***Bei dieser Ikone ist besonders deutlich zu sehen, daß es bei den alten äthiopischen Ikonen um ein Ausmalen der Figuren geht, deren Umrisse vorher, meist in Schwarz, vorgezeichnet wurden. Falten werden einfach durch schwarze Linien wiedergegeben; Perspektive und Plastizität der Figuren fehlen vollkommen. Die Madonna ist ebenfalls nach dem römischen Gnadenbild konzipiert, doch das ganze Bild ist recht entfernt von der römischen Vorlage. Unter der Madonna sind zehn Apostel zu sehen. Auf der linken Tafel oben: Kreuzigung; Mitte: Gebre Menfes Qeddus und Tekle Haymanot; unten: hl. Georg. Rechte Tafel oben: der Auferstandene mit Adam und Eva; Mitte: Heilige; unten: ein Reiterheiliger. – Bei dieser Ikone ist noch die traditionelle Befestigung der Seitentafeln zu sehen. Die Löcher werden in einem ganz bestimmten Winkel gebohrt, so daß die Scharniere kaum sichtbar werden (Näheres siehe Weihs 1973: 300–301).***

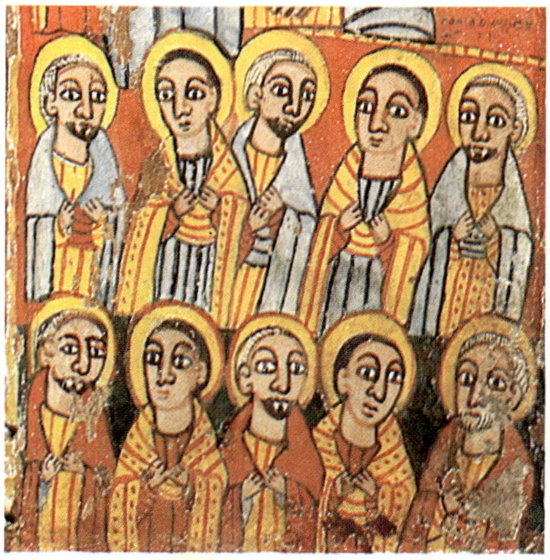

64

64 ***Zehn Apostel, Ausschnitt aus Nr. 63***

Höhe: 33,7 cm, Breite (geschlossen): 19 cm
Haus Völker und Kulturen

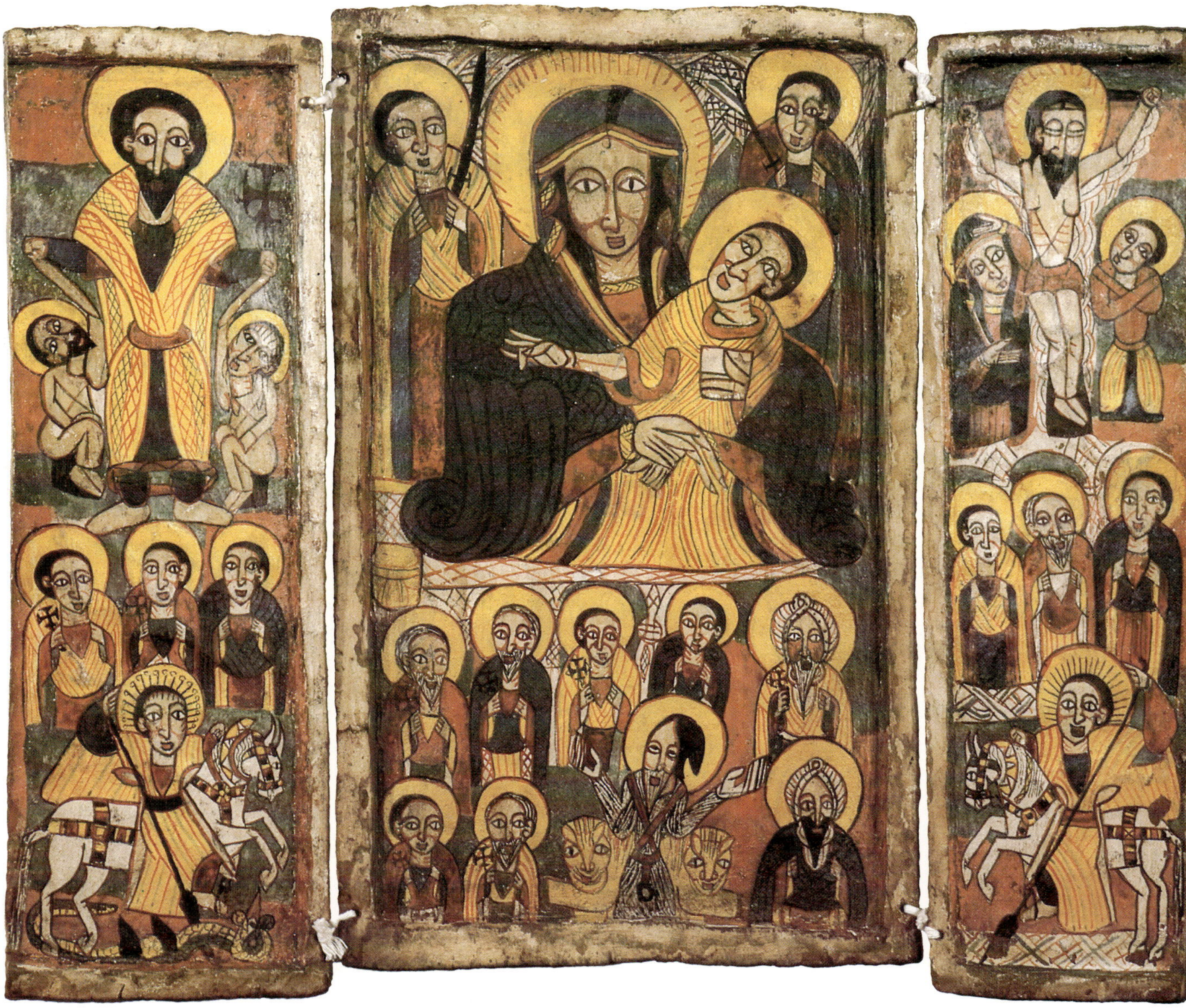

65

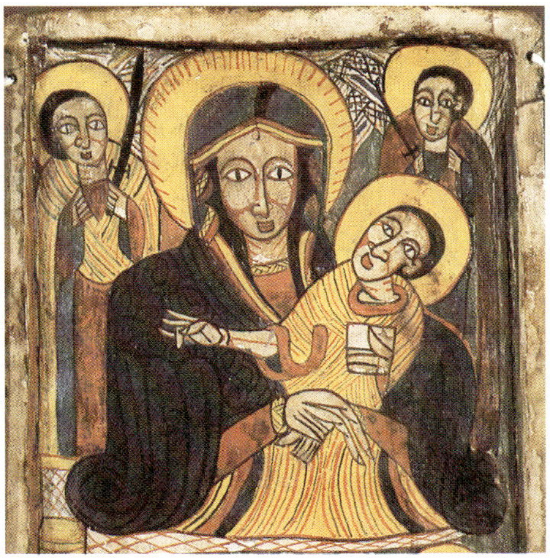

66

Madonna mit Kind, Triptychon

65 ***Die Themen dieser Ikone sind ganz die gleichen wie auf der vorhergehenden (Abb. 63), nur daß die Anordnung ein wenig verschieden ist.***

Höhe: 33,4 cm,
Breite (geschlossen): 20,3 cm
Haus Völker und Kulturen

Madonna mit Kind

65 ***Ausschnittvergrößerung aus Ikone Abb. 65***

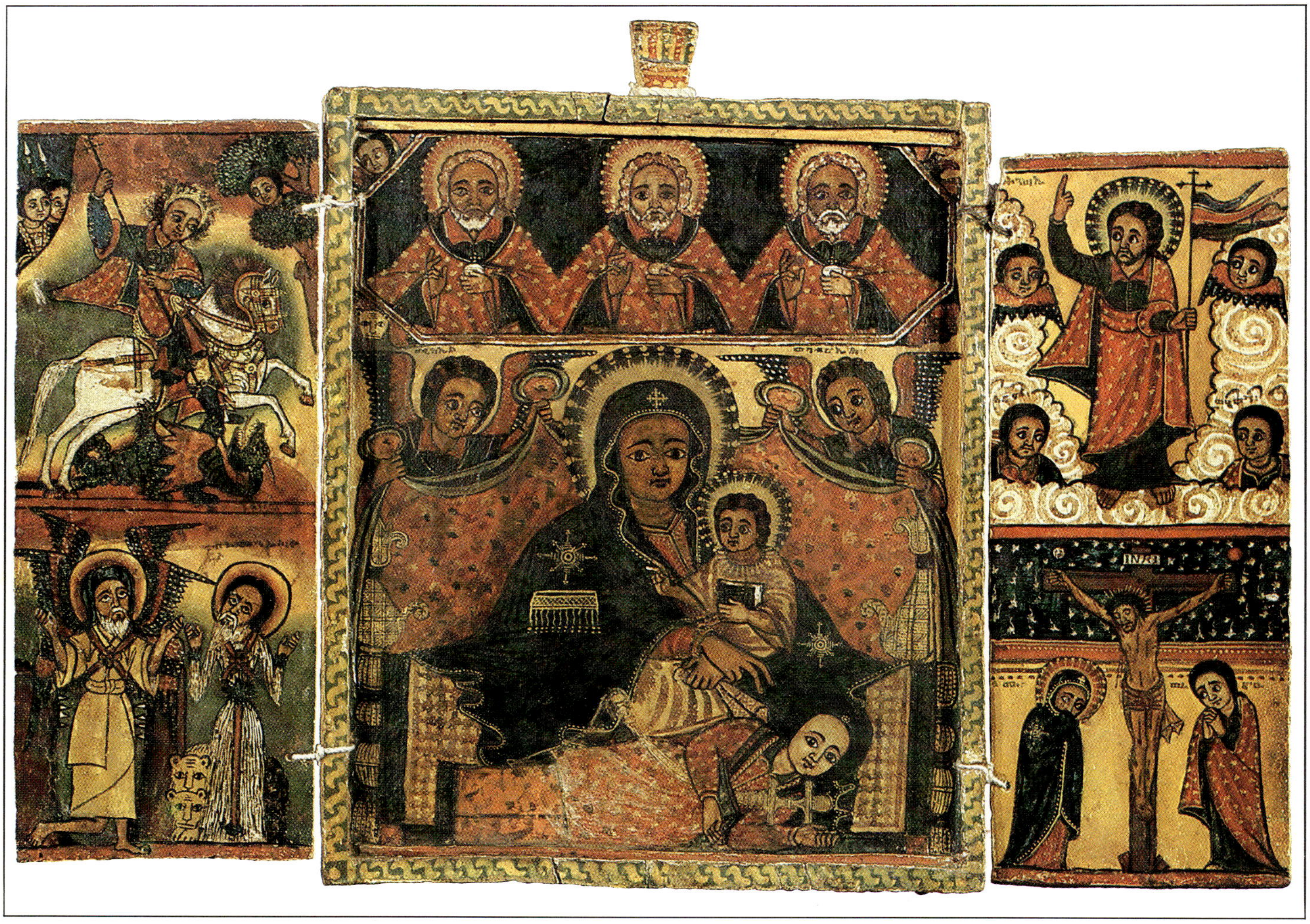

67

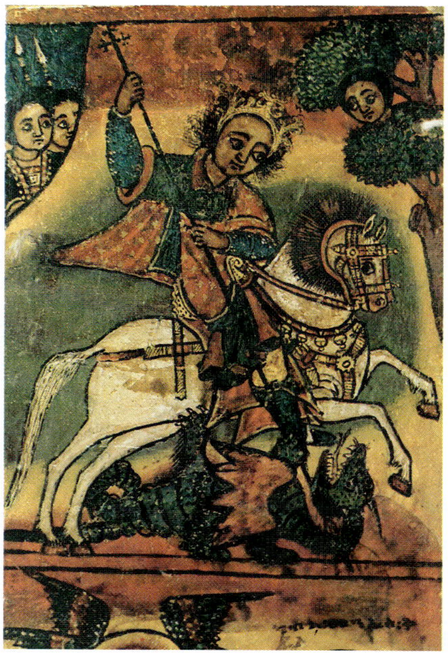

68

Madonna mit Kind und Dreifaltigkeit, Triptychon

67 ***Diese Ikone weist im Unterschied zu den drei vorangehenden in die 2. Gondariner Epoche: Man versucht, naturalistisch zu malen. Es gibt Hintergründe und schon eine Art Perspektive (St.-Georgs-Bild), die Kleider werden verziert, die schwarzen Begrenzungsstriche reduziert. Im Mittelfeld ist oben die Heiligste Dreifaltigkeit zu sehen in der Gestalt von drei alten weißhaarigen Männern (wie dies in Äthiopien üblich ist). Darunter die Madonna mit Kind. Auch dieses Bild geht wieder auf das römische Gnadenbild zurück. Unter der Madonna liegt die Stifter-Figur der Ikone. Die beiden Seitenflügel sind in ihrer Aussage klar.***

Höhe: 38,2 cm,
Breite (geschlossen): 32,4 cm
Haus Völker und Kulturen

68 ***St. Georg tötet den Drachen. Ausschnitt aus Ikone Nr. 67. Die Begleiter des Heiligen, mit Lanzen bewaffnet, halten sich im Hintergrund. Gehört der Kopf im Baum der geretteten Königstochter Aya? Bäume sind für die 2. Gondar-Epoche typisch.***

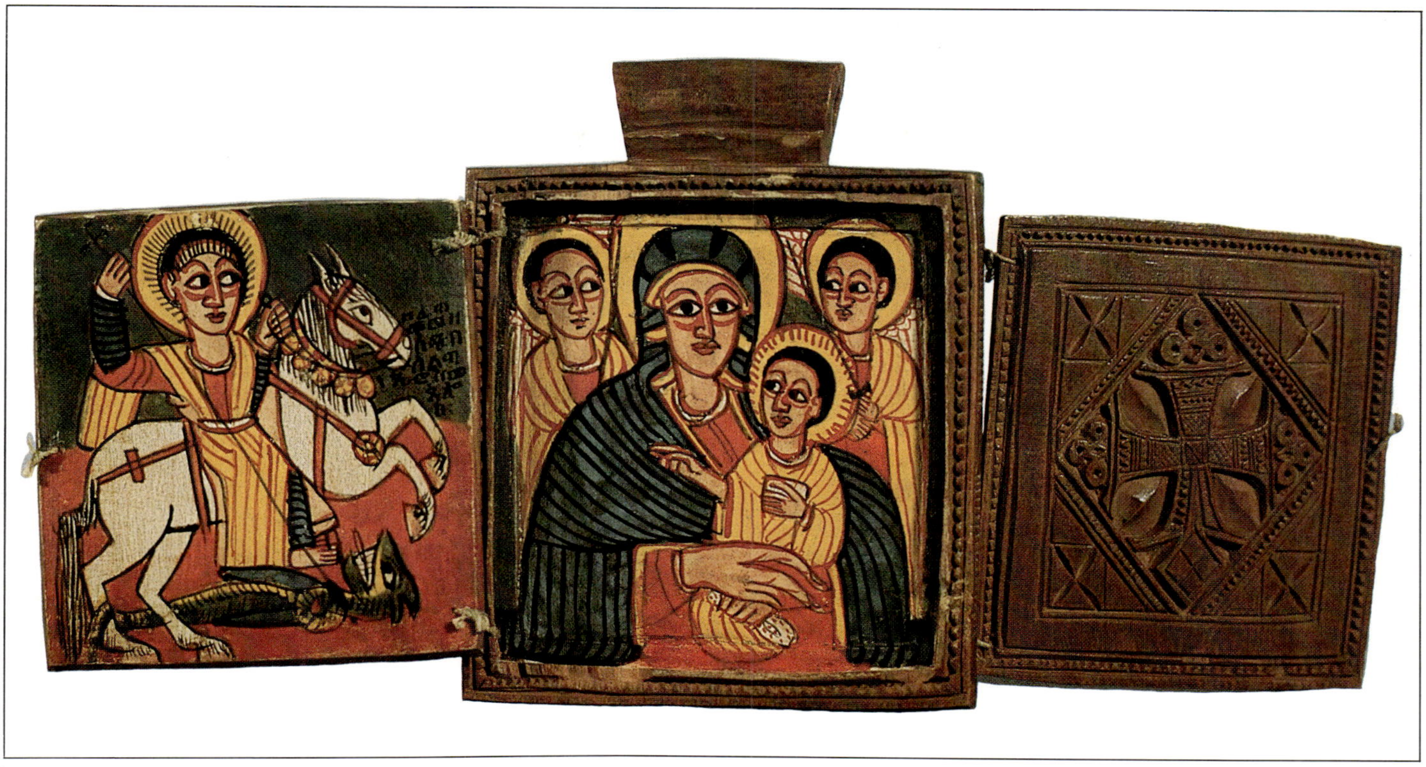

69

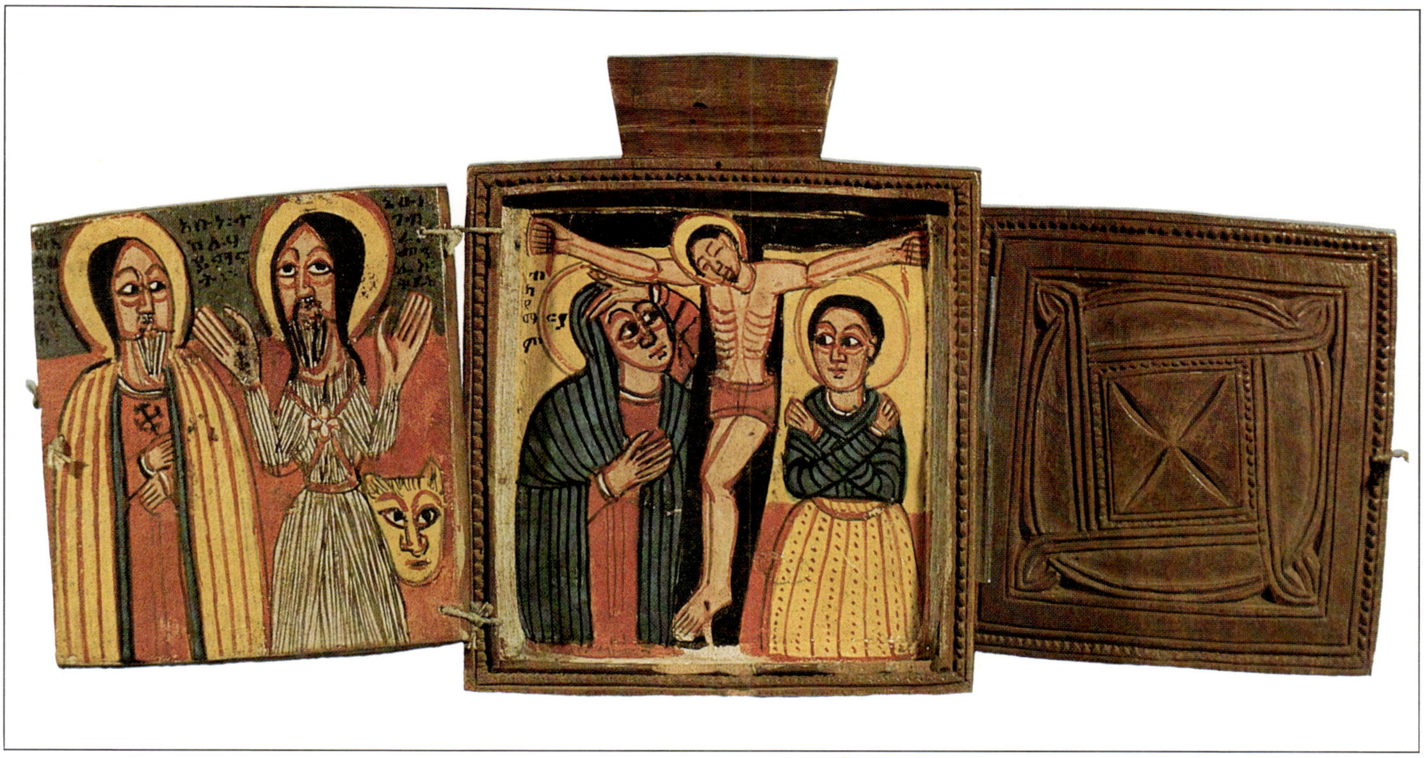

70

Madonna mit Kind, Diptychon

69 + 70 ***Kleine Trageikone von relativ geringer technischer Fertigkeit mit den bekannten Motiven. Man beachte die Holzschnitzereien an der Ikone.***

Vorderseite:
Madonna und hl. Georg
Rückseite: ***Kreuzigung, Tekle Haymanot und Gebre Menfes Qeddus***

Höhe: 7,5 cm,
Breite (geschlossen): 7 cm
Haus Völker und Kulturen

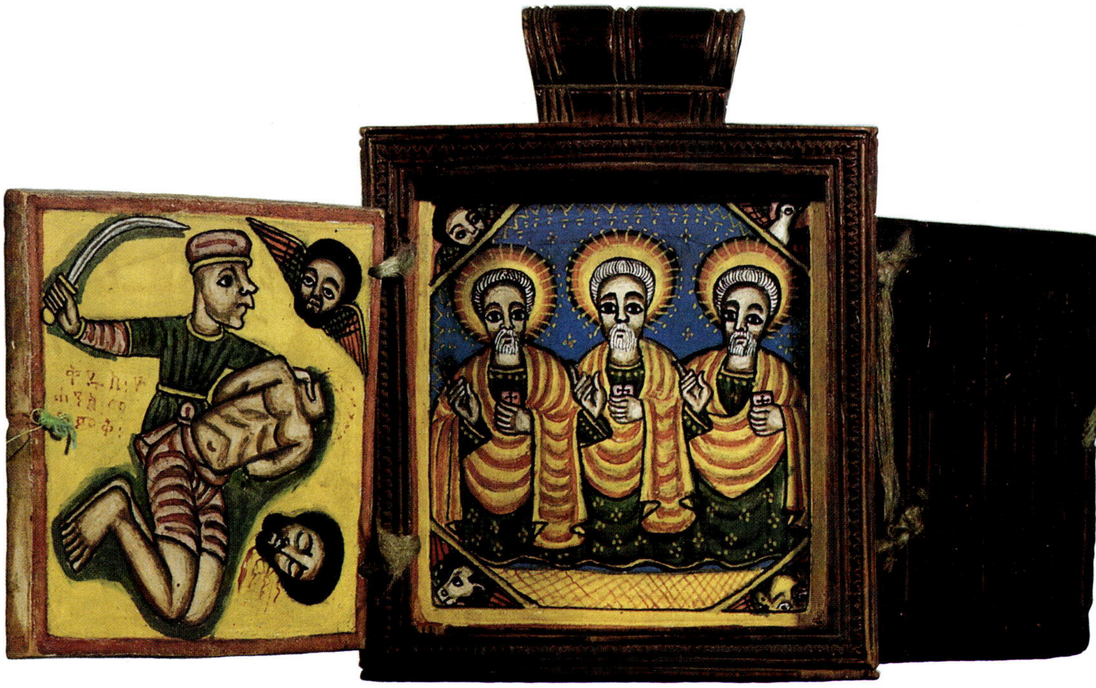

71

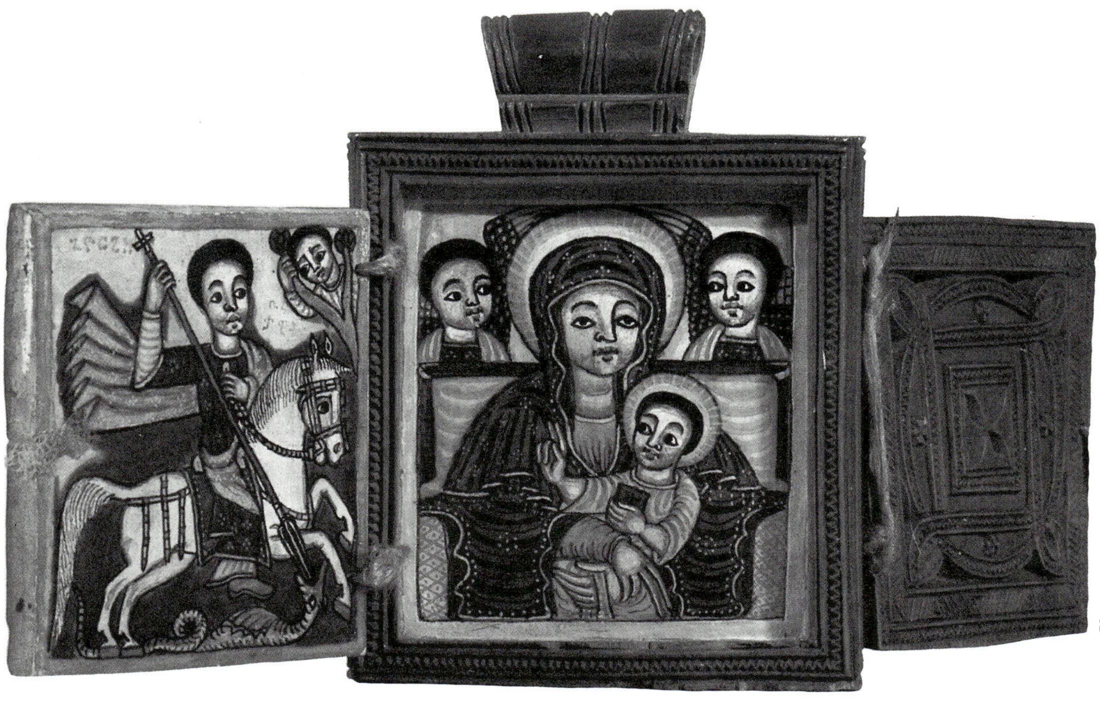

72

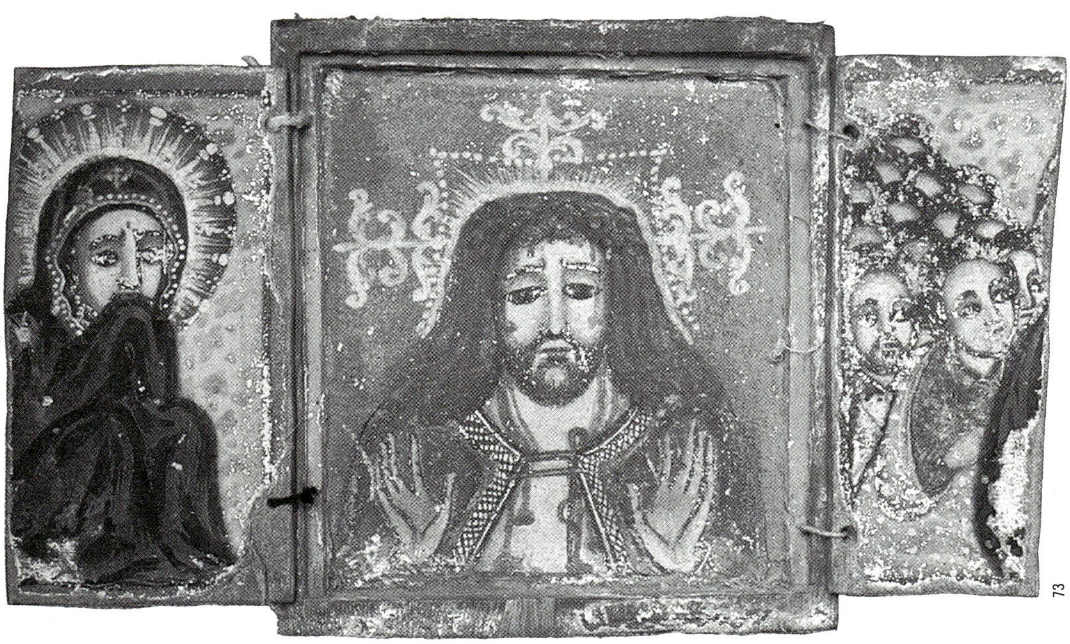

73

Heiligste Dreifaltigkeit, Diptychon

71 + 72 ***Dieses Diptychon ist meisterhaft gemacht. Bereits die Schnitzarbeit zeugt von hoher Fertigkeit. Der Maler versucht, die Personen plastisch zu gestalten, die Kleider werden verziert, die Hintergründe gestaltet.***

***Vorderseite:** Heiligste Dreifaltigkeit mit den Symbolen der vier Evangelisten. Enthauptung Johannes' des Täufers.*

Rückseite: ***Madonna und hl. Georg.***

Höhe: 11,8 cm,
Breite (geschlossen): 9 cm
Haus Völker und Kulturen

Der Schmerzensheiland, Kuerata Re'esu

73 ***Dieser Schmerzensmann hat alle Merkmale des von Enrico Cerulli (1947) beschriebenen „Gesù percosso", vgl. auch den Text auf S. 62***

Höhe: 16,2 cm,
Breite (geschlossen): 15 cm
Haus Völker und Kulturen

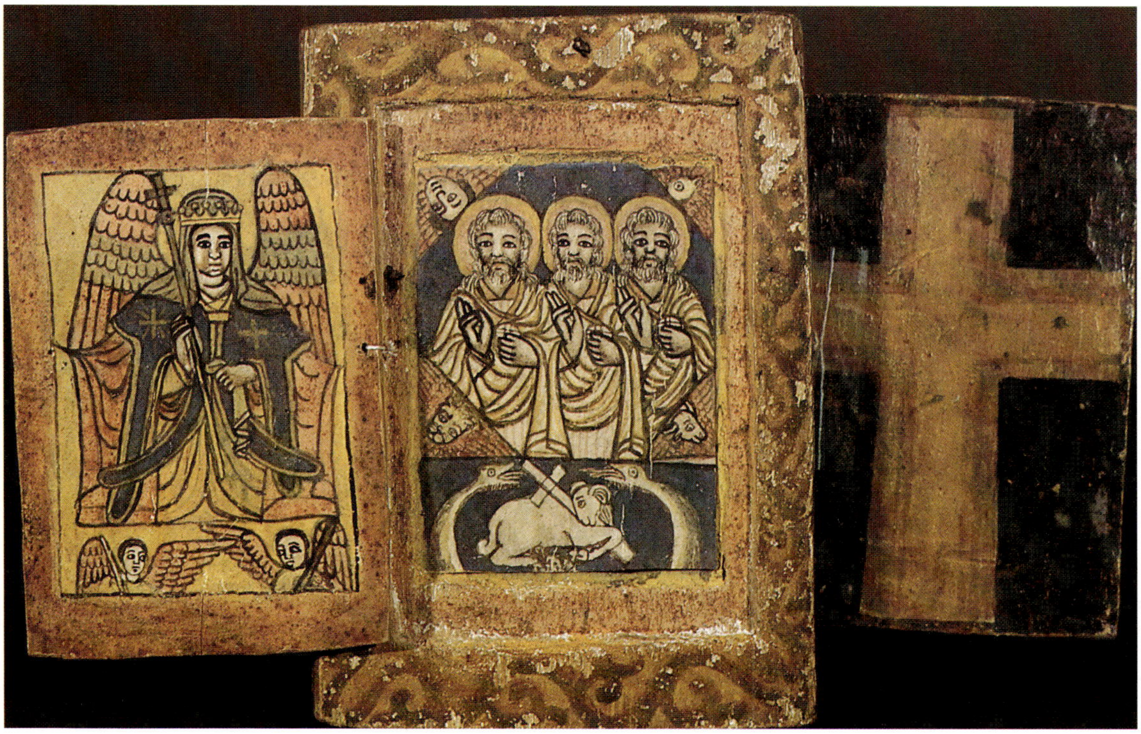

74

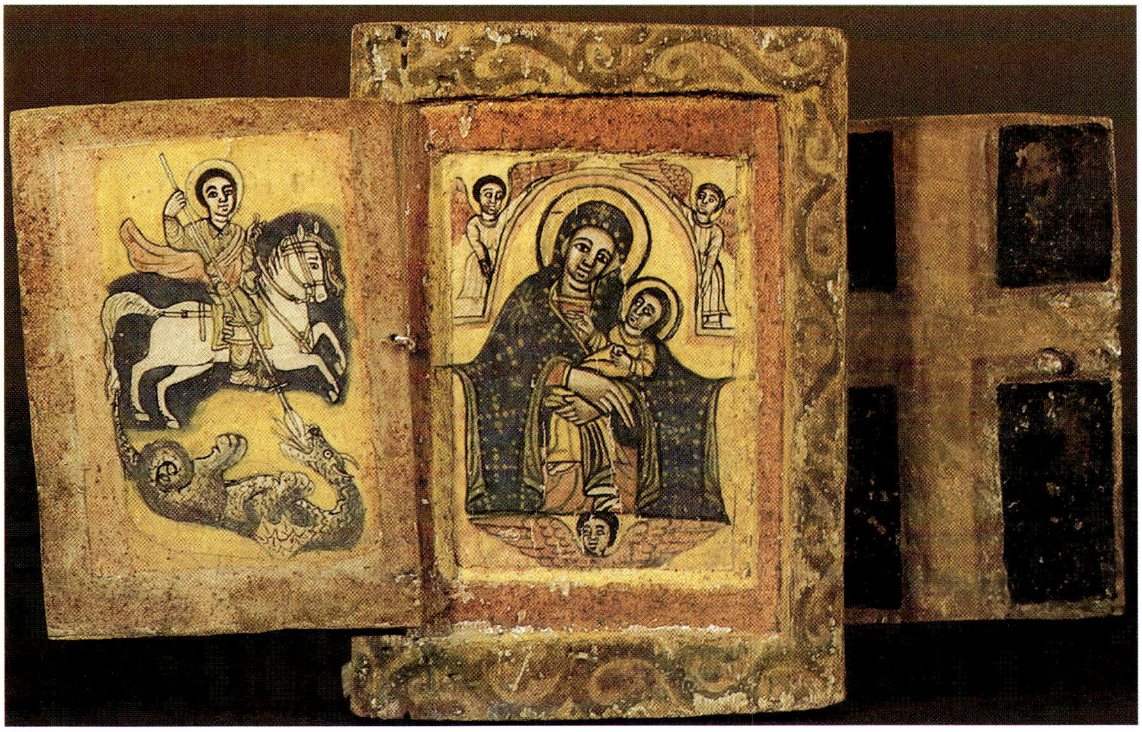

75

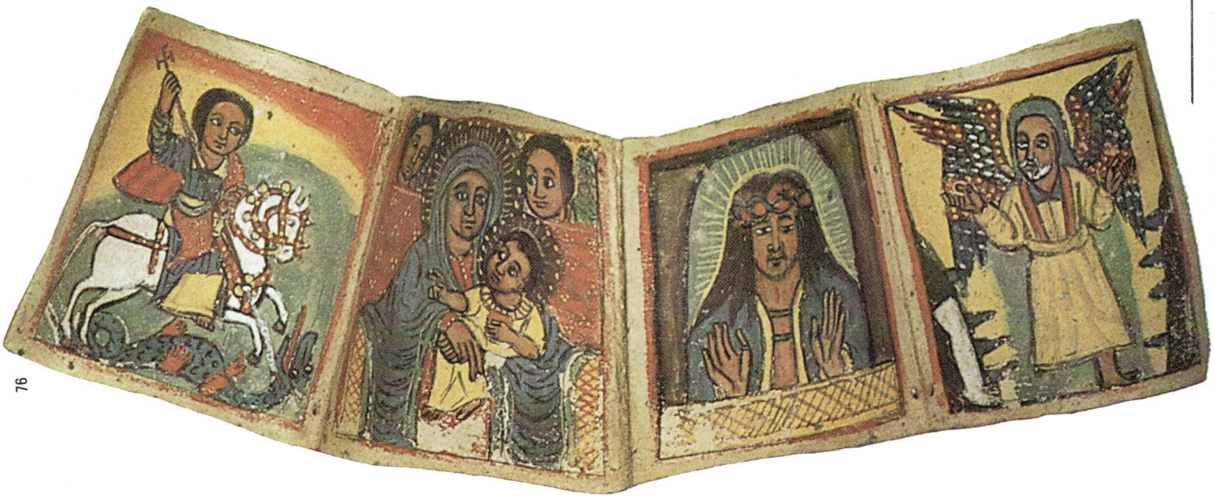

76

Diptychon

74 + 75 **Vorderseite:** ***Heiligste Dreifaltigkeit und die Symbole der vier Evangelisten. Darunter das Gotteslamm mit der Doppelschlange als Sinnbild des Bösen.***
Seitentafel: ein Erzengel.
Rückseite: ***Maria mit dem Kind und Erzengeln. Seitentafel: hl. Georg.***

Höhe: 16 cm,
Breite (geschlossen): 11,5 cm
Haus Völker und Kulturen

Religiöses Faltbild (Leporello) aus Pergament

76 ***Solche Leporellos trug man als Andachtsbildchen bei sich. Von links nach rechts: hl. Georg, Maria mit Kind, Gesù percosso, Tekle Haymanot (mit Flügeln und einem Bein)***

Höhe: 7,5 cm, Breite: 26,6 cm
Haus Völker und Kulturen

VIII. Die Kreuze

Nirgendwo in der Welt hat das Christentum so viele Kreuzformen entwickelt wie in Äthiopien. Nur das alte christliche Reich Armenien mit seinen zahllosen Kreuzsteinen (Khatschkar) könnte in etwa mit Äthiopien verglichen werden. In Armenien allerdings hatte der Kreuzstein im 4. und 5. Jahrhundert den Sieg des Christentums zu dokumentieren und wohl auch die vorchristlichen fischförmigen ‚Lindwurmsteine', die Hüter von Quellen und Bächen, zu verdrängen (Bauer 1983: 47).

In Äthiopien taucht das Kreuz zuerst auf Münzen von König Ezana, dem ersten christlichen König, im 4. Jahrhundert als lateinisches Kreuz mit leichtgeschweiften Armen auf. Kreuze mit Kultfunktion, die mit Sicherheit weiter zurückreichen als bis ins 11. Jahrhundert, sind jedoch keine erhalten. Auch bis ins 15. Jahrhundert sind die erhaltenen Stücke selten.

Eine besondere Schwierigkeit bereitet die Datierung der Kreuze; nur in Ausnahmefällen läßt sich die Zeit genau bestimmen. Dies ist vor allem dann der Fall, wenn auf einem großen Kreuz der Stifter genannt wird, der vielleicht eine historisch bekannte Persönlichkeit ist, oder der regierende Herrscher der Zeit erwähnt wird. Natürlich ist auch bekannt, wann und wo welche Kreuzform gepflegt wurde. Dies erlaubt zwar zu sagen, daß ein bestimmtes Kreuz, z. B. ein Gondar-Kreuz, nicht weiter zurückreichen kann als bis ins 17. Jahrhundert, aber nicht jedes Gondar-Kreuz stammt aus dem 17. oder 18. Jahrhundert, wie ja auch ein gotisches Kruzifix nicht unbedingt im Hochmittelalter entstanden sein muß.

Arbeitstechnik und Material lassen bestimmte Schlüsse auf die Entstehungszeit zu, doch sichere Methoden zur Altersbestimmung sind dies nicht. Francisco Alvares, der 1520 als Kaplan mit einer portugiesischen Gesandtschaft nach Äthiopien kam, erwähnt, daß die Äthiopier Kreuze tragen, wie auch spätere Äthiopienreisende immer wieder diese Kreuze erwähnen.

Man unterscheidet drei Gruppen von Kreuzen:

1. Vortragekreuze (Prozessionskreuze),
2. Handkreuze (Segenskreuze) und
3. Anhängekreuze (Halskreuze).

Die Kreuze dieser drei Gruppen können auch jeweils in Holz ausgeführt sein. Es ist verständlich, daß Holz als Werkstoff eine ganz andere Technik erfordert als das Gießen in Metall. Es gibt deshalb auch Autoren, die von 4 Gruppen von Kreuzen sprechen. Sie nehmen die Holzkreuze als eigene Gruppe.

Bedenkt man, daß Kaiser Zara Jakob (1434–1468) ein Dekret erließ, daß alle

Grundformen äthiopischer Kreuze

(nach Eine Moore 1971: 82)

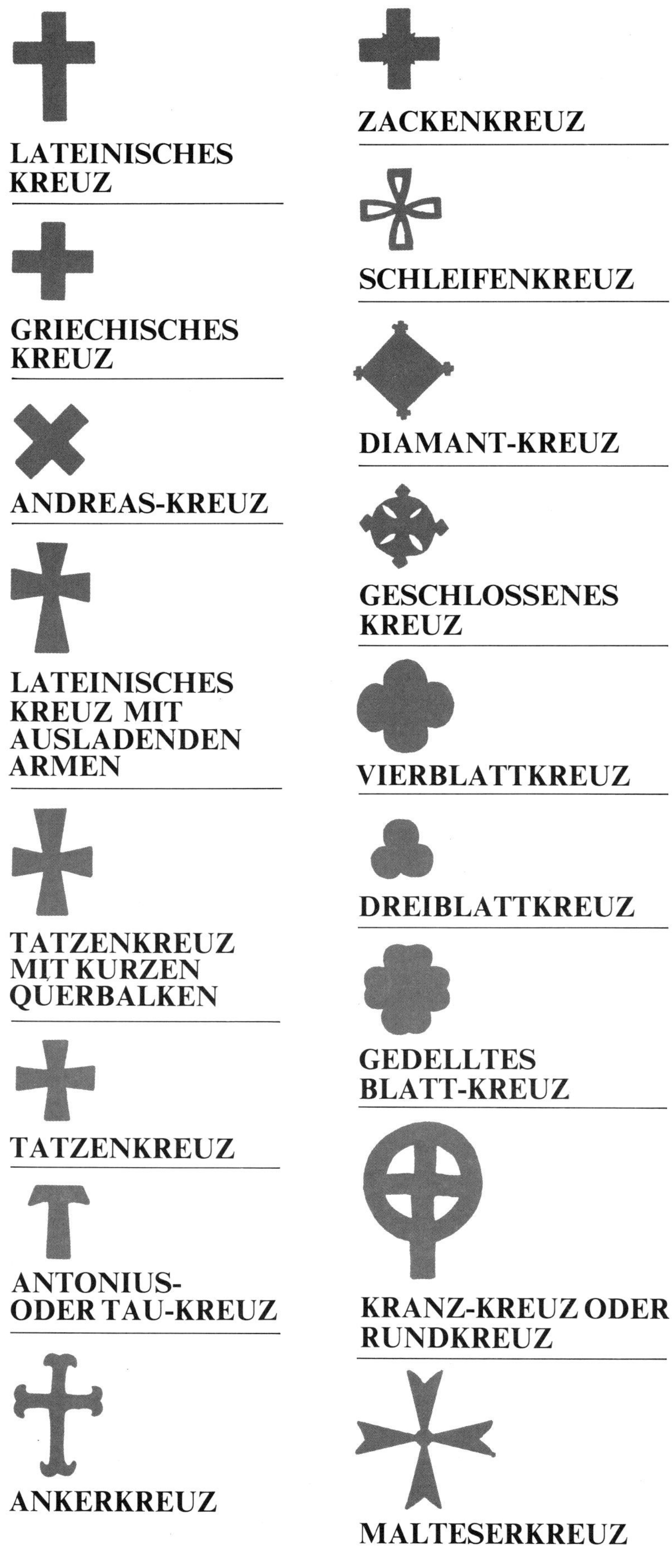

Christen ein Kreuz um den Hals tragen sollten, dann muß man wohl annehmen, daß die allermeisten Äthiopier Holzkreuze trugen. Ein Metallkreuz konnten sich die meisten wohl nicht leisten. Holzkreuze sind aber aus dieser frühen Zeit nicht erhalten geblieben.
Die Materialien der ältesten Kreuze sind vor allem Kupfer und Bronze. Holz muß zwar ebenfalls in Erwägung gezogen werden, aber es hat sich nicht bis in unsere Zeit erhalten. Silber ist verständlicherweise selten, und massive Goldkreuze sind in alter Zeit so gut wie inexistent, wohl aber gibt es gelegentlich vergoldete Kreuze. Eisen wurde wohl seit frühester Zeit verwandt, aber es scheint, daß man eiserne Kreuze schmiedete und nicht goß. Die Technik, Eisen zu gießen, gelangte scheinbar erst später nach Äthiopien. Seit dem 15. Jahrhundert wird dann Messing das bevorzugte Material.

1. Das Vortragekreuz
Anders als in unserem europäischen Christentum wird in Äthiopien auf dem Kreuz niemals der Korpus angebracht. Man verzichtet auch fast ganz auf die Verzierung des Kreuzes mit kostbaren Steinen und Perlen. Das äthiopische Kreuz, und zwar vor allem das Vortragekreuz, soll durch seine Form und nicht durch sein kostbares Material wirken. Viele der großen Kreuze sind deshalb vor allem auf Silhouette gearbeitet.
Es gibt allerdings auch Kreuze mit Verzierungen, bisweilen mit einfachen ornamentalen Mustern, die bestimmte Partien des Kreuzes hervorheben und es auf diese Weise gliedern, dann aber tragen auch oft Vortragekreuze figürliche Darstellungen von Personen der Heilsgeschichte und der Stifter. Letztere erkennt man daran, daß sie waagerecht im Zentrum des Kreuzes liegen, wie dies auch bei den Ikonen und in der Buchmalerei gegeben ist.
Als Grundform des Vortragekreuzes dient oft das lateinische (mit verlängertem unteren Längsbalken) oder das griechische (mit 4 gleich langen Balken) Kreuz, aber auch alle anderen Kreuztypen können als Grundform auftreten, besonders bei den Halskreuzen. Die Ranken, Ornamente, Vögel und das Bänderwerk können bisweilen solche Formen annehmen, daß wir Europäer gar nicht mehr das Empfinden haben, es mit einem Kreuz zu tun zu haben, d. h. es ist mit bestem Willen kein Kreuz mehr auszumachen (man vergleiche Abb. 29).
Da die Kreuze immer größer und schwerer wurden, reichte der Schaft allein vielfach nicht mehr aus, um das Kreuz zu halten. Man schweißte daher an den Schaft zwei Bogen und nietete sie möglichst weit außen ans Kreuz, so daß das Kreuz nun an drei Punkten mit der Tragevorrichtung verbunden war. Da äthiopische Vortragekreuze immer mit einem Tuch getragen werden, bieten sich die Haltebogen an, das Tuch durchzuziehen. Fehlen die Bogen, sind immer zwei Ringe vorgesehen, durch die das Tuch durchgesteckt werden kann (man vergleiche Abb. 3 und 6).
Die Funktion der Vortragekreuze war und ist auch noch heute, wie schon der Name angibt, daß sie vor allem bei Prozessionen vorausgetragen werden. Sie werden auch bei der Segnung des Taufwassers und der vier Himmelsrichtungen verwandt. Für reiche Familien und zumal für Könige gehörte es früher zur Selbstverständlichkeit, daß sie berühmten Klöstern und Kirchen kostbare Vortragekreuze mit Widmung stifteten. Sie dienen uns heute vielfach als Anhaltspunkt für die Altersbestimmung weniger kostbarer Vortragekreuze ohne Widmung. So z. B. hat Kaiser Zara Jakob (1434–1468) dem Kloster Debre Negwagwad ein Vortragekreuz gestif-

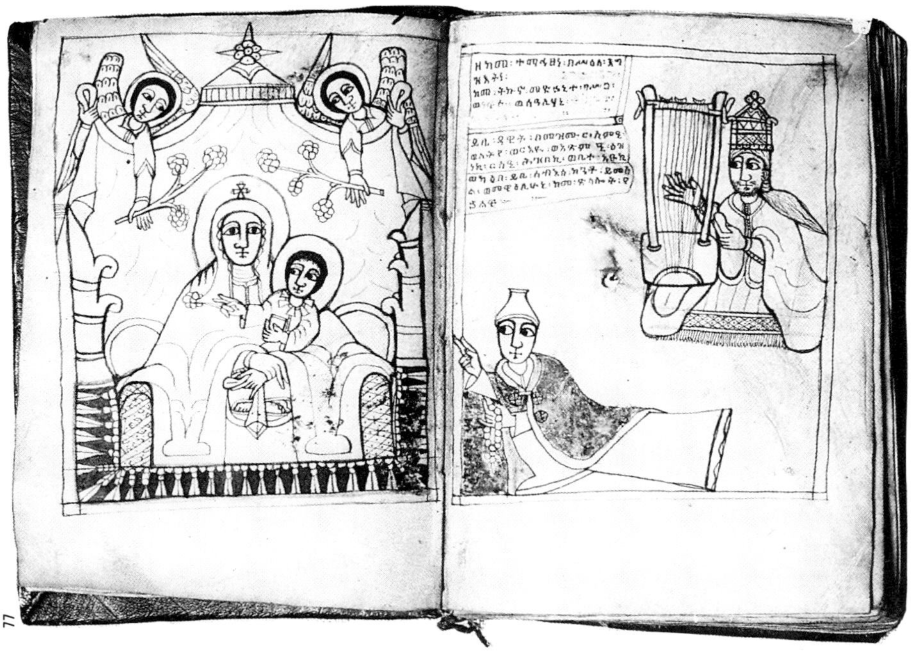

77

Pergamentblatt aus einem Buch

77 ***Eine noch unfertige Buchillumination. Hier wird sehr schön der Vorgang der Buchillustration aufgezeigt: Zuerst werden die Konturen in Schwarz gezeichnet, hierauf die Flächen ausgemalt. Es kommt nur äußerst selten vor, daß Farben auf dem Bild gemischt werden. Auch hier war wieder die römische Madonna Vorbild; sie hat an der rechten Hand vier Finger.***

Höhe: 19 cm,
Breite (geschlossen): 16 cm
Haus Völker und Kulturen

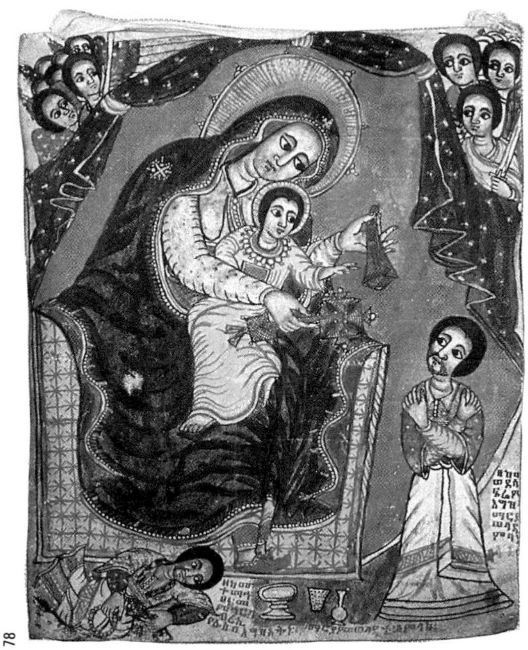

78

Pergamentblatt aus einem Buch

78 ***Maria überreicht ein Handkreuz.***

Höhe: 27 cm, Breite: 22,5 cm
Haus Völker und Kulturen

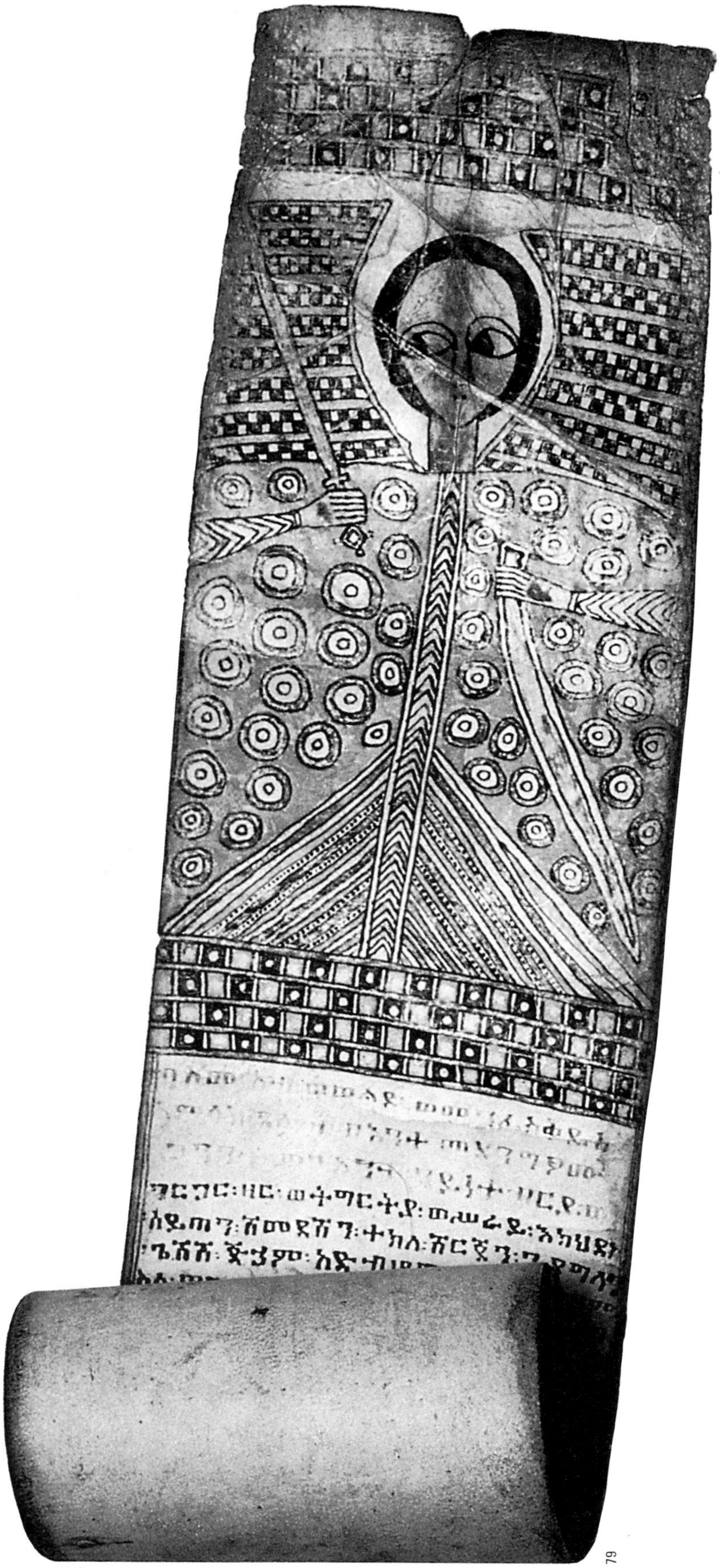

79

79 ***Beginn einer Zauberrolle***

Breite: etwa 10 cm
Haus Völker und Kulturen

tet, und in Lalibela, dem Ort der berühmten monolithischen Felsenkirchen, wird ein Kreuz verehrt, das von dem hl. König Lalibela (Ende 12. Jahrhundert) aus der Zagwe-Dynastie (1137–1270) stammen soll. Die alten Kreuze aus Kupfer, Bronze und Messing sind durchweg im Wachsausschmelzverfahren (à cire perdue) hergestellt worden, wie dies im traditionellen Afrika bis in die Gegenwart die übliche Herstellungsweise von Metallobjekten (außer Eisen) geblieben ist. Der Handwerker oder Künstler formt das gewünschte Objekt, in unserem Fall ein Vortragekreuz, aus Wachs; umkleidet dann dieses Modell mit feinem Ton, läßt aber ein Eingußloch und ein oder mehrere Luftlöcher. Er trocknet das Tonmodell oder erhitzt es sogar, damit das Wachs ausfließt. Das Wachs kann aber auch im Tonmodell bleiben und wird dann erst vom flüssigen Metall ausgebrannt. Ist das eingegossene Metall erkaltet, wird die Form zerschlagen. Der Rohling wird noch gesäubert und geglättet. Der neue Guß ist aber jedesmal ein Original, da niemals zwei Kreuze einander ganz gleichen, wenigstens in einigen Details divergieren sie immer. Jüngere Messingkreuze wurden vielfach nicht im Wachsausschmelzverfahren hergestellt, sondern aus Blech ausgeschnitten bzw. ausgestanzt.

Im 15. Jahrhundert wurde ein Kreuztyp auf der Grundform des griechischen Kreuzes entwickelt: die Arme sind kurz und breit und können auf diese Weise ein recht großes Quadrat im Zentrum bilden (Abb. 7). Die Balkenenden waren wiederum reichlich verziert, so daß diese Kreuze beträchtliche Ausmaße annehmen können. Eine Breite von 30–50 cm ist nichts Außergewöhnliches. Diese Kreuze sind immer durchbrochen. Bei einer anderen Form dieser Zeit werden Quadrate derart ineinander versetzt, daß zahlreiche kleine Kreuze entstehen.

Bisweilen ist die griechische Grundform aufgegeben, und dann bildet die Durchbrucharbeit mit den kleinen Kreuzchen das Hauptinteresse. Wir sprechen dann von einer Diamant-Form oder einem rhombenförmigen Kreuz (siehe Abb. 6). Diese Kreuzformen wurden bis ins 20. Jahrhundert immer wieder nachgeahmt, meist in Messing, wenn auch die jüngeren Objekte meist nicht mehr die handwerkliche Sorgfalt der alten erreichen.

Nach wechselvollem Geschick der äthiopischen politischen Herrschaft und mit ihr des äthiopischen Kunstschaffens kam es mit der Erwählung Gondars (nördlich des Tanasees) zur Hauptstadt (1636) durch Kaiser Fasilides (1632–1667) zu einer neuen Blüte der Kunst. Man unterscheidet vielfach eine 1. Gondariner Epoche; sie umfaßt die Zeit von Fasilides (= Basilides) bis etwa 1680 – und eine 2. Gondariner Epoche, die die

Regierungszeit von Iyasu I. (= Josua, 1682–1706) und Iyasu II. (1730–1755) umfaßt.
In dieser Gondar-Zeit wurde ein neuer Typus des Vortragekreuzes geschaffen. Die Grundform hierzu war das Tatzenkreuz, die griechische Grundform mit geschweiften Balken. In der ersten Gondar-Epoche ringelten sich die Balkenenden zu Spiralen, die Balkenenden berührten sich aber noch nicht. In der zweiten Gondar-Epoche gehen die Balkenenden ineinander über, so daß ein geschlossenes Kreuz entsteht. Meist deutet ein ellipsenförmiger Ausschnitt zwischen den Balken die Kreuzform an (siehe Abb. 19). Auch das Gondar-Kreuz wurde bis in die Gegenwart immer wieder nachgeahmt. Es gibt auch Vortragekreuze aus Holz, die nach der Gondar-Kreuzform gearbeitet sind. So ist das Kreuz auf Abb. 14 der 1. Gondar-Periode zuzurechnen und Kreuz Nr. 16 der 2. Periode. Ob die beiden Exemplare aber in die tatsächliche Gondar-Zeit zurückreichen, ist fraglich; alt sind sie auf jeden Fall.

2. Das Handkreuz
Die Handkreuze werden von den Priestern getragen; sie segnen damit die Gläubigen und bieten sie ihnen zum Kusse dar. Handkreuze sind fast immer dreigeteilt: Kreuz, Schaft, Basis. Das Kreuz des Handkreuzes unterliegt einem ähnlichen Wandel wie das Prozessionskreuz. Da es aber leichter sein muß, fehlen meist große Flächen mit Gravierungen und aufwendigen Verzierungen.
Der Schaft spielt eine funktionale Rolle: er muß gut zu halten sein, deshalb ist er auch nur schwach ornamentiert. Bei Eisenkreuzen, die auf die vorgondariner Zeit zurückgehen, ist der Schaft oft sehr lang und dünn (Abb. 23). Bei Holzkreuzen kann der Schaft in Form eines Menschen gearbeitet sein, der das Kreuz zu tragen scheint. Es ist aber wohl nicht der Fall, daß die nach oben gestreckten Arme als Vorbild für die Haltebügel der Prozessionskreuze gedient haben könnten, wie Eine Moore (1973: 90) meint. Auf Abb. 27 hat die Person die Arme sogar verschränkt; wir haben in ihr auch eher einen Engel oder Heiligen als Adam oder Christus vor uns, wie Moore in dem von ihr beschriebenen Kreuz (1973: 225, Nr. 59) vermutet.
Der ursprüngliche Sinn der Basis ist wohl in der Ausgewogenheit der Form zu suchen: das Kreuz benötigt am anderen Ende des Schaftes ein Gegengewicht. Die Basis ist bisweilen als durchbrochener Würfel gearbeitet, durch den dann ein Tuch gezogen werden kann, s. Abb. 24. Meist jedoch bildet eine Platte die Basis. Darauf können dann figürliche Darstellungen oder Texte angebracht werden.
Bei den Handkreuzen gibt es zahlreiche

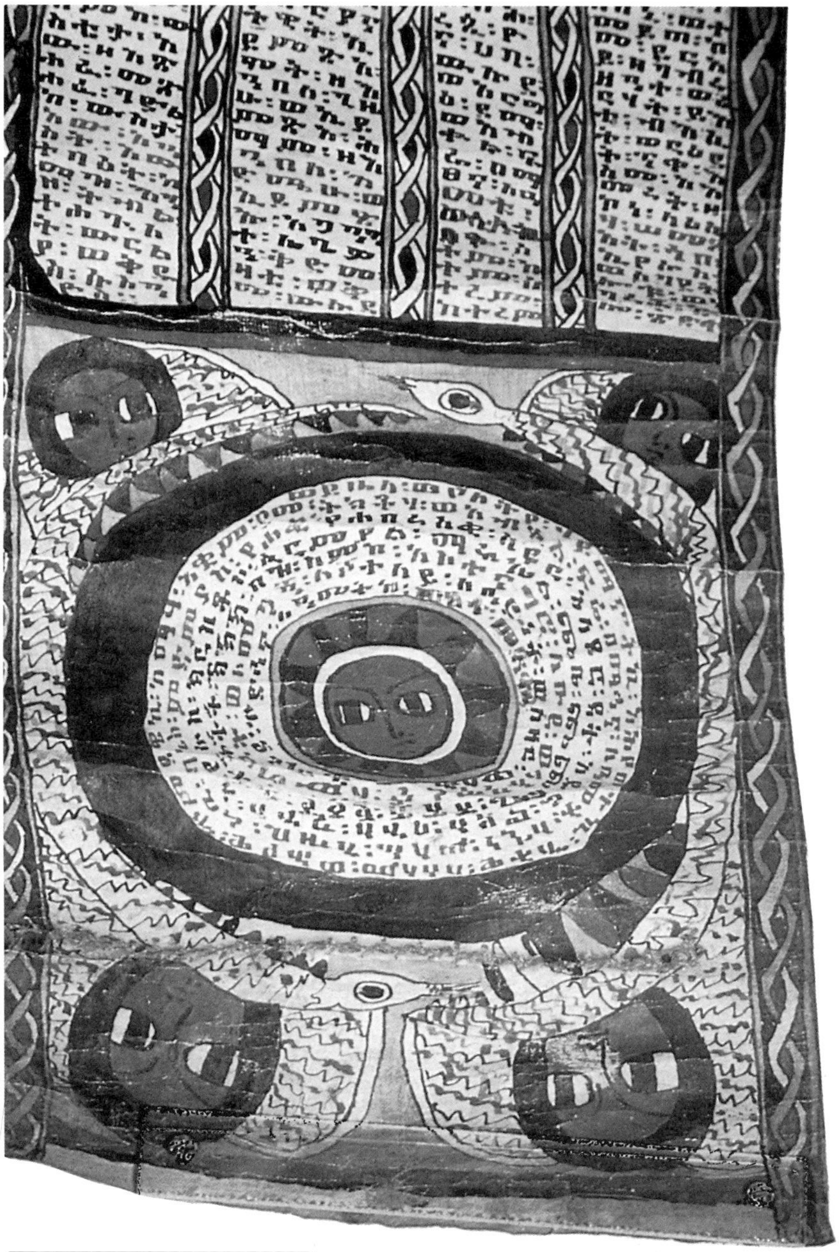

80 ***Ende einer Zauberrolle. Voll magischer Bedeutung sind die Zeichnungen in der Mitte und am Ende der Pergamentrollen.***

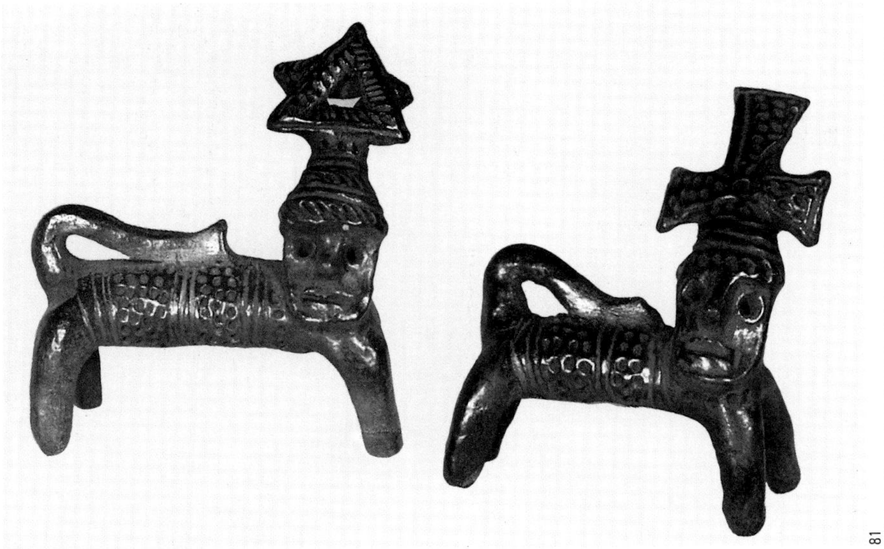

81 ***Tonarbeiten der Falascha. Die Falascha gelten auch in Israel heute offiziell als Juden, obgleich sie einige Sonderformen in der Religion beachten. Der Löwe von Juda ist das Symbol des salomonischen Kaiserhauses gewesen. Geschickt stellen die Falascha dieses Symbol in christlicher und jüdischer Weise her.***

Löwe von Juda mit Davidstern

Höhe: 11 cm, Länge: 10 cm
Haus Völker und Kulturen

Löwe von Juda mit Kreuz

Höhe: 9 cm, Länge: 10 cm
Haus Völker und Kulturen

Holz- und besonders viele Silberkreuze; auch die Eisenkreuze sind, wie bereits erwähnt, nicht selten. Längst nicht alle Priester konnten sich ein künstlerisch qualitätvolles Handkreuz leisten. Viele Priester und Mönche werden es sich sogar selbst aus Holz geschnitzt haben. Vielleicht sind gerade deshalb bei Holzkreuzen die Qualitätsunterschiede so groß: neben Meisterleistungen findet man rein auf die Funktion abgestimmte primitive Kreuze.
Aber auch bei den Silberkreuzen sind die Qualitätsunterschiede enorm. Der bereits genannte portugiesische Kaplan Alvares, der 1520 nach Äthiopien kam, berichtet von einer Prozession, bei der Priester „fünfzig kleine Kreuze aus Silber, von schlechter Ausführung" (nach Moore 1973:79) trugen. Wahrscheinlich hat das Edelmetall dazu geführt, daß man die Form vernachlässigte. Doch gegossen hat man diese Kreuze im Wachsausschmelzverfahren, wie auch die großen Prozessionskreuze. Aber natürlich gibt es auch ganz hervorragende Silberkreuze, wie Abb. 29 zeigt.

3. Das Anhängekreuz
Wie schon erwähnt, hatte Kaiser Zara Jakob verfügt, daß alle Gläubigen am Hals ein Kreuz tragen sollten. Man kann sich leicht vorstellen, daß die Halskreuze die weitaus größte Gruppe darstellen müssen. Und Alvares weiß, daß die „Laien kleine Kreuze aus schwarzem Holz um den Hals trugen". Eine Moore schreibt: „Seit der Christianisierung Äthiopiens war schon immer die Schnur (mateb) das Zeichen des christlichen Glaubens, welche bei der Taufe um den Hals des neuen Christen geschlungen wurde. Manchmal hing ein kleines Kreuz an dieser Schnur, manchmal wurde als zusätzliches Zeichen des Christentums ein Kreuz an einer anderen Schnur oder Kette getragen" (1973: 83).
Die Anhängekreuze sind nicht nur zahlreich, sondern weisen auch einen sehr großen Formenreichtum auf. Trotz der Tausende von Objekten bekommt man kaum einmal zwei ganz gleiche zu Gesicht, obgleich es bei den Halskreuzen identische Stücke gibt, da bereits mit halben und auch mit Doppelmodeln gearbeitet wird.
Alle Grundformen des Kreuzes, wie sie in der Tabelle auf S. 73 aufgeführt sind, treten bei den Anhängekreuzen auf und noch andere dazu, in denen wir gar keine Kreuzform mehr erblicken.
Neben den zahlreichen Grundformen können noch vier Zusätze ausgemacht werden, die die Kreuze weiter differenzieren:
1. Kreuze mit Tragering am oberen Längsbalken (s. Abb. 31).
2. Die kunstvoll ausgestaltete Tragevorrichtung wird mit einem Scharnier am Längsbalken befestigt (s. Abb. 33).
3. Bisweilen wird am unteren Längsbalken ein Ohrenreiniger-Löffel angebracht (s. Abb. 35).
4. Manche Kreuze werden als Reliquiare benutzt. Sie sind innen hohl und lassen sich durch einen Mechanismus öffnen (s. Abb. 32).
Jede Kreuzform konnte mit einem dieser vier Zusätze versehen werden, ausgenommen ist nur das Reliquienkreuz. Dieses weist fast immer eine lateinische Grundform auf; es ist breit und natürlich auch dicker als die anderen, denn die Reliquien mußten ja darinnen Platz finden.
Obgleich bei den Anhängekreuzen bereits mit Gußmodeln gearbeitet wird und auch das Stanzen aus Blechen oder Silbergeld (Maria-Theresien-Taler, Menelik-Taler) gebräuchlich ist, ist das geläufigste Verfahren dennoch das Gießen im Wachsausschmelzverfahren.
Die Arten der Verzierungen weisen eine große Mannigfaltigkeit auf:
- Da gibt es durchbrochene Kreuze mit kunstvoll verschlungenen Mustern,
- fein gravierte Kreuze mit vielen ornamentalen Mustern,
- Kreuze mit gegossenem Dekor wie Perlen, Wülsten, Vertiefungen usw. und
- Kreuze mit applizierten Schmuckelementen wie Perlen, gedrehtem Silberdraht, Spiralen, Strahlen . . .

Die Kreuze mit reicher Verzierung sind durchweg aus Silber. Die meisten Kreuze scheinen jedoch nur versilbert zu sein oder sind sogar nur aus Messing. Es sind aber auch Anhängekreuze aus Ledergeflecht und Stein bekannt. Nur die Kreuze aus Holz, die früher so zahlreich waren, haben ganz offensichtlich nicht den Weg in die Museen gefunden; sie waren den Sammlern wohl zu minderwertig, und wahrscheinlich sind sie im 20. Jahrhundert auch aus der Mode gekommen. ○

DAS ALTE KONGOREICH

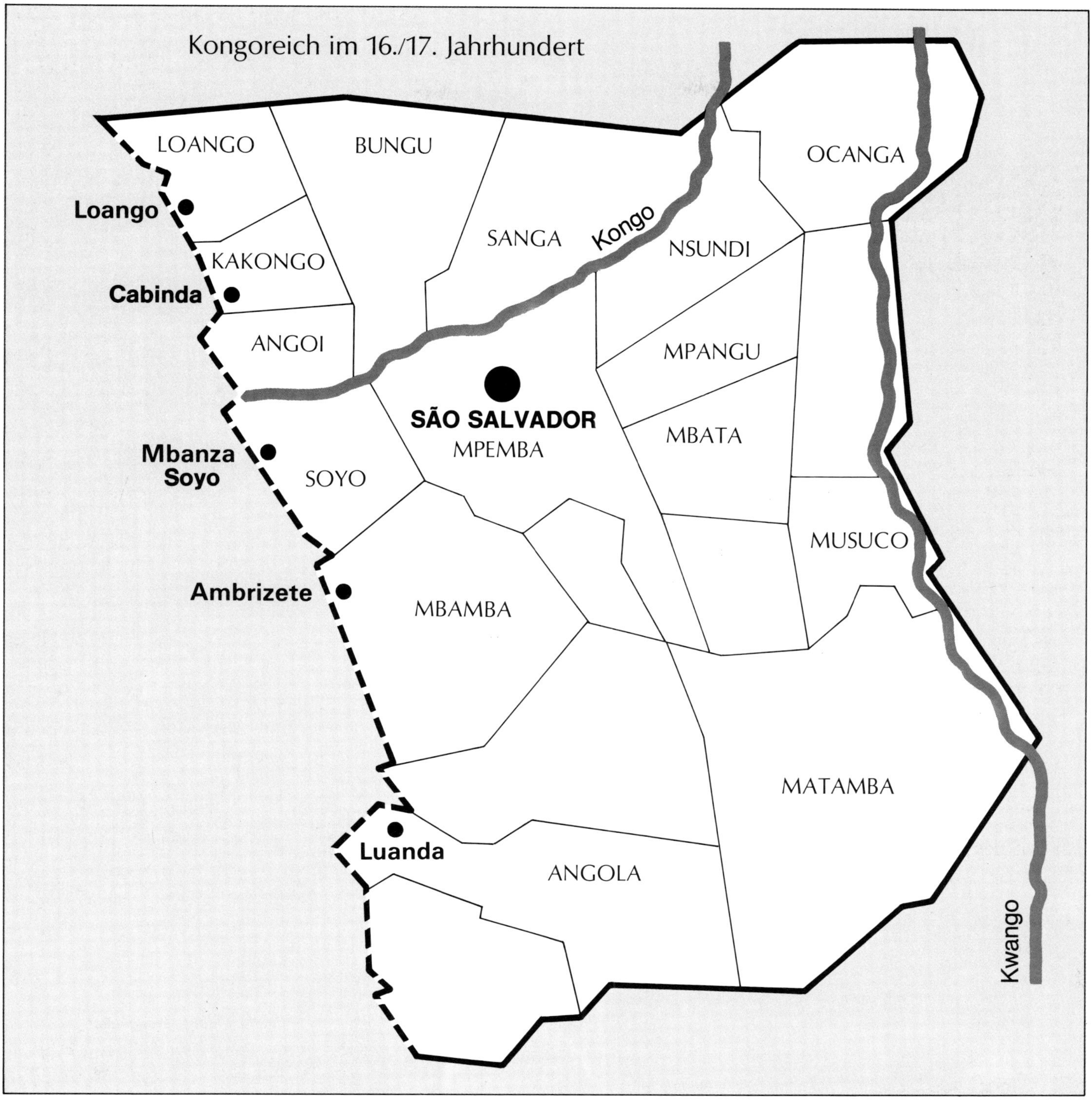

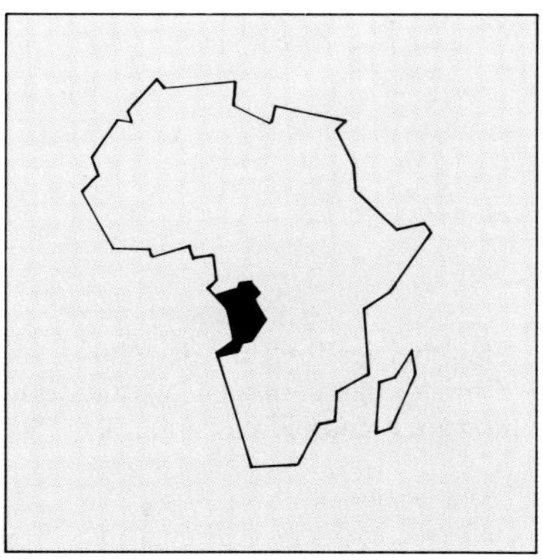

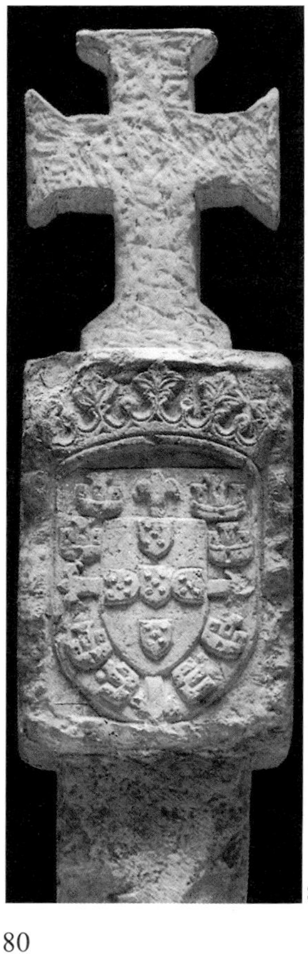

82

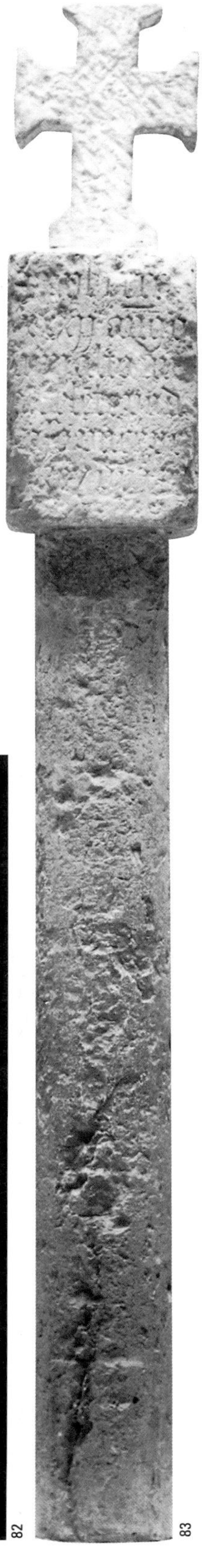

83

Padrão, Steinpfeiler

82/83 ***Die portugiesischen Seefahrer pflegten an wichtigen Punkten neuentdeckter Küsten sogenannte Padrões, Steinpfeiler, aufzupflanzen. „Diese etwa 2,5 m hohen Steinsäulen tragen auf dem Kapitäl ein Kreuz, auf der Vorderseite das Wappen Portugals. Auf der Rückseite stand in portugiesischer Sprache der Name des Königs, auf dessen Befehl die Besitzergreifung vollzogen wurde, sowie der des Kapitäns und das Datum" (Ihle 1929: 16). Diogo Cão, der Entdecker des Kongoreiches, führte zwei (nach anderer Quelle vier) Padrões mit. Den ersten pflanzte er an der Kongomündung auf, den zweiten am Cabo do Lobo. Letzterer steht im Museum der Geographischen Gesellschaft zu Lissabon. – Der hier abgebildete Padrão ist eine Kopie des an der Kongomündung aufgepflanzten Padrão. Jeder Padrão wurde einem Heiligen geweiht, dieser z. B. dem hl. Georg. Deshalb hieß denn auch das Vorgebirge, auf das er gesetzt wurde, „Ponta de São Jorge" oder „Cabo de Padrão".***

Höhe: 250 cm
Afrika-Museum, Tervuren, Belgien. Inv.-Nr. 752

Das alte Kongoreich

Mit der Islamisierung Nordafrikas im 7./8. Jahrhundert war Schwarzafrika für das mittelalterliche Europa in unendlich weite Ferne gerückt. Die Sahara war zu damaliger Zeit nicht so undurchlässig, wie man häufig meint, aber der islamische Gürtel im Norden Afrikas war für die christlichen Europäer eine unüberwindliche Barriere, die den Europäern den Zugang zu Schwarzafrika verwehrte.

Erst als der Portugiese Heinrich der Seefahrer († 1460) und nach ihm König João II. (1481–1495) sein Unternehmen, die Seefahrt, fortsetzte, gelang es, die islamischen Länder zu umfahren und nach Schwarzafrika zu gelangen. 1471 hatte man die Goldküste erreicht; dort ließ König João II. eine Festung erbauen, die dem hl. Georg geweiht war. Ein zeitgenössischer Geschichtsschreiber sagt: „Sie sollte ihm dazu dienen, von der ganzen Gegend, die die Schwarzen bewohnten, Besitz zu ergreifen. Er wollte damit seiner Krone einen neuen Titel hinzufügen" (nach Bal 1963: 10). König João verfügte auch, daß die Kapitäne nun nicht mehr Holzkreuze mitführten, um sie auf neuentdeckte Gebiete zu pflanzen, sondern sie sollten Steinsäulen mit Wappen und Kreuz, einen sogenannten *Padrão,* mitnehmen und in neuentdeckten Gebieten aufpflanzen (siehe Abb. 83).

Dies war die Situation, als 1482 Diogo Cão mit mehreren Schiffen die westafrikanische Küste entlangfuhr. Er war auf der Suche nach einem Weg in den Indischen Ozean, und vor allem: er suchte das Königreich des Priesters Johannes.

I. Die Geschichte der Christianisierung

Als Diogo Cão Ende 1482/Anfang 1483 die Kongomündung erreichte, mag er an einen Durchgang nach Osten gedacht haben. Auf seiner zweiten Reise (1485) fuhr er dann auch 140 km den Kongo hinauf bis zu den Stromschnellen. Die Portugiesen waren die ersten Weißen, die die Kongolesen zu Gesicht bekamen. Ein besonderer Umstand war, daß sie ‚aus dem Meer' kamen und in den Augen der Kongolesen immense Schätze mit sich führten. Die meisten Ethnien dieser Region haben nämlich den Glauben, daß ihre Ältesten, wenn sie sterben, Weiße werden und ins Totenreich im Westen ziehen. Der Westen aber ist der Ozean. Häufig kann man die Meinung hören, das Totenreich befinde sich im Ozean. Von Namibia bis herauf zur Kongomündung wird das Totenreich oft *Kalunga* genannt. Kalunga kann aber auch bedeuten: Ozean, Grab oder auch Schöpfergott. Diese Details seien hier

nur aufgeführt, weil sie wichtig sind, um die enthusiastische Aufnahme der Portugiesen und des Christentums zu verstehen. Noch 1962 wurde ich in einem entlegenen Buschdorf der Region Bandundu, also im Osten des alten Kongoreiches gelegen, von einer alten Frau als Verwandter angesprochen. Auf meine verwunderte Frage sagte sie: ihre Ahnen seien ebenfalls Weiße und seien nach *Mputu* gegangen, von woher ich doch komme. (*Mputu* ist heute in jener Gegend der Name für Europa, aber auch für Friedhof.)
Das Kongoreich bestand bereits seit einigen Generationen, als die Portugiesen es entdeckten. Den genauen Zeitpunkt seiner Entstehung kennt man nicht. Nach einer Quelle sollen sechs Könige vom Gründer Nimi Lukeni bis zu Nzinga Kuwu, den die Portugiesen 1483 antrafen, geherrscht haben. Nach einer anderen Quelle wäre Nzinga der Enkel Lukenis, also des Gründers, gewesen; und einer dritten Quelle zufolge hätten nur zwei Könige zwischen dem Gründer und Nzinga geherrscht. Der Historiker Randles meint, daß das Kongoreich im 14. bis Anfang des 15. Jahrhunderts gegründet worden ist.

Die Reichsgründung vollzog sich in einer für Afrika typischen Form. Es gibt mehrere Versionen, die davon berichten; doch die größte Wahrscheinlichkeit wird jener eingeräumt, nach der am Beginn ein Familienzwist steht. Lukeni, der jüngste Sohn des Königs von Bungu, einem kleinen Königreich nördlich des Kongoflusses, verließ seine Heimat, besetzte mit einigen kriegerischen Gesinnungsgenossen die Furt eines Nebenflusses des Kongo und forderte von den Passanten eine Maut. Eines Tages überquerte auch seine Tante den Fluß, doch sie wollte keine Maut bezahlen. Lukeni tötete sie im Streit und schlitzte der Schwangeren auch noch den Bauch auf.
Nach diesem brutalen Verbrechen kam es zum Bruch mit der Verwandtschaft. Er setzte mit seiner Bande über den Kongo und eroberte das Gebiet südlich davon bis weit nach Angola hinein. Die Gegend war vorher von Mbundu besiedelt gewesen, einer Bantu-Gruppe, die heute, sofern sie nicht in den Kongo aufgegangen ist, in Angola beheimatet ist. Lukeni aber hat die Vermischung mit den Erstbesitzern des Landes bewußt betrieben, indem er seine Soldaten anhielt, Mbundu-Mädchen zu heiraten. Er selbst heiratete die Tochter des Priesterhäuptlings der späteren Hauptstadt Mbanza Kongo (= São Salvador). Auf diese Weise entstand die neue Ethnie der Kongo.
Als Diogo Cão an der Küste der Provinz Soyo anlegte, schickte er einige Matrosen zu dem König Nzinga Kuwu mit Geschenken und bot ihm ‚Frieden und Freundschaft' an. Da aber die Rückkehr der Gesandtschaft auf

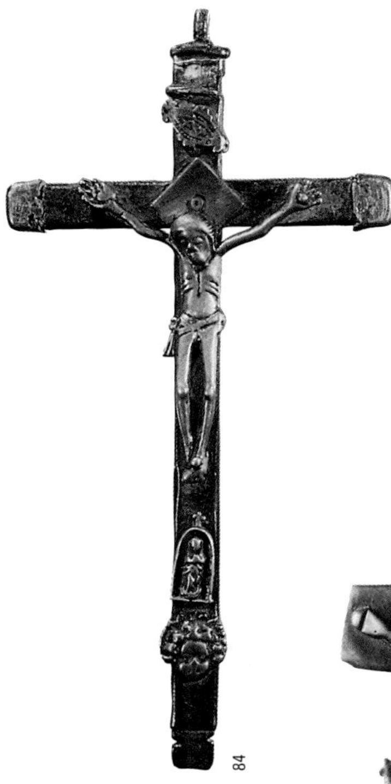
84

Kruzifix aus Lembwa (Kimpese)

84 ***Das Kruzifix gehörte dem Klan Futila na Womba (Klanchef war Ndwalu-Yenge, genannt der Büffel). Die Balken sind an den Enden mit Blei beschlagen. Als Inschrifttafel dient wahrscheinlich ein Wappen eines portugiesischen Adeligen. Der Korpus wie die übrigen Metallaufsätze sind aus Messing. Die Madonna befindet sich in einer überdachten Nische. Der Strubbelkopf unter der Madonna soll wohl den Adamschädel darstellen.***

Höhe: 27 cm, Breite: 13,7 cm
Haus Völker und Kulturen, St. Augustin

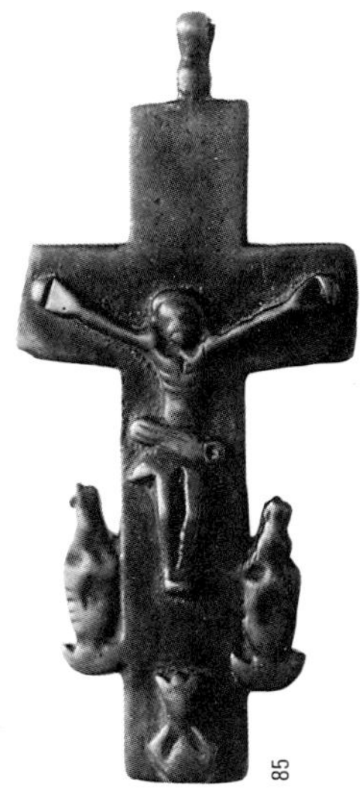
85

Anhängerkreuz

85 ***Die Bedeutung des Lendentuchs war dem Hersteller nicht mehr geläufig. Rechts und links von den Beinen des Gekreuzigten steht eine Figur mit Krone und dem Halbmond zu den Füßen. Hat hier der Gießer die Madonna vom Kreuz genommen und verdoppelt? Unter dem Korpus befindet sich eine gekrönte Halbfigur, soll es noch eine Maria sein? Aus dieser merkwürdigen Anordnung der Figuren darf man wohl schließen, daß das Kruzifix nicht mehr für den christlichen Gebrauch bestimmt war.***

Höhe: 12 cm, Breite: 5 cm
Gesamtguß aus Messing
Haus Völker und Kulturen, St. Augustin

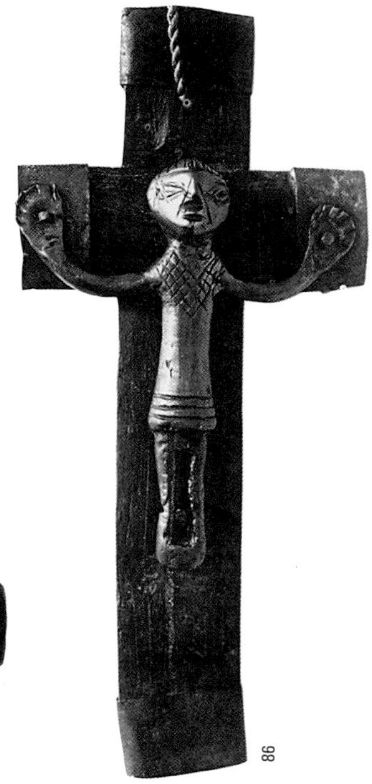
86

Kruzifix aus Kimpangu, Bambata

86 ***Es muß als fraglich gelten, ob wir hier noch ein christliches Emblem vor uns haben. Christus trägt ein Kleid und kein Lendentuch. Dies könnte auf eine alte Vorlage aus Europa zurückgehen; andererseits könnte es aber auch bedeuten, daß man die Kreuzigungsgeschichte nicht mehr kannte. Dahingehend könnte auch der Zwischenraum zwischen den Beinen interpretiert werden: Es sieht aus, als handelte es sich um eine Höhlung für die Nkisiladung, wie ja auch die Fetische sie vielfach aufweisen.***

Höhe: ca. 20 cm, Breite: ca. 8 cm
Früher: Haus Völker und Kulturen, St. Augustin
Jetzt: Zaire?

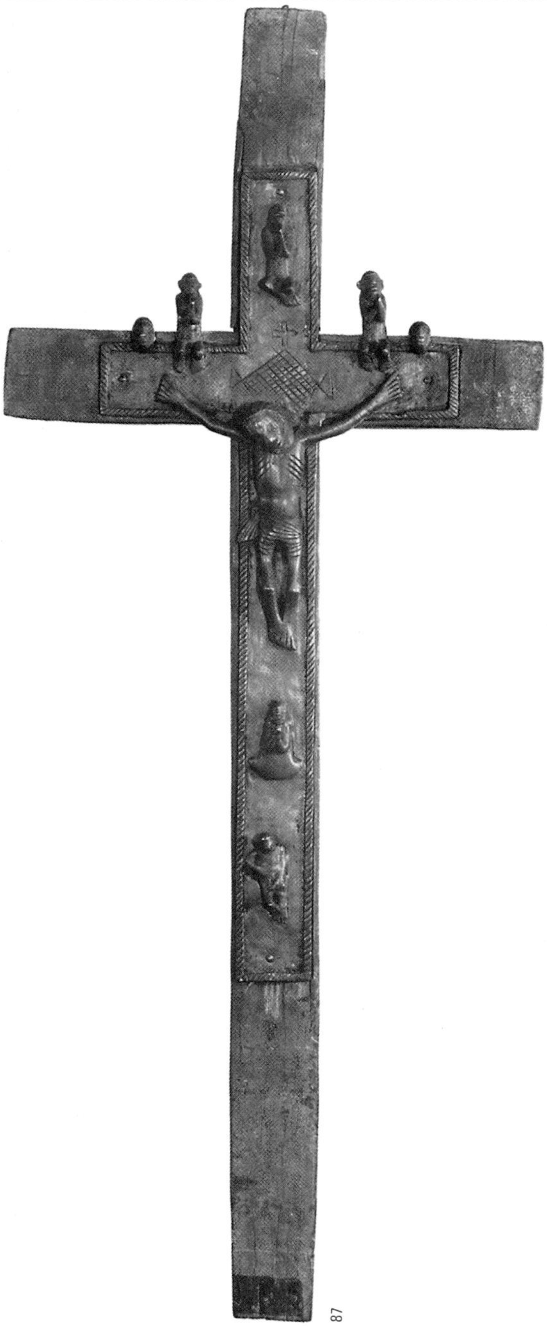

87

Messingkruzifix
mit verschiedenen Oranten

87 ***Die Metallteile sind alle in einem Stück gegossen und in das Holzkreuz eingelassen. Das Werk ist sicher die Arbeit eines Afrikaners. Bei genauer Untersuchung lassen sich noch Opferspuren, wahrscheinlich Blut, feststellen. Der Kopf Jesu ist in afrikanischer Weise nach rechts geneigt. Das Lendentuch ist durch Gravur markiert, der Bausch rechts steht winklig ab. – Unter dem Korpus ist eine Person mit gefalteten Händen zu sehen; wahrscheinlich ist es Maria. Dann wäre der untere Abschluß wohl auch als Halbmond zu deuten. Unter ihr ist noch eine Person zu sehen, die vielleicht der Auferstehende sein soll. Dafür spräche, daß nur diese Person die gleiche Haartracht hat wie der Gekreuzigte. Man könnte aber auch an eine Stifterfigur in einem bestimmten Anliegen denken. Auf Fig. Nr. 94 ist eine schwangere Frau in ähnlicher Haltung unter dem Korpus angebracht. Die Figur über dem Korpus könnte der in den Himmel fahrende Herr sein. Die Figuren auf dem Querbalken sind unbestimmbar. Vielleicht sind es die durch den Kreuzestod erlösten Seelen, vielleicht sollen es Engel sein. Ausschließlich europäische Vorlagen sprächen für die letztere Lösung. Mehrere Autoren haben vermutet, es könne sich bei den Oranten um Ahnen handeln, doch dafür fehlt jeder Hinweis. Gott (Nzambi) und die Ahnen haben bei den Bakongo nur wenig oder nichts miteinander zu tun, wenn es auch darüber andere Aussagen gibt (Matota 1959).***

Höhe: 64 cm, Breite: 27 cm
Fundort: südlich von Kimpese gegen Songa hin
Haus Völker und Kulturen, St. Augustin

sich warten ließ, segelte er vorzeitig ab, weil er glaubte, daß seine Leute festgehalten würden oder bereits getötet seien. Er nahm aber einige Vornehme aus der Provinz Soyo als Geiseln mit.

Als Cão 1485 wiederkam, brachte er die Geiseln wieder zurück: Sie erwiesen sich als die besten Propagandisten der Portugiesen. Sie waren vornehm gekleidet und erzählten vom Reichtum Portugals. Man brachte Geschenke für den König mit. Offensichtlich verband dieser den Reichtum mit der Taufe. Er schickte einen Gesandten mit zum König von Portugal, der um Handwerker und um Missionare bitten sollte. Und wörtlich heißt es bei einem zeitgenössischen Chronisten (Rui de Pina): „Der König bat um das hl. Wasser der Taufe." Er schickte auch junge Kongolesen mit, damit sie Christen würden und lesen und schreiben lernten.

In Portugal war man über diese ‚fromme' Gesinnung des Kongokönigs hoch erfreut, und man bereitete bis in alle Einzelheiten die nächste Mission vor. Franziskanerpatres sollten das Werk der Mission beginnen. 1491 legte man wieder in der Provinz Soyo an. Die Portugiesen wollten mit ihrem Troß so schnell wie möglich zum König nach Mbanza Kongo, dem späteren São Salvador (heute in Angola), eilen, doch der Gouverneur von Soyo, auf Kikongo Mani Soyo, wollte zuerst getauft sein, da er schon alt sei. Da er von seinem Vorhaben nicht abließ, taufte man ihn. Er ließ aber nicht zu, daß auch andere Edelleute mit ihm getauft wurden. Er war allein mit den Patres in der eilig errichteten Kapelle. Als der Mani Soyo zu der wartenden Menge heraustrat, rief er ihr zu: „Ich versichere euch, ich habe niemals ein Glück empfunden, das mich mit mehr Freude erfüllt hätte, das mich jugendfrischer gemacht hätte als dies zur Stunde!" (Rui de Pina Kap. LVIII).

Der Mani Soyo veranstaltete zu Ehren des Königs von Portugal ein Fest, zu dem alle seine Leute unter Androhung der Todesstrafe erscheinen mußten. Bei dieser Feier wurde dann der König von Portugal in den Lobgesängen *„Zambem apongo,* was bei ihnen Herr der Welt bedeutet" (Rui de Pina Kap. LVIII), genannt. In diesem Titel ist unschwer der von der Mission für den christlichen Gott verwendete Name *Nzambi Mpungu* zu erkennen. Auch heute wird in der ganzen Region der Gott der Bibel *Nzambi* genannt. – Eine der Hauptforderungen der Missionare scheint gewesen zu sein, die Fetische nicht mehr anzubeten. Der Mani Soyo befahl denn auch, die Fetische in seiner Provinz zu verbrennen.

Ähnlich schnell vollzog sich auch die Taufe des Königs selbst. Er erhielt mit 6 Edelleuten die Taufe am 3. Mai 1491 und nannte sich João I. Doch auch die anderen Vorneh-

men wollten die Taufe empfangen, der König aber hielt sie hin. Hier sieht man, daß die Taufe als Auszeichnung aufgefaßt wurde, die über eine längere Periode den Vornehmen des Reiches reserviert war.
Als die Portugiesen wieder zurück auf die Schiffe gingen, blieben nur vier Missionare im Lande und einige Portugiesen, die einen Weg zum Königreich des Priesters Johannes auskundschaften wollten. Nach zwei bis drei Jahren fiel der König wiederum ins Heidentum zurück. Ein Chronist sagt, es sei „für ihn eine tödliche Qual gewesen, in den Grenzen des Evangeliums zu leben, und er habe sich wieder nach der Freiheit des Heidentums gesehnt" (Frei Luis de Sousa). Wahrscheinlich wäre es mit dem Christentum zu Ende gewesen, hätte nicht der älteste Sohn des Königs, der auf den Namen Afonso getauft worden war, daran festgehalten. Der König schob ihn zur Strafe in die Provinz Nsundi ab.

König Afonso (1506–1543)
Wie sehr die Vornehmen bereits wieder dem Heidentum verpflichtet waren, geht daraus hervor, daß sie beim Tode des Königs einen anderen, angeblich erstgeborenen Sohn zum Nachfolger wählten. Afonso focht die Wahl an. Es kam zu einem Waffengang; Afonso soll nur 36 christliche Helfer gehabt haben. Seine Feinde hätten aber die Flucht ergriffen, als am Himmel ein weißes Kreuz sowie der hl. Apostel Jakobus mit zahlreichen Reitern erschienen. Nach einer anderen Version wäre ein weißer Mann auf einem Pferd in Afonsos Armee aufgetaucht. – Wahrscheinlich hat Afonso seinen Sieg einigen berittenen Portugiesen mit Feuerwaffen zu verdanken. Sein Rivale fiel, dessen Heerführer wurde begnadigt, aber sein Geschlecht und alle Nachkommen wurden dazu verurteilt, die Kirchen zu fegen.
Nach dem Sieg ließ Afonso alles Volk auf den Hauptplatz kommen – in einer anderen Version sind es alle Häuptlinge – und richtete eine berühmt gewordene Ansprache an sie. Sein schwarzer Sekretär hat den Text am 5. Oktober 1514 an den König von Portugal geschickt. J. Cuvelier hat noch 1946 eine mündliche Überlieferung bezüglich dieser Rede aufgenommen, die besagt: Mit der Rede Afonsos habe jene Periode in der Geschichte des Reiches begonnen, die unter dem Namen *„Tandu kia Nkangi* – Periode des Erlösers" bekannt ist (1946: 201–202). – Die Rede enthält einige fundamentale Katechismuswahrheiten. Afonso beginnt: „Meine Brüder, ihr wißt, daß unser bisheriger Glaube nichts als Illusion und Wind war, denn der wahre Glaube ist der an unseren Herrn und Gott, Schöpfer des Himmels und der Erde." Und er schließt: „Was die Steine und Holzstücke angeht, so wisset,

88
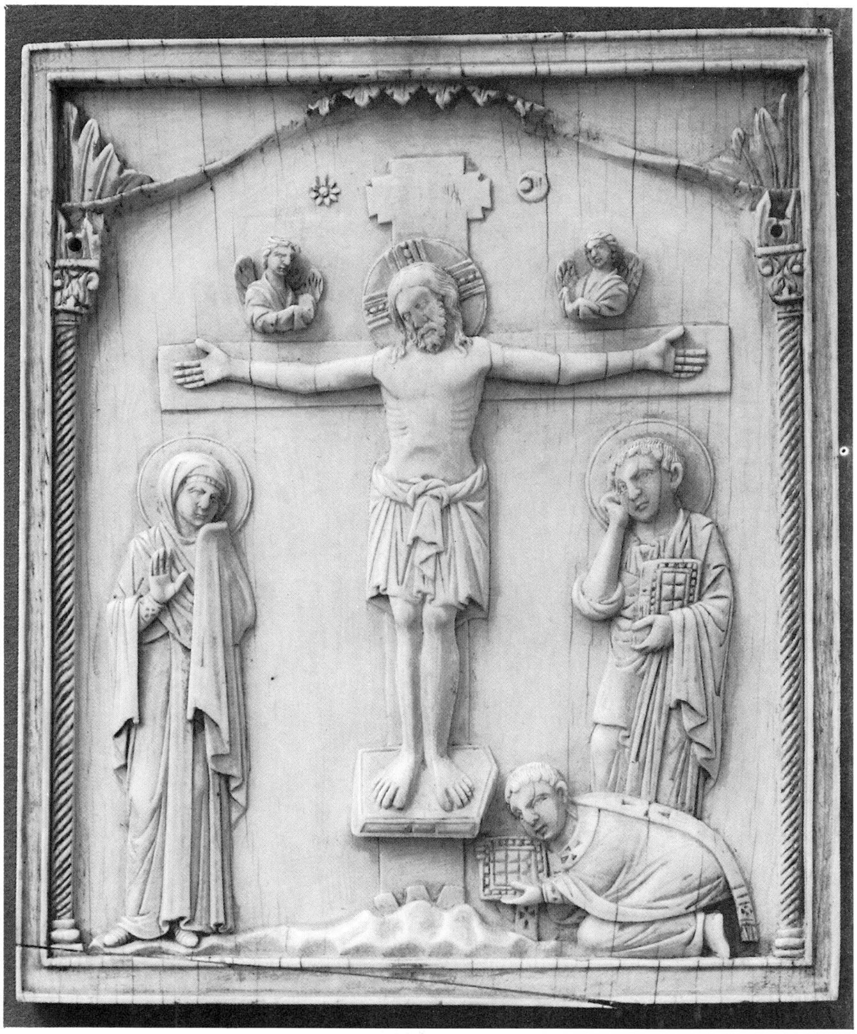

89
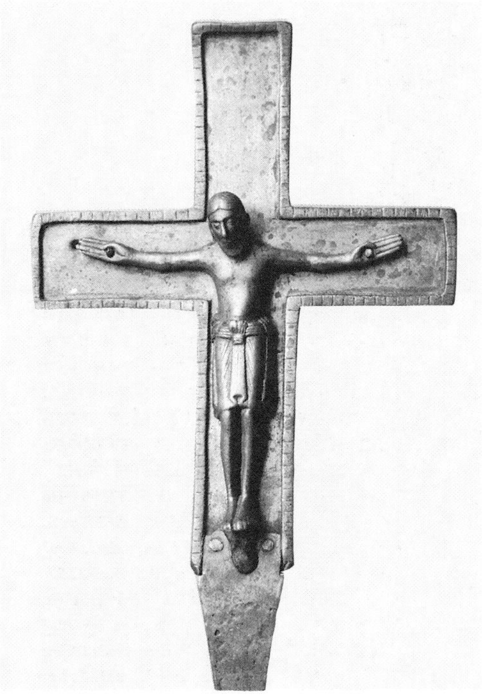

Elfenbeinrelief

88 ***Auf dem Querbalken des Kreuzes sind Engel in Orantenhaltung zu sehen. Eine ähnliche Darstellung könnte als Vorlage für die zahlreichen kongolesischen Darstellungen gedient haben, auf denen Oranten auf den Querbalken des Kreuzes zu sehen sind (man vgl. die Figuren 87 und 101).***

Aus der „Frühchristlich-Byzantinischen Sammlung" aus Stiftung Preußischer Kulturbesitz, Staatliche Museen Berlin-Dahlem (Inv.-Nr. 2393)

Vortragekreuz aus Bronze

89 ***Denkt man sich die am Längsbalken unten angenietete Spitze weg, so könnte man das Kruzifix fast für eine kongolesische Arbeit halten. Vor allem der erhöhte Rand am Kreuz und seine Verzierung treten an Kongo-Kreuzen immer wieder auf (man vergleiche das Kreuz Nr. 90). Doch auch der romanische Korpus weist mit manchen kongolesischen Arbeiten gewisse Ähnlichkeiten auf.***

Fränkisch, 12. Jahrhundert
Diözesanmuseum Bamberg

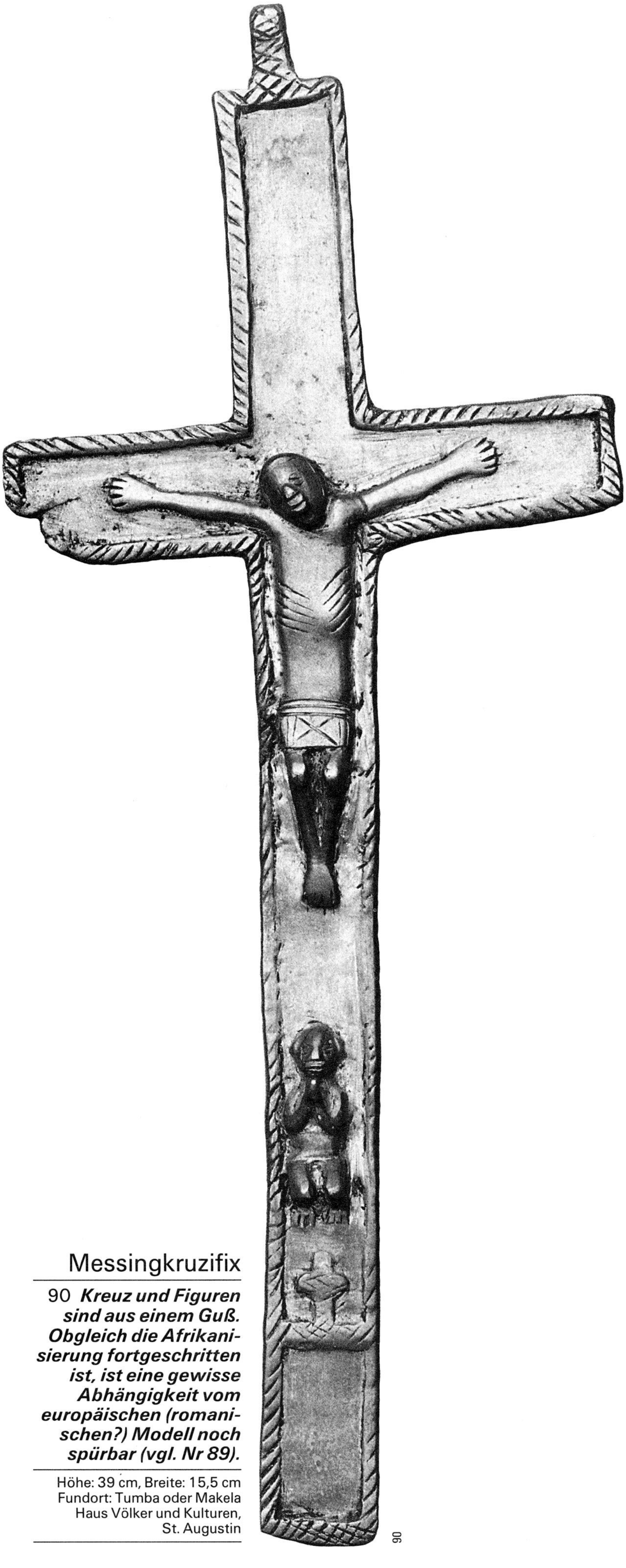

90

Messingkruzifix

90 ***Kreuz und Figuren sind aus einem Guß. Obgleich die Afrikanisierung fortgeschritten ist, ist eine gewisse Abhängigkeit vom europäischen (romanischen?) Modell noch spürbar (vgl. Nr 89).***

Höhe: 39 cm, Breite: 15,5 cm
Fundort: Tumba oder Makela
Haus Völker und Kulturen, St. Augustin

daß unser Herr uns die Steine zum Häuserbauen und das Holz zum Verbrennen gegeben hat. (Er will sagen, man solle daraus keine Idole machen.) – Daraufhin haben sich zahllose Männer und Frauen bekehrt und sind Christen geworden" (zitiert nach Randles 1968: 98).

König Afonso war ein sehr eifriger Christ. Er lernte lesen und schreiben, war des Portugiesischen mächtig und soll sehr viel Zeit aufs Studium der christlichen Wahrheiten verwandt haben. Er schickte auch seine Söhne und nahe Anverwandte nach Portugal zur Schulung. Die haben zwar nicht immer den nötigen Eifer gezeigt, wie aus einem Brief des Königs von Portugal hervorgeht. Doch sein Sohn Henrique machte eine sehr gute Figur. Er wurde Priester und 1518 in Rom zum ersten schwarzafrikanischen Bischof konsekriert. 1521 kehrte er zum Kongo zurück, aber er starb bald (vor 1534). Ein anderer Sohn wurde Professor in Lissabon, und eine Schwester Afonsos war bis ins hohe Alter Professorin an einem Mädchenkolleg in Mbanza Kongo.

Im Jahre 1513 leistete Afonso auf Anraten des Königs von Portugal den Gehorsamseid dem Papst gegenüber. Dieser Eid hat sein Reich sehr wahrscheinlich vor dem Zugriff der Conquistadoren gerettet; denn diese lauerten seit 1571 in Luanda in Angola, um das Kongoreich zu erobern, doch der Kongo galt dem Hl. Stuhl als christliches Königreich und durfte daher nicht erobert werden. Afonso hat sich wiederholt an seinen „Bruder", den König von Portugal, um Hilfe gewandt. Manches erhielt er, vieles aber nicht. An erster Stelle steht immer wieder die Bitte um Missionare, dann technische Hilfe für die Gerichtsbarkeit, die Verwaltung, Ärzte, Medikamente und vor allem Handwerker. Gerade mit portugiesischen Handwerkern aber haben die Kongolesen keine guten Erfahrungen gemacht. Afonso beklagte sich, daß sie nichts täten, frech seien und sie zur Entwicklung des Landes nichts beitrügen.

Gegen Ende seines Lebens hatte Afonso mehr und mehr den Eindruck, von seinem „großen Bruder" im Stich gelassen zu werden. Einmal verübten Portugiesen während der Messe ein Attentat auf ihn, dem er aber entging. Seine Briefe nach Europa wurden abgefangen, die Briefe aus Lissabon kamen nie an.

Man kann sich fragen, weshalb ließ Portugal diesen christlichen König fallen? W. G. L. Randles, ein guter Kenner des alten Kongoreiches, meint, der portugiesische König Dom João II. (1481–1495) habe sich dem Papst gegenüber nur mit einem Titel schmücken wollen, so als hätte er ein verlorenes Volk in die christliche Gemeinschaft zurückgeholt, wobei er so tat, als sei

der Kongo ein Grenzgebiet des Königreiches vom Priester Johannes. Als man dann im 16. Jahrhundert feststellte, daß sich das Christentum in Bantu-Afrika nirgendwo ausgebreitet hatte, ließ Portugal die Kongolesen fallen, zumal sie offiziell als bekehrt galten (1968: 103–104).
Diese Sicht der Geschichte mag bis zu einem gewissen Grad stimmen, sie ist dennoch einseitig, da sie wichtige andere Faktoren ausläßt. – Als die Portugiesen im 15. Jahrhundert ihre Fahrten nach Westafrika unternahmen, war die Missionierung der Afrikaner ein wichtiger, wenn auch nicht der ausschließliche Beweggrund dafür. Man hatte aber bald darauf Amerika entdeckt. Dort gab es Schätze und Reiche, die man plünderte und eroberte. Innerhalb kürzester Zeit hatte sich die Einstellung der Weißen, vor allem der Portugiesen und Spanier, gegenüber den Einheimischen vollkommen gewandelt: Man kam nicht mehr als Freund, um vielleicht Gesandte auszutauschen, um europäisches Wissen zu exportieren, sondern man kam, um zu erobern, um Kolonien zu gründen. Die aus Europa in den Kongo gebrachten Handwerker weigerten sich bereits zu arbeiten; in Luanda lauerten die Conquistadoren. Im Neger wurde immer mehr der Sklave gesehen. Kurz, man kann sagen: Mit Beginn des 16. Jahrhunderts wird auf der Iberischen Halbinsel der Geist des Kolonialismus geboren. Der Europäer wird das Maß aller Dinge. Die christliche Gemeinschaft des Mittelalters wird nicht mehr auf die neuen Völker ausgedehnt. Der Nichtchrist wird zum Feind.
König Afonso schrieb bis zu seinem Tod 1543 Briefe an „seinen Bruder", aber der König von Portugal sah längst nicht mehr in ihm „seinen Bruder", sondern einen Negerhäuptling. Nur mehr der Hl. Stuhl suchte die Beziehungen zum Kongoreich aufrechtzuerhalten, indem er immer wieder Missionare schickte; doch auch in Rom ist der Geist der Zeit nicht unwirksam geblieben. 1518 hatte man den Königssohn Henrique zum Bischof konsekriert, und obgleich die Afrika-Mission bis in unsere Tage niemals aufgehört hat, so sind doch erst 1942 die nächsten Afrikaner zu Bischöfen konsekriert worden. Diese selbstherrliche Haltung Europas den jungen Völkern gegenüber mußte verheerende Wirkungen auf die Mission und natürlich auch auf die christliche Kunst in diesen Ländern haben.
Ein Vergleich mit Äthiopien drängt sich geradezu auf: Dort war König Ezana die große Persönlichkeit am Beginn des Christentums, hier Afonso. Hier wie dort kamen die Missionare aus dem Ausland. In Äthiopien aber gingen sie im Volke auf, im Kongo blieben sie Fremde. Dort kamen sie aus eigenem Antrieb, hier im Gefolge einer

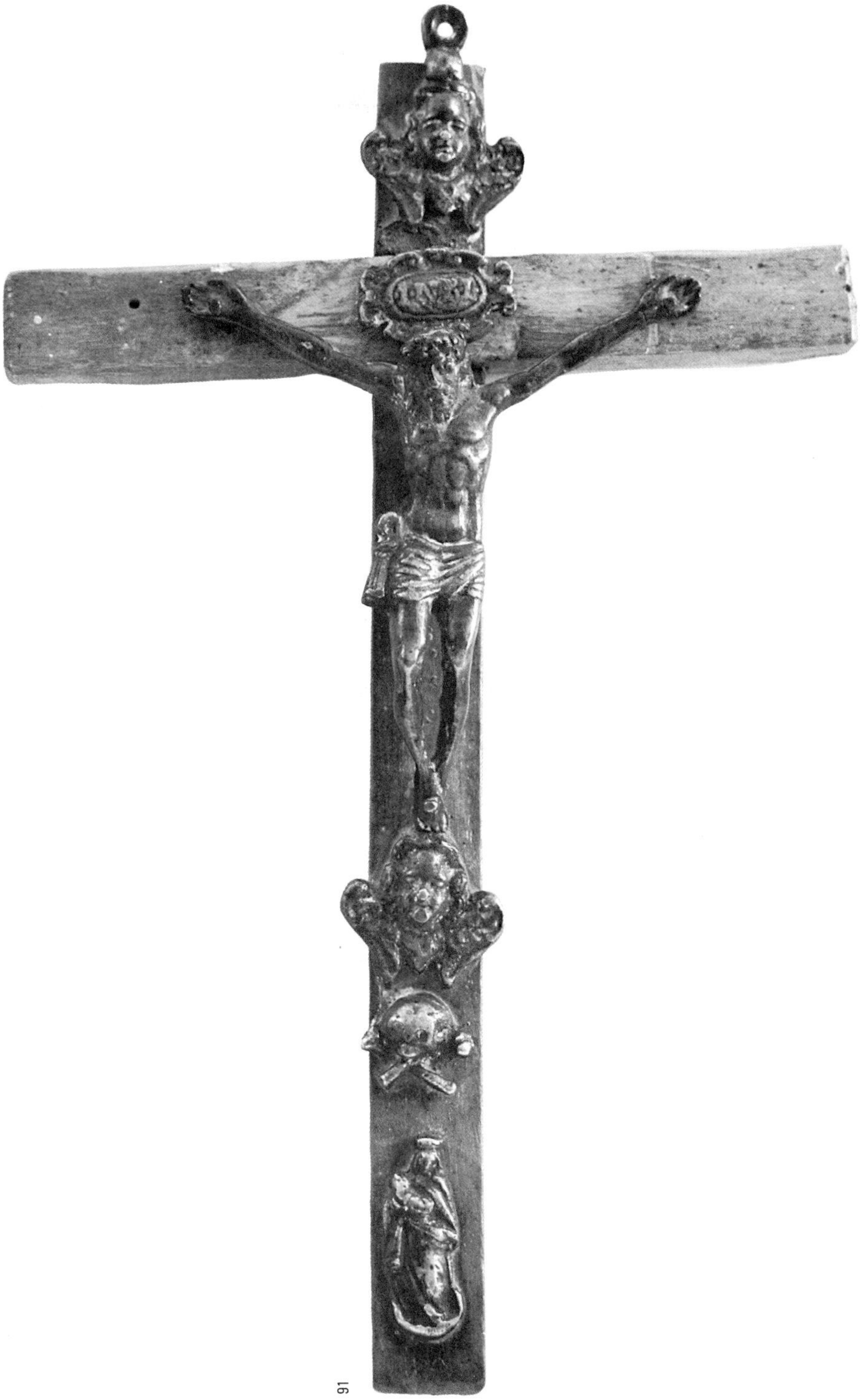
91

Barockkruzifix aus Holz und Messing

91 ***Die Metallteile dieses Kruzifixes stammen ganz offensichtlich noch aus Europa. Sie wurden später im Kongoreich auf das vorliegende Kreuz geschlagen. Dieses Kreuz ist insofern von Interesse, weil es sozusagen die „Urform" für die Abwandlungen der Kongo-Kreuze bildet: die barocke Inschrifttafel wurde zur Sonne umgedeutet (siehe Abb. 93); der Schädel Adams wurde zur afrikanischen Maske (siehe Abb. 93), die Engelköpfe wurden zu Oranten (siehe Abb. 87), die Madonna schließlich wurde in verschiedener Weise umgedeutet: auf Abb. 94 ist sie eine schwangere Frau, vielleicht in Gebärhaltung (die Vagina ist groß und gedehnt), auf Abb. 100 wird der Halbmond zum halbrunden Abschluß ihres Kleides, auf Abb. 95 wird sie zur abstrakten Figur.***
Alle diese Aus- und Umdeutungen zeigen, daß man die christliche Ikonographie und den christlichen Inhalt nicht mehr verstand.

Höhe: 24,5 cm, Breite: 15 cm
Fundort: unbekannt
Haus Völker und Kulturen, St. Augustin

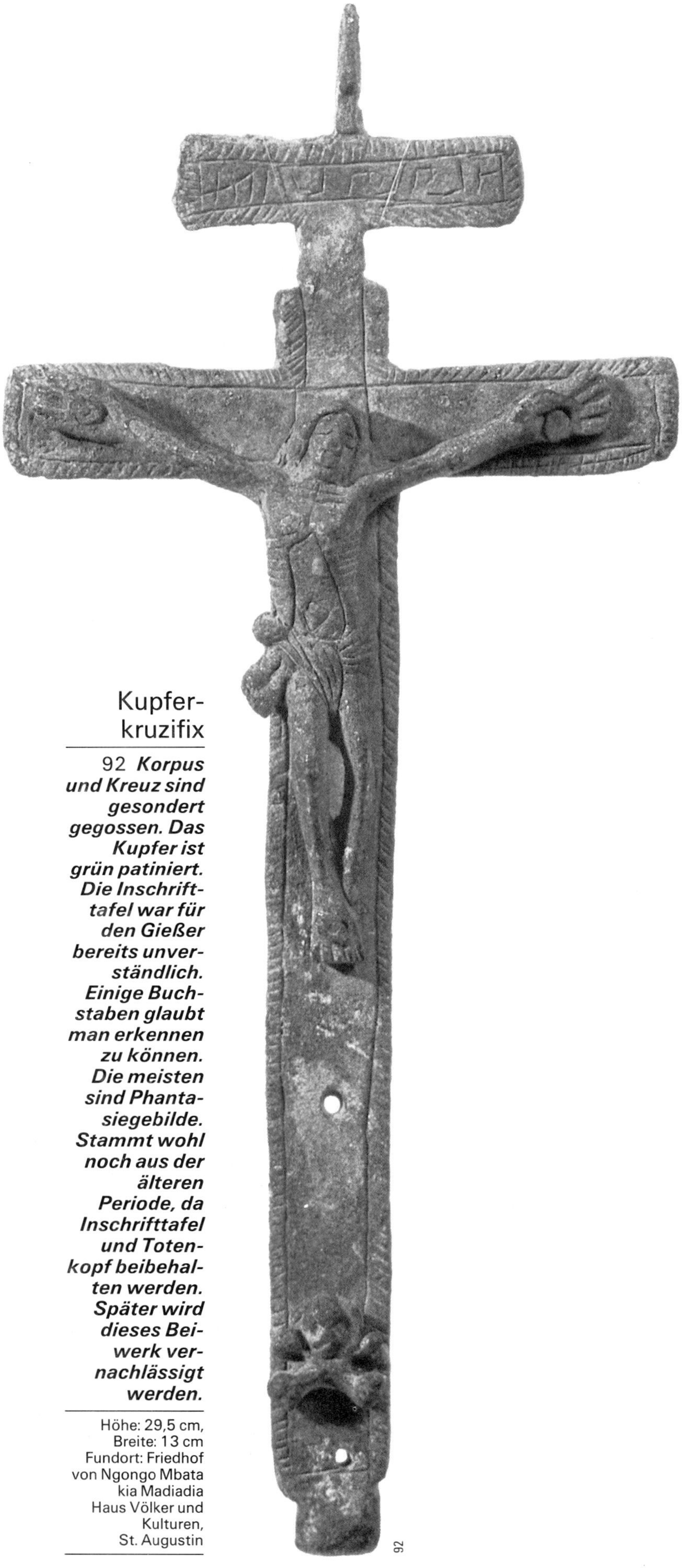

92

Kupferkruzifix

92 ***Korpus und Kreuz sind gesondert gegossen. Das Kupfer ist grün patiniert. Die Inschrifttafel war für den Gießer bereits unverständlich. Einige Buchstaben glaubt man erkennen zu können. Die meisten sind Phantasiegebilde. Stammt wohl noch aus der älteren Periode, da Inschrifttafel und Totenkopf beibehalten werden. Später wird dieses Beiwerk vernachlässigt werden.***

Höhe: 29,5 cm, Breite: 13 cm
Fundort: Friedhof von Ngongo Mbata kia Madiadia
Haus Völker und Kulturen, St. Augustin

staatlichen Macht. Dort suchte man eine afrikanische Kirche zu gründen, hier suchte man Afrikaner zu Europäern zu machen. In Aksum war die Gemeinde der dort lebenden christlichen Ausländer Keimzelle für die Christianisierung, im Kongo waren die christlichen Portugiesen vielfach ein Negativbeispiel für die Christianisierung. Mit ähnlichen Problemen wird übrigens auch die Mission des 19. und 20. Jahrhunderts konfrontiert werden. Der christliche Laie, und zumal der katholische, hat sich nur ausnahmsweise in den Kolonien für die Arbeit der Mission interessiert, dafür hielt man ausschließlich die Hierarchie bzw. den Missionar für zuständig. Im Islam fällt dem Laien, vor allem dem Reisenden und Kaufmann, eine ganz andere, nämlich eine aktive Rolle zu.

In der Zeit nach Afonso wurden die Beziehungen zwischen dem Kongo und Portugal immer schlechter. 1548 trafen zwar mit den ersten Jesuiten neue Missionare ein, aber bald traten Spannungen zwischen ihnen und dem König auf.

Aus den Thronwirren nach dem Tode Afonsos war Diogo I. (1545–1561) als König hervorgegangen. In traditionell organisierten afrikanischen Reichen gehört es zur Normalität, daß beim Tod eines Königs oder größeren Häuptlings ein chaotisches Interregnum entsteht. Nach afrikanischer Ansicht *ist* der König das Gesetz. Wenn er also stirbt, stirbt das Gesetz. In dieser Zeit der Anarchie wählen zwar die vorgesehenen Männer einen neuen König, aber nach afrikanischer Ansicht muß der König die Macht erobern, deshalb der Kampf gegen seine Mitbewerber. Ein weiteres Faktum, das zwar für das Interregnum ohne Belang ist, aber in der Missionierung des Kongo häufig Schwierigkeiten bereitete, ist die Pflicht des neuen Königs, eine nahe Verwandte, meist eine klassifikatorische Mutter oder Schwester, zur ersten Ehefrau zu nehmen. Die Missionare hatten wenig Verständnis für solche Inzest-Verbindungen. Ohne sie konnte aber ein König niemals vollwertiger König sein. Die Königin gehört zur Institution des sakralen Königtums. Sie kann unter mancher Rücksicht mächtiger sein als der König selbst.

Doch zurück zu König Diogo. Er hatte sich um Missionare nach Portugal gewandt und erhielt die Jesuiten. Die Beschreibung der Mission von P. Christóvão Ribeiro S.J. ist nicht ermutigend; es heißt: „Die wenigen Priester, die da waren, hatten untereinander immer Zank und Streit . . . Sie pflegten zu taufen, indem sie mit einem Aspergill viele Kinder und Erwachsene besprengten ohne irgendwelchen anderen Unterricht im Glauben, und so kehrten die Getauften zu ihren alten Sünden zurück, und wenn man sie

(nach ihrer Religion) fragte, wissen sie nur zu antworten, sie hätten bei der Taufe Salz gegessen... Daher hatten sie zum Teil neben einem gewissen äußeren Christentum noch ihre alten Götzen, aus reiner Unwissenheit, so daß es mitten in São Salvador noch Götzenbilder gab, die verehrt wurden..." (Kilger 1921: 19).
Bald bekam Diogo mit den neuen Missionaren Schwierigkeiten. Die Missionare hatten wiederholt und heftig seine Polygynie angeprangert. 1555 wies Diogo die Jesuiten und zahlreiche Europäer aus (erst 1619 kamen die Jesuiten wieder zurück nach São Salvador). Solche Missionare, die mehr Verständnis für die kongolesischen Sitten zeigten, durften bleiben.
Nach dem Tode von Digo kam es wie gehabt zur Anarchie. Die Portugiesen suchten ihren Kandidaten durchzubringen, doch der wurde bald ermordet, da er nicht von den traditionellen Wahlmännern legitimiert war. Schließlich setzte sich König Alvaro I. (1568–1587) durch. In seine Herrscherzeit fällt ein berühmt gewordenes schreckliches Ereignis: Im Jahre seiner Thronbesteigung fielen die Jagas ins Reich ein – man weiß nicht so recht, wer sie waren, wohl aber, daß sie wilde, kannibalische Kriegerhorden waren, die alles zerstörten. Der König flüchtete mit seiner Familie auf eine Kongoinsel. Vom Hunger getrieben, soll er eigene Familienmitglieder an Sklavenhändler von São Tomé verkauft haben.
1571 erschien ein Expeditionskorps von 600 portugiesischen Soldaten. Sie vertrieben die Jagas und brachten Alvaro wieder nach São Salvador zurück. O. Dapper sagt: Dem König graute davor, sich zum Vasallen der portugiesischen Krone zu machen und Sklaven als jährlichen Tribut zu zahlen. Der portugiesische König habe aber in großzügiger Weise darauf verzichtet.
Als 1580 Portugal mit Spanien in Personalunion vereinigt wurde, kamen in der Folge spanische Karmeliter als Missionare ins Reich. Alvaro I. empfing sie 1584 mit großer Begeisterung.
Unter König Alvaro II. (1587–1614) wurde São Salvador zum Bistum erhoben. Doch die verstärkten Sklavenjagden der Portugiesen im Süden, wo sie sich sogar mit den Jagas verbunden hatten, schadeten den Bemühungen der Missionare sehr. Die Könige scheinen auch immer stärker und offener Polygynie und die königliche Inzest-Heirat betrieben zu haben. Um 1595 sollen im gesamten Reich etwa 20–30 Missionare gewirkt haben.
Seit 1602 erschienen holländische Händler an der Kongomündung; sie versuchten, die Portugiesen zu verdrängen. Für einige Zeit eroberten sie auch die Küste Angolas. Die Bemühungen der Holländer fielen vor allem

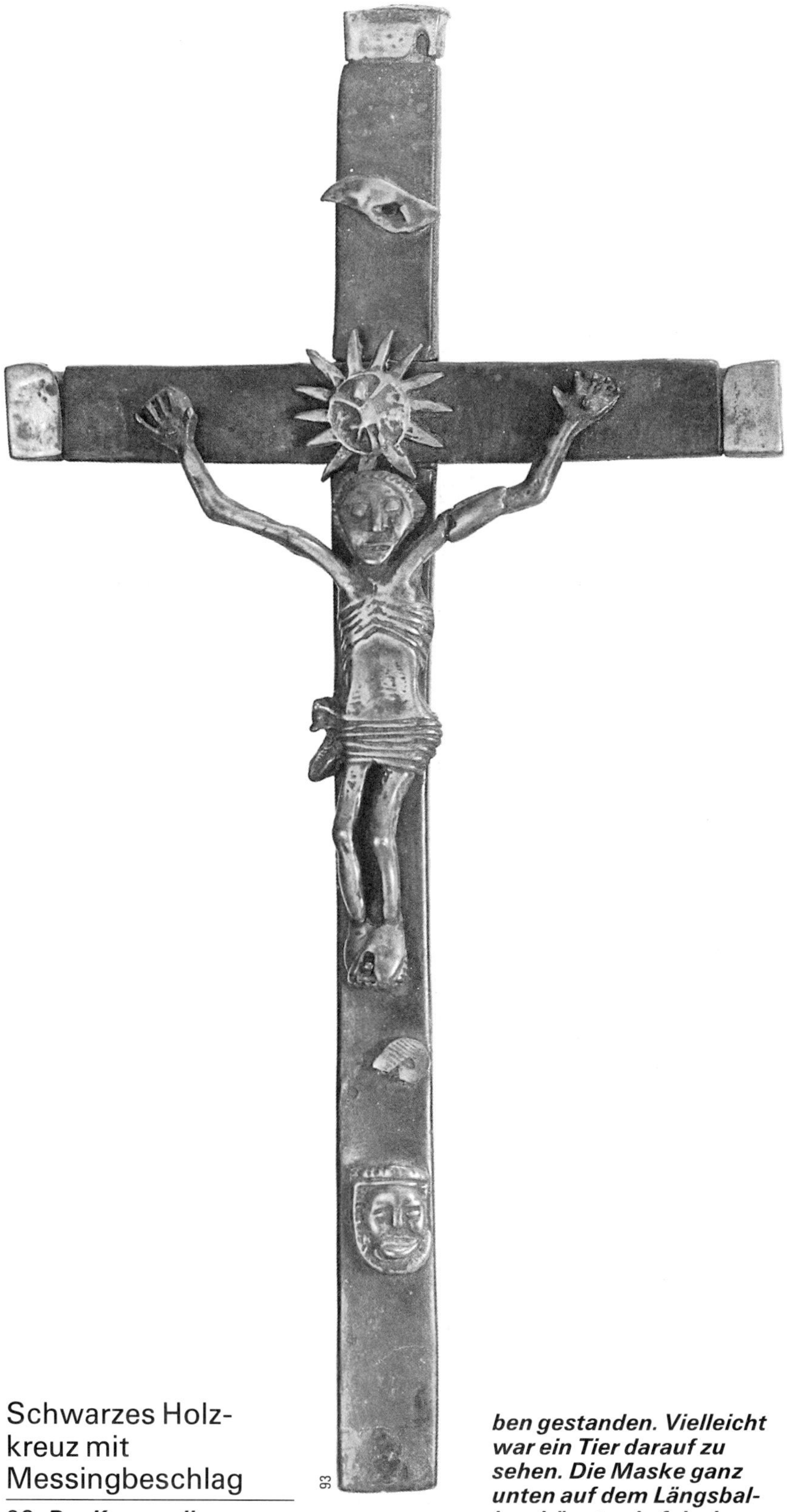

Schwarzes Holzkreuz mit Messingbeschlag

93 ***Der Korpus dieses Kreuzes ist recht atypisch für die alten Kongokreuze: das Gesicht ist bartlos, Nase und Augen sind markant, der Kopf ist gerade. Über dem Korpus ist die Sonne angebracht, in der ein Mensch zu sehen ist. Wenn es der Auferstandene sein soll, dann trägt er wie der Gekreuzigte ein Lendentuch. Höchstwahrscheinlich haben auf der Tafel auf dem oberen Längsbalken nie Buchstaben gestanden. Vielleicht war ein Tier darauf zu sehen. Die Maske ganz unten auf dem Längsbalken könnte ein falsch verstandener Totenkopf sein, wie er z. B. auf Kreuz Nr. 91 zu sehen ist. Vielleicht geht auch die Sonne auf die falsch interpretierte barocke Inschrifttafel zurück, wie sie ebendort zu sehen ist. – Wie fast alle Kreuze weist auch dieses sehr starke Opferblutspuren auf.***

Höhe: 47 cm, Breite: 24 cm
Fundort: San Salvador (Angola)
Haus Völker und Kulturen, St. Augustin

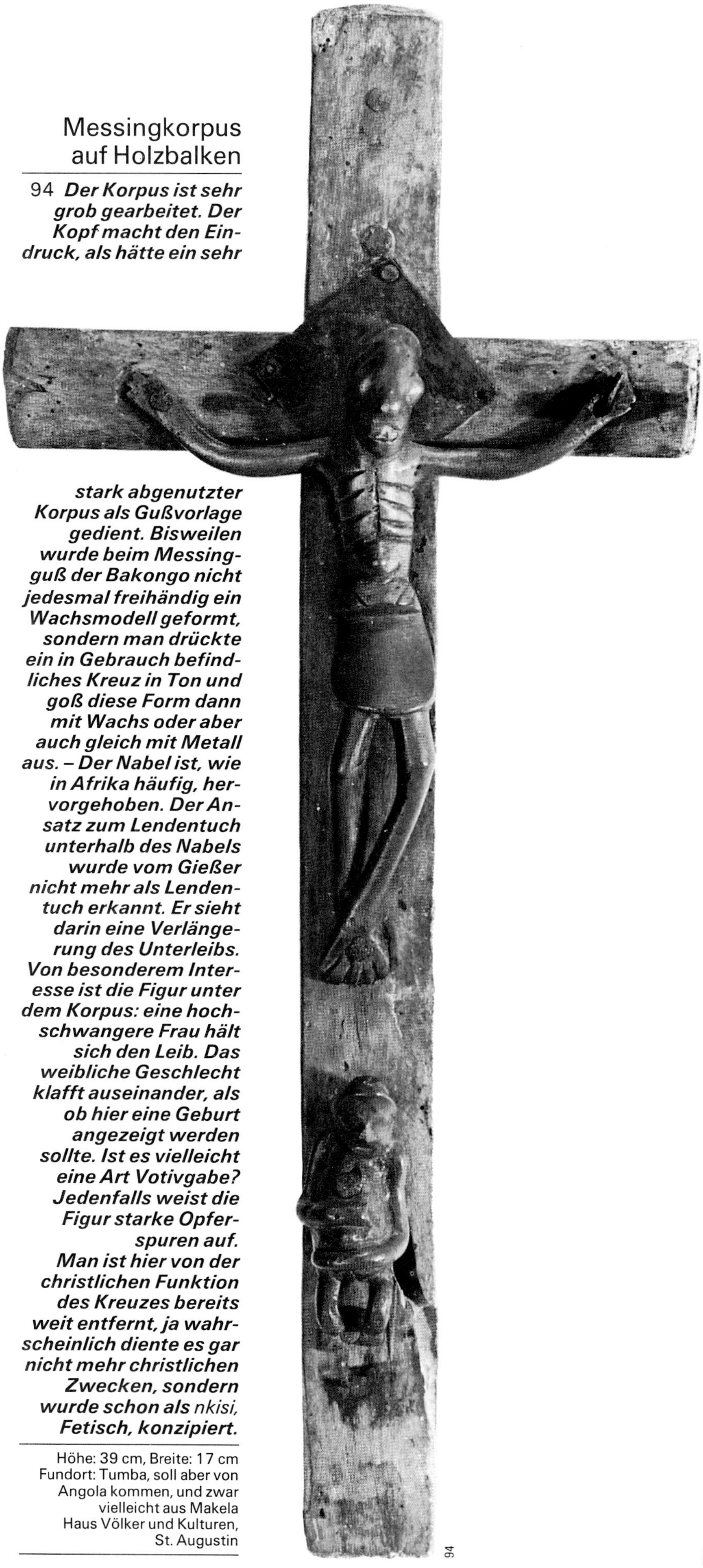

94

Messingkorpus auf Holzbalken

94 ***Der Korpus ist sehr grob gearbeitet. Der Kopf macht den Eindruck, als hätte ein sehr stark abgenutzter Korpus als Gußvorlage gedient. Bisweilen wurde beim Messingguß der Bakongo nicht jedesmal freihändig ein Wachsmodell geformt, sondern man drückte ein in Gebrauch befindliches Kreuz in Ton und goß diese Form dann mit Wachs oder aber auch gleich mit Metall aus. – Der Nabel ist, wie in Afrika häufig, hervorgehoben. Der Ansatz zum Lendentuch unterhalb des Nabels wurde vom Gießer nicht mehr als Lendentuch erkannt. Er sieht darin eine Verlängerung des Unterleibs. Von besonderem Interesse ist die Figur unter dem Korpus: eine hochschwangere Frau hält sich den Leib. Das weibliche Geschlecht klafft auseinander, als ob hier eine Geburt angezeigt werden sollte. Ist es vielleicht eine Art Votivgabe? Jedenfalls weist die Figur starke Opferspuren auf. Man ist hier von der christlichen Funktion des Kreuzes bereits weit entfernt, ja wahrscheinlich diente es gar nicht mehr christlichen Zwecken, sondern wurde schon als*** *nkisi,* ***Fetisch, konzipiert.***

Höhe: 39 cm, Breite: 17 cm
Fundort: Tumba, soll aber von Angola kommen, und zwar vielleicht aus Makela
Haus Völker und Kulturen, St. Augustin

in die Regierungszeit von König Garcia II. (1641–1661). Er gehörte zu den größten Herrschern des Reiches. Er bewies großes diplomatisches Geschick. An seinem Hof verkehrten Holländer, Jesuiten und Kapuziner. Die Portugiesen betrachtete er als seine Feinde, aber auch die Holländer wußte er in Distanz zu halten. Vor allem lehnte er es ab, einen protestantischen Religionsdiener an den Hof zu lassen. Denn, sagte er, „die Bosheit der Portugiesen, die sich auf ihre Machtgelüste gründet, genügt nicht, damit ich meinen katholischen Glauben verlasse, noch, daß ich aus meinen Ländern und dem Königreich Angola die geistlichen Personen (= Missionare) ausweise" (in einem Brief von 1642).

Mit dem Tode von Garcia zerfiel zusehends die Zentralgewalt, was auch wiederum die Mission in ihrer Arbeit hinderte. – Über die Mission im 18. Jahrhundert sind wir dank zahlreicher Berichte von Kapuzinern recht gut unterrichtet, so etwa über Dona Beatrice, die eine synkretistische Bewegung – die Antonier – gründete und verbrannt wurde. Doch große Erfolge gab es praktisch für die Mission keine mehr.

Da nun die Stütze der Mission, die zentrale Königsmacht, den Kapuziner-Missionaren mehr und mehr verlorenging, zogen diese sich aus São Salvador zurück (1775) und verlagerten ihre Arbeit mehr auf Angola. – Dennoch, ganz ohne Missionare war das alte Kongoreich nie. Noch 1877 soll ein Kapuziner im alten Kongogebiet gewirkt haben. So reicht die alte Kongomission bis in die Missionsperiode der Gegenwart. Dennoch muß man in der Mission des 19. Jahrhunderts nach Aussage der englischen Baptisten (seit 1886 in São Salvador) wie der Spiritaner-Missionare (1865) praktisch einen Neuanfang sehen. Aus der alten Zeit waren zwar noch Objekte, aber scheinbar keine Glaubensinhalte mehr übriggeblieben.

II. Die sakralen Kunstobjekte der Kongomission

Zu Beginn der Missionsperiode in der 2. Hälfte des vergangenen Jahrhunderts durch Spiritaner und Baptisten schien es so, als sei von der alten Missionszeit praktisch nichts mehr übriggeblieben. Erst in diesem Jahrhundert kamen immer mehr alte christliche oder vom Christentum inspirierte Objekte zum Vorschein. Man kennt Kruzifixe, Szepter, Antonius-Statuetten, Grabkreuze und Grabfiguren, Darstellungen von Missionaren, Insignien, Säbel, Glocken usw. Die weitaus wichtigste Gruppe stellen aber zweifellos die Kruzifixe dar.

1. Die Kruzifixe – *Nkangi Kiditu*

In der Kongo-Sammlung von Haus Völker und Kulturen befindet sich ein Kruzifix

(Abb. 91), dessen Metallteile mit Sicherheit noch aus Europa stammen, im Kongo aber auf ein afrikanisches Kreuz geschlagen wurden (leider ist der Fundort dieses Kruzifixes nicht bekannt). Was auf diesem Kreuz zu sehen ist, ist sehr lehrreich, weil wir alle diese Elemente auf späteren, rein kongolesischen Arbeiten wiederfinden. Man beachte vor allem die Engelsköpfe, in denen wir sehr wahrscheinlich die Vorläufer der Oranten auf den Querbalken zu sehen haben (siehe Abb. 87 und 101). Auf einem frühchristlich-byzantinischen Elfenbeinrelief aus Berlin-Dahlem (Abb. 88) befinden sich die Engelfiguren sogar auf den Querbalken, wie auf den kongolesischen Kruzifixen. Robert Wannyn, der sich mit der Metallkunst des alten Kongoreiches befaßte, sagt bezüglich der Oranten: „Sie befinden sich auf den Seitenarmen des Kreuzes und sollen nach der am weitesten verbreiteten Tradition Apostel darstellen. Andere wieder identifizieren sie mit dem hl. Josef, den Schächern, den armen Seelen im Fegfeuer, die auf ihre Erlösung warten, oder auch mit Gottvater und dem Hl. Geist, die Jesus im Tod beistehen“ (1961: 33). Am wahrscheinlichsten erscheint mir allerdings, daß das Vorbild der Oranten Engel sind, auch wenn die Oranten immer ohne Flügel dargestellt werden.

Die barocke Inschrifttafel (von Abb. 91) wird in späterer Zeit in ihrem ursprünglichen Sinn ebenfalls nicht mehr verstanden. Auf Abb. 92 wird sie fast zu einem zweiten Querbalken vergrößert. Man imitiert darauf zwar noch Schriftzeichen, doch der Kupfergießer ist des Lesens unkundig und wahrscheinlich auch der Käufer (er hätte sonst wohl die Inschrift INRI anbringen lassen). Was aber ist aus der Inschrifttafel auf den meisten Kruzifixen geworden? Wenn man Abb. 91 betrachtet, könnte man vermuten, daß daraus eine runde Scheibe geworden ist, wie sie z. B. auf den Abbildungen 87, 94, 100 und 90 zu sehen ist. Strahlen auf den Kreuzen 100 und 93 könnten auf die Sonne hindeuten. Die Sonne aber spielt in der traditionellen Religion der Kongo sozusagen keine Rolle. Man könnte deshalb auch vermuten, daß Inschrifttafel und Heiligenschein (vgl. Abb. 88) zu einer Sonne umgedeutet und zusammengefaßt wurden.

Die barocke Immakulata unter dem Kreuz wird bald als Votivfigur verstanden (etwa auf Abb. 94, wo es sich um eine schwangere oder gebärende Frau handelt), oder aber man macht daraus Figuren wie auf Abb. 95, die nicht mehr als Madonnen zu identifizieren sind. Auf Abb. 100 schließlich ist der Mond zu Füßen der Immakulata zum Gewandsaum umgedeutet worden.

Abb. 93 zeigt wiederum, daß die alte christliche Legende, nach der Adam auf

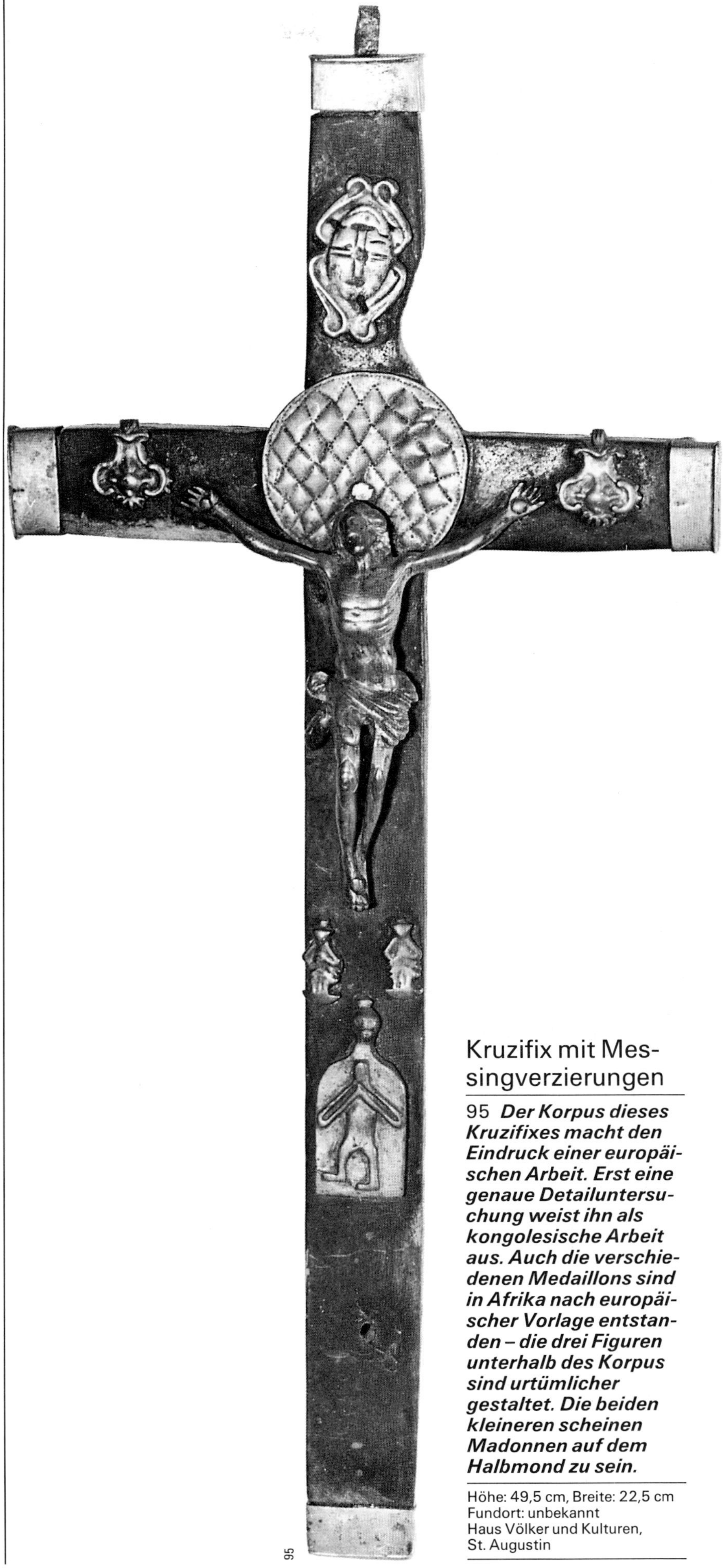

95

Kruzifix mit Messingverzierungen

95 ***Der Korpus dieses Kruzifixes macht den Eindruck einer europäischen Arbeit. Erst eine genaue Detailuntersuchung weist ihn als kongolesische Arbeit aus. Auch die verschiedenen Medaillons sind in Afrika nach europäischer Vorlage entstanden – die drei Figuren unterhalb des Korpus sind urtümlicher gestaltet. Die beiden kleineren scheinen Madonnen auf dem Halbmond zu sein.***

Höhe: 49,5 cm, Breite: 22,5 cm
Fundort: unbekannt
Haus Völker und Kulturen, St. Augustin

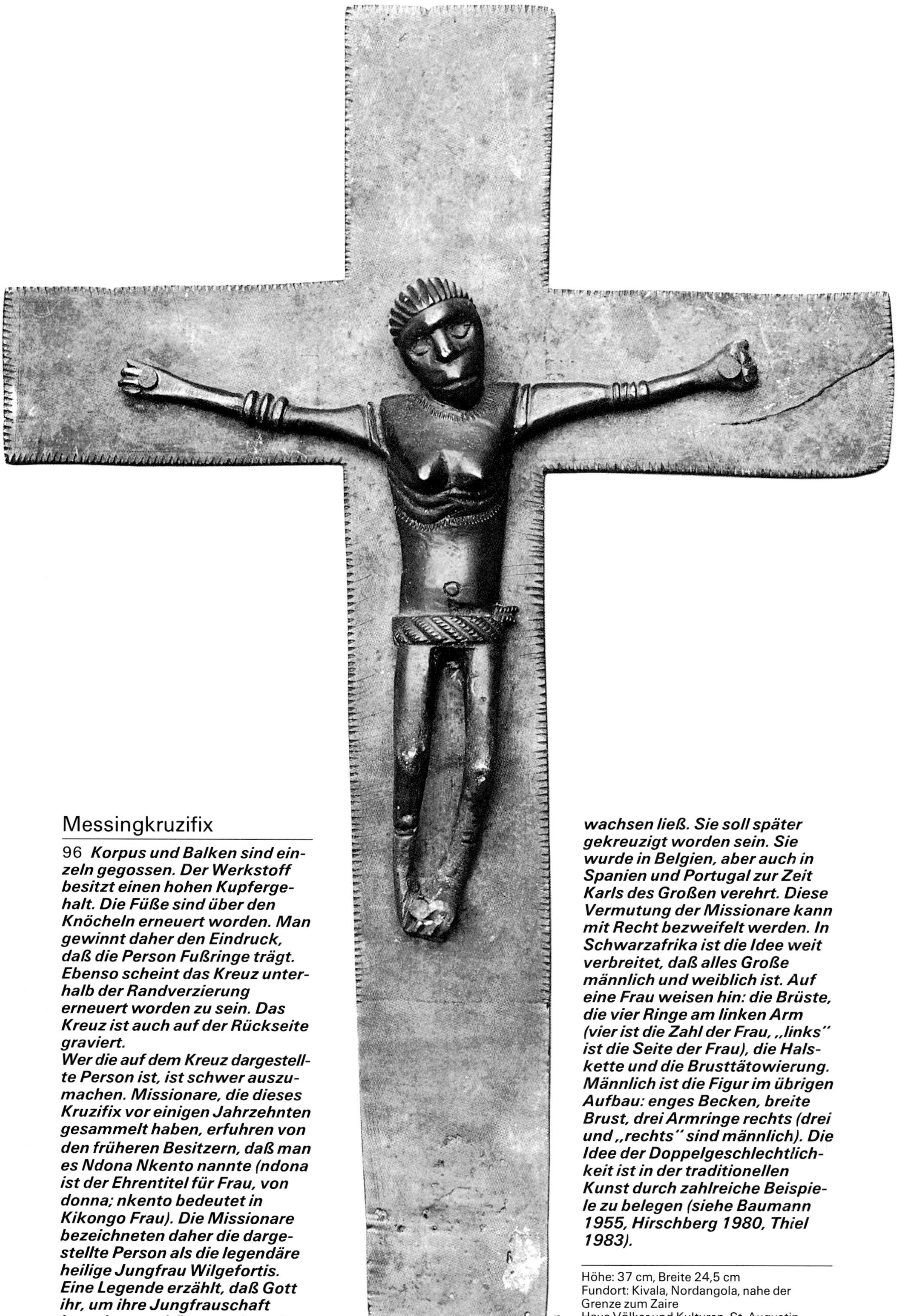

96

Messingkruzifix

96 *Korpus und Balken sind einzeln gegossen. Der Werkstoff besitzt einen hohen Kupfergehalt. Die Füße sind über den Knöcheln erneuert worden. Man gewinnt daher den Eindruck, daß die Person Fußringe trägt. Ebenso scheint das Kreuz unterhalb der Randverzierung erneuert worden zu sein. Das Kreuz ist auch auf der Rückseite graviert.*
Wer die auf dem Kreuz dargestellte Person ist, ist schwer auszumachen. Missionare, die dieses Kruzifix vor einigen Jahrzehnten gesammelt haben, erfuhren von den früheren Besitzern, daß man es Ndona Nkento nannte (ndona ist der Ehrentitel für Frau, von donna; nkento bedeutet in Kikongo Frau). Die Missionare bezeichneten daher die dargestellte Person als die legendäre heilige Jungfrau Wilgefortis. Eine Legende erzählt, daß Gott ihr, um ihre Jungfrauschaft bewahren zu können, einen Bart wachsen ließ. Sie soll später gekreuzigt worden sein. Sie wurde in Belgien, aber auch in Spanien und Portugal zur Zeit Karls des Großen verehrt. Diese Vermutung der Missionare kann mit Recht bezweifelt werden. In Schwarzafrika ist die Idee weit verbreitet, daß alles Große männlich und weiblich ist. Auf eine Frau weisen hin: die Brüste, die vier Ringe am linken Arm (vier ist die Zahl der Frau, „links" ist die Seite der Frau), die Halskette und die Brusttätowierung. Männlich ist die Figur im übrigen Aufbau: enges Becken, breite Brust, drei Armringe rechts (drei und „rechts" sind männlich). Die Idee der Doppelgeschlechtlichkeit ist in der traditionellen Kunst durch zahlreiche Beispiele zu belegen (siehe Baumann 1955, Hirschberg 1980, Thiel 1983).

Höhe: 37 cm, Breite 24,5 cm
Fundort: Kivala, Nordangola, nahe der Grenze zum Zaire
Haus Völker und Kulturen, St. Augustin

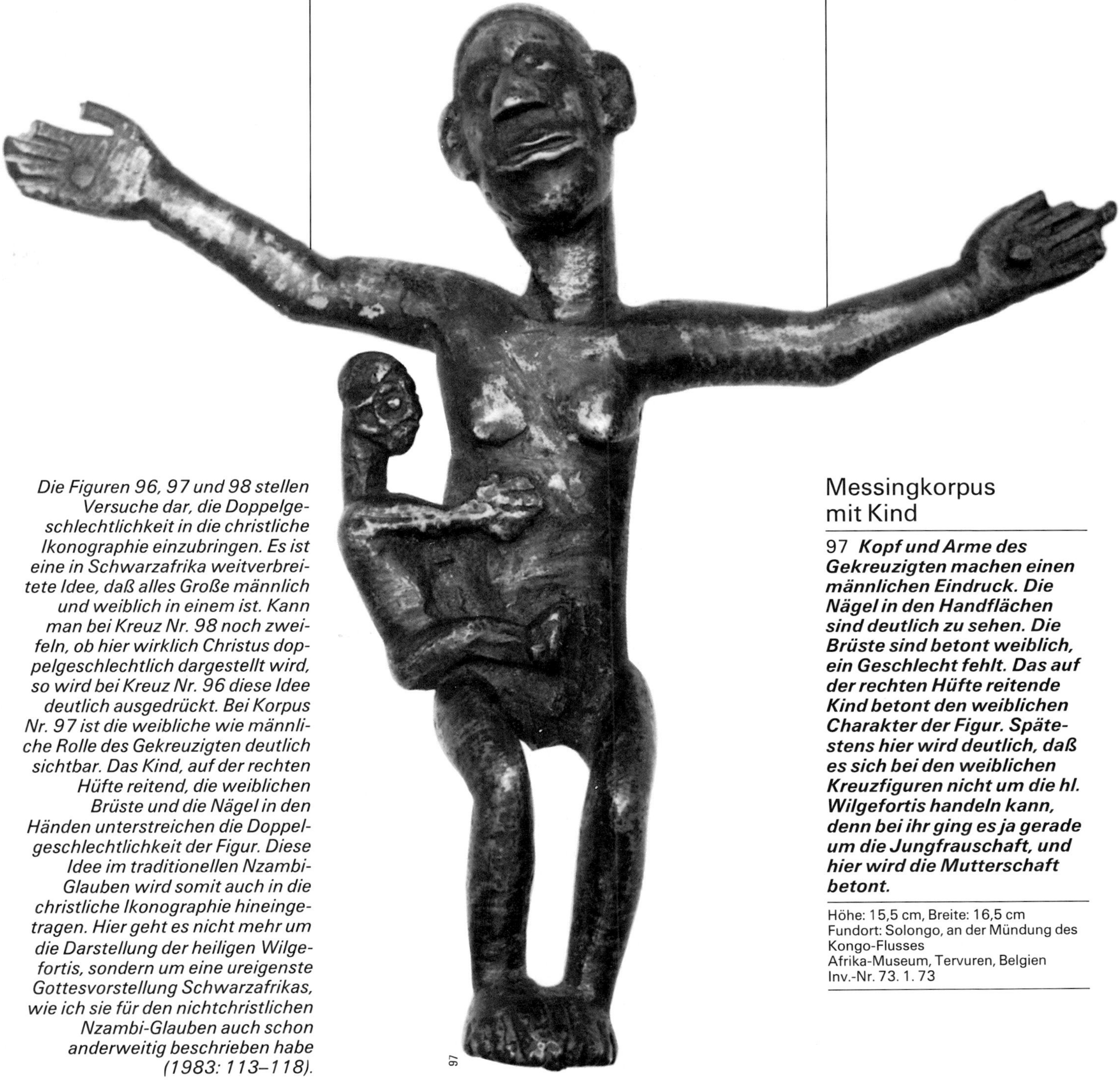

97

Die Figuren 96, 97 und 98 stellen Versuche dar, die Doppelgeschlechtlichkeit in die christliche Ikonographie einzubringen. Es ist eine in Schwarzafrika weitverbreitete Idee, daß alles Große männlich und weiblich in einem ist. Kann man bei Kreuz Nr. 98 noch zweifeln, ob hier wirklich Christus doppelgeschlechtlich dargestellt wird, so wird bei Kreuz Nr. 96 diese Idee deutlich ausgedrückt. Bei Korpus Nr. 97 ist die weibliche wie männliche Rolle des Gekreuzigten deutlich sichtbar. Das Kind, auf der rechten Hüfte reitend, die weiblichen Brüste und die Nägel in den Händen unterstreichen die Doppelgeschlechtlichkeit der Figur. Diese Idee im traditionellen Nzambi-Glauben wird somit auch in die christliche Ikonographie hineingetragen. Hier geht es nicht mehr um die Darstellung der heiligen Wilgefortis, sondern um eine ureigenste Gottesvorstellung Schwarzafrikas, wie ich sie für den nichtchristlichen Nzambi-Glauben auch schon anderweitig beschrieben habe (1983: 113–118).

Messingkorpus mit Kind

97 ***Kopf und Arme des Gekreuzigten machen einen männlichen Eindruck. Die Nägel in den Handflächen sind deutlich zu sehen. Die Brüste sind betont weiblich, ein Geschlecht fehlt. Das auf der rechten Hüfte reitende Kind betont den weiblichen Charakter der Figur. Spätestens hier wird deutlich, daß es sich bei den weiblichen Kreuzfiguren nicht um die hl. Wilgefortis handeln kann, denn bei ihr ging es ja gerade um die Jungfrauschaft, und hier wird die Mutterschaft betont.***

Höhe: 15,5 cm, Breite: 16,5 cm
Fundort: Solongo, an der Mündung des Kongo-Flusses
Afrika-Museum, Tervuren, Belgien
Inv.-Nr. 73. 1. 73

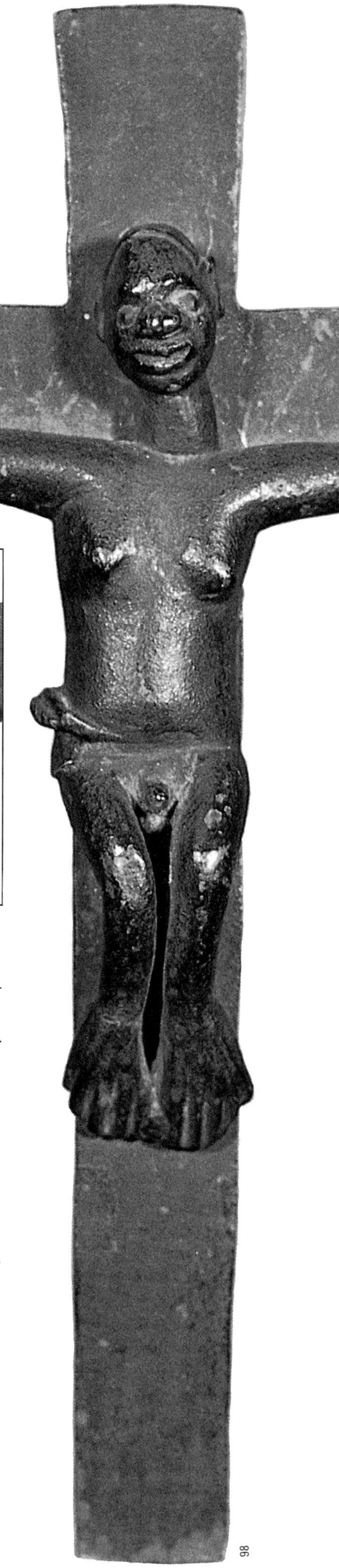

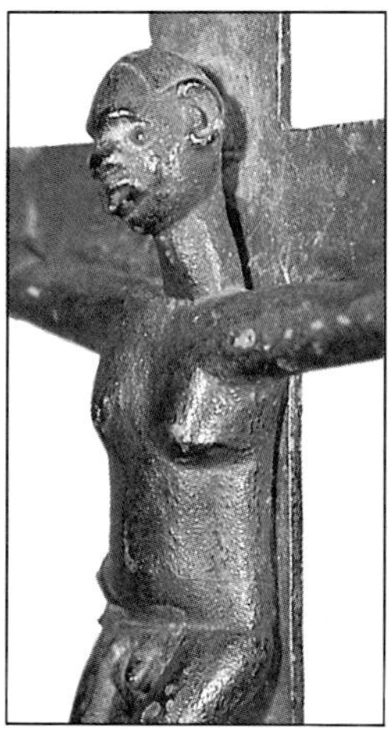

98

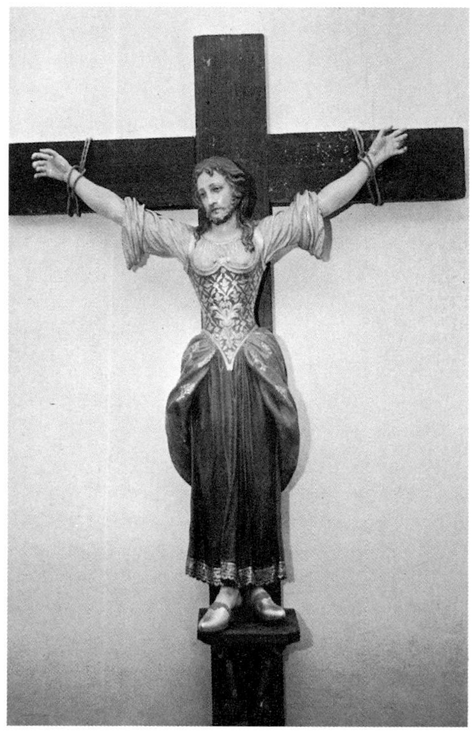

99

Metallkruzifix

98 ***Eine echt afrikanische Arbeit, bei der das europäische Vorbild im Grunde nicht mehr zu spüren ist. Das Gesicht ist ganz das eines Afrikaners. Kopf und Hals sind freiplastisch gearbeitet; der Korpus ist aufs Kreuz genagelt. Wie bei Kreuz Nr. 96, so wird auch hier durch Brüste und Penis eine Zweigeschlechtlichkeit angedeutet. Vielleicht ist es intendiert, daß die linke (= weibliche) Seite weiblicher ausgestaltet ist als die rechte (männliche). Das Lendentuch wird auf der rechten Seite nur angedeutet, offenbar hat der Künstler nicht mehr seine Funktion gekannt. Die Beine sind parallel nebeneinander gelegt. Der Kreuznagel befindet sich zwischen den Zehen beider Füße. Die Armnägel sind nicht durch die Hände, sondern durch die Unterarme getrieben. Sie sind von der Vorderseite aber fast unsichtbar. Alle diese Merkmale scheinen darauf hinzudeuten, daß dem Gießer die meisten christlichen Elemente des Kruzifixes nicht mehr geläufig waren.***

Höhe: 27,3 cm, Breite: 18,2 cm
Fundort: Bambata Kimpangu, Zaire
Haus Völker und Kulturen, St. Augustin

Heilige Kümmernis

99

Aus dem Konvent der Grazer Ursulinen, 18. Jahrhundert, zweidrittel Lebensgröße

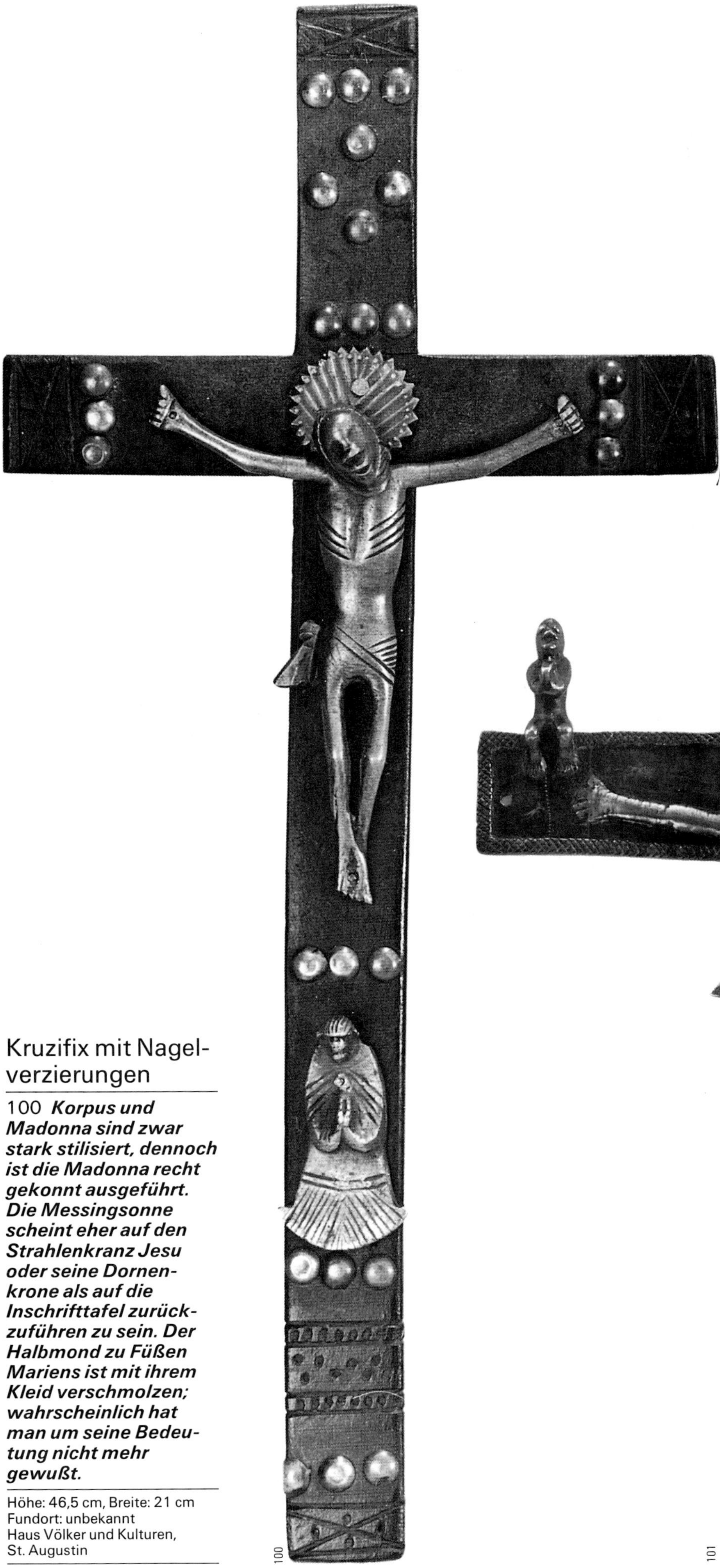

100

Kruzifix mit Nagelverzierungen

100 ***Korpus und Madonna sind zwar stark stilisiert, dennoch ist die Madonna recht gekonnt ausgeführt. Die Messingsonne scheint eher auf den Strahlenkranz Jesu oder seine Dornenkrone als auf die Inschrifttafel zurückzuführen zu sein. Der Halbmond zu Füßen Mariens ist mit ihrem Kleid verschmolzen; wahrscheinlich hat man um seine Bedeutung nicht mehr gewußt.***

Höhe: 46,5 cm, Breite: 21 cm
Fundort: unbekannt
Haus Völker und Kulturen, St. Augustin

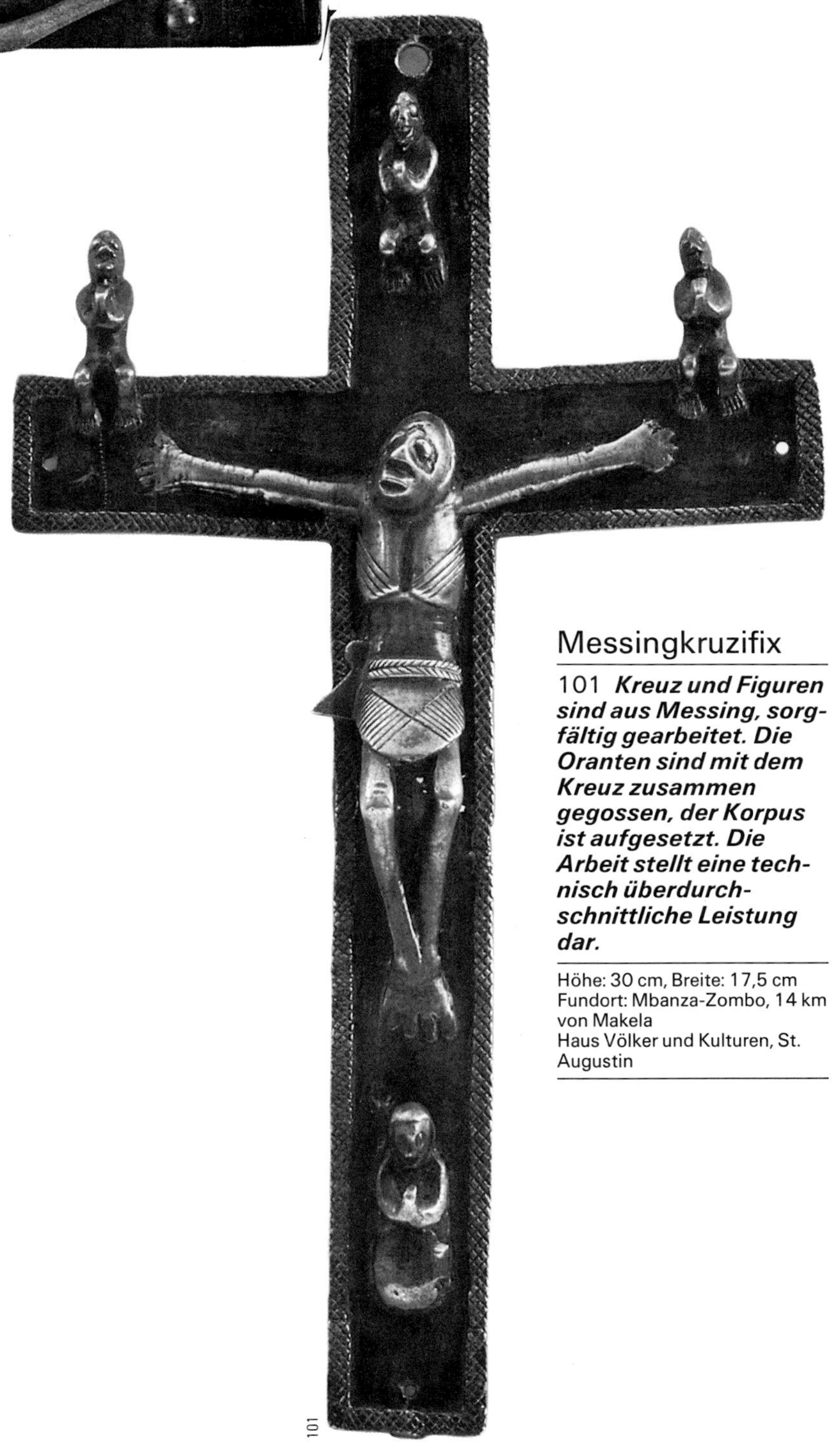

101

Messingkruzifix

101 ***Kreuz und Figuren sind aus Messing, sorgfältig gearbeitet. Die Oranten sind mit dem Kreuz zusammen gegossen, der Korpus ist aufgesetzt. Die Arbeit stellt eine technisch überdurchschnittliche Leistung dar.***

Höhe: 30 cm, Breite: 17,5 cm
Fundort: Mbanza-Zombo, 14 km von Makela
Haus Völker und Kulturen, St. Augustin

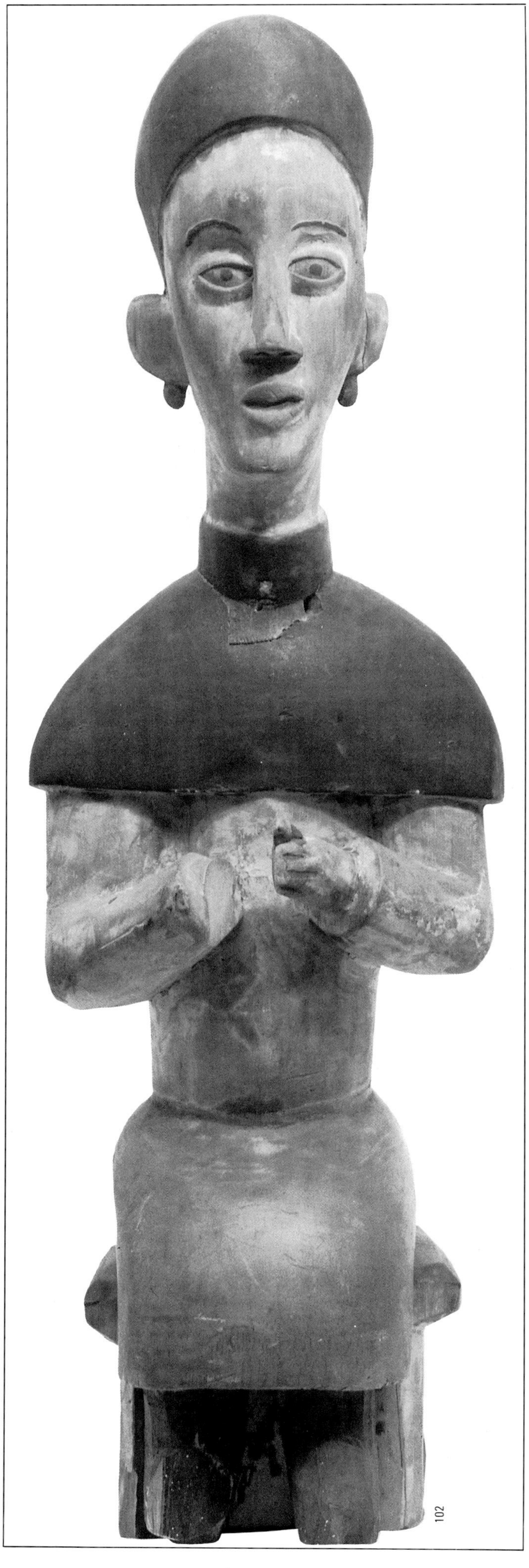
102

Grabfigur aus dem Mayombe

102 *Die Figur stammt aus dem Mayombe, der Nord-Region des unteren Kongo, und soll eine Grabfigur sein, also ähnlichen Zwekken gedient haben wie die ntadi. Sie wurde 1958 dem Museum geschenkt. Wann sie aber entstand, ist unbekannt.*
Die ntadi wurden nach Cornet 1975: 33 bis in die zwanziger Jahre dieses Jahrhunderts verfertigt. Wen oder was die Figur darstellt, ist nicht bekannt.
Die Kleidung läßt einen katholischen Priester vermuten. Gesicht und Ohrläppchen scheinen dem jedoch zu widersprechen.

Höhe: 62,6 cm, Holz
Afrika-Museum, Tervuren, Belgien
Inv.-Nr. 58.8.16

Würdestab, Szepter oder Beichtstab

103 *Die Funktion des Stabes ist heute nicht mehr auszumachen. Es könnte sich um den Würdestab eines christlichen Großhäuptlings, um das Szepter eines christlichen Königs oder um den Würdestab eines Missionars handeln. Solche Würdestäbe der Missionare dienten auch als sogenannte Beichtstäbe: Missionare, die noch nicht des Kikongo mächtig waren, gaben ihren Würdestab ihrem Vertrauenskatechisten, der dann die Beichte dolmetschen durfte. Der Stab des Missionars wies ihn als Dolmetscher aus. Er mußte hierbei mit dem Rücken zur Beichtszene stehen. –*
Das untere Ende des Holzstabes ist mit dikkem Schmiedeeisen zu einer Spitze geformt. Verzierungen aus Zinnblech sind über den Stab getrieben und in das Holz eingelassen. Am oberen Ende des Stabes ist auf jeder Seite ein Tier, offenbar ein Leopard aus Zinn, angebracht. Darüber befinden sich auf einer Kupferplatte drei Menschen, von denen jeder ein Kreuz umhängen hat. Die Figur ganz links hat ein Kreuz, wie es auf den portugiesischen Padrões der Eroberungszeit zu sehen ist, auf der Brust. Die Figuren rechts und links sind abgebrochen und später auf eine neue Kupferplatte geschraubt worden. Diese Ausbesserungsarbeit scheint erst in der Kolonialzeit vorgenommen worden zu sein. Die Figuren selbst sind 2–3 Jahrhunderte alt. Es handelt sich hier um ein sehr seltenes Exemplar. Ob man von den drei betenden Personen auf einen Beichtstab schließen kann, ist fraglich. Die Leoparden unter den Personen scheinen eher auf einen christlichen Häuptling hinzudeuten. (Der Leopard ist bei den Bakongo das Alter-Ego des Häuptlings.) –
Es scheint sich demnach weniger um einen Beichtstab als um ein Szepter eines großen christlichen Häuptlings oder gar eines Königs zu handeln.

Höhe: 135 cm, Holzkern, Metall (Zinn)
Haus Völker und Kulturen, St. Augustin

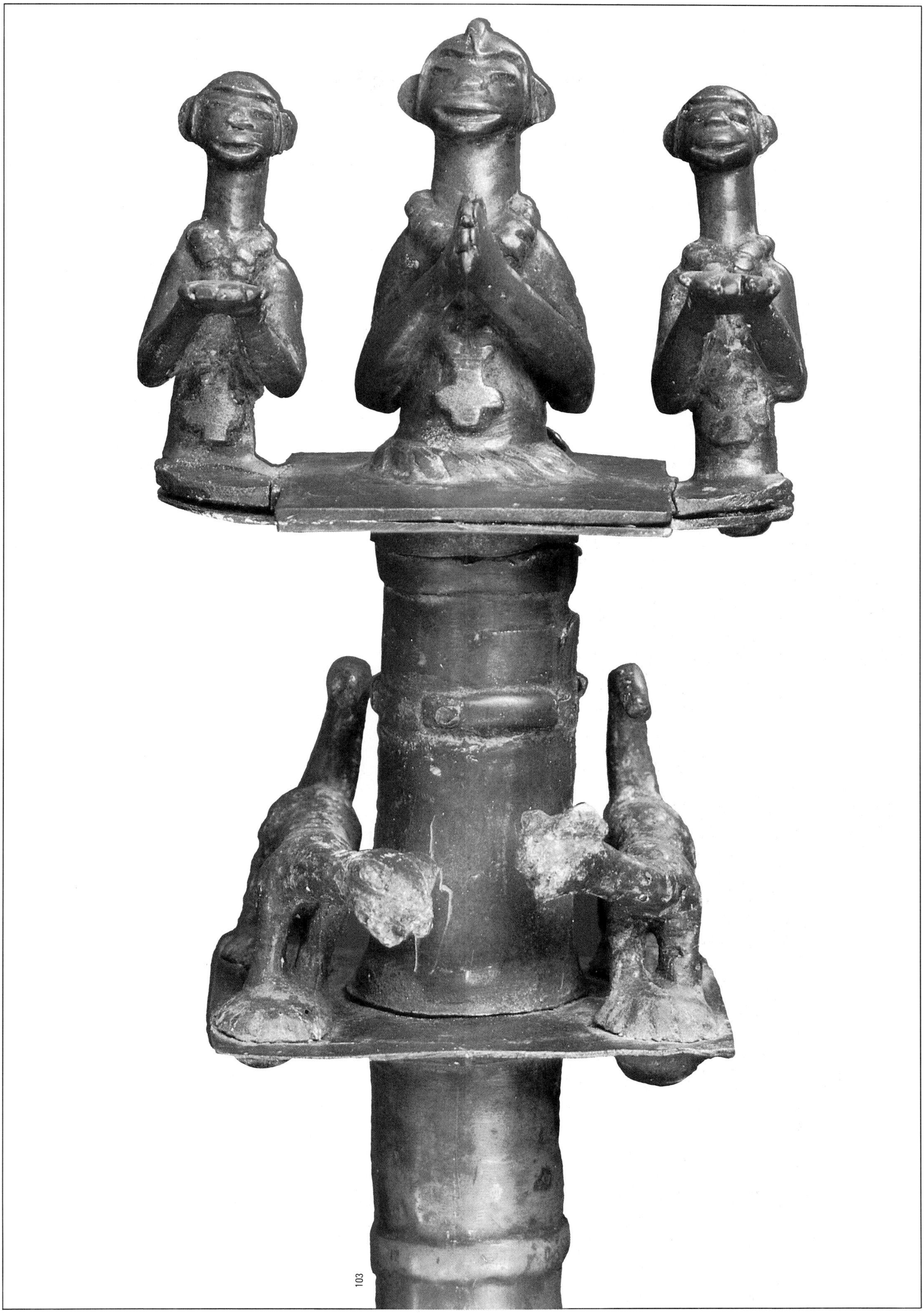

103

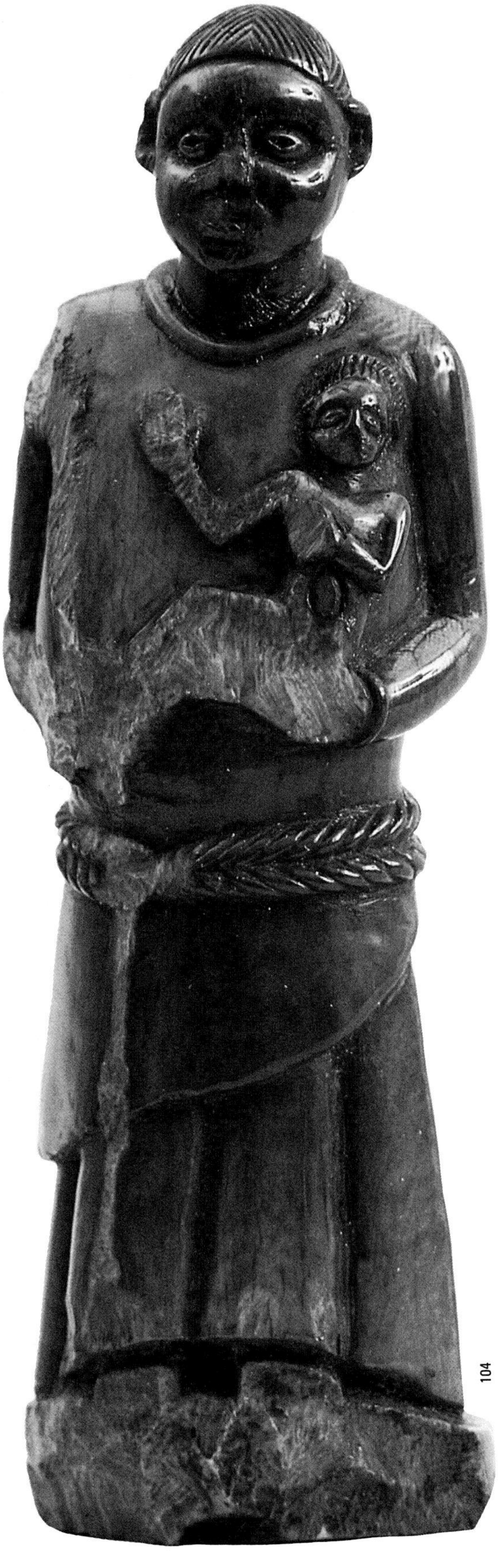

104

St. Antonius mit Kind

104 ***Die Figur weist stark negride Züge auf; die Tonsur der Franziskaner fehlt. Mit einem scharfen Instrument wurden Details abgekratzt. Wahrscheinlich hielt Antonius ursprünglich eine Lilie und kein Kreuz in der Rechten. Auf dem Rücken befindet sich zwischen den Schulterblättern eine Öse zum Tragen, doch die Figur wurde kaum daran getragen. Frauen hängten sich solche Antonius-Amulette um, damit sie schwanger würden und/oder eine gute Geburt hätten.***

Höhe: 19,5 cm;
patiniertes Elfenbein
Fundort: unbekannt
Haus Völker und Kulturen,
St. Augustin

St. Antonius mit Kind und Kreuz

105 ***Die Figur besitzt eine glatte Standfläche und auf dem Rücken eine Öse, um sie zu tragen. Die Öse war bereits vom Tragen durchgeschlissen und wurde wieder zusammengebogen. Das Kind sitzt auf einem Buch. Der Abstand zum europäischen Vorbild ist noch gering. So trägt Antonius eine Tonsur, die Kapuze an seinem Habit ist erkennbar, ebenso am Zingulum die drei Knoten. Die Nigrifizierung hält sich noch in relativ bescheidenen Grenzen, ist aber spürbar, so etwa im Gesicht.***

Höhe: 10,8 cm, Gelbguß
Fundort: unbekannt
Früher Haus Völker und Kulturen, St. Augustin, jetzt Zaïre

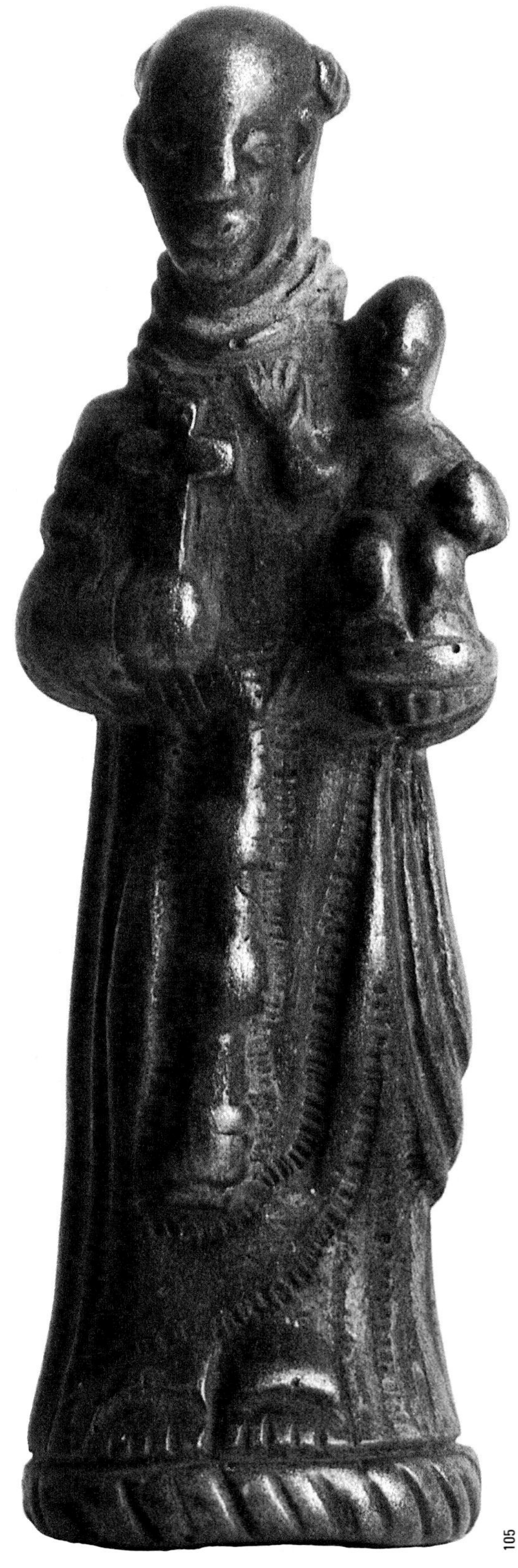

105

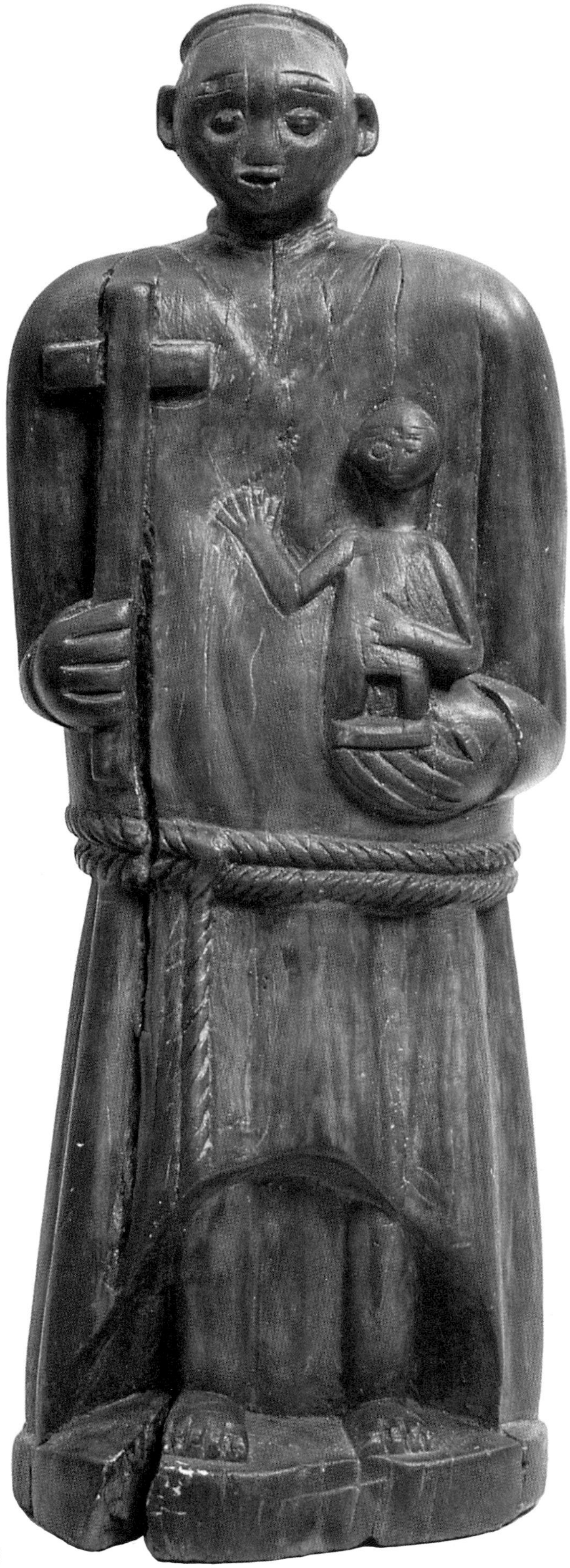

106

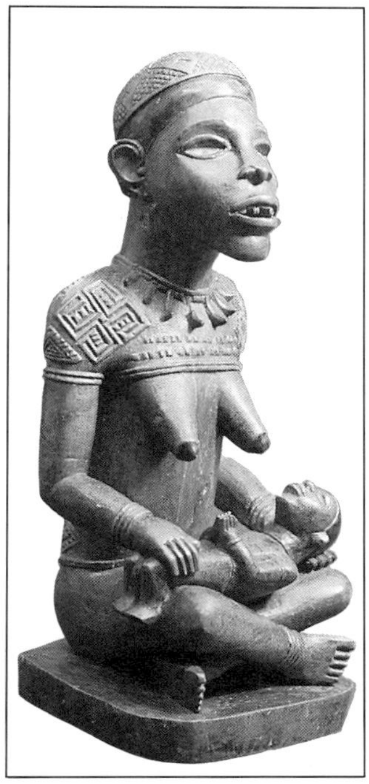

107

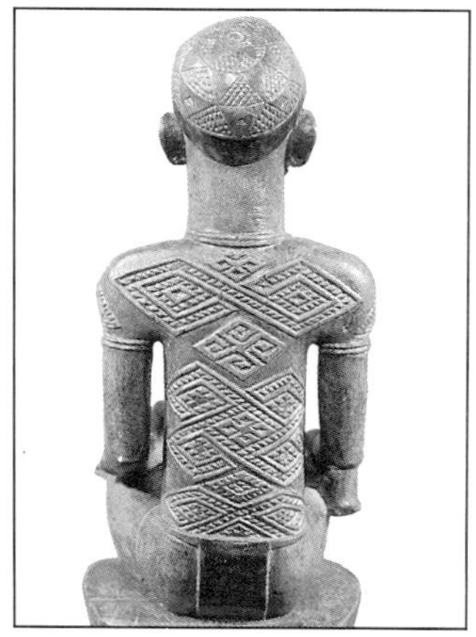

107

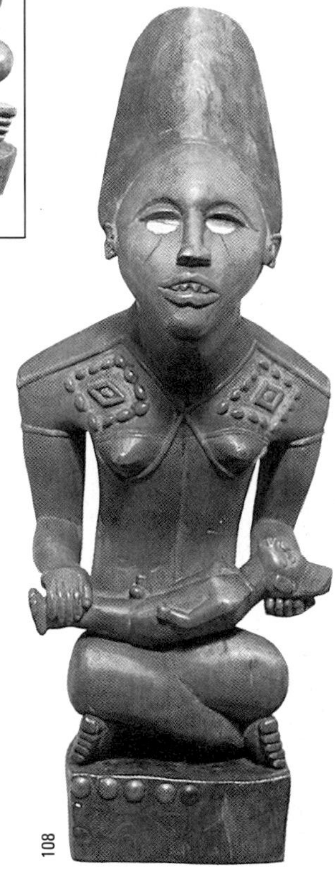

108

St. Antonius mit Kind und Kreuz

106 ***Das Jesuskind sitzt auf dem Buch. In seiner Rechten hält St. Antonius das Kreuz. Die Arbeit ist recht grob und von europäischen Vorbildern bereits weit entfernt. Der Habit des Heiligen ist bis über die Knie hochgehoben. So gingen häufig Buschmissionare, wenn sie durch Savanne und Wasser wateten.***
Der Klanhäuptling Petelo Kianana vom Klan Ntumba-Mwembe war der Besitzer. Die eingeborenen Frauen verehrten diese Statue, um eine glückliche Geburt zu haben. Die Schwangeren hielten die Statue auf ihren Knien und beteten zum hl. Antonius um dessen Fürsprache für die Geburt. Bisweilen hielten sie sie auch bei der Geburt in Händen.

Höhe: 29 cm, Holz
Fundort: Moanza-Matadi (Kimpese)
Früher Haus Völker und Kulturen, St. Augustin, jetzt Zaire

Mutter-Kind-Figuren

107/108 ***Diese Mutter-Kind-Figuren stammen aus dem Mayombe, also aus der Region nördlich des unteren Zaïre-Flusses. Ihr autochthoner Name ist phemba. Obgleich das alte Kongoreich der Legende nach ganz an seinem Anfang (15. Jh.?) auch nördlich des Kongo-Flusses Macht ausübte, gehörte zur Zeit der Christianisierung des Reiches (ab 1482) die nördliche Region nicht mehr dem Reich an. Das Christentum hat deshalb in alter Zeit auch niemals auf den Mayombe nennenswerten Einfluß ausgeübt. Eine Verbindung zwischen den phemba-Statuetten und Madonna-Darstellungen scheint deshalb auch ausgeschlossen. Man wird deshalb nicht fehlgehen, wenn man in diesen beiden Mutter-Kind-Figuren jeden Einfluß von Madonna-Darstellungen ausschließt.***

Nr. 64: Höhe: 28,5 cm, Holz, Inv.-Nr. 24662
Nr. 65: Höhe: 30,5 cm, Holz, Inv.-Nr. 647
Afrika-Museum, Tervuren, Belgien

Zu den Stäben 103, 109–114
Bei diesen Stäben handelt es sich teils um Ahnenstäbe, die im Besitz des Klans sind, teils um Häuptlingsszepter, teils um Würdestäbe von Missionaren, die dann als sogenannte „Beichtstäbe" dienten. „Ahnenhölzer" sind im Gebiet des ehemaligen Kongoreiches bis heute bekannt: ein Klan legt ein Holzscheit oder eine Astgabel auf das Grab des Verstorbenen und nimmt ihn auf diese Weise quasi im Holzscheit mit nach Hause. Die Ahnenhölzer haben einen dementsprechend hohen sakralen Wert: sie sind der Ahn selbst. Ähnlich ist Szepter oder Würdestab Repräsentant seines Besitzers. Bei den Bayaka, die heute am Ostrand des ehemaligen Kongoreiches siedeln, früher aber wohl im Kongoreich selbst wohnten, ist dieser Brauch mit den Hölzern bis heute lebendig (de Beir 1975). Man hebt sie in der Ahnenhütte auf und konsultiert sie bei wichtigen Anlässen. In analoger Weise kann man sich vielleicht auch die Funktion dieser Stäbe vorstellen.

Häuptlingsstab der Asolongo, Angola

109/110 ***Der Stab stammt noch aus der Zeit des alten Kongoreiches, etwa 17. oder 18. Jahrhundert. Es ist der Würdestab des Ki-Luzimbu-***

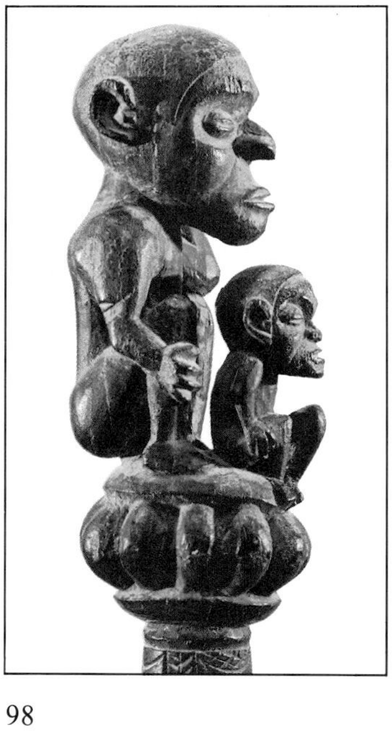

109

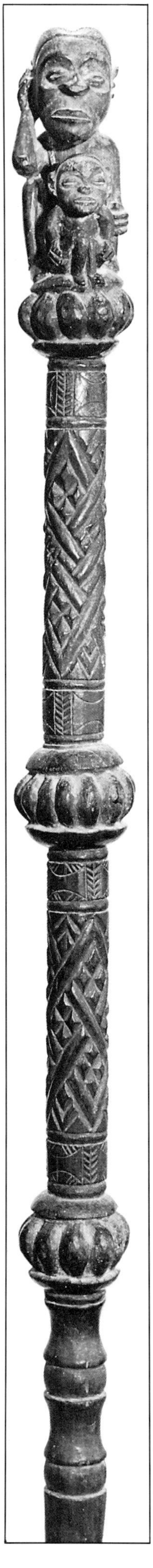

110

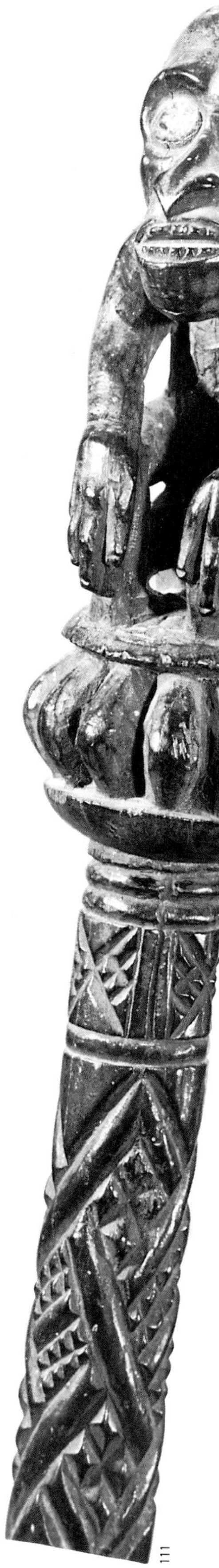

111

Häuptlingsstab der Asolongo, Angola

111 ***Der Stab besitzt wie auch die übrigen Stäbe drei Knoten. Die nähere Bedeutung der Figur auf dem oberen Knoten ist unbekannt. Vielleicht stellt sie den Urahn des Klans oder das Klantotemtier dar. Man vergleiche die Figur auf Stab Nr. 112 über dem Kreuz: sie ist ähnlich, ja fast identisch.***

Länge: 101,5 cm.
Hartes Holz
Afrika-Museum, Berg en Dal, Niederlande

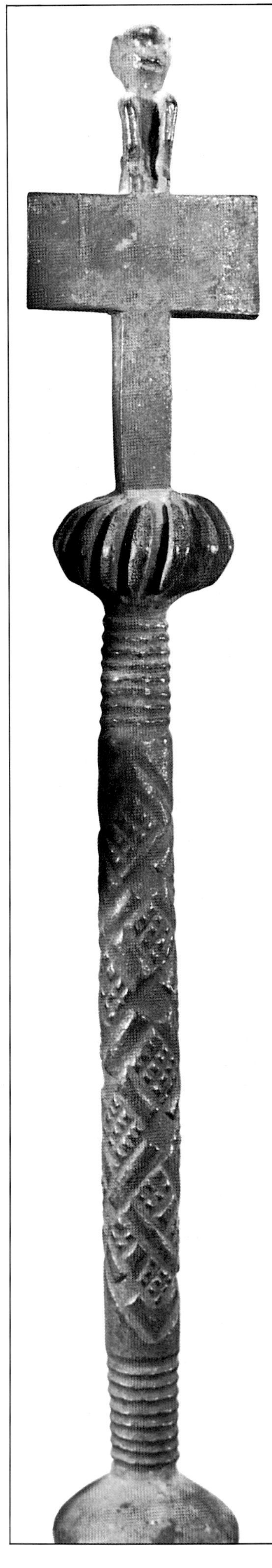

112

Klanes aus dem Dorfe Muango in Nord-Angola. Er wird häufig als Botenstab verwendet. Der Bote spricht dann im Auftrag des Klanhäuptlings. Von besonderer Wichtigkeit sind die drei Knoten (auf dem dritten Knoten sitzt die Figur). Bevor der Bote den Stab erhält, muß er die drei Knoten umfassen und Zauberformeln sprechen. Er spricht damit, z. B. bei einer Gerichtsverhandlung, im Einverständnis und Auftrag der Ahnen und des Häuptlings. Die Figur zeigt eine Person (wahrscheinlich Mutter) mit einem Kind, das ein verkrüppeltes Bein (linkes Bein) hat. Wie nun die Mutter nicht ihr verkrüppeltes Kind im Stiche läßt oder verstößt, so wird auch der Häuptling bei der Rechtsprechung das Wohl seiner Angehörigen im Auge haben und ihnen kein Unrecht zufügen.

Länge: 114 cm, Hartholz
Afrika-Museum, Berg en Dal, Niederlande

Beichtstab eines Missionars, Essi Kongo, Angola-Zaïre

112 ***Der obere Längsbalken des Kreuzes ist zu einer Figur ausgearbeitet, die mit der Figur auf dem Häuptlingsstab Nr. 111 eine gewisse Ähnlichkeit hat.***

Höhe: 72 cm (abgebrochen), Hartholz
Afrika-Museum, Berg en Dal, Niederlande

Beichtstab eines Missionars Asolongo, Angola

113 ***Dieser Beichtstab schließt sich eng an den Häuptlingsstab der Asolongo an (Nr. 110 und 111), nur daß die Figur durch ein Kreuz ersetzt wird. Weiße Missionare wurden früher in Zentralafrika als Häuptlinge (mfumu) angeredet und auch als solche geachtet. Der Missionar hat denn auch einen Würdestab wie der Häuptling. Erhielt der Katechist den Stab, so konnte er im Auftrag des Missionars reden und die Beichte dolmetschen.***

Länge: 106 cm, Hartholz
Afrika-Museum, Berg en Dal, Niederlande

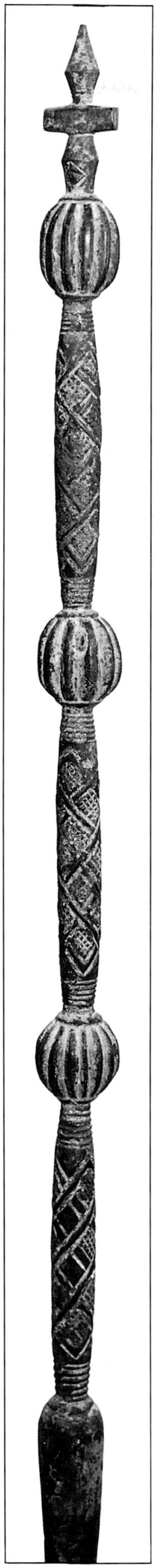
113

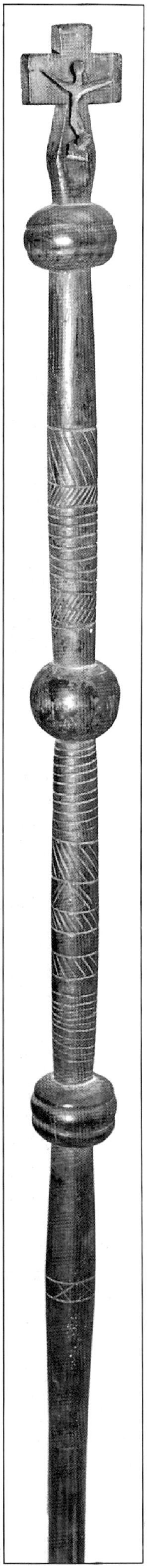
114

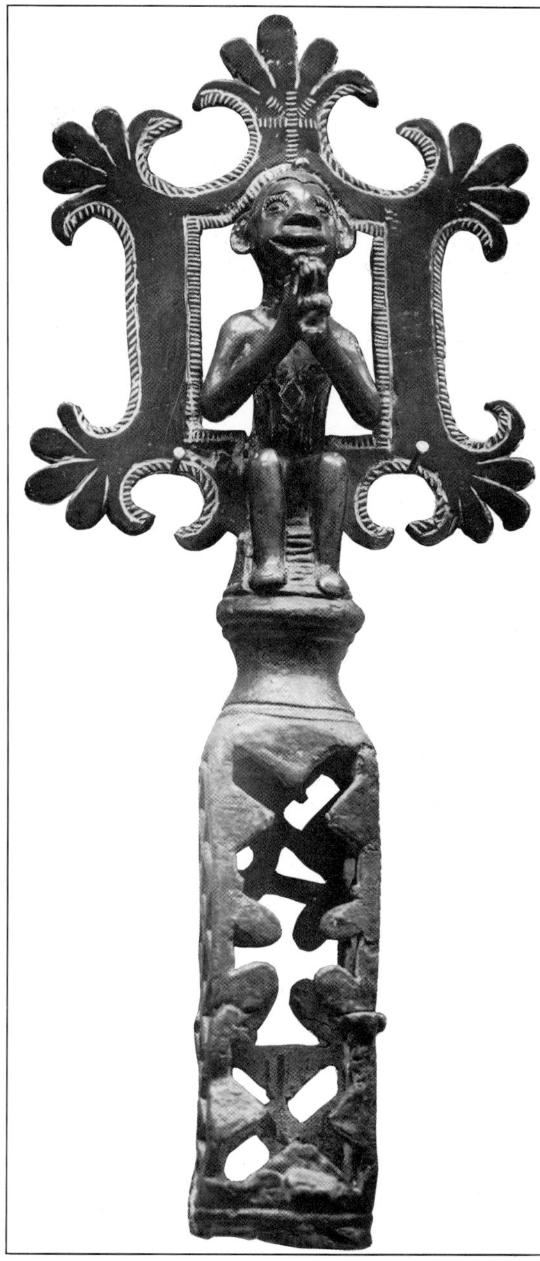
115

Beichtstab eines Missionars, Asolongo, Angola

114 ***Obgleich der Stab scheinbar ganz christlich ist, behält er doch die traditionelle Form der drei Knoten bei. Gerade hier wird deutlich, wie das Christentum damals ohne Skrupel synkretistische Verbindungen einging.***

Länge: 96,5 cm, Hartholz
Afrika-Museum, Berg en Dal, Niederlande

Szepteraufsatz aus Messing

115 ***Die Figur stellt eine Orante dar; sie dürfte aber mit den Nzambi-Figuren nichts zu tun haben, obgleich sie in einer Art Rahmen sitzt.***

Höhe: 27,8 cm,
Breite: 11,4 cm
Nieder-Zaïre
Afrika-Museum, Tervuren, Belgien
Inv.-Nr. 53.100.1

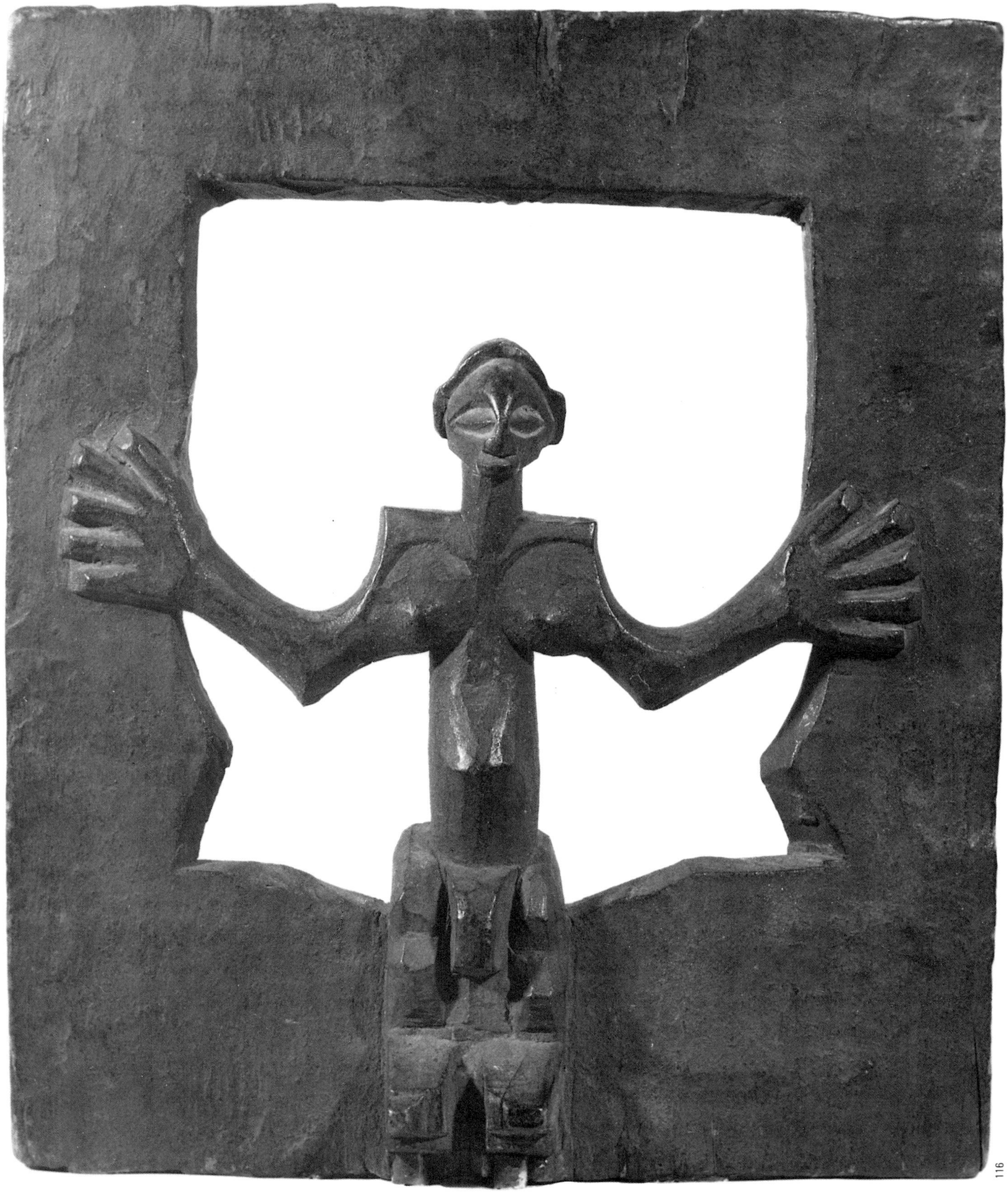

116

Nzambi-Figur

116 ***Ursprung: vom Schnitzer Kibalámba aus dem Dorfe Mawámba hergestellt; Ethnie Baholo, Zaïre. Gesammelt von A. Maesen 1954***

Höhe: 34,1 cm,
Breite: 29,1 cm. Holz
Inv.-Nr. 53.74.2551

Nzambi-nkisi

117 ***Die Figur stellt einen Weißen mit Tropenhelm dar. Das Kreuz auf der Brust unterstreicht den christlichen Charakter bzw. Ursprung des Objektes. P. Frans Vissers, ein Spiritaner-Missionar, macht die Angabe, daß diese Nzambi-Figuren zur Verschönerung der Eingangstür des Häuptlings dienten. Die hier gezeigte Figur muß geschützt aufbewahrt worden sein, denn die Aufhängevorrichtung ist praktisch unberührt, dennoch weist das Stück alte Patina auf. – Zu bemerken ist, daß, wie bei den Kreuzen, so auch hier die Zweigeschlechtlichkeit auftritt, wenn auch nicht, wie es scheint, in ein und derselben Figur. Es gibt aber männliche und weibliche Nzambi-Figuren (man vgl. etwa die Figuren: 119, 120).***

Höhe: 29,5 cm,
Breite: 18,5 cm, Holz
Ursprung: Baholo, Nordangola
Afrika-Museum, Berg en Dal, Niederlande

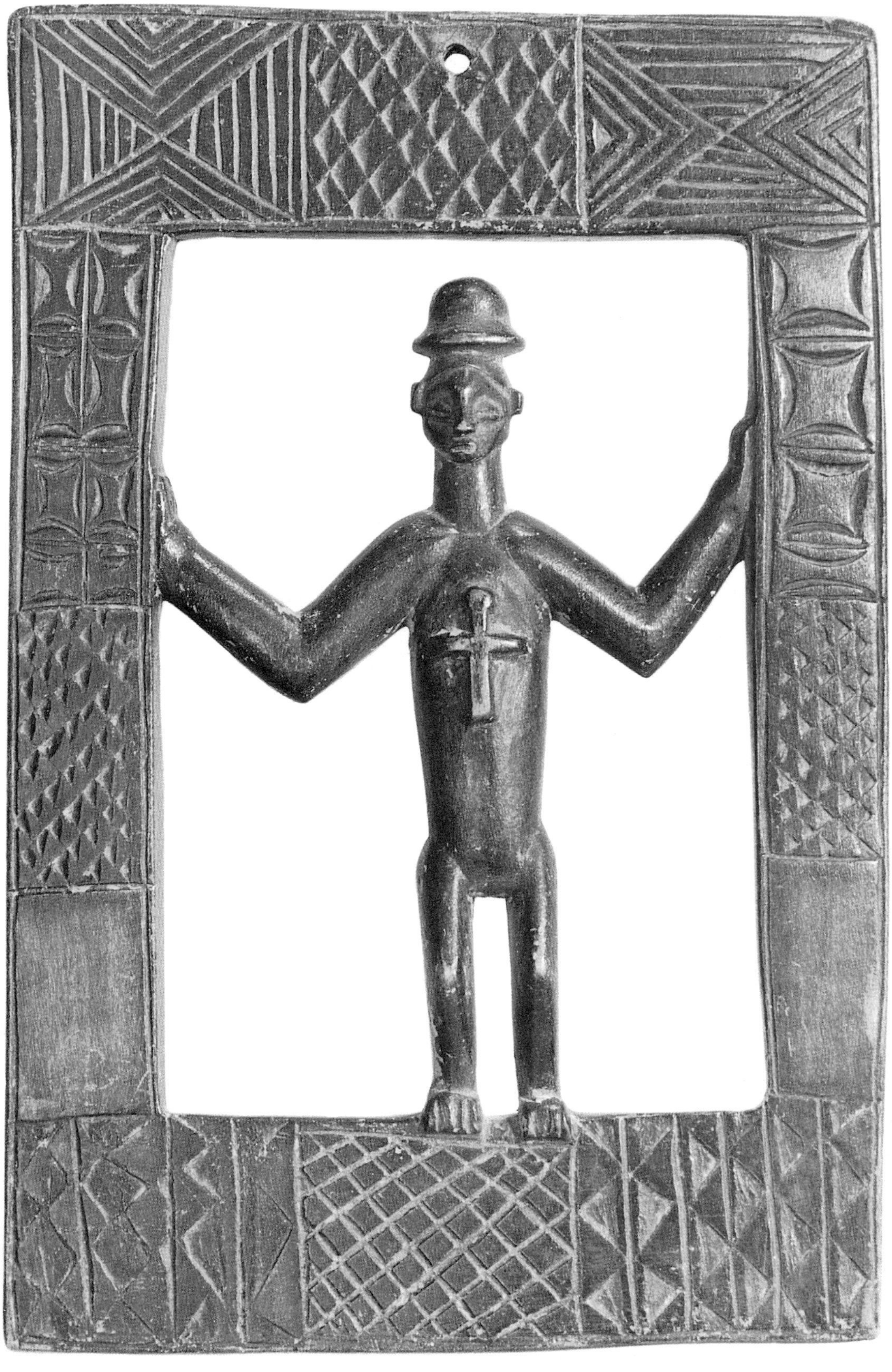

117

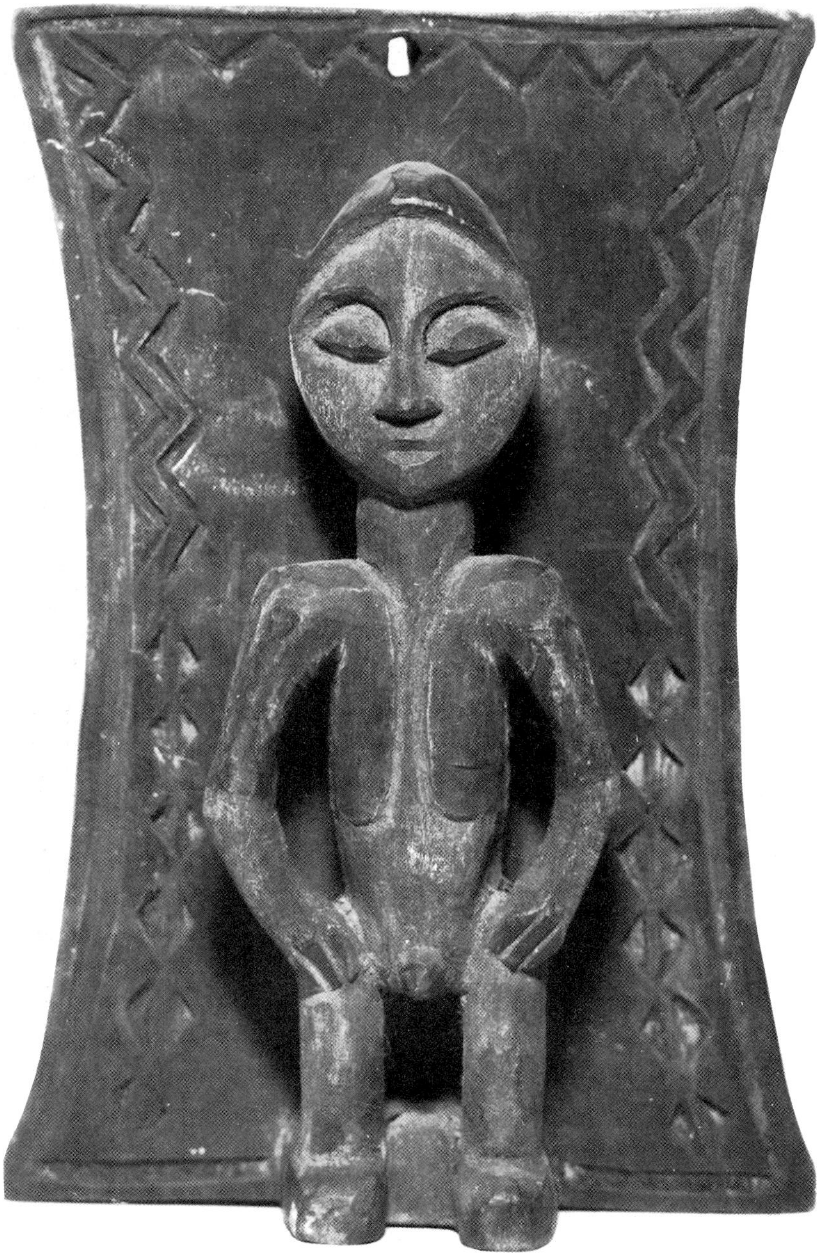

118

Nzambi-Figur
der Baholo, Zaïre

118 ***Wenn diesen Nzambi-Figuren ursprünglich ein Kreuz in einem Bilderrahmen als Modell gedient hat, dann weicht dieses Objekt bereits weit von seinem ursprünglichen Vorbild ab: der Rahmen fehlt, ebenso die ausgebreiteten Arme. Europäisch aber mutet noch die Weste der Figur an.***

Höhe: 16,3 cm, Breite: 11,2 cm, Holz
Ursprung: vom Schnitzer Gambanguvu aus dem Dorfe Madimba hergestellt
Afrika-Museum, Tervuren, Belgien, Inv.-Nr. 53.74.2605
Gesammelt von A. Maesen in der Ortschaft Mangaangi 1954

Golgotha erschaffen und begraben wurde und deshalb sein Schädel bisweilen auf dem Kreuz zu finden ist, nicht mehr verstanden wurde. Auf Abb. 93 wird statt des Schädels eine afrikanische Maske gezeigt.

Man muß bei all diesen Synkretismen das erfinderische Geschick der Kongolesen bewundern: In dem Maße, wie sie die christliche Ikonographie nicht mehr verstehen, deuten sie die Symbole sehr schnell mit afrikanischem Inhalt um. Man kann wahrscheinlich auch sagen, die Kruzifixe hörten nach und nach auf, ein christliches Objekt zu sein. Sie wurden derart afrikanisiert, daß am Schluß daraus ein *nkisi* oder Fetisch geworden war.

Die tiefste und stärkste Afrikanisierung erfuhren jedoch einige Kruzifixe, deren Korpora neben männlichen auch weibliche Züge aufweisen. Hierzu möchte ich die Korpora der Abb. 98 und 96 zählen: Der Oberkörper ist der einer Frau, der Unterleib ist der eines Mannes. Beim Korpus der Abb. 97 handelt es sich vielleicht um eine ausschließlich weibliche Figur, wenn auch Kopf und Arme sehr männlich wirken. Das Kind auf der Hüfte jedenfalls unterstreicht die Weiblichkeit. Die gut sichtbaren Nägel in den Handflächen dagegen weisen unmißverständlich auf den Gekreuzigten hin.

Ein weiteres weibliches Kruzifix erwähnt der Portugiese D. Antonio Barroso, Gründer der „portugiesischen Mission" von S. Salvador (1881–1888). Er berichtet am 20. Mai 1886, daß seine Aufmerksamkeit durch eine Art Kruzifix, das der Häuptling von Kumba auf der Brust trug, gefesselt wurde. Er dachte, es handle sich um ein Überbleibsel der alten Missionare und prüfte es aus der Nähe. „Ich sah eine Figur aus gelbem Metall, 40 cm lang, an Füßen und Händen auf ein Holzkreuz genagelt. Der Lendenschurz saß korrekt und war wie auf einem Kruzifix, aber das Gesicht, die Haare und die Brüste waren die einer Frau der schwarzen Rasse . . ." (zitiert nach Bontinck (1982: 2). (Vgl. Kap. 6).

Es dürfte kaum in Frage gestellt werden, daß die genannten Korpora weibliche Elemente aufweisen. Kontrovers ist aber die Frage, um wen es sich bei diesen Korpora handelt. Der Sammler von Kruzifix Nr. 96 erfuhr von den ursprünglichen Besitzern, daß sie es *Ndona nkento* – etwa: „vornehme Frau" nannten. Die gewöhnlichen Kreuze werden *Nkangi Kiditu* genannt (darüber später). Der Sammler, ein Belgier, wie auch andere Interpreten, Historiker und Kunstsachverständige sehen darin gerne die hl. Wilgefortis, in unseren Landen besser bekannt unter dem Namen hl. Kümmernis.

Die Legende der hl. Kümmernis hatte bis ins 18. Jahrhundert ein recht weites Verbreitungsgebiet: von Portugal, Spanien über

Frankreich bis in die Niederlande und von Deutschland über Böhmen, Österreich nach Italien, d. h. ihre Ikonographie ist nicht überall ganz einheitlich. Die Kümmernis soll die Tochter eines heidnischen Königs von Portugal gewesen sein; sie war Christin und wollte keinen heidnischen Prinzen heiraten, deshalb bat sie den Gekreuzigten, er solle sie verunstalten. Er ließ ihr einen Vollbart wachsen. Ihr Vater ließ sie daraufhin kreuzigen ... Wichtige Elemente scheinen zu sein: Vollbart, lange Haare, weibliche Brust, langes Kleid (vgl. Abb. 99).
Vergleicht man die hl. Kümmernis mit den ‚weiblichen' bzw. ‚bisexuellen' Korpora, dann fällt auf, daß letztere fast ganz unbekleidet sind und daß keine Figur einen Bart trägt. Lange Haare – was für Afrika verständlich ist – sind ebenfalls keine vorhanden. Mir scheint es deshalb sehr unwahrscheinlich zu sein, daß wir in diesen Korpora die hl. Kümmernis (Wilgefortis) zu sehen haben.
Aber es sprechen auch noch andere Gründe gegen die hl. Kümmernis. Bei den genannten Kruzifixen handelt es sich meiner Meinung nach um eine Bisexualität und nicht um einen rein weiblichen Korpus. Bei Abb. 98 ist das männliche Geschlechtsteil zu sehen. Man könnte hier vielleicht argumentieren, daß die weiblichen Formen nicht genügend zur Geltung kommen. Bei Abb. 96 sind aber die weiblichen Formen so deutlich, daß mir Prof. Fr. Bontinck in einem Brief vom 19. Juli 1982 schrieb, es handle sich hier um einen weiblichen Körper ausschließlich (was ich bezweifle, siehe weiter oben). In dem gleichen Brief räumt er aber ein: „Es gibt zweifellos eine Anzahl von männlich gestalteten Figuren mit gewissen weiblichen Zügen." – Korpus Nr. 97 ist ganz nackt, ein Geschlechtsteil ist nicht zu sehen. Es könnte nun durchaus möglich sein, daß der erste Anstoß, ein Kruzifix mit weiblichen Elementen zu gestalten, auf eine Kümmernis-Vorlage zurückgeht. Das kann weder bewiesen noch kann es widerlegt werden. Sicher scheint mir aber, daß keiner der Korpora eine hl. Kümmernis darstellt, weil einfach alle ihre ikonographischen Elemente – außer der Weiblichkeit – fehlen. Die Weiblichkeit aber kann viel leichter aus dem afrikanischen Kontext als aus der Kümmernis-Legende erklärt werden. Wir haben ja gerade vorher gesehen, wie sehr die Kongolesen bemüht waren, ihre traditionellen afrikanischen Inhalte in die Kruzifixe einzubringen.
Es muß jedoch als ureigenste afrikanische Idee angesehen werden – von West- bis Südafrika –, daß alles Große: Gott, das Universum ... zweigeschlechtlich ist. Der Himmel ist männlich, die Erde weiblich, beide zusammen ergeben erst das Ganze.

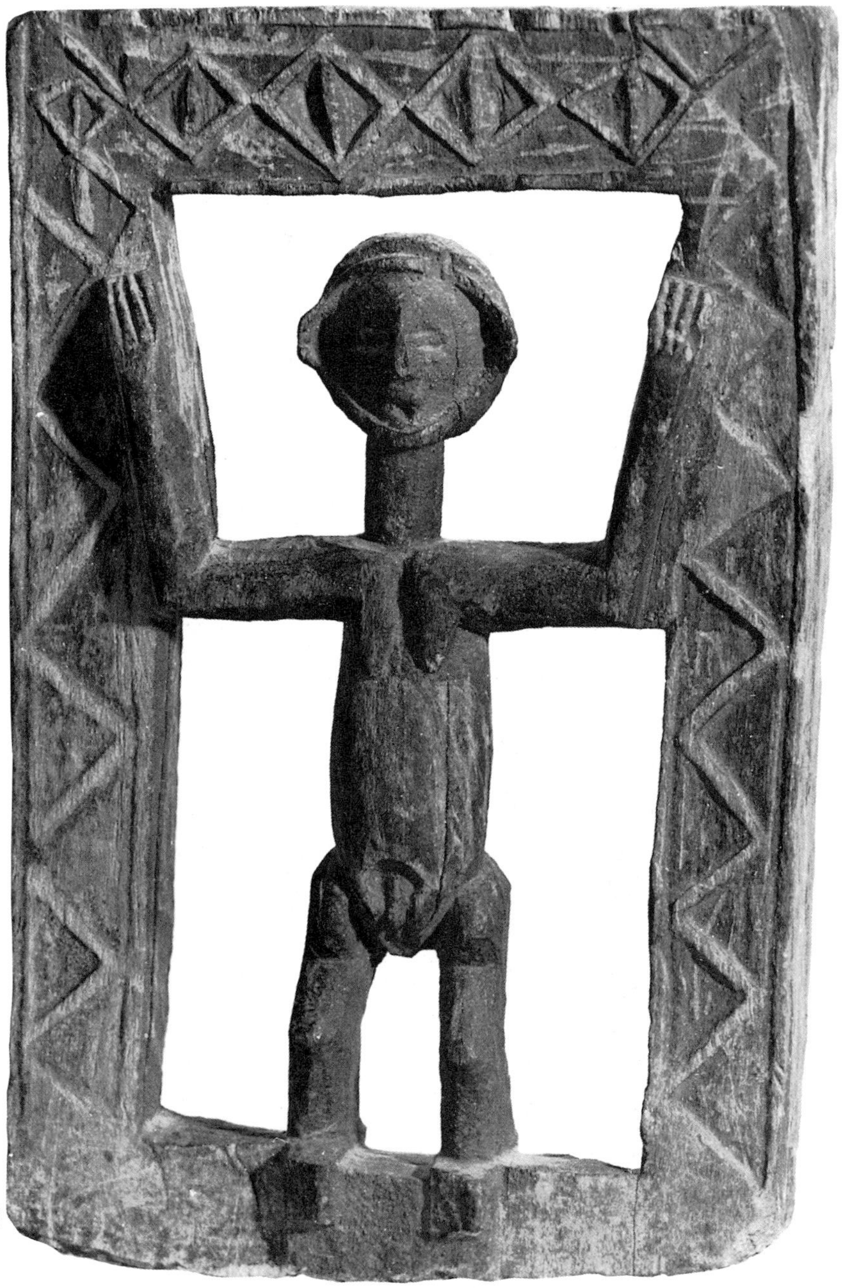
119

Weibliche Nzambi-Figur

119 ***Gesammelt von P. Thissen, Spiritaner-Missionar, im Juli 1959***

Höhe: 24,5 cm, Breite: 15,5 cm, Holz
Ursprung: Baholo, Nordangola
Afrika-Museum, Berg en Dal, Niederlande

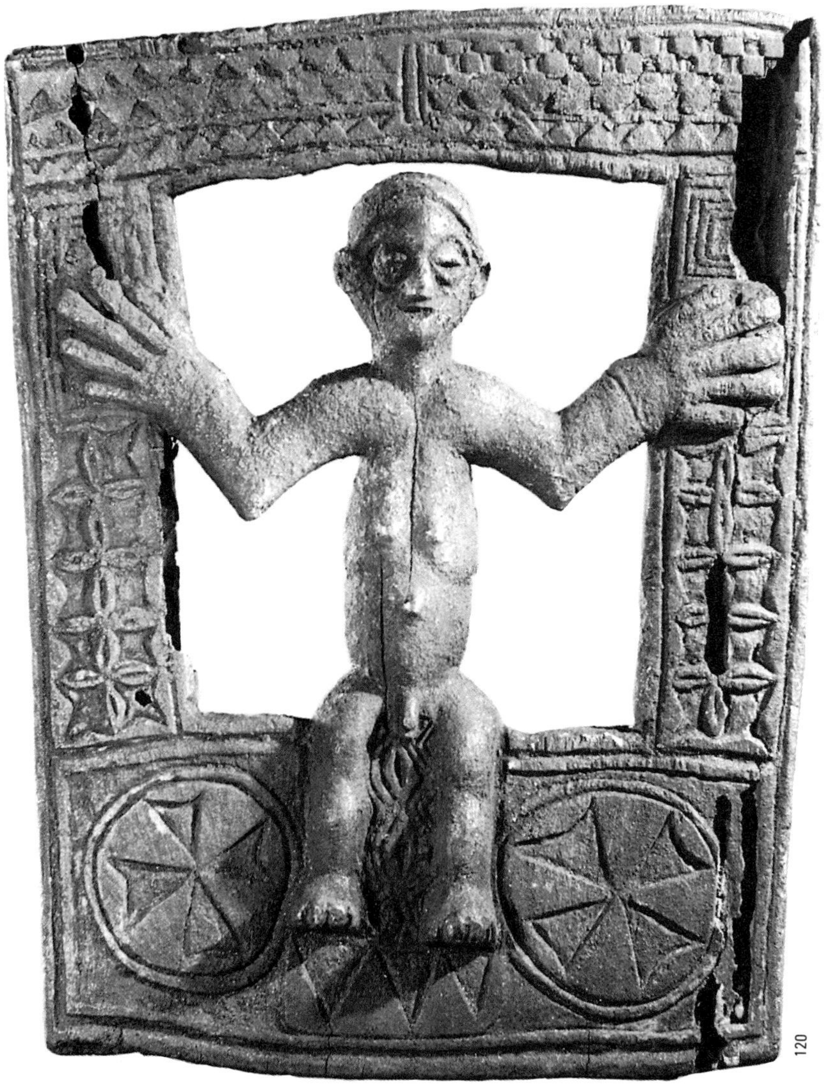

120

Nzambi-Figur

120 ***Ursprung: aus der Ortschaft Dya Muketu, Ethnie Holo, Region Kwango-Zaïre***

Höhe: 37,4 cm, Breite: 29,2 cm, Holz
Afrika-Museum, Tervuren, Belgien
Inv.-Nr. 53.74.2654

Jürgen Zwernemann hat in einer umfangreichen Studie diese Polarität für Westafrika beschrieben (1968). Ich konnte für den Gottesbegriff Nzambi eine ähnliche Zweigeteiltheit nachweisen (Thiel 1983a).
Es zeigt sich eben auch hier wiederum, wie schon bei den anderen Elementen der Kruzifixe, daß die Afrikaner ihre Idee einbringen. In Abb. 98 ist deutlich eine bisexuelle Figur zu erkennen. In Abb. 96 könnte man auf den ersten Blick zweifeln, ob ein männliches Element gegeben ist; doch auf dem linken Arm, auf Kikongo *diboko di nkento* – Arm der Frau, d. h. linker Arm, sind vier Reifen zu sehen – vier aber ist die symbolische Zahl für die Frau; der rechte (männliche) Arm, *diboko di yakala* – Arm des Mannes, trägt drei Ringe; die Symbolzahl für den Mann. Beide zusammen ergeben die Zahl der Fülle oder auch die sakrale Zahl, nämlich die Sieben.
Daß auf Abb. 97 „die Gekreuzigte" ein Kind auf den Hüften trägt, ist wiederum der Kümmernis-Legende ganz und gar entgegengesetzt, denn der Grund der ganzen Qual für Kümmernis liegt ja gerade darin, daß sie ihre Jungfrauschaft bewahren will. Man darf ihr also niemals ein Kind beigeben!
Man kann jedoch die Tendenz der Kongolesen, weibliche Elemente in die Religion einzubringen, auch anderweitig feststellen: so etwa bei den Santus-Jagdfetischen (Abb. 138) oder Nzambi-Figuren (Abb. 123). Man darf hierbei nicht vergessen, die Kongo sind ein matrilineal organisiertes Volk. Die Männer mögen zwar bestimmte Aspekte des kulturellen oder wirtschaftlichen Lebens beherrschen, in der Religion aber hat die Frau ein gewichtiges Wort mitzureden; übrigens auch in der Politik, wie wir bereits bei der Institution der Königin-Mutter gesehen haben.
Es wurde bereits erwähnt, daß die Kongolesen die Kruzifixe *Nkangi Kiditu* nannten. *Kiditu* ist sicher vom portugiesischen *Christo* herzuleiten und *Nkangi* vom Verbum *kanga,* das heute zwar ‚binden' heißt, im alten Kongo-Katechismus aber hat es den Sinn von ‚befreien', ‚erlösen', wie Bontinck (1982: 1–3) nachweist. *Nkangi Kiditu* kann also mit ‚Christus der Erlöser' übersetzt werden.
Nun wissen wir aber, daß die Kreuze, als sie in den ersten Jahrzehnten dieses Jahrhunderts eingesammelt wurden, eine christliche Funktion praktisch nicht mehr besaßen. Sie galten als *nkisi* (Fetische) und wurden meist nur von Häuptlingsklanen als Klanfetische benutzt. Sie fanden Verwendung bei Gericht, bei der Jagd, aber auch bei Segnungen diverser Art. Der Baptisten-Missionar Bentley berichtet (1900, I: 35), daß der Onkel seines Informanten ein *Nkangi Kiditu* besaß, zu dem er jeden Tag betete; und als er

zum Sterben kam, hängte er es an der Wand auf, damit er es von seinem Bette aus immer sehen konnte.
Wann nun diese Kruzifixe entstanden sind, ist schwer zu sagen. Die Kongolesen selbst datieren sie in die *tandu kia Mafulamengo* – die Zeit der Flamen. Als „Flamengo" galten alle aus den Spanischen Niederlanden. Sie erschienen ab 1602 in der Kongomündung; sie hielten von 1641–1648 Loanda besetzt. Wir haben bereits erwähnt, daß unter Garcia II. (1641–1661) die Holländer großen Einfluß am Hofe von São Salvador gewannen. Man wird also nicht fehlgehen, wenn man die *Nkangi Kiditu* in etwa diese Periode datiert. Zu damaliger Zeit missionierten vor allem Kapuziner im Kongo, doch die Königsmacht zerbröckelte, und damit ging auch der Einfluß der Mission zurück. Die Kruzifixe wurden deshalb auch immer mehr in den *nkisi*-Kult integriert.
Die Kruzifixe wurden auf verschiedene Weise hergestellt. Die besten Stücke wurden im Wachsausschmelz-Verfahren gemacht. Bei einigen sind Korpus und Kreuz in einem gegossen, dann aber auch getrennt und im nachhinein zusammengenietet worden. Meistens jedoch wurde das Kreuz aus Holz hergestellt. Relativ häufig scheinen Model benutzt worden zu sein, meist einseitige. Die technische Ausführung läßt hierbei viel zu wünschen übrig.
Als Werkstoff diente vorwiegend Messing. Es gibt aber auch reine Kupferkreuze. Das Reich besaß Kupferminen. Gelegentlich wurden auch Eisen und Zinn verwendet. Elfenbeinkorpora scheinen im alten Kongo nicht bekannt gewesen zu sein, wohl aber diente Elfenbein für andere Objekte als Werkstoff, so etwa für Statuetten.

2. Diverse Statuetten

Nach R. Wannyn gibt es im alten Kongoreich nur wenige Statuetten. Er glaubt, diesen Umstand damit erklären zu können, daß die Missionare sich gezwungen sahen, den Heiligenkult möglichst zu unterdrükken, da für die Neubekehrten die Gefahr zu Aberglaube und Fetischismus zu groß war (1961:41).
Wie dem auch sei: Die wenigen Statuetten aus alter Zeit, die man gefunden hat, haben alle dem Kult gedient, wie übrigens auch die Kreuze.
Allen voran sind die Statuetten des hl. Antonius von Padua zu nennen. Wären die Missionare aus Angst vor dem Fetischismus im Heiligenkult zurückhaltend gewesen, dann ist es unverständlich, warum sie der Antonius-Verehrung freien Lauf ließen. Vielleicht liegt die Antwort darin, daß Antonius Portugiese und Franziskaner war wie ja auch die ersten Missionare. Als Werkstoffe dienten: Messing, Zinn, Elfenbein und Holz.

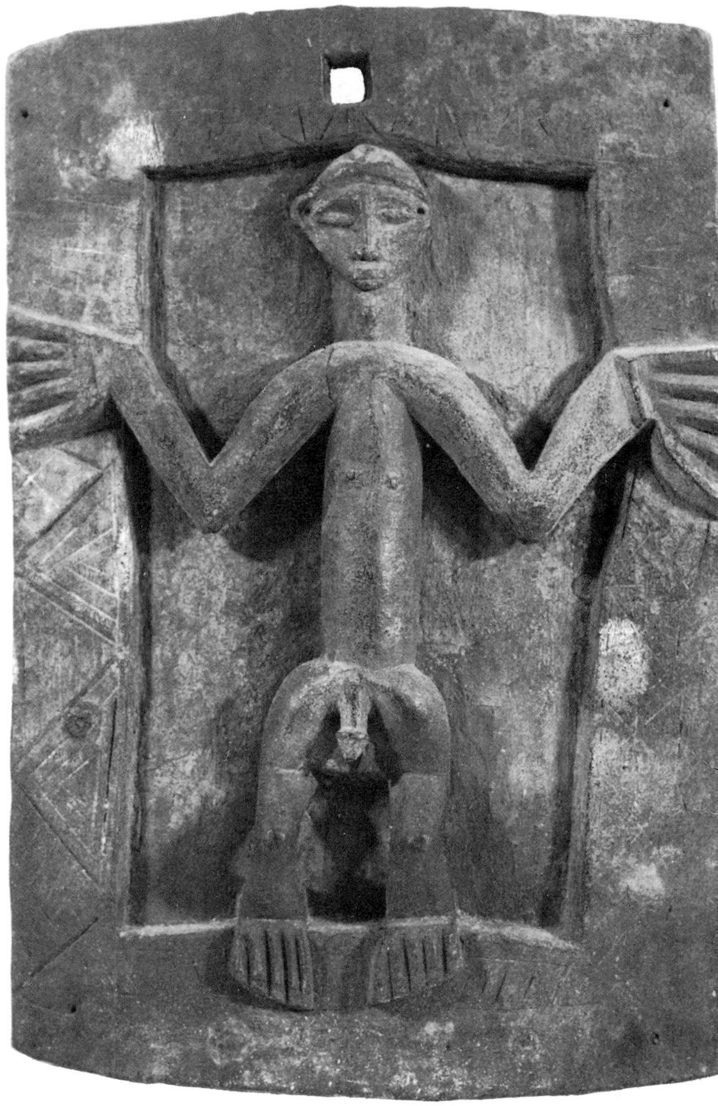

121

Nzambi-Figur

121 ***Relativ selten wird die Nzambi-Figur als Relief dargestellt, meist wird sie vollplastisch in einem Rahmen gezeigt.***

Höhe: 26,1 cm, Breite: 17,4 cm, Holz
Ursprung: Vom Schnitzer Ufumba aus dem Dorfe Mawaangu hergestellt;
Ethnie: Baholo, Zaïre
Gesammelt von A. Maesen 1954
im Orte Holo dya Muketu
Afrika-Museum, Tervuren, Belgien
Inv.-Nr. 53.74. 2662

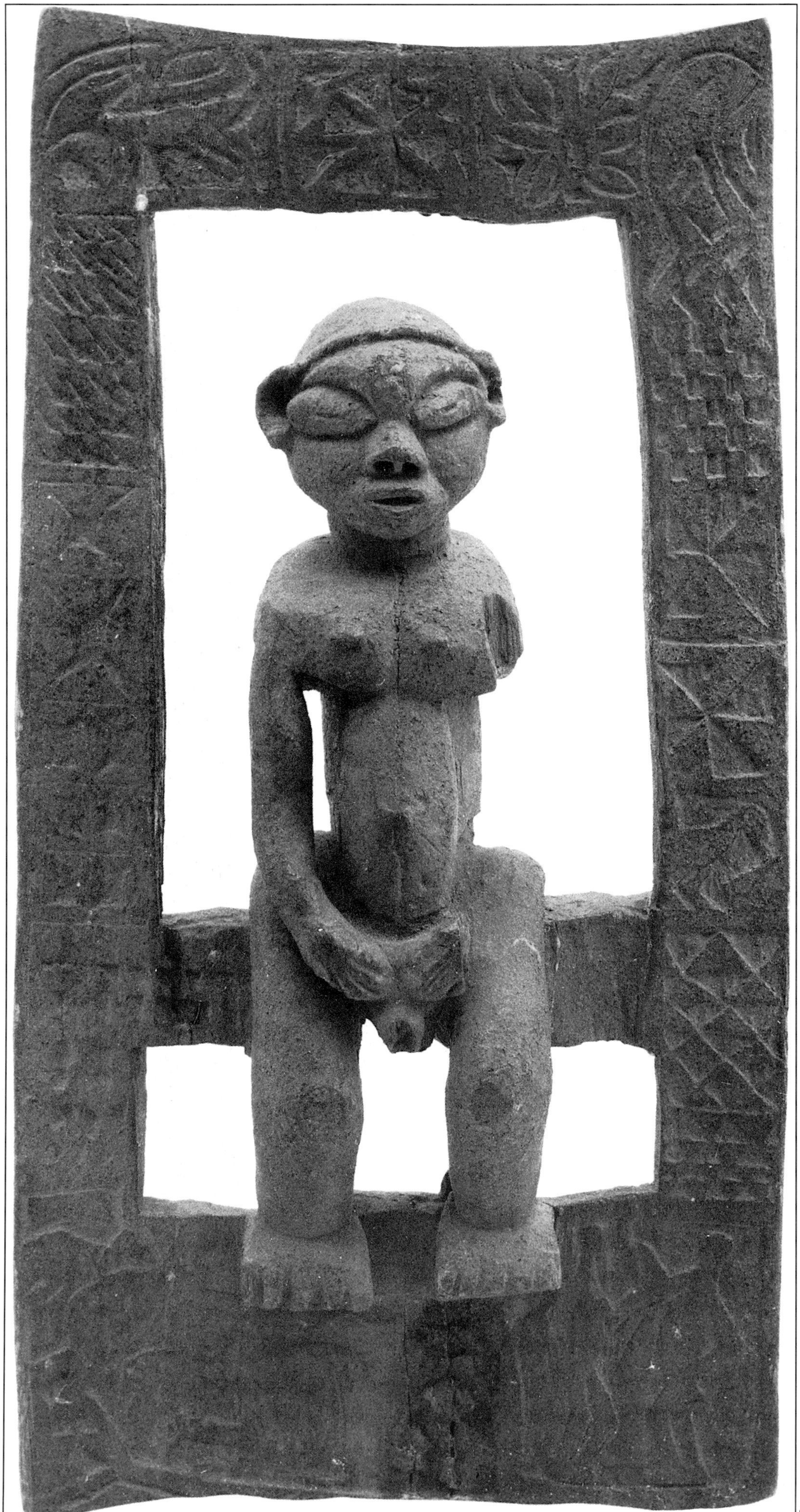

122

Nzambi-Figur der Holo, Zaïre

122 ***Die Figur weicht in mehreren Details von der ursprünglichen Vorlage ab: Die Figur hat bereits eine Sitzgelegenheit gefunden, was natürlich notwendig wird, wenn die Arme nicht mehr ausgebreitet werden. Der Kreuzesursprung ist schon ganz verlorengegangen. Das Kreuz taucht nur mehr als vage Dekoration auf dem Rahmen auf.***

Höhe: 32,7 cm, Breite: 16,7 cm, Holz
Ursprung: Süd-Kwango, Zaïre
1960 dem Museum geschenkt
Afrika-Museum, Tervuren, Belgien
Inv.-Nr. 60.28.1

Nzambi-Figur der Baholo, Zaïre

123 ***Recht selten werden zwei Figuren im Rahmen dargestellt. Wenn aber zwei gezeigt werden, sind sie gewöhnlich verschiedenen Geschlechts. Hier bleibt das Geschlecht sozusagen unerwähnt.***

Höhe: 36,7 cm, Breite: 19,8 cm, Holz
Ursprung: Vom Schnitzer Makonda vom Dorfe Ndondo hergestellt
A. Maesen sammelte das Objekt 1954 im Orte Madimba
Afrika-Museum, Tervuren, Belgien, Inv.-Nr. 53.74.2772

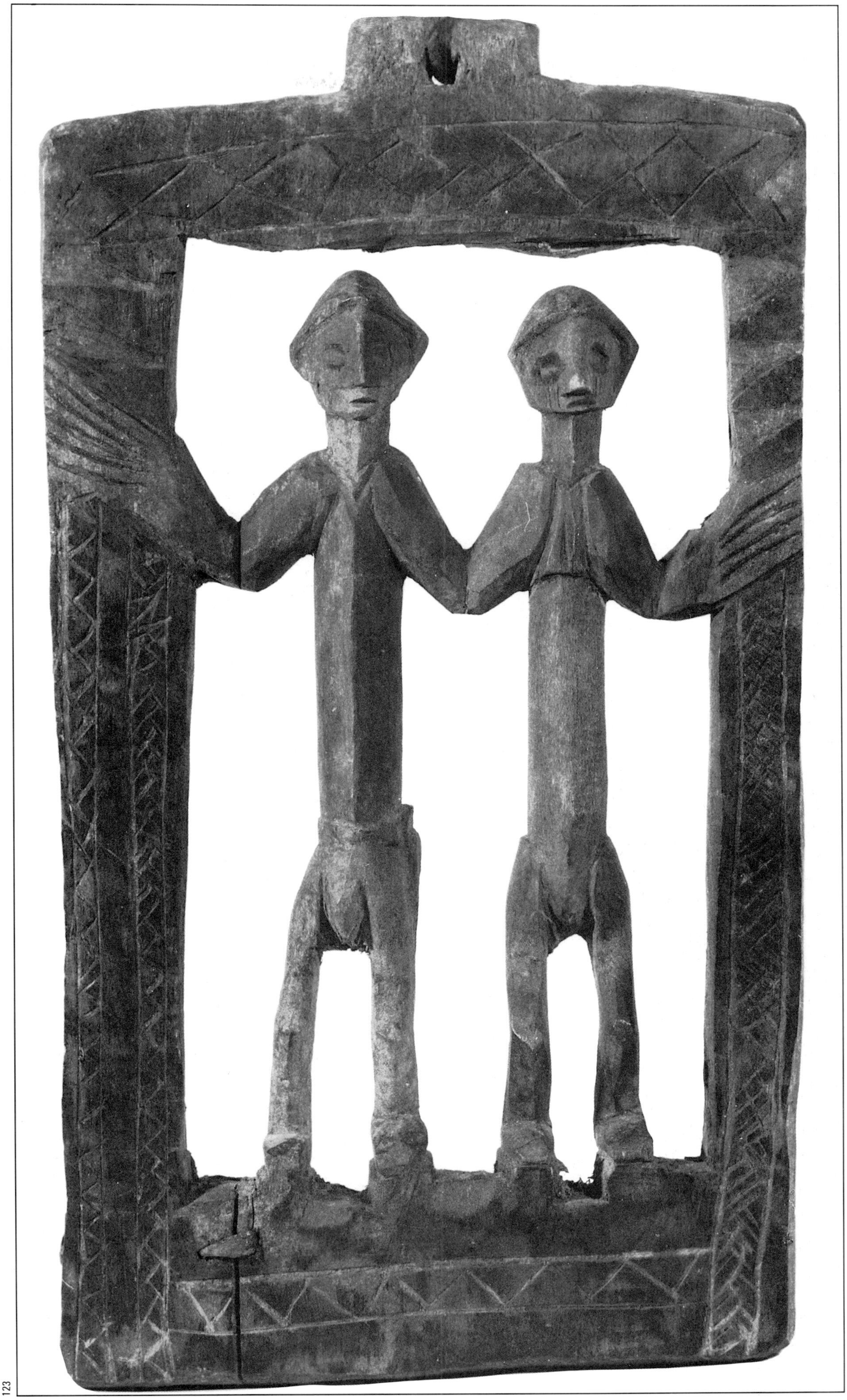

123

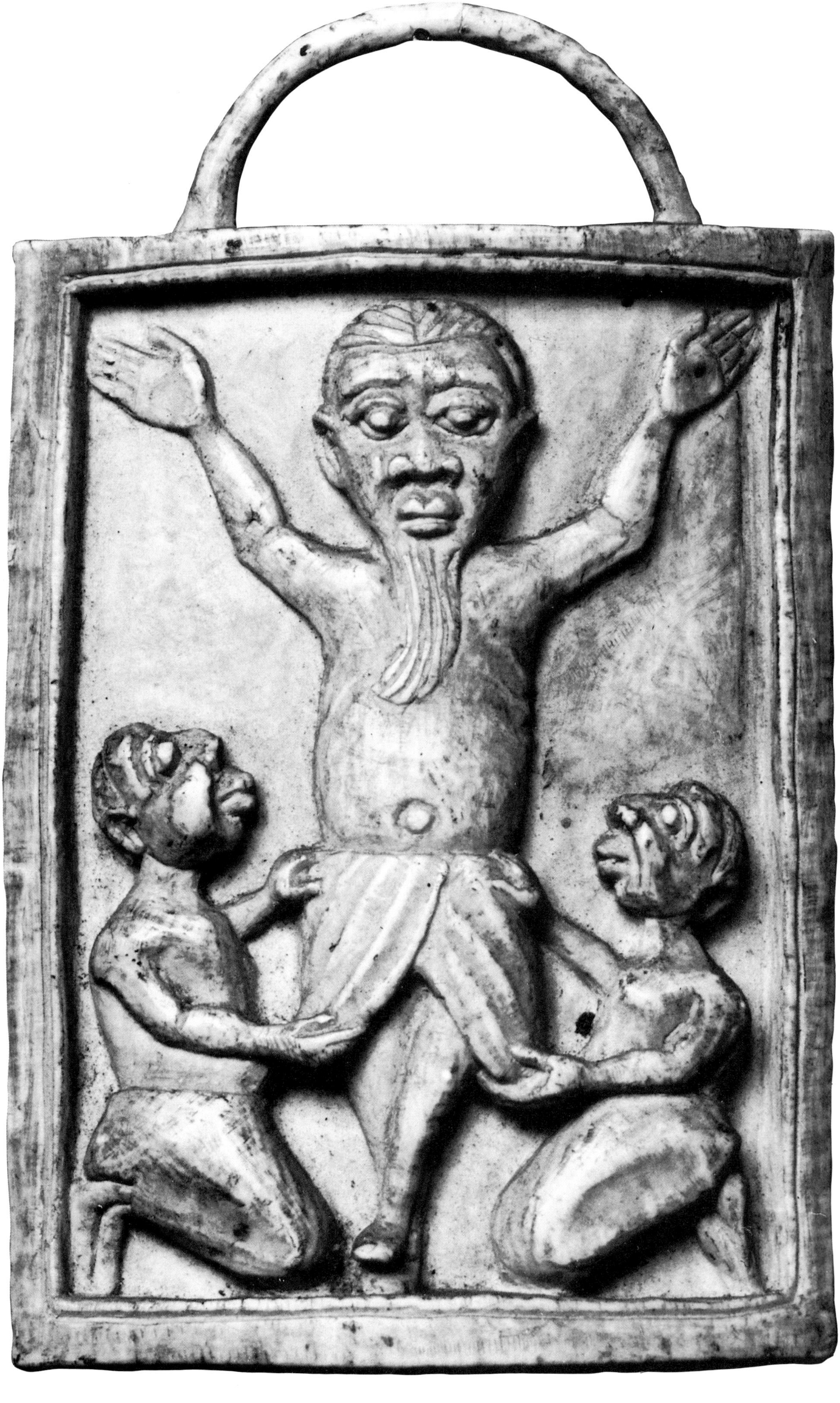

124

Elfenbeinschnitzerei mit Christusdarstellung

124 ***Gesammelt wurde dieses Plättchen 1874 von Klingelhöfer. Wahrscheinlich stellt das Bild den Gekreuzigten dar, dies legen jedenfalls die übereinandergeschlagenen Füße nahe; andernfalls könnte man meinen, es handle sich um den in den Himmel auffahrenden Herrn. Typisch für afrikanische Sterbeszenen ist, daß man den Sterbenden anfaßt, sich auf ihn wirft, ja ihn förmlich erdrückt. Darin ist nicht nur Trauer oder Mitleid zu sehen, sondern auch die afrikanische Ideologie, daß man Sterbende niemals allein läßt; man bleibt in der Klangemeinde. Das Berühren des Sterbenden drückt aber auch die Angst vor der Anklage aus, daß man schuldig sein könne am Tode. Bei jeder Krankheit und erst recht bei jedem Tod wird bekanntlich der Verursacher, der Schuldige, gesucht. Wahrscheinlich aus diesem Grunde fassen auch die beiden Gestalten den sterbenden Christus an, um nicht in Verdacht zu kommen, ihn getötet zu haben. Ähnliche Beispiele gibt es mehrere, so z. B. in Kap. 6.***

Höhe: 8,5 cm, Breite: 5,5 cm
Fundort: Punta Negra bei Loango, Gebiet des unteren Kongo
Museum für Völkerkunde, Berlin

Madonna mit Kind und Stab

125 ***Madonna aus der Kapuziner-Mission im Kongoreich des 17. Jahrhunderts. Die europäische Vorlage ist spürbar; Schmuck und Stab jedoch (man vergleiche hierzu die Stäbe Nr. 103 oder 110–114) weisen auf afrikanische Herstellung hin.***

Höhe: 12 cm, dunkles Holz
Museum der Väter vom Hl. Geist, Paris

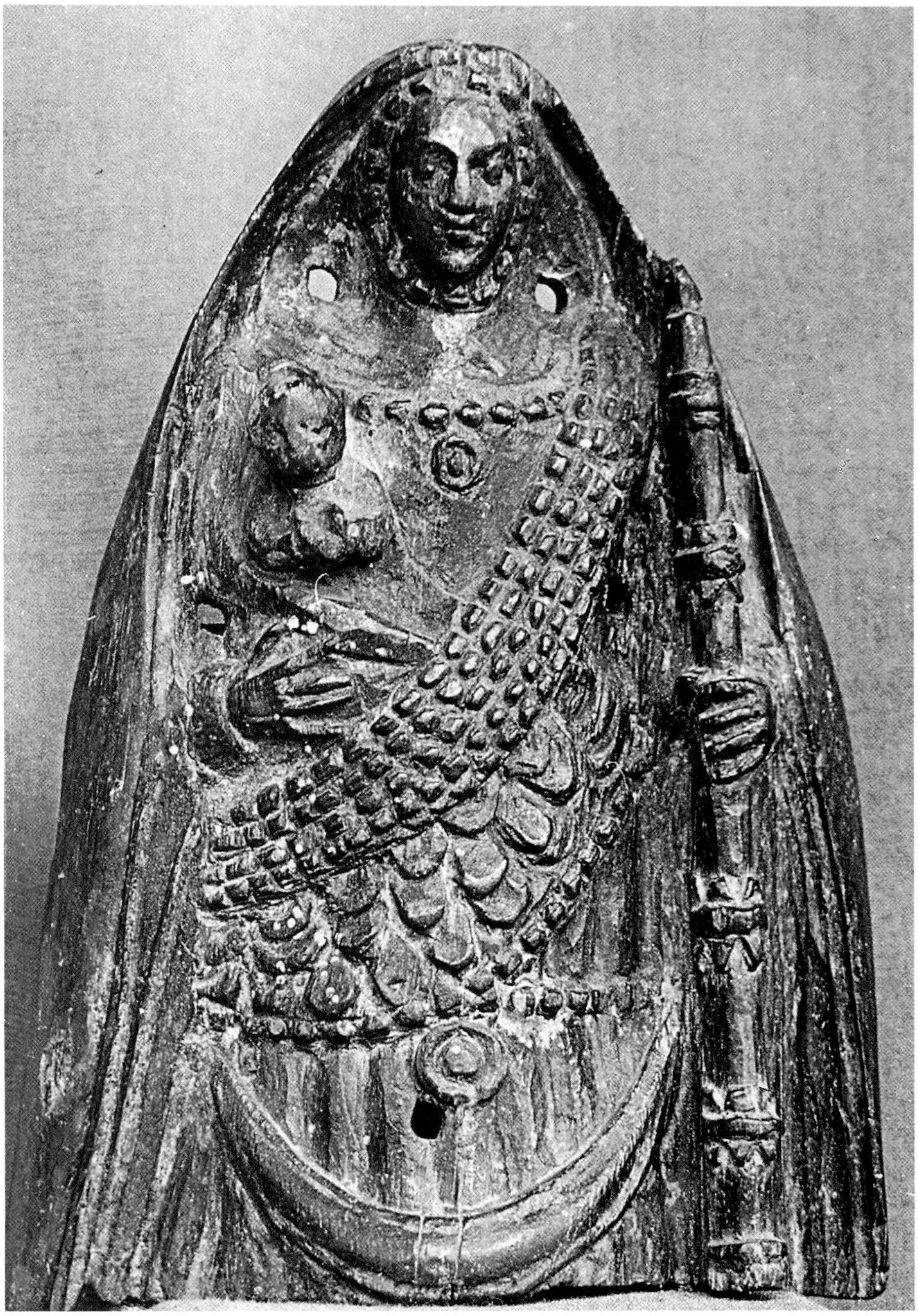

125

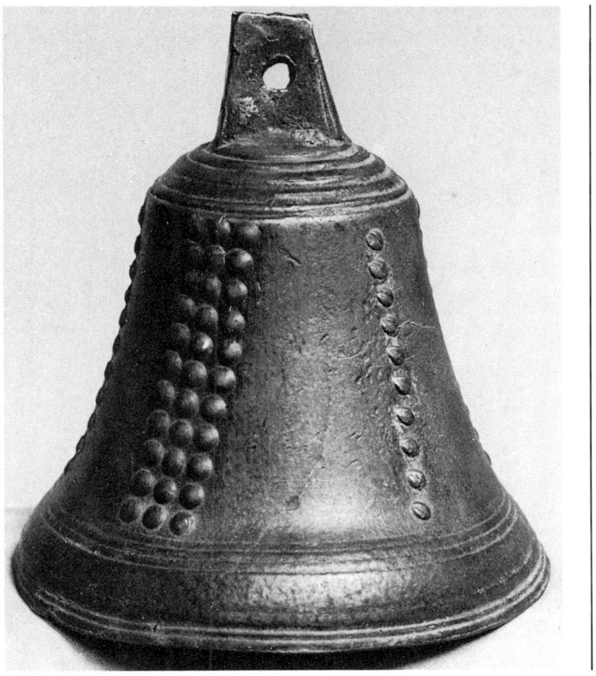

126

Bronzeglocke aus der alten Kongomission

126 ***Die Glocke stammt wahrscheinlich aus dem 16. Jahrhundert.***

Höhe: 15 cm, Durchmesser: 14,5 cm
Fundort: Luwitiku, Nieder-Zaïre
Haus Völker und Kulturen, St. Augustin

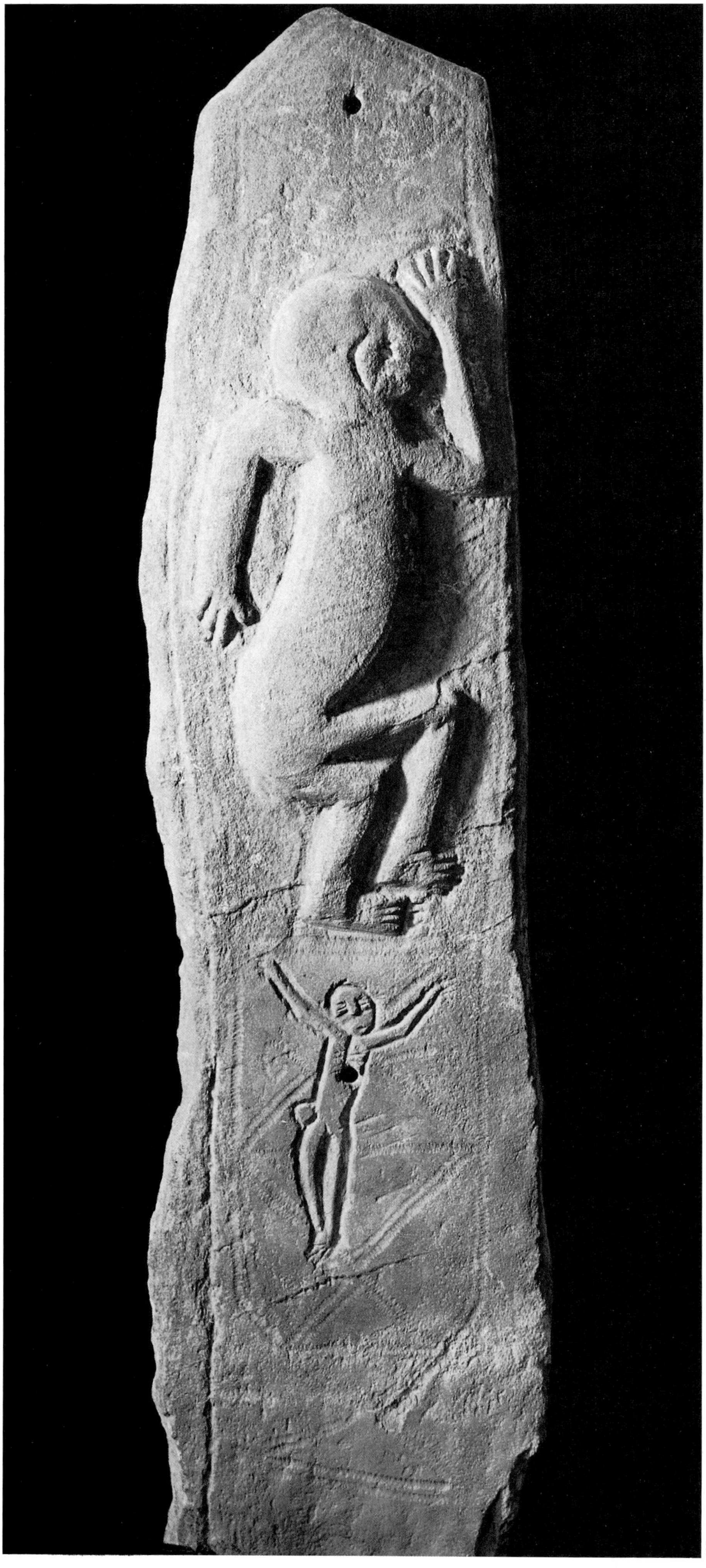

127

Grabstein aus Nordangola

127 *Im Kongogebiet erhielten früher und zum Teil erhalten auch heute noch Verstorbene mit hohem Sozialprestige Grabsteine oder Steinfiguren aufs Grab; man wollte damit gewöhnlich Ahnen ehren. Man darf sie nicht mehr vom Grabe wegnehmen, da sonst der Regen ausbliebe. Die Steine werden auf das Grab gelegt; sie sind Eigentum des Klans, das Klanoberhaupt kann darüber nicht verfügen. Der Spiritaner-Missionar Vissers hat diesen Grabstein 1957 erworben. Er soll aus dem 15. oder 16. Jahrhundert stammen. Er besteht aus zwei Szenen: einer älteren, oben: eine Person in typischer Trauerhaltung; darunter die jüngere: Jesus als Gekreuzigter. Das christliche Relief scheint über das ältere Rechteckmotiv gelegt zu sein. Man kann also annehmen, daß ein Klan, als er christlich wurde, auch seinen Ahnengrabstein mit einem christlichen Motiv ausstattete. Es ist also durchaus möglich, daß der Grabstein aus dem 15. Jahrhundert stammt und das christliche Relief aus 1–2 Jahrhunderten später.*

Höhe: 105,5 cm, Breite: 20 cm, Gneis
Fundort: Bonde, südöstlich von Beça Monteiro, Nordangola
Afrika-Museum, Berg en Dal, Niederlande

Grabstein aus Nordangola

128 ***Es handelt sich hier um ein Grabkreuz mit offensichtlich traditionellen Beigaben. Der obere Teil des Längsbalkens ist mit einer geometrischen Figur verziert, die einem Sonnenrad gleicht. Auf dem Querbalken sind zwei Personen eingraviert: die eine trägt eine Feuerwaffe geschultert, die andere raucht Pfeife. Zwischen den beiden sind eine Schlange (Python?) und eine Eidechse oder ein Krokodil zu sehen. Sowohl Schlange wie Eidechse/Krokodil sind typische Ahnensymbole: sie bedeuten Fruchtbarkeit und Wohlergehen. Auf dem unteren Längsbalken ist ein schwer zu deutendes Symbol zu sehen: zwei konzentrische Kreise mit Strahlen. Soll es die Sonne darstellen, wie schon das Sonnenrad? Die Sonne taucht auf mehreren Kreuzen aus dieser Zeit auf. Siehe hierzu die verschiedenen Kruzifixe (z. B. Nr. 93 und 100).***

Höhe: 120 cm, Breite: 12 cm
Fundort: Sando, südöstlich von Beça Monteiro
Afrika-Museum, Berg en Dal, Niederlande

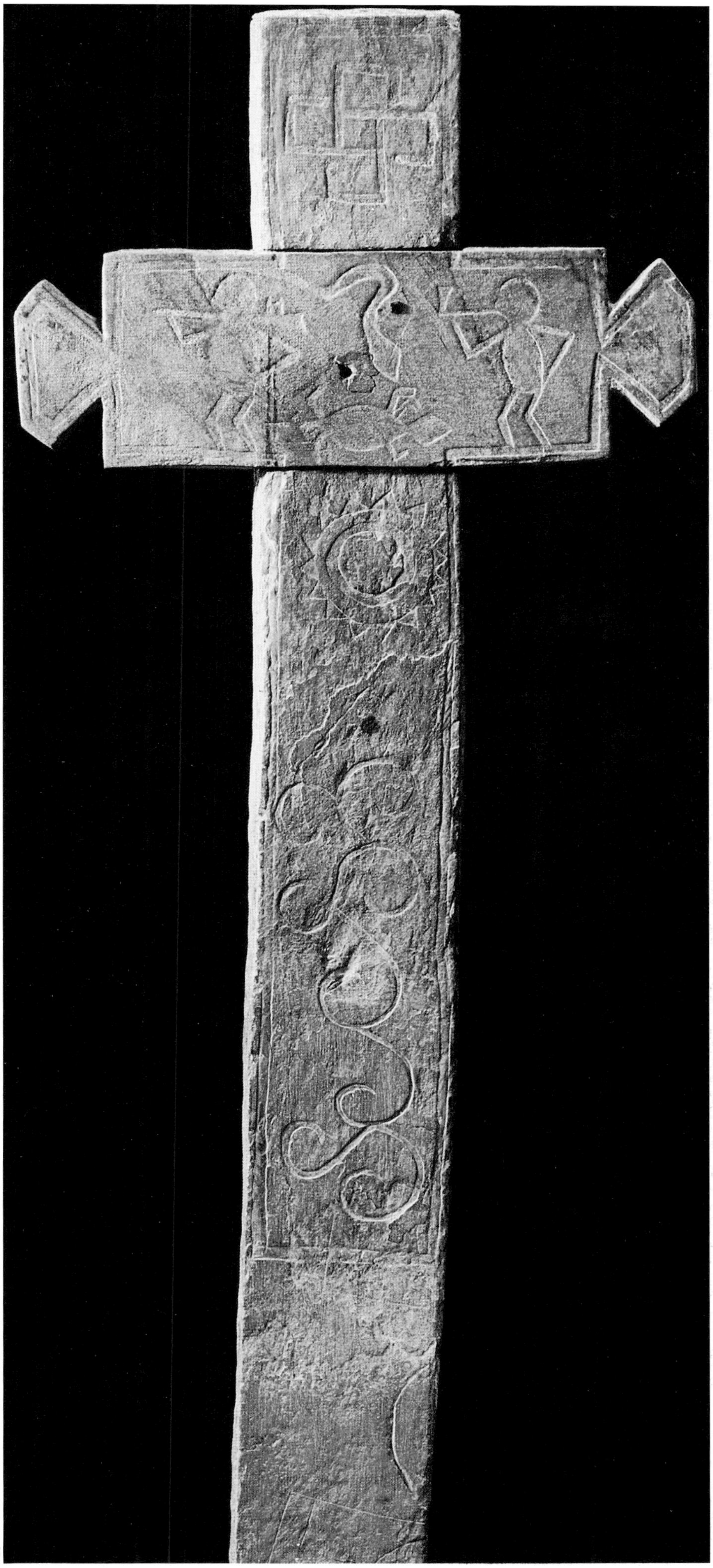

128

Grabfigur aus Stein (ntadi)

129 *In alter Zeit pflegten die Bakongo auf die Gräber prominenter Verstorbener Steinplatten (siehe Nr. 127), Stein- oder Keramikfiguren zu stellen; die Steinfiguren sind meist in Trauerpose dargestellt. Man bezeichnet diese Figuren gewöhnlich als mintadi (bzw. ntadi – vom Zeitwort tala = sehen), obgleich es auch Trauerfiguren aus Holz gibt. Die hier abgebildete Figur ist zwar nicht nachweislich christlich, aber bereits der Entdecker dieser ntadi-Figuren, R. Verly, schrieb 1955 (499): „Das Christentum hat notwendigerweise die Skulpturen des Kongo-Reiches beeinflußt." Später fand man dann auch eindeutig christlich inspirierte mintadi (siehe Nr. 130 bis 132). Alle Gesten von Figur 129 drücken Trauer aus: das Stützen des Kopfes in die rechte Hand, die Position der Arme und Beine. Man beachte an dieser originellen Darstellung, daß sie aus zahlreichen Dreiecken aufgebaut ist: Beine, Arme, Rumpf und Kopf bilden einander zugeordnete Dreiecke. Joseph Cornet schreibt in seinem Ausstellungskatalog über die ntadi: „Der christliche Einfluß auf die ntadi ist unleugbar, besonders seit der Entdeckung von zwei Kreuzigungsszenen [siehe Abbildung in Thiel 1980: 88]. Selbst daß es steinerne Grabmäler gibt, hat seinen Ursprung in entsprechenden Grabsteinen, die die Portugiesen und andere Ausländer auf den Gräbern ihrer Landsleute errichteten, die in Afrika starben. Ein jüngeres Beispiel sind die Zement-Gräber der Mayumbe, die sich aus demselben Sinn für die Nachahmung und lokale Interpretation ausländischer Vorbilder herleiten. Wir wissen, daß es ein wichtiges Kennzeichen aller Kongo-Kunst ist, daß sie die verschiedensten Einflüsse in neue Formen geistiger Erfindungskraft einbringt, was reichlich durch die außergewöhnliche Vitalität ihrer Bildwerke belegt wird. Die ntadi-Kunst bietet den vielleicht überzeugendsten Beweis für diese Begabung" (Cornet 1981). – Es muß jedoch als fraglich gelten, ob die hier gezeigte Figur alt ist. Wahrscheinlich ist es eine gelungene Nachbildung.*

Höhe: 18 cm
Haus Völker und Kulturen, St. Augustin

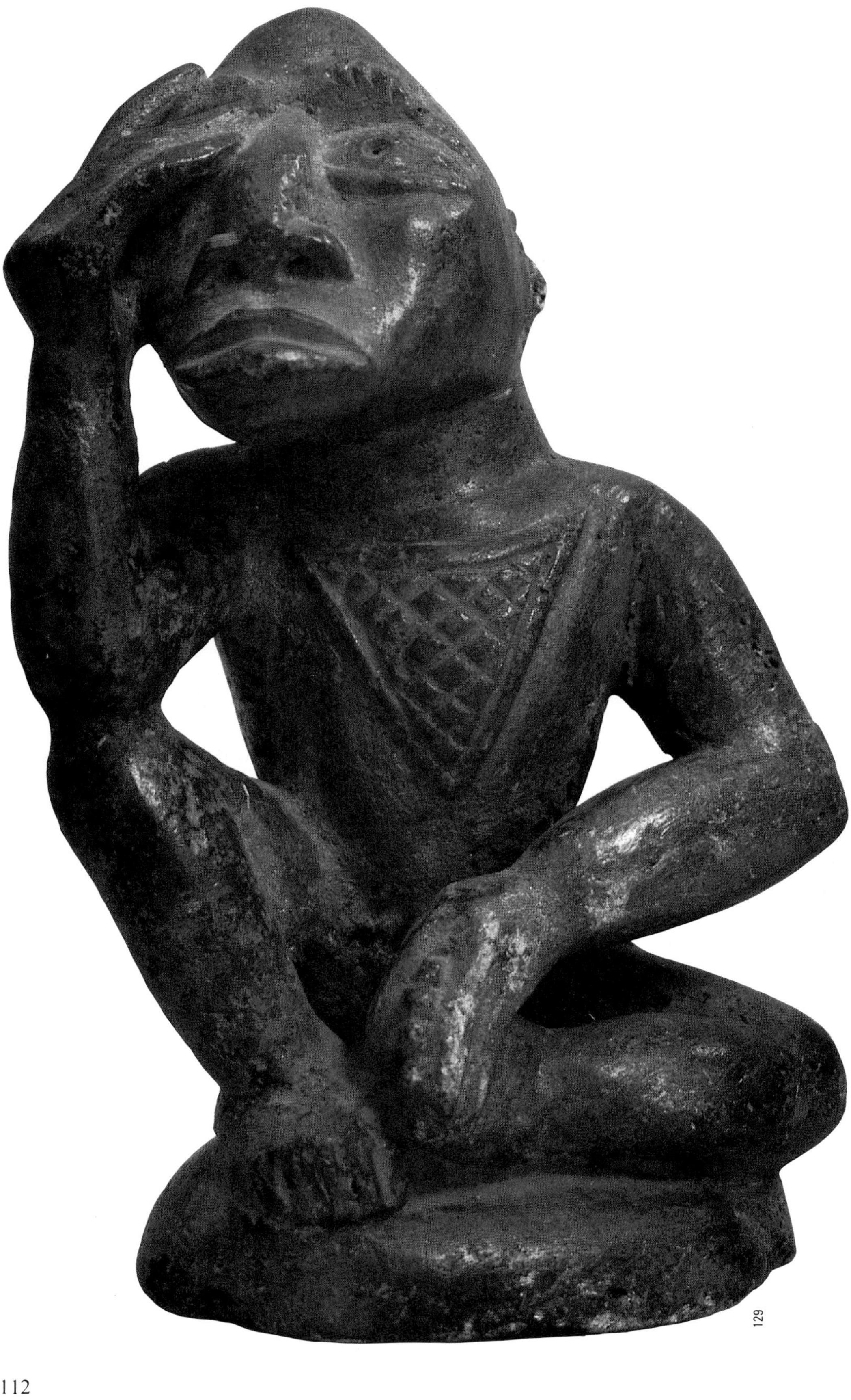

129

Christlicher Ntadi

130 ***Alle näheren Angaben fehlen (Dr. Benson hat auf Anfragen nicht geantwortet). Vieles deutet darauf hin, daß es sich nicht um ein altes Objekt (im Ausstellungskatalog von Joseph Cornet 1978 ist es nicht aufgeführt) handelt, sondern um eine rezente Imitation von Nr. 131.***

Publiziert von Galerie-Direktor Dr. Fred Benson

Ntadi aus dem Kongo

131 ***Diese Aufnahme stammt von Badi-Banga Ne-Mwine, Konservator am Nationalmuseum von Kinshasa. Wahrscheinlich haben wir in diesem Ntadi ein echtes, älteres Stück vor uns. Nr. 130 hingegen scheint eine Imitation von 131 zu sein. Vielleicht haben wir in 131 eine jener beiden Kreuzigungsszenen zu sehen, die Cornet in seinem Katolog von 1978: 18 erwähnt.***

(Nähere Angaben fehlen)

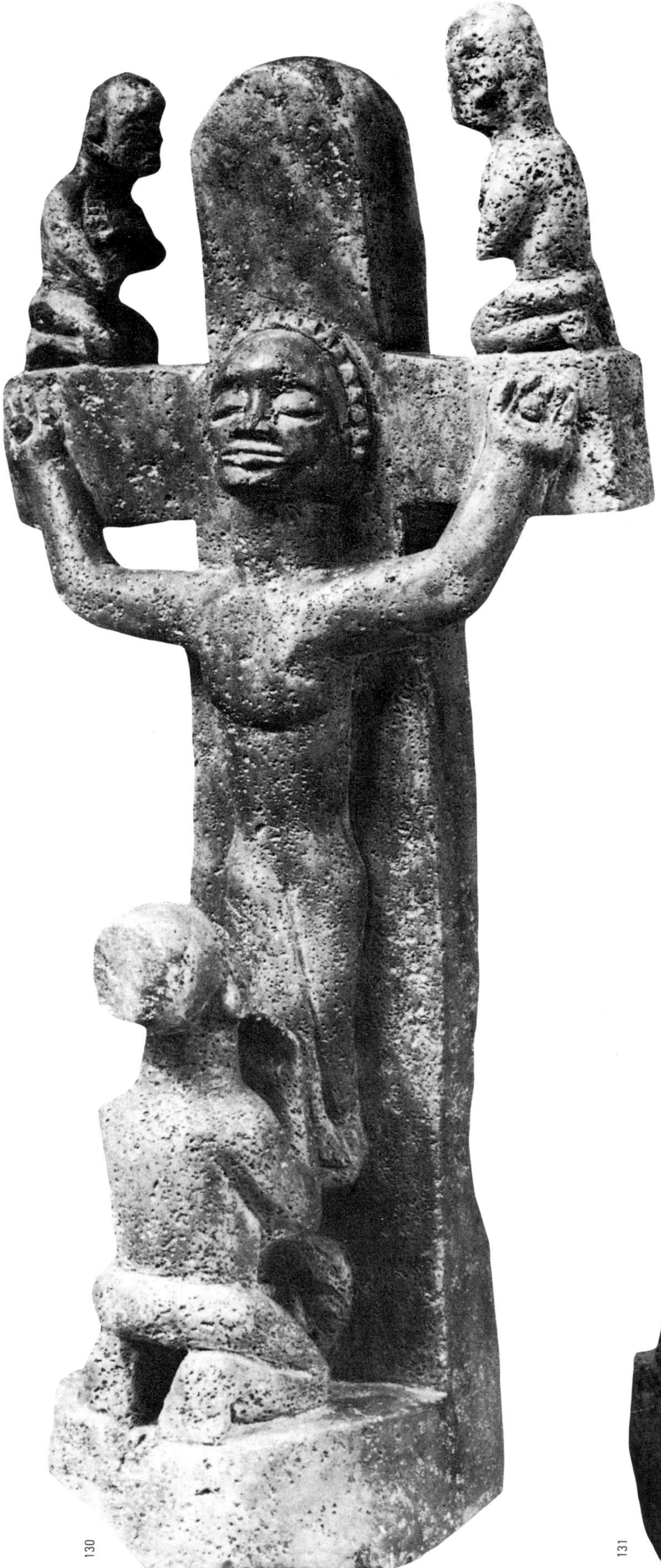

130

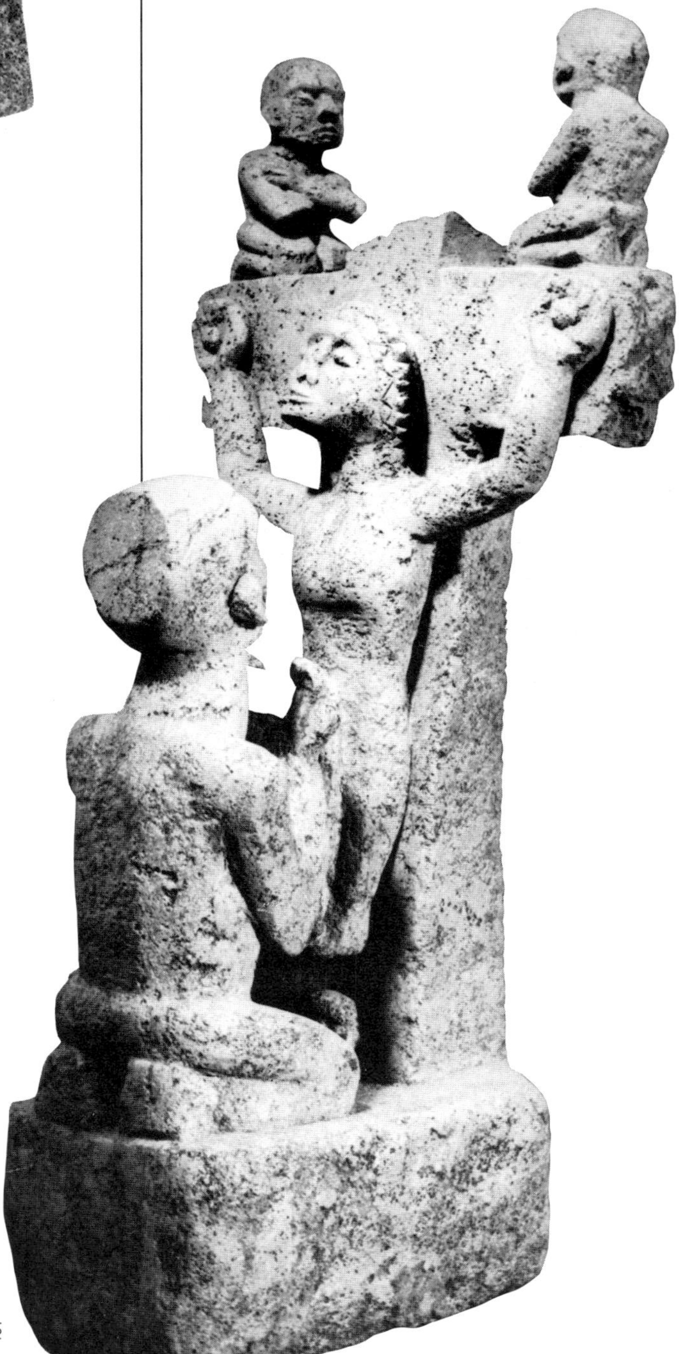

131

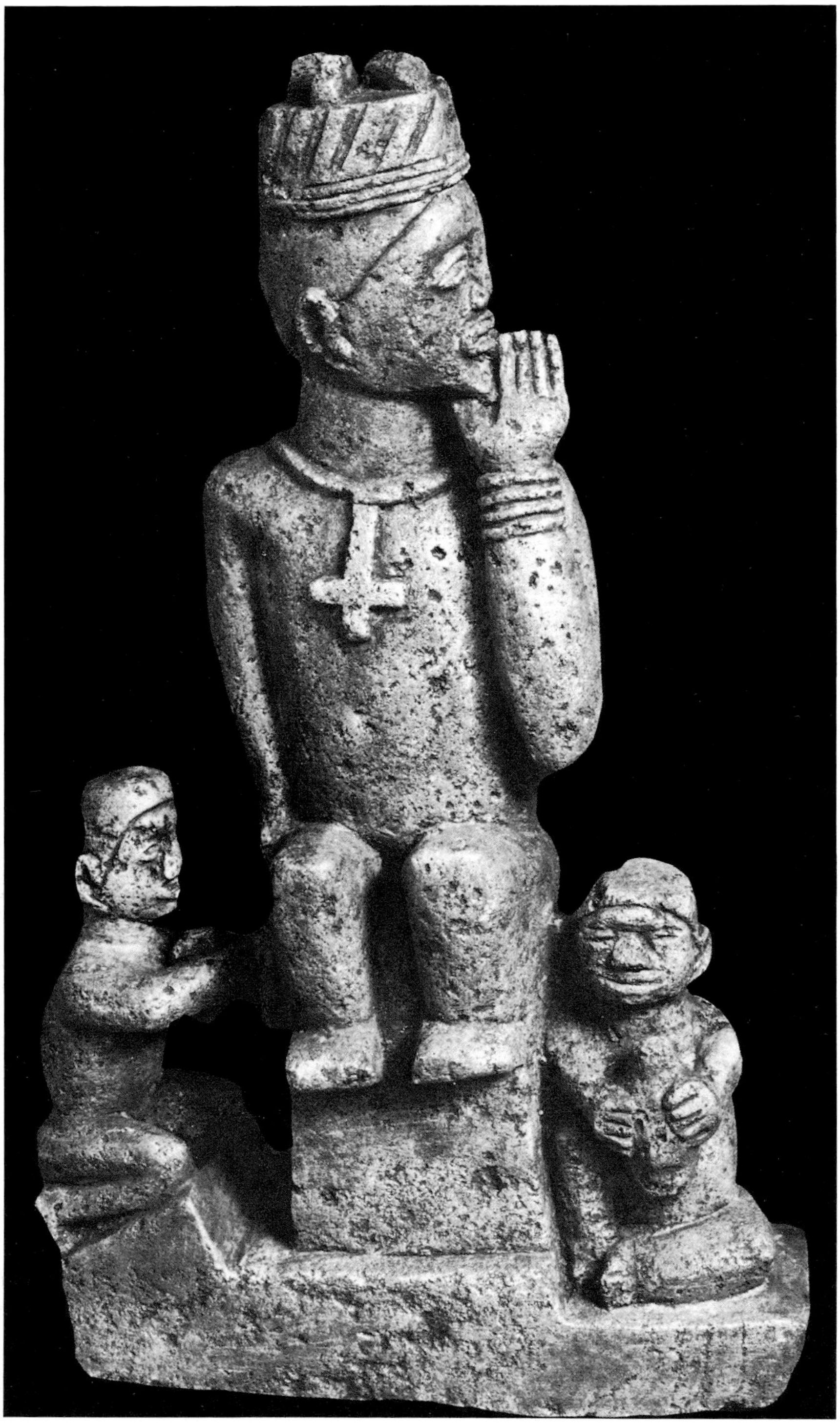
132

Christlicher Ntadi

132 ***Der Galerie-Direktor Dr. Fred Benson publizierte diesen Ntadi 1981, ohne allerdings nähere Angaben zu machen. Er schreibt zwar in seinem Katalog, daß er „abgeleitet" sei vom Ausstellungskatalog „Pierres sculptées du Bas-Zaïre" von Joseph Cornet, doch dort findet sich dieser christliche Ntadi nicht erwähnt. Wahrscheinlich handelt es sich hier wie auch bei Nr. 130 um eine rezente Imitation.***

Es fällt auf, daß alle kleineren Antonius-Statuetten auf dem Rücken zwischen den Schulterblättern eine Öse besitzen, an der die Figur getragen werden konnte. Da Ösen und Figuren sehr abgeschliffen sind, muß man annehmen, daß die Statuetten unter den Kleidern getragen wurden, und zwar wahrscheinlich von schwangeren Frauen oder solchen, die schwanger werden wollten. Da nämlich Antonius immer mit dem Jesuskind auf dem Arm dargestellt wird, wurde er mit Fruchtbarkeit und Geburt in Zusammenhang gebracht. Die Kratzspuren auf Figur Nr. 105 rühren wahrscheinlich daher, daß Frauen die Elfenbeinspäne als Zaubermittel zu sich nahmen. Die größere Statuette (Abb. 106) wurde nicht getragen, sondern die hielten die Schwangeren oder Gebärenden. Es gibt noch eine ganze Reihe anderer Statuetten, die christlichen Einfluß erkennen lassen.

3. Die Szepter

Es sind eine ganze Reihe von Würdestäben aus der alten Missionsperiode auf uns gekommen. Teils sind es Häuptlingsstäbe, wie das traditionelle Afrika sie allenthalben kennt, teils Würdestäbe für Missionare, teils vielleicht auch Königsszepter. In der alten Kultur Afrikas gehören der Häuptlingsstab und das Szeper zu den Regalien. Normalerweise besitzen nicht nur politische Häuptlinge derartige Stäbe, sondern auch die Klanhäuptlinge der nichtherrschenden Klane. Sie sind also in gewisser Weise ein sichtbares Symbol der Macht und ihrer Kontinuität. Nach Wannyn (1961: 44–45) nennen die Kongo diese Stäbe *nti a mfumu* – Stab des Häuptlings, oder *mvwala.* Karl Laman übersetzt den Ausdruck in seinem großen Kikongo-Lexikon: „Häuptlingsstab ..., Szeper, Einzelträger des Häuptlings, Anwalt, Gesandter" (1936). Mit diesen Ausdrücken wird im profanen Bereich die ganze Funktionsbreite der Stäbe beschrieben: Wenn der Häuptling seinen Stab einem Gesandten gibt, repräsentiert der Stab den Häuptling selbst. Der Bote wird also zum Mund des Häuptlings.

Die Missionare haben sich ganz offensichtlich diese afrikanische Idee zu eigen gemacht und sich ebenfalls Stäbe anfertigen lassen. Wannyn hat noch von Vornehmen aus Sâo Salvador erfahren, daß in alter Zeit der erste Katechist der Mission den Würdestab mit großem Zeremoniell bei feierlichen Gottesdiensten und Prozessionen trug. P. Alexandre Gillès de Pélichy O.S.B. teilte mir 1979 mit, daß Missionare bisweilen, wenn sie noch nicht des Kikongo mächtig waren, ihren Würdestab dem ersten Katechisten gaben und dieser dann die Beichte dolmetschen durfte. Er mußte allerdings mit dem Rücken zum Beichtkind stehen. Aus diesem Grund spricht man bisweilen auch von „Beichtstäben“. Wannyn berichtet, daß die Stäbe mit christlichen Elementen (z. B. Stabaufsatz auf Abb. 115) auch *Spilitu* oder *Santu spilitu* (= Sanctus Spiritus) genannt wurden. – Die Werkstoffe der Stabaufsätze sind Messing, Zinn, Holz und Elfenbein. Bei christlichen Stäben sind Oranten mit Kreuz auf der Brust und mit zum Himmel gerichteten Augen sehr häufig.

4. Grabfiguren aus Stein – *mintadi*
Im Jahre 1955 hat der belgische Maler Robert Verly zum ersten Male Steinfiguren des alten Kongoreiches beschrieben. Er gab ihren Namen mit *ntadi* (Einzahl) bzw. *mintadi* (Mehrzahl) an. Dieses Wort ist abgeleitet von dem Zeitwort *tala* – sehen. Er bezeichnete deshalb die Statuetten als „Wächterfiguren“. In den siebziger Jahren wurden zahlreiche weitere *mintadi* gefunden. Man kennt bis heute knapp 500 dieser Steinfiguren, die angeblich authentisch und nicht nur zum Verkauf gemacht sein sollen. 1978 gab es in Kinshasa eine große Ausstellung, und Joseph Cornet schrieb einen Katalog dazu. Seine Darstellung unterscheidet sich in einigen wichtigen Details von der Verlys.
Nach Cornet handelt es sich nicht um Wächterfiguren, sondern um Gedenksteine für Gräber, aber nicht nur für Gräber von Häuptlingen. Man wird dennoch Prof. Maesen, dem früheren Direktor des Museums von Tervuren, beipflichten können, der den Sinn dieser Figuren vor allem in der Manifestierung des Sozialprestiges sah. „Die dargestellten Personen und Themen unterstreichen den sozialen Status, die Vorrechte, die Beschäftigung und den Überfluß des Verstorbenen“ (Maesen 1972: 7).
Cornet sieht in den Figuren vor allem Gedenksteine fürs Grab. Manche sollen den Verstorbenen darstellen, andere seine Lieblingsbeschäftigung, andere wiederum greifen eine Episode aus seinem Leben heraus (1978: 13). Die Beweise allerdings, die Cornet liefert, sind nicht immer überzeugend; bisweilen bleibt auch zweifelhaft, ob es sich bei den von ihm beschriebenen Figuren um „gebrauchte“, also alte Figuren handelt.
Nach Cornet geht die Herstellung der *mintadi* bis in die Jetztzeit. „Der christliche Einfluß auf sie ist unbestreitbar, besonders seit der Entdeckung von zwei Kreuzigungen aus Stein. Bereits die Existenz von steinernen Grabdenkmälern findet vielleicht ihren Ursprung in ähnlichen Gedenksteinen der Portugiesen . . .“ (1978: 18). – Man muß sich allerdings wundern, weshalb es so wenige christliche *mintadi* gibt (von etwa 500 Stück einige wenige), wenn das Christentum solchen Einfluß genommen haben soll.
Unsere beiden Grabsteine (Abb. 127 und

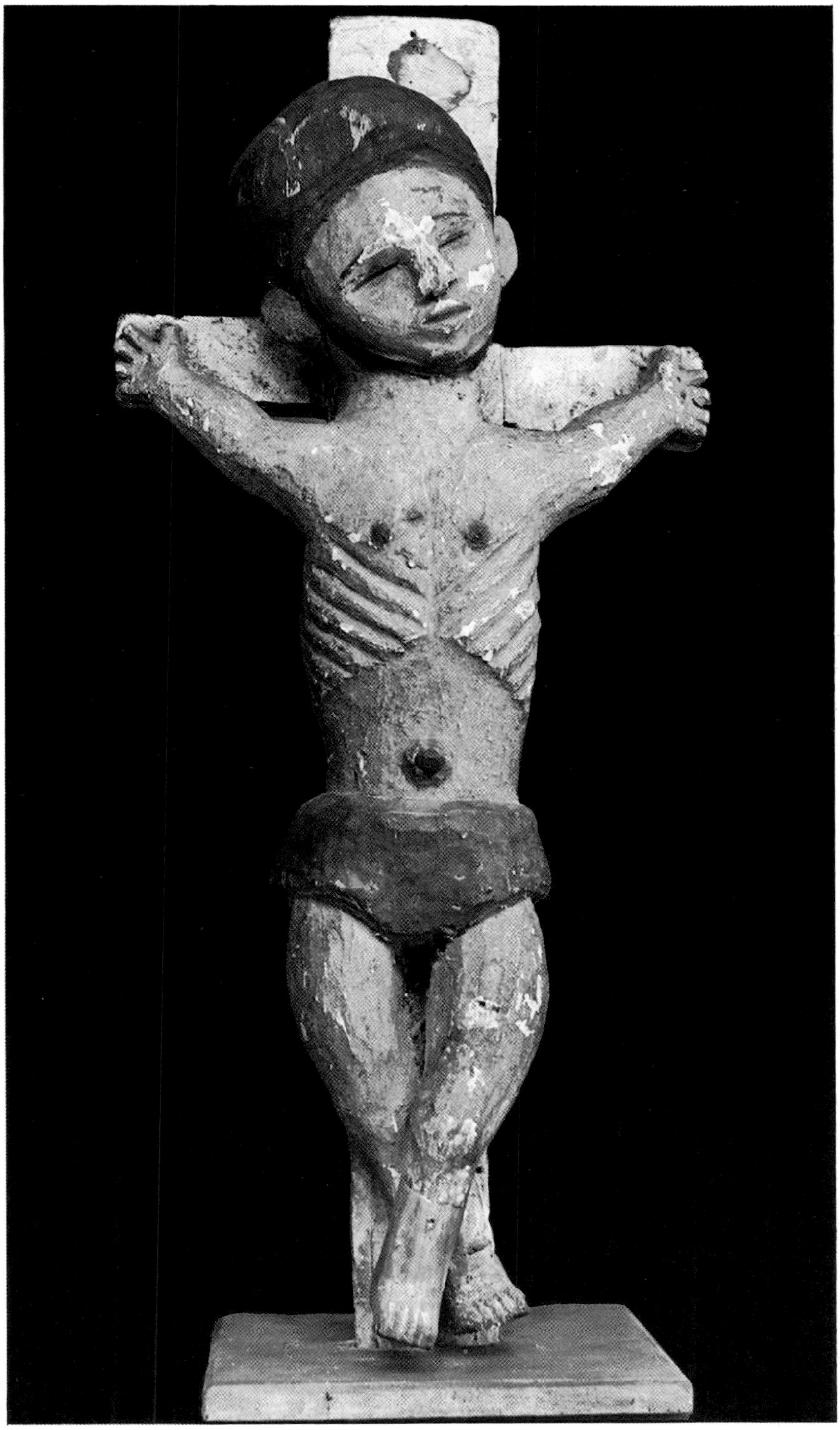

133

Steinfigur, sogenannter Ntadi

133 ***Grabfigur aus dem 18. Jahrhundert, gefunden im Gebiet des heutigen Congo-Brazzaville.***

Höhe: 36 cm
Museum der Väter vom Hl. Geist, Paris

Santus, kreuzförmige Jagdfetische

Als die Mission in der zweiten Hälfte des vergangenen Jahrhunderts im ehemaligen Kongoreich wieder einsetzte, fand man in bestimmten Gebieten Santu genannte Holzkreuze (wahrscheinlich von santa cruz), die als Jagdfetische dienten. Die hier gezeigten Kreuze gehen sicher alle auf portugiesische oder zumindest doch auf europäische Vorlagen zurück, hatten aber mit dem christlichen Kult nichts mehr zu tun. Daß Abb. 136 keine Opferblutspuren aufweist, hängt damit zusammen, daß es sich um eine Kopie eines Kreuzes aus dem Reichsmuseum zu Stockholm handelt. Das Loch in Kreuz Nr. 136 (auch in Nr. 134 ist eins zu sehen) stellt nach Olson-Manke (1928: 219) das Herz dar, in das man Opfermaterie gab. Wahrscheinlich hat das Loch die gleiche Funktion wie die Bauchhöhle bei den traditionellen nkisi (Fetischen). Wenn die Jagd erfolgreich war, wurden die in die Erde gesteckten Santus mit Hühnerblut oder mit dem Blute vom erlegten Wild übergossen. Daß die Bedeutung des christlichen Kreuzes praktisch nicht mehr verstanden wurde, zeigt der Aufbau auf dem Längsbalken von Nr. 137. Olson-Manke bringt sogar eine Strichzeichnung von einem Santu aus dem Museum zu Göteborg. Hier ist der ganze obere Teil des Längsbalkens zu einem menschlichen Kopf gearbeitet und der Querbalken ist zu weiblichen Brüsten ausgestaltet (siehe Abb. Nr. 138).

Santu, kreuzförmiger Jagdfetisch

135 ***Der Jagdfetisch weist sehr starke Opferspuren auf; wahrscheinlich ist es eine dicke Blutkruste. Bereits Bentley berichtet im 19. Jahrhundert, daß der Jäger, wann immer er ein Wild erlegt, den Santu mit Blut einschmiert.***

Höhe: 62,2 cm, Breite: 11 cm, Holz
Herkunft: Nieder-Kongo, Bakongo
Afrika-Museum, Tervuren, Belgien
Inv.-Nr. 48.29.1

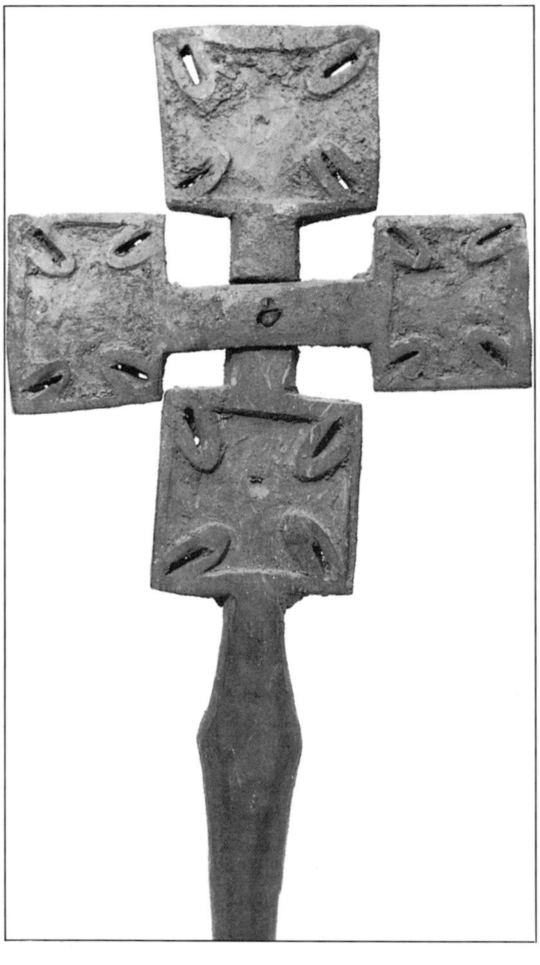

134

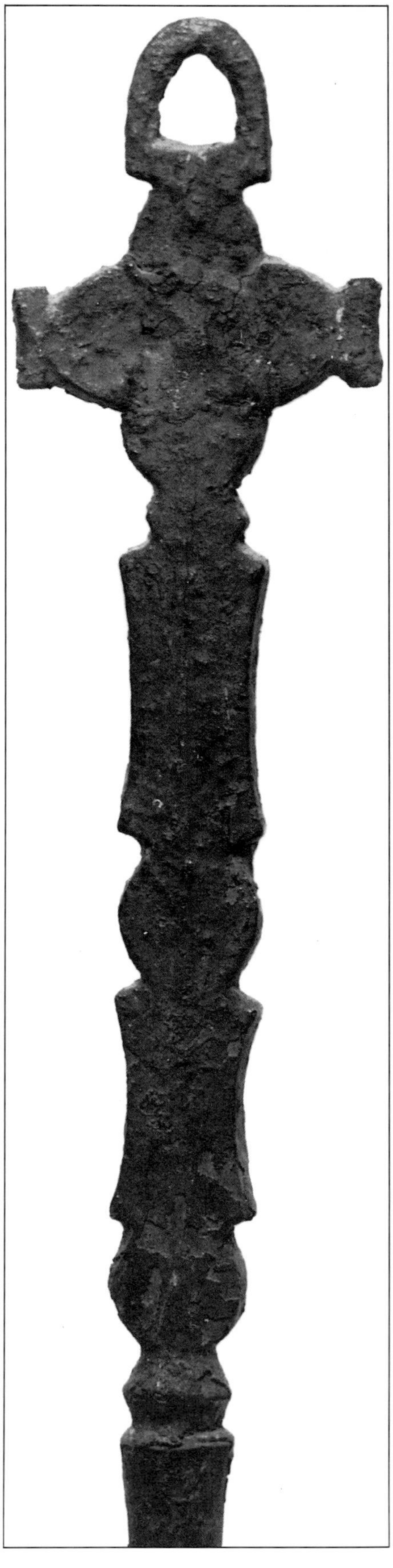

135

Santu, Jagdfetisch

134 ***Der Fetisch wurde auf dem Weg zur Jagd in den Boden gepflanzt und beopfert. Ganz offensichtlich handelt es sich hier um eine Abart des Malteser-Kreuzes.***

Höhe: 53,4 cm, Breite: 17,7 cm, Holz
Herkunft: Kimona, Nieder-Kongo
Afrika-Museum, Tervuren, Belgien
Inv.-Nr. 55.95.100

Santu, kreuzförmiger Jagdfetisch

136 ***Nachbildung eines Originals, das sich im Reichsmuseum zu Stockholm befindet.***

Höhe: 58,6 cm, Breite: 24 cm, Holz
Herkunft: „Südlich vom Kongo-Fluß, etwa 25 km den Kwilu hinauf"
Hamburgisches Museum für Völkerkunde

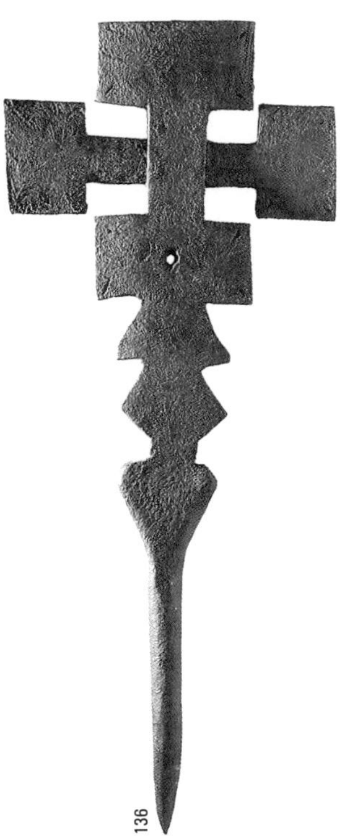

136

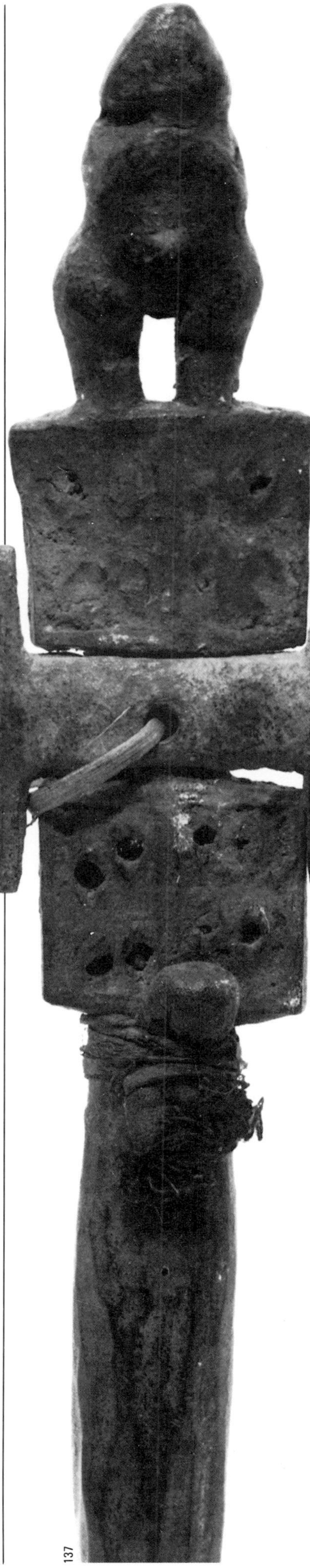

137

Santu, kreuzförmiger Jagdfetisch

137 ***Neben starken Opferspuren weist das Kreuz auch eine Kraftladung auf.***

Höhe: 33 cm, Holz
Herkunft: Bayaka, Region Kwango
Von L. de Beir 1939 dem Museum geschenkt
Afrika-Museum, Tervuren, Belgien
Inv.-Nr. 39295

Santu, aus dem portugiesischen Kongo

138

Herkunft: Göteborg-Museum, Nr. 3866
nach Olson-Manke, 1928

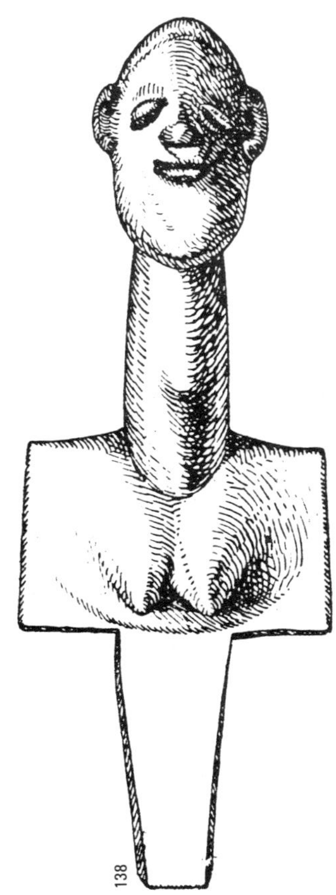

138

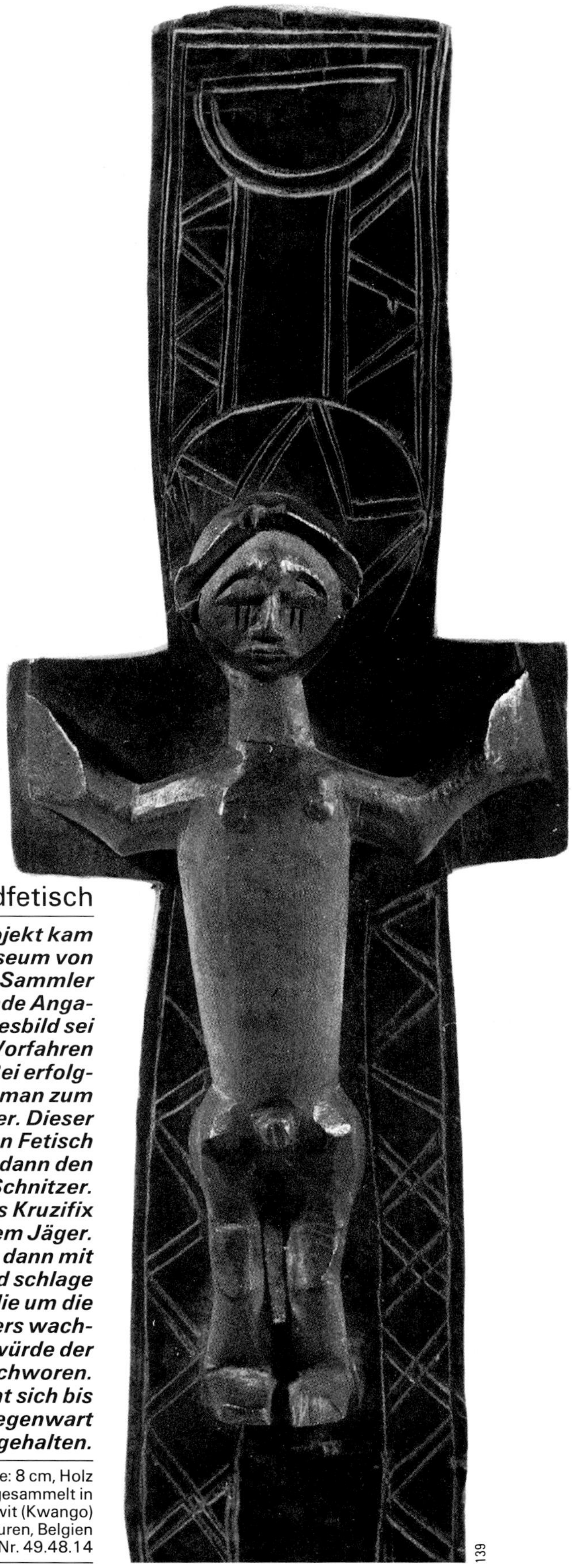

139

Jagdfetisch

139 ***Das Objekt kam 1949 ins Museum von Tervuren. Der Sammler machte folgende Angaben: Das Kreuzesbild sei ihnen von ihren Vorfahren überkommen. Bei erfolgloser Jagd gehe man zum Zauberpriester. Dieser konsultiere seinen Fetisch und schicke dann den Jäger zu einem Schnitzer. Der mache das Kruzifix und bringe es dem Jäger. Man streiche es dann mit roter Erde an und schlage es mit Gräsern, die um die Hütte des Jägers wachsen. Dadurch würde der böse Geist beschworen. Dieser Brauch hat sich bis in die Gegenwart gehalten.***

Höhe: 29 cm, Breite: 8 cm, Holz
Ursprung: Holo, gesammelt in Kizamba bei Kikwit (Kwango)
Afrika-Museum, Tervuren, Belgien
Inv.-Nr. 49.48.14

128) sind strenggenommen keine *mintadi,* aber gerade Abb. 127 ist von besonderem Interesse, da der Gekreuzigte eine spätere Zugabe zu sein scheint. Bei Abb. 128 handelt es sich zwar um ein Steinkreuz, doch die Symbolik darauf ist ganz traditionell afrikanisch. Bei Abb. 131 handelt es sich vielleicht um einen alten *ntadi,* der bereits in Funktion war. Man beachte hier vor allem die beiden Figuren auf dem Querbalken: Ihre Haltung läßt auf Engel schließen; was wiederum dafür spräche, daß die Oranten auf den Messingkreuzen ebenfalls Engel sind. Die *mintadi* 130 und 132 sind ganz offensichtlich rezente Darstellungen, wobei Abb. 130 die Kreuzigung von 131 nachahmt und sogar noch den Längsbalken oben ausbessert. – Wir erreichen hier also einen Punkt, wo die alte Kongo-Kunst in die Tourismus-Industrie übergeht.

5. Die Jagdfetische – *Santu*

Von den Bakongo und ihren östlichen Nachbarn, z. B. den Bayaka und Basuku, sind zahlreiche Holzkreuze bekannt geworden, die als Jagdfetische dienten. Sie sind allgemein unter dem Namen *santu* (von santa cruz) in Gebrauch, obgleich es auch noch andere Namen gibt. Das Christliche daran scheint nur mehr die äußere Form zu sein. Der *Santu* wird wie ein *nkisi* (Fetisch) gehandhabt. Wenn er in der Wirkung nachläßt, bindet man ihm eine Kraftladung um (Abb. 136). Er besitzt auch ein Opferloch wie die *nkisi* und sieht genauso blutverkrustet aus wie diese. Die Weißen mit ihren Feuerwaffen haben sicher einen großen Eindruck auf die Ethnien der Kongo-Region gemacht. Das Jagdglück schrieben sie aber offenbar mehr dem Kreuz als den besseren Waffen zu, denn diverse Ethnien weit im Osten des Kongoreiches, die nie etwas mit dem alten Christentum zu tun hatten, gebrauchen ebenfalls den kreuzförmigen Jagdfetisch. So kommt das Kreuz auf Abb. 139 aus der Gegend von Kikwit (im Osten, am Mittellauf des Kwilu); es soll seinen Ursprung bei den Holo haben, von denen auch die nächsten Objekte stammen.

6. Die Nzambi-Figuren der Holo

Im Osten des Kongoreiches sind bei mehreren Ethnien die hier gezeigten Figuren beheimatet. Man nennt sie überall *Nzambi* oder *Nzambi-nkisi.* Bei den Bakongo selbst, also den Trägern der Reichsidee, sind sie scheinbar unbekannt. Am bekanntesten sind die Nzambi-Figuren der Baholo, die am mittleren Kwango, und zwar auf dessen rechter (östlicher) Seite, siedeln. An und für sich gehörte das Gebiet östlich des Kwango nicht mehr zum alten Kongoreich, doch die Baholo gehören wie die Bapende und Ba-

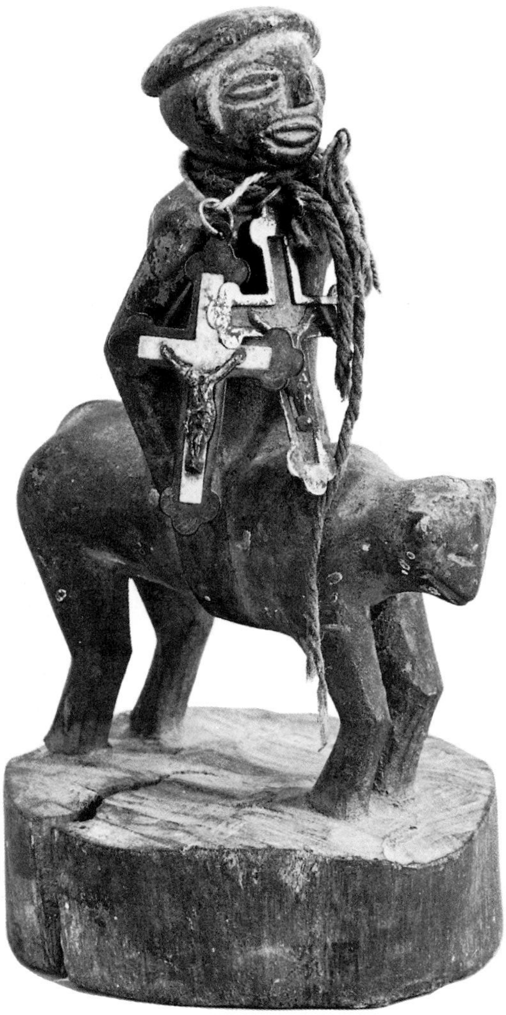

140

Weißer, auf einem Ochsen reitend

140 ***Die Figur galt als Glücks-Fetisch in geschäftlichen Angelegenheiten. Man nannte sie auch (und nennt sie auch teilweise heute noch) Nzambi-nkisi (Nzambi ist der Name für Schöpfergott, nkisi für Fetisch). Der Reiter soll ein Sklavenjäger sein. Die Identifizierung des weißen Mannes mit Nzambi oder Kalunga (Namen für den Schöpfergott) kommt in dieser Region häufig vor. Da der Weiße scheinbar alles hat und kann, was er will, nennt man ihn häufig den „Nzambi auf Erden" im Unterschied zum „Nzambi im Himmel" = Schöpfergott. Zur Verstärkung dieser Identifikation hängt man dem Weißen Kreuze um, da damals das Christentum als die Religion der Weißen galt (und teilweise auch noch heute gilt).***

Höhe: 14,4 cm, Holz
Lunda, Angola
Afrika-Museum, Berg en Dal, Niederlande

Missionar, auf einem Ochsen reitend

141 ***Im feucht-heißen Tropenklima des Kongoreiches überleben Pferde auch heute nicht lange. Deshalb hat man mancherorts Ochsen zu Reittieren abgerichtet. In alter Zeit ritten Missionare und Weiße auf Rindern oder ließen sich in tipoys (Traggestelle) tragen, wie dies auch die einheimischen Könige und Häuptlinge taten (diese allerdings zumeist aus Ehrfurcht vor der heiligen Mutter Erde). – Der Missionar sitzt in Soutanelle auf dem Reittier.***

Höhe: 23 cm, Holz
Rautenstrauch-Joest-Museum, Köln

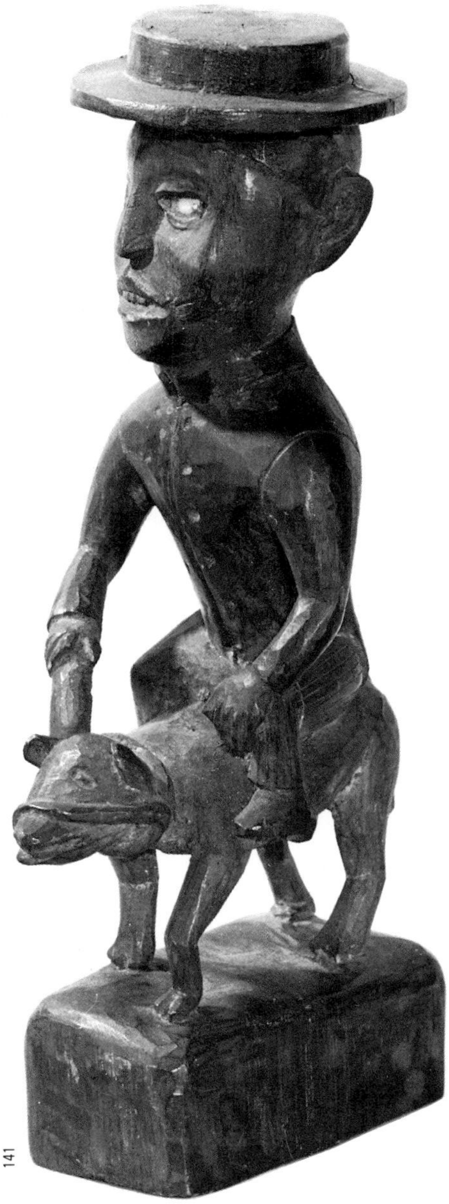

141

tsamba zu den ältesten Bewohnern dieses Gebietes, und nach ihrer Tradition haben sie früher westlich des Kwango, also im Kongoreich, gesiedelt. Solche Nzambi-Figuren sind auch von den Basuku, weiter im Norden, bekannt. Capello und Ivens erwähnen bereits ein Nzambi-nkisi in ihrem Werk von 1882, und zwar sahen sie dies bei Ethnien auf der Westseite des Kwango (1882: I: 113–114). Die Zeichnung, die sie mitveröffentlichten, ist identisch mit den hier wiedergegebenen Abbildungen. Als Name des Objektes geben sie aber *N'gana N'zambi* an; wahrscheinlich haben wir darin den Ausdruck *nganga Nzambi* – die Bezeichnung für den katholischen Priester, zu sehen; offensichtlich, weil er diese Bilder ins Land gebracht hat. Capello und Ivens trafen denn auch einen *N'gana N'zambi*-Besitzer, der sagte, seine Figur komme vom *calunga,* d. h. vom Ozean, vom Westen, wo eben die Portugiesen waren. Der christliche Ursprung dieser Nzambi-Figuren ist wohl über jeden Zweifel erhaben.

Was diesen Nzambi-Figuren als Vorlage diente, ist weniger klar. Maesen sagt: „Die Haltung der Figur ist wahrscheinlich vom Gekreuzigten hergeleitet, während die verzierte Vertäfelung, die die Person in eine Art von Rahmen einspannt, erklärt werden könnte aus der Übertragung in die Drei-Dimensionalität eines frommen Bildes oder eines Kruzifixes mit Rahmen (1956: 16).

Da diese Figur dem christlichen Kultus nicht mehr diente, erfuhr die Person im Rahmen die vielfältigsten Auslegungen: mal ist Christus eine fruchtbare Ahnengestalt mit großen Geschlechtsteilen (zum Zeichen seiner großen Nachkommenschaft, Nr. 116), dann ist er Europäer mit Tropenhelm (117), traditionelles Ahnenwesen (119), dann wird er zur Zweiheit (männlich und weiblich, 121) usw. ○

Spiegelfetisch der Bakongo

142 ***Nach einer Theorie, die sich aber bisher nicht beweisen ließ, wären die Spiegelfetische der Bakongo eine synkretistische Weiterentwicklung aus den katholischen Reliquiaren der alten Missionszeit des Kongoreiches. Analog hierzu wären auch die bekannten Nagelfetische der Bakongo eine synkretistische Weiterentwicklung des Kruzifixes. Strikte Beweise hierfür lassen sich aber kaum erbringen. Immerhin ist es bezeichnend, daß vor allem die Bakongo Spiegel- und Nagelfetische besitzen. Hinter dem Spiegel befinden sich diverse Ingredienzen, die magischen Charakter haben und die Kraft der Figur steigern sollen. Das Kreuz, in den Spiegel eingeritzt – es stammt aus alter Zeit –, dient offenbar dem gleichen Zweck. Die der Figur umgehängten Amulette sollen ebenfalls die Steigerung der Kraft bewirken. Der Miniaturbogen soll der Verfolgung der Feinde dienen. Daß das Kreuz im Spiegel kein Zufall ist, zeigt ein ähnlicher Spiegelfetisch im Afrika-Museum in Berg en Dal (Niederlande). Das Kreuz diente ja auch sonst bei den Bakongo als sehr mächtiger Fetisch, allerdings besaßen ihn nur Häuptlinge und Klanälteste (siehe hierzu H. Palme 1975).***

Höhe: 38,5 cm
Rautenstrauch-Joest-Museum, Köln

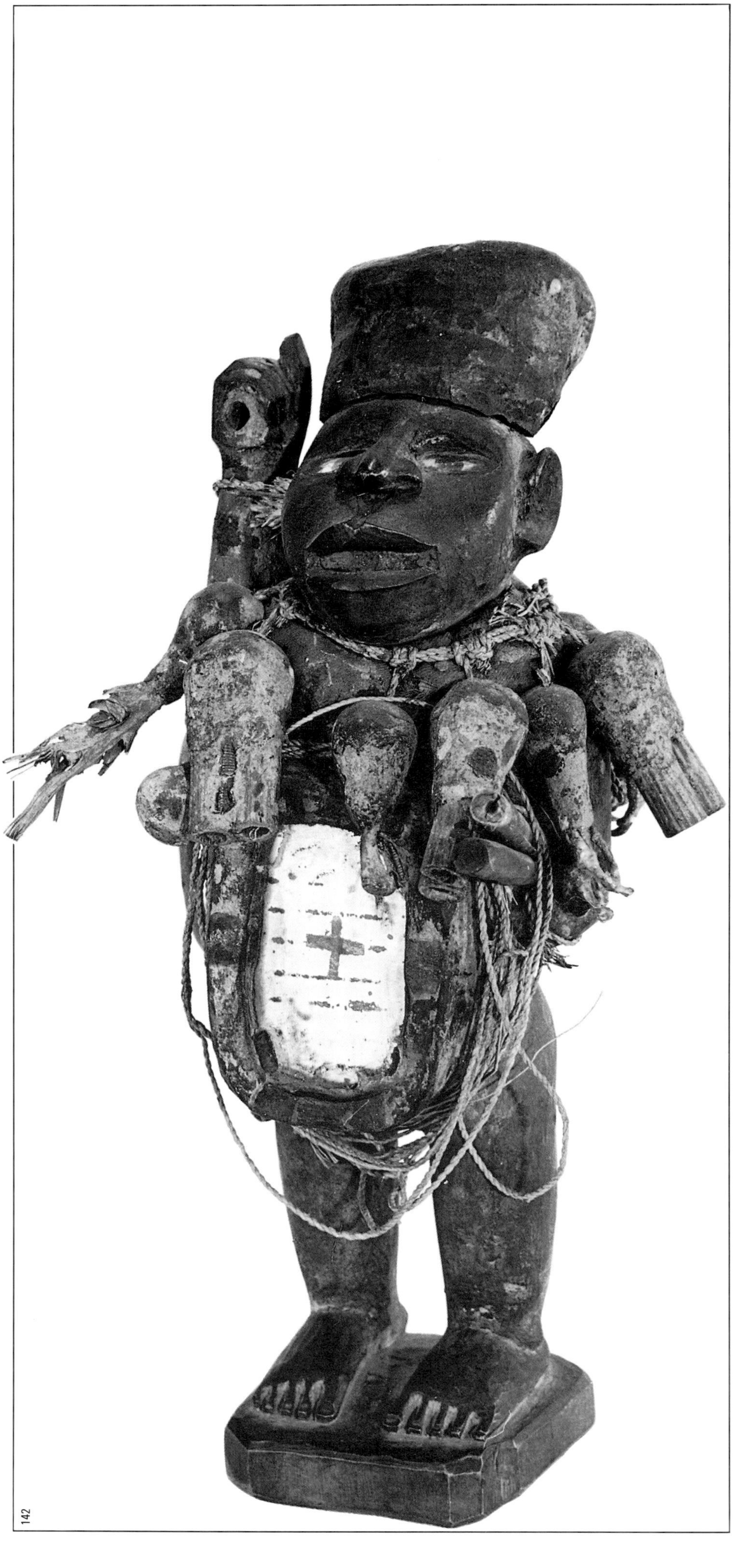

142

NIGERIA

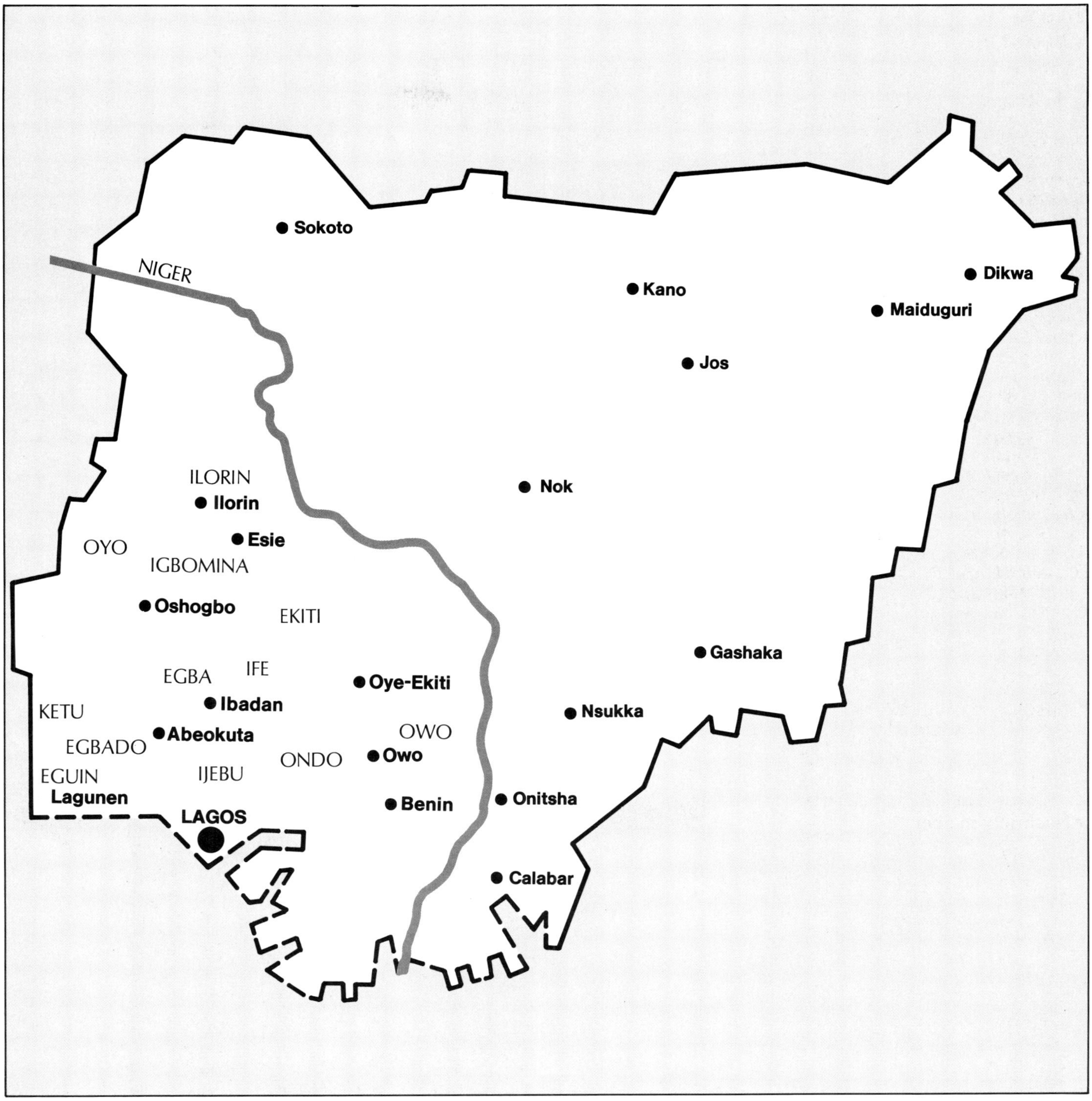

Sokoto
NIGER
Kano
Dikwa
Maiduguri
Jos
ILORIN
Ilorin
Nok
Esie
OYO
IGBOMINA
Oshogbo
EKITI
Gashaka
EGBA
IFE
Oye-Ekiti
KETU
Ibadan
Nsukka
Abeokuta
OWO
EGBADO
ONDO
Owo
EGUIN
IJEBU
Lagunen
Benin
Onitsha
LAGOS
Calabar

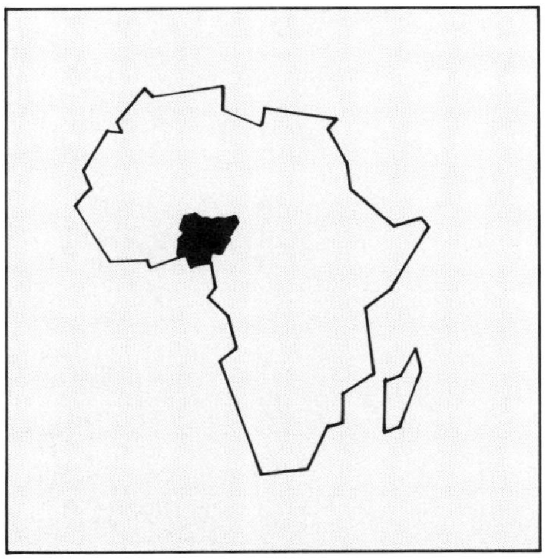

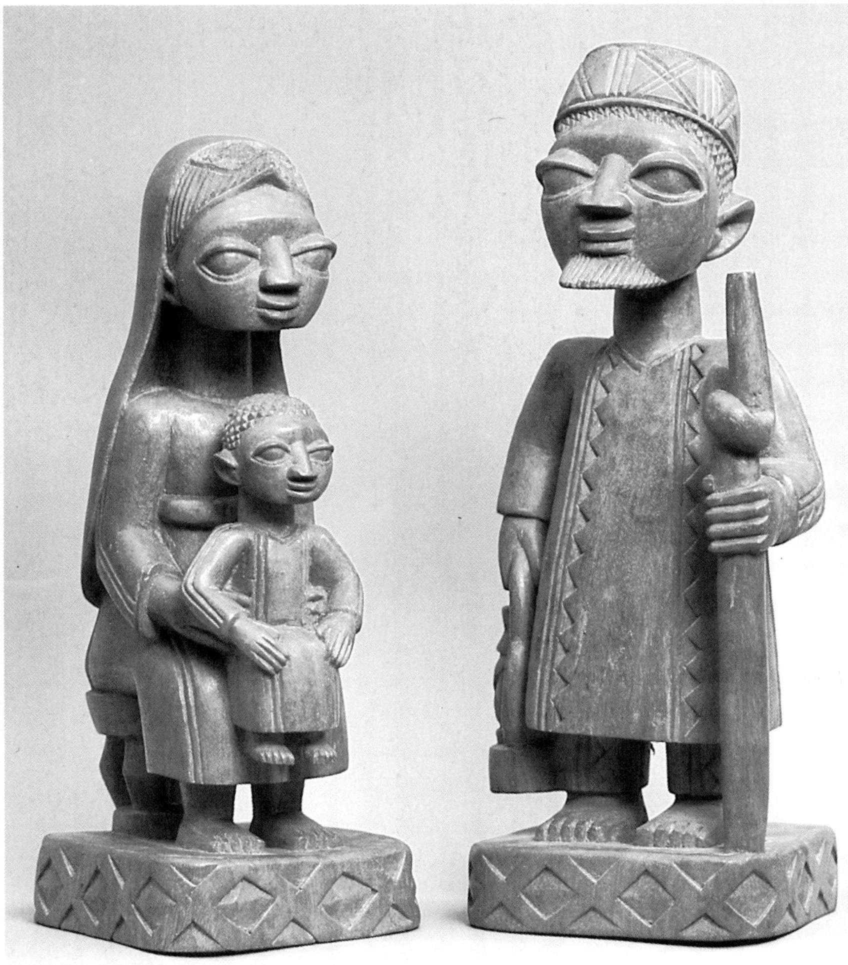

143

Krippenfiguren von Agbana

143 ***Rötliches Holz, 1979 entstanden. Maria ist wie eine Ordensfrau gekleidet. Man vergleiche Nr. 176, wo Agbana die Madonna als Yoruba-Frau darstellt.***

Josef – Höhe der Figur: 39 cm
Maria mit dem Kind – Höhe der Figur: 36 cm
Haus Völker und Kulturen, St. Augustin

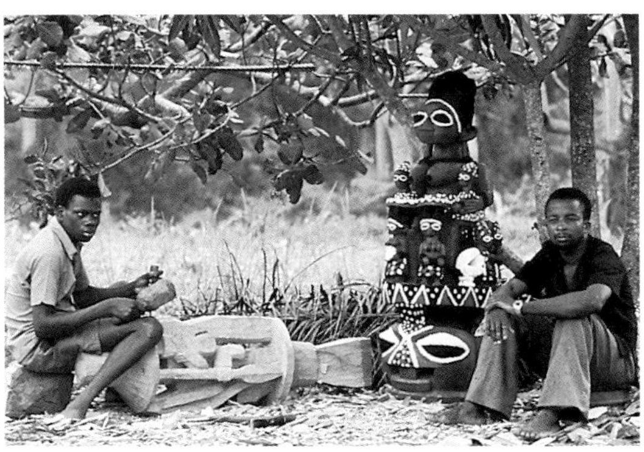

144

Der Schnitzer Joseph Agbana

144 ***mit seinem Lehrling (links). Neben Agbana eine von ihm hergestellte Epa-Maske. Agbana ist Christ und gehört der jungen Schnitzergeneration an.***

Nigeria und das Zentrum von Oye Ekiti

Nirgendwo in Schwarzafrika hat die plastische Kunst so früh eine solche Höhe erreicht wie im Norden Nigerias. Bereits um 500 vor Christus gab es in der Umgebung des Dorfes Nok eine hochentwickelte plastische Kunst (Abb. 180). Bruchstücke lassen vermuten, daß man in damaliger Zeit bis zu lebensgroße Figuren in Terrakotta herstellte.
Ife ist ein weiteres Zentrum, diesmal im Yorubaland, das mit einer künstlerisch hochentwickelten Plastik aufwarten kann. Im 12./13. Jahrhundert bereits erreichte Ife eine Hochblüte. Als Leo Frobenius 1910 die ersten Köpfe aus dieser Periode entdeckte und später in den vierziger Jahren William Fagg, wollten viele Wissenschaftler gar nicht glauben, daß dies Arbeiten von Afrikanern sein sollten (Abb. 182). Man fand sogar alte Bronzefiguren, die fast Lebensgröße hatten. Heute aber ist man überzeugt, daß diese Kunst eine autochthone Leistung darstellt, mag sie auch von außen – vielleicht Sudan, Meroë, Ägypten – beeinflußt worden sein.
Im 15./16. Jahrhundert folgte dann die vielbewunderte Bronzekunst des Königreiches Benin – Künstler von Ife sollen sie nach Benin gebracht haben. Mit der Ankunft der Portugiesen in Benin im 16. Jahrhundert nahm die Benin-Kunst einen weiteren Aufschwung, denn die Portugiesen brachten neue Materialien und Techniken. Auch erhielten wir durch sie immer mehr Nachrichten über den Kunstreichtum Nigerias. Es gibt in der Plastik kaum eine Gattung – Stein, Terrakotta, Lehm, Bronze, Holz, Elfenbein –, in der in Nigeria nicht afrikanische Meisterwerke entstanden wären. Vor allen anderen Völkern Nigerias zeichneten und zeichnen sich auch heute noch die verschiedenen Yoruba-Stämme hierin aus. Immer wieder kann man bei Kunstfachleuten lesen, daß sie die Yoruba zur fruchtbarsten Ethnie bezüglich Kunst von Afrika zählen. – Es kann hier nicht Aufgabe sein, die traditionelle Kunst der Yoruba-Stämme darzustellen, doch es gibt viele hervorragende Publikationen über die Kunst der Yoruba, wo man sich über deren Stand informieren kann: Fast jeder, der mit der Kunst dieses Volkes in Kontakt kommt, ist von dieser Leistung überrascht.

I. Das Zentrum von Oye Ekiti

Es war deshalb vielleicht ein glücklicher Griff, den P. Provinzial Patrick Kelly von der Gesellschaft für die Afrikanischen Missionen (SMA) 1946 tat, als er entschied, im Yorubaland ein Studienzentrum zu eröffnen, in dem unter anderem versucht werden sollte, wie die afrikanische Kunst in sinnvoller Weise in den Dienst der Kirche integriert werden könne. Anfang 1947 lie-

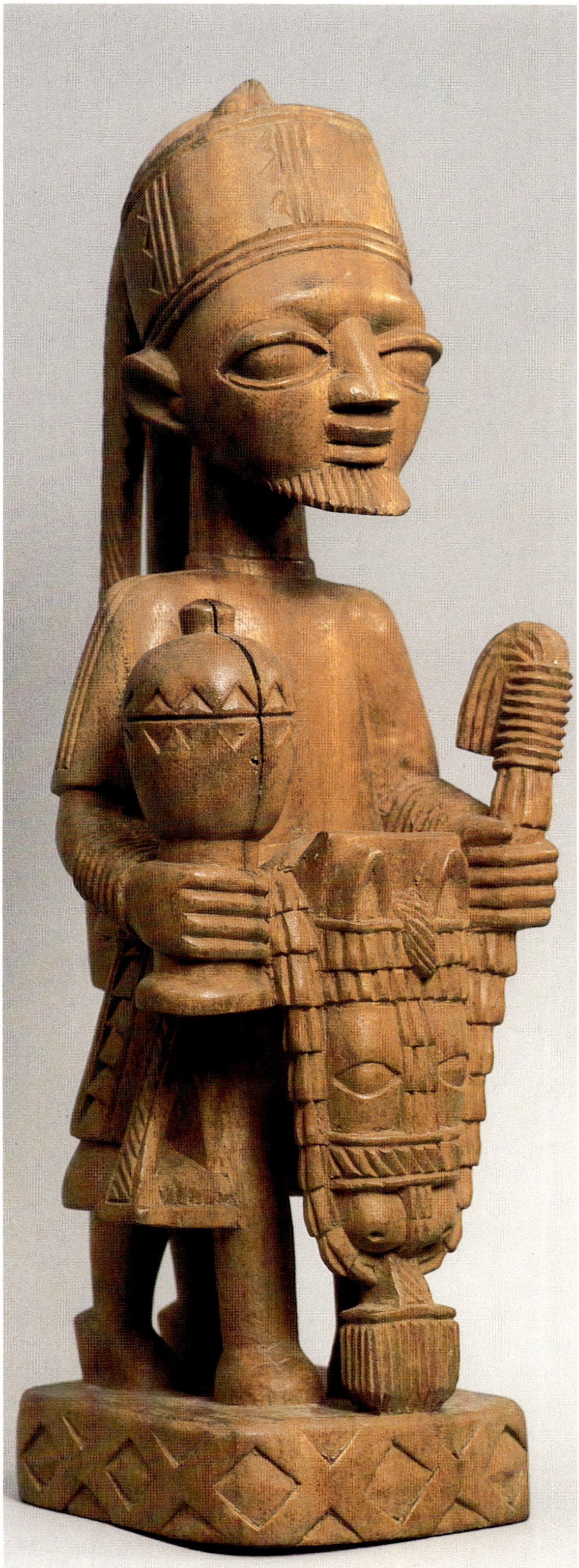

145

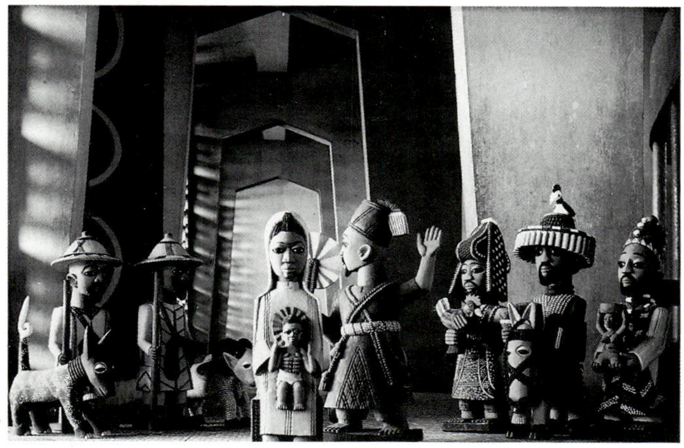

146

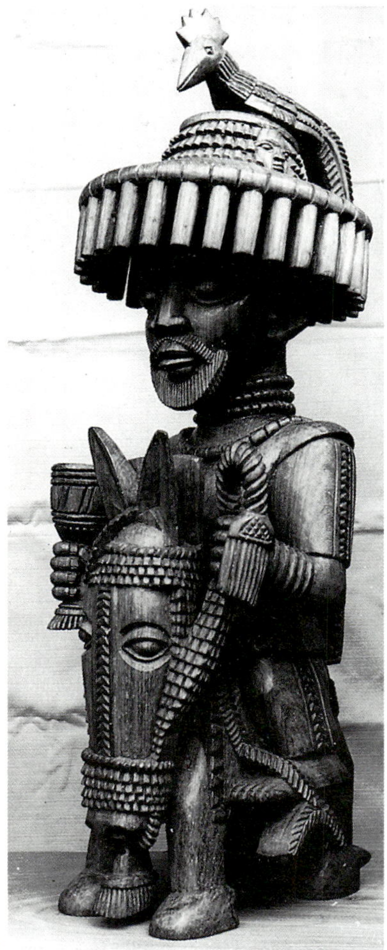

147

Einer der Drei Könige

147 ***aus der Krippe der katholischen Universitätskapelle von Ibadan.***

Höhe: 91,44 cm

Einer der Drei Könige von Agbana

145 ***Im Unterschied zu Maria und Josef sind die Drei Könige ganz nach Yoruba-Art gekleidet. Auch das Pferd ist so dargestellt, wie es in der Yoruba-Kunst üblich ist.***

Höhe: 45 cm
Haus Völker und Kulturen, St. Augustin

Bemalte Krippenfiguren von Bandele

146 ***Im Jahre 1962 machte Bandele diese Krippe für die Kirche Ebute Metta in Lagos. In einem Artikel von 1961 beschreibt P. Carroll, wie er Bandele, der zwar Namenskatholik war, das Schnitzen christlicher Sujets beibrachte. Für die Krippe sollte er mit den Heiligen Drei Königen beginnen, und zwar in der Art, „wie er die Königsfiguren für die Verandapfosten der Häuptlingspaläste zu schnitzen pflegte. So hatten diese Figuren die geschlossene Art, wie ich erwartet hatte, und es machte ihm auch weiter keine Schwierigkeit mehr, Maria und Josef in der gleichen Weise darzustellen. Als er mich fragte, wie Maria und Josef gekleidet waren, wies ich ihn an einige Katholiken. Diese sagten ihm, er solle sie wie Priester und Schwestern kleiden, aber mit einem Strick um die Hüfte und einer Scheibe (Heiligenschein) am Kopf. Bei den anderen Personen fragte er nicht nach der Kleidung, sondern schnitzte sie in Yoruba-Tracht" (1961: 194).***

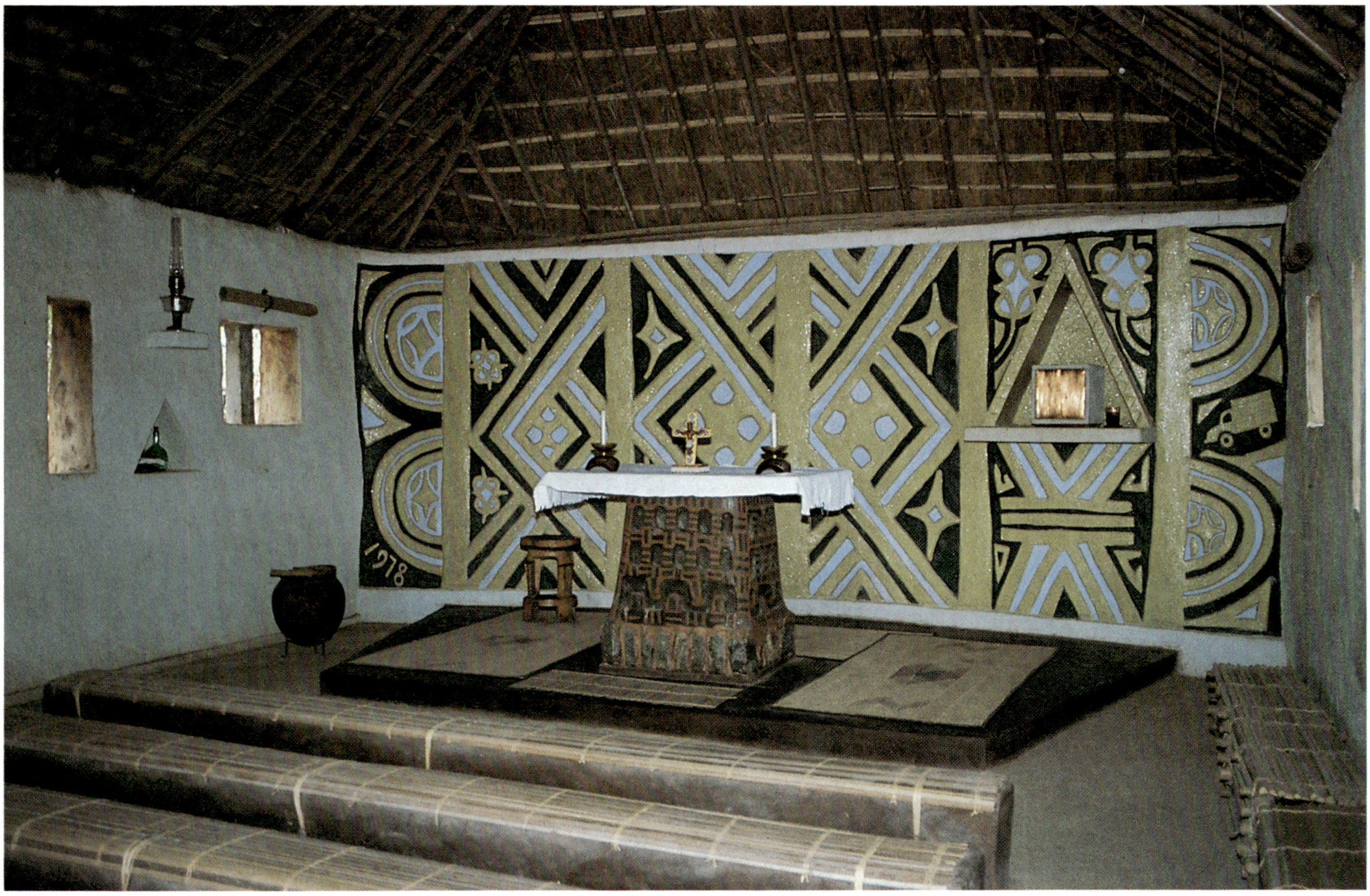

148

Die Kapelle von Guffanti im Yorubaland

148 ***Das Innere der Kapelle mit Altar***
149 ***Das Äußere der Kapelle. Sie ist in einfachem, lokalem Stil errichtet: getrocknete Lehmziegel und Grasdach.***
150 ***Altar und Tabernakel in der Altarwand***

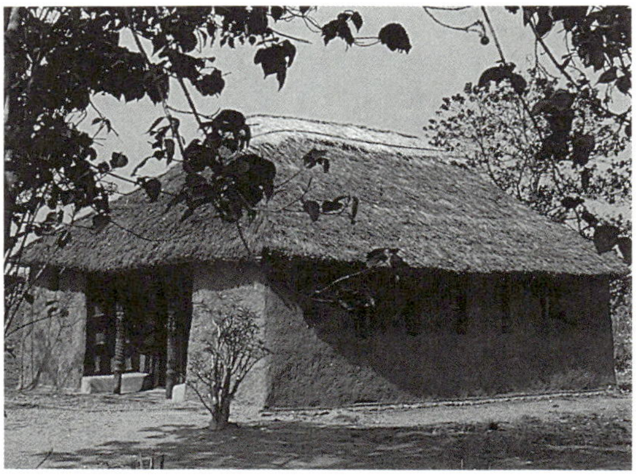

149

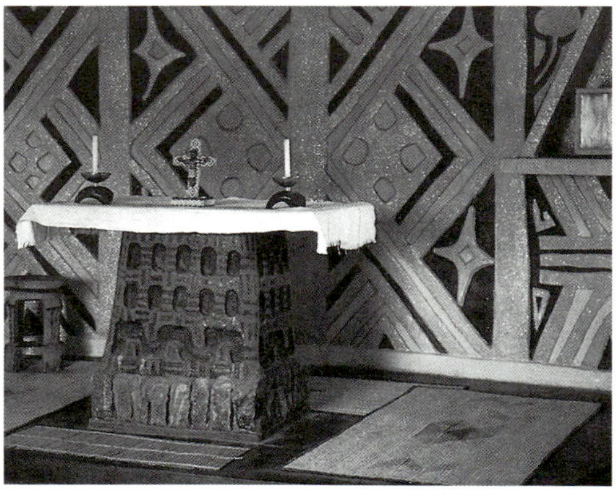

150

ßen sich zwei Patres in Oye Ekiti, im Nordosten des Yorubalandes, nieder. Einer von ihnen war P. Kevin Carroll; er ist bis heute dort tätig. – Der Ort war gut gewählt, denn er liegt abseits der großen Zentren, am Rande des tropischen Waldes, wo die traditionelle Kunst damals noch mitten im Leben stand. Der ikonoklastische Islam hatte seine Domäne weiter im Norden, und auch die Christen, vor allem gewisse bilderstürmerische Sekten, waren noch nicht sehr stark vertreten. Die alten Kulte waren also noch in Funktion, ebenso bestanden noch die alten politischen Strukturen. Es gab auch reiche Kakaofarmer, und die traditionellen Feste wurden, wenn die Feldarbeit ruhte, von den verschiedenen Dorfgemeinschaften wie früher gefeiert. Dies war natürlich die Voraussetzung dafür, daß die althergebrachte Kunst noch ihre Abnehmer hatte und daß man handwerklich gute Schnitzer vorfand.

Obgleich die Schnitzkunst der bedeutendste und vor allem der bekannteste Zweig des Zentrums von Oye Ekiti wurde, bemühte man sich von Anfang an, auch andere Kunsthandwerke, wie Weberei, Perlenstikkerei, Lederverarbeitung und Musik, in den Dienst der Kirche einzubeziehen. Nachdruck wurde immer darauf gelegt, daß von afrikanischem, am besten lokalem Material, von traditionellen Techniken und alten Mustern und Formen ausgegangen wurde, um die christlichen Wahrheiten auszu-

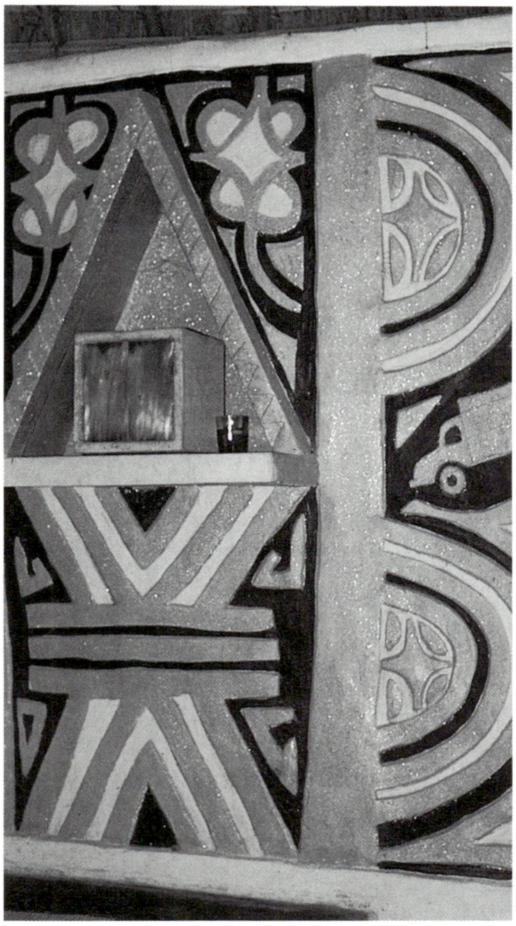
151

drücken. Die Stoffe und ihre Muster und Farben ebenso wie die Perlenstickereien und die Lederarbeiten mußten so beschaffen sein, daß sie im christlichen Kult verwendet werden konnten und die afrikanischen Christen ihre Symbolsprache verstanden. Ziel war es ja, das reiche Kunstschaffen der Yoruba in die Arbeit der Kirche zu integrieren. Es sollte eben eine Kirche der Yoruba werden.
P. Carroll war für seine neue Aufgabe in etwa vorbereitet: Er war künstlerisch tätig, schnitzte und war von 1943–1946 als Professor für Kunst in Ghana tätig. – Es ging zunächst darum, die richtigen Kunsthandwerker auszuwählen. In der Gegend gab es einen, der bereits Engel geschnitzt hatte, doch P. Carroll sagt, seine Arbeiten waren, gemessen am Yoruba-Standard, derart mäßig, daß man ihn nicht engagieren wollte. Ein zweiter Schnitzer schlug ebenfalls nicht ein. Dann aber stellte sich Bandele vor. Er war der Sohn des damals wohl bekanntesten Yoruba-Schnitzers Areogun, P. Carroll nennt ihn sogar „den größten bekannten Schnitzer Afrikas“ (1967: 3). Bandele war damals fast 40 Jahre alt. Er sollte mehrere Jahrzehnte für P. Carroll arbeiten. Weitere Schnitzer wurden engagiert für die Zwecke des Zentrums, das auch heute noch in diesem Sinne arbeitet.
Von allergrößter Bedeutung war jedoch die Art und Weise, wie man diese Kunsthandwerker bzw. Künstler, die ja alle bereits eine

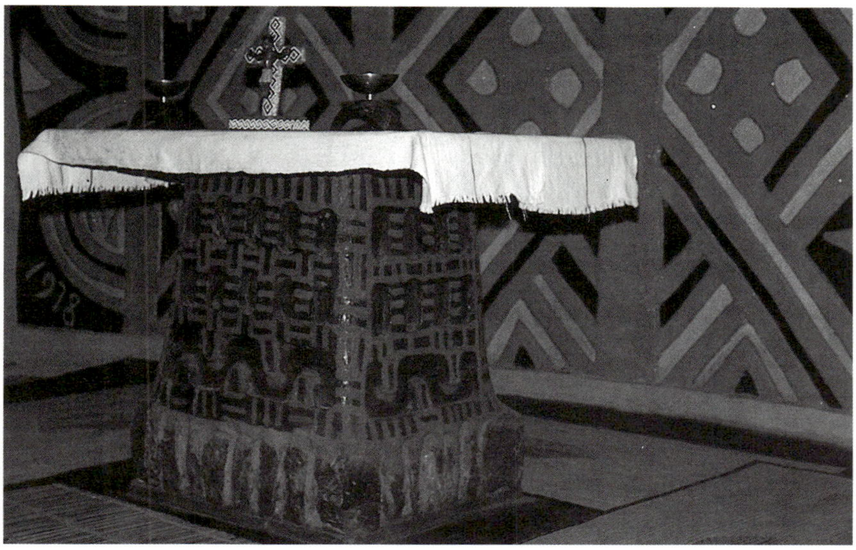
152

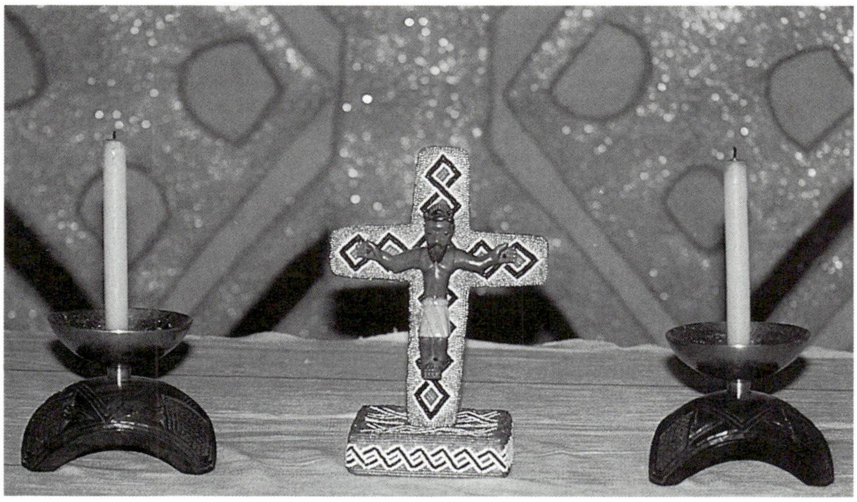
153

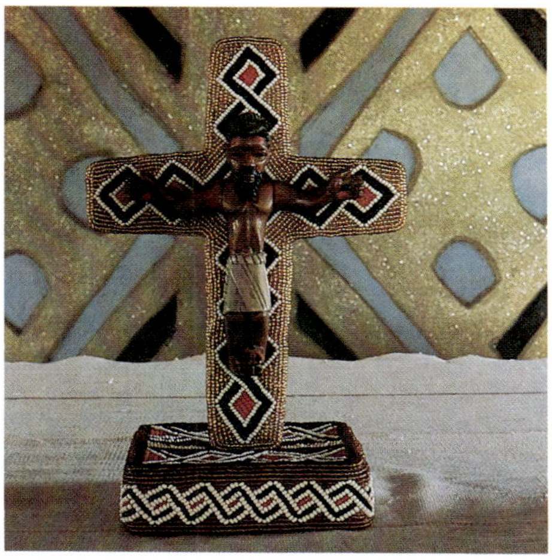
154

154 *Das Altarkreuz in Perlenstickerei von Michael Oba. Der Kruzifixus darauf ist von Bandele (Areogun) geschnitzt. Perlenstickereien zu tragen, ist in diesem Gebiet den Königen vorbehalten. Nach Ulli Beier (1982: 24) ist die Perlenkrone das wichtigste Symbol des Königtums der Yoruba. Der kleine Vogel okim darauf gilt als der ‚König der Vögel'.*

151 *Tabernakel*
152 *Der Altar*

153 *Altarkreuz mit Kerzenleuchtern. Die Leuchter wurden von dem Schnitzer Daniel Bandele entworfen und dann in Messing gegossen.*

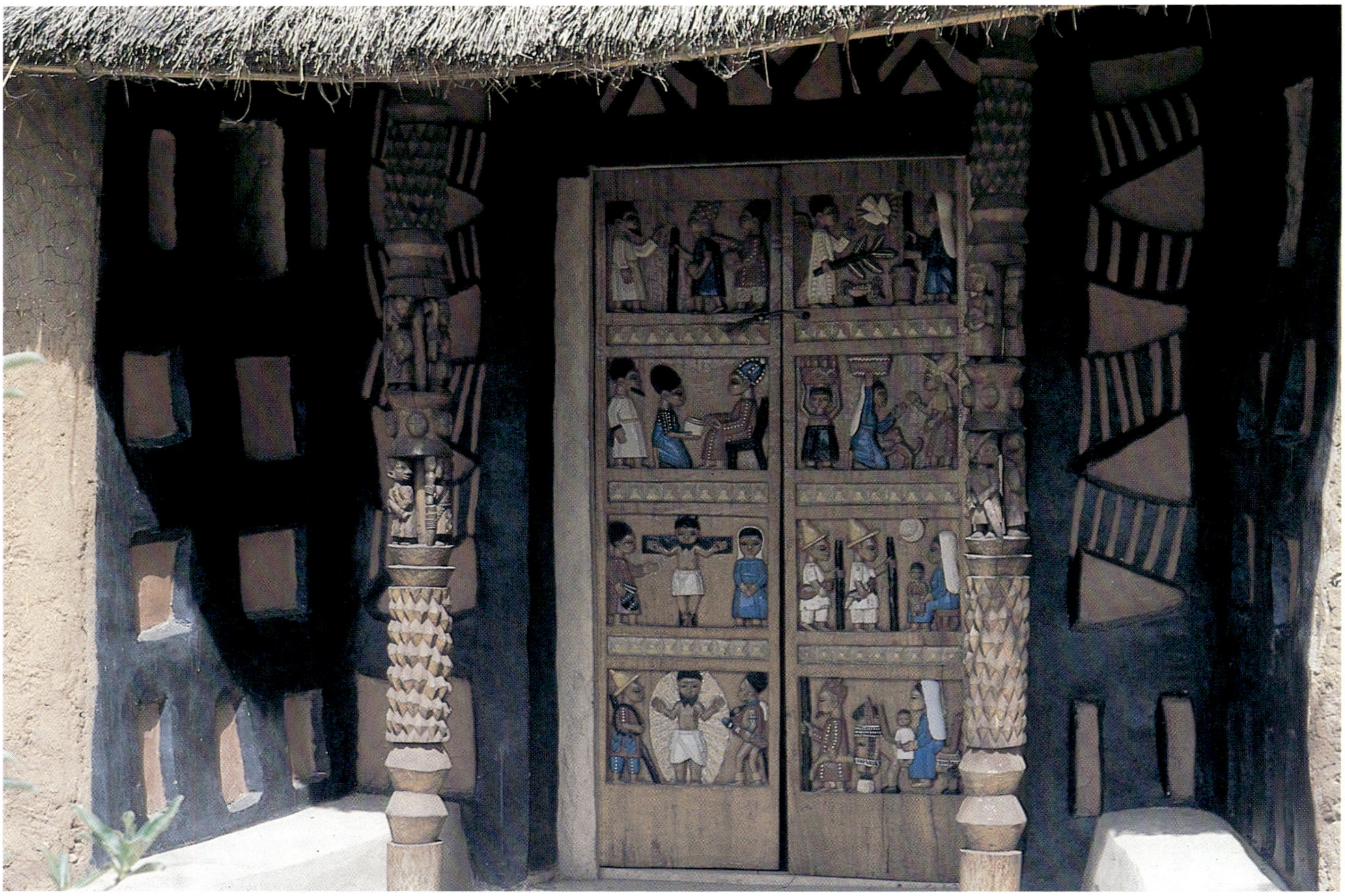

155

Eingangstür der Kapelle von Guffanti

Die Paneele wurden von dem christlichen Yoruba-Schnitzer Joseph Agbana geschaffen.

155 ***Gesamtansicht der Flügeltür***
156 ***Maria besucht ihre Tante Elisabeth***
157 ***Hirten beim neugeborenen Kind***
158 ***Flucht nach Ägypten***
159 ***Jesus beruft die Apostel?***
160 ***Jesus vor Pontius Pilatus***
161 ***Jesus am Kreuz***

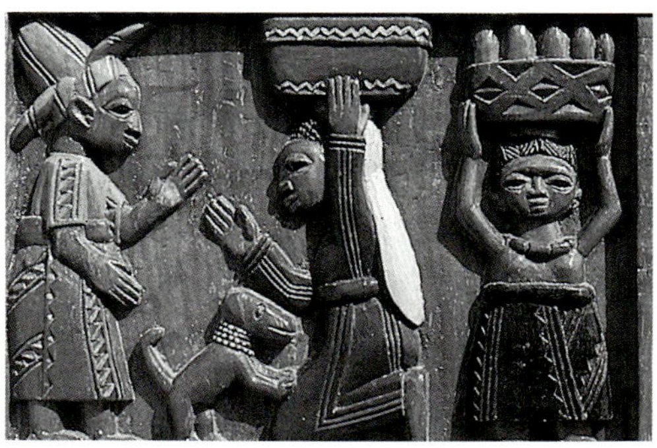

156

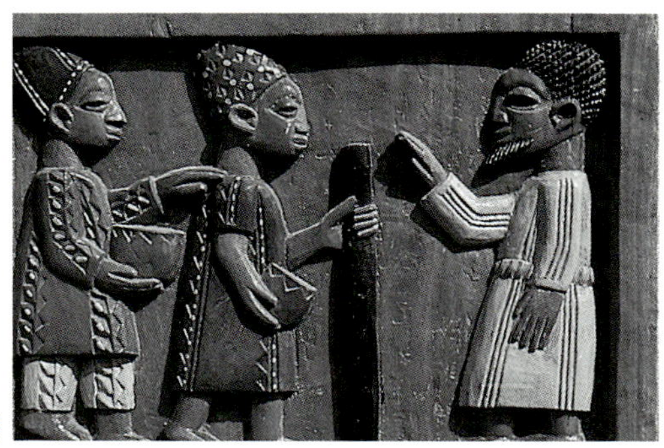

159

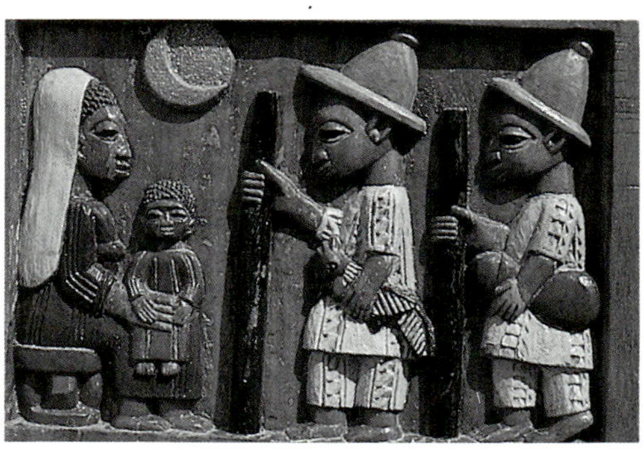

157

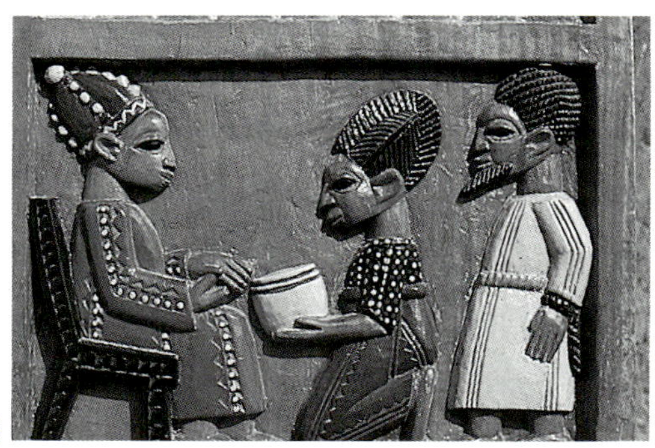

160

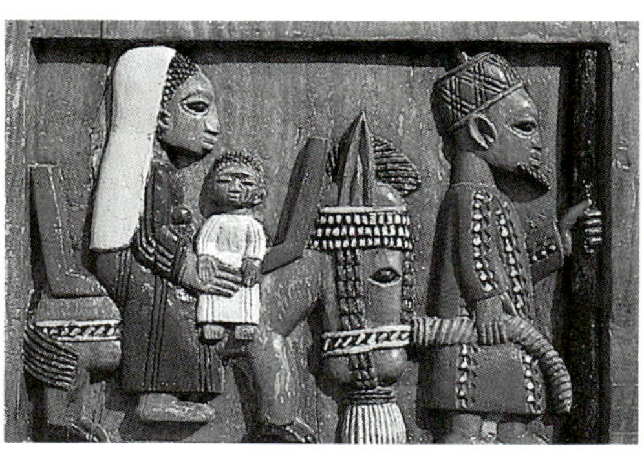

158

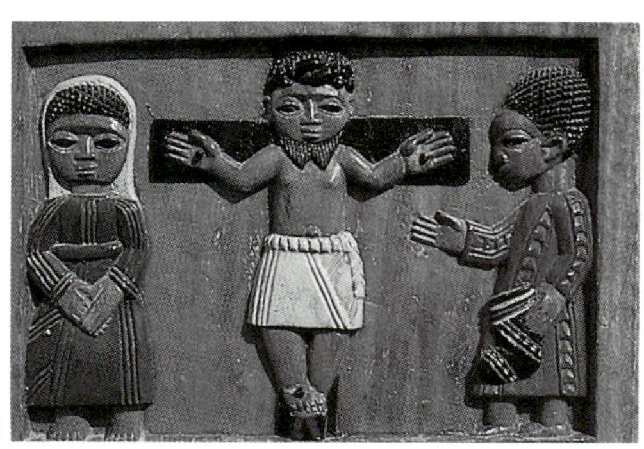

161

volle Berufsausbildung hinter sich hatten und in der traditionellen Kunstarbeit tätig waren, in das „christliche“ Kunsthandwerk einführte.
Es gab natürlich auch schon damals westlich gebildete nigerianische Küntler von internationalem Ruf, doch die hatten das afrikanische Denken bereits vielfach hinter sich gelassen. Überdies meint P. Carroll: „Wir können es uns gar nicht leisten, in weitem Ausmaße solche hochgebildeten Künstler zu beschäftigen, die eine übertriebene Meinung vom Wert ihrer Arbeit haben“ (1961: 192). – Man wandte sich also ausschließlich an traditionelle Künstler. Ihre Religionszugehörigkeit spielte keine Rolle (in gleicher Weise verfuhr übrigens auch Celso Costantini, Apostolischer Nuntius in China; aus seiner Initiative ist damals die christliche Kunst in Peking hervorgegangen). Man gestattete den Künstlern auch, daß sie weiterhin für den heidnischen Kult und für die Könige und Häuptlinge tätig waren. Ja, man förderte dies sogar, damit ihnen die traditionellen Formen geläufig blieben. Europäische Vorlagen zeigte man ihnen nie, damit sie diese nicht einfach kopierten. Man wollte ja afrikanische Formen. Hier werden gerade von engagierten Christen ernsthafte Zweifel erhoben: Können Heiden oder Muslime christliche Kunstwerke schaffen? Gehört nicht das religiöse Engagement des Künstlers dazu, damit die Werke eine christliche Seele erhalten? – Idealbild und Zielpunkt der Entwicklung liegen sicher in dieser Richtung, aber soll man auf einen afrikanischen Fra Angelico warten und bis zu seinem Erscheinen weiterhin europäische Objekte nach Afrika exportieren? Wer aber die europäischen christlichen Objekte, die nach Afrika exportiert wurden und leider noch immer werden, gesehen hat, wird bei ihnen eine „christliche Seele“ sicher vergebens suchen.
Ein Kritiker des Experiments von Oye Ekiti, und – wie ich glaube – ein sehr kompetenter, schrieb 1960: „Ohne Zweifel ist Oye Ekiti ein kühnes und gewagtes Experiment. Aber können die Formen der traditionellen Yoruba-Kunst wirklich dazu verwendet werden, christliche Ideen auszudrücken? Ist nicht die Form der Kunst immer Ausdruck der Ideen, die sie prägen? Wie ist es dann möglich, daß eine Kunstform, die durch die traditionelle Yoruba-Religion geprägt worden ist, dazu verwendet wird, christliche Ideen auszudrücken?“ (Beier 1961: 14).
In einem anderen Artikel wird Beier in seiner Kritik an P. Carrolls Zentrum deutlicher, er schreibt: „. . . der Punkt, den ich hervorheben wollte, ist, daß der afrikanische Schnitzer, wenn er in christlichem Auftrag arbeitet, die ‚tiefe ausdrucksvolle Kunst‘ seiner Religion verläßt und sich gemütlich

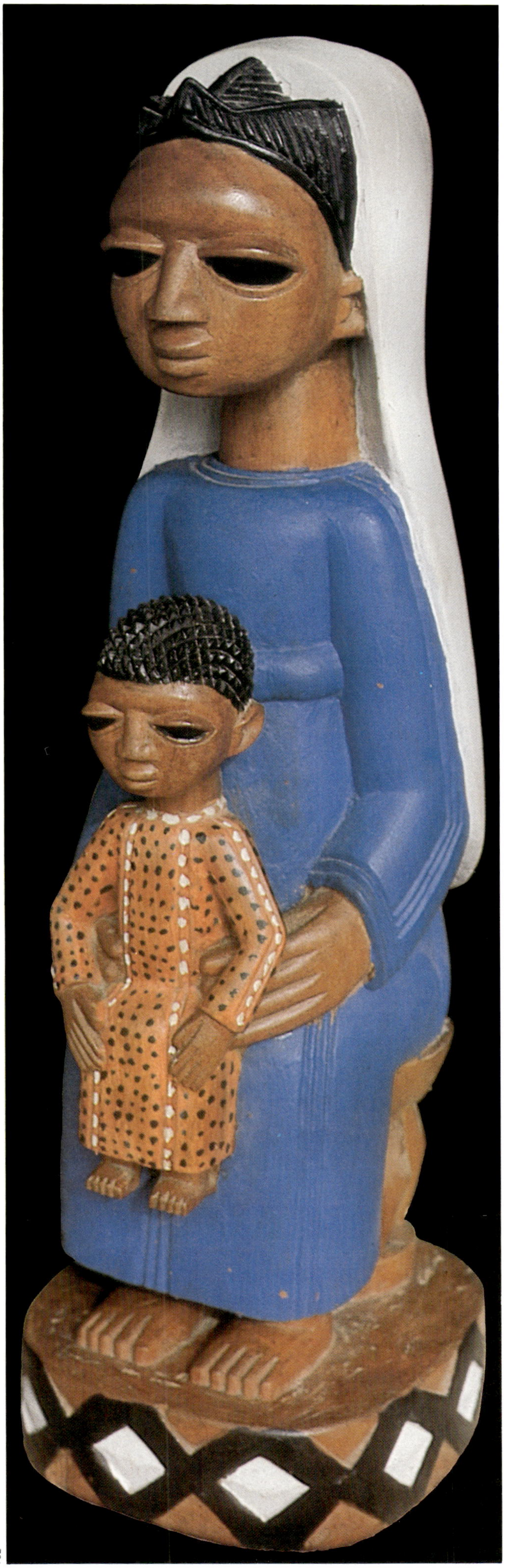

162

Madonna der Kapelle von Guffanti

162 ***Eine Arbeit von Agbana. Wie bei fast allen Madonnendarstellungen aus der Umgebung von P. K. Carroll trägt Maria Schleier und Kleid einer Ordensfrau.***

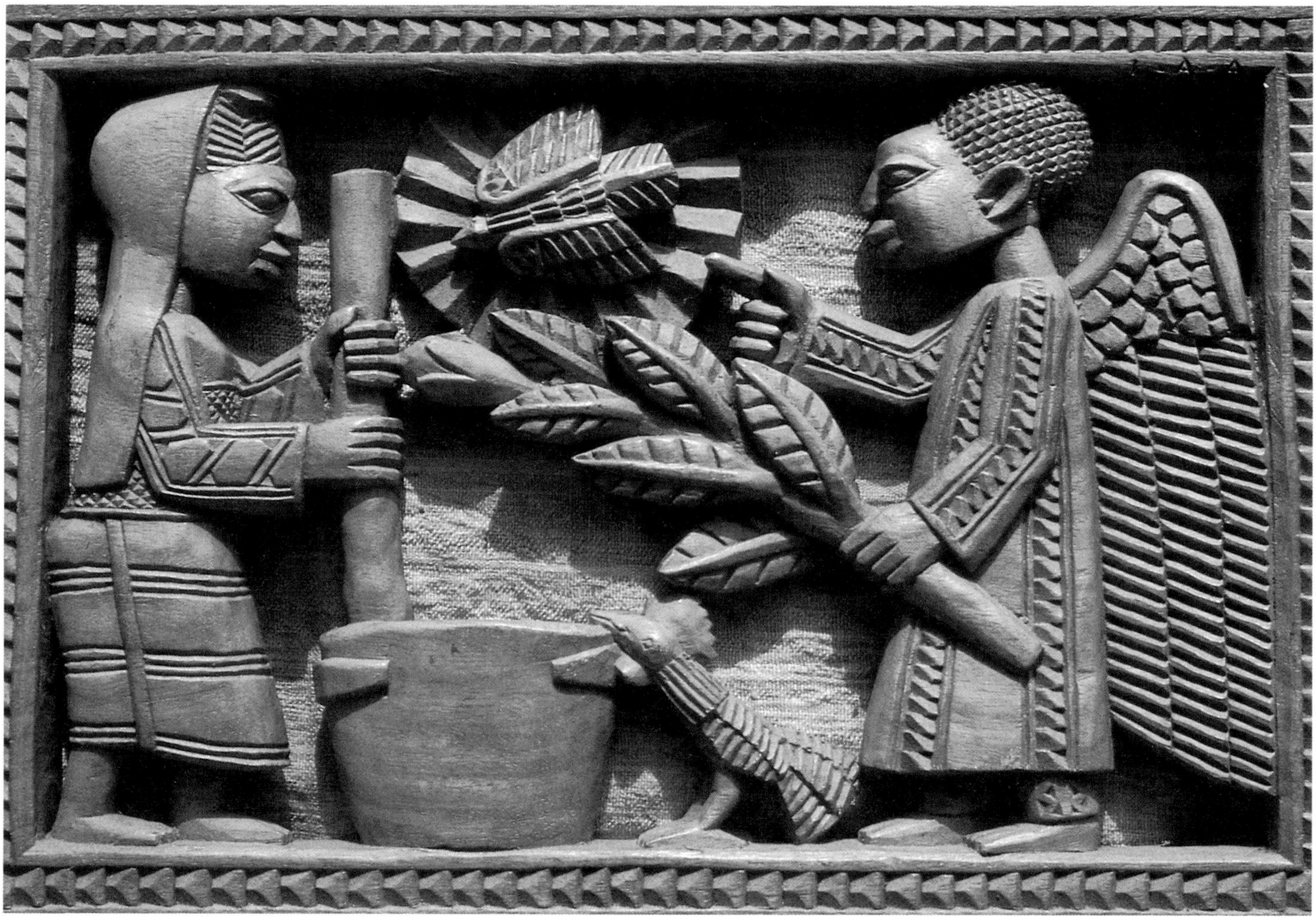

163

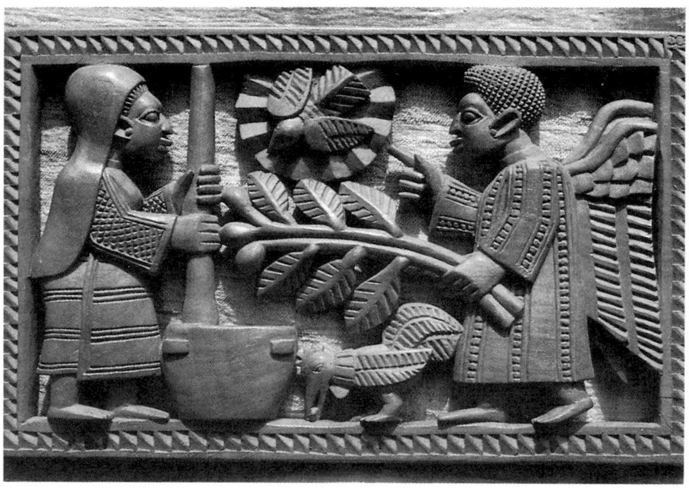

164

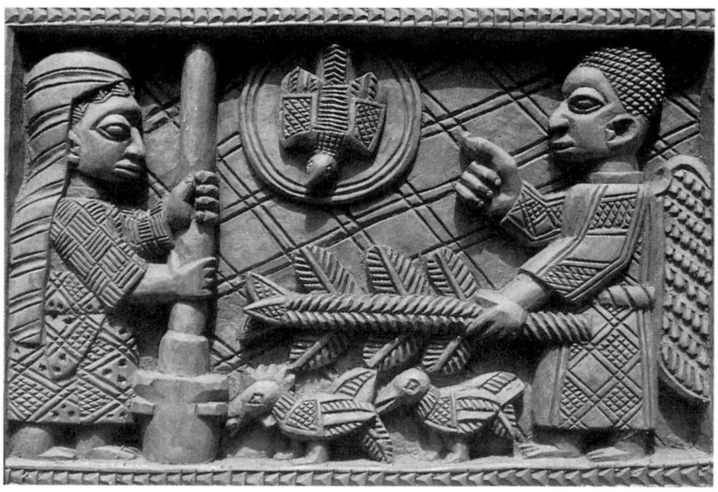

165

Drei Verkündigungsszenen

Diese drei Szenen sind scheinbar gleich, unterscheiden sich aber doch sehr wesentlich im Detail. Die Reliefs 1 und 2 sind durchbrochen gearbeitet. Maria ist gerade dabei, im Mörser Yams zu stampfen (das Grundnahrungsmittel der Region). Die Hühner drängen sich um den Mörser. Huhn und Taube nehmen als Opfertiere (neben dem Hund) einen wichtigen Platz ein. Die Schnitzer verlegen die Verkündigung in eine alltägliche Haushaltsszene. Es ist übrigens ein ganz typisches Merkmal der Yoruba-Kunst, daß sie, auch auf sakralen Objekten, Szenen des täglichen Lebens darstellt (man vergleiche etwa Epa-Masken oder geschnitzte Türen aus alter Zeit).

163 *Arbeit von Bandele Areogun. Vielleicht die qualitätvollste der drei Arbeiten. Maria ist im Moment der Ruhe dargestellt (der Stößel ruht im Mörser). Die Gesichter von Maria und Gabriel sind ohne Bewegung, Gabriel steht bereits.*

164 *Arbeit von Daniel Bandele (kein Verwandter, kommt aber aus dem gleichen Ort). Hier sind die Gestalten in Bewegung: Maria hebt den Stößel, Gabriel kommt gerade an, er ist noch in Bewegung, das Huhn hat sich ein Stück Yams ergattert, die Gesichter drücken Erstaunen aus.*

165 *Arbeit von Laurence Dada. Eine schwache Arbeit, auch handwerklich nicht befriedigend. Später soll er viel besser gearbeitet haben.*

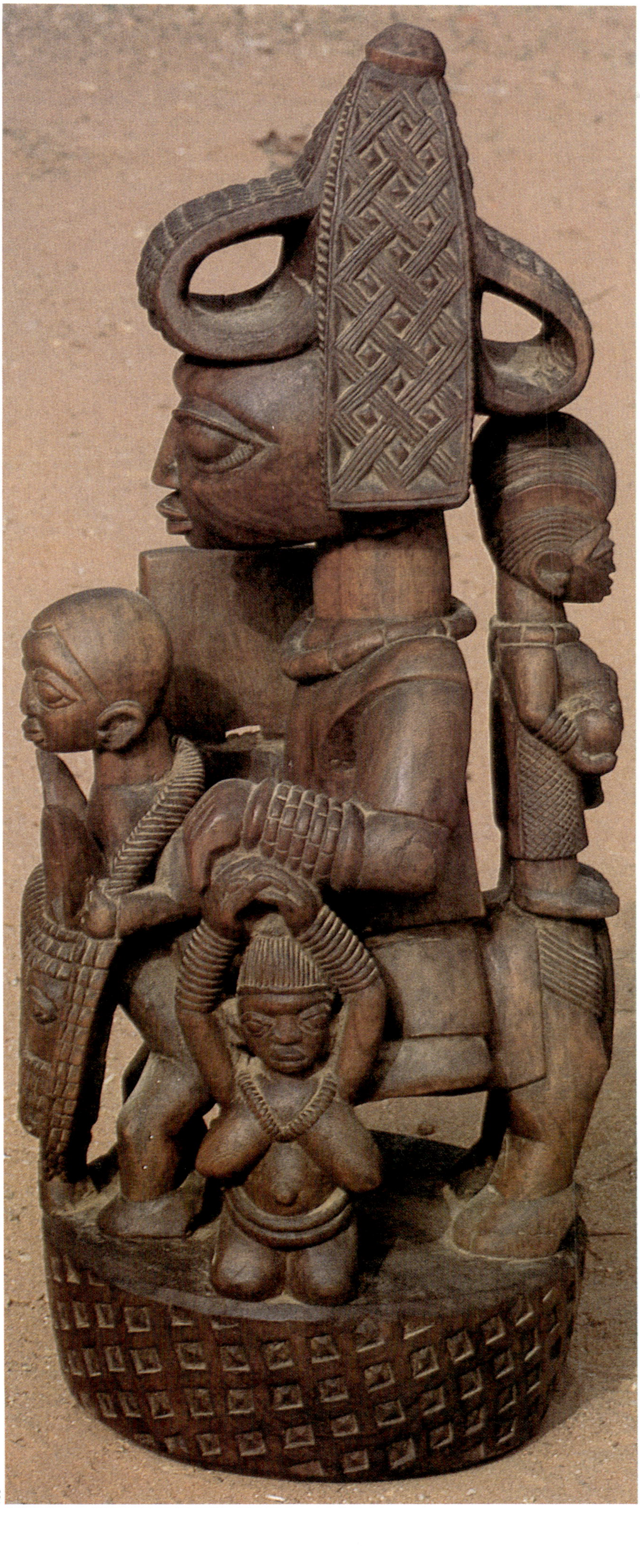

166

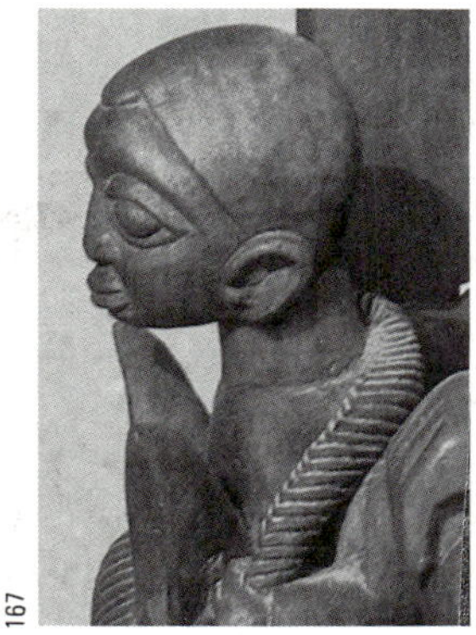

167

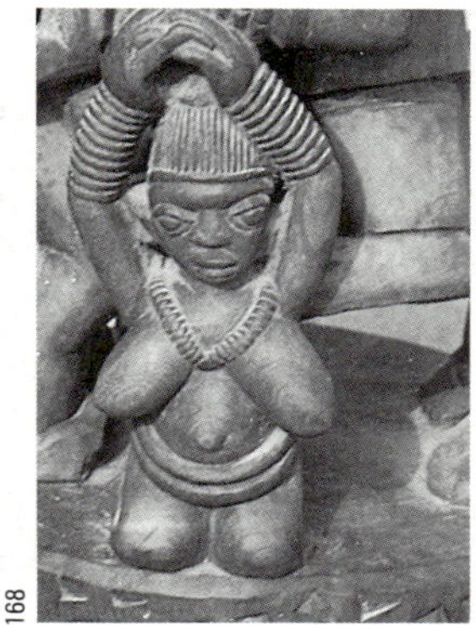

168

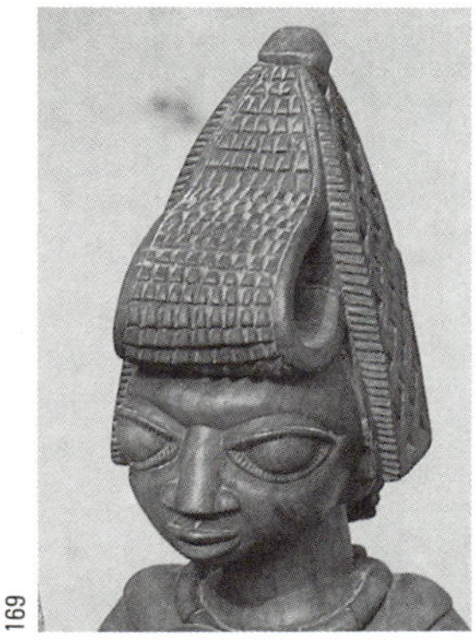

169

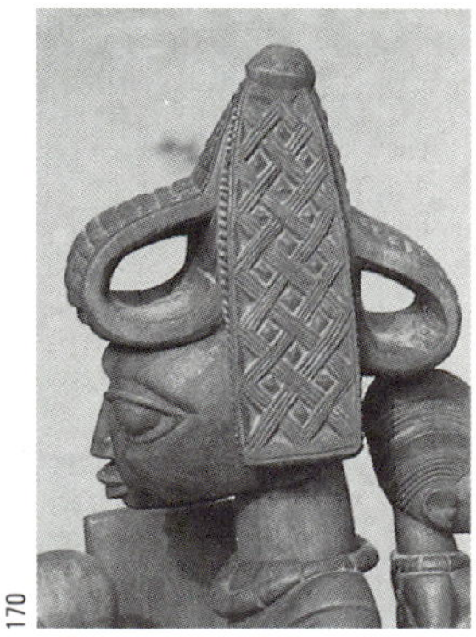

170

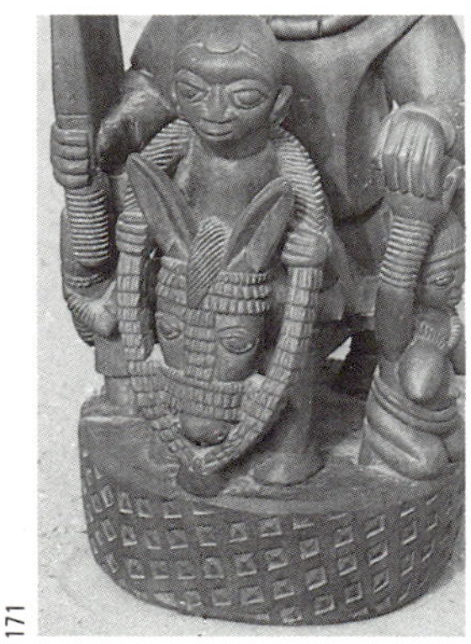

171

Dreikönige-Figur

166–171 *Die letzte Arbeit des heidnischen Schnitzers Areogun. Er übernahm den Auftrag, für P. Carroll eine Krippe zu schnitzen. Er begann mit den Drei Königen, die er 1953 fertigstellte. Dann sollten die drei heiligen Gestalten folgen, doch Areogun starb 1954 mit etwa 74 Jahren. Die Drei Könige sind noch ganz in traditioneller Art gearbeitet, es könnten auch Yoruba-Könige mit ihrem Gefolge sein.*

So trägt der König, wie auf Epa-Masken üblich, in seiner Rechten eine Fächerplatte als königliches Privileg. Auf dem Nacken des Pferdes sitzt sein Diener und Bote, ilari genannt, und hält die Zügel. Die beiden weiblichen Personen gehören zum königlichen Gefolge. P. Carroll wollte, daß der heidnische Schnitzer allmählich mit dem christlichen Weihnachtsgeheimnis vertraut würde. Er erzählte ihm die Geschichte, gab ihm aber keine Vorlagen zu sehen. – Areoguns letzte Arbeit ist es wert, im Detail vorgestellt zu werden; wenn schon nicht als christliche Kunst, so doch als gute zeitgenössische Yoruba-Kunst.

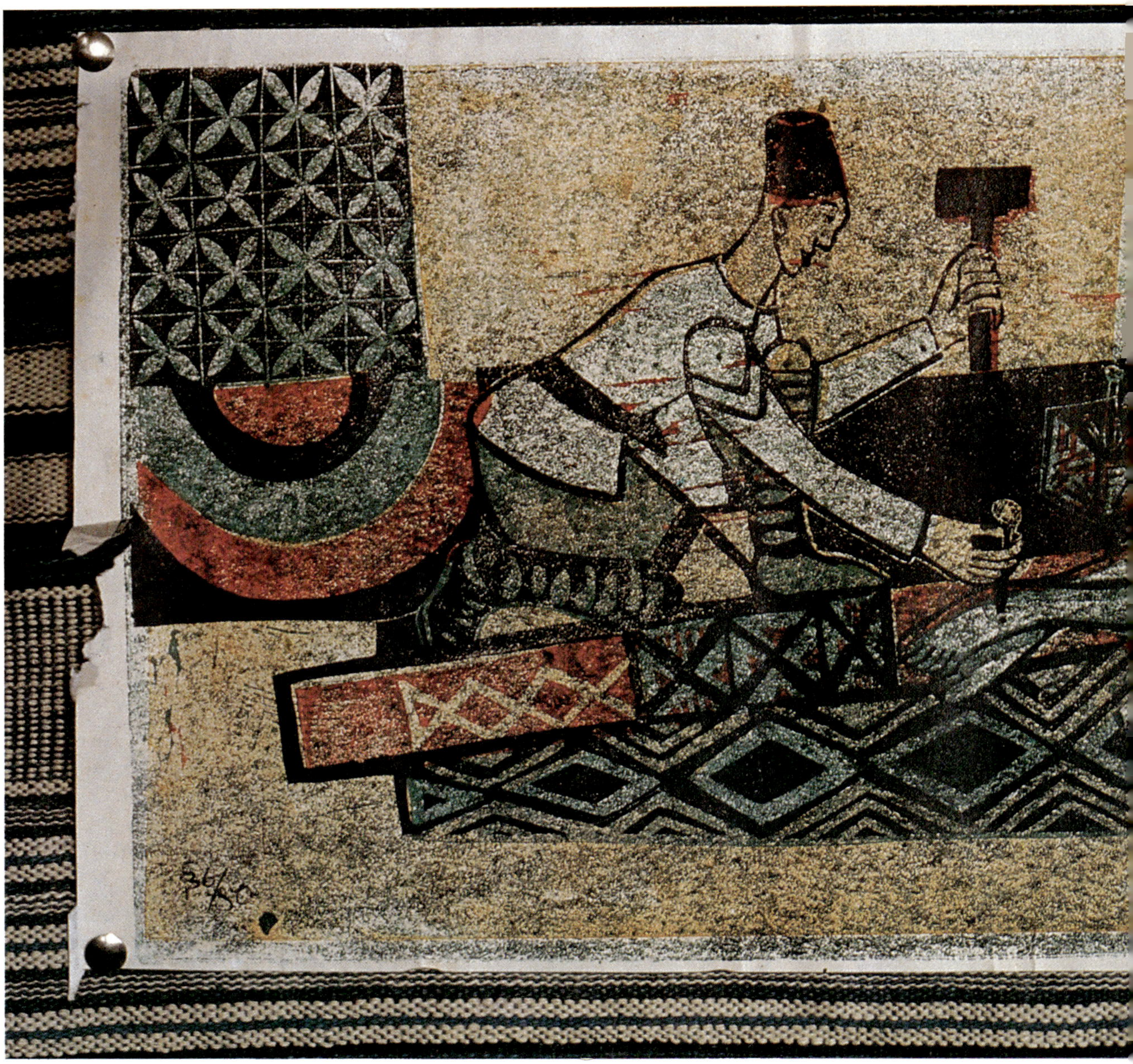

Zwei Missale-
Einbände
in Leder

172 ***Zierstickerei***
173 ***Präge-
verzierung***

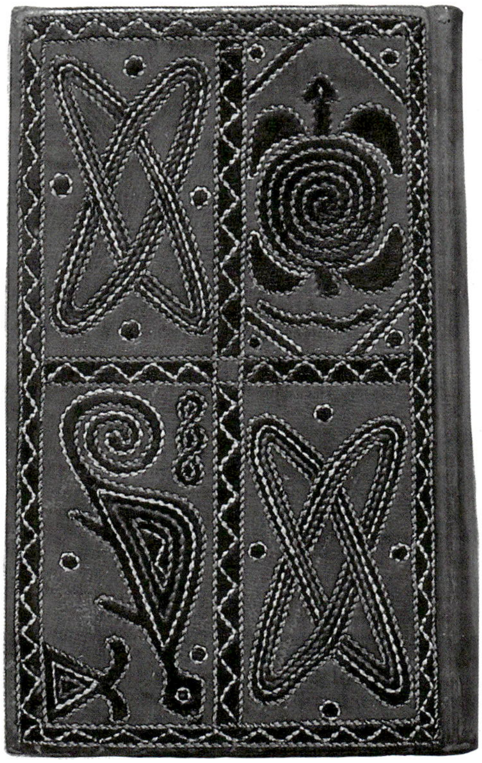

172

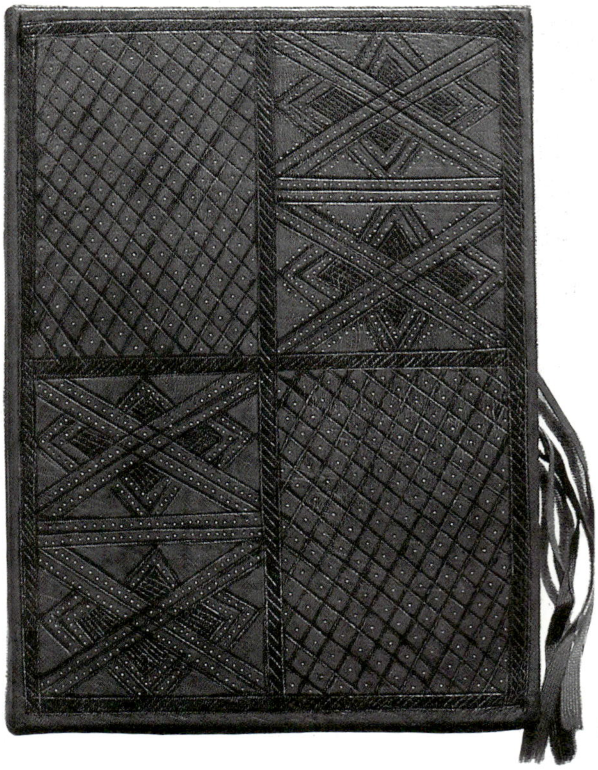

173

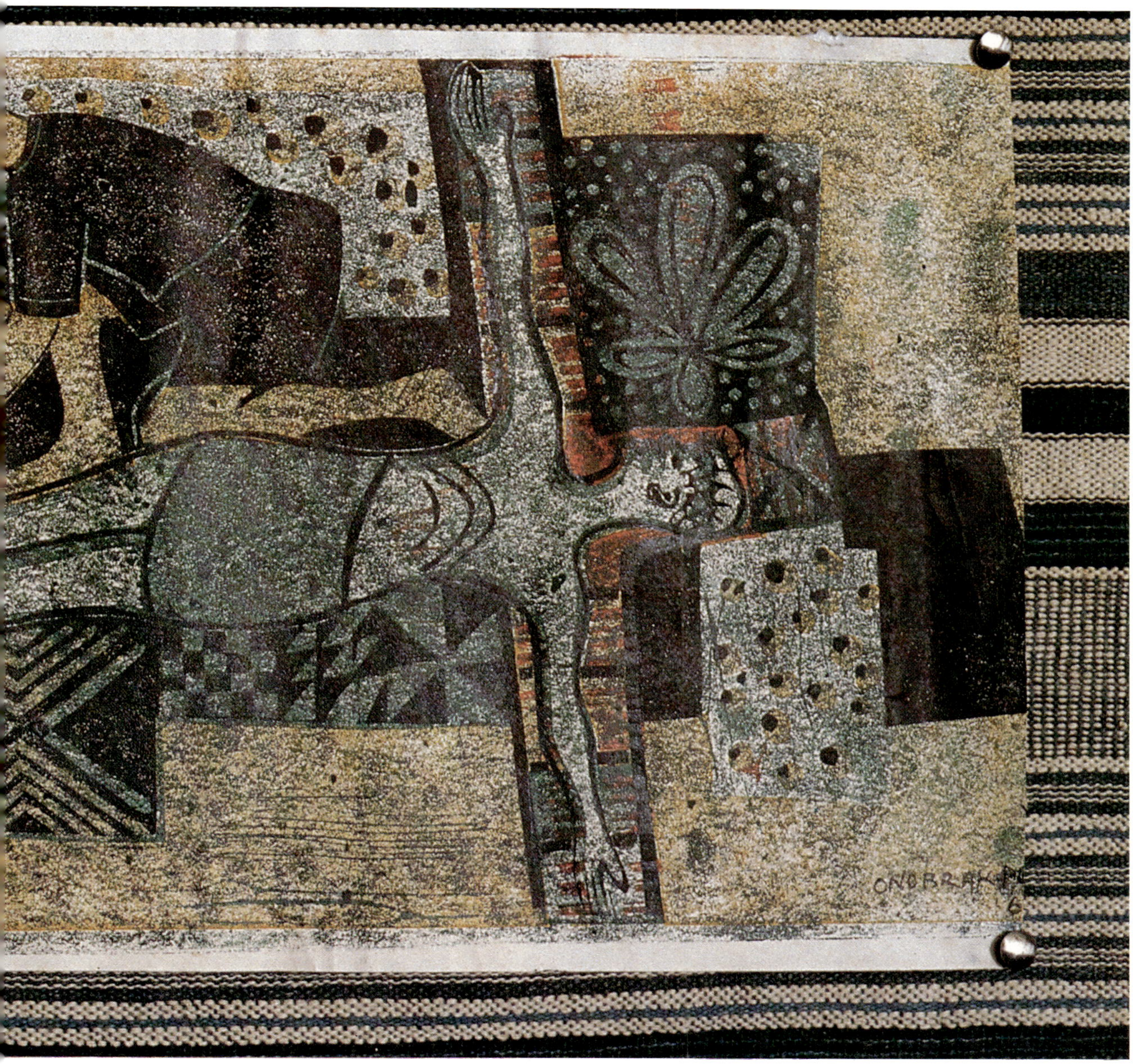

174

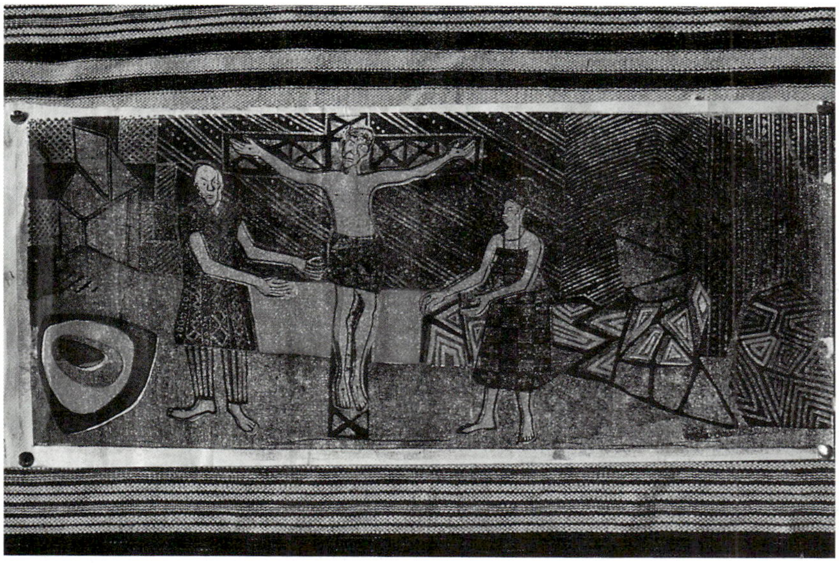

175

Zwei Linolschnitte von Bruce Onobrakpeya

Sie sind um 1970 entstanden, kurz nachdem der Künstler für eine Kirche in Lagos die Kreuzwegstationen gemalt hatte. Onobrakpeya wurde 1932 geboren. Er studierte in Nordnigeria, in Zaria. Ausschlaggebend für seine Entwicklung war die Begegnung mit dem „Holländer Ru van Rossem 1962 im Mbari-Klub in Ibadan . . . Dort wurde Onobrakpeya zuerst mit der ‚deep-etching'-Technik bekannt gemacht, auf die er sich inzwischen spezialisiert hat . . . heute [ist] er der erfolgreichste nigerianische Grafiker" (Beier 1980: 132).

174 *Annagelung ans Kreuz*

175 *Maria und Johannes unter dem Kreuz. Sie werden ganz und gar als Afrikaner dargestellt.*

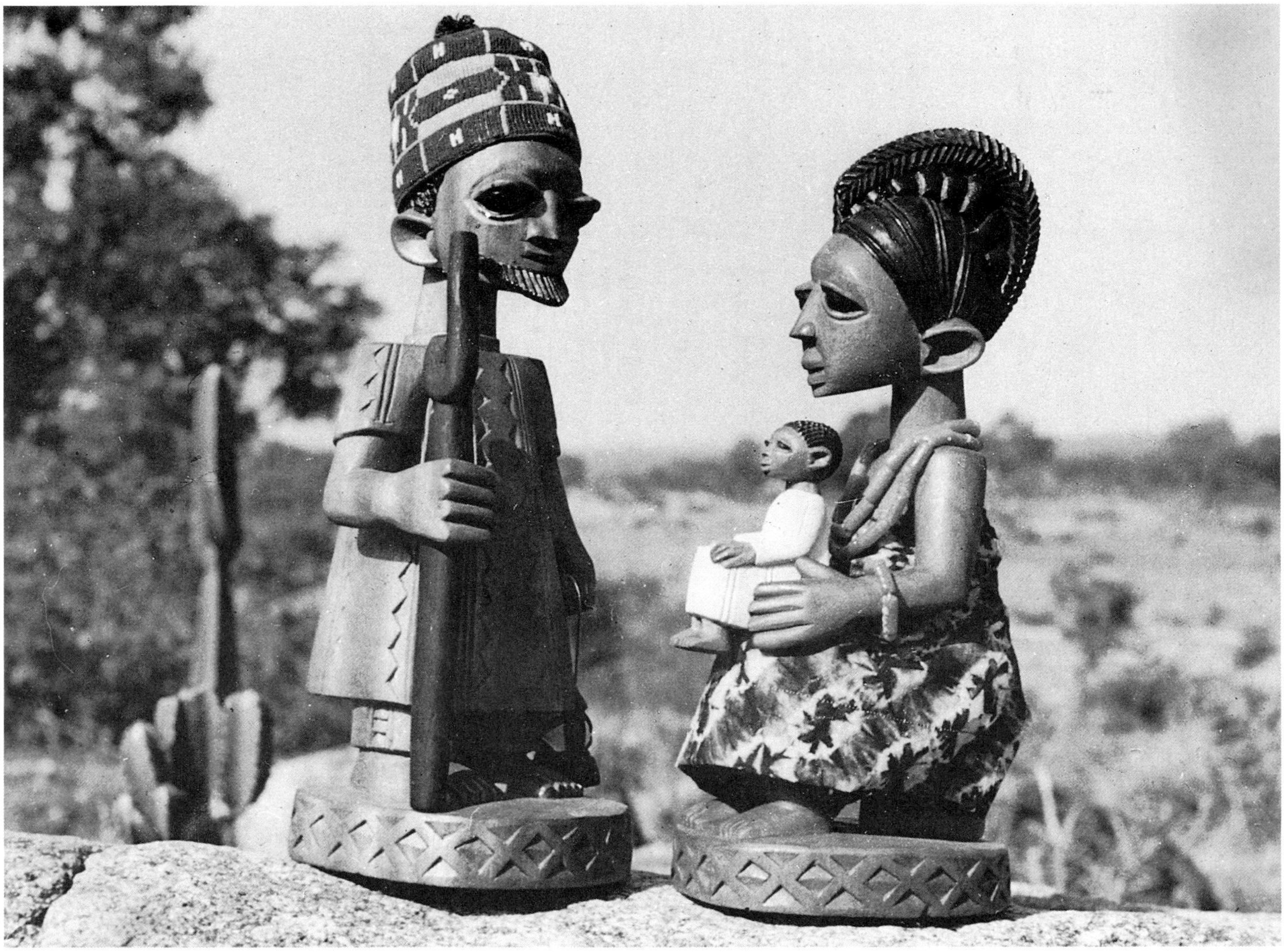

176

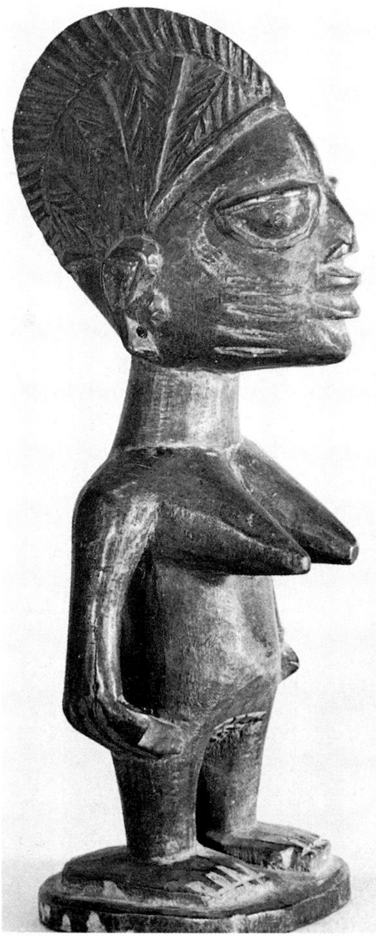

177

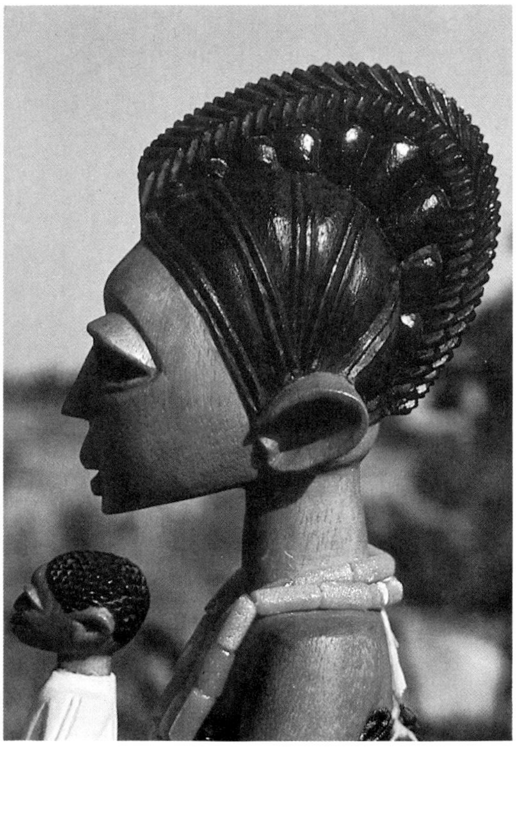

178

Krippe von Joseph Agbana

Agbana hat eine ganze Reihe von Krippen geschnitzt. Auf keiner aber ist Maria als Yoruba-Frau zu sehen. Nur hier ist sie sogar mit einem Baumwolltuch gekleidet, das in der Gegend gefärbt wurde. Auch ihre Frisur weist sie als echte Yoruba-Frau aus.

176 ***Gesamtansicht Maria mit Kind***

177–178 ***Eine Ibedji-Figur zum Vergleich für die Frisur. Bei allen Yoruba werden für verstorbene Zwillinge Figürchen geschnitzt, die dann wie der überlebende Zwilling behandelt werden. Diese Ibedji-Figur soll zeigen, wie Agbana auf traditionelle Vorbilder zurückgreift.***

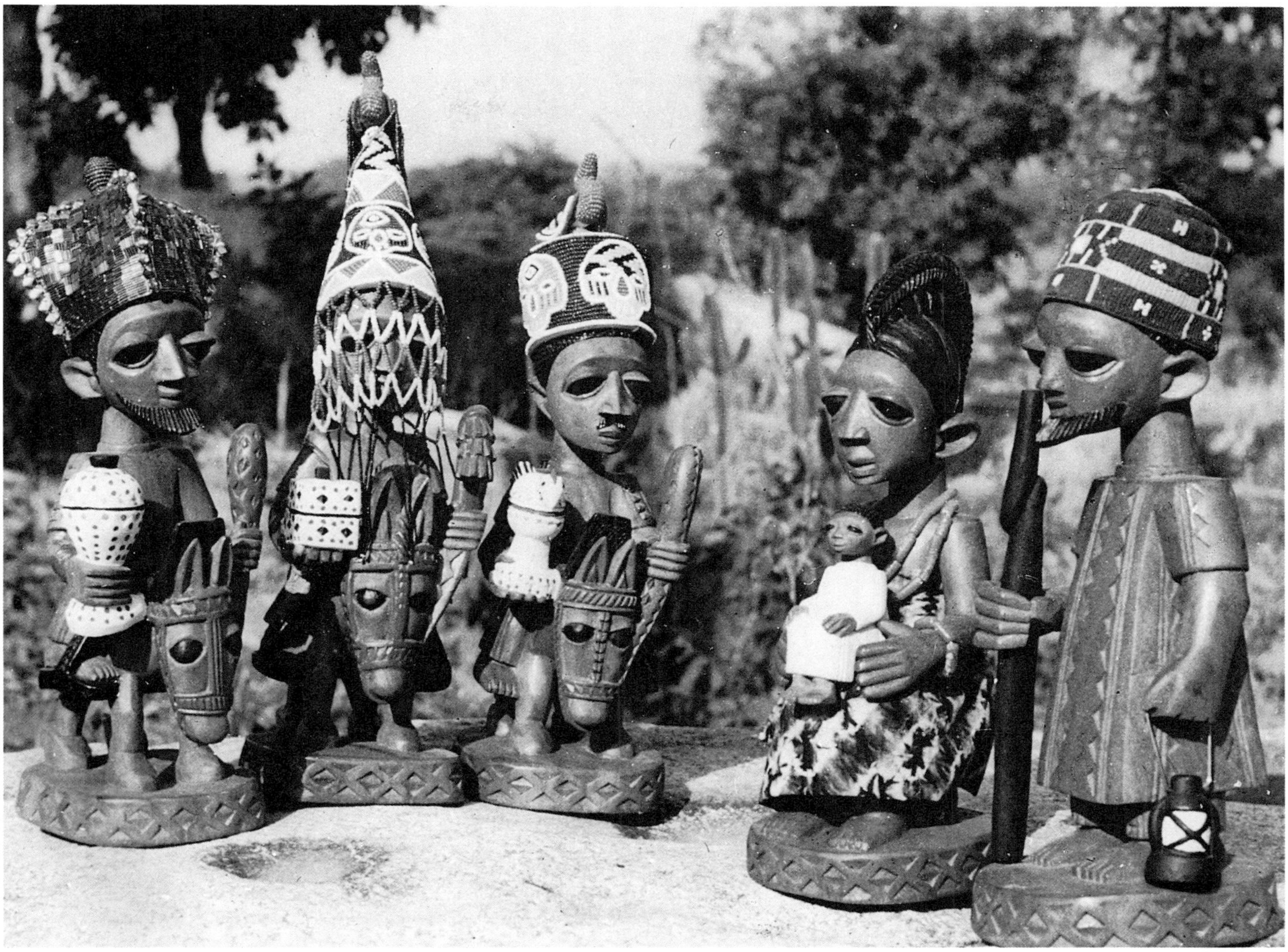

179

niederläßt, um Anekdoten über Christus zu erzählen" (zitiert nach Carroll 1967: 70). Für Beier ist also eine Kunstform so eng mit der sie tragenden religiösen Idee verknüpft – und hier trifft er sich mit der Kritik der engagierten Christen –, daß sie, losgelöst von dieser Idee, zu einer leeren Schablone wird. – Beiers Einwand trägt natürlich weit. Er trifft nicht nur die christlichen Kirchen im Yorubaland, sondern jede Umbruchsituation: Man denke an das Urchristentum im Römerreich, das sich der heidnischen Formen bediente, um christliche Ideen auszudrücken (man vergleiche etwa die frühchristlichen Sarkophage), oder an die Christianisierung der Germanen. Beier hat ein Idealbild vor Augen, wo Religion und die zugehörige Form untrennbar sind. Dieses Stadium gibt es sicherlich: Wir können uns kaum vorstellen, daß ein Fra Angelico auch nicht-christliche Kultbilder gemalt hätte. Aber ist bei allen christlichen Malern diese Einheit von Religion und Form in dieser Weise gegeben?

P. Carroll meint denn auch zu seiner Verteidigung, er habe Zweifel, daß die traditionelle Kunst zutiefst durchdrungen sei von der heidnischen Religion. „Es mag Ausnahmen geben, aber ich finde nicht, daß in den Werken der Ekiti- oder Ketu-Schnitzerschulen religiöse Gefühle ausdrucksstark hervortreten, und ich zweifle, ob dies in anderen Gegenden des Yorubalandes der Fall ist . . ." Für P. Carroll ist die Kunst der Yoruba an erster Stelle eine humanistische und dann erst eine religiöse Kunst. Carroll gibt dann aber zu, daß er die Entwicklung zu einer tiefen christlichen Kunst von den hochgebildeten christlichen Künstlern erwartet (1967: 70–72).

Ist also die Arbeit mit den traditionellen Künstlern nur als erstes Stadium, sozusagen als Durchgangsstadium, zu betrachten? Man wird vielleicht vernünftigerweise dahingehend argumentieren können: In dem Maße, als sich die christlichen Yoruba ihres Christentums und ihrer eigenen Kultur bewußt werden, benötigen sie keine weißen Missionare mehr, die sie anhalten, Christus und das Christentum mit den Augen eines Afrikaners zu sehen (in den allermeisten Fällen war es ja umgekehrt; die P. Carrolls sind leider die ganz große Ausnahme!). Sie werden dann, aus ihrer eigenen Formenwelt schöpfend, christliche Wahrheiten nach ihrer Auffassung gestalten. Einige Beispiele von solchen nicht-traditionellen, jüngeren Künstlern sehen wir in den Abbildungen 172 und 208–213.

Gesamtkrippe von Agbana, 1969

179 ***Die drei berittenen Könige tragen Perlenkronen. Sie sind die wichtigsten Regalien der Yoruba-Könige.***

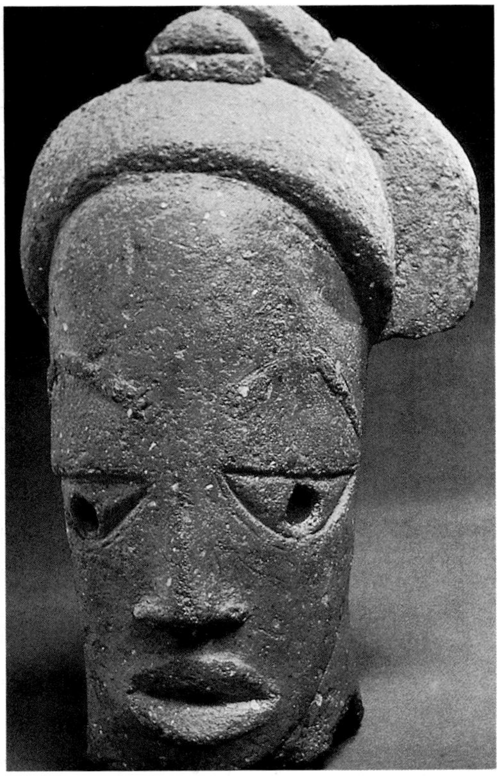
180

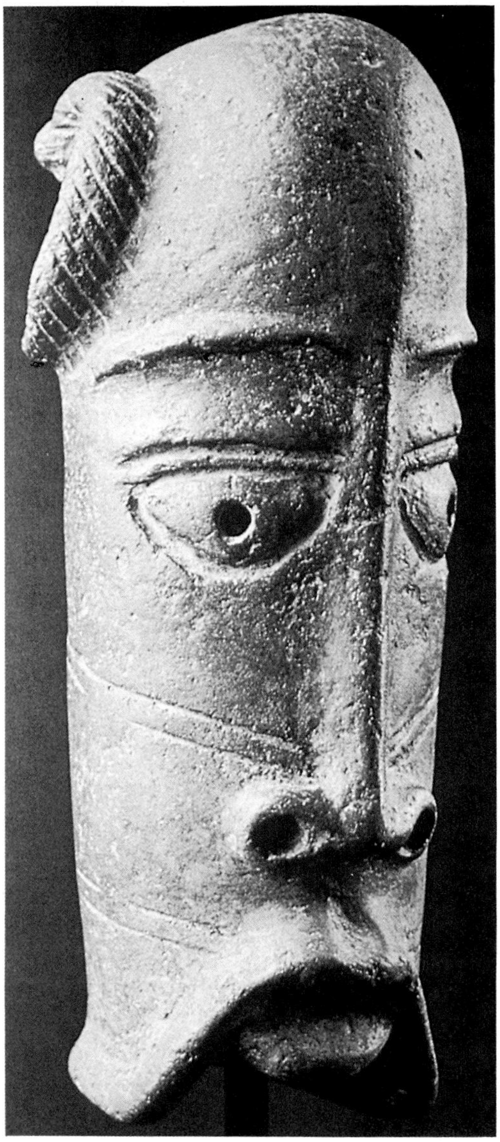
181

Terrakotta-Kopf aus Nok

180/181 ***Die ältesten Skulpturen Nigerias stammen aus der Nok-Kultur. Sie ist benannt nach einem Dorf im nördlichen Nigeria. Diese Kultur ist um 500 v. Chr. oder, nach neueren Untersuchungen, vielleicht sogar noch früher anzusetzen. Jedenfalls weist die Nok-Kultur bereits eine derartig meisterliche Fertigkeit auf, daß man ihr eine lange Entwicklungszeit zubilligen muß. Eine direkte Verbindung von der Nok-Kultur zu der Yoruba-Kultur von Ife (12./13. Jh. n. Chr.) gibt es nicht, jedenfalls kann sie (noch) nicht erwiesen werden.***

Das Problem der Unterscheidung zwischen europäisch-westlichen und afrikanischen Künstlern wird wahrscheinlich immer stärker empfunden werden. Es gibt afrikanische Künstler, deren Werke sie nicht mehr als Afrikaner ausweisen. Können sie behilflich sein, das Christentum in die Kulturen Afrikas zu integrieren? Die afrikanischen Kirchen, und zumal die rein afrikanischen (es soll davon ja mehrere tausend geben), werden immer bemüht sein, möglichst solche Künstler zu engagieren, die sich auch mit ihrem kulturellen Erbe auseinandersetzen.

Das Unternehmen von P. Carroll wurde auch noch anderweitig kritisiert: so von Janheinz Jahn. Er fand: „Die Plastiken ... lassen die neue Ernennung erkennen, sind aber unsicher in der Determination und im Rhythmus ... Dennoch sind diese Werke ... ein Ansatz, dem noch der Mut fehlt – der Mut, die neuen ‚Dinge' (Bintu) wie Heiligenschein und Kreuz zu *verwandeln*" (1958: 182). In einer Publikation von 1980 hat Wolfgang Bender die Arbeit der Mission in Nigeria im allgemeinen und die von P. Carroll in Oye Ekiti insgesamt recht negativ dargestellt. Daß in „dieser Werkstatt" zwar Objekte entstanden, wird erwähnt, aber „die bedeutenderen Werke allerdings entstanden nicht im Rahmen dieser christlichen Projekte" (Bender 1980: 18).

Schon in der Kritik von Jahn und noch verstärkt in der von Bender spürt man die prinzipielle Ablehnung der Arbeit von P. Carroll: Er könnte machen, was er wollte, er würde von ihnen abgelehnt werden. Ist Beiers Kritik von innerem Engagement und großer Sachkenntnis getragen – es ist also eine Kritik, die die schwachen Punkte des Experiments aufdeckt und dadurch weiterführt –, so ist die von Jahn und noch mehr die von Bender oberflächlich, bewegt sich in verbalen Schöpfungen oder in alten Klischees. Sie dient nicht der Auseinandersetzung, sondern soll Vorurteile verfestigen. William Fagg, ein ganz großer Kenner der nigerianischen Kunst, urteilt über die Bemühungen von Oye Ekiti anders. Sachkenntnis und Interesse an der künstlerischen Entwicklung Nigerias lassen ihn in Pater Carrolls neuen Experimenten eine Daseinsberechtigung (‚raison d'être') für die Gegenwartskunst Afrikas sehen (Vorwort zu Carroll 1967: X).

II. Die Schnitzer und ihre Arbeitsweise

1. Bandele (George)

Wie erwähnt, war Bandele der erste Schnitzer, der in Oye Ekiti engagiert wurde. Er war damals knapp 40 Jahre alt (also etwa 1910

geboren). Er stellte sich zwar als Katholik vor, doch er war noch sehr der traditionellen Religion ergeben und praktizierte sein Christentum nur gelegentlich. Seine Söhne allerdings schickte er in die Missionsschule.
Bandeles Vater war der berühmte Schnitzer Areogun. Doch wie es bei den Yoruba Brauch ist, hat er nicht bei seinem Vater, sondern bei einem anderen Meister schnitzen gelernt. Carroll sagt von ihm: „Er hatte nicht die Gestaltungskraft von großen Schnitzern wie sein Vater Areogun“ (1967: 91). Er war aber technisch ungemein geschickt; so konnte er mit jeder der beiden Hände gleich geschickt arbeiten, was ihm sehr schnell zu arbeiten erlaubte, eine Fertigkeit, die selbst sein Vater nicht besaß.
Im Fertigungsprozeß unterscheidet Bandele vier Stadien, von denen jedes seinen eigenen Namen hat. Im ersten Stadium werden mit einer Axt die groben Umrisse herausgeschlagen. Im zweiten werden die Formen präzisiert, im dritten geglättet und im vierten mit dem Messer die letzten Details wie Augen, Mund, Hände etc. ausgeführt. Die Lehrlinge helfen vor allem im ersten und dritten Stadium, das zweite und vor allem das vierte ist dem Meister vorbehalten.
Bandele machte sich bisweilen Striche auf das Holz, aber P. Carroll sagt, er halte sich praktisch niemals daran; er habe die Art wohl nur bei anderen Holzarbeitern abgeschaut. Bandele gestalte seine Objekte immer nach dem Holz und nicht nach Linien. Dabei denke er sich die Figur derart präzise in den Holzblock, daß er niemals zuviel Holz abspalte.
Bandele hatte früher immer Lehrlinge; sein bekanntester wurde Lamidi. Auch seine Söhne, außer dem ältesten, wurden gute Schnitzer. Einer seiner Söhne, Gabriel Bamidele (‚Bamidele‘ ist die moderne Form des Namens ‚Bandele‘), studierte an der Universität Zaria Kunst und ist jetzt dort Dozent für diesen Fachbereich. Dessen „jüngerer Bruder Michael, einer der begabtesten jungen Schnitzer . . . studierte ebenfalls Kunst an der gleichen Universität. Diese beiden jungen Männer verbinden die alte Tradition mit der modernen internationalen Kunst, und es wird interessant sein, ihre Entwicklung zu verfolgen“ (Carroll 1978: 65). – Bandele blieb immer der traditionellen Religion verpflichtet: Er opferte dem Gott der Schnitzer (des Eisens) Ogun oder ließ ihm in seinem Namen opfern, und wenn ein Lehrling frei wurde, kaufte er ihm die Schnitzwerkzeuge und machte das nötige Opfer. So haben wir in Bandele einen Schnitzer vor uns, der noch mehr Heide als Christ ist, jedenfalls fühlt er noch ganz in seiner angestammten Religion. Auf diesem Hintergrund des Umbruchs muß man seine Kunst sehen: Sie will Neues aussagen und ist innerlich noch dem Alten verpflichtet. – Doch die größte Schwierigkeit ist oft der erste Schritt ins Neuland, und den tat er.

Terrakotta-Kopf aus Ife

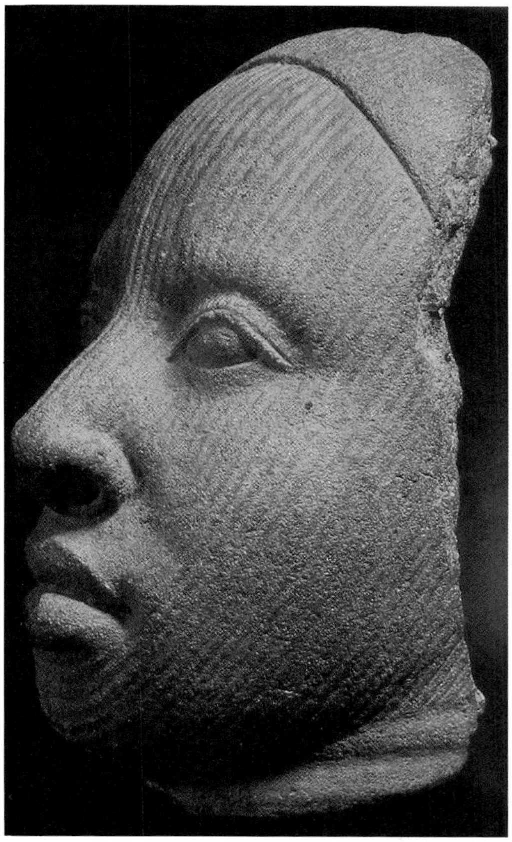
182

182 ***Ife ist das religiöse Zentrum der Yoruba. Der König von Ife ist bis heute das religiöse Oberhaupt aller Yoruba-Könige. Dieser Königs-Kopf stammt aus dem 13. Jahrhundert.***

2. Lamidi

Lamidis Vater hieß Fakeye, er war Heide. Ein Sohn wurde Christ, Lamidi Moslem. Lamidi Fakeye ist um 1925 geboren; er repräsentiert den modernen Nigerianer. Er ging zur Schule, lernte dort bereits schnitzen, machte aber dennoch Anfang der fünfziger Jahre eine dreijährige Lehre bei Bandele. Danach arbeitete er für das Zentrum von Oye Ekiti. Später machte er sich in Ibadan selbständig und ging in den sechziger Jahren nach Frankreich, England und Amerika. Er organisierte mehrere Ausstellungen, die ihn bekannt machten; er hatte viele Aufträge für Europäer zu erledigen. Bisweilen beschäftigte er bis zu sieben Lehrlinge, was natürlich die Qualität seiner Arbeiten drückte. P. Carroll meint, daß sich der Schnitzer nur weiterentfaltet, wenn er für den lebenden Markt im Inland arbeitet. Für Ausländer zu arbeiten, bringt zwar Geld, aber der Künstler verkümmert, weil neue Perspektiven und Kritik fehlen. So ist Lamidis Kunst, die vielversprechend begann, sehr stark zu touristischer Auftragsarbeit geworden.

3. Otooro

Seit 1957 arbeitete auch ein heidnischer Schnitzer aus Ketu (der größere Teil der Ketu lebt bereits in Dahomey) für das Zentrum. Er war um 1905 geboren, war

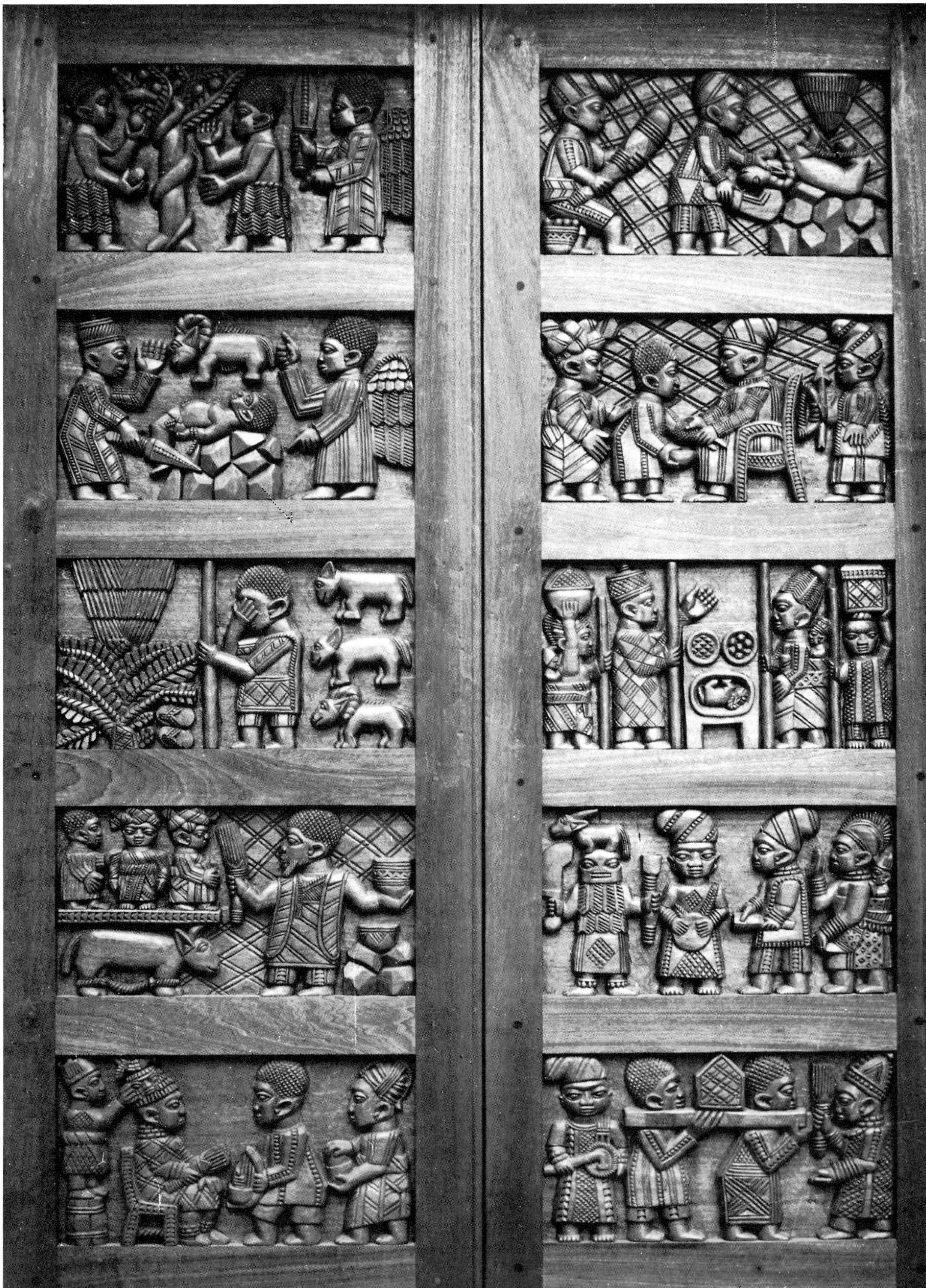

183

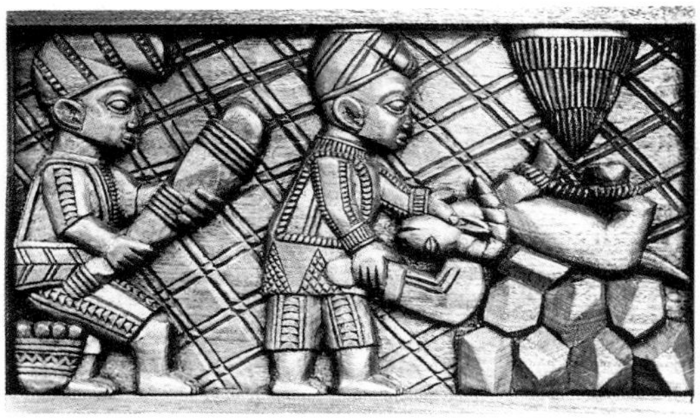

184

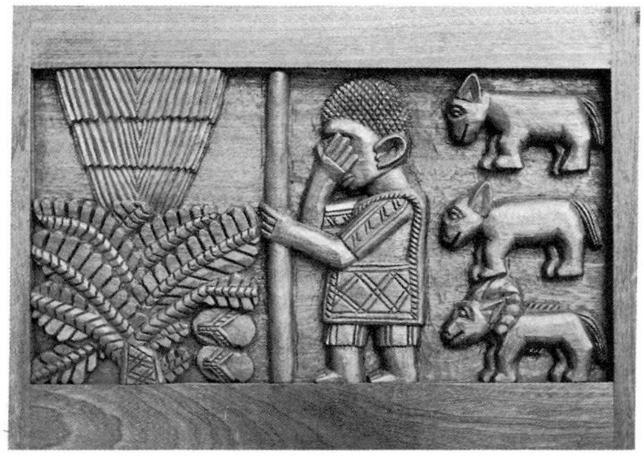

185

Türen der katholischen Universitätskapelle zu Ibadan – Altes Testament

183/184 ***Die Paneele zeigen folgende Szenen (von links nach rechts und von oben nach unten):***
a) Den Sündenfall (Gen 3)
b) Kain erschlägt seinen Bruder Abel (Gen 4, 8)
c) Abraham opfert seinen Sohn Isaak (Gen 22, 1–19)
d) Isaak mit seinen Söhnen Jakob und Esau (Gen 27, 1–40)
e) Mose vor dem brennenden Dornbusch (Ex 3)
f) Das Pascha (Ex 12)
g) Den Bundesschluß. Mose besprengt mit Blut von Stieren den Altar (Ex 24, 5–7)
h) Das Goldene Kalb (Ex 32)
i) David spielt vor Saul (1 Sam 16, 23)
j) David tanzt vor der Bundeslade (2 Sam 6, 5.14)

Arbeit von Bandele, 1965

Mose vor dem brennenden Dornbusch

185 ***Ausschnitt aus Abb. 183. Der Stab Mose teilt die profane von der sakralen Zone, er ist aber zugleich wie ein schützender Schild zwischen Gott und dem Menschen. Die Israeliten als Hirten verehrten vor allem einen männlichen Himmelsgott. Die Yoruba als seßhafte Ackerbauer kennen neben einem männlichen Himmelsgott (Olorun) auch eine weibliche Erdgottheit (Onile). Erst beide zusammen ergeben das ganze Universum (siehe Morton – Williams 1964: 250).***

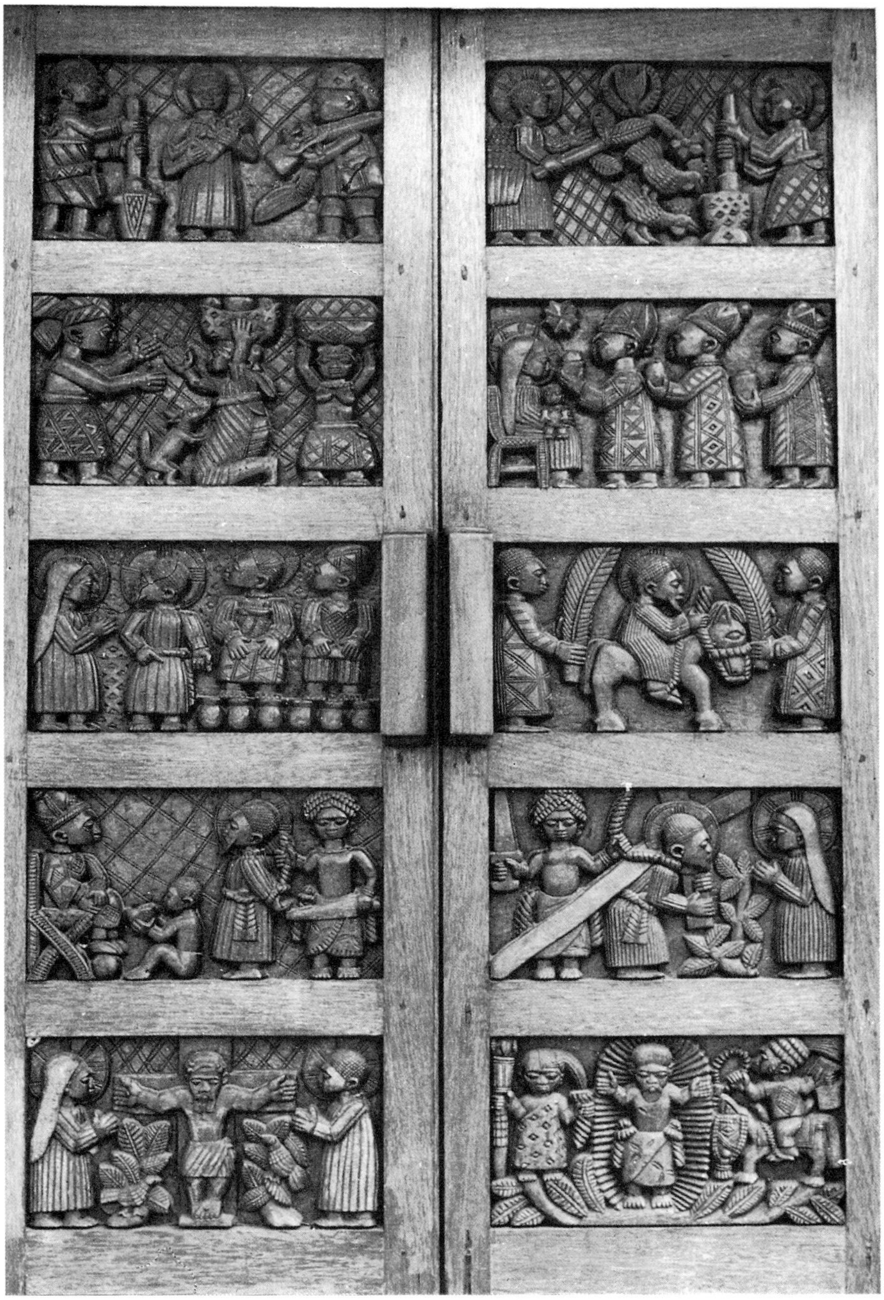

186

Türen der katholischen Universitätskapelle zu Ibadan – Neues Testament

186 ***Die dargestellten Szenen (von links nach rechts und von oben nach unten):***
a) Adam, Eva und Maria mit dem Kind. Adam trägt eine Feuerwaffe, Eva stampft Yams.
b) Verkündigung
c) Besuch bei Elisabeth
d) Die drei Weisen huldigen dem Kind
e) Die Hochzeit zu Kana
f) Einzug in Jerusalem
g) Jesus vor Pilatus
h) Jesus begegnet seiner Mutter
i) Jesus am Kreuz
j) Auferstehung

Arbeit von Lamidi, 1954

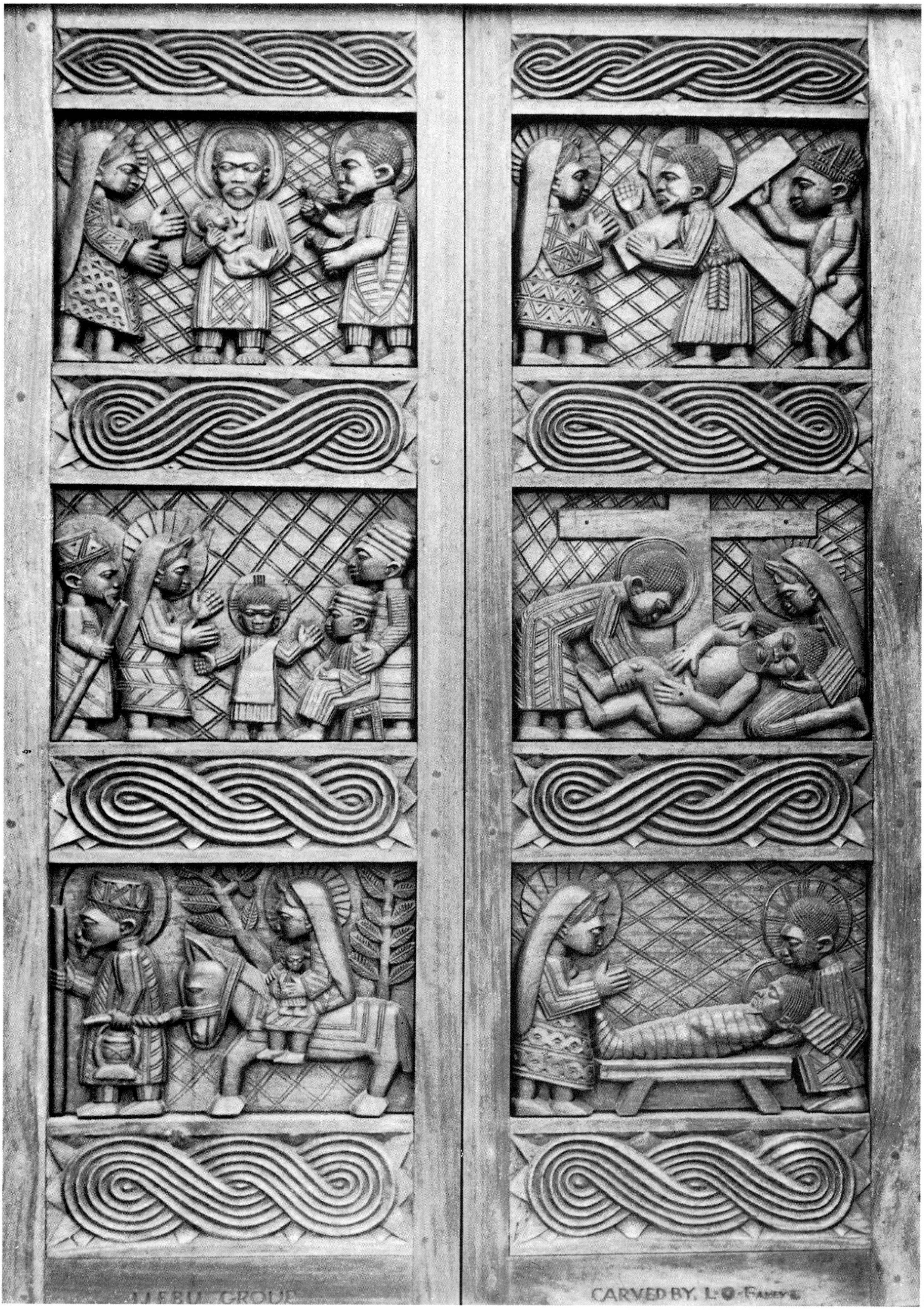

187

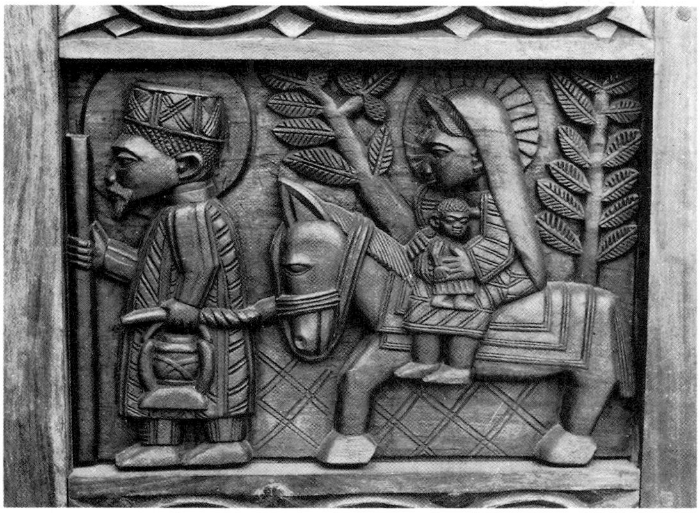

188

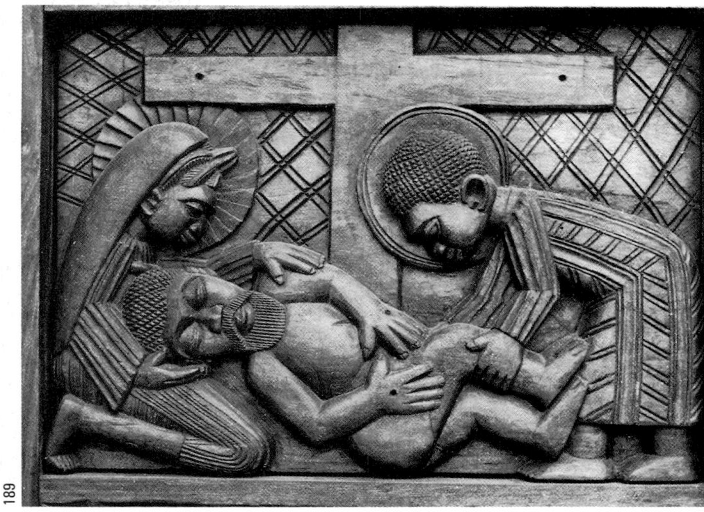

189

Türen der Kathedrale von Ibadan – Neues Testament

187 ***Gesamtansicht***
188 ***Flucht nach Ägypten***
189 ***Kreuzabnahme***

Arbeit von Lamidi Fakeye, 1956

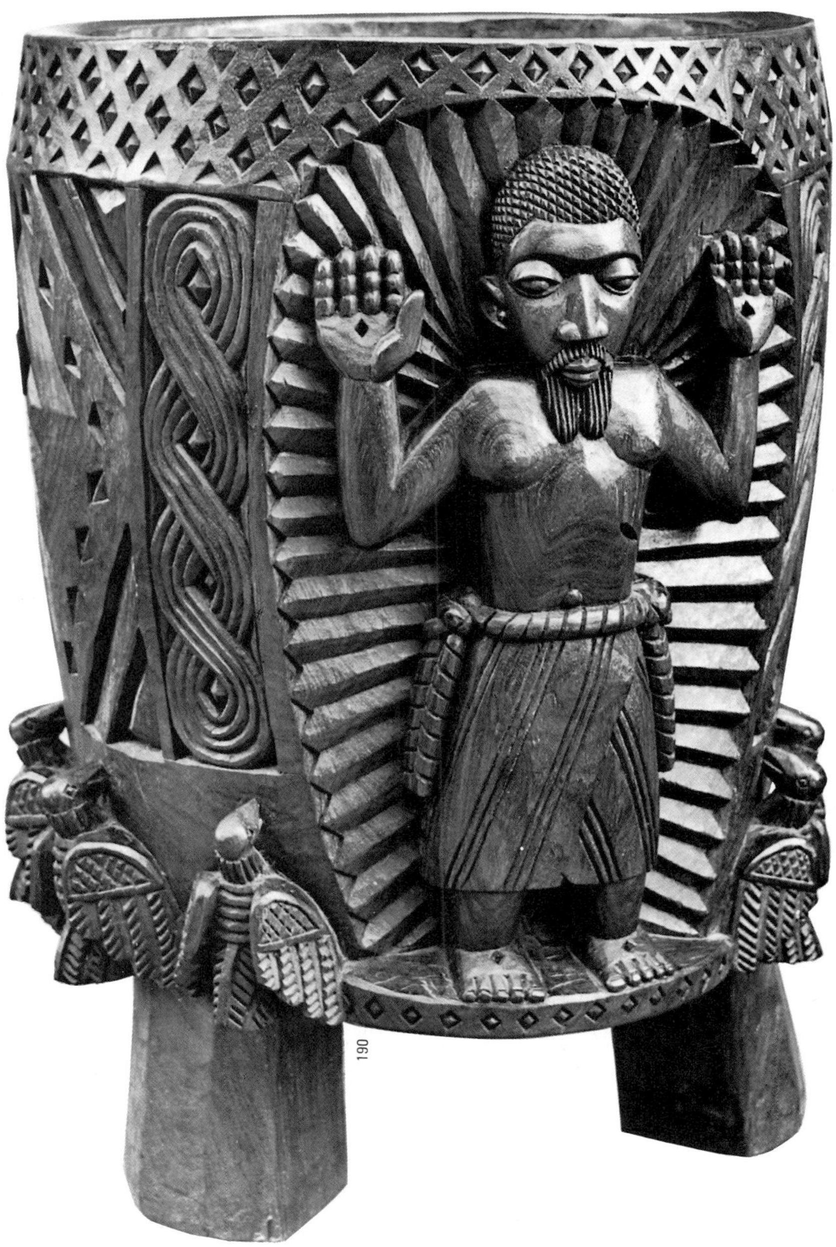

190

Taufbrunnen in der St.-Pauls-Kirche zu Ibadan

190 ***Der Auferstandene mit den Malen der Nägel soll Tod und Auferstehung unterstreichen. Da auch in den heidnischen Religionen die großen Zeremonien von diesen beiden Geheimnissen durchtränkt sind, wollte man hier bewußt an den Symbolismus der alten Religionen anknüpfen, um das christliche Sakrament der Taufe leichter verständlich zu machen. Der Taufbrunnen selbst hat die Form einer großen Trommel.***

Bandele, 1965

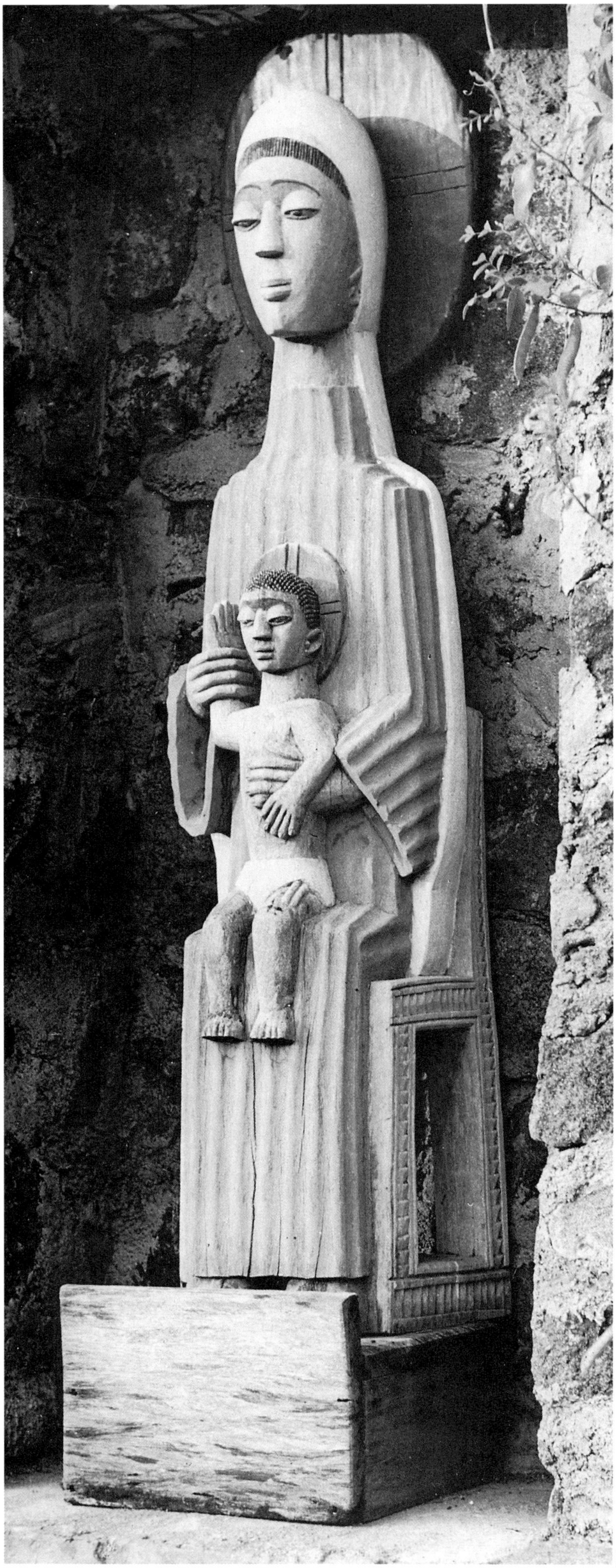

191

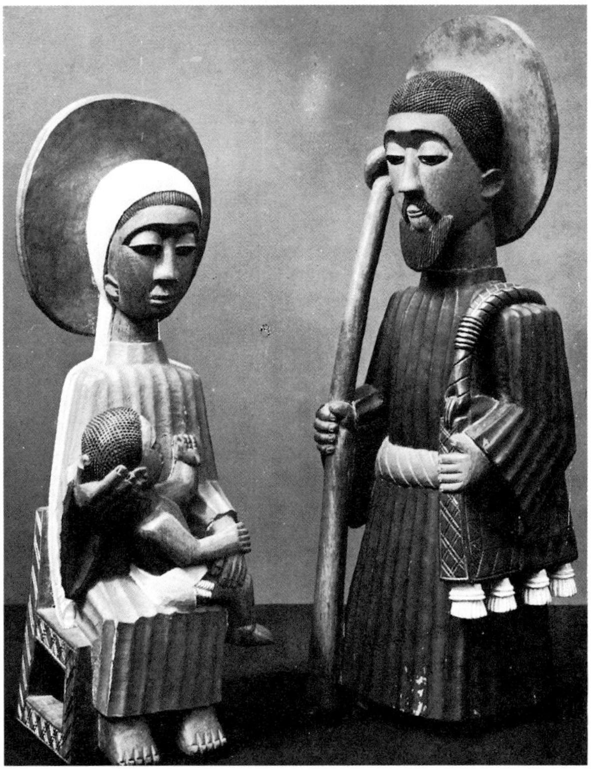

192

Madonna mit Kind

191 ***Eine der ersten von Bandele hergestellten Madonnen. Sie wurde 1960 gestohlen.***

Bandele, 1948
Höhe: 122 cm

Krippenfiguren der Yoruba

192 ***Der Schnitzer ist unbekannt. Manches deutet aber darauf hin, daß Bandele um 1950 diese Krippenfiguren gemacht hat.***

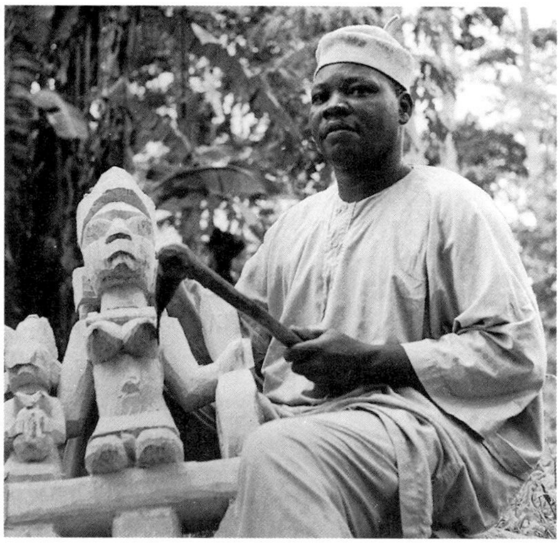

193

Bandele, Sohn des Areogun

193 *mit der Herstellung einer Maske beschäftigt. Bandele ist etwa 1910 geboren; die Aufnahme ist knapp 20 Jahre alt.*

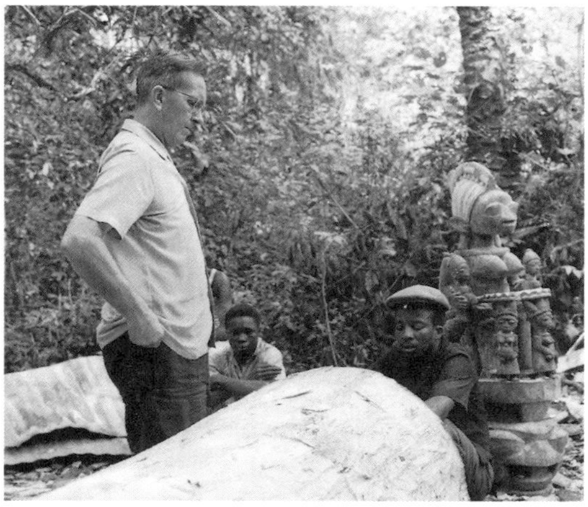

194

P. Kevin Carroll und Joseph Agbana mit Lehrling, 1977

194 *Große Objekte werden gleich im Wald geschnitzt, damit die Baumstämme nicht transportiert werden müssen. Über P. Carroll werden auf dem Klappentext seines Buches „Yoruba Religious Carving" von 1967 folgende Angaben gemacht: „Er wurde 1920 in Liverpool geboren, trat in die Gesellschaft für afrikanische Missionen [SMA] ein. Er war von 1943 bis 1946 in Ghana Professor für Kunst. Seit 1947 ist er in der Erforschung der Kultur und im Experiment [eine christliche Yoruba-Kunst zu kreieren] engagiert . . ."*

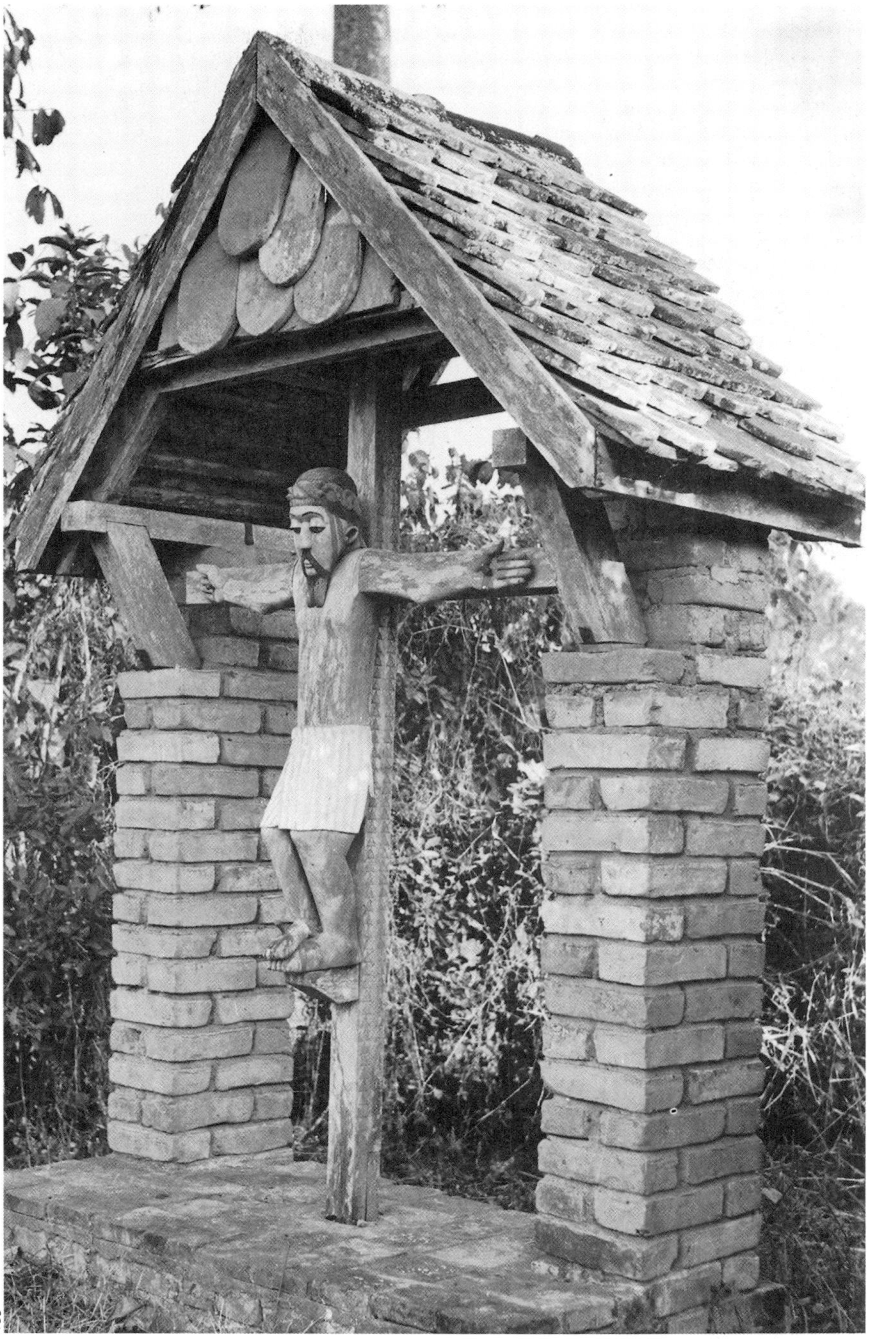

195

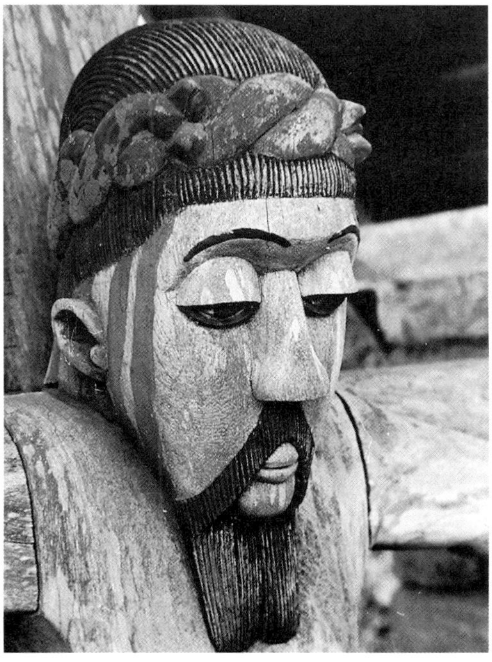

196

Kruzifix von Bandele

195/196 *aus dem Jahre 1952*

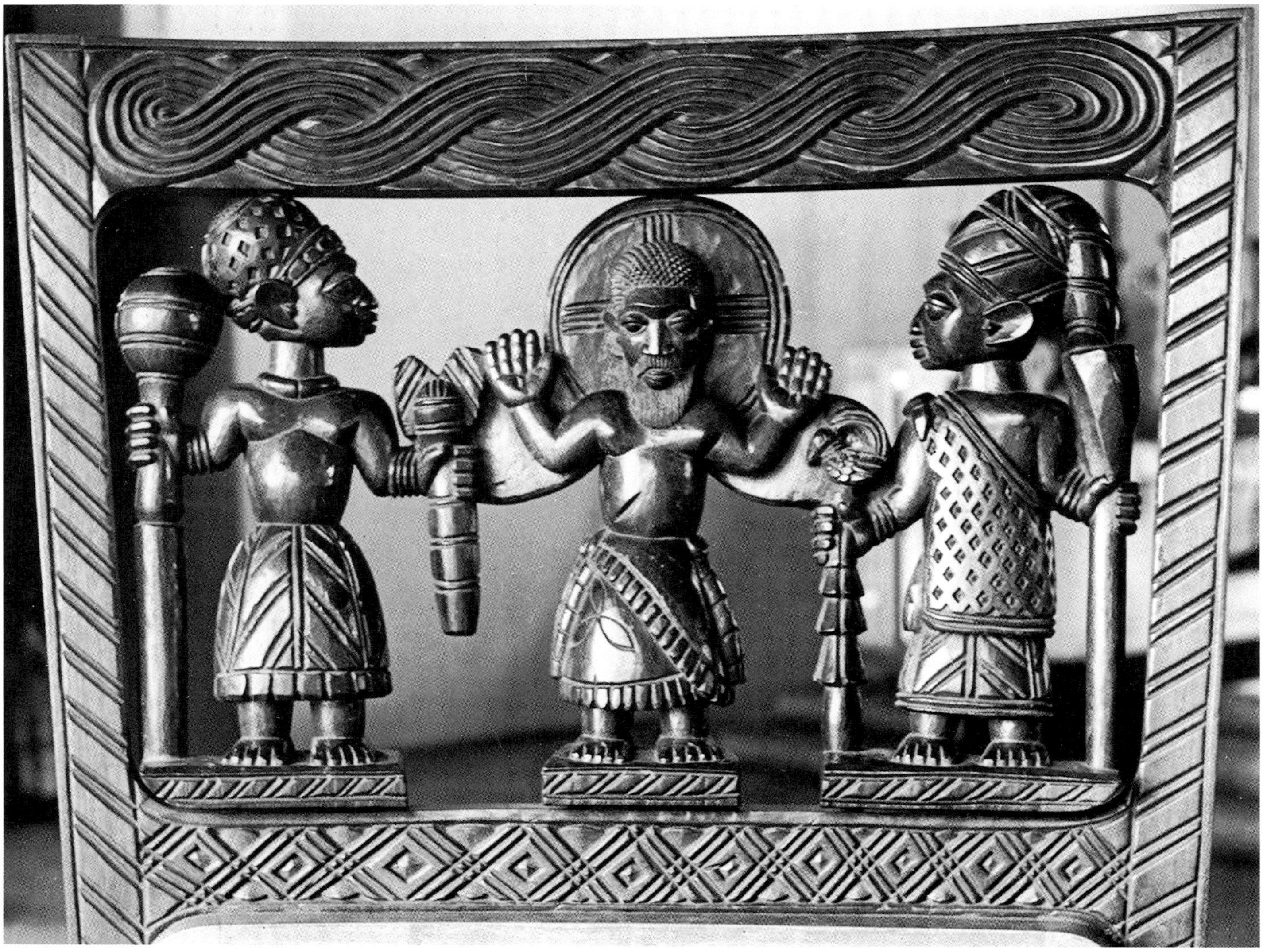

197

Relief vom Bischofsthron in der Kathedrale von Ibadan

197 ***Lamidi, 1959. Den Mittelpunkt nimmt Christus ein. Links ein Priester des Donnergottes Shango, rechts ein Priester des Kräutergottes Osanyin. Die Priester tragen die Embleme dieser Gottheiten in Händen. Der Auferstandene bringt die Frohbotschaft den Heiden, die beiden Priester sollen sie symbolisieren.***

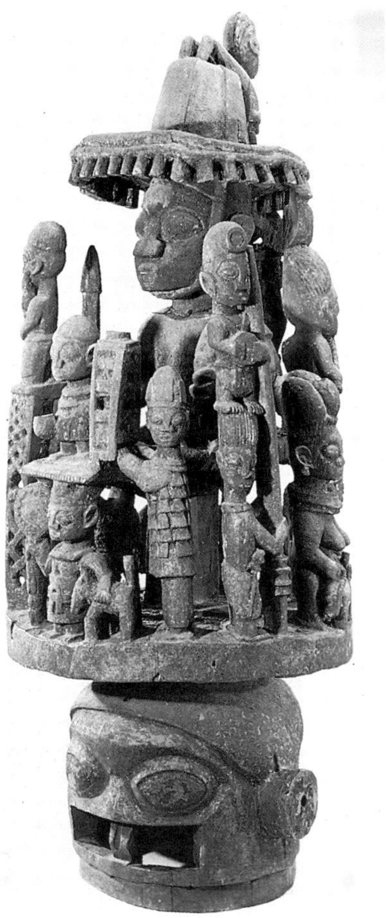

198

Epa-Maske

198 ***Der Aufbau über der Maske – nach Carroll ist dies meist der profane Teil der Epa-Maske – stellt den Einzug einer hohen Persönlichkeit mit Gefolge dar. Dieser Maskenaufbau hat mit dem Christentum nichts zu tun, aber gerade Epa-Masken haben neben anderen traditionellen Werken besonders stark als Vorbild für christliche Arbeiten gedient. Die meisten Schnitzer um P. Carroll stellen denn auch sowohl traditionelle wie christliche Objekte her.***

Höhe: 123 cm
Rautenstrauch-Joest-Museum, Köln

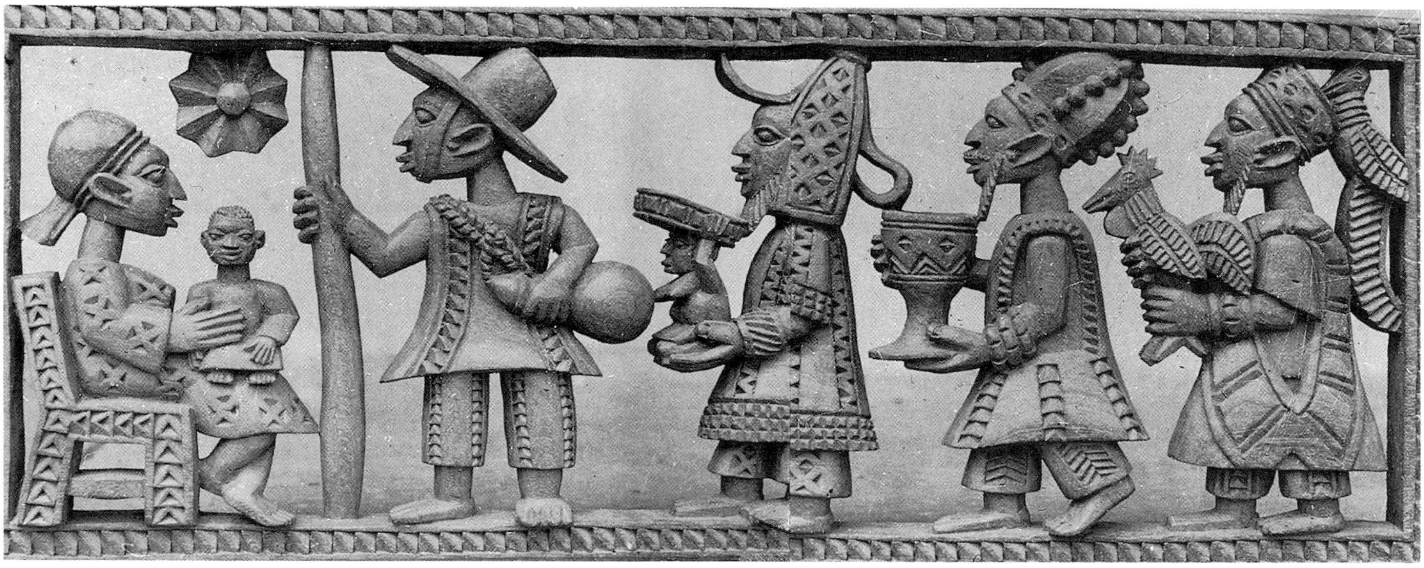

199

Ein Krippenrelief von Daniel Bamidele

199 ***Die Afrikanisierung erreicht einen sehr hohen Stand.***

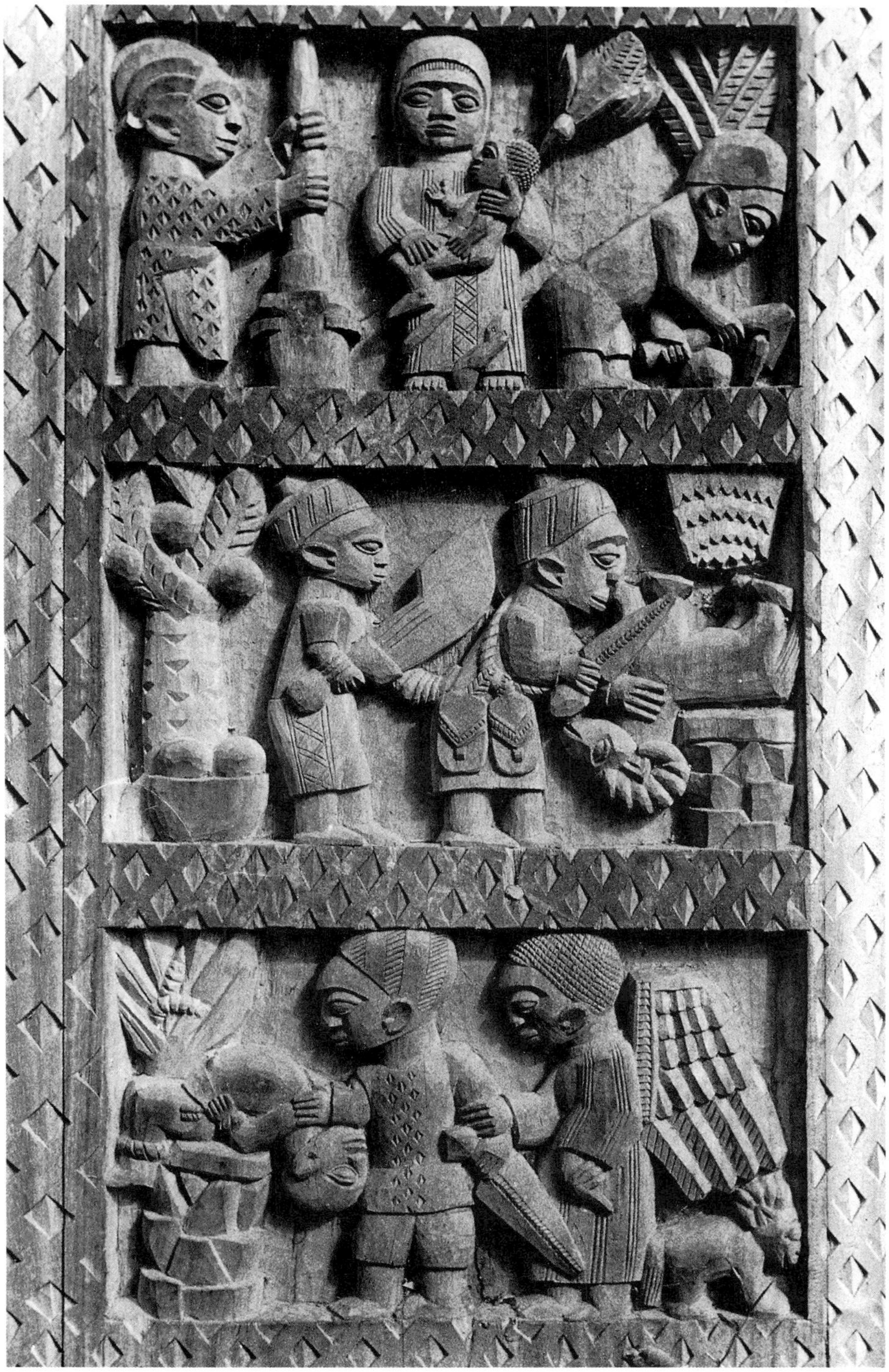

a

b

c

200

Kirchentür

200 ***Diese drei Szenen kehren auf den Türen der Universitätskapelle von Ibadan wieder (vgl. Abb. 183 und 186). Bild a. In der Mitte von Adam und Eva steht Maria mit dem Jesuskind. Hier bearbeitet Adam das Feld; bei Lamidi auf Abb. 186 ist er Jäger (er trägt eine Feuerwaffe). Ist diese Szene mit dem Protoevangelium (Gen 3, 15) in Zusammenhang zu bringen?***
Bild b. Kain erschlägt seinen Bruder Abel. Hier trägt Kain ein großes Parademesser, auf Abb. 183 eine Holzkeule.
Bild c. Abraham opfert seinen Sohn Isaak. Eigenwillig ist's, wie der Künstler den rechten Arm des Engels darstellt.
Vergleicht man beide Türen von Bandele, zwischen denen ein Zeitraum von 13 Jahren liegt, so weist die jüngere eine höhere technische Fertigkeit auf. Die Gesichter scheinen mir aber auf der älteren ausdrucksstärker zu sein. Die alten Reliefs atmen mehr Häuslichkeit: Die Kleider sind einfach, auf jedem Bild ist ein Baum zu sehen, Adam und Eva verrichten alltägliche Arbeiten. Für mich ist die alte Tür der traditionellen Yoruba-Kunst mehr verpflichtet als die Tür von Ibadan.

Von Bandele, 1952

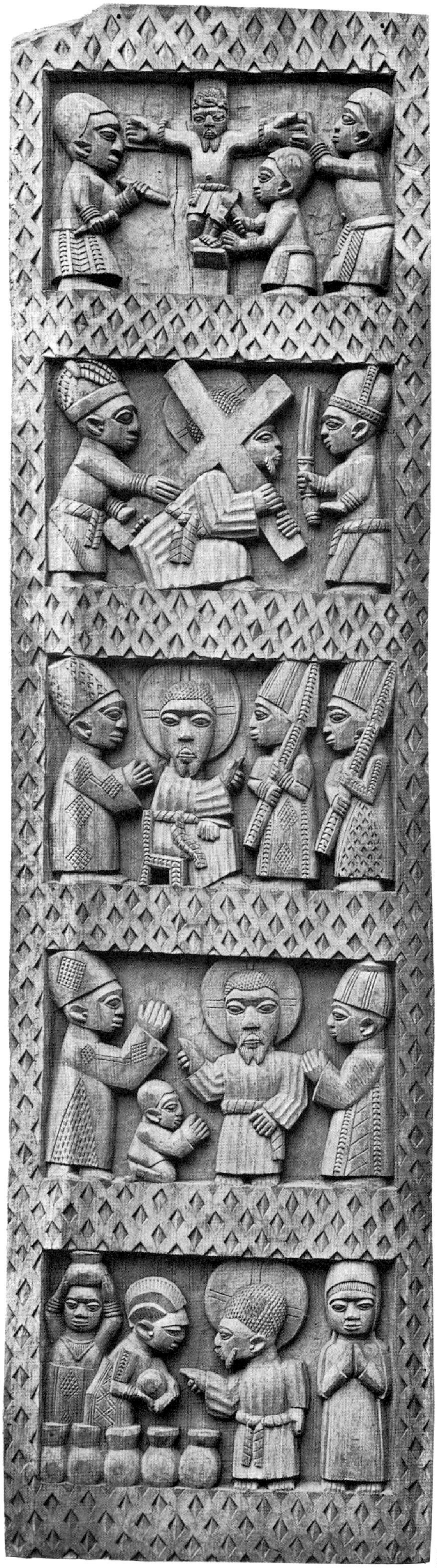

201

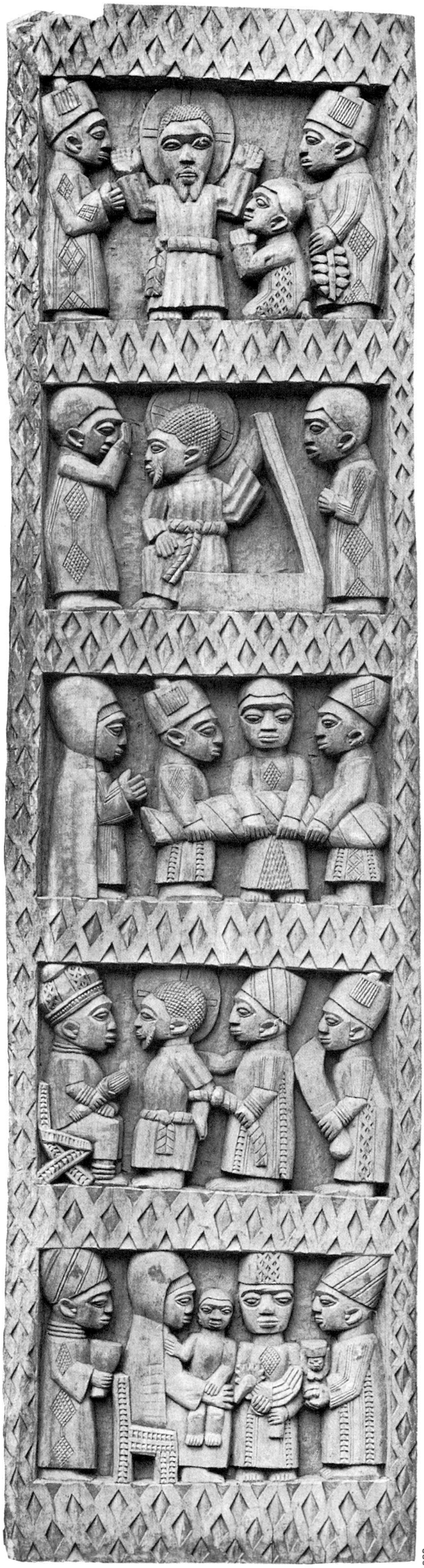

202

Kirchentüren

Jede Tür stellt fünf Szenen aus dem Leben Jesu dar.

201 ***Linke Tür (von oben nach unten):***
a) Kreuzigung (die Füße werden am stehenden Kreuz angenagelt)
b) Kreuztragen
c) Jesus lehrt
Wird Jesus vielleicht zum Hauptmann von Kapharnaum gerufen?
d) Jesus predigt (kniet ein Kind?)
e) Hochzeit zu Kana

202 ***Rechte Tür:***
a) Himmelfahrt Jesu
b) Auferstehung
c) Grablegung
d) Jesus vor Kaiphas (Pilatus?)
e) Epiphanie

Von Bandele, 1962
Höhe: 244 cm,
Breite (einzeln): 66,5 cm
S.M.A.-Patres, Cadier en Keer, Niederlande

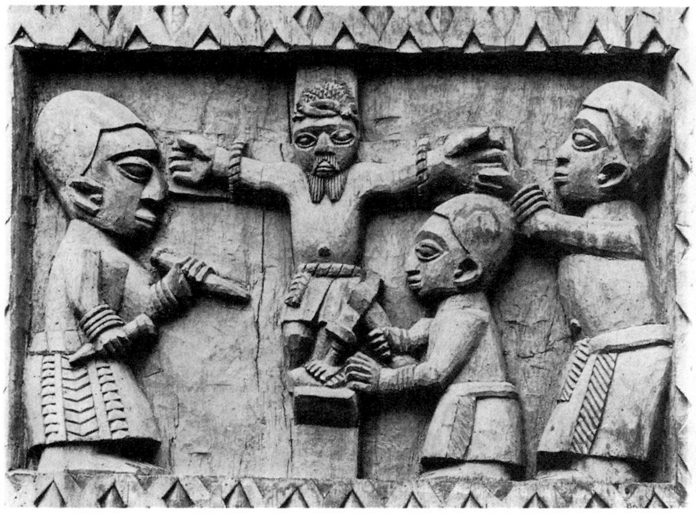
203

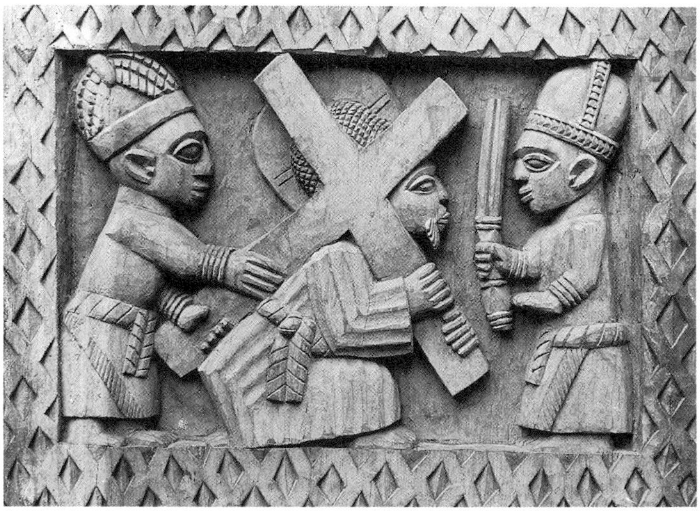
205

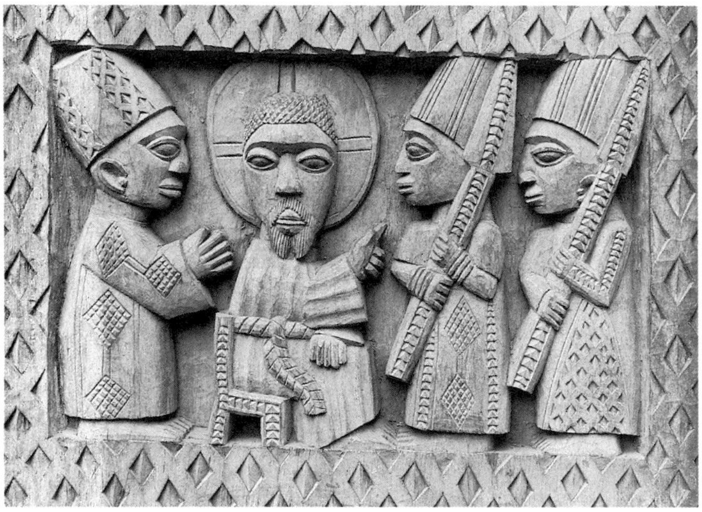
204

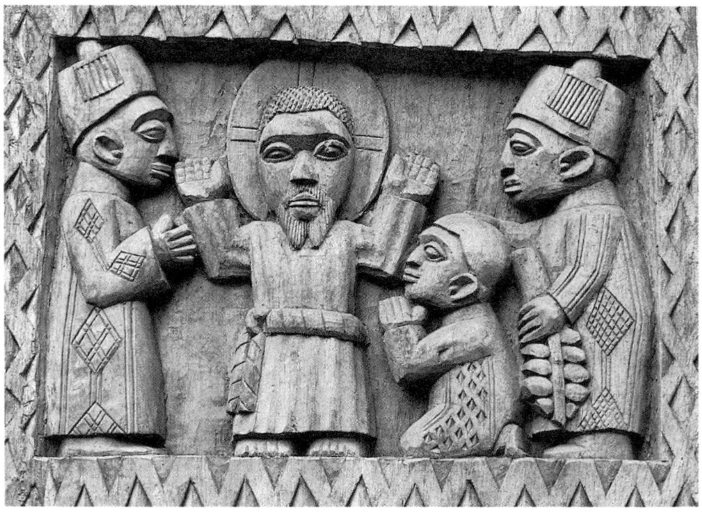
206

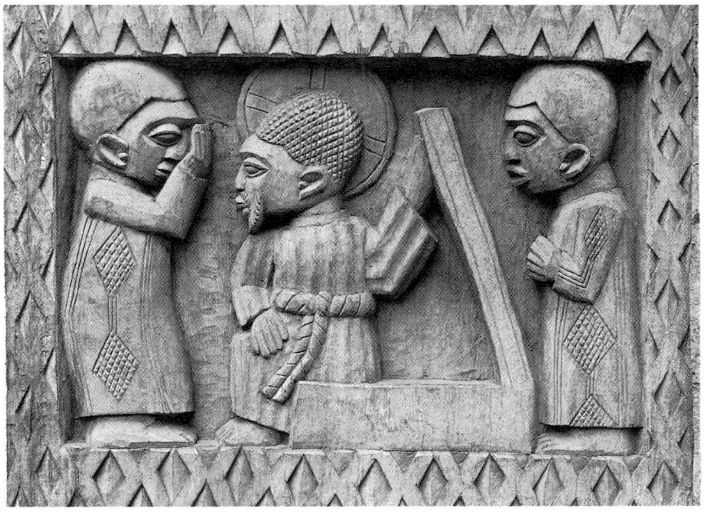
207

Detailvergrößerungen von Abb. 201 und 202

203/207 ***Man beachte vor allem die Bewegung in den einzelnen Szenen und die Bezogenheit der Gestalten aufeinander. Bisweilen glaubt man, einen Dialog zwischen ihnen zu vernehmen. Hier bringt Bandele wirklich neue Elemente in die zeitgenössische Kunst der Yoruba ein. Mir ist keine einzige Epa-Maske bekannt, auf der die Figuren zueinander in solch ‚sprechender' Beziehung stünden. Die Bewegung auf Abb. 203 ist noch dürftig, der Hammer wird in Ruheposition gehalten.***

Doch man beachte, wie auf Abb. 205 Jesus den Soldaten durchdringend ansieht, die Lippen spitzt, als ob er etwas sagte. Der Soldat hält den Stock vor sich, zur Abwehr oder um zu schlagen? Bei 204 hat Bandele mit ganz einfachen Mitteln Christus in den Mittelpunkt des Bildes gerückt. Jesu Kopf und Augen sind überdimensional, alles übrige des Körpers wird unbedeutend. In Abb. 206 wird Christus in ähnlicher Weise wie in 204 zum Mittelpunkt des Geschehens. In 207 wiederum wird der Dialog herausgestellt. Die Frau hält, wie so oft, die Hand vors Gesicht, aus Scheu vor dem Göttlichen.

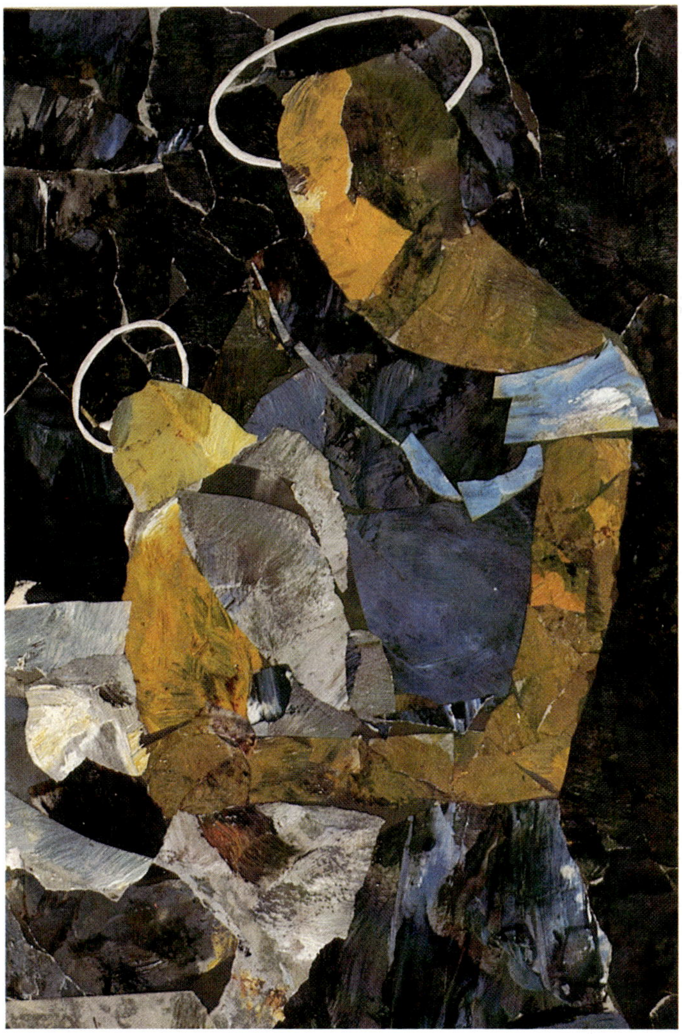

208

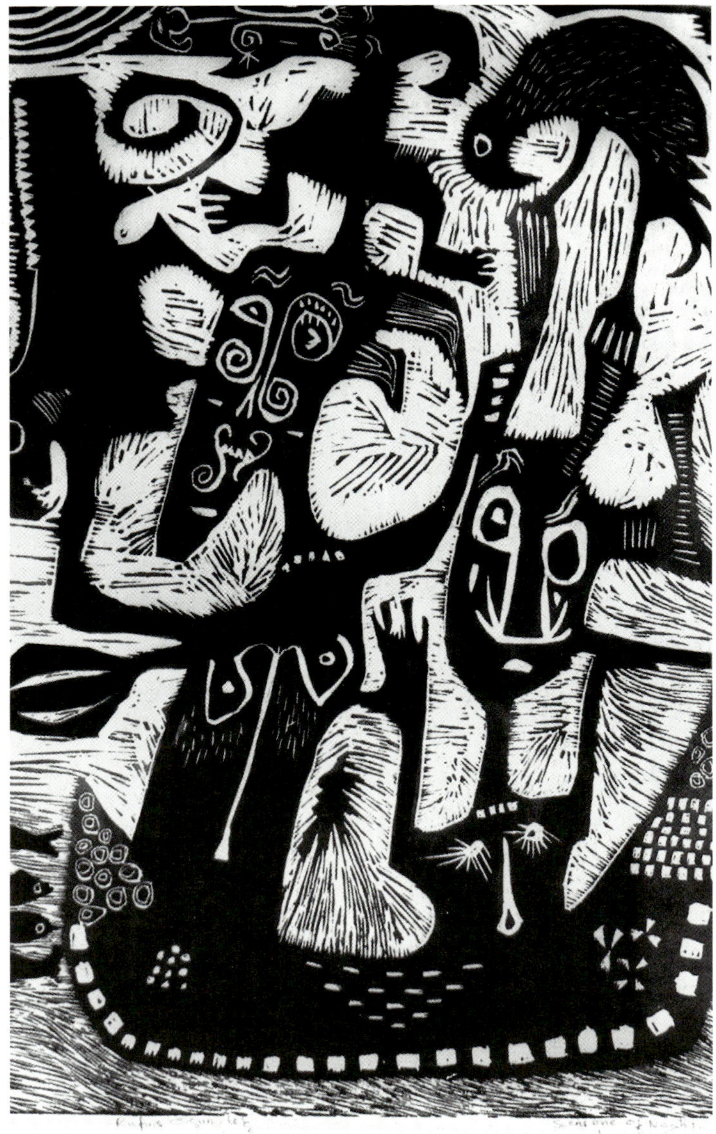

209

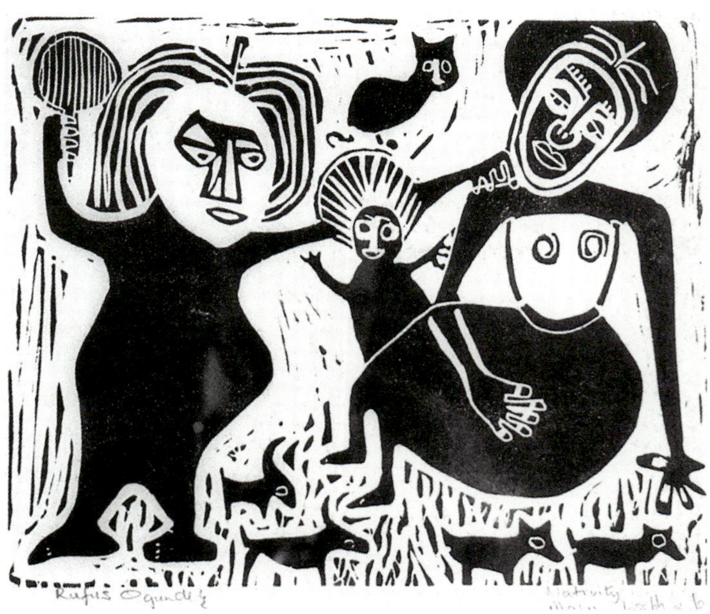

210

Madonna mit Kind

208 ***Udechukwu wurde 1946 in Onitscha geboren. Er machte sein Kunststudium in Zaria und an der Universität in Nsukka, wo er zur Zeit auch Malerei unterrichtet. Weitere Informationen siehe bei Beier 1980: 134 und 87–90.***

Collage von Obiora Udechukwu

Noahs Reise

209 ***Ogundele selbst nennt diesen Linolschnitt: „Scene one of Noah's Journey". Ogundele wurde 1947 in Oshogbo geboren. Zunächst war er Trommler; erst später wurde sein Talent zum Malen entdeckt. Er arbeitete anschließend drei Jahre im Atelier von Georgina Beier, der Frau von Ulli Beier (siehe auch Beier 1980: 133).***

Von Rufus Ogundele

Weihnachten

210

Linolschnitt von Rufus Ogundele

211
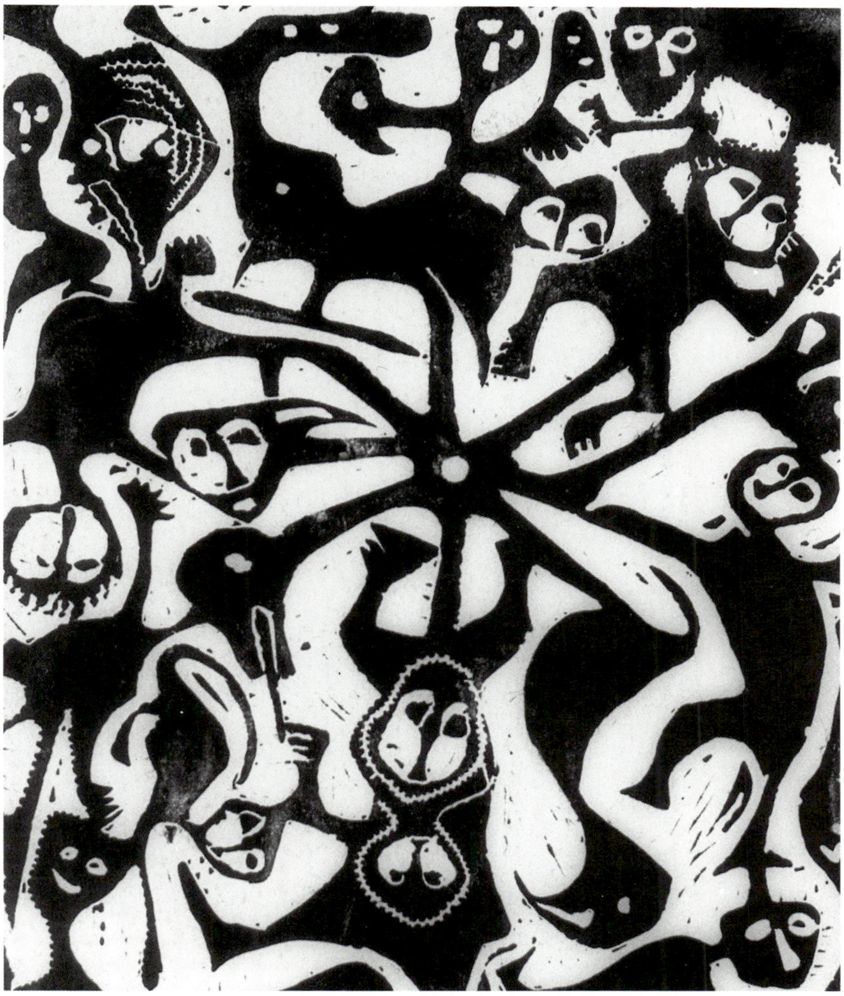

213
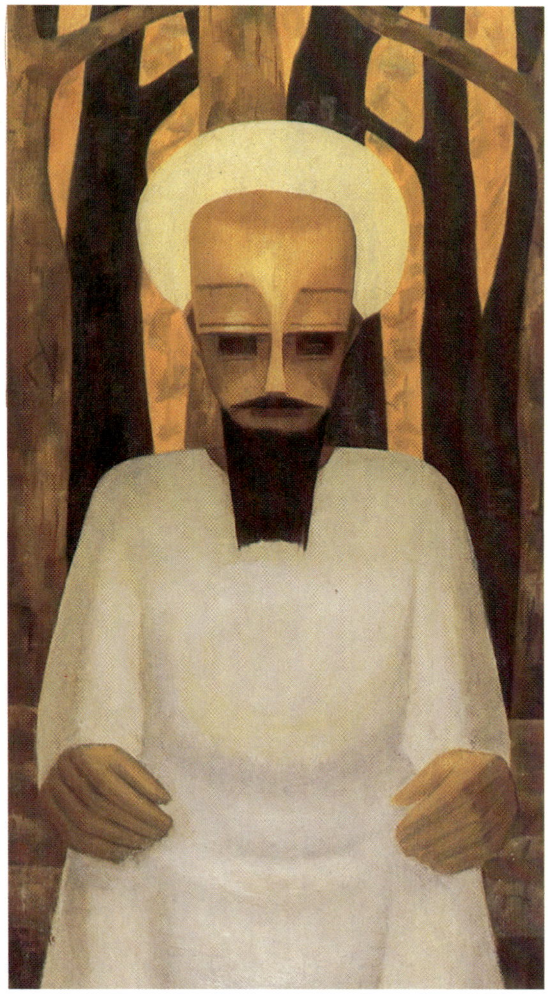

212
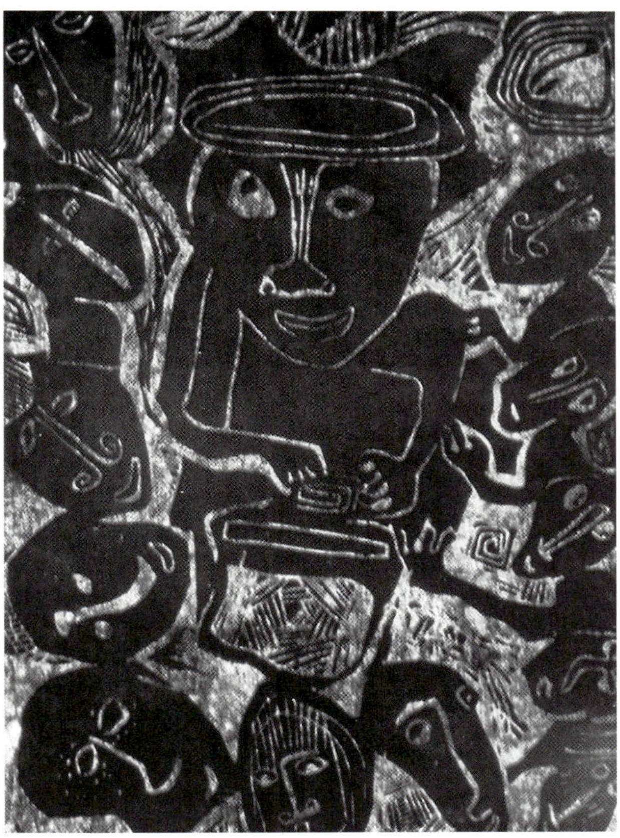

Die Welt vor ihrer Erschaffung

211 ***Wenn dieser Titel uns unstimmig erscheinen mag, so ist er für Vertreter von Naturreligionen doch sehr logisch, denn die sogenannten Naturreligionen kennen praktisch keine ‚creatio ex nihilo', sondern nur eine ‚transformatio'. Meist werden die Welt und die Lebewesen in ihr als unfertig gedacht. Die Schöpfung besteht dann im Zuendeführen und in der Ordnung. Auch Ogundele konzipiert die Lebewesen in einem unfertigen Zustand, wie sie um einen Urnabel kreisen.***

Linolschnitt von Rufus Ogundele

Das Letzte Abendmahl

212 ***Afolabi wurde 1944 in Westnigeria geboren. Sein künstlerisches Talent wurde 1962 entdeckt. Anschließend arbeitete er drei Jahre zusammen mit Rufus Ogundele im Atelier von Georgina Beier. (Weitere Informationen bei Beier 1980: 129.)***

Farbiger Linolschnitt von Jacob Afolabi

Christus

213 ***Ölgemälde von Uche Okeke von 1960. Okeke gehört bereits zur älteren Generation. Er wurde 1933 im Iboland geboren, wuchs aber im Norden Nigerias auf. Er begann schon früh zu malen. Während des Biafra-Krieges hielt er sich längere Zeit in Deutschland auf. Heute ist er Professor für Kunst an der Universität von Nskukka (siehe auch Beier 1980: 133).***

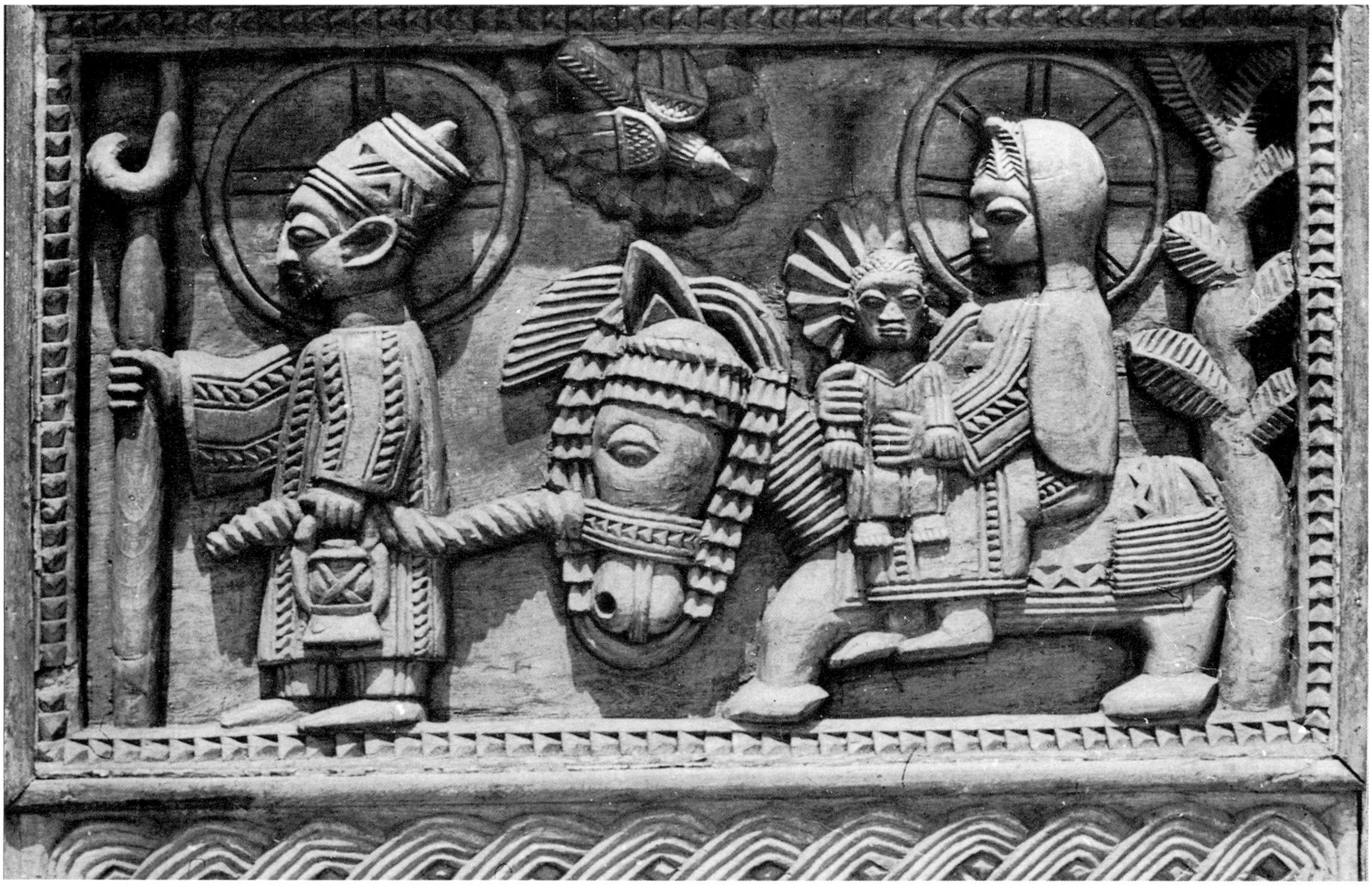

214

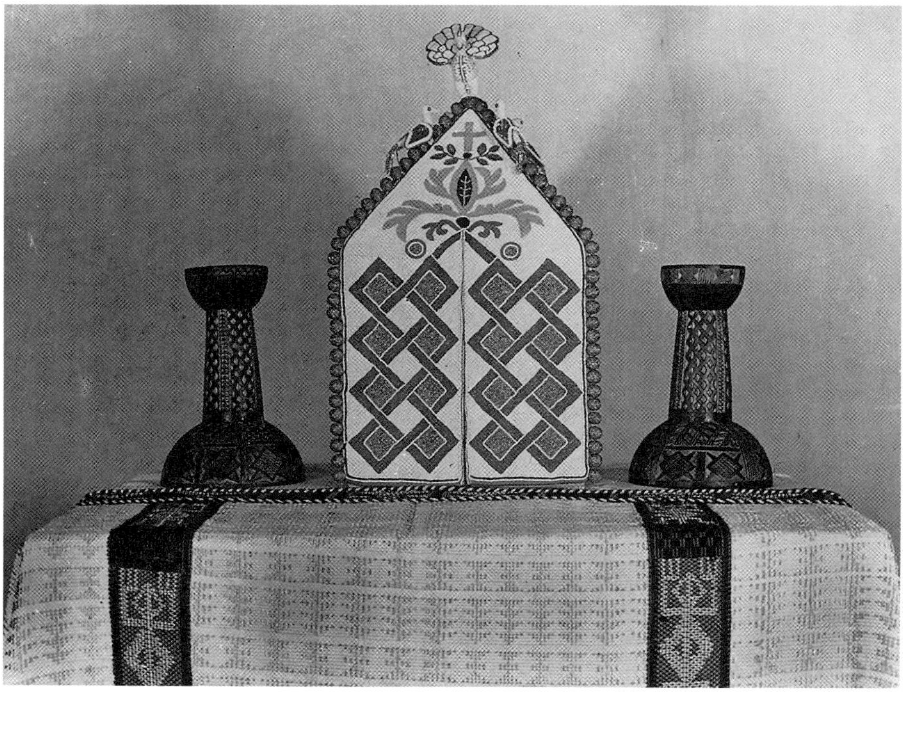

215

Flucht nach Ägypten

214 ***Bandele, 1966***

Paramente für die Missionsausstellung in Rom

215 ***Im Jahre 1950 organisierte der Propagandapräfekt Kardinal Celso Costantini in Rom aus Anlaß des Heiligen Jahres eine große Missionsausstellung. In Künstlerkreisen fand diese Ausstellung kein besonderes Echo, weil ohne Rücksicht auf Qualität alles zusammengewürfelt war. Es war aber die erste größere Ausstellung dieser Art.***
Auch P. Carroll schickte einige Objekte. Unter anderem: den perlenbestickten Tabernakel, die beiden Holzleuchter und die einheimischen Stoffe. Das Experiment der SMA-Patres lief damals gerade erst an.

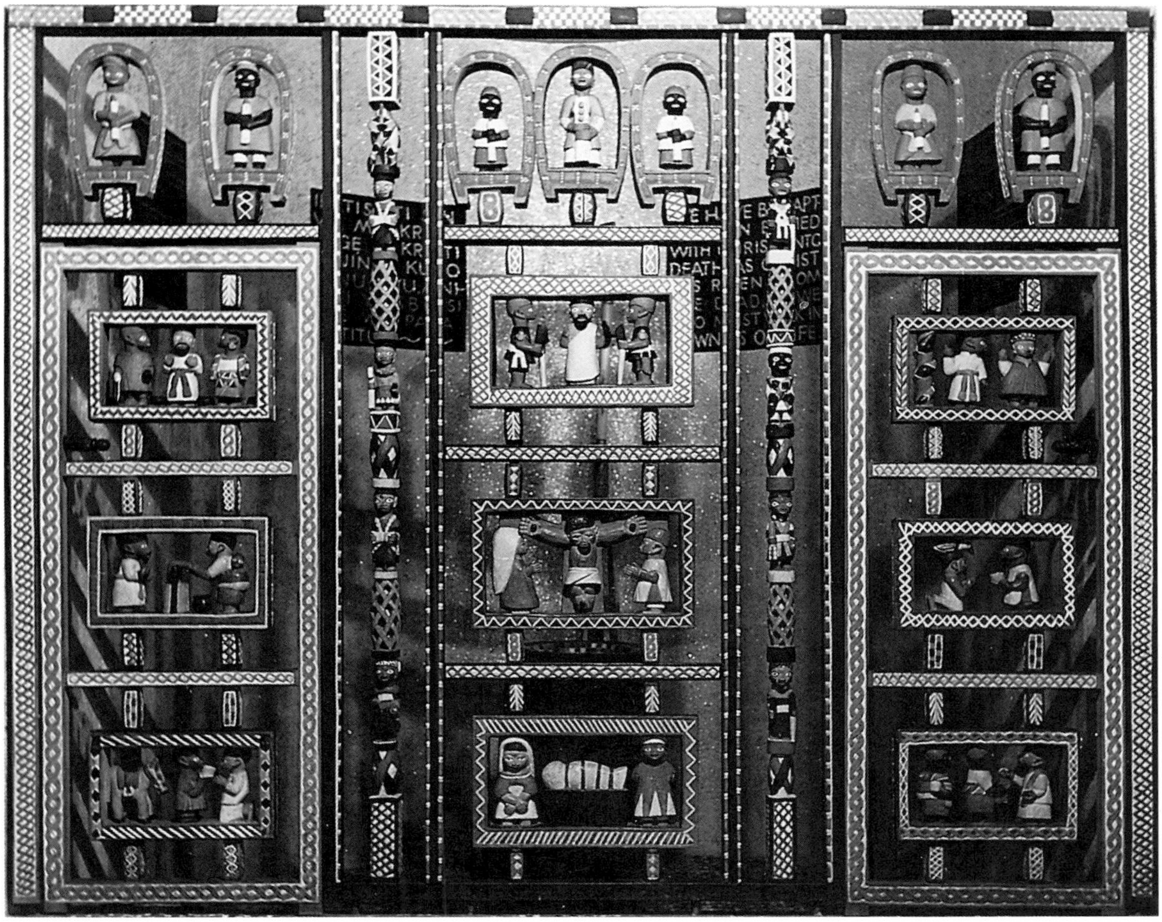

216

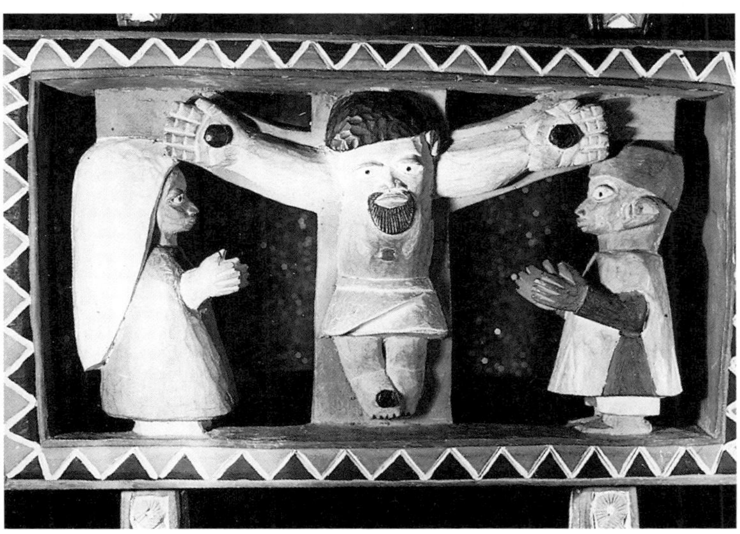

217

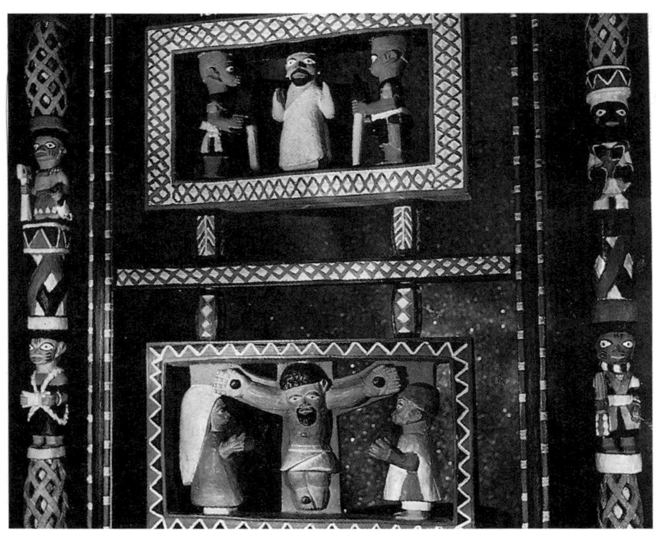

218

Kreuzigungsgruppe

216-218 ***aus der Taufkapelle Ebuta Metta, Lagos, 1962, von Otooro, einem Ketu-Yoruba (Westen). Otooro ist etwa 1905 geboren und ist Heide.***

Krippenfiguren

219 ***Bandele, von 1965***

Höhe: etwa 30 cm

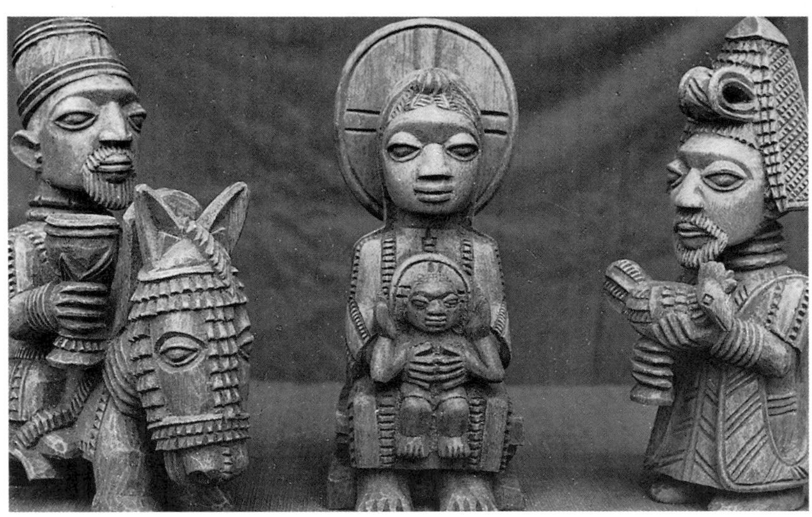

219

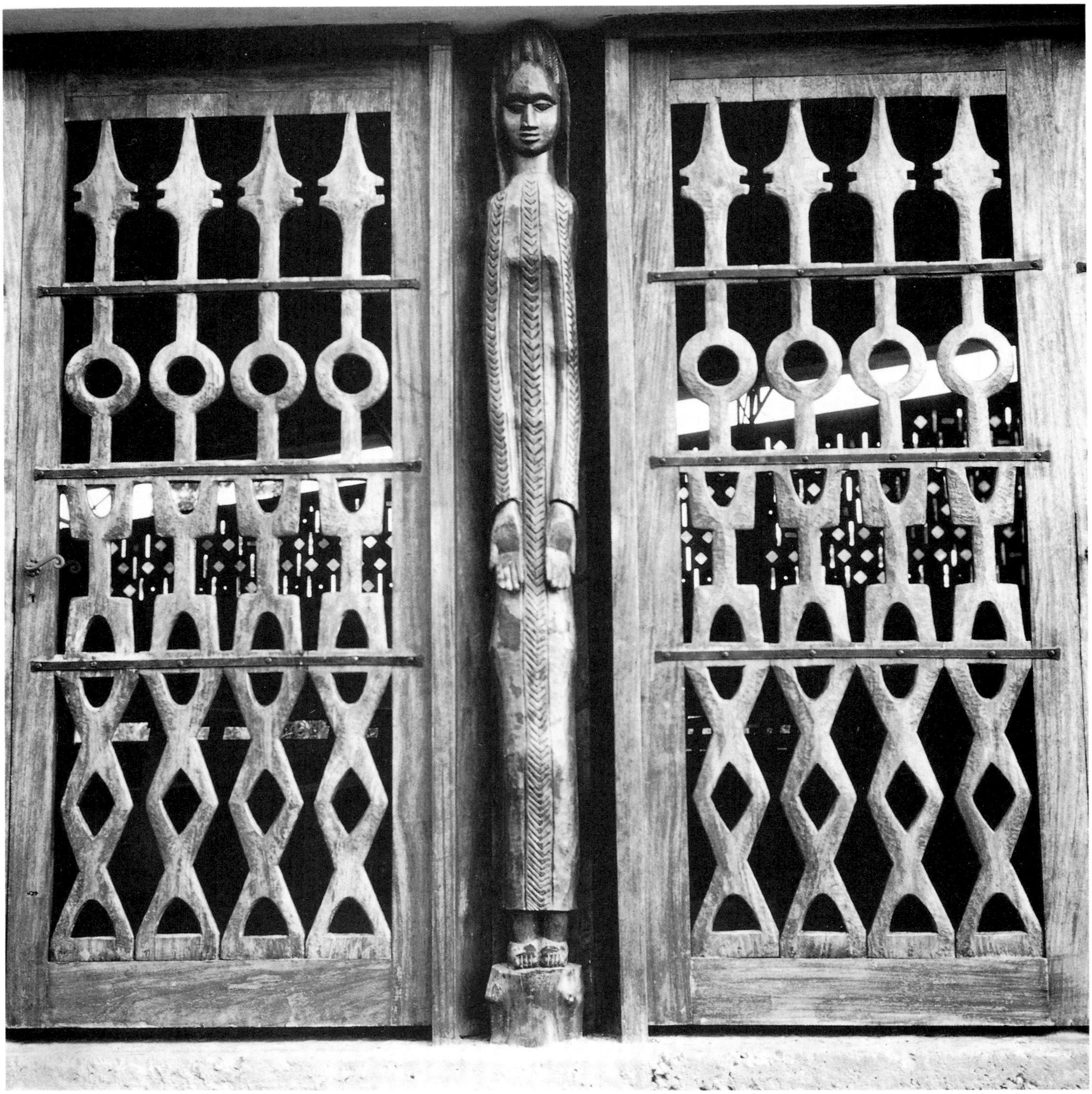

„Maria, Pforte des Himmels"

220 ***Westportal der Pfarrkirche von Toffo, Volksrepublik Benin (Dahomey)***

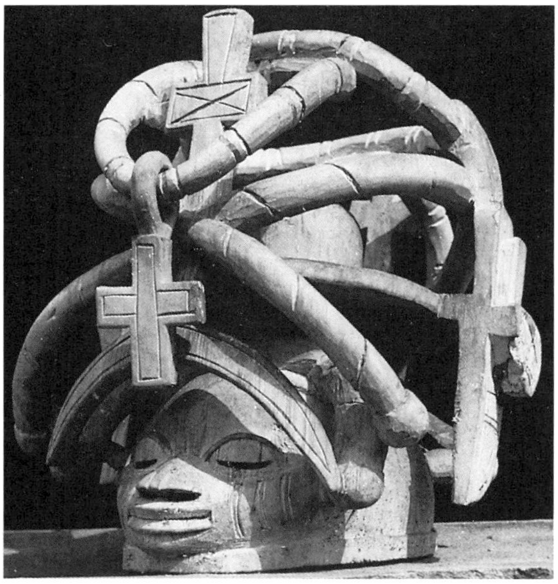

Gelede-Maske mit Kreuz

221 ***Gelede-Masken werden bei den Festlichkeiten getragen, die der Fruchtbarkeit dienen, und zwar wird hierbei besonders die Kraft der Frauen hervorgehoben. Es sind vor allem ältere Frauen, die in dem Gelede-Bund das Sagen haben. Die Zeremonien werden vor der Aussaat abgehalten. – Diese Maske hier zeigt, daß ein Einbruch ins traditionelle Denken stattgefunden hat: Man will über das Kreuz auf der Maske auch die Kräfte des Christentums in den Kult integrieren und ihrer womöglich habhaft werden.***

Foto von 1956, Westnigeria – Dahomey

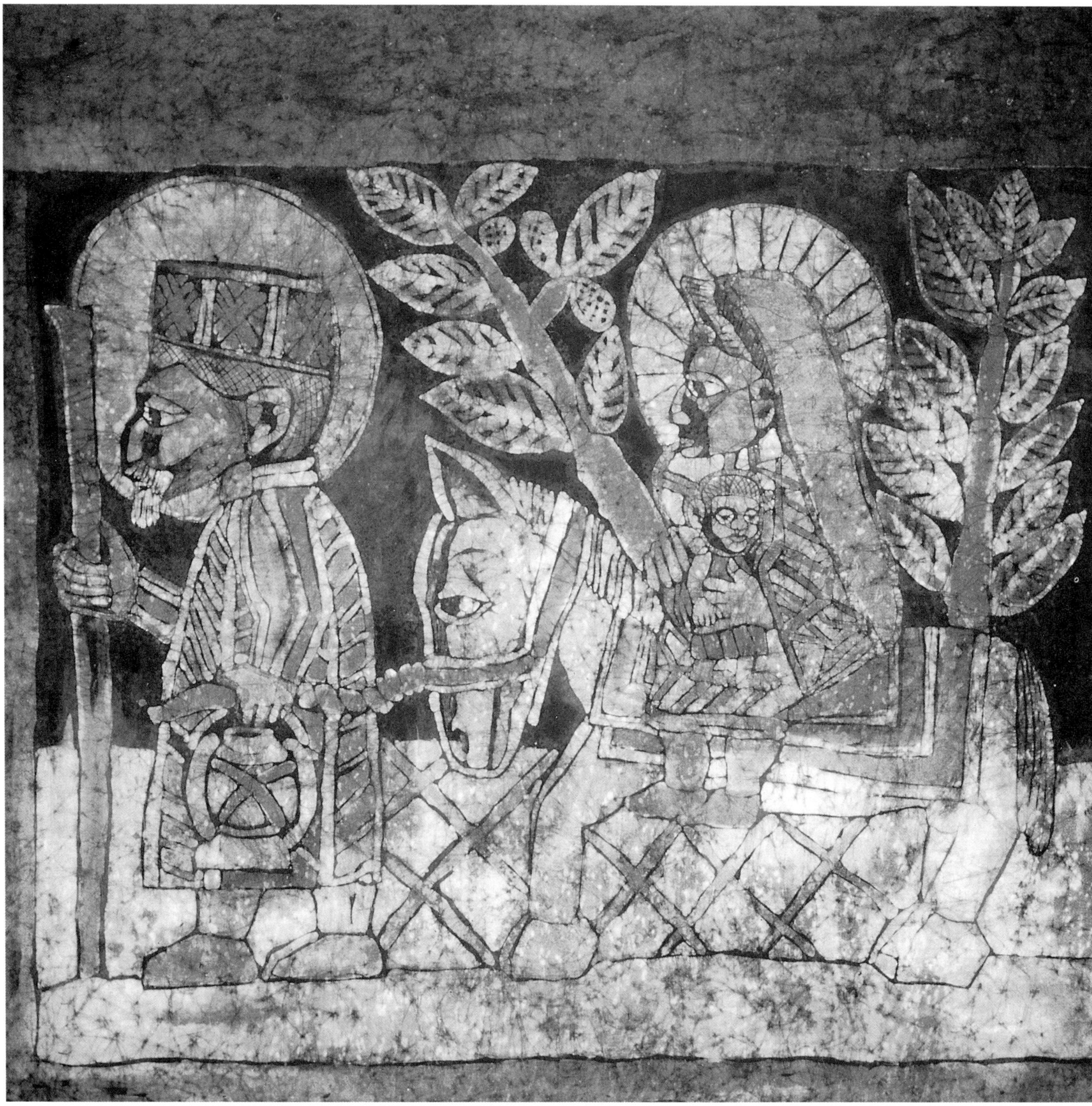

222

Flucht nach Ägypten

222 ***Batikarbeit (2 x 3 m) von Sr. Beata aus dem Benediktinerkloster St. Joseph in Toffo, Volksrepublik Benin. Als Vorbild diente das Relief von Bandele, Abb. 188.***

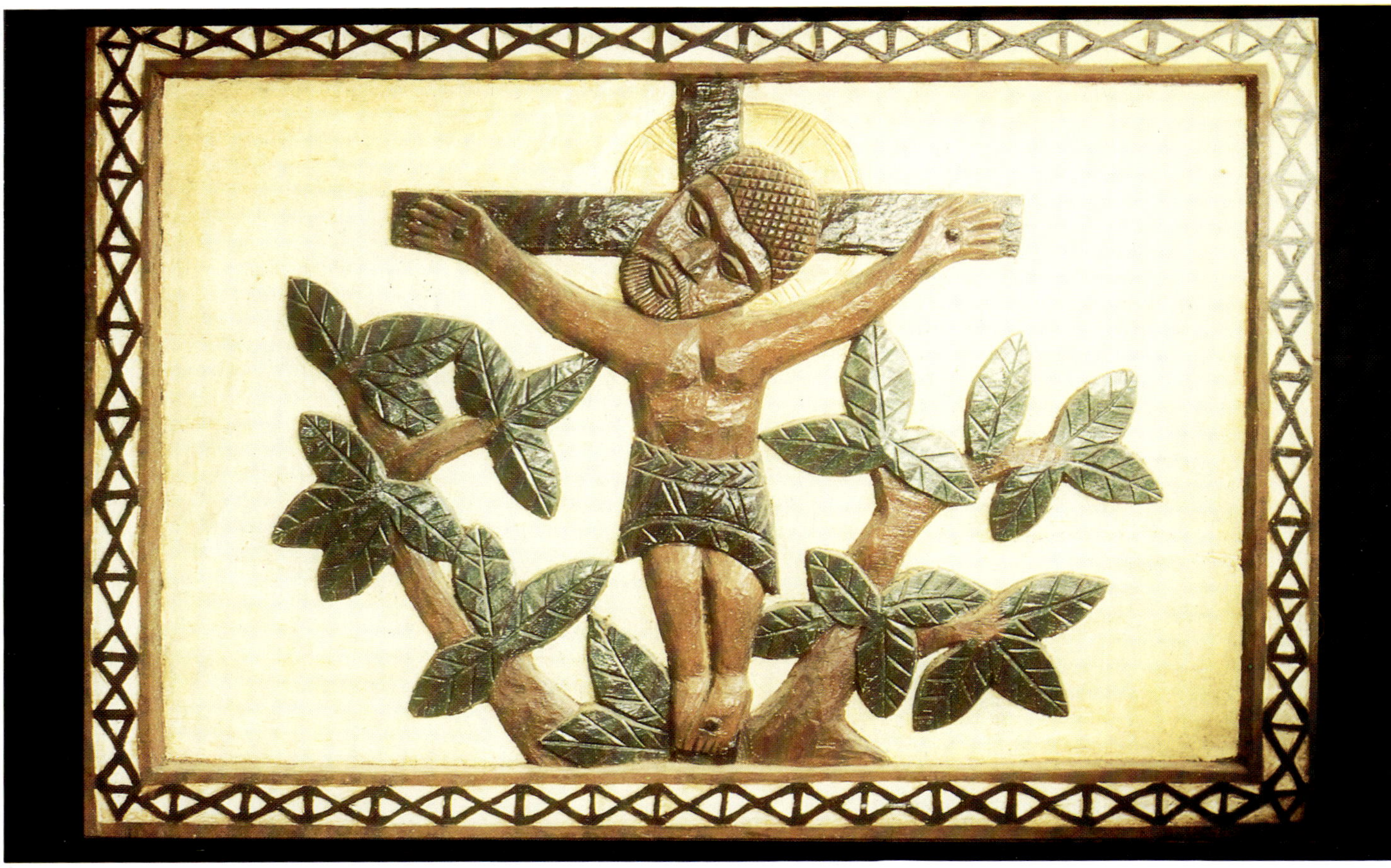

223

traditioneller Schnitzer, arbeitete aber auch noch als Bauer. Die Kunst der Ketu-Yoruba unterscheidet sich in einigen wichtigen Punkten von der der Ekiti-Yoruba: Die Objekte der Ketu sind kleiner, im Detail genauer, immer bunt bemalt; statt der Epa-Maske herrscht die Gelede-Maske vor usw. Otoora war ganz Traditionalist, auch bezüglich seiner Religion. Er hörte zwar gern von Christus, den er als *orisha* (Geist) in sein Pantheon einordnete, doch es war schwer, seine Arbeit in christliche Vorstellungen zu lenken. Als Beispiel seiner Arbeit diene Abb. 216–218.

4. Areogun

Er galt als der größte lebende Schnitzer der Yoruba. Er wurde um 1880 im Ekiti-Land geboren und starb 1954. Er hatte 1953 den Auftrag übernommen, eine Krippe zu schnitzen, leider sind nur die Drei Könige davon fertig geworden, siehe einen davon auf Abb. 166–171. Im Grunde aber ist dieser König der Aufbau einer Epa-Maske. Schade, daß Areogun nicht mehr dazugekommen ist, Maria und Jesus zu schnitzen.

5. Die jüngeren Schnitzer

Seit Jahren arbeiten für die Projekte von P. Carroll jüngere Schnitzer; sie sind durchweg Christen, so Daniel Bamidele, Laurence Dada, Joseph Agbana und William Ogungbe. Sie sind alle in der traditionellen Schnitzkunst ausgebildet und gehören deshalb auch nicht zur jungen arrivierten Künstlerzunft Nigerias.

Zwölfte Kreuzwegstation

223 ***aus der Pfarrkirche von Toffo in der Volksrepublik Benin (Dahomey). Vorbild sind Yoruba-Arbeiten, das Blattwerk orientiert sich offensichtlich an der Ornamentik der Benin-Bronzen. – Vielleicht hat auch ein Kreuzrelief von Paul Osagie Osifo (abgebildet bei Carroll 1967: 128) direkt als Vorbild gedient. Osifo stammt aus Benin (Nigeria). Wahrscheinlich verwendet er auch deswegen Ornamentik-Elemente der Benin-Bronzen. Ja sein ganzer Relief-Aufbau erinnert an Bronzeplatten mit dem König in der Mitte und je einer Person zur Seite.***

III. Das Experiment in der Retrospektive

In einem Beitrag für einen Ausstellungskatalog von Haus Völker und Kulturen in St. Augustin hat P. Carroll seine Arbeitsweise und Probleme kurz skizziert (1980: 71):

„Ehe ein Werk begonnen wird, bespreche ich mit ihnen die äußere Form des Themas oder der Erzählung: Personen, Gesten, Handlung, Kleidung, Zubehör, aber ich diskutiere nicht Dinge wie Gesichtsausdruck oder Gemütsbewegung und selbst nicht so augenfällige Ausdrucksweisen wie Lachen oder Trauer. Noch weniger bespreche ich mit ihnen, wie sie die Majestät Christi, sein Leiden oder das Sterben am Kreuz ausdrücken sollen."

„Wie läßt sich die Qualität unserer mit der der alten Arbeiten vergleichen? Mit Sicherheit ist keines unserer Werke so gut wie das beste der alten, aber ich bin sicher, sie sind so gut wie die Durchschnittsarbeit vergangener Tage. Wir bekommen leicht einen falschen Eindruck von der Qualität der alten Schnitzarbeiten, weil Bücher und Museen meist nur die besten Werke abbilden und ausstellen.

Ich glaube, die Schnitzer standen früher unter einem stärkeren Druck als heute, so z. B. durch die Konkurrenz um das Wohlwollen der Häuptlinge und der Kultgemeinschaften, durch persönliche Rivalitäten und den Wettlauf um die Gunst der Öffentlichkeit. Heute sind die Schnitzer – infolge ihrer relativ kleinen Anzahl und wegen des nur

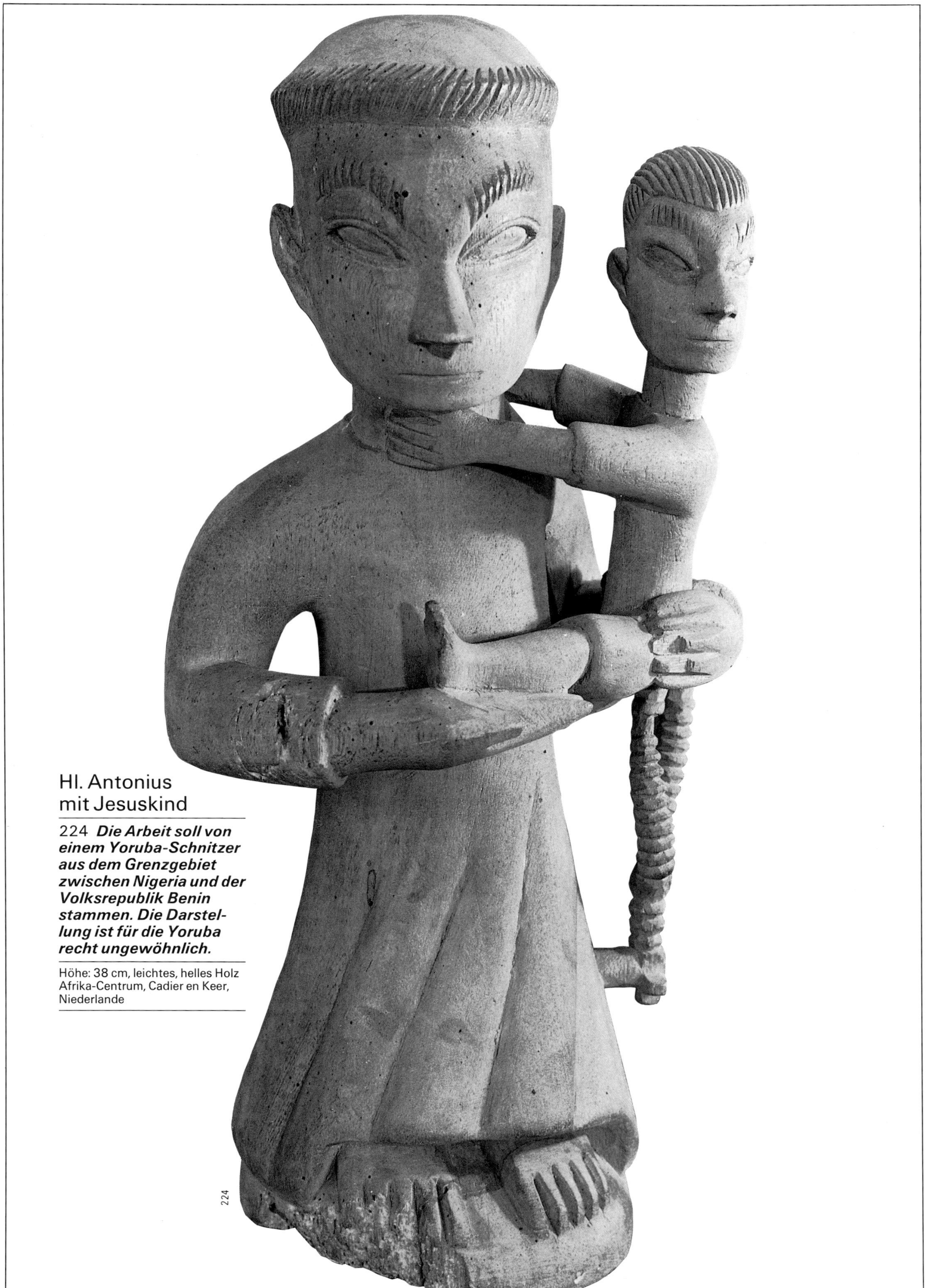

Hl. Antonius
mit Jesuskind

224 ***Die Arbeit soll von einem Yoruba-Schnitzer aus dem Grenzgebiet zwischen Nigeria und der Volksrepublik Benin stammen. Die Darstellung ist für die Yoruba recht ungewöhnlich.***

Höhe: 38 cm, leichtes, helles Holz
Afrika-Centrum, Cadier en Keer,
Niederlande

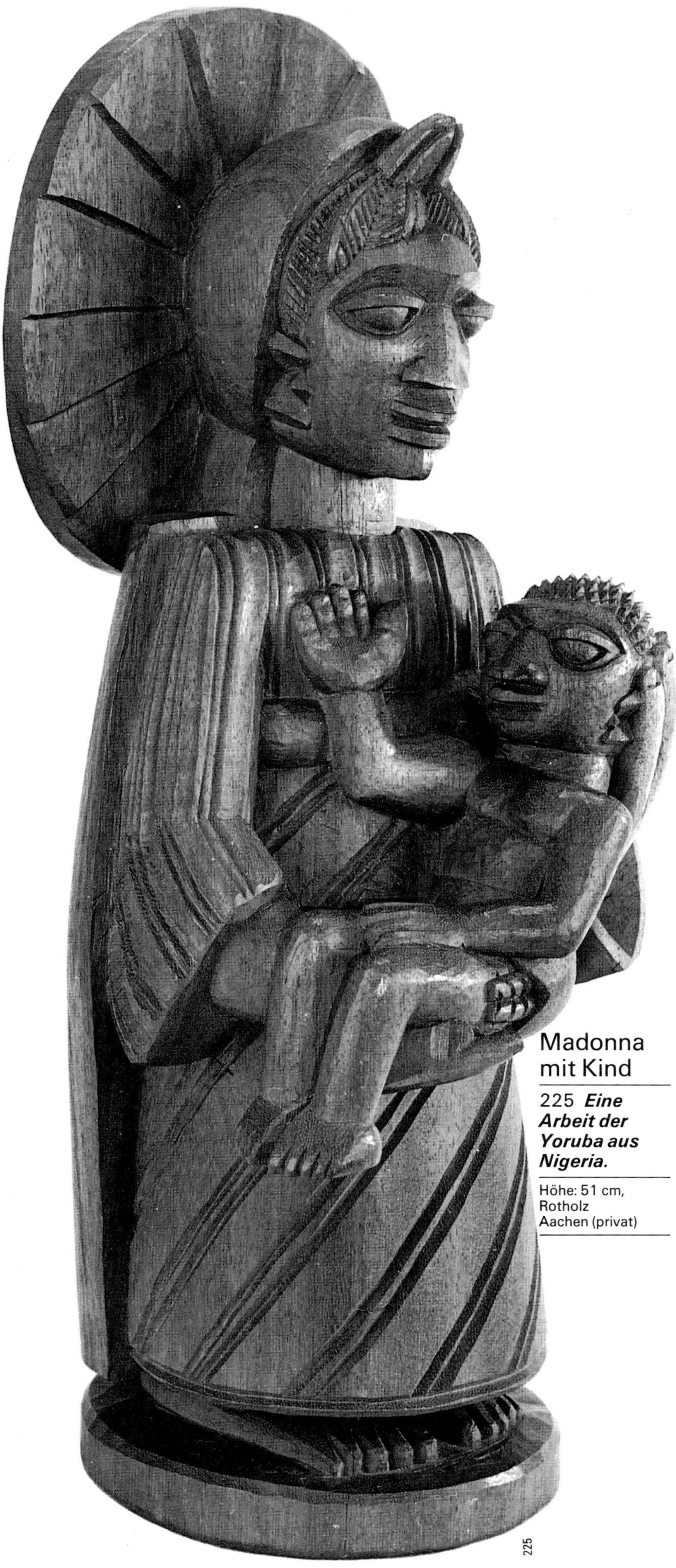

Madonna mit Kind

225 ***Eine Arbeit der Yoruba aus Nigeria.***

Höhe: 51 cm, Rotholz
Aachen (privat)

zaghaften kritischen Urteils ihrer Auftraggeber – weniger besorgt um die Qualität ihrer Arbeiten als vielmehr um die Geldmenge, die sie verdienen können. Der Meisterschnitzer kann bisweilen minimal wenig tun und soviel wie möglich seinen Lehrlingen überlassen. Ich selbst muß versuchen, die nötige kritische Pression beizubringen, um die Qualität der Arbeit zu heben. Ich muß dafür sorgen, daß der Schnitzer sein Holz sorgfältig aussucht, daß er gründlich nachdenkt, ehe er eine Arbeit beginnt, damit er sich nicht geistlos wiederholt, daß jeder Schritt sorgfältig ausgeführt wird...
Kirchliche Auftraggeber unserer Schnitzer, ob Einzelpersonen oder Gruppen, haben gewöhnlich wenig Verständnis weder für die Natur oder die Grenzen dieser Kunst noch für die Variationsbreite und die Funktion christlicher Kunst. Ihre Aufträge bewegen sich in einem begrenzten Bereich – Kreuzwegstationen, Krippen, Kruzifixe, Statuen – und vernachlässigen die weitere Darstellung biblischer und liturgischer Themen. Das Wesen der Yoruba-Bildhauerei liegt im Illustrieren, und die ‚Andachts'-Kunst liegt außerhalb ihrer Bandbreite."

„Emile Mâle, der große Experte gotischer Kunst in Europa, hat recht, wenn er schreibt: ‚Wenn Ikonographie verändert wird, wenn Kunst sich neuer Themen bemächtigt, dann geschieht dies, weil ein Philosoph mit den Künstlern zusammengearbeitet hat.' Es ist wichtig, daß derartige christliche Denker der nigerianischen Kirche erstehen."

Das Unternehmen von Oye Ekiti ist sicher nicht in jeder Hinsicht als gelungen zu betrachten. Viele Objekte wird man nicht unter ‚Kunst', sondern unter ‚Kunsthandwerk' einordnen. Gelungene Figuren wurden immer wieder nachgeahmt, vom ersten Urheber wie von anderen Schnitzern, obgleich sich P. Carroll, wie er mir in Briefen versicherte, große Mühe gab, dies zu verhindern. Die Einstellung zum Original ist eben in der traditionellen Kunst eine ganz andere als bei uns in Europa.

Bei aller Kritik und Reserve, die Ulli Beier dem Experiment von P. Carroll entgegenbringt, beurteilt er dessen Grundanliegen recht positiv. Er sagt:

„Die Kirche als Kundschaft gibt dem Schnitzer wenigstens einen neuen Platz in der Gemeinschaft und ein neues Sozialprestige. Die Wichtigkeit des Experimentes von Oye Ekiti kann gar nicht überschätzt werden. Dies ist nicht nur der erste Versuch, in Nigeria eine neue christliche Kunst ins Leben zu rufen, sondern auch der einzige Schritt bisher, die traditionelle Schnitzkunst als ein Kunsthandwerk am Leben zu erhalten" (1960: 15). – Diesem Urteil eines Fachmannes ist nichts hinzuzufügen. ○

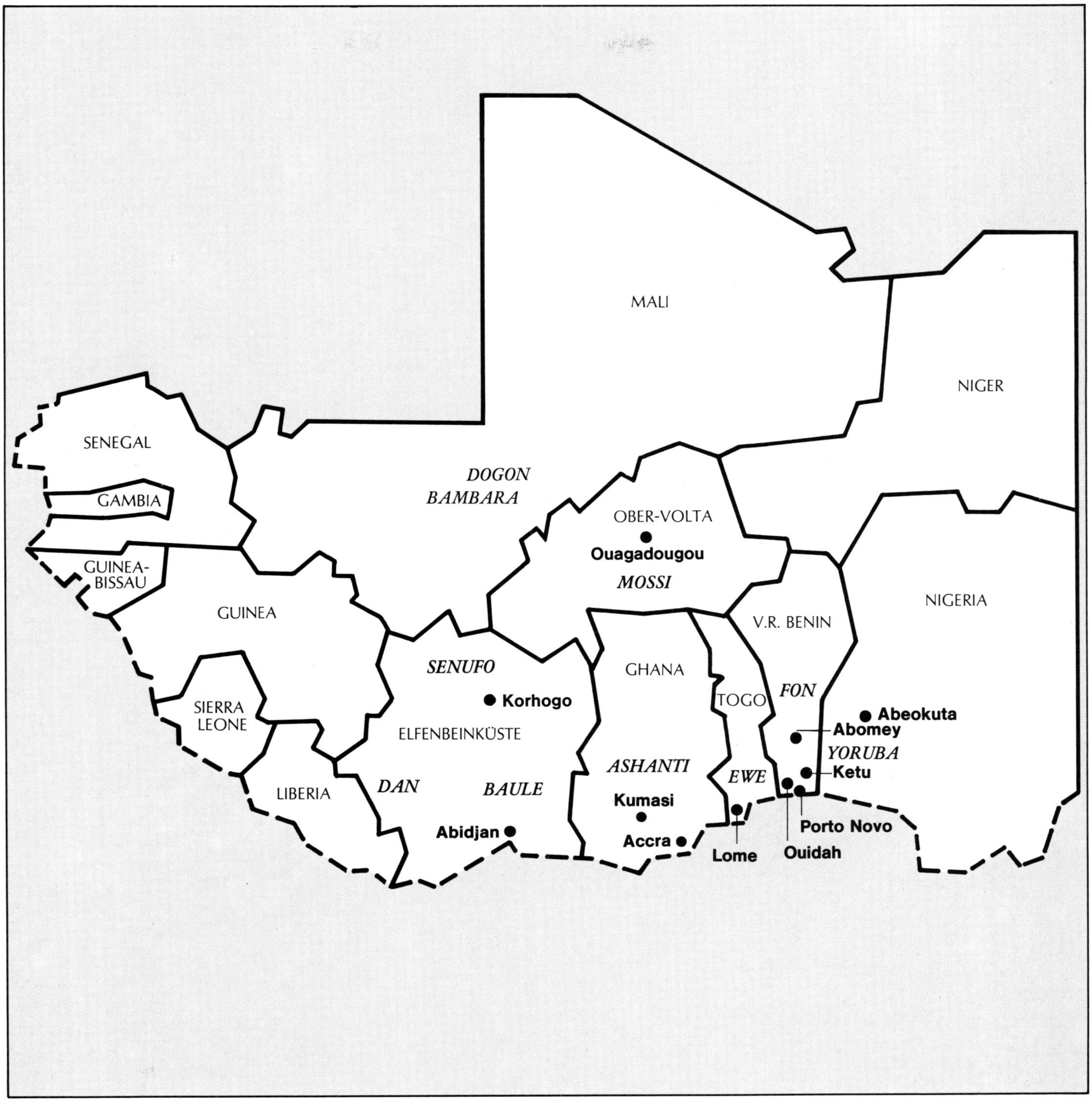
MALI
NIGER
SENEGAL
GAMBIA
DOGON
BAMBARA
OBER-VOLTA
Ouagadougou
MOSSI
GUINEA-BISSAU
GUINEA
V.R. BENIN
NIGERIA
SENUFO
GHANA
FON
Korhogo
TOGO
SIERRA LEONE
Abeokuta
Abomey
ELFENBEINKÜSTE
YORUBA
ASHANTI
Ketu
EWE
DAN
BAULE
LIBERIA
Kumasi
Porto Novo
Abidjan
Accra
Lome
Ouidah

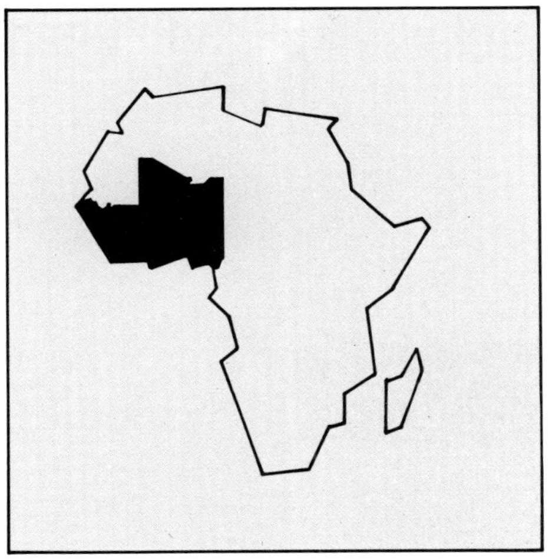

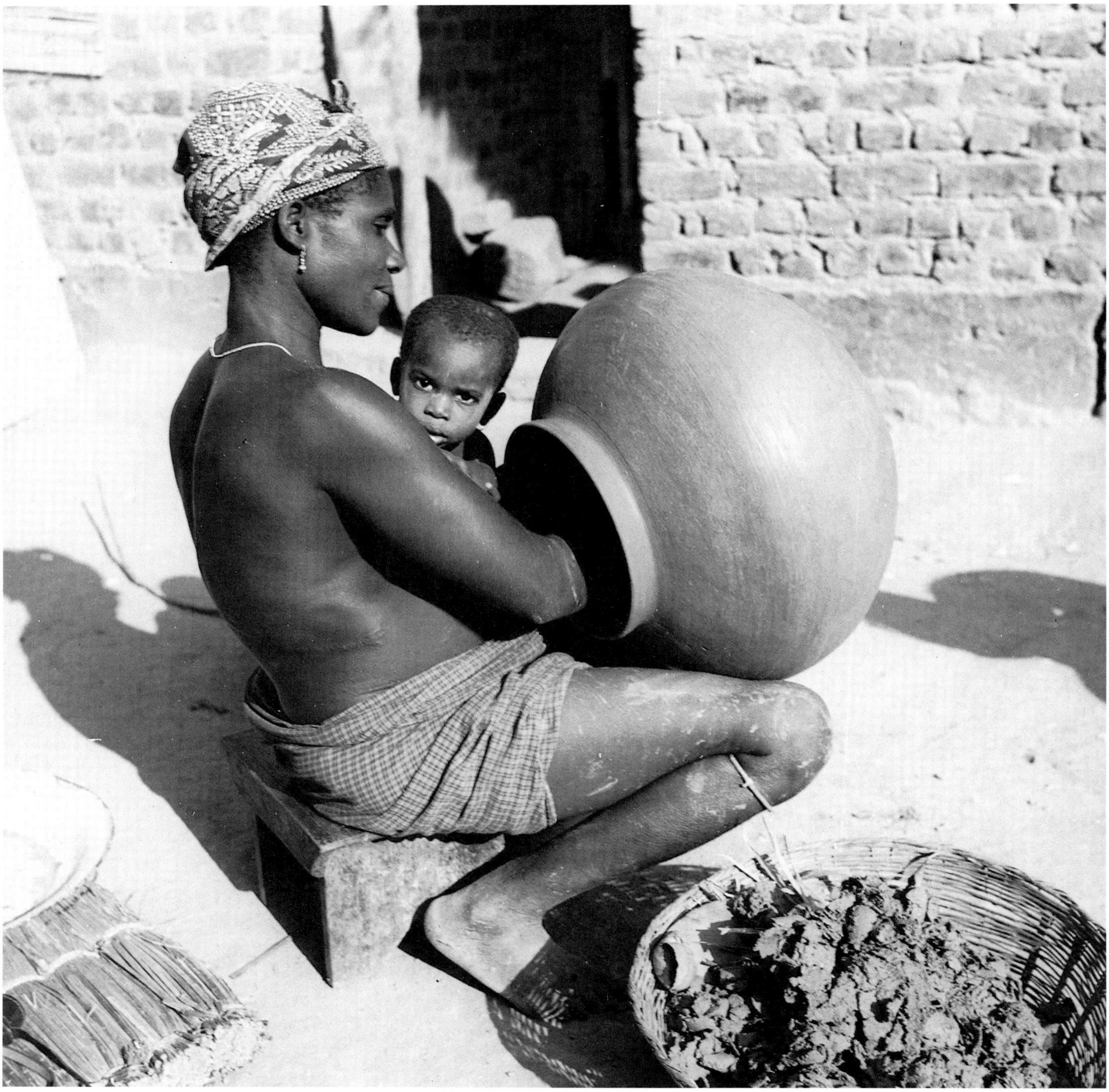

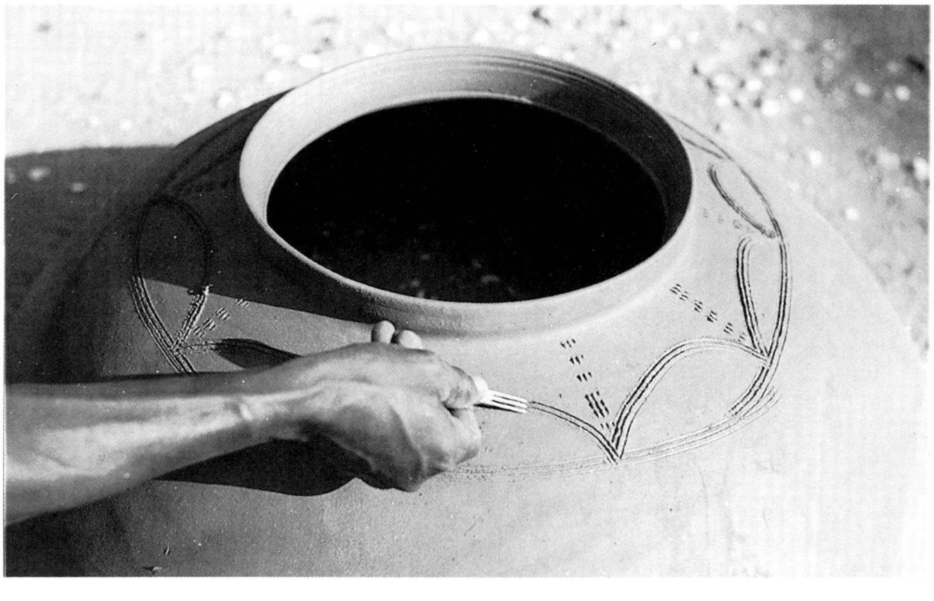

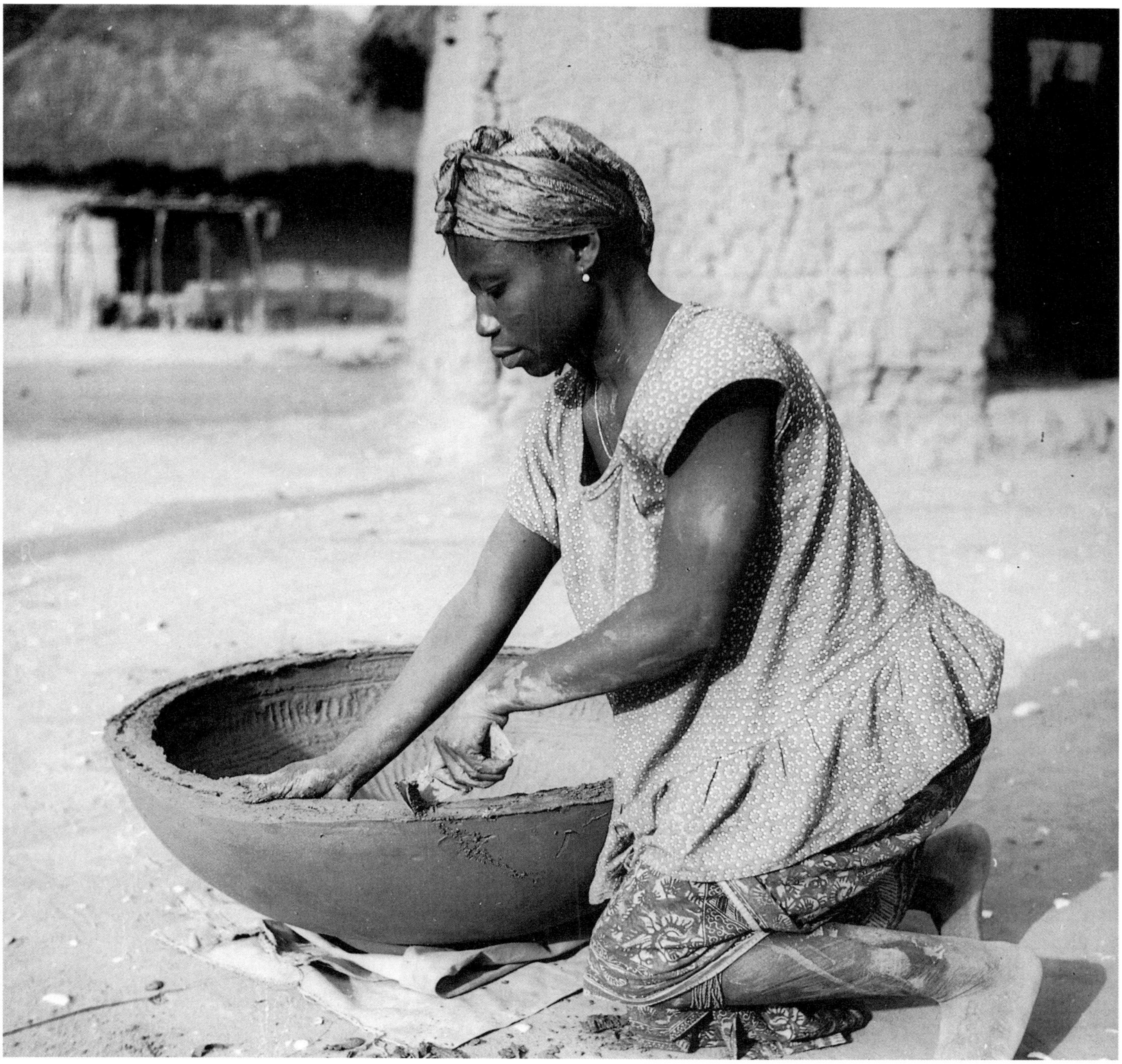

Westafrika

West- und Zentralafrika sind traditionellerweise die beiden reichsten Kunstregionen Schwarzafrikas. Jeder, der sich auch nur kurz mit der Kunst dieser Regionen vertraut macht, wird von den großartigen Werken der Senufo, Dogon, Bambara, Baule, Ashanti etc. fasziniert sein. Eine Vielfalt an Stilen und Materialien dokumentiert den Reichtum an plastischen Kunstwerken in diesem Gebiet. Nicht anders ist die Situation in Zentralafrika, wenn wir einmal die Gegend von Kamerun bis Zaire und Angola so nennen. In Westafrika allerdings scheint die Technik etwas verfeinert zu sein. Häufig wird die Kunst in Städten und an Königshöfen gepflegt, finden die Metalle Kupfer, Messing und Gold oftmals Verwendung. In vielen Zentren gab es auch bereits in alter Zeit berufsmäßige Künstler. Hier entstand schon früh Kunst um der Kunst willen; ein Vorgang, den es in Zentralafrika nur ausnahmsweise gibt. – Doch trotz dieser privilegierten Situation hat es die christliche Kunst bzw. das Kunsthandwerk in Westafrika schwerer als in Zentralafrika, einen eigenen Stil und Platz im Gemeindeleben zu finden. Wahrscheinlich spürt man in keinem Gebiet Afrikas die Diskrepanz zwischen traditioneller und christlicher Kunst so sehr wie gerade in Westafrika. Einer hochentwickelten traditionellen Kunst steht eine bescheidene, in ihren Anfängen steckende christliche „Kunst" gegenüber. Die Diskrepanz ist zwar in ganz Schwarzafrika groß, aber mir scheint, daß sie nirgendwo so deutlich spürbar ist wie hier.

Es gibt natürlich viele Gründe dafür. Einer ist, daß es in Westafrika niemals eine christ-

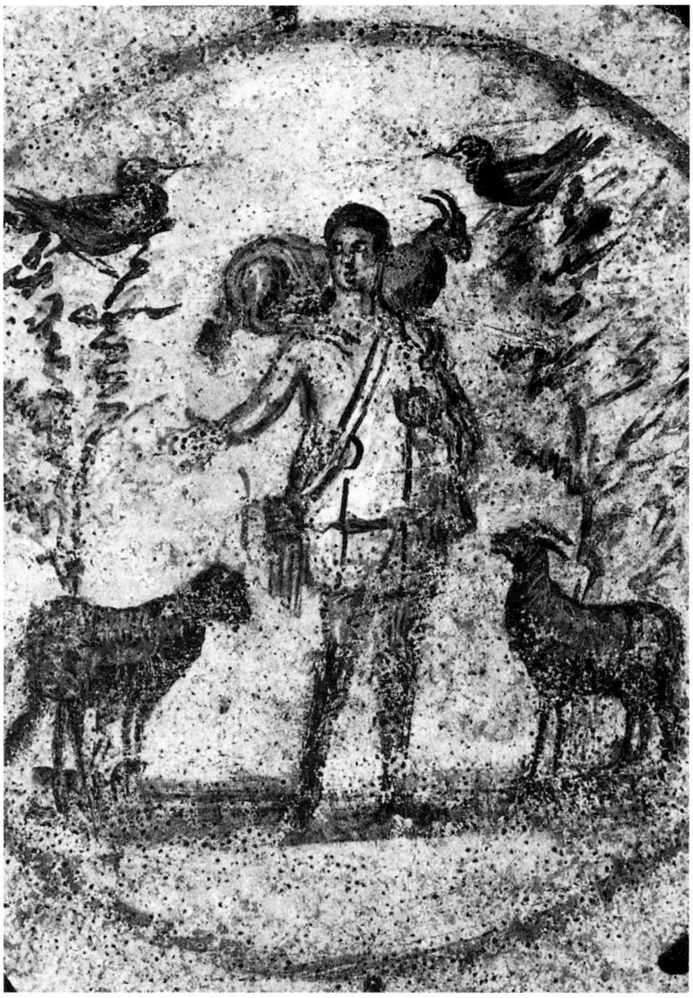

226

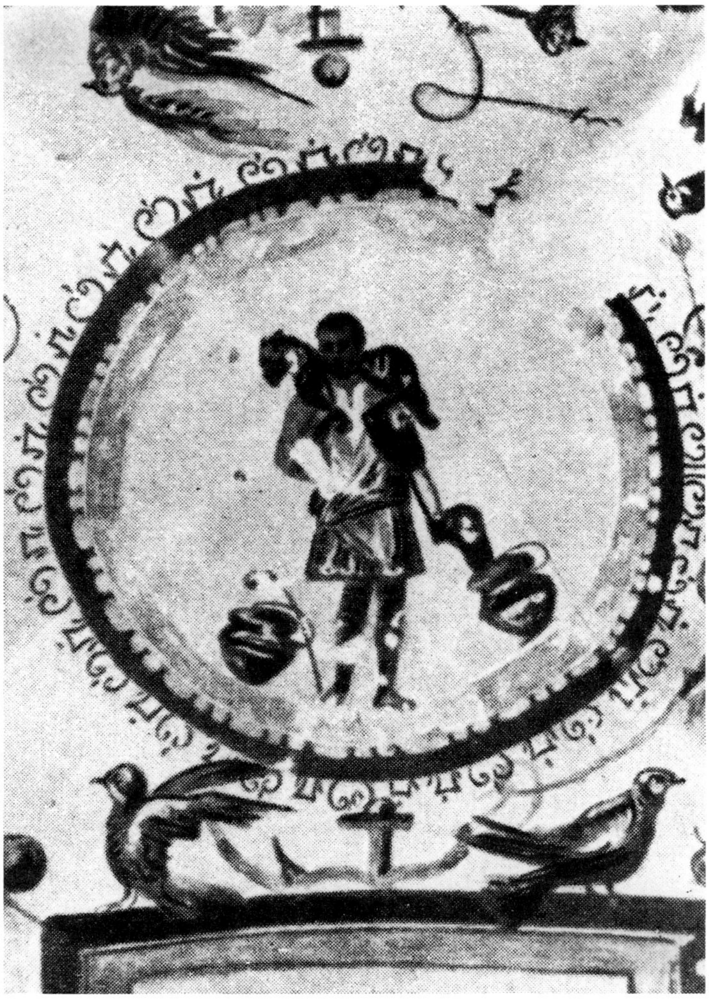

227

liche Persönlichkeit gab, die ein Zentrum oder eine Schule gegründet hätte, um christliche Kunst ins Leben zu rufen, wie dies in Nigeria, im Zaire, in Zimbabwe und in Südafrika der Fall war. Sicher gab es auch schon früher christliche Laien und Missionare, die gelegentlich einzelne Küntler förderten und ihnen Aufträge gaben, doch eine kontinuierliche Aufbauarbeit ist nicht geleistet worden. Wenn man die Kritiken mancher Missionare an den christlichen Kunstversuchen liest – man hat sich im Fon- und Yoruba-Gebiet in Dahomey ständig über die „afrikanische Proportion" der Figuren beschwert –, so muß man staunen, daß überhaupt „so viel" an christlichen Werken entstanden ist. – Das Wenige (wenn wir von den Arbeiten der Fon und Ketu-Yoruba absehen) macht aber einen disparaten Eindruck und ist mehr Zufallsprodukt als geplante Produktion.

Der Kunstfachmann Frank Willet führt einen anderen Grund an, der sicher ebenfalls hier zum Tragen kommt. – Bekanntlich war fast ganz Westafrika französische Kolonie. Willet aber sieht einen Zusammenhang zwischen der Geisteshaltung der Kolonialherren und der neuen christlichen Kunst in ihrem Gebiet. Er schreibt: „Die französischen Kolonialherren wollten Franzosen aus ihren afrikanischen Untertanen machen, und die Einstellung, daß die europäischen Standards auch für die Afrikaner Ziel ihres Strebens sein sollten, spiegelt sich wider in einigen Statuen aus dem Fischerdorf von Fadioute an der senegalesischen Küste. Laurent Ndone schnitzte sie in den fünfziger Jahren eindeutig als Nachbildungen europäischer Heiligenfiguren aus Gips. Lord Lugards Politik der indirekten Herrschaft, d. h. die britischen Interessen über die bestehenden traditionellen Institutionen und die Stammeshäuptlinge durchzusetzen, könnte sehr gut, wenn auch unbewußt, für das Oye-Ekiti-Projekt einiger Missionare in Nigeria Vorbild gewesen sein. Father Kevin Carroll hat beschrieben, welche Auswirkungen dieses System auf die produzierten Skulpturen hat. Die Missionare wollten ein Zentrum schaffen, in dem Künstler und Handwerker mit ihren traditionellen Arbeitsformen – Bildhauerei, Weberei, Stickerei, Leder- und Perlenarbeiten – helfen sollten, den christlichen Gott zu verehren" (1979: 41–42).

In die gleiche Richtung weist auch, was ein bekannter französischer Afrikanist, er ist Professor in Paris, einmal schrieb, indem er die Belgier apostrophierte, weil sie in ihrer Kolonie Unterricht in Bantusprachen erteilten. Er deutete dies so, daß die Belgier die Kongolesen nicht hochkommen lassen wollten. Die Franzosen dagegen verkehrten mit den Leuten ihrer Kolonien ausschließ-

Der Gute Hirte, aus dem 3. Jh.

226 ***Das Deckengemälde mit dem Guten Hirten in der „Grabkammer der Verschleierten" der Priszilla-Katakombe stammt aus dem Ende des 3. Jahrhunderts. Die Gestalt steht symbolhaft zwischen zwei Lämmern und zwei Bäumen, auf denen Tauben sitzen. Der Hirte hat eine Hirtentasche umgehängt, aber keinen Eimer in der Hand (v. Matt 1961: Nr. 3).***

227 ***Im Zentrum des Deckengemäldes im Cömeterium Majus ist ein Guter Hirte mit zwei Melkeimern und einem Hirtenstab dargestellt. Auch der Stab des Guten Hirten von Lyon ist relativ lang, wenn er auch auf dem Foto nur kurz aussieht (Kuhn: Bild vor S. 225 und S. 254, Fig. 332).***

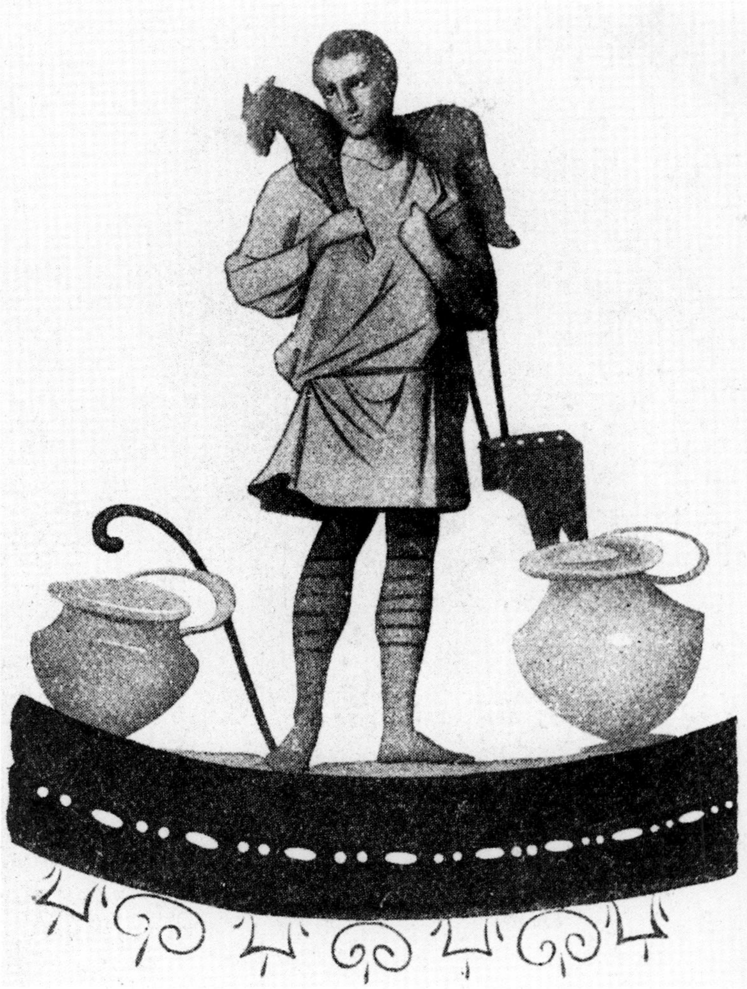

228

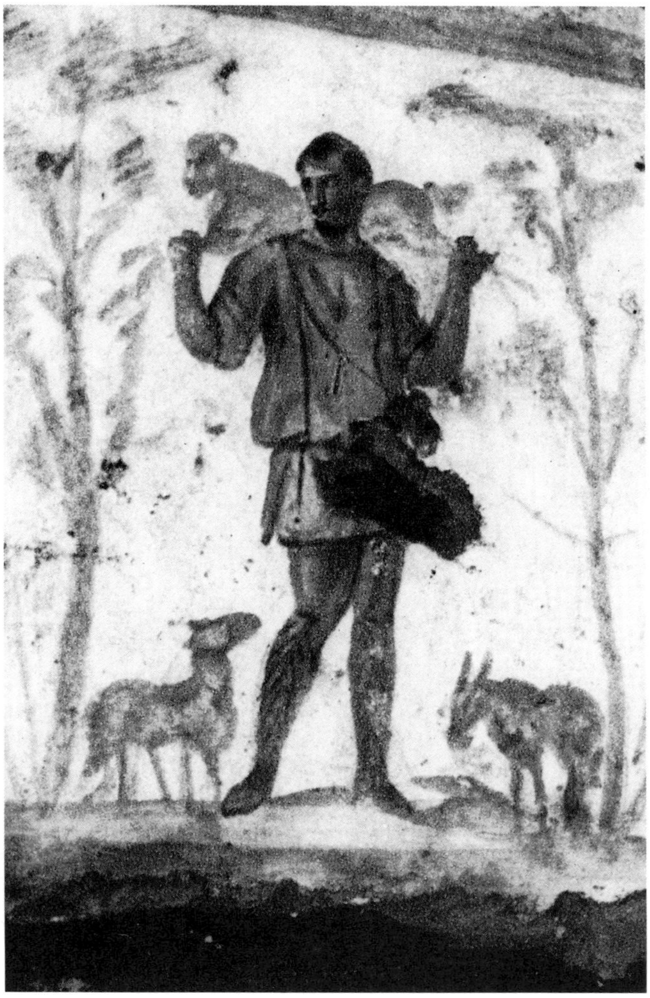

229

lich in Französisch. Die Afrikaner gewännen auf diese Weise Zugang zur Kultur Frankreichs. Die Afrikaner wurden zu Franzosen gemacht. Verständlich, daß eine christliche afrikanische Kunst dann nicht nötig war.

In den fünfziger Jahren hat der Ethnologe und katholische Priester Prof. Richard Mohr nach einer Forschungsreise durch Westafrika den seiner Meinung nach zu starken Europäismus im Christentum dieses Gebietes kritisiert. Vor allem bedauerte er, daß es nicht gelungen sei, einen afrikanischen Klerus, der im autochthonen Brauchtum und Volkstum stehe, heranzubilden (1956: 47–53).

Mohrs Kritik wurde von Missionaren und Missiologen heftig widersprochen – so z. B. von Johannes Beckmann 1956. Ihre Argumente waren, nach meinem Gespür, nicht immer einwandfrei. Zeigt nicht ein Wissenschaftler, daß er von der Kultur Westafrikas wenig versteht, wenn er auf Mohrs Kritik unter anderem erwidert: „Die Seminarbildung und -erziehung soll auf das arteigene Brauchtum des Volkes aufbauen. Aber auf welches? An der Goldküste, wie im übrigen Westafrika, gibt es ja eine Fülle von Stämmen . . ." (Beckmann 1956: 223). Ein Blick in die Religionen, Mythen, Sozialstrukturen, Bedeutung der Kunst etc. hätten genügt, damit man nicht solch eine Frage stellt! Hier

228 ***Umzeichnung von Nr. 227.***

gibt es wirklich in hohem Maße Einheit unter den Ethnien Westafrikas. Bei den Verschiedenheiten handelt es sich mehr um Nuancen. – Das aber wäre gerade die Arbeit gewesen: das die einzelnen Stämme transzendierende afrikanische Geistesgut herauszustellen!

Wenn wir heute, fast 30 Jahre später, die Kirche in dieser Region in ihrer Selbständigkeit und Aktivität betrachten, so ist vieles anders und besser geworden. Aber fragen kann und muß man noch immer, wie weit der Klerus im afrikanischen Brauchtum steht. Ich könnte eine ganze Reihe von konkreten Fällen aufzählen, daß afrikanische Religionsdiener ihre Muttersprache nur mehr oberflächlich beherrschen. Man hatte sie als Kinder aus den Dörfern in die Missionsschulen geholt, so daß sie ihrem Volkstum entwurzelt wurden.

Hier wird aber auch verständlich, weshalb afrikanische Künstler so häufig klagen, daß der afrikanische Klerus relativ wenig für ihre Kunst übrig hat. – Doch dieses Pauschalurteil kennt auch Ausnahmen, wie wir im nächsten Kapitel sehen werden. Der Kameruner Jesuit P. Engelbert Mveng ist einer der großen Promotoren einer christlichen afrikanischen Kunst. Doch diese Verwurzelung in der afrikanischen Kultur scheint nur bei einigen wenigen ganz geglückt zu sein.

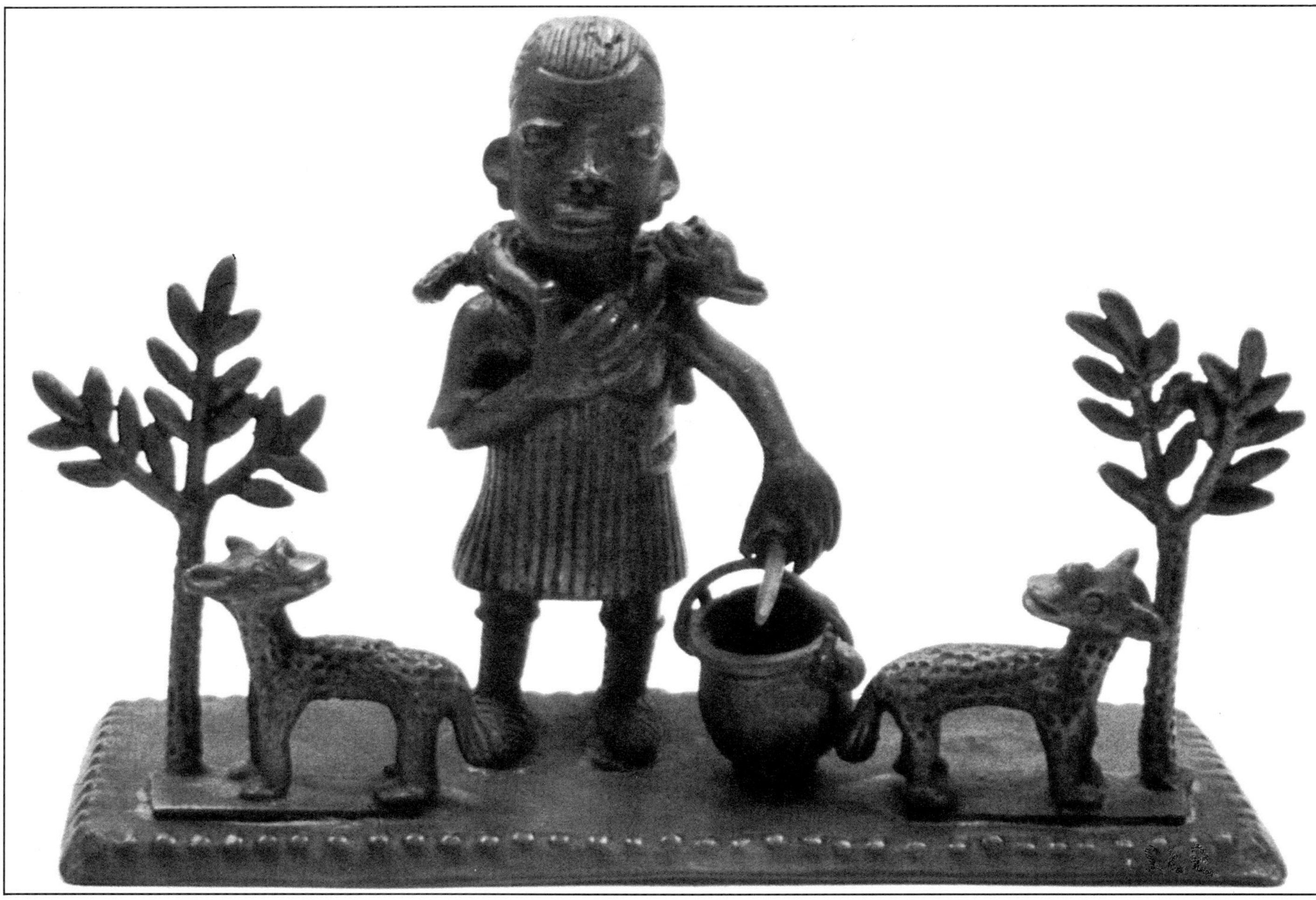

230

Der Gute Hirte

230 ***Im Jahre 1924 wurden durch Lyoner Afrikamissionare aus dem „Vicariat Apostolique du Benin" mehrere Kisten mit Gegenständen an Papst Pius XI. für die Missionsausstellung 1925 geschickt. Einige Themen waren durch zwei Objekte vertreten (wie die Originalinventarliste ausweist). Ein Objekt blieb davon jeweils in Rom, obgleich, wie Erzbischof Strebler († März 1984) angibt, auch diese „Dubletten" öfter zurückverlangt wurden. – Figuren und Bäume sind einzeln gegossen und später auf die Platte genietet oder gelötet worden. Mit ziemlicher Sicherheit hat dem Gießer eine frühchristliche Darstellung als Vorbild gedient. Welches Bildnis es genau war, kann noch nicht ausgemacht werden. Folgende Merkmale deuten auf eine antike Vorlage hin: die Stiefel des Hirten, die Tunika, der Melkeimer, die beiden Tiere und die Bäume. Ein im Aufbau ähnliches Bild gibt es auf dem Deckengemälde in der „Grabkammer der Verschleierten" der Priszilla-Katakombe aus dem Ende des 3. Jahrhunderts (siehe Abb. 226). Allerdings hat diese Figur keinen Melkeimer. Auf dem Deckengemälde im Cömeterium Majus und in der Katakombe der Heiligen Petrus und Marcellinus gibt es Gute-Hirte-Darstellungen mit zwei Melkeimern. In den Katakomben-Malereien sind über hundert Darstellungen des Guten Hirten bekannt. Mal hat der Hirte einen Stab oder eine Flöte, eine Hirtentasche oder einen Eimer bei sich. Sehr oft steht der jugendliche Mann zwischen zwei Tieren und zwei Bäumen. Zeitlich beginnen diese Darstellungen bereits Ende des ersten Jahrhunderts.***

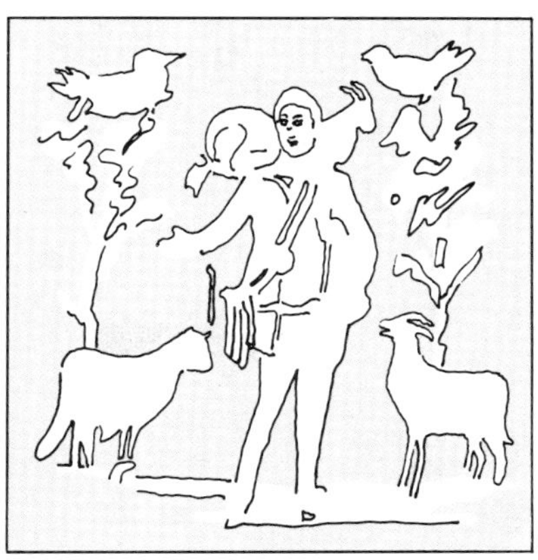

231

Gelbguß aus Abeokuta, Nigeria
Platte: 21 x 7,5 cm, Höhe: 13,5 cm
Vatikanisches Museum, Inv.-Nr. 9327

I. Ältere Bronzen

Die Lyoner Afrikamissionare (SMA) begannen 1861 ihre Arbeit in Dahomey, 1864 kamen sie nach Porto Novo, und kurz darauf weiteten sie ihre Mission weiter nach Nordwesten ins Yorubaland aus. Die evangelische Mission hatte kurz vorher ihre Tätigkeit in dieser Region begonnen. Doch da sie ihre Kirchen nicht mit Statuen schmückte, kam es bei ihr, wenigstens in früher Zeit, zu keinem Versuch, eine christliche Kunst ins Leben zu rufen.

Wenn man den Ausführungen von P. René Guilcher SMA aus Lyon Glauben schenken darf – er liefert meines Wissens die erste ausführliche Beschreibung dieser sogenannten „älteren Bronzen" –, dann hat auch die katholische Mission nicht viel dazu beigetragen, daß diese älteren Bronzen entstanden sind. Ein Yoruba-Künstler wurde Christ; wahrscheinlich in den zwanziger Jahren stellte er nach europäischen Vorlagen etwa 20 Bronze-Ensembles her. P. Guilcher betont: „Ort der Entstehung war Abeokuta im Yoruba-Land . . . Bisweilen heißt es, mangels genauer Nachrichten, sie seien in Dahomey entstanden: dies ist ein Irrtum" (1932, März: 21).

Das Datum der Entstehung kennen wir nicht genau. Als spätesten Termin können wir für die meisten dieser Figuren das Jahr 1924 annehmen. 1924 sind vier Bronzen ins damalige Lateranmuseum gelangt. Auf der

Karteikarte wurde vermerkt, daß die Überbringer, Lyoner Afrikamissionare, angaben, daß die Figuren vor 1924 entstanden sind. Die anderen etwa 16 Bronzen kamen ins Museum der Afrikamissionare nach Lyon. 1926 oder 1927 fand in Straßburg eine Missionsausstellung statt, auf der die Bronzen gezeigt wurden. Sie wurden, wie es heißt, ob ihres exotischen Aussehens bestaunt. 1931 gab es in Vincennes eine Kolonialausstellung; hier fanden sie vor allem bei Künstlern Bewunderung. Unsere fotografischen Aufnahmen stammen teilweise aus den dreißiger Jahren. Heute sind einige Figuren nicht mehr auffindbar.Weitere Erkundigungen in Lyon über Entstehungszeit und den heutigen Verbleib einiger Bronzen in Lyon blieben ergebnislos.

Der Künstler hat sicher nach europäischen Vorlagen gearbeitet. Einige Szenen wie der Gute Hirt oder Jona deuten auf eine frühchristliche Vorlage hin, was aber sehr unwahrscheinlich sein dürfte. Andere Szenen weisen auf spätere europäische Vorlagen, so etwa die hl. Jeanne d'Arc (Abb. 239) und der Engel mit Märtyrer (Abb. 240 und 241), hin. In der Kartei der vatikanischen Figur des Märtyrers (Abb. 241) heißt es: Der Engel krönt einen Soldaten . . . P. Guilcher spricht in seinem Aufsatz von einem Engel mit Märtyrer. In der vatikanischen Kartei heißt es auch, die Figur stamme aus Dahomey, was aber ganz offensichtlich falsch ist. Diese Falschinformation kommt sehr wahrscheinlich folgendermaßen zustande:

Der Bischof des Vikariates Benin hatte 1924 an Papst Pius XI. Objekte für die Missionsausstellung von 1925 geschickt. Wahrscheinlich hatte der Bischof die Figuren von einem Missionar erhalten, ohne selbst genauer darüber Bescheid zu wissen. Von den Museumsleuten befragt, gab er nach bestem Wissen Auskunft, doch die war nicht ganz korrekt. Der Missionar selbst wußte es besser. –

Vieles spricht dafür, daß dem Künstler ein illustriertes französisches Andachtsbuch als Vorlage gedient hat, das seinerseits auf

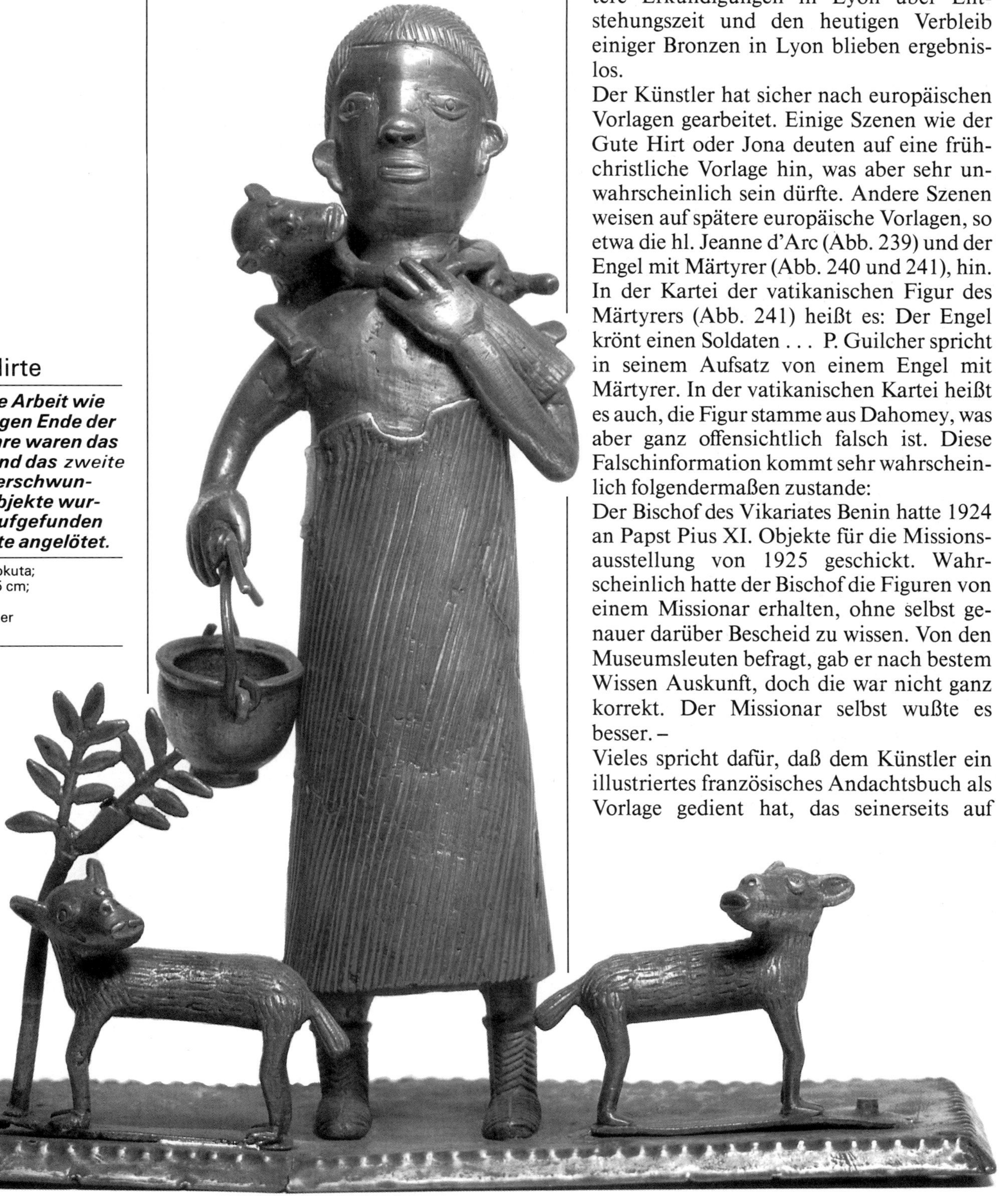

232

Der Gute Hirte

232 ***Ähnliche Arbeit wie Abb. 230. Gegen Ende der dreißiger Jahre waren das zweite Tier und das** zweite* ***Bäumchen verschwunden. Diese Objekte wurden wieder aufgefunden und sind heute angelötet.***

Gelbguß aus Abeokuta;
Platte: 31,8 x 11,5 cm;
Höhe: 33,7 cm
Museum der Lyoner Afrikamissionare

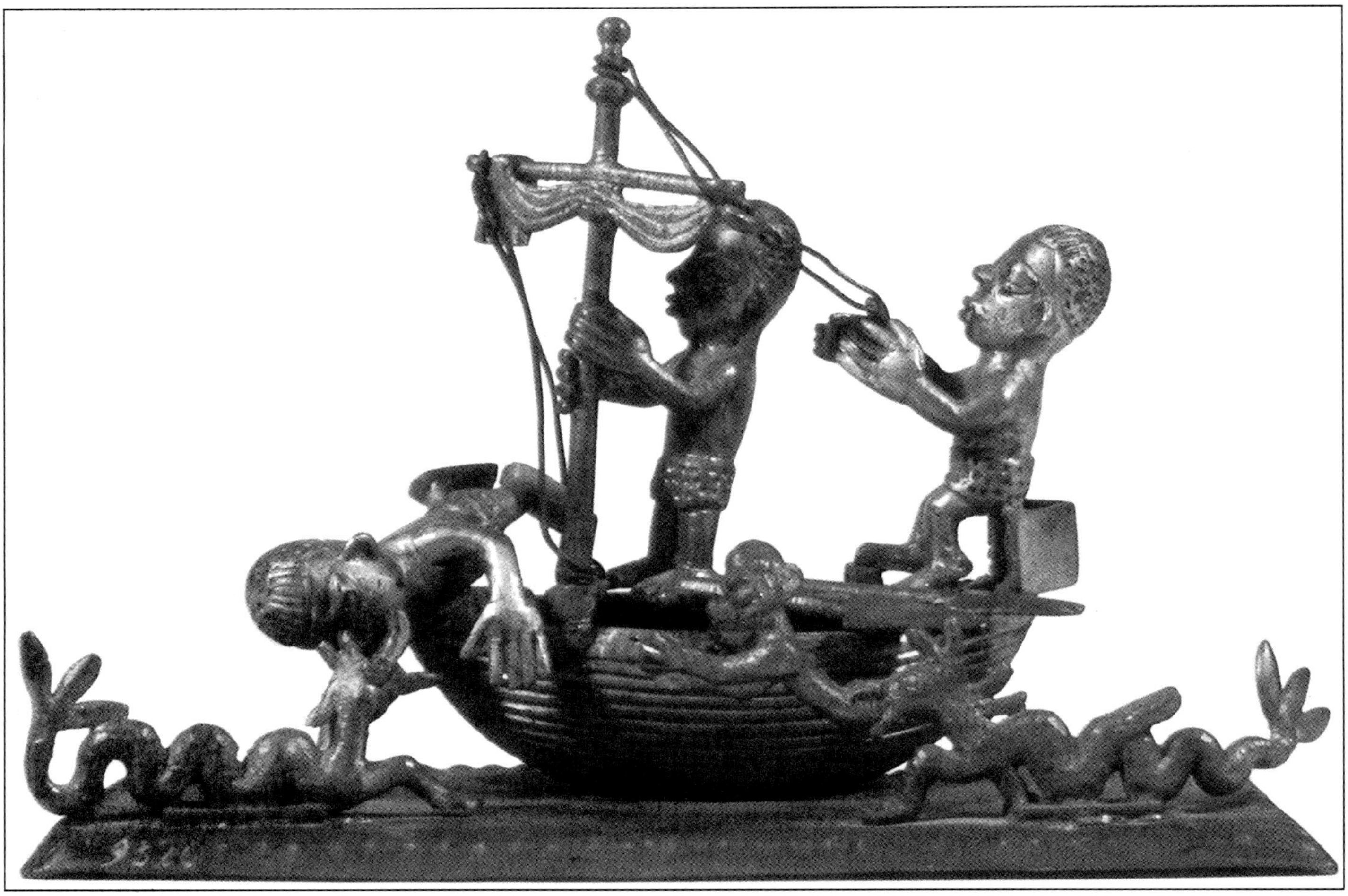

233

Jona und der Sturm auf dem Meer

233 ***Wie schon bei Abb. 230, so ist auch hier wieder das Bild streng symmetrisch angeordnet. Es gibt zwei Seeungeheuer: Das eine verschlingt Jona, das andere speit ihn gerade aus. Mast und Segel sollen wohl ein Kreuz mit Tuch darstellen. Die Seetiere verdienen unsere besondere Aufmerksamkeit, da sie ganz offensichtlich antiken Vorbildern nachempfunden sind. In der Kallistus-Katakombe gibt es eine Jona-Darstellung (Abb. 234), auf der das Seeungeheuer den gleichen gewundenen Schlangenleib hat wie auf unserer Abbildung. Auf einem frühchristlichen Sarkophag aus dem 3. Jahrhundert (Vatikanisches Museum) wird der ganze Jona-Zyklus dargestellt (Abb. 235). Auch dort wird Jona vom gewundenen Ungeheuer aufgenommen und ausgespuckt. Ähnliche Figuren weist auch ein frühchristlicher Sarkophag (3. Jahrhundert) in Kopenhagen (Ny Carlsberg Glyptothek) auf.***

Gelbguß
Platte: 23,5 x 12,5 cm, Höhe: 16,5 cm
Vatikanisches Museum

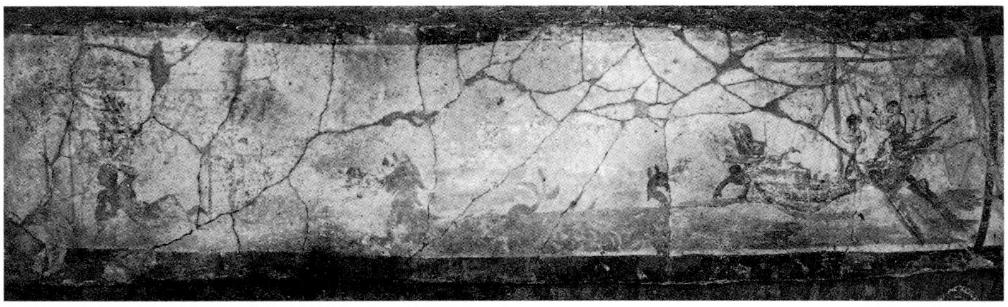

234

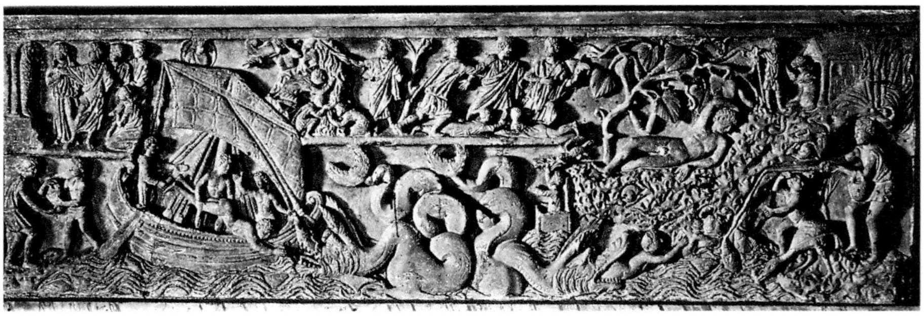

235

Jona-Zyklus in der Kallistus-Katakombe

234 ***Das Seeungeheuer hat den gewundenen Leib und den Schwanz von Abb. 233 und 235.***

Jona-Zyklus auf Sarkophag

235 ***Frühchristlicher Sarkophag aus dem 3. Jahrhundert in den Vatikanischen Museen. Hier wie auch auf dem Bild in der Kallistus-Katakombe wird ein ganzer Jona-Zyklus dargestellt, deshalb wird auch einmal das Ungeheuer gezeigt, wie es Jona aufnimmt, und ein andermal, wie es ihn ausspuckt. Die afrikanische Plastik verkürzt die Geschichte in Aufnehmen und Ausspeien.***

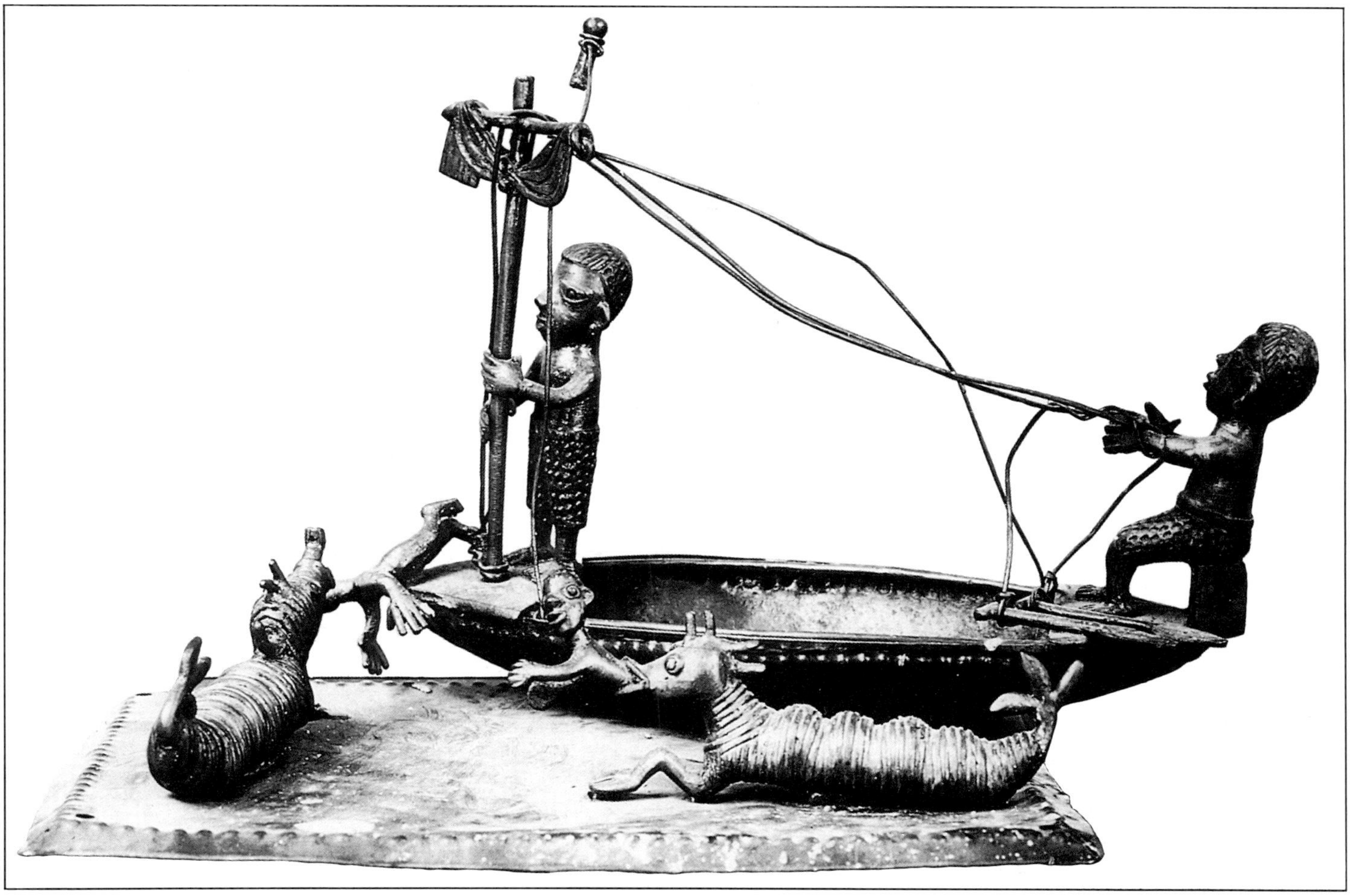
238

frühchristliche Motive zurückgriff. Der Gute Hirt und Jona gehen sicher auf frühchristliche Vorstellungen zurück; Jeanne d'Arc und der Engel mit Märtyrer aber auf französische Bilder, denn das Frühchristentum stellt seine Märtyrer niemals so dar. Daß es sich kaum um einen Soldaten, der für das Vaterland gefallen ist, handeln kann, zeigt die Kleidung und der abgeschnittene Hals. Man denkt hier eher an eine römische Märtyrergestalt. Die Szenen der Kreuzigung, Verehrung und Kreuzabnahme gehen wohl auf Kreuzwegstationen zurück. Auch die übrigen Bilder könnten sich leicht in einem Andachtsbuch befunden und als Vorlage gedient haben.
Doch trotz aller Vorlagen hat der Künstler sehr stark afrikanisiert, was man ihm auch, wie wir gleich sehen werden, zum Vorwurf gemacht hat. Ganz besonders fällt die Afrikanisierung bei der Madonnenstatue (Abb. 237) auf. Maria steht da wie eine Königin-Mutter mit Krone und königlichem Spiralenfächer, das Kind reitet auf der Hüfte. Die Königin-Mutter hat aber im sakralen Königtum der Yoruba eine ungemein starke Position. In bestimmten Belangen kann sie über den Herrscher hinweg bestimmen.
Bei der prononcierten Tendenz zur Afrikanisierung haben wir vielleicht in Abb. 238 gar nicht an eine afrikanische, sondern an eine europäische Nonne zu denken. Der Künstler hat eben das ganze europäische Bildma-

Jona und der Sturm auf dem Meer

236 ***Wie schon bei Abb. 233, so gibt es auch hier zwei Seeungeheuer: Das eine verschlingt Jona, das andere speit ihn aus. Die Tiere gleichen hier aber mehr Krokodilen als Fischen. Mast und Segel sind hier noch deutlicher als Kreuz und Tuch gekennzeichnet. Ganz offensichtlich war dem Gießer die Funktion des Segels gar nicht bewußt; er zeigt ja auch noch zwei Ruder.***

Gelbguß aus Abeokuta
Platte: 27 x 27 cm, Höhe: ca. 20 cm
Museum der Lyoner Afrikamissionare

terial durch seine Yoruba-Sicht gedeutet: So konnte auch die europäische Nonne nur als afrikanische erscheinen.
Wie schon angedeutet, hat man diesen Bronzen einen bestimmten Wert der Neuheit und des Grotesken zugebilligt. P. Guilcher meint: „... diese Versuche sind zwar keine Meisterwerke, aber ... sie verdienen es nicht, wie etwas Wertloses abgetan zu werden" (1932, März: 28). Dennoch glaubt er, Kritik an diesen Arbeiten äußern zu müssen. Wenn diese auch dem Künstler gegenüber vorgetragen wurde, versteht man, weshalb diese Quelle 1925 versiegte und keine gleichwertige mehr in Westafrika bis heute zu sprudeln begann. – Der Eurozentrismus hatte eben auch die Kirchen erfaßt! Dabei hatte P. Guilcher sehr wohl gesehen, daß alle anderen Bronzegießer ins geistlose Tourismus-Geschäft abgesackt waren, und er bedauerte dies auch. – P. Guilcher schreibt (1932, März: 28):
„Man kann diesen Werken noch einen schwereren Vorwurf machen: Sie besitzen nicht die solide Qualität der großen Kunstperiode dieser Region: es fehlt die Robustheit der Masse und die Solidität der Formen. Ob man will oder nicht: das Ganze macht einen verweichlichten Eindruck. Man muß auch einige schwere Fehler in der Komposition bedauern: so z. B. die falsche Proportion der Personen in der gleichen Szene. Bei der Kreuzigung ist Christus weit kleiner als

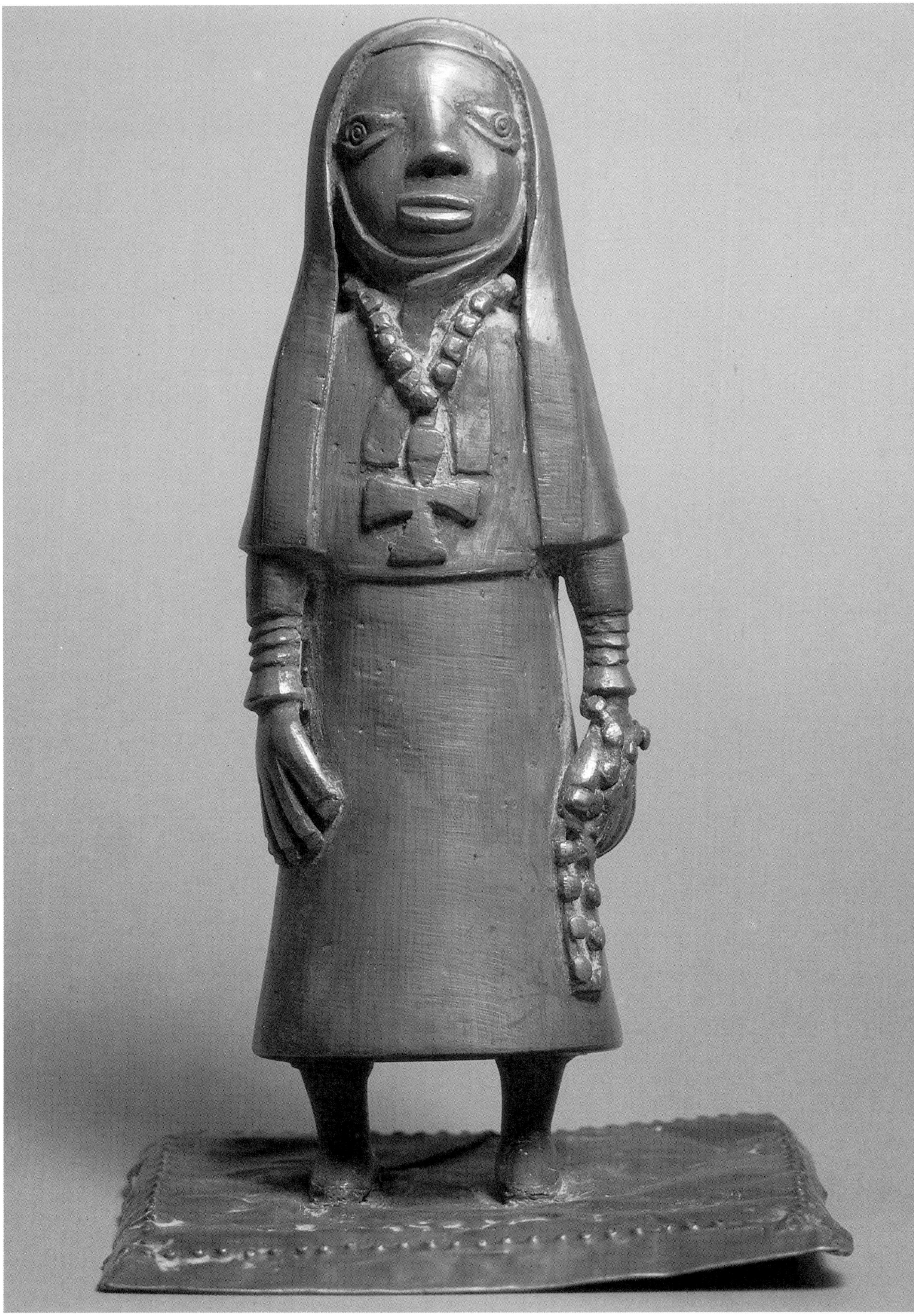

237

Afrikanische Nonne

237 ***Formen und Technik weisen in die gleiche Werkstätte wie die vorhergehenden Figuren. Auf die Platte ist folgender Name eingeschlagen: „Amixe J". Aber keiner der von mir befragten Lyoner Missionare konnte damit etwas anfangen.***

Gelbguß aus Abeokuta
Platte: 13 x 10 cm, Höhe: 22,8 cm
Museum der Lyoner Afrikamissionare

Madonna mit Kind

238 ***Ein europäisches Vorbild konnte für diese stark afrikanisierte Madonnendarstellung noch nicht ausgemacht werden, doch dies scheint nicht unwahrscheinlich, denn dieser Gießer oder zumindest seine Werkstätte benutzte europäische Vorlagen. Die antiken Vorlagen, z. B. für den Guten Hirten, sind wahrscheinlich bereits in Europa umgezeichnet worden und erreichten Afrika in europäischer Umgestaltung. – Man beachte einmal, bei wie vielen dieser Gelbguß-Figuren der Sockel die gleiche Verzierung aufweist! Die dreifache Spirale in der Hand der Muttergottes – der königliche Fächer – geht vielleicht auf die französische Lilie zurück.***

Gelbguß aus Abeokuta
Platte: 10,2 x 7,5 cm,
Höhe: 23,2 cm
Museum der Lyoner Afrikamissionare

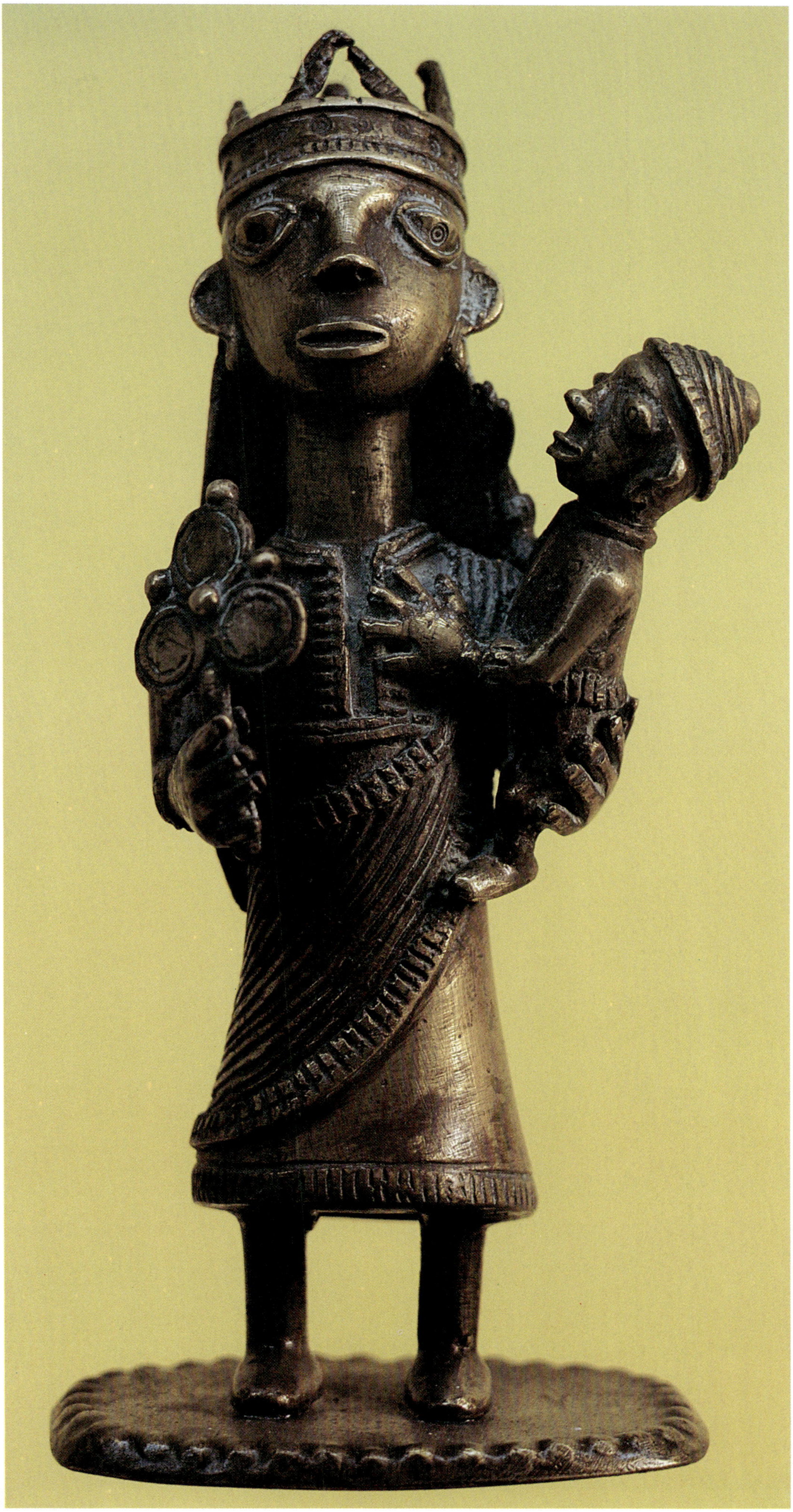
238

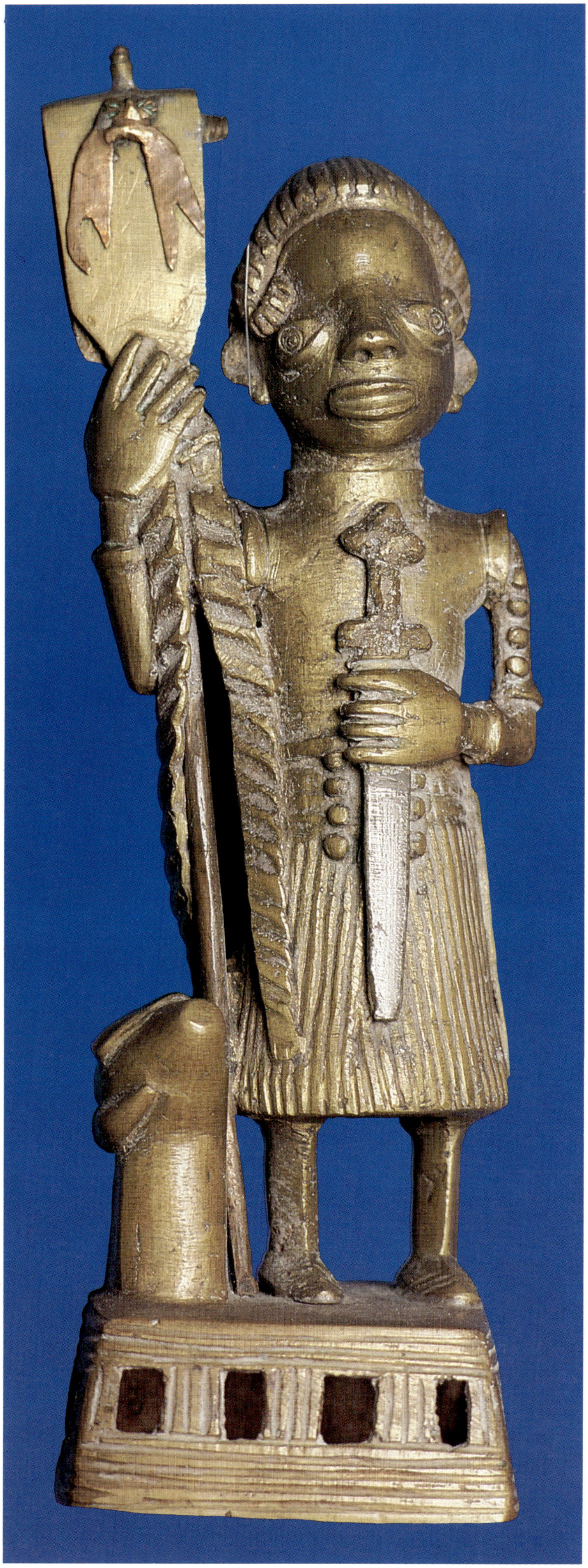

239

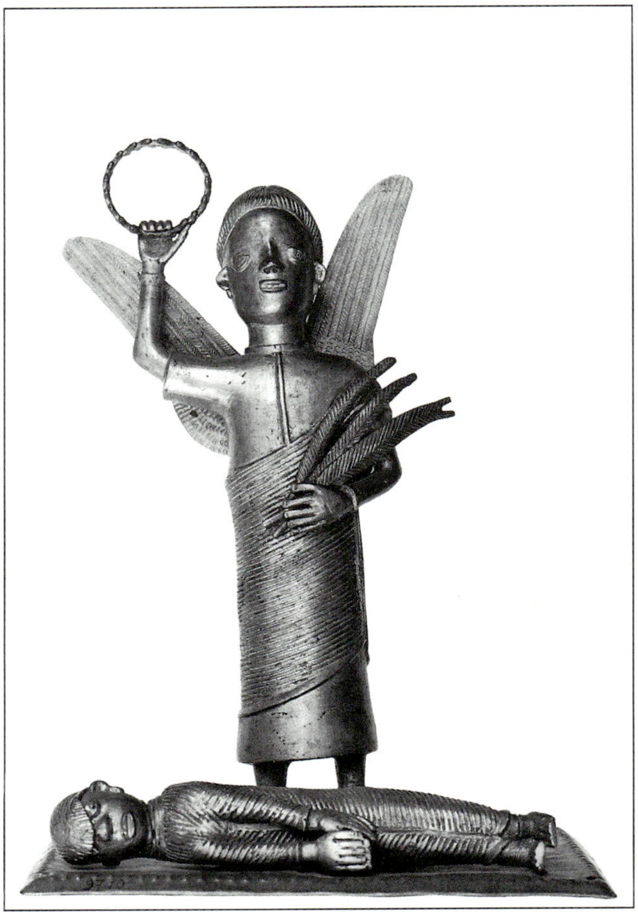

240

Engel und Martyrer

240 ***In der Kartei des Museums wird als Herkunftsland Dahomey (also die heutige Volksrepublik Benin) genannt. Ebenso heißt es dort: „Engel krönt einen Soldaten . . .“***

Gelbguß aus Abeokuta
Platte: 28,5 x 20 cm,
Höhe: 37,5 cm
Vatikanisches Museum,
Inv.-Nr. 9710

Jeanne d'Arc

239 ***Fahne, Kleid, Schwert und Schuhe weisen auf eine europäische Vorlage hin. Das Gesicht ist afrikanisch, die Haare aber sind die einer Weißen. Sehr wahrscheinlich haben wir in einem französischen Andachtsbuch die Quelle der Vorlagen zu suchen.***

Gelbguß aus Abeokuta
Platte: 8 x 7,5 cm, Höhe: 24,5 cm
Museum der Lyoner Afrikamissionare

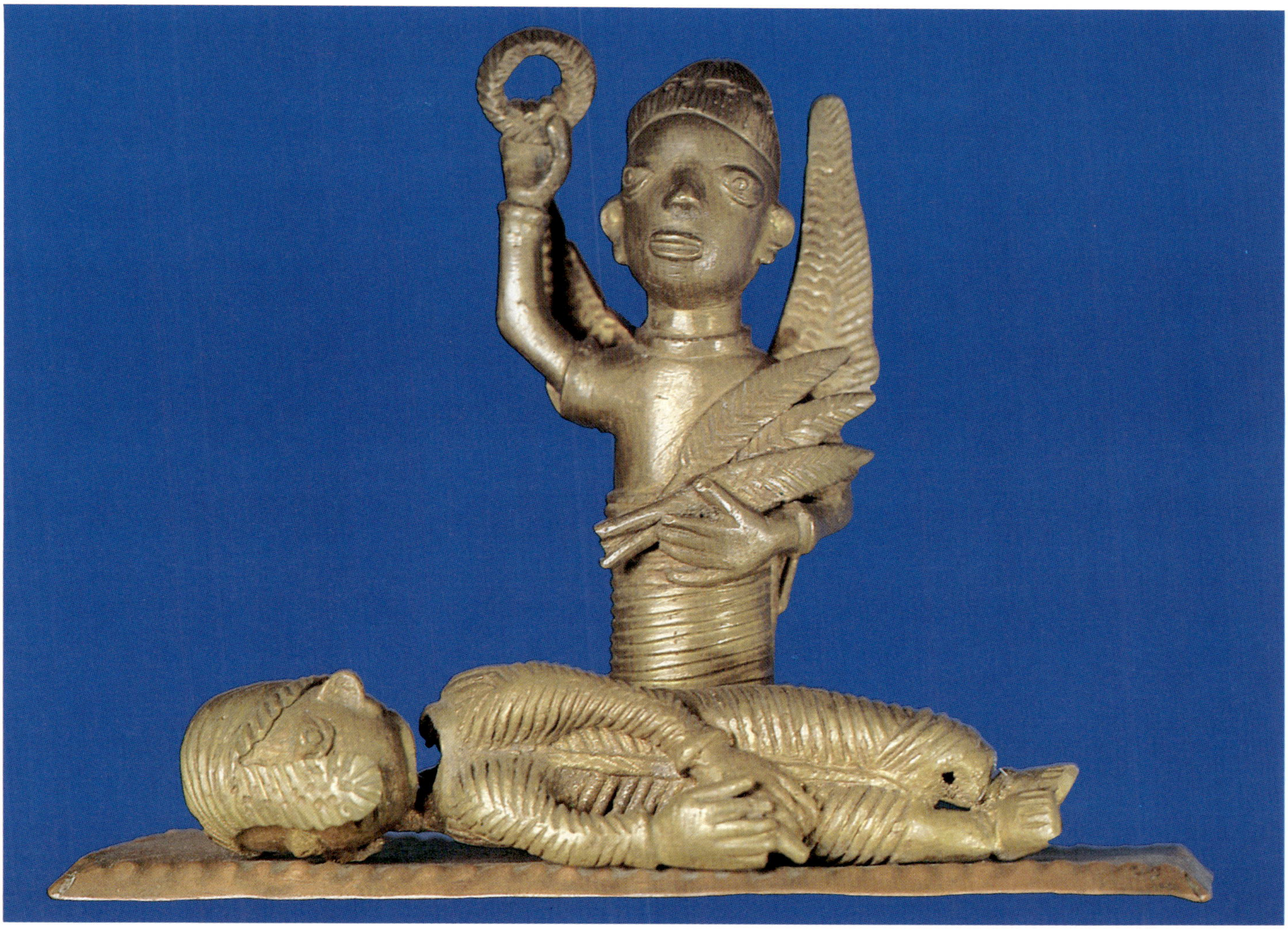

241

Engel und Martyrer

241 ***Obgleich der Engel Siegeskranz und Palmen bereithält, kommt eine antike Vorlage nicht in Frage. Das antike Christentum stellte seine Martyrer nicht auf diese Weise dar! Das ganze unafrikanische Thema sowie die Bekleidung legen eine europäische Vorlage nahe. Im Lyoner Museum lautete die frühere Aufschrift: „L'ange de gloire couronnant le soldat mort pour la patrie." Doch bereits im „Bulletin des Etudiants de France" von Juni–August 1932: 33–35 wird die christliche Version (Engel und Martyrer) genannt. Die Liste von 1924 bringt unter Nr. 32 die Version vom Soldaten.***

Gelbguß aus Abeokuta
Platte: 21,2 x 7,8 cm, Höhe: 16 cm
Museum der Lyoner Afrikamissionare

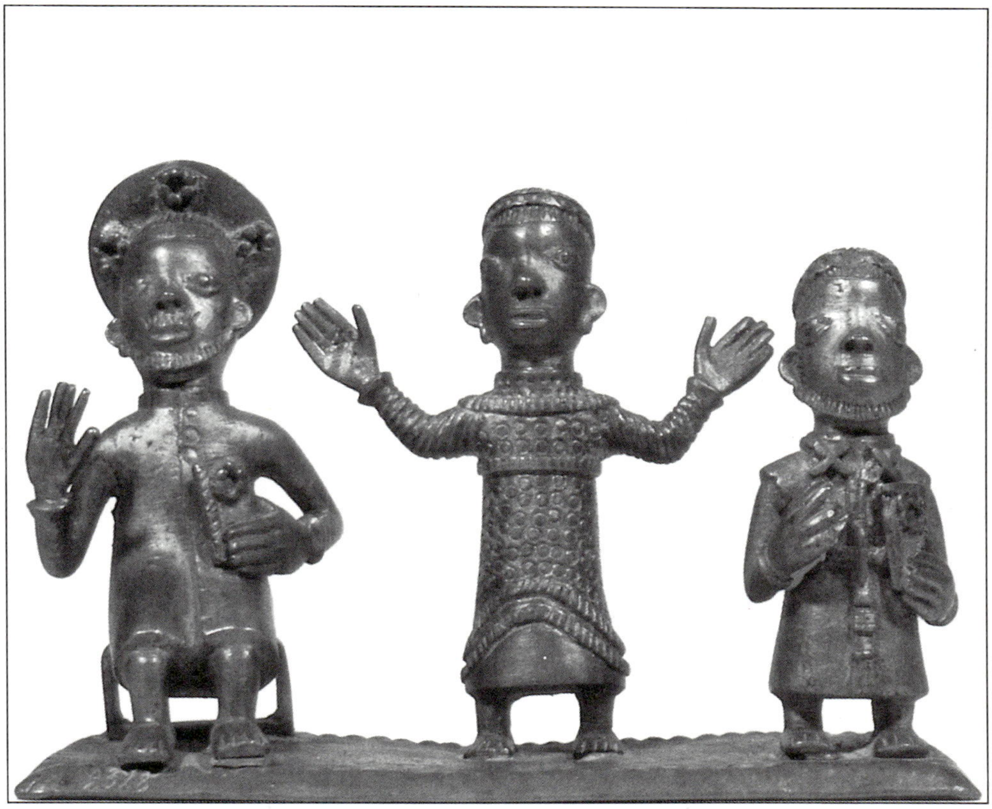

242

Christliche Gruppe

242 ***Wer die Personen dieser Gruppe sind, kann nicht ausgemacht werden, sicher aber sind es christliche Figuren (Petrus, Paulus und Christus?). Beschreibung in Annali Lateranensi 1937: 34.***

Gelbguß aus Abeokuta, Nigeria
Platte: 21,2 x 7,3 cm, Höhe: 14,7 cm
Vatikanisches Museum, Inv.-Nr. 9328

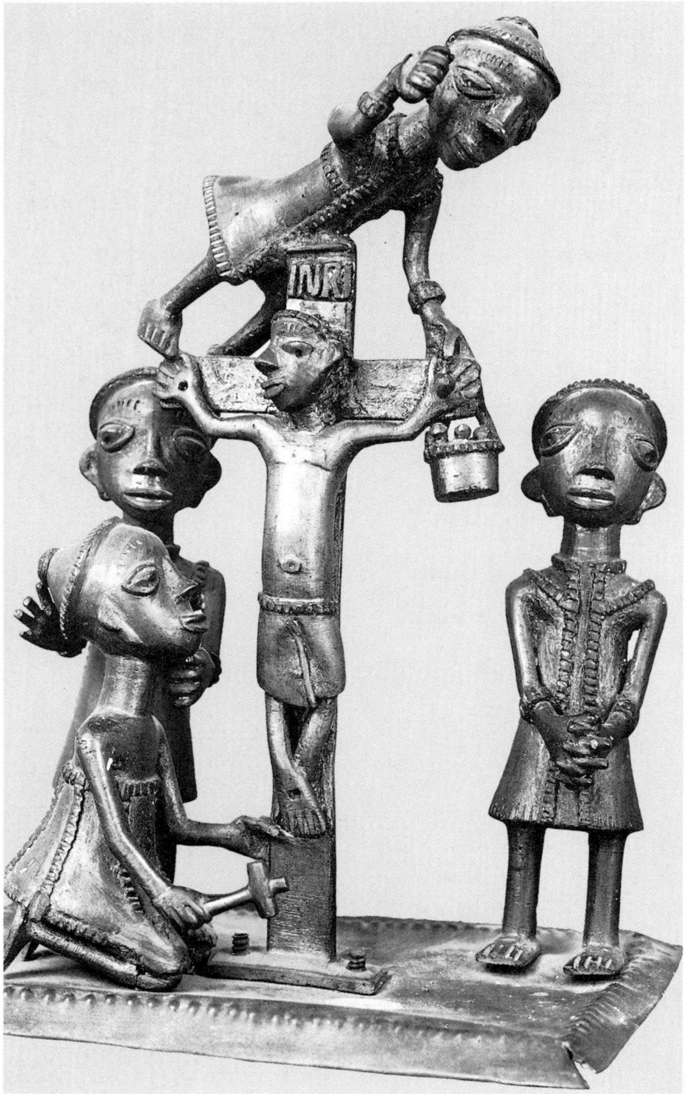

243

Kreuzigung

243 ***Eine sehr bewegte Komposition. Der eine Häscher klettert einfach am Kreuz hoch. Jesus hält still, obgleich erst sein linker Arm angenagelt ist; der rechte ist noch lose.***

Gelbguß aus Abeokuta
Platte: 17 cm, Höhe: 23 cm
früher: Museum der Lyoner Afrikamissionare, jetzt verschollen

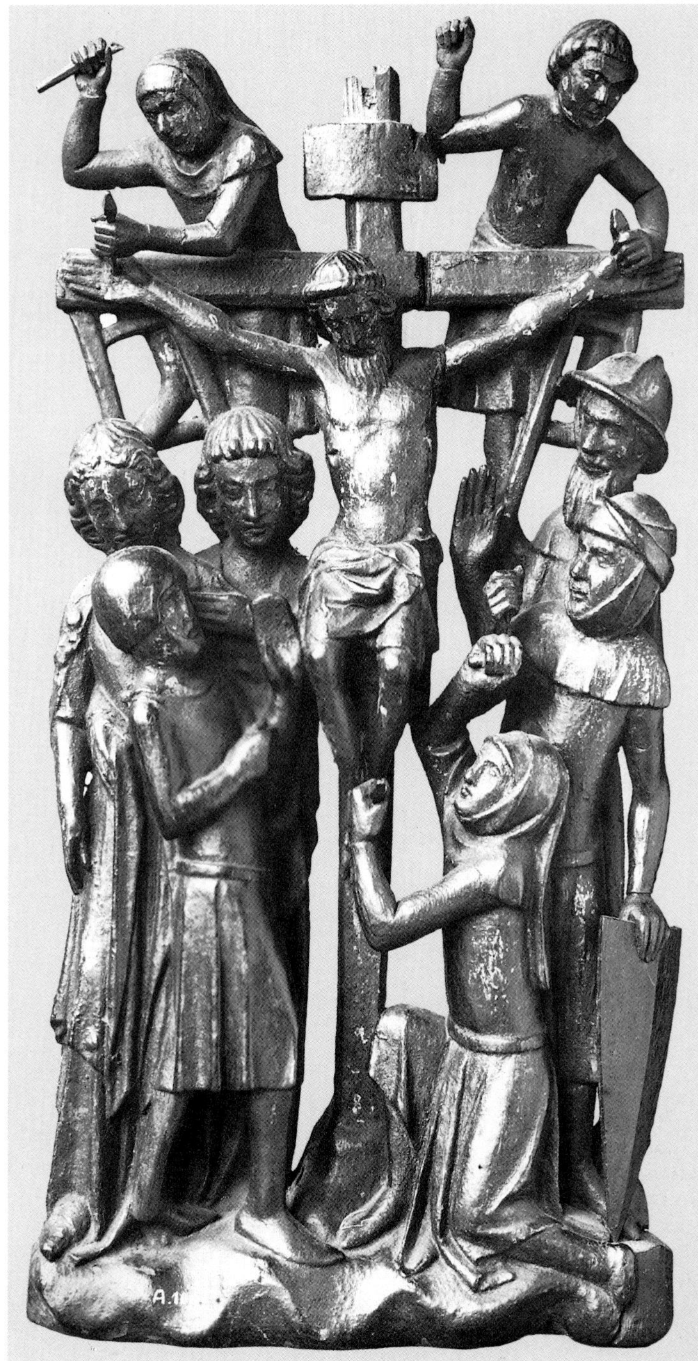

244

Kreuzigungsszene aus dem 14. Jahrhundert

244 ***Das Bild aus Köln hat sicher nicht als Vorbild für Abb. 243 gedient, aber merkwürdig ist, daß es doch einige Übereinstimmungen gibt: Der Häscher ohne Hammer auf dem Querbalken, die Frau, die die Füße annagelt, und die an der Kreuzigung unbeteiligten Personen (Maria und Johannes), hier auf der linken Seite.***

Aus dem Schnütgen-Museum, Köln

Verehrung des Gekreuzigten

245 ***Obgleich die Gestalten alle durch und durch Afrikaner sind, hat die Frau am Sockel des Kreuzes langes Haar, das zu einem Zopf geflochten ist. Die Figuren sind einzeln gegossen und auf die Platte aufgelötet.***

Gelbguß aus Abeokuta
Platte: 20,5 x 11 cm, Höhe: 17 cm
Museum der Lyoner Afrikamissionare

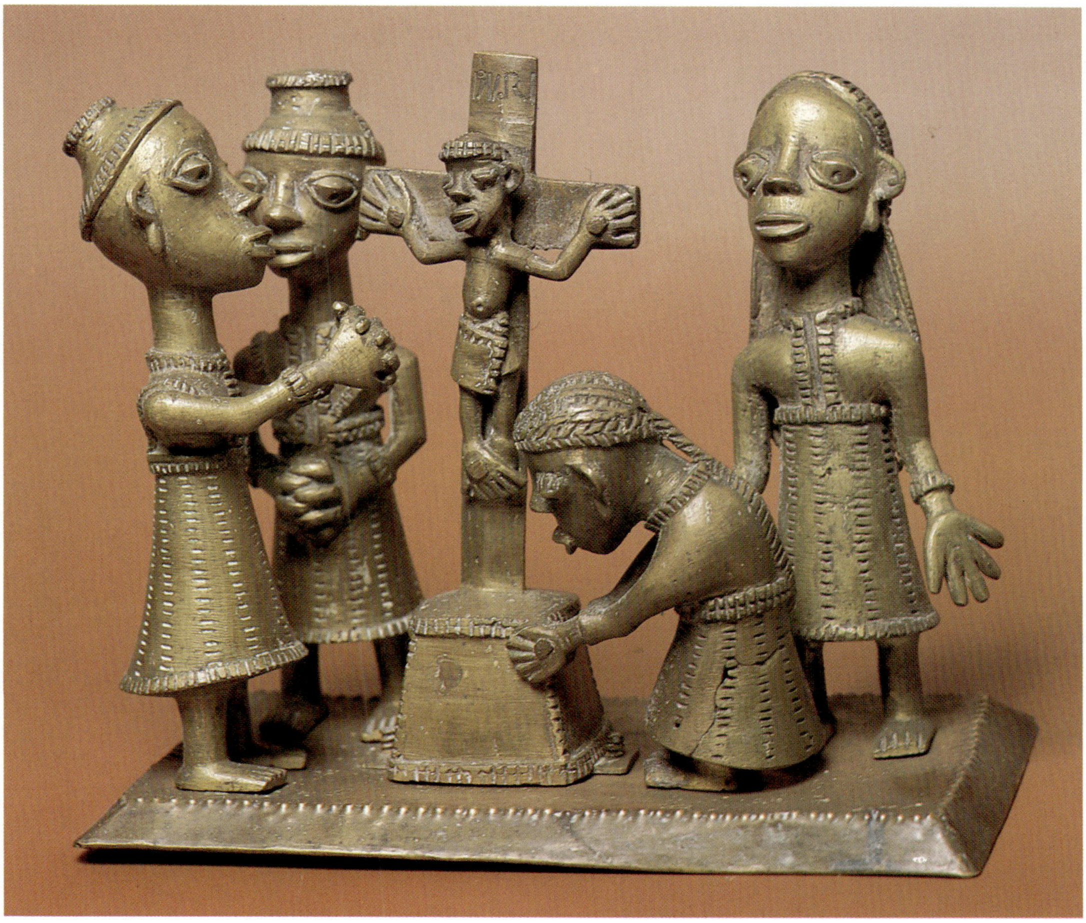

245

Pietà

246 ***Keine der drei Figuren blickt den Toten an. Auf dem Boden liegen Dornenkrone und Nägel. Die Leiter lehnt nicht am Kreuz, sondern steht frei. Ein Jünger hält das Haupt Jesu, als wollte er es den Zuschauern zeigen.***

Gelbguß aus Abeokuta
Platte: 16 x 18,5 cm, Höhe: 20,5 cm
Museum der Lyoner Afrikamissionare

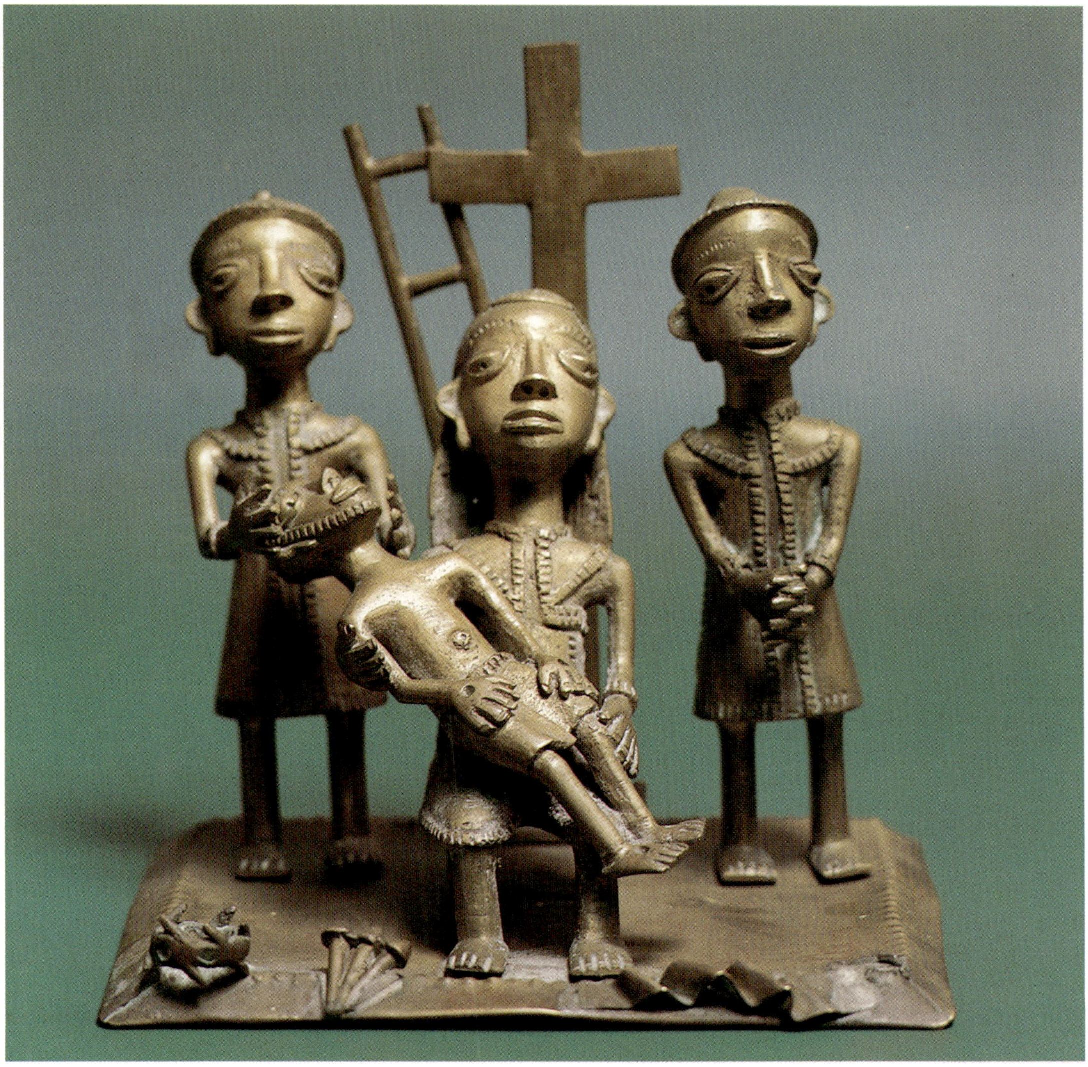

246

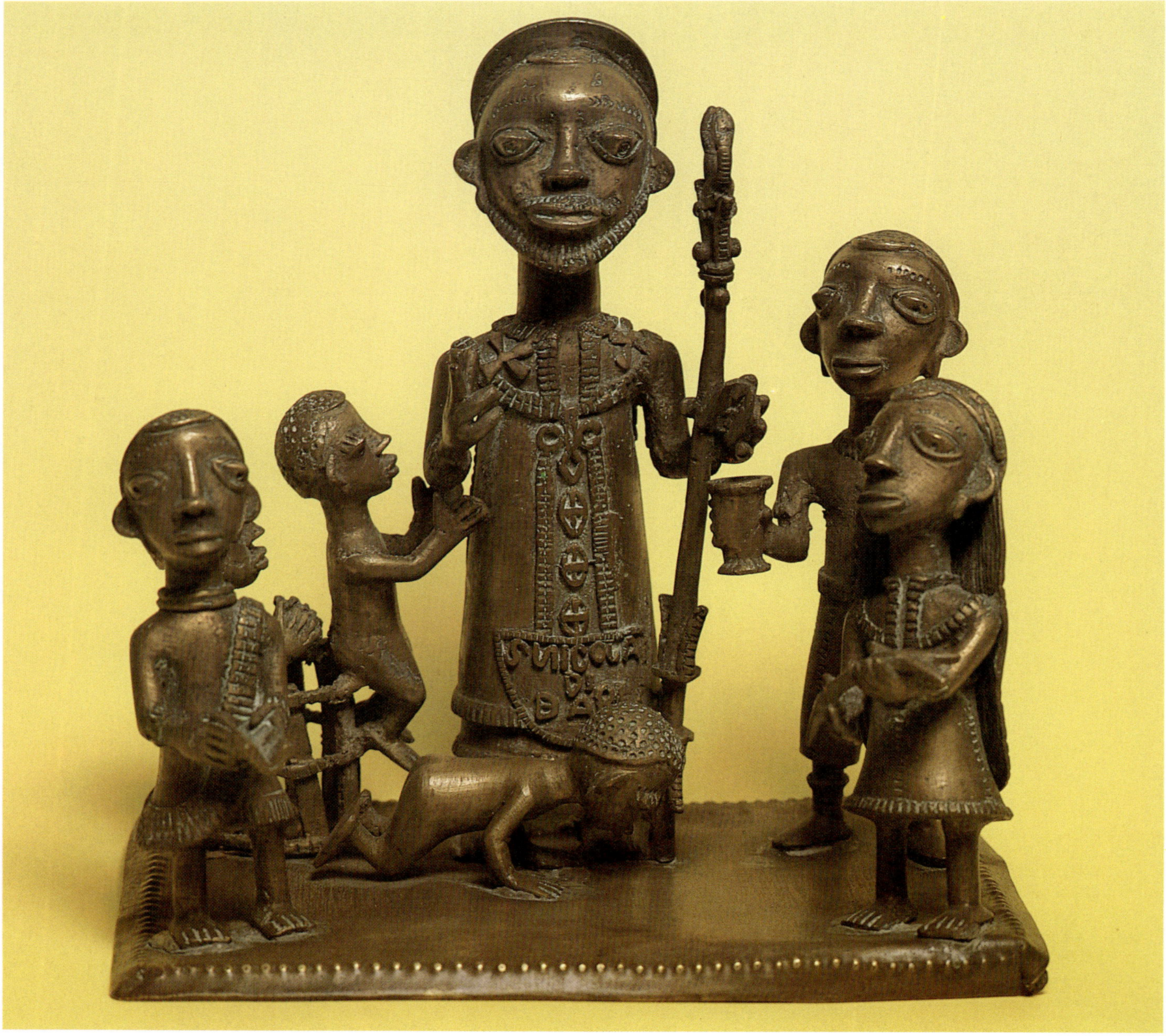

247

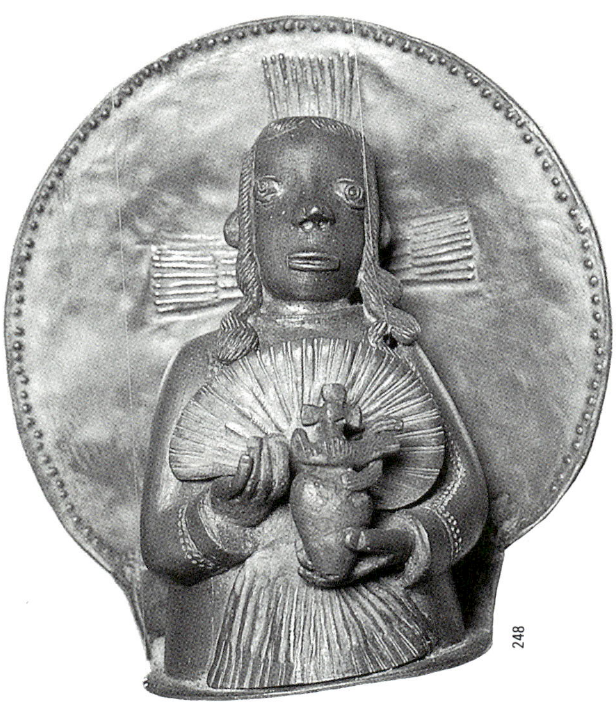

248

Der hl. Nikolaus

247 ***Es soll sich angeblich bei dieser Gruppe um ein Wunder des hl. Nikolaus handeln; um welches allerdings, kann nicht ausgemacht werden. Auf dem unteren Teil des Kleides ist in Spiegelschrift der Name „S Nicolaus" angebracht.***

Gelbguß aus Abeokuta
Platte: 20 x 13 cm,
Höhe: 19,4 cm
Museum der Lyoner Afrikamissionare

Herz Jesu

248 ***Nur die Figur selbst ist gegossen, der Heiligenschein ist getriebenes Blech.***

Gelbguß aus Abeokuta
Standsockel-Durchmesser: 8 cm, Höhe: 16,3 cm
Museum der Lyoner Afrikamissionare

Standkruzifix

249 ***Kreuz und Korpus sind in einem Stück gegossen. Die Buchstaben der Inschrifttafel sind teils spiegelbildlich nachgeahmt.***

Gelbguß aus Abeokuta
Standsockel: 8 x 5,8 cm,
Höhe: 24,6 cm
Museum der Lyoner Afrikamissionare

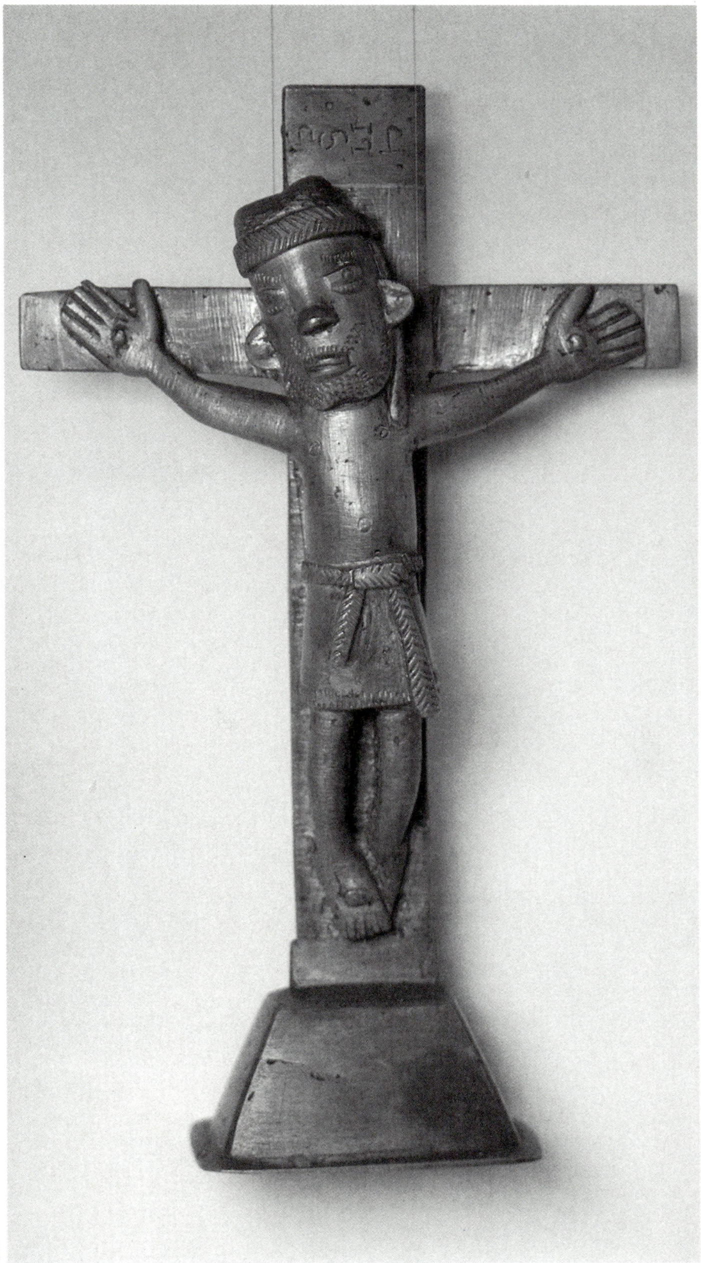

249

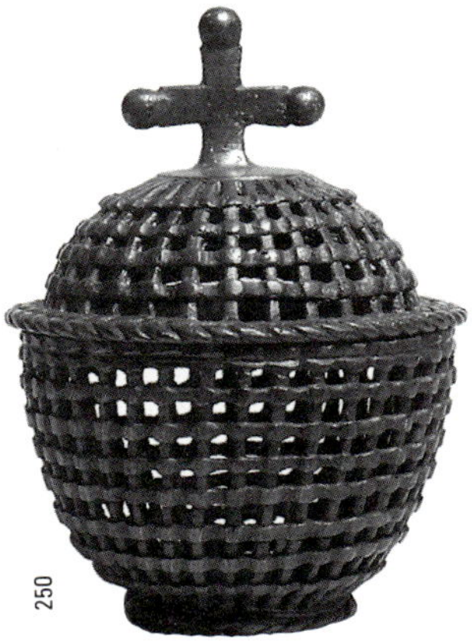

250

Rauchfaß

250 ***Das Objekt hat niemals als Rauchfaß gedient und kann auch kaum dafür verwendet werden, da alle Vorrichtungen dafür fehlen.***

Gelbguß aus Abeokuta
Standsockel: 5 cm Durchmesser,
Höhe: 14 cm
Museum der Lyoner Afrikamissionare

Madonna mit Kind

251 ***Die Madonna ist ganz im Stil der Baule gehalten und hat vieles mit der Madonna von Abb. 294 gemein. Allerdings ist diese hier nicht angezogen. Wie dort, so geht auch hier die Position des Kindes auf den Wunsch des Auftraggebers zurück. Der Gießer ist 1968, als er den Auftrag erhielt, Heide gewesen. Er hatte bis dahin Aura Poku-Statuetten für Touristen gegossen. Später hat er noch weitere christliche Figuren, und in besserer Ausführung, gegossen. Er arbeitete in Bouaké, stammte aber aus dem Orte Ngatta-Dolokro.***

Höhe: 15,5 cm, Gelbguß
Baule, Elfenbeinküste
Universitätssammlung, Fribourg

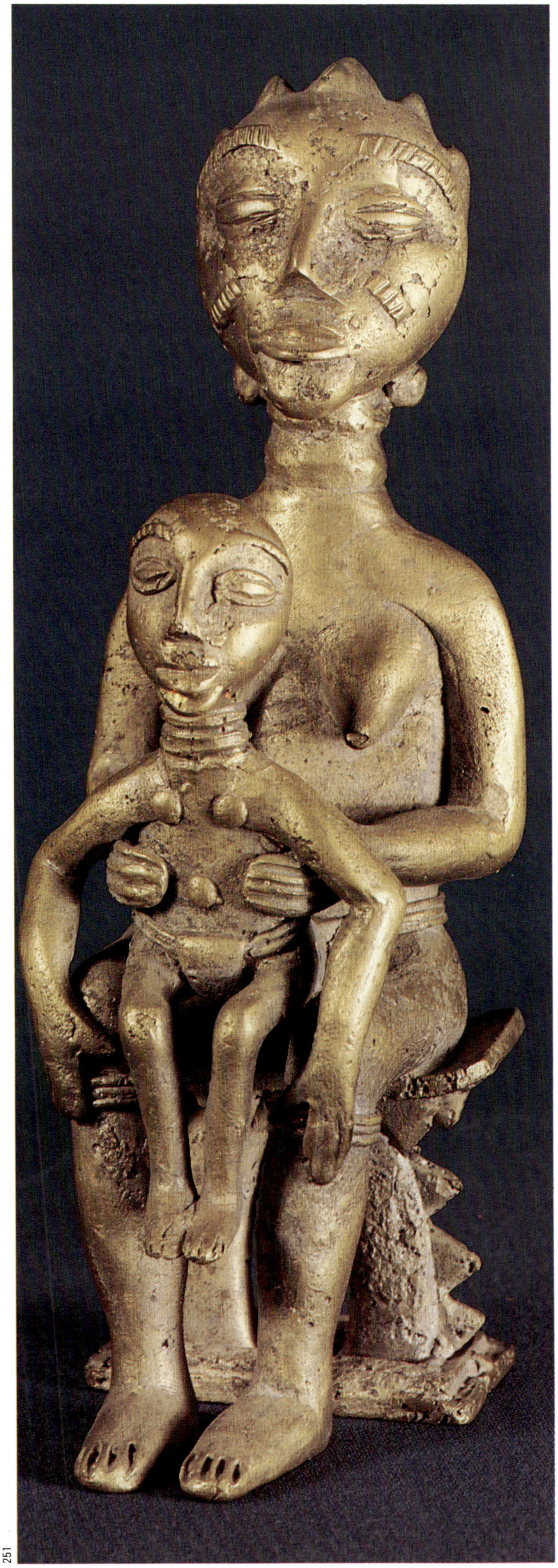

251

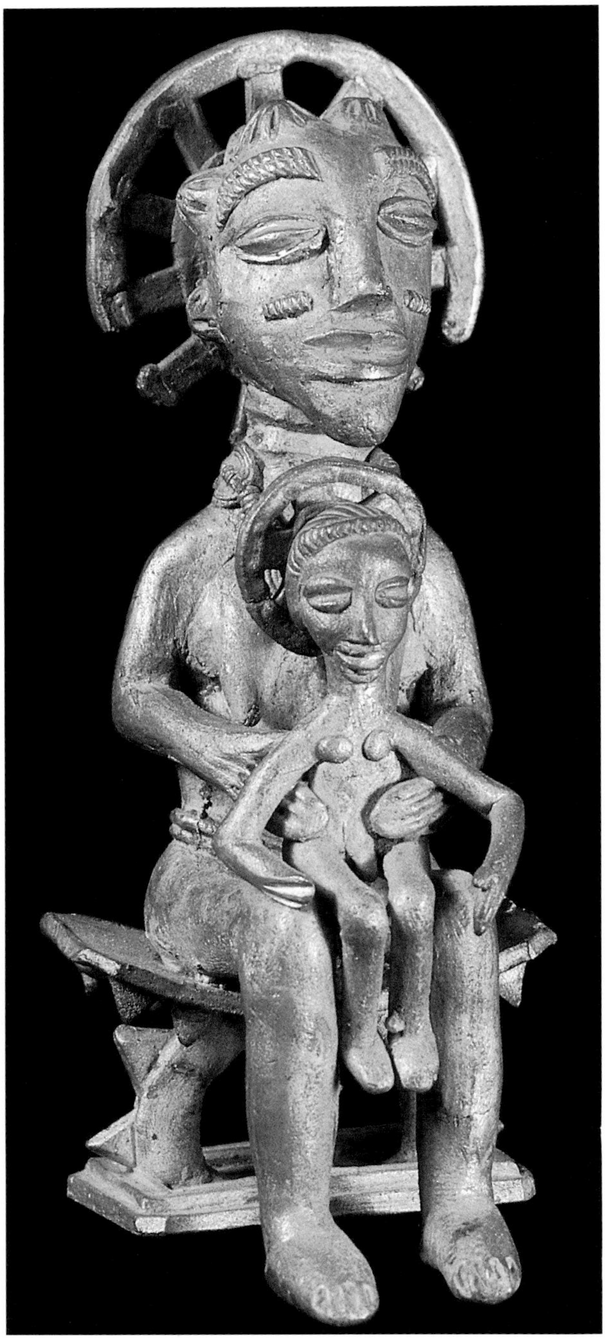

252

Madonna mit Heiligenschein

252 ***Weicht nur in Details von der Madonna auf Abb. 251 ab. So vor allem: Heiligenschein, Frisur, Halskette, Wadenbänder... Wie auch Abb. 251 ein Messingvollguß. Trotz unsauberer Arbeit doch ein imposantes Erstlingswerk! Schade, daß man die Haltung des Kindes vorgeschrieben hat.***

Höhe: 15,5 cm, Gelbguß
Baule, Elfenbeinküste
Haus Völker und Kulturen

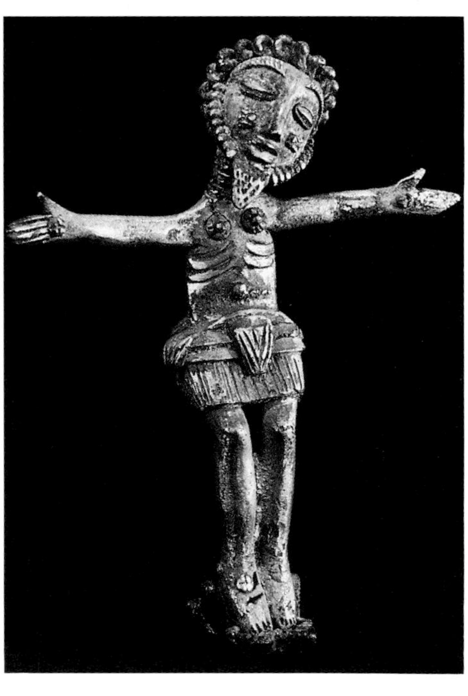

253

Gekreuzigter

253 ***Dieser Korpus, er soll auf ein Holzkreuz geheftet werden, entstammt einer Serienproduktion, in der aber die einzelnen Exemplare untereinander ein wenig verschieden sind. Die Ausführung in den Details ist mangelhaft.***

Höhe: 18 cm, Gelbguß
Baule, Elfenbeinküste
Haus Völker und Kulturen

die übrigen Personen. Dann auch falsche Proportion vom Kopf zum Körper bei der gleichen Person. Gleiches gilt für die Gliedmaßen: ein Mißverhältnis von Arm zu Hand. Auch in der Ausführung gibt es Fehler, so wenn der Künstler bestimmte Partien vernachlässigt, andere aber bis ins kleinste Detail ausführt..."
Man kann heute nur bedauern, daß diese Missionare so wenig Ahnung hatten vom Geist und Sinn der afrikanischen Kunst. Hätten sie den Sinn der afrikanischen Kunst besser verstanden, dann hätten sie auch begriffen, daß all diese Vorwürfe gar keine Vorwürfe sind, sondern zur afrikanischen Weltanschauung gehören. Hätte der Künstler anders gehandelt, hätte er seine afrikanische Kultur aufgegeben! – Schade, daß es damals keine erleuchteteren Missionare gab, vielleicht hätte man am Beginn einer christlichen afrikanischen Bronzekunst gestanden – so war es das Ende eines Anfangs.

II. Neuere Bronzen

Wenn hier von Bronzen die Rede ist, so handelt es sich durchweg, wie in Afrika üblich, meist um Gelbgüsse. Die Figuren werden zwar noch im Wachsausschmelz-Verfahren hergestellt, doch die Qualität der älteren Stücke erreichen sie nur mehr selten, da man heute meist für den Tourismus arbeitet. Viele Gießer spezialisieren sich deshalb auf einige wenige Typen; doch nicht um ihre Form zu vervollkommnen, sondern um schneller und rationeller arbeiten zu können. In der alten Zeit haben Schnitzer und Gießer zwar ebenfalls nur wenige Typen hergestellt, aber durch das ständige Wiederholen der vertrauten Formen wurde der Künstler sicherer und erreichte mit der Zeit vollendete Formen. Das ist einer der Gründe, weshalb die neue Kunst die alte kaum einmal egalisiert.
Der gute Gelbgießer, der auch christliche Motive gestaltet, kann es sich nicht leisten, nur zwei oder drei Typen, vielleicht ein Kruzifix und zwei bis drei Kreuzwegstationen, zu gießen. Will er bei der europäischen Kundschaft bekannt werden – und das ist auch heute noch praktisch die einzige, die kauft –, dann muß er eine ganze Typenreihe herstellen. Dies aber erlaubt ihm wiederum nicht, in der Form eine bestimmte Vollkommenheit zu erreichen.
Ein Modelleur und Gießer müßte viele Jahre an christlichen Themen arbeiten können, um qualitativ wertvolle Arbeiten produzieren zu können. Doch nirgendwo scheint es in Westafrika Zentren zu geben, wo mehrere Gießer über einen längeren Zeitraum christliche Objekte hergestellt hätten. Bei den Fon in Abomey war dies zwar der Fall, aber ihre Kunst geht leider schon sehr stark in die Tourismus-Kunst

über. Mehrere Künstler an einem Orte sind immer günstig, weil sie sich gegenseitig kopieren und verbessern und es so schließlich zu einem eigenen Stil kommt. Solche Lokalstile sind in Afrika wiederholt in Gebieten entstanden, wo es weder traditionelle Kunst als Vorbild noch europäische Vorlagen gab. Man denke nur an die Makondekunst von Dar-es-Salam unter Mohammed Peera, an die Kunst von Serima (Zimbabwe) unter Hans Gröber oder an die Steinplastiken von Harare (Salisbury) unter McEwen.

In der traditionellen Kunst war es selbstverständlich, daß ein Lehrling zwölf und mehr Jahre zu einem Meister in die Lehre ging, um dessen Technik und dessen Figuren-Typen zu erlernen. Nicht selten ging er auch noch zu einem zweiten Meister, um auch noch dessen Fertigkeiten und Formen zu erlernen. Heute lernt der Lehrling oft nur mehr eine rudimentäre Technik und einige wenige Formen, damit er bald Geld verdienen kann. Kunstwerke werden von den Touristen nicht verlangt, sondern nur glatte Mitbringsel, die in die europäischen Wohnungen passen. Da die Objekte nicht im Lande bleiben, setzt auch keine Kritik ein. Eine wichtige Kontrollinstanz, die es früher gab, als die Objekte im Lande blieben, fällt jetzt weg. Obgleich Bronzearbeiten aus Abomey oft keine Touristenware sind, besteht doch bereits ein großer Unterschied zu den Bronzen aus Abeokuta (man vergleiche Abb. 263 mit Abb. 245). Bei diesen Arbeiten entsteht ein gefälliger äußerer Eindruck, die Figuren sind glatt und gelb. Man holt disparate afrikanische Elemente zusammen, die den Europäer beeindrucken, doch oft bleiben die Gesichter der Figuren leer.

Stanislaw Świderski veröffentlichte in „Art et Louange" auf Seite 146 eine Arbeit von H. Kodjo (Abb 265): Ein Engel steht auf einem Python, der auf Kopf und Schwanz die Doppelaxt des Gewittergottes Shango trägt. In seinen Händen trägt der Engel drei Schlangenkränze („Uroboros"), so daß diese offensichtlich die Heiligste Dreifaltigkeit darstellen sollen. – Jedes dieser Symbole: Python, Doppelaxt, Schlangenkranz, hat, für sich genommen, in der traditionellen Religion einen tiefen Symbolgehalt, aber was sollen sie in dieser Massierung im christlichen Objekt aussagen? Świderski interpretiert meiner Meinung nach falsch, wenn er sagt, der Engel zertrete den Python. Das Bild sieht nicht danach aus, ganz abgesehen davon, daß der Python in agrarischen Kulturen durchweg ein positives Element ist. Würde denn der Künstler ein afrikanisches Symbol einführen, um es dann im Gegensinn zu gebrauchen? Bekannt sind die zahllosen Shango-Szepter der Yoruba: eine kniende Frau, darüber der Python als Re-

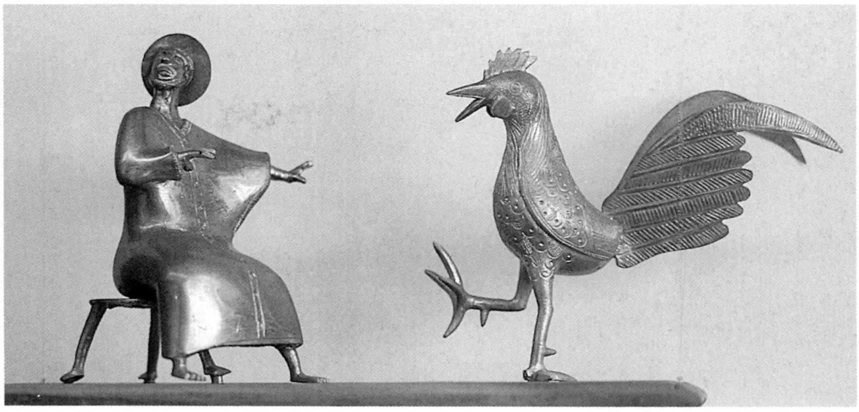

254

Petrus und der Hahn

254 ***Der Gelbguß der Fon von Abomey steht seit einer ganzen Reihe von Jahrzehnten in Blüte, wenigstens was die Menge angeht. Qualitätsmäßig waren die Objekte früher meist besser. Auch die Arbeiten mit christlicher Aussage sind schon frühzeitig nach touristischen Rücksichten konzipiert worden. Vom gleichen Thema gibt es meist auch mehrere Darstellungen. Einige Doppeldarstellungen sind auf folgenden Abbildungen zu sehen: 266, 267 und 268, 269 und 270, 271***

Platte: 29,5 x 12 cm, Höhe: 15,3 cm
Gelbguß der Fon, Abomey, Volksrepublik Benin
Museum der Lyoner Afrikamissionare

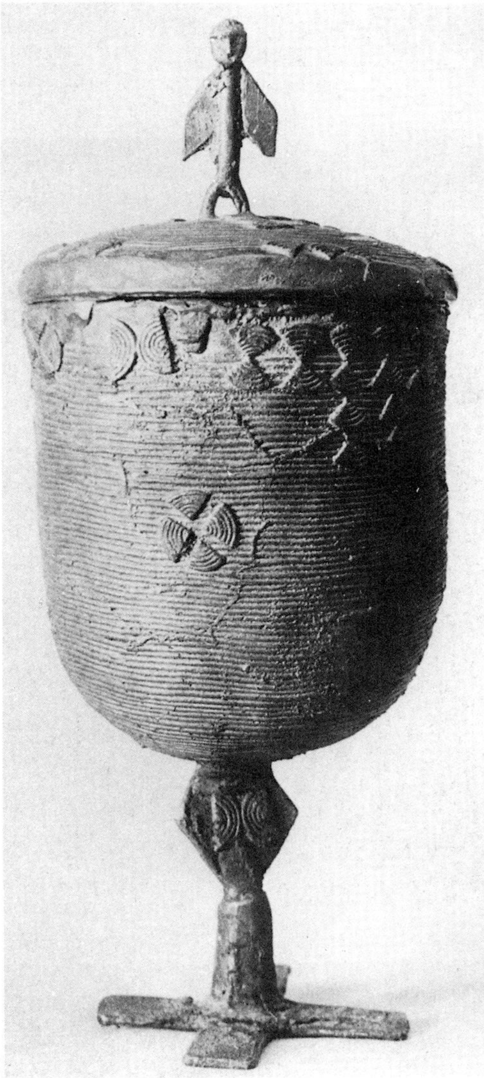

255

Ziborium

255 ***Die Spirale kann bei den Baule sowohl auf die Sonnenscheibe wie auf die Pythonschlange bezogen werden; beide spielen in der Mythologie eine Rolle. Die Sonne ist zölares, männliches Element; die Schlange chthonisches, das zur weiblichen Erde gehört. Beide Elemente bedeuten aber unter anderem Segen und Fruchtbarkeit.***

Gelbguß
Ethnie: Baule, Elfenbeinküste
Nähere Angaben fehlen

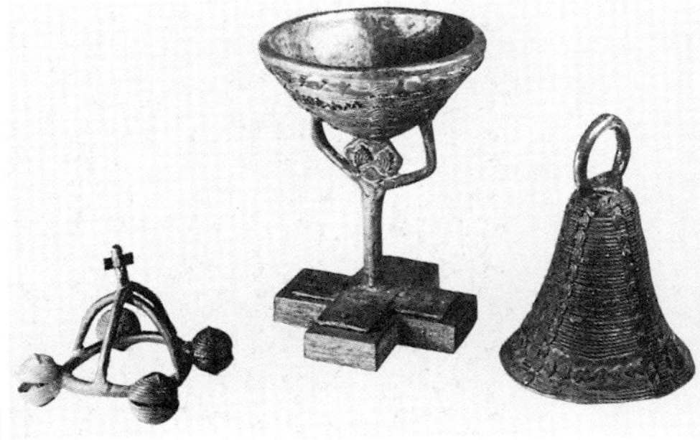

256

Kelch, Glocke und Schelle

256 ***Der Gießer machte Glocken, bis er sich diesem Versuch christlicher Objekte zuwandte. Das vorherrschende Element ist die Spirale, wie auch schon beim Ziborium Abb. 255.***

Gelbguß aus Bouaké, Elfenbeinküste
Ethnie: Baule
Nähere Angaben fehlen

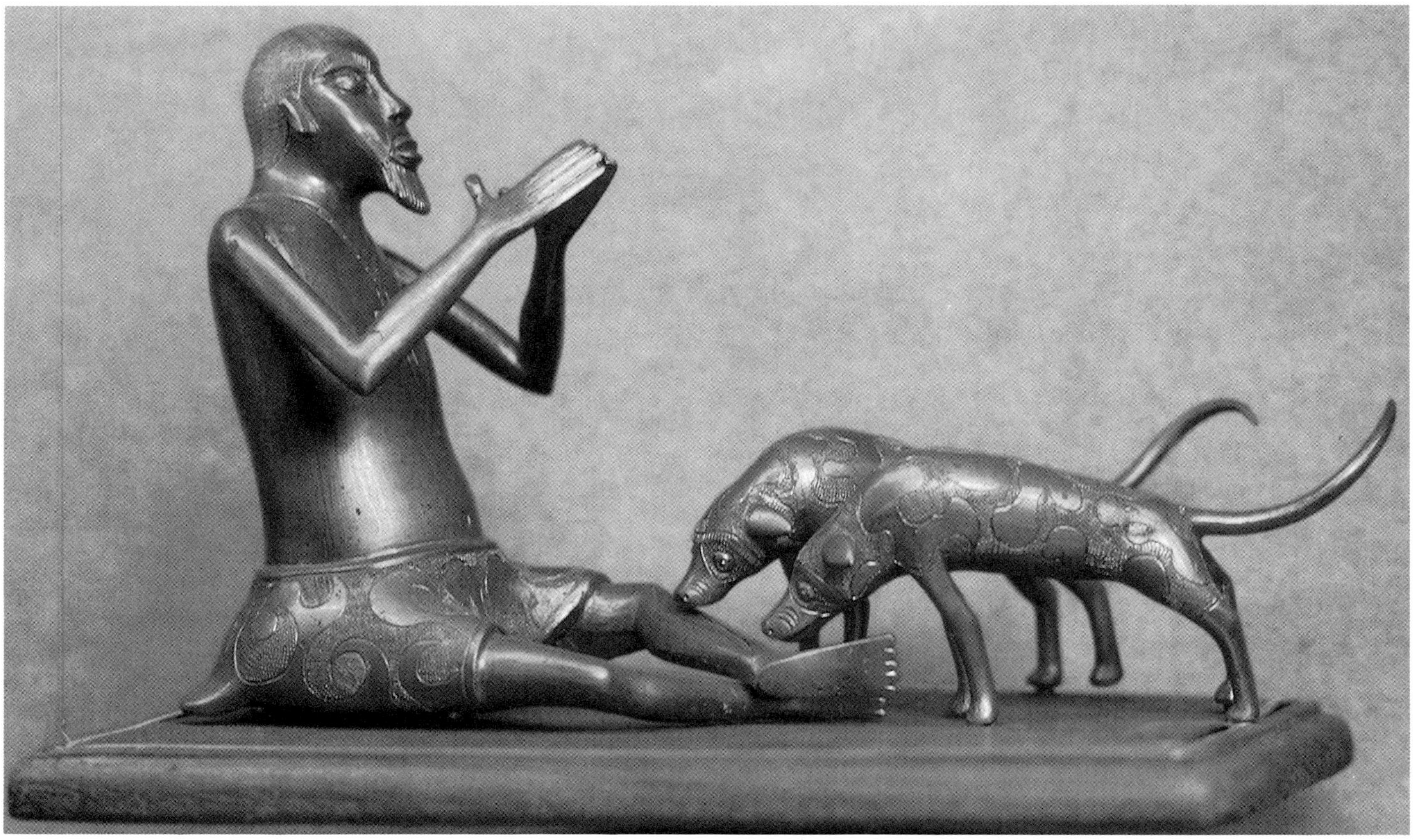

257

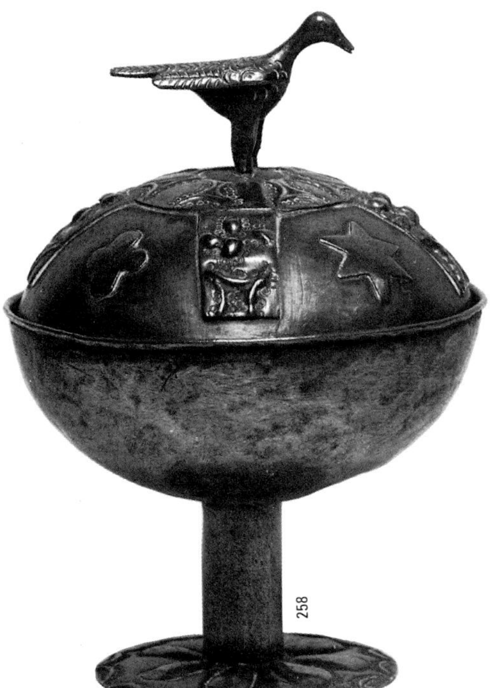

258

Der arme Lazarus

257 ***Auf der Holzplatte steht der Name „Aïssin Hountondji". Hountondji aber heißt die Gruppe der Gelbgießer von Abomey. Ob Aïssin eine bestimmte Einzelperson daraus bezeichnet, konnte nicht geklärt werden. Die Geschichte des armen Lazarus ist in der biblischen Geschichte (Luk 16, 19–31) begründet.***

Platte: 25 x 15 cm, Höhe: 16,3 cm
Gelbguß der Fon aus Abomey, Volksrepublik Benin
Museum der Lyoner Afrikamissionare

Weihnachtskrippe

259 ***Statt der Hirten kniet ein Engel an der Krippe. Die Figuren wirken sehr schablonenhaft.***

Platte: 22,8 x 22,5 cm;
Dach: 26 x 22,5 cm; Höhe: 19 cm
Gelbguß der Fon aus Abomey, Volksrepublik Benin
Museum der Lyoner Afrikamissionare

Christophorus

260

Platte: 17,5 x 9,6 cm,
Höhe: 16 cm (ohne Sockel)
Gelbguß der Fon aus Abomey, Volksrepublik Benin
Museum der Lyoner Afrikamissionare

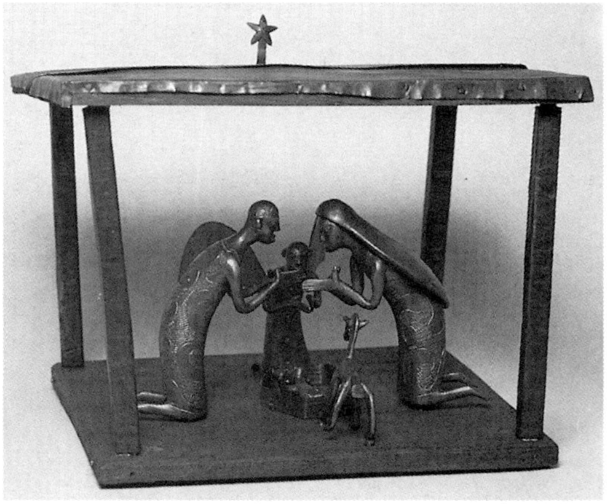

259

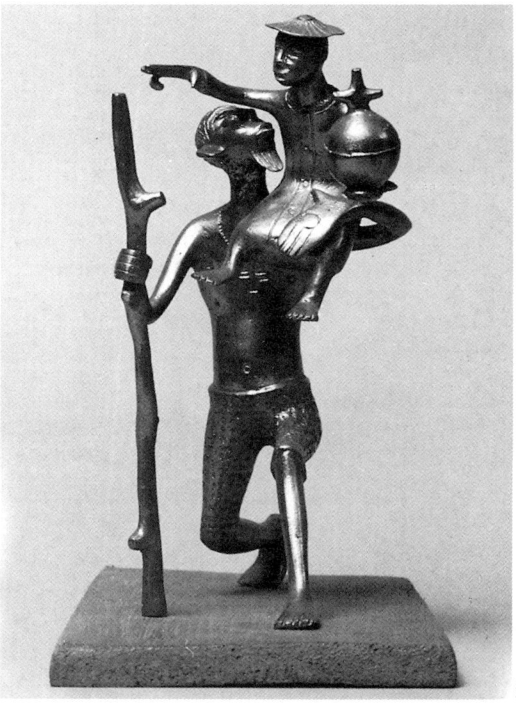

260

Kleines Ziborium

258 ***Die Ornamente des Ziboriums sind gegossen und nachher auf den Deckel aufgelötet. Ob das Gefäß je als Ziborium gedient hat, ist ungewiß. Es ist für diesen Zweck auch etwas klein.***

Sockeldurchmesser: 5,5 cm,
Höhe: 11,8 cm
Gelbguß, Volksrepublik Benin
Museum der Lyoner Afrikamissionare

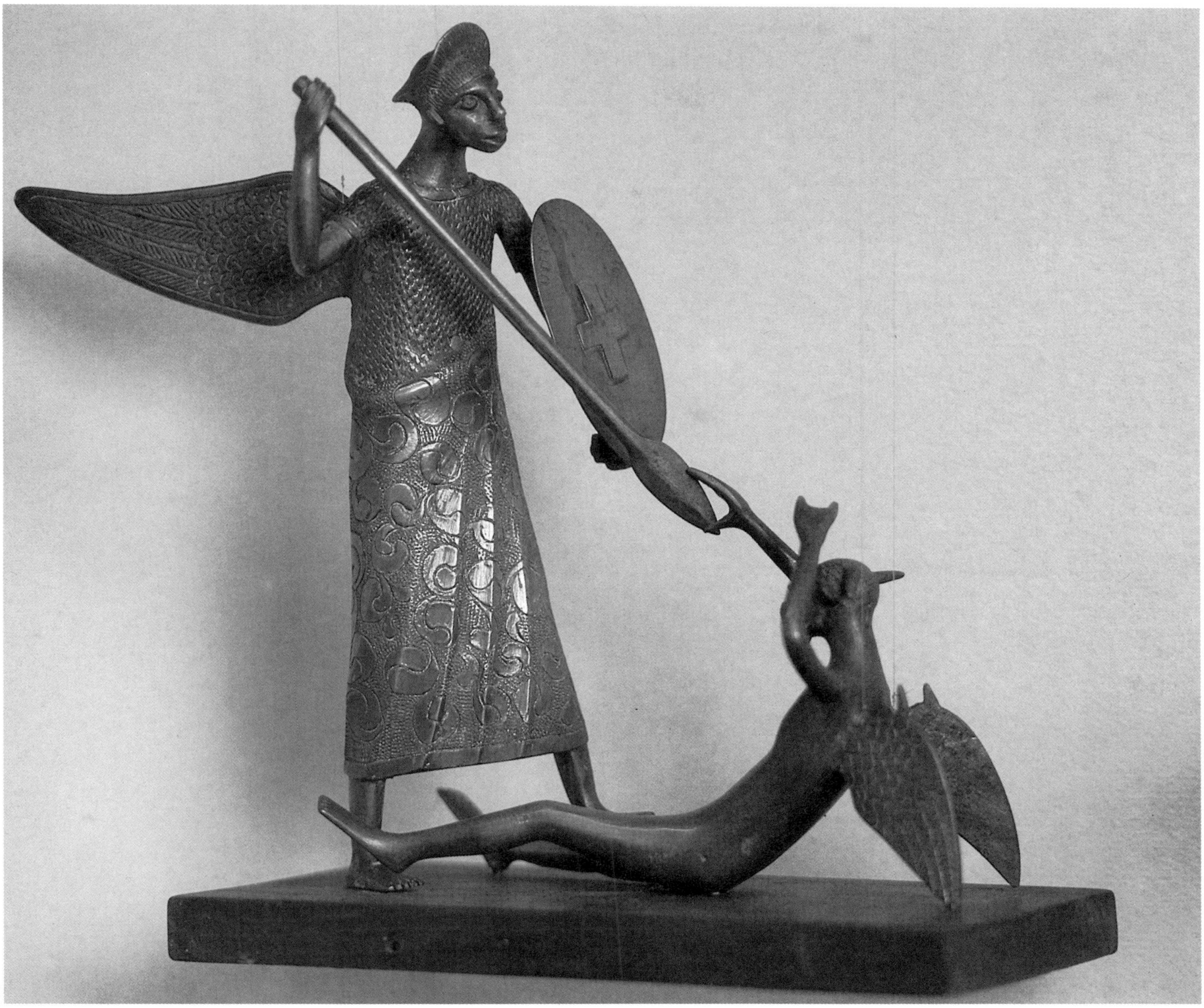

261

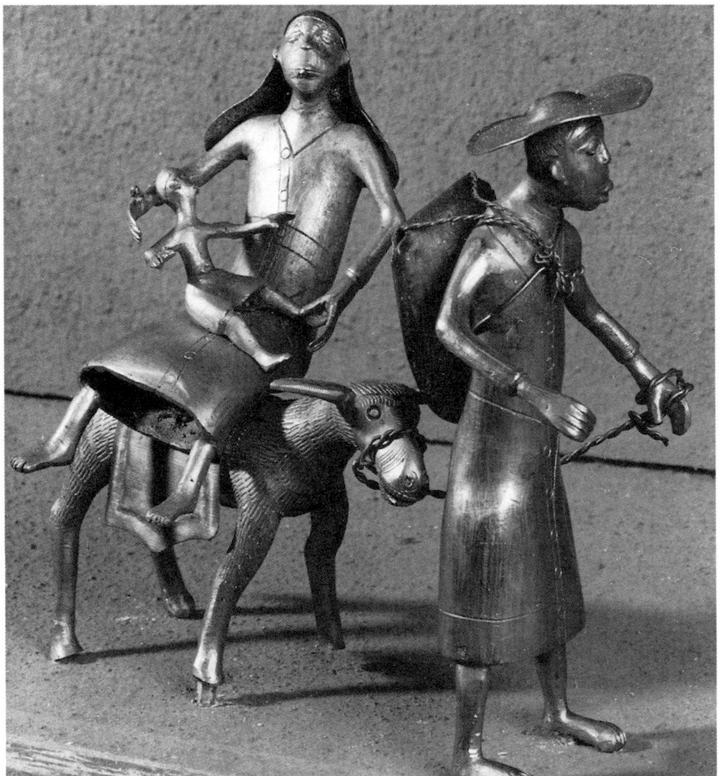

262

St. Michael und der Satan

261 ***Auf den Schild des Erzengels ist mit Stahlbuchstaben eingeschlagen: Quis ut Deus? – Wer ist wie Gott? Der Erzengel trägt ein Kettenhemd.***

Platte: 21,5 x 12 cm, Höhe: 24 cm
Gelbguß der Fon aus Abomey, Volksrepublik Benin
Museum der Lyoner Afrikamissionare

Flucht nach Ägypten

262 ***Eine ähnliche Darstellung der Flucht gibt es auch bei Jobé 1962: 52.***

Höhe: 17,5 cm (Maria), 16,8 cm (Josef)
Gelbguß der Fon aus Abomey, Volksrepublik Benin
Museum der Lyoner Afrikamissionare

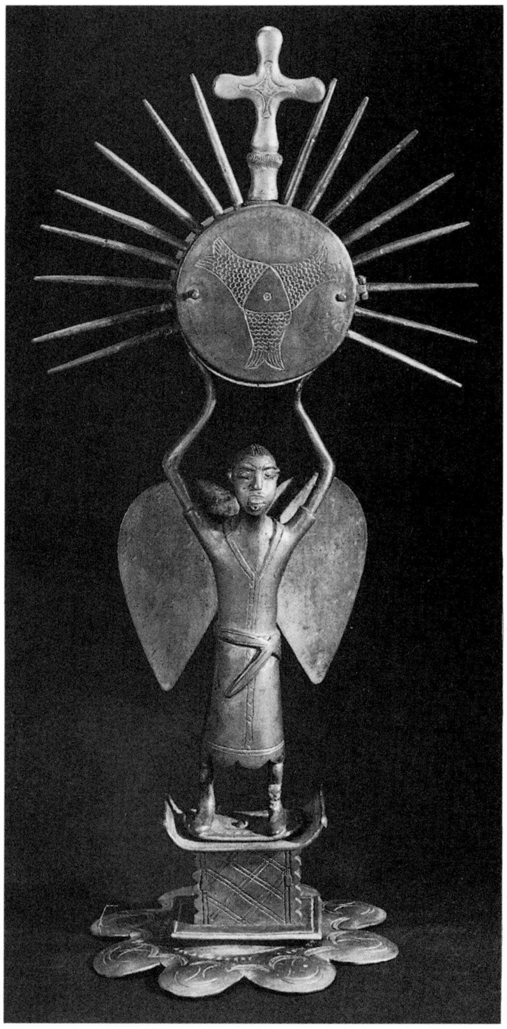

263

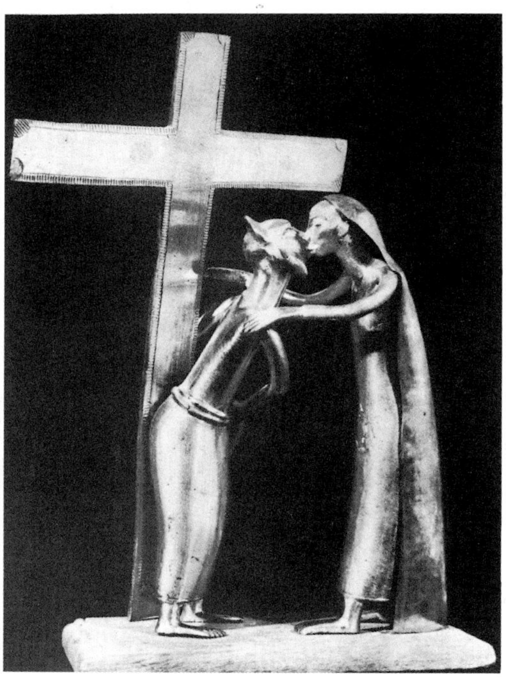

264

Reliquiar oder Monstranz

263 *Der Engel steht auf einem Stuhl, wie er vor allem bei den Ashanti in Ghana, aber auch bei anderen Ethnien der Region in Gebrauch ist. Die Arbeit macht einen sehr schablonenhaft kommerziellen Eindruck; dieser wird noch dadurch verstärkt, daß sich die Erzeugerfirma auf der unteren Rosette mit Stahlbuchstaben als „Accrombessi in Abomey" verewigt hat. Jobé (1962: 127) kennt einen Justin Accrombessi aus Abomey, einen Gelbgießer.*

Höhe: 41 cm, Gelbguß der Fon
Abomey, Volksrepublik Benin
Afrika-Centrum, Cadier en Keer, Niederlande

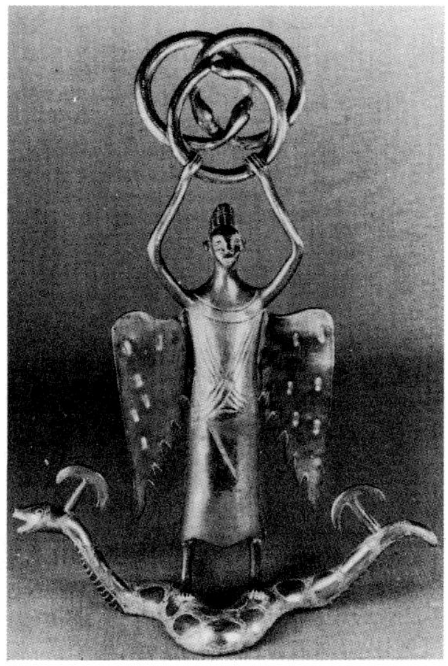

265

Jesus und seine Mutter

264 *In der Zeitschrift „Rythmes du Monde" (1951, 1: 21) wird Félix Hountondji als Autor genannt. Die Werke 264, 266 und 268 sind aber sicher alle vom gleichen Künstler gemacht (das Kreuz ist jedesmal identisch). – „Rythmes du Monde" lobt dieses Bild über alle Maßen als gelungene religiöse Kunst. Mir scheint es praktisch keine afrikanische Aussagekraft zu besitzen. Es steht meiner Meinung nach der Touristenkunst sehr nahe. Vieles wirkt bei diesem Kreuzweg gekünstelt, gewollt, die ursprüngliche spontane Aussage fehlt.*

Gelbguß aus Dahomey (Volksrepublik Benin)
Autor: Félix Hountondji?
Nähere Angaben fehlen

Engel auf Python

265 *In „Le Bulletin des Missions" 1953, 3: Tafel II (nach p. 184) wird als Autor dieser Figur H. Kodjo genannt. Es ist das einzige Mal, daß ich in der Literatur diesem Namen begegnet bin. Der Engel hat manches gemeinsam mit jenem von Abb. 263; doch diese Ähnlichkeiten könnten auch durch den Lokalstil erklärt werden. Es wurde ja damals in Abomey bereits fest für den Tourismus gearbeitet, wie P. Guilcher 1932 beklagt.*

Gelbguß aus Abomey (Volksrepublik Benin)
Gießer: H. Kodjo
Nähere Angaben fehlen

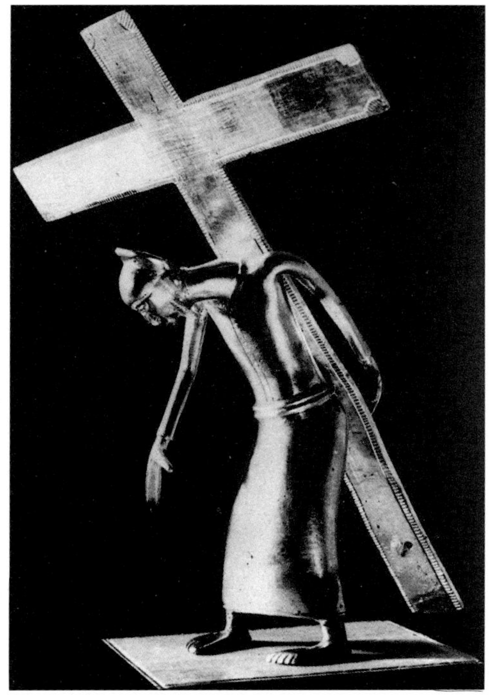

266

Kreuztragender

266 *Joseph Jobé, Christus in aller Welt, 1962: 127, sagt von diesem Bild, daß es von Justin Accrombessi stamme. In „Le Bulletin des Missions" 1953: 3, Tafel II, wird als Autor Bertin Arhin genannt. Da aber dieses Bild ziemlich sicher aus der gleichen Hand oder Werkstätte stammt wie die Figuren der Abb. 264 und 268 – es handelt sich offensichtlich um einen Kreuzweg –, so muß es verwundern, daß die Figur der Abb. 264 in „Rythmes du Monde" 1951, 1: 21 einem Félix Hountondji zugeschrieben wird. Wer dieser Félix sein soll, bleibt unklar. Hountondji weist wiederum auf die Gruppe der Gelbgießer von Abomey. – Eine sehr ähnliche Figur findet sich auch in Lyon (Abb. 269).*

Gelbguß aus Abomey,
Volksrepublik Benin
Autor: ungewiß
Nähere Angaben fehlen

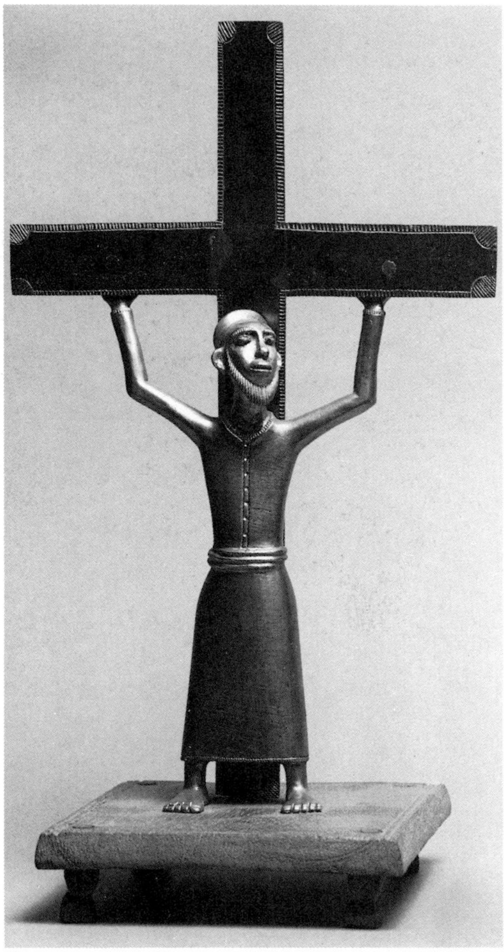

267

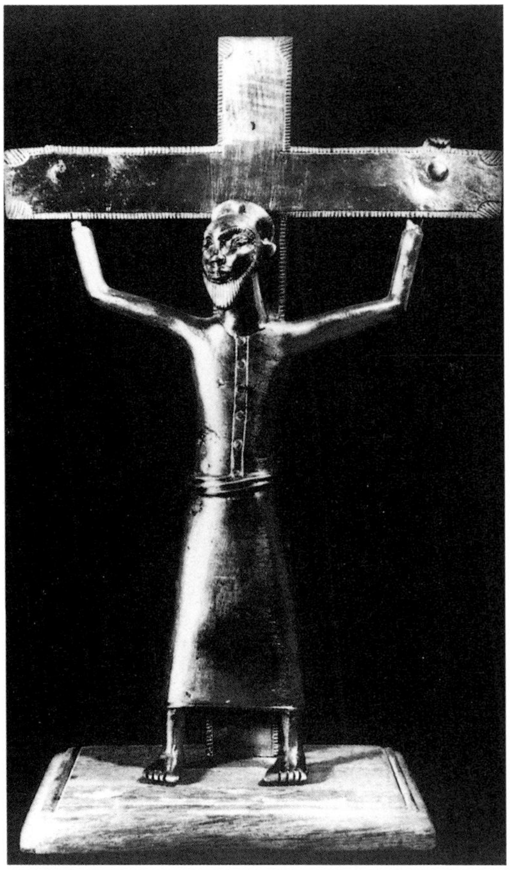

268

Christus am Kreuz

267 ***Die Arbeit ist fast identisch mit 268, aber man beachte: Es ragt hier keine Hand über den Querbalken (wie auf 268). All diese Doppelabbildungen zeigen, daß es sich hier bereits um Serienfertigungen handelt.***

Platte: 15 x 12,5 cm, Höhe: 28,5 cm
Gelbguß der Fon aus Abomey, Volksrepublik Benin
Museum der Lyoner Afrikamissionare

Christus am Kreuz

268 ***Man gewinnt hier den Eindruck, daß Christus die Arme nur ans Kreuz hält, aber kein Gekreuzigter ist, obgleich die Nägel sichtbar sind.***

Gelbguß aus Abomey, Volksrepublik Benin
Autor: ungewiß
Nähere Angaben fehlen

Kreuztragender

269 ***Eine mit 266 fast identische Arbeit.***

Platte: 15 x 13 cm, Höhe: 23 cm
Gelbguß der Fon aus Abomey, Volksrepublik Benin
Museum der Lyoner Afrikamissionare

Die Taufe Jesu

270 ***Diese Arbeit ist mit jener von 271 fast identisch. Wahrscheinlich stammt sie aus der gleichen Werkstätte oder gar vom gleichen Künstler.***

Platte: 13,5 x 9,8 cm, Höhe: 21,5 cm
Gelbguß der Fon aus Abomey, Volksrepublik Benin
Museum der Lyoner Afrikamissionare

Taufe Jesu

271 ***Wahrscheinlich haben wir es mit einer Arbeit aus Dahomey zu tun.***

Gelbguß aus Westafrika
Nähere Angaben fehlen

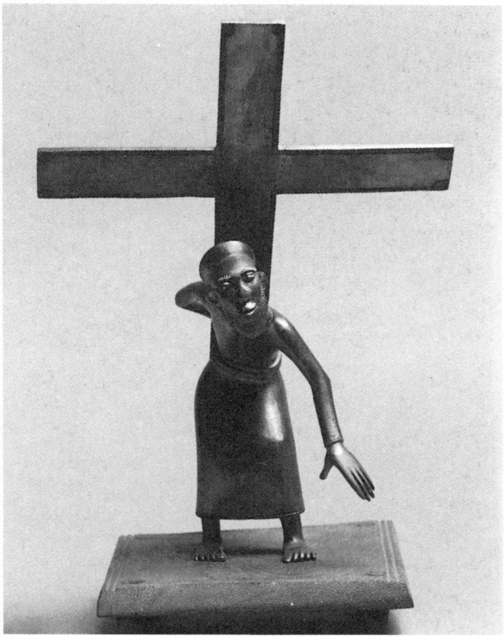

269

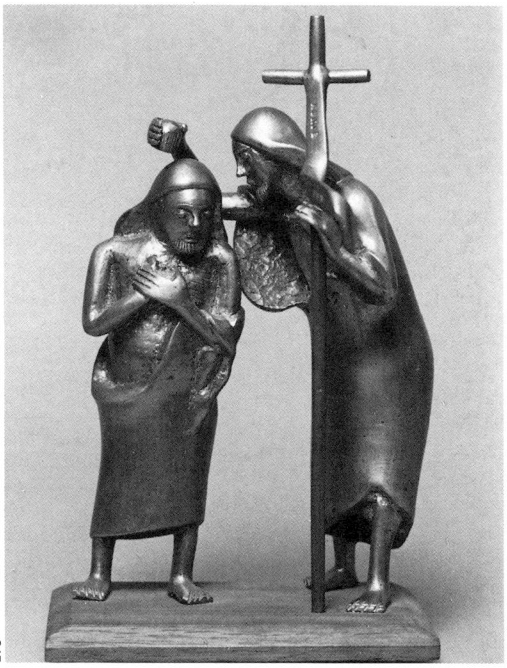

270

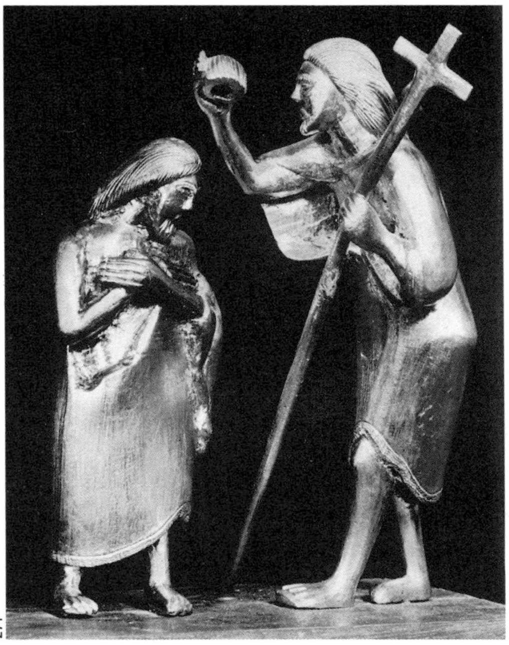

271

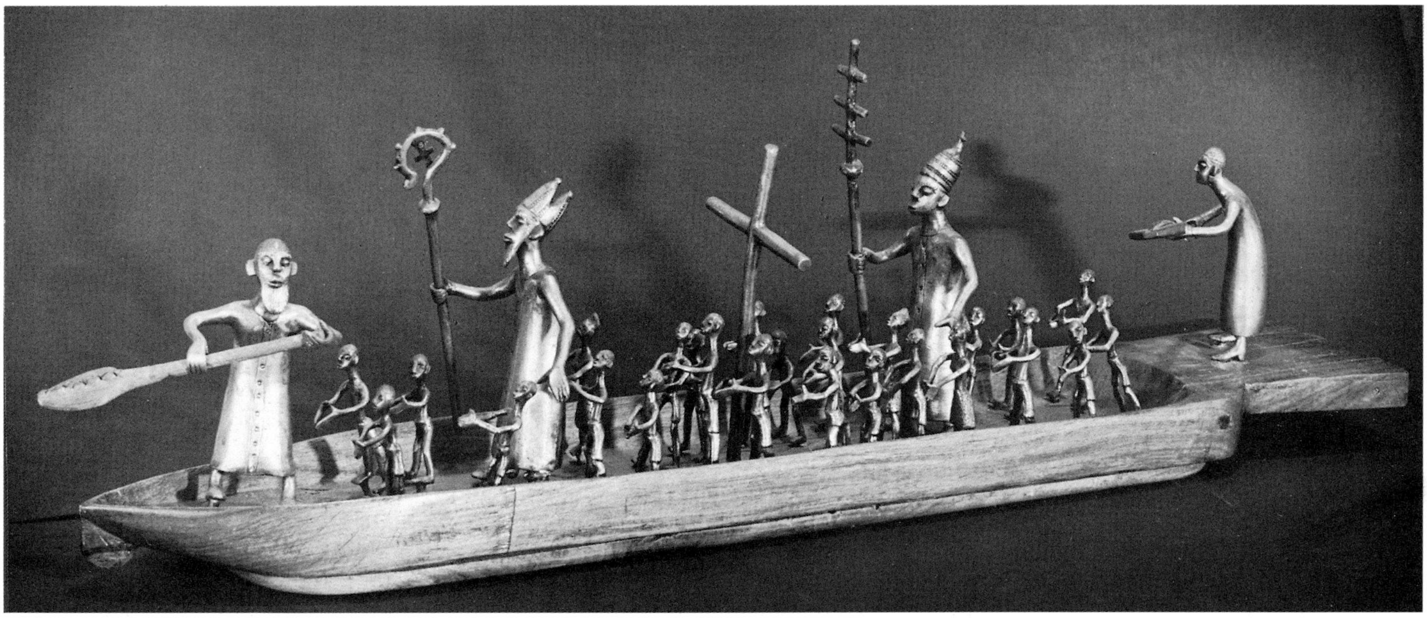

272

Die Kirche als Schiff

272 ***Die Kirche in Form eines Schiffes zeigt den Papst mit Tiara und dreifachem Kreuz, einen Bischof mit Mitra und Stab und zwei Kleriker, die rudern. Das Volk Gottes betet. Es fällt auf, daß von den 26 noch verbliebenen Gläubigen (1 Figur fehlt) nur drei Frauen sind. Zentrum des Schiffes ist ein großes Kreuz, das wie ein Mast wirkt.***

Länge: 75 cm, Breite: 12,5 cm
Fon, Volksrepublik Benin
Holz und Messing, 1947 erworben
Afrika-Centrum, Cadier en Keer, Niederlande

Die Kirche als Schiff

273 ***Eine kleinere Ausgabe von Abb. 272. Die Hauptfiguren sind praktisch identisch.***

Länge: 39 cm, Breite: 13 cm, Höhe: 24 cm
Fon, Volksrepublik Benin
Gelbguß und Holz
Museum der Lyoner Afrikamissionare

Der reiche Fischfang

274 ***Petrus im Gespräch mit Jesus. Man hat den Eindruck, als sagte Petrus gerade: „Meister, wir haben die ganze Nacht gearbeitet und nichts gefangen. Doch wenn du es sagst, werde ich die Netze auswerfen . . ." (Lk 5, 5). – Die meisten biblischen Szenen können nur im Dialog dargestellt werden. Das Sprechen Gottes mit den Menschen wird zum Hauptthema der christlichen Kunst Afrikas.***

Länge: ca. 25 cm, Höhe: ca. 15 cm
Fon, Volksrepublik Benin
Holz und Messing
Missio, Aachen

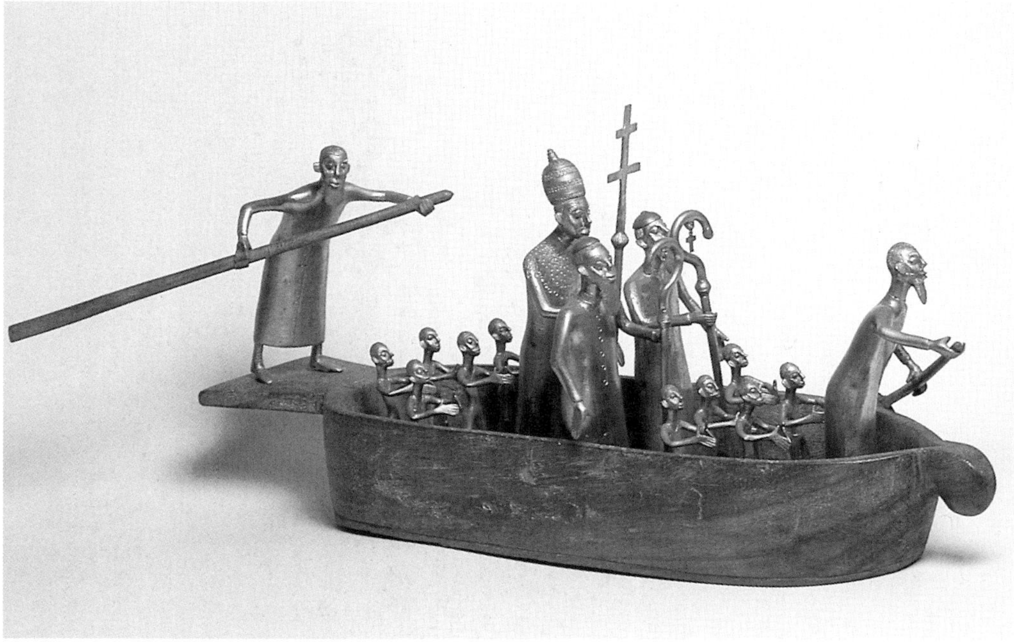

273

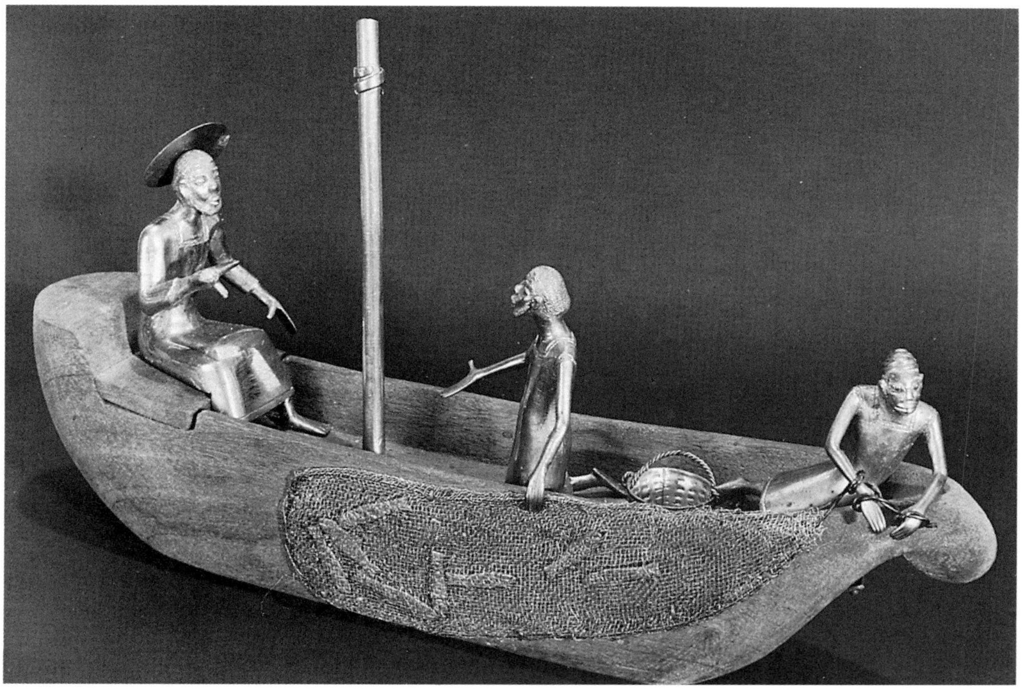

274

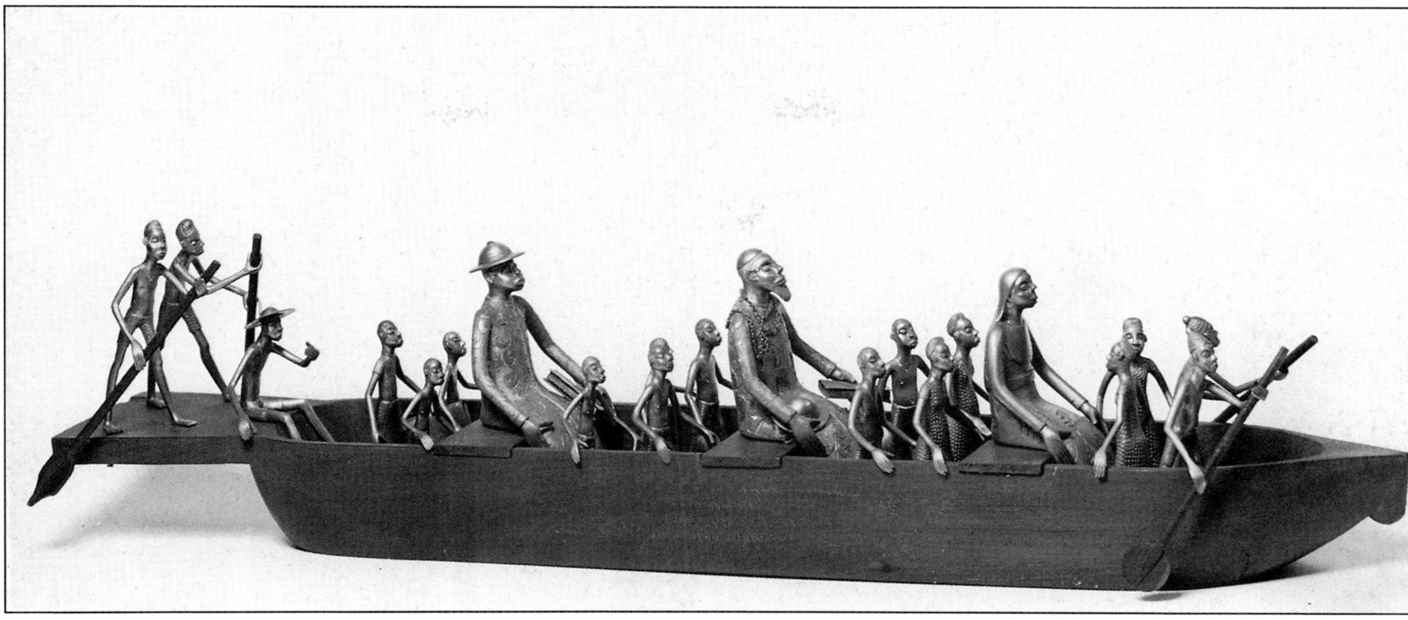

275

Visitationsreise eines Bischofs

275 ***Ein Bischof geht mit Gefolge (Schwester, Kleriker, Volk) auf Visitationsreise. Wahrscheinlich hat die Idee von der Kirche als Schiff zu dieser Darstellung angeregt.***

Länge: 75 cm, Breite: 11,2 cm,
Höhe: 18 cm
Fon, Volksrepublik Benin
Messingfiguren mit Holz
Museum der Lyoner Afrikamissionare

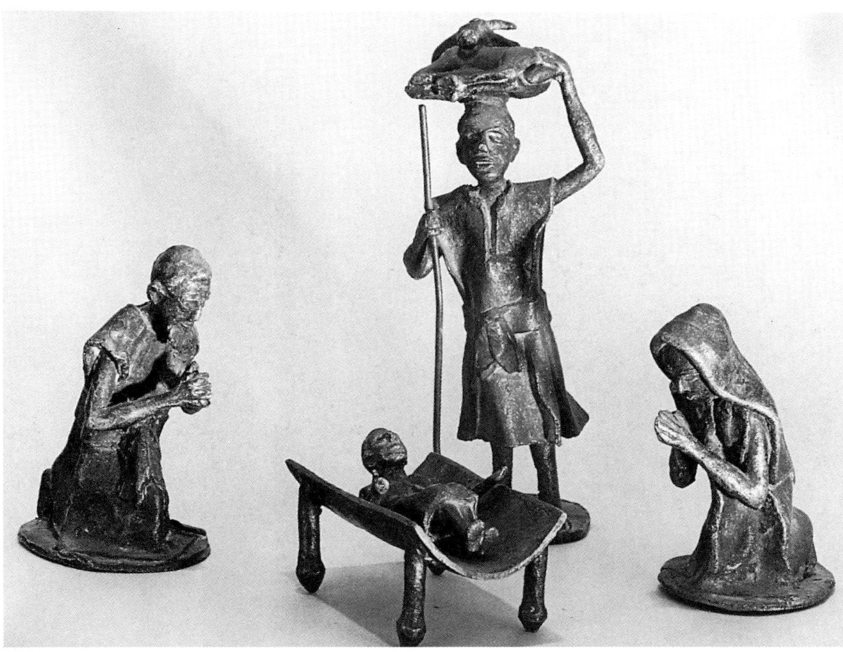

276

Krippenfiguren

276 ***Die ganze Krippe umfaßt 20 Figuren. Im Vergleich zu jüngeren Arbeiten der Fon sind die Figuren von hervorragender Qualität. Celso Costantini bildet diese Krippe in seinem Buch von 1949 „L'art chrétien dans les Missions" auf Seite 376 ab und sagt, sie komme aus dem Vikariat Kumasi, dem Hauptort der Ashanti aus Ghana. Vergleicht man die Arbeitstechnik, dann könnten Costantinis Angaben durchaus stimmen. Meine Angaben stammen vom jetzigen Besitzer der Krippe.***

Fon, Volksrepublik Benin oder Kumasi in Ghana
Bronzeguß in verlorener Form
Afrika-Centrum, Cadier en Keer, Niederlande

Tabernakel mit Schirm

277 ***Der Schirm über dem Tabernakel ist das Zeichen für einen Häuptling oder König. Links ist ein Dreifuß mit Schale zu sehen. Es ist ein Asen-Altar. Ein Asen besteht gewöhnlich aus einem Eisenstab, auf dem oben eine Platte mit Figuren und Symbolen befestigt ist, die oft eine Devise ausdrücken und die Persönlichkeit des Ahns darstellen. Im Asen ist also der Ahn gegenwärtig, deshalb wird ihm hier auch geopfert. Die Symbolik zu Christus ist denn auch offenkundig. Parallel zum Asen ist rechts eine Sonne angebracht.***

Messingarbeit aus Abomey
Nähere Angaben fehlen

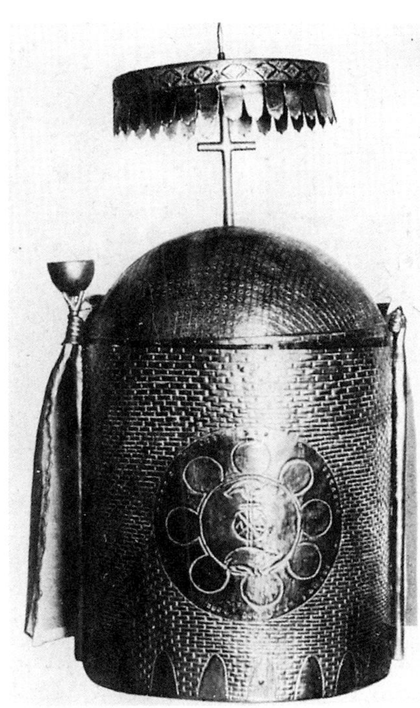

277

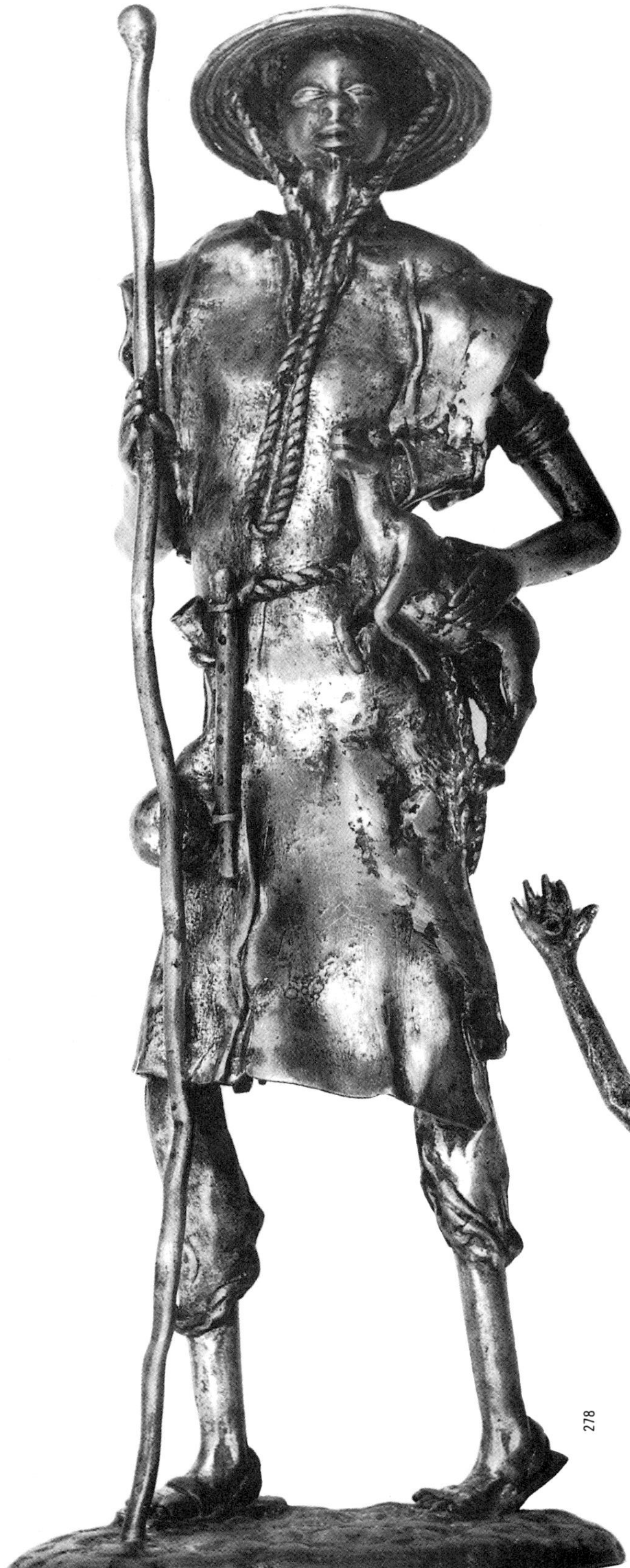

278

Hirtenfigur

278 ***Diese Statuette wurde 1980 dem Hl. Vater anläßlich seines Besuches in Obervolta geschenkt. Sie ist im Vatikanischen Museum als „Guter Hirte" ausgezeichnet, doch es scheint sich um irgendeine Hirtenfigur zu handeln, denn solche Statuetten sind viele bekannt. Die christliche Aussage scheint mir darin zweifelhaft zu sein.***

Größe: 47 cm, Gelbguß aus Obervolta
Vatikanisches Museum

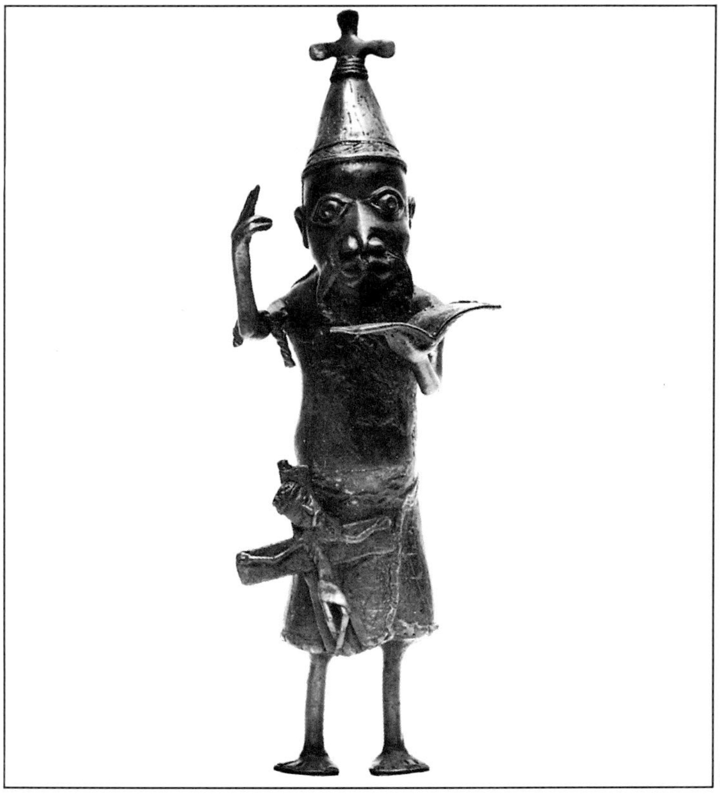

279

Missionar mit Buch

279 ***1980 schenkte eine Pilgergruppe aus Kamerun dem Papst diese Statuette. Sie soll angeblich alt sein, doch können keine näheren Angaben gemacht werden.***

Gelbguß, Höhe: 44 cm
Kamerun
Vatikanisches Museum

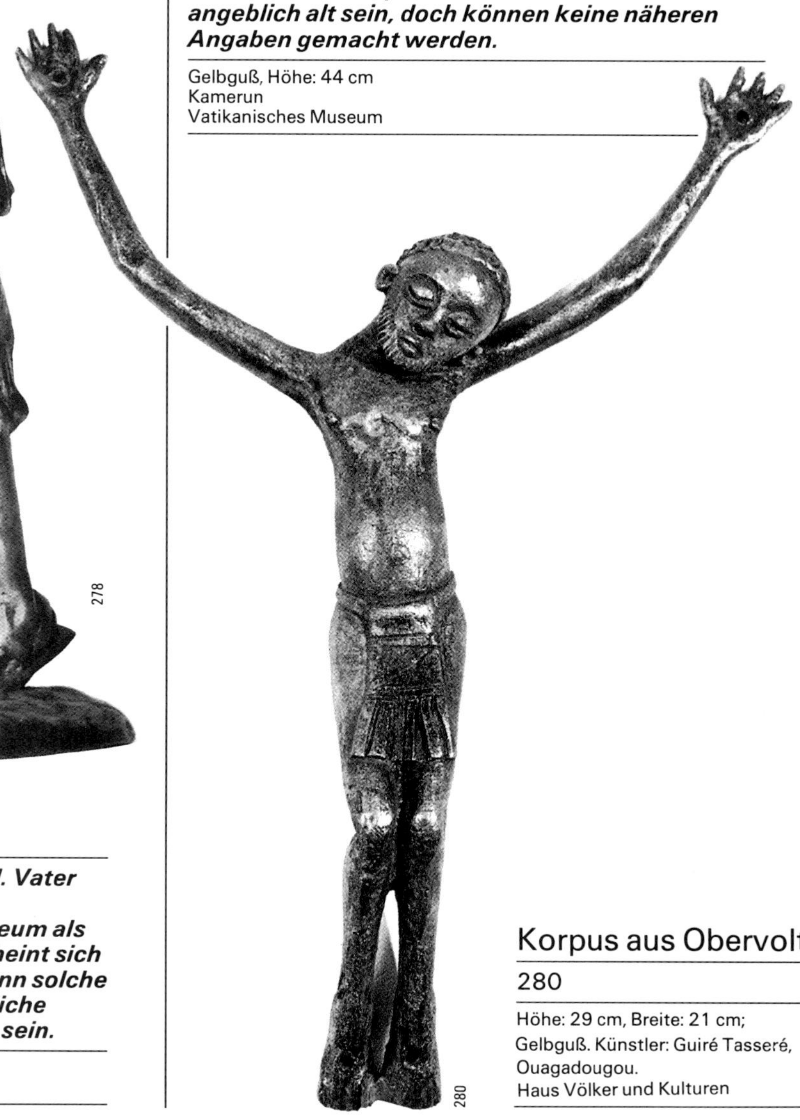

280

Korpus aus Obervolta

280

Höhe: 29 cm, Breite: 21 cm;
Gelbguß. Künstler: Guiré Tasseré, Ouagadougou.
Haus Völker und Kulturen

genbogenschlange und darüber wieder die Doppelaxt. – Shango ist übrigens eine Gottheit der Yoruba und nicht Benins, wie Świderski sagt. – Echt trinitarischen Charakter haben auf Abb. 263 die drei Fische mit einem Kopf und einem Auge. Dieses Symbol ist allerdings nicht afrikanisch.
Das Beispiel von Kodjo zeigt meiner Meinung nach, wie Afrikanisierung um jeden Preis ins Leere laufen kann. Nicht der Synkretismus in diesem Objekt ist abzulehnen, sondern die Kumulierung von großen Symbolen, die sich in ihrer Aussage widersprechen und dadurch verflachen. – Die beste christliche Kunst wurde in Afrika bisher überall dort gemacht, wo die Künstler eine gewisse Führung und Kritik erfuhren. In den profanen Kunstzentren Afrikas ist es nicht anders, wie Gunter Péus aufzeigt (1979). – Die Afrikaner scheinen (außer in Südafrika) noch nicht in der Lage zu sein, die von den Europäern ins Leben gerufenen Kunstzentren selbständig zu führen. Dies wohl auch deshalb, weil die eigentlichen Kunden noch immer die Weißen sind.

III. Statuetten und Bilder

Als Material für die Erzeugnisse dieser Gruppe dient vor allem Holz und in bescheidenerem Maße Elfenbein und Baumwolle. Ältere Holzstatuetten aus Togo, Ghana und der Elfenbeinküste – etwa aus den zwanziger und dreißiger Jahren – lehnen sich meist sehr eng an europäische Vorbilder, oft an Gipsstatuetten, an. Man kann bis zu lebensgroße Madonnen sehen (z. B. in Cadier en Keer, Niederlande), die außer dem Holz nichts Afrikanisches aufzuweisen haben. Als ich 1966/67 Kirchen in dieser Region besuchte, war ich immer wieder erstaunt, wie europäisch die Kirchen eingerichtet waren. Man konnte, wenn man in eine Kirche ging, sagen, welcher Nation und welchem Orden der Missionar angehörte. Dennoch gewann ich den Eindruck, daß der Europäismus die Gläubigen nicht abhielt, aktiv in der Gemeinde mitzuarbeiten. Vor allem in ehemaligen französischen Kolonien scheint die Afrikanisierung der Kirche nicht ein gleichgroßes Desiderat zu sein wie etwa im Zaire oder in Südafrika.
Aus traditioneller Kunst ging in Westafrika christliche Kunst nur so recht im westlichen Dahomey, also im Gebiet der Fon und Yoruba, hervor. Man weiß nicht, weshalb die Yoruba bereits in den zwanziger Jahren christliche Objekte schufen und anderswo, wo das Christentum älter war, man nicht daran dachte. Hinzu kommt, daß man bei den meisten christlichen Arbeiten der Yoruba auf den ersten Blick sagen kann, daß sie von einem Yoruba sind. Sie verleugnen nur selten ihre Identität. Gab es vielleicht bei den Yoruba weitblickendere Missionare und

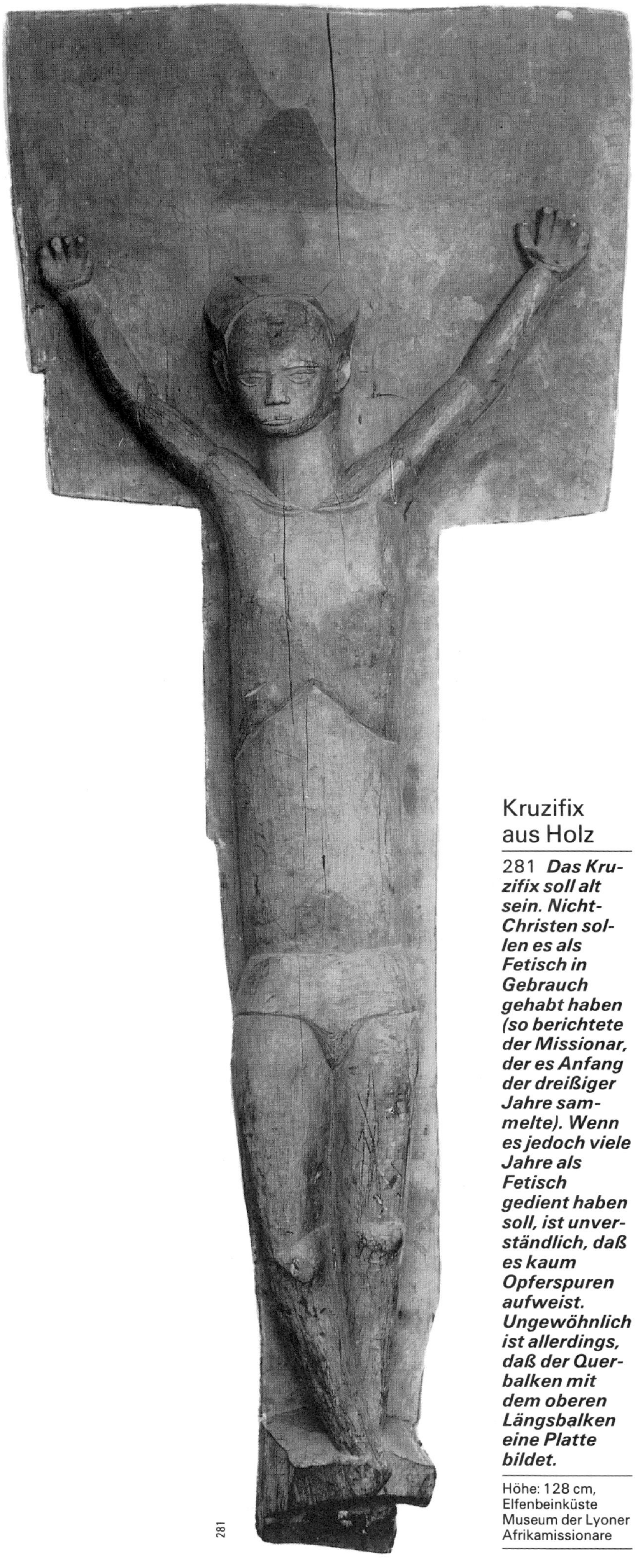

281

Kruzifix aus Holz

281 ***Das Kruzifix soll alt sein. Nicht-Christen sollen es als Fetisch in Gebrauch gehabt haben (so berichtete der Missionar, der es Anfang der dreißiger Jahre sammelte). Wenn es jedoch viele Jahre als Fetisch gedient haben soll, ist unverständlich, daß es kaum Opferspuren aufweist. Ungewöhnlich ist allerdings, daß der Querbalken mit dem oberen Längsbalken eine Platte bildet.***

Höhe: 128 cm, Elfenbeinküste
Museum der Lyoner Afrikamissionare

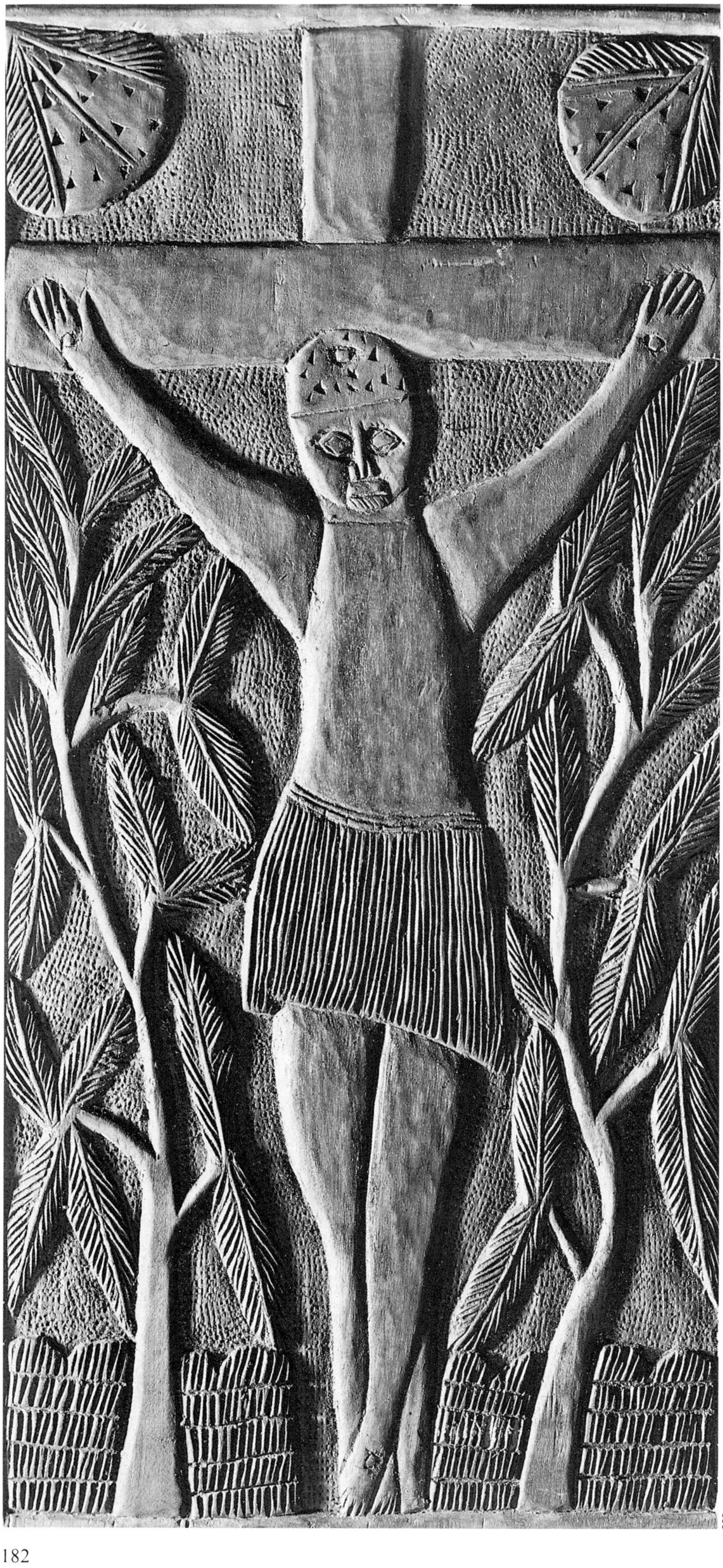

282

Christus der Gekreuzigte

282 ***Seit Mitte der dreißiger Jahre ist das Bildnis verloren. Ungewöhnlich ist der Grasrock; er paßt eher in eine Beschneidungsschule.***

Hochrelief, helles Holz
Elfenbeinküste
Früher: Afrika-Centrum Cadier en Keer, Niederlande

Hl. Johannes, der Evangelist

283 ***Die Statue ist in den zwanziger Jahren in Grand Lahou, ganz im Süden der Elfenbeinküste, entstanden; der Schnitzer hieß Bepe. Bis sie Anfang der dreißiger Jahre nach Lyon kam, stand sie in der Kirche zu Dabou, westlich von Abidjan. Aussehen und Kleidung sind die eines europäischen Missionars.***

Süden der Elfenbeinküste
Höhe: 146 cm, helles Holz
Museum der Lyoner Afrikamissionare

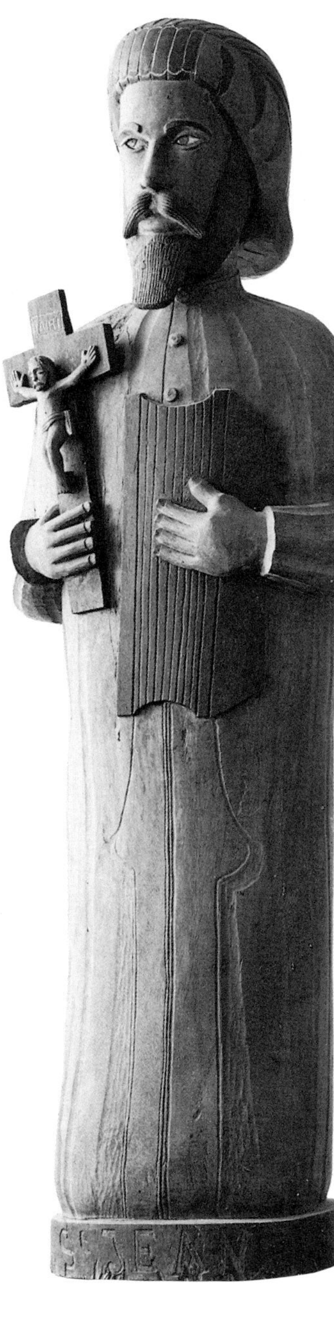

283

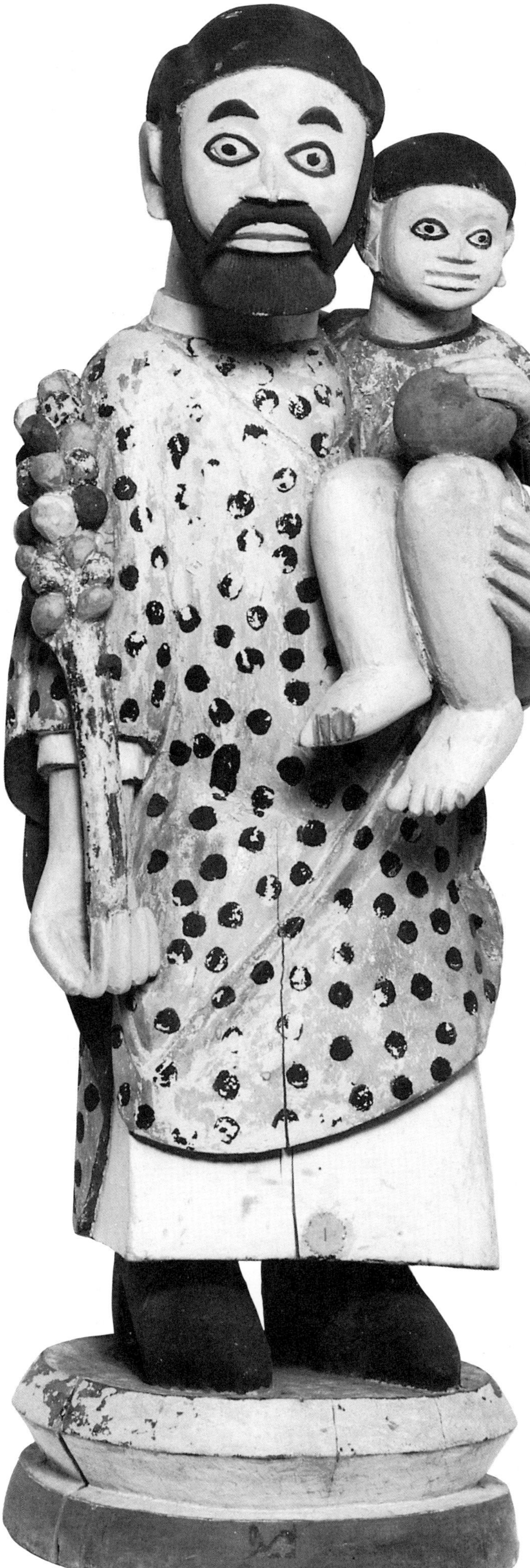

284

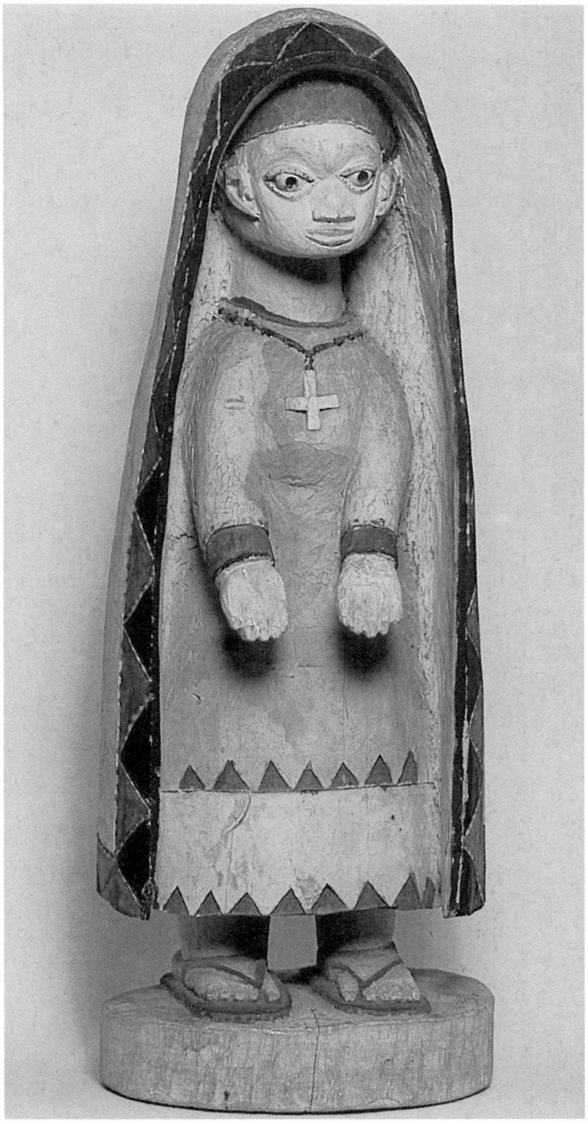

285

Hl. Josef mit dem Jesuskind

284 ***Das Pendant zur Madonna von Abb. 285. Kétou liegt heute nahe der Grenze zu Nigeria. Früher war es eine Ortschaft der Fon, dann wurden diese von den Nago vertrieben. 1876 und 1879 wurde die Stadt, sie soll etwa 30.000 Einwohner gehabt haben, von Abomey zerstört. Erst als die Franzosen Dahomey zu ihrer Kolonie machten, entstand Kétou wieder in bescheidenem Maße.***

Höhe: 73,5 cm, Holz, bemalt
Kétou in Dahomey
Museum der Lyoner Afrikamissionare

Jungfrau Maria

285 ***Die Statue dürfte bereits in den zwanziger Jahren entstanden sein, denn Anfang der dreißiger Jahre ist sie bereits im Museum zu Lyon. Ausdruck und Bemalung weisen die Statue als Arbeit der Ketu-Yoruba aus (ebenso wie Abb. 284). Daß die Madonna an ihrem linken Fuß 6 Zehen hat, dürfte nur ein Versehen des Schnitzers sein und keine tiefere Bedeutung haben. Kopf und Gesicht der Figur wirken wie eine Gelede-Maske. Aufhauser meint, die Figur (wie auch Abb. 284) komme von der Elfenbeinküste (1932, Tafel 50, Abb. 86). Alles spricht dafür, daß sich Aufhauser irrt (auch andere Bildunterschriften sind in seinem Werk unpräzise oder falsch).***

Höhe: 71 cm, Holz, bemalt
Kétou in Dahomey, Volksrepublik Benin
Museum der Lyoner Afrikamissionare

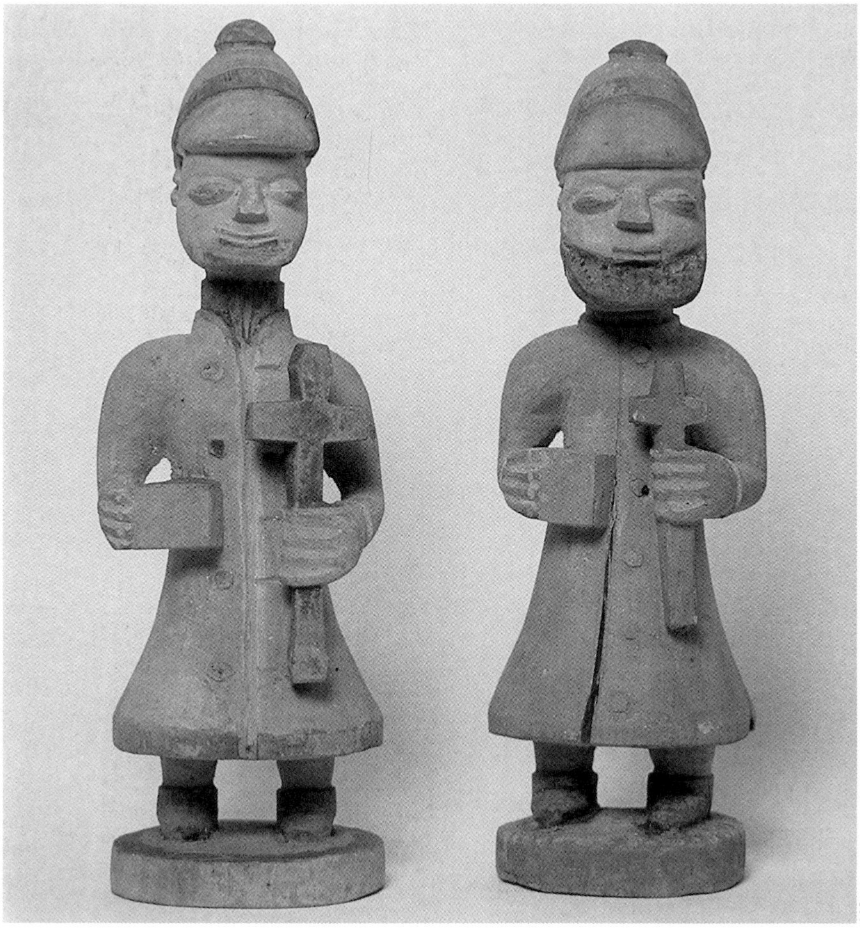

286

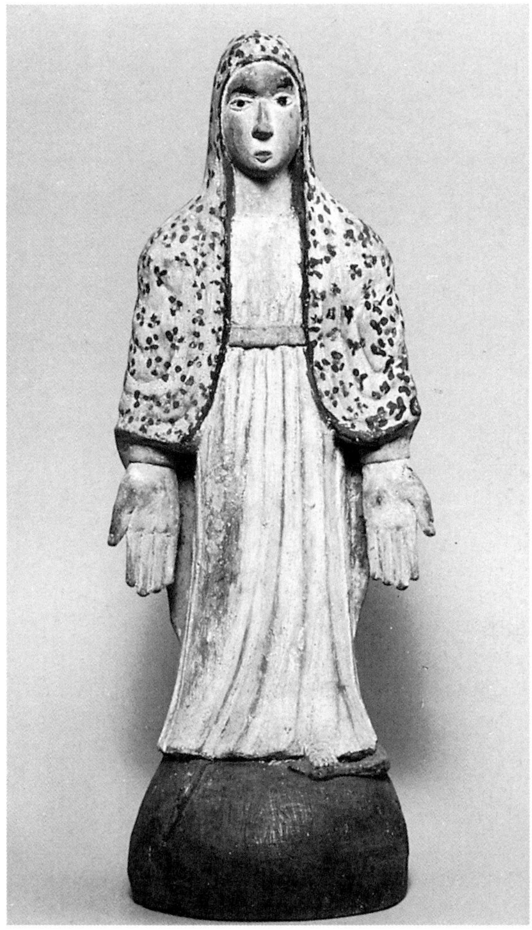

288

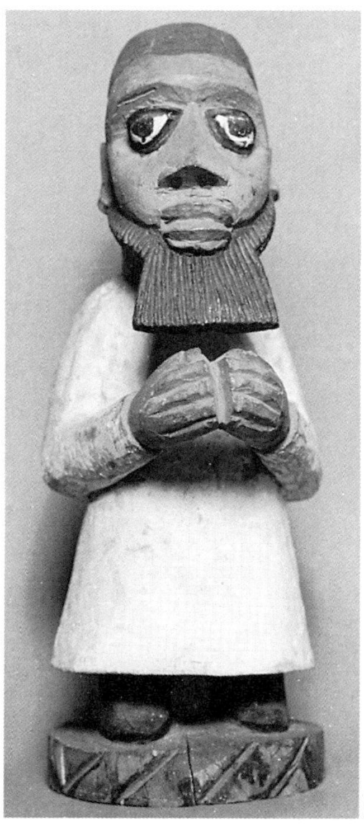

287

Missionar

287 Die Statuette soll den Lyoner Missionar P. Barotin darstellen. Eine gewisse Ähnlichkeit soll vorhanden sein. Entstehungszeit um 1950.

Höhe: 39,5 cm
Holzstatuette aus Sakété, Volksrepublik Benin
Museum der Lyoner Afrikamissionare

Missionare

286 In verschiedenen Publikationen wird die linke Figur als aus Französisch-Ostafrika stammend beschrieben. In der ältesten mir zugänglichen Beschreibung aber von P. Guilcher aus Lyon heißt es, sie stamme aus Kétou in Dahomey. Man gewinnt sogar den Eindruck, als solle der Missionar vom gleichen Schnitzer stammen wie Josef und Maria (Abb. 284 und 285). Die rechte Figur ist mit der linken fast identisch.

Holzstatuetten aus Kétou, Dahomey
Höhe: 26,5 cm bzw. 27,6 cm
Museum der Lyoner Afrikamissionare

Madonna

288 Die Bemalung könnte in die Gegend von Kétou weisen; formal ist es eine Nachahmung einer europäischen Gipsfigur.

Höhe: 40,2 cm
Holzstatuette, Volksrepublik Benin
Museum der Lyoner Afrikamissionare

mutigere und flexiblere Künstler als anderswo? Ich habe mich bei Ordensgemeinschaften erkundigt, die dort missionieren, aber die wissen von nichts. Ihrer Meinung nach waren hier die Missionare nicht anders als auch sonstwo.

Einige gute Stücke sind auch dem nichtchristlichen Schnitzer Kouame Bekouin gelungen. Doch diese kann man alle als Zufallsprodukte bezeichnen. Hätte man einen solchen Mann dazu gewonnen, daß er über Jahre hin christliche Objekte schnitzt; hätte man ihn zu einem biblischen Erzählstil geleitet, indem man ihn biblische Geschichten illustrieren ließ; hätte man ihm noch andere Schnitzer hinzugesellt, . . ., dann wäre vielleicht ein christlicher Kunststil Westafrikas entstanden. – Doch diese Persönlichkeit fehlte ganz offensichtlich, und vielleicht spürten die Missionare auch gar keinen Bedarf an einer afrikanischen-christlichen Kunst. Vielleicht waren die Persönlichkeiten auch nicht so hartnäckig und durchsetzungsfreudig wie P. Carroll in Nigeria, Msgr. Dellepiane im Congo (Zaïre), Hans Gröber und Canon Paterson in Zimbabwe usw.

Aus dem Gebiet der Senufo an der Elfenbeinküste sind in den letzen Jahren einige christliche Arbeiten bekannt geworden, die Gutes verheißen, wenn sie jemand im Auge behält und fördert. Gute Ansätze verrät z. B. Abb. 302. Unter den bemalten Baumwolltüchern gibt es immer wieder auch solche mit

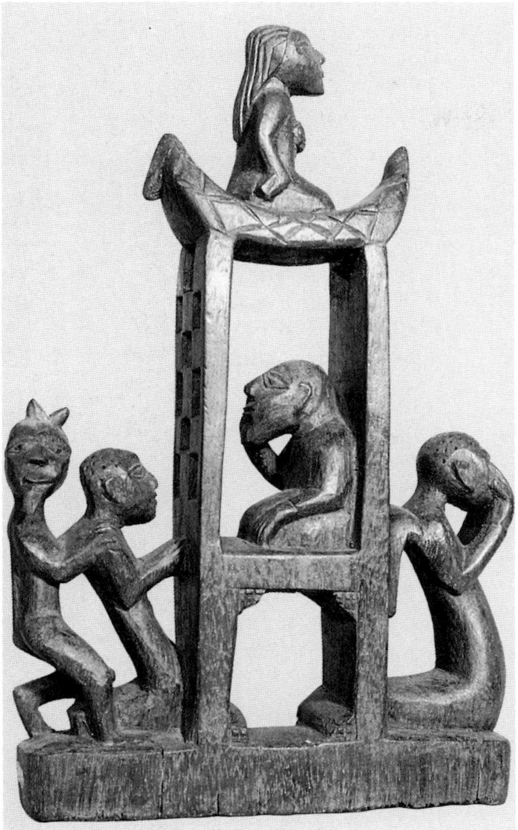

289

Die Beichte

289 ***Diese Szene ist in Parallele zu setzen zur guten und schlechten Beichte in Kamerun (Abb. 331). Man kann die Geschichte des Missionars noch gut rekonstruieren: Der Beichtvater hört die Beichte; der Teufel versucht, das Beichtkind abzuhalten. Auf der anderen Seite weint der Engel über die Sünde. Über dem Beichtstuhl fährt die geläuterte Seele in den Himmel, oder aber die Person über dem Beichtstuhl ist Christus, in dessen Namen der Beichtvater losspricht. Der Künstler wurde vom Sammler befragt, aber er wußte selbst nicht recht, wer es sei. Erst nach langer Überlegung sagte er, es sei die Seele des Büßers. In einem alten Fon-Gebetbuch, das der Sammler in der katholischen Mission in Abomey sah, war diese Szene dargestellt. Auf dem Bilde im Gebetbuch war die Person über dem Beichtstuhl eindeutig Christus. Auf unserem Bilde hier wirkt die Figur durch die langen Haare fast wie eine Frau. – Als die Skulptur 1972 angekauft wurde, lebte Donvidé am Strand von Cotonou; seine Schnitzkunst war verkommen, er hatte keine Aufträge mehr.***

Höhe: 40,5 cm, Breite: 25 cm, Rotholz
Herkunft: der Fon-Schnitzer Ferdinand Donvidé aus Baname, Dahomey
Haus Völker und Kulturen

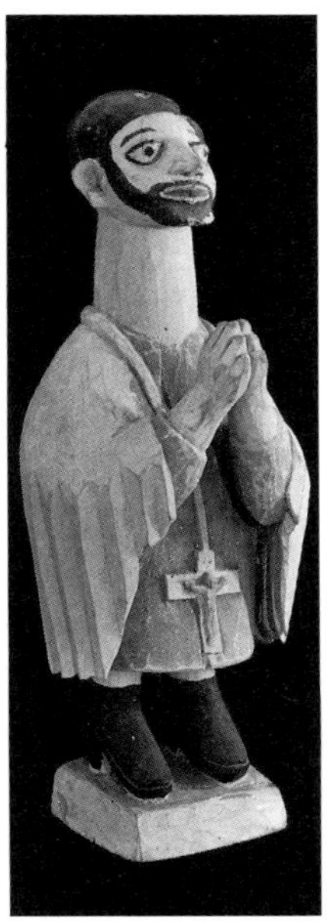

290

Hl. Franz Xaver

290 ***Die Figur wurde 1937/38 in das Aachener Missionsmuseum gebracht. Der Sammler hat sie in Togo von P. Grandeau, einem Lyoner Missionar, erhalten. Ihm wurde versichert, sie stamme noch aus deutscher Kolonialzeit; sie müßte also vor 1916 entstanden sein. Sie sei, so berichtete der Sammler, das Erstlingswerk eines Schnitzers aus der Zunft der Stuhlschnitzer. – 1979 erfuhr der Autor in Aachen, die Figur sei eine von 15 Spottfiguren, die man in Kamerun von den Kolonialherren machte. Von den 15 Figuren wurden aber nur mehr 2 vorgefunden. Statt vom hl. Franz Xaver sprach man von einem Oblaten-Missionar. Da jedoch die Version des Sammlers authentisch verbürgt ist, dürfte die spätere Version falsch sein.***

Höhe: 47 cm, Holz, bemalt
Missio, Aachen

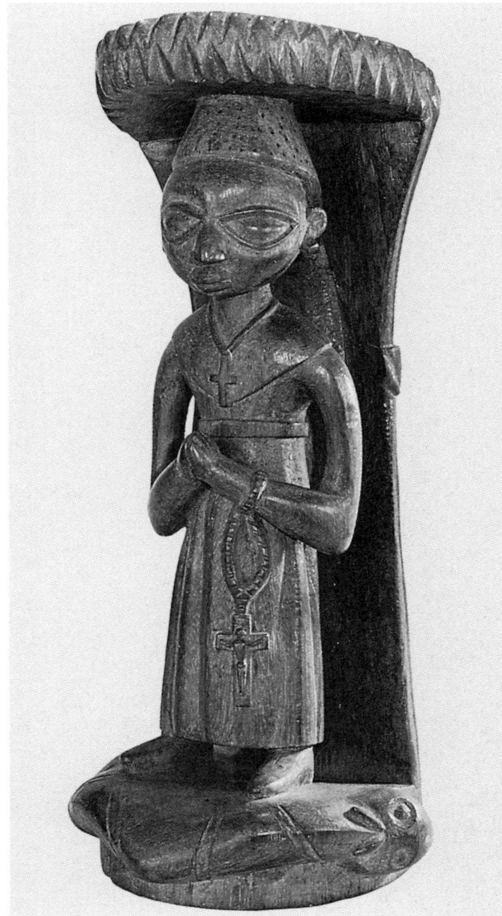

291

Immakulata?

291 ***Manches an der Figur deutet auf die Yoruba hin, doch genaue Angaben fehlen. Wäre nicht die Schlange zu Füßen der Figur, könnte man auch darin einen Mönch sehen. Vielleicht soll es eine Nonne sein oder eine Immakulata in Klosterschwesterntracht.***

Höhe: 50 cm, rotes Hartholz
Westafrika
Afrika-Centrum Cadier en Keer, Niederlande

ansprechenden christlichen Motiven (Abb. 307), wenn auch das Gros als Touristenware uninteressant ist. Haus Völker und Kulturen in St. Augustin besitzt aus dieser Region auch einige afrikanische Paramente mit traditionellen Ornamenten. Doch von einer Afrikanisierung der Paramente kann wohl noch nicht die Rede sein: Man tauscht lediglich Zeichen und Symbole aus und macht sie etwas primitiver. Leider herrscht bei Europäern oft der Glaube vor, daß technisches Unvermögen und Primitivität bereits Zeichen von Afrikanität sind.

Gerade bezüglich der Paramente müßte man fragen, ob der Afrikanisierung Genüge getan ist, wenn die äußere Form europäisch bleibt und nur die Motive der Stickerei, die Muster und Stoffe afrikanisch werden. Schafft sich bei solchem Vorgehen der europäische Missionar nicht nur ein Alibi für eine durchgreifende Afrikanisierung? Im Grunde genommen wird doch damit der Geist des Afrikaners in eine europäische Schablone gezwängt. Hat denn der Missionar gefragt, ob nicht der Afrikaner vielleicht eine ganz andere Auffassung von liturgischen Gewändern hat, vielleicht auch vom Symbolwert der Farben, von Riten und Gesängen, vom Singen und Tanzen usw. Erlauben die etablierten Kirchen die Afrikanisierung in all diesen Bereichen bis zu dem Grade, daß sich der Afrikaner in der Kirche zu Hause fühlt? Es darf gezweifelt werden, wenn man die große Schar der

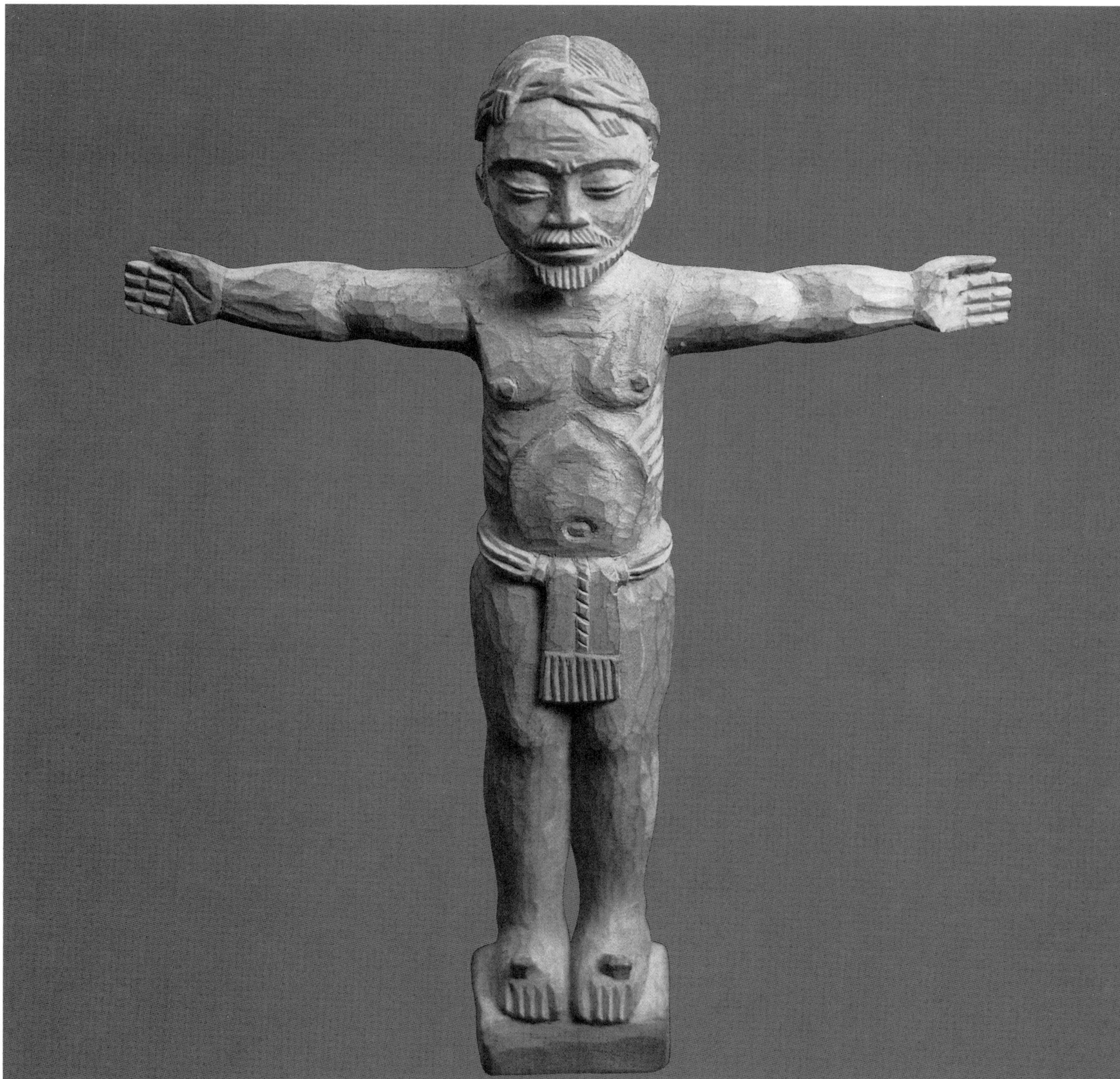

292

Korpus mit Standsockel

292 ***Kouame Bekouin, ein Heide, ist der Schnitzer dieser Figur. Ebenso hat er das Symbolkreuz (Abb. 297) und die Madonna (Abb. 294) geschnitzt. Jesus trägt Stirnband und Lendenschurz statt Dornenkrone und Lendentuch. Wie auch auf den beiden anderen von ihm hergestellten Figuren war er mehr in der traditionellen Symbolik und Ikonographie zu Hause als in der christlichen. Alle drei Objekte entstanden als Auftragsarbeit 1966 in Bouaké.***

Höhe: 27,5 cm, Breite: 24 cm, helles Holz
Baule, Elfenbeinküste
Haus Völker und Kulturen

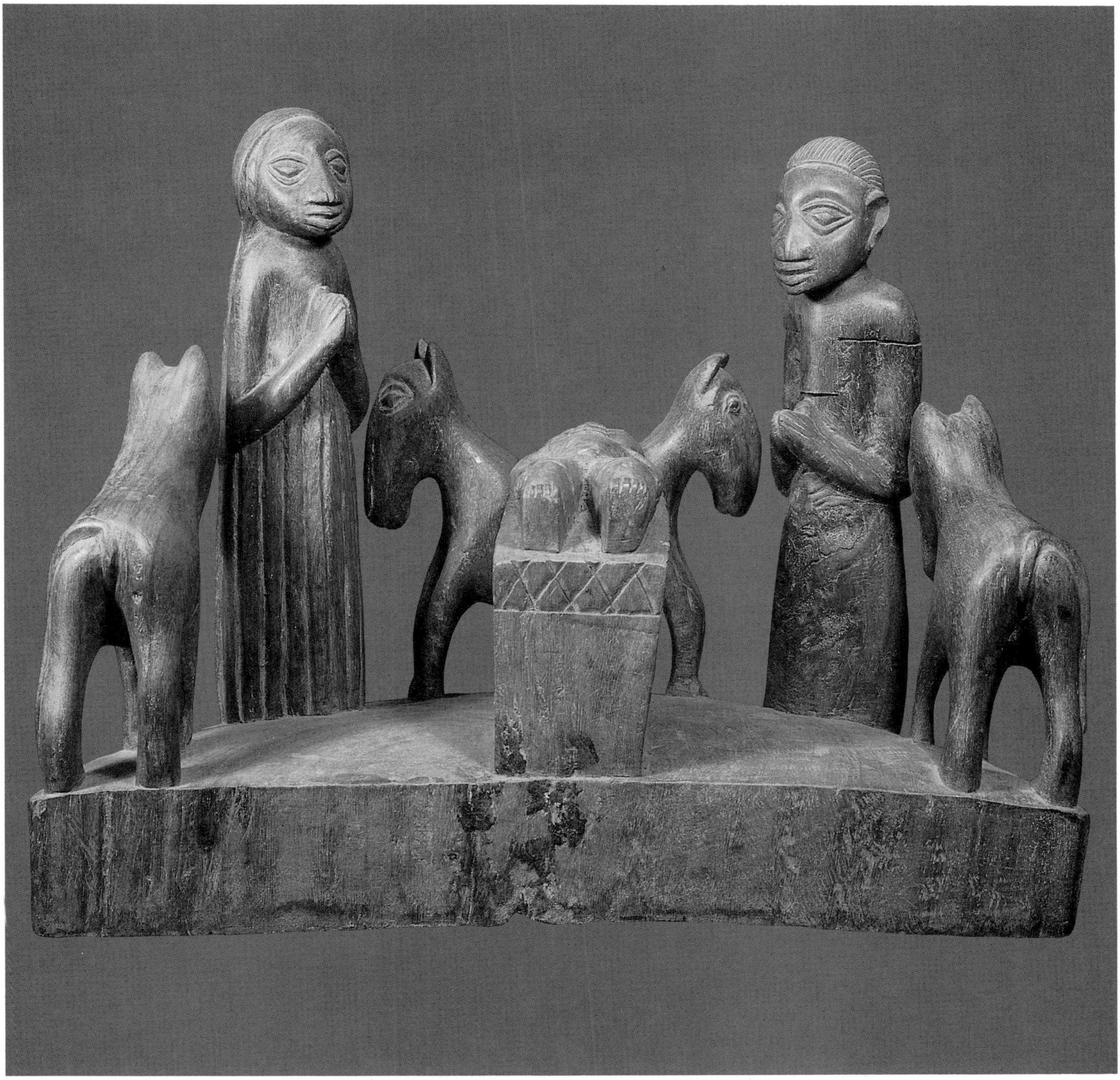

293

Krippe

293 ***Der Fon-Schnitzer Ferdinand Donvidé hat diese Gruppe aus einem Block herausgeschnitzt. Die ganze Komposition ist streng symmetrisch angeordnet. Donvidé hat früher viel für Kirchen gearbeitet, doch seine Qualität sank.***

Höhe: 43,5 cm, Breite: 57 cm, Rotholz
Volksrepublik Benin
Haus Völker und Kulturen

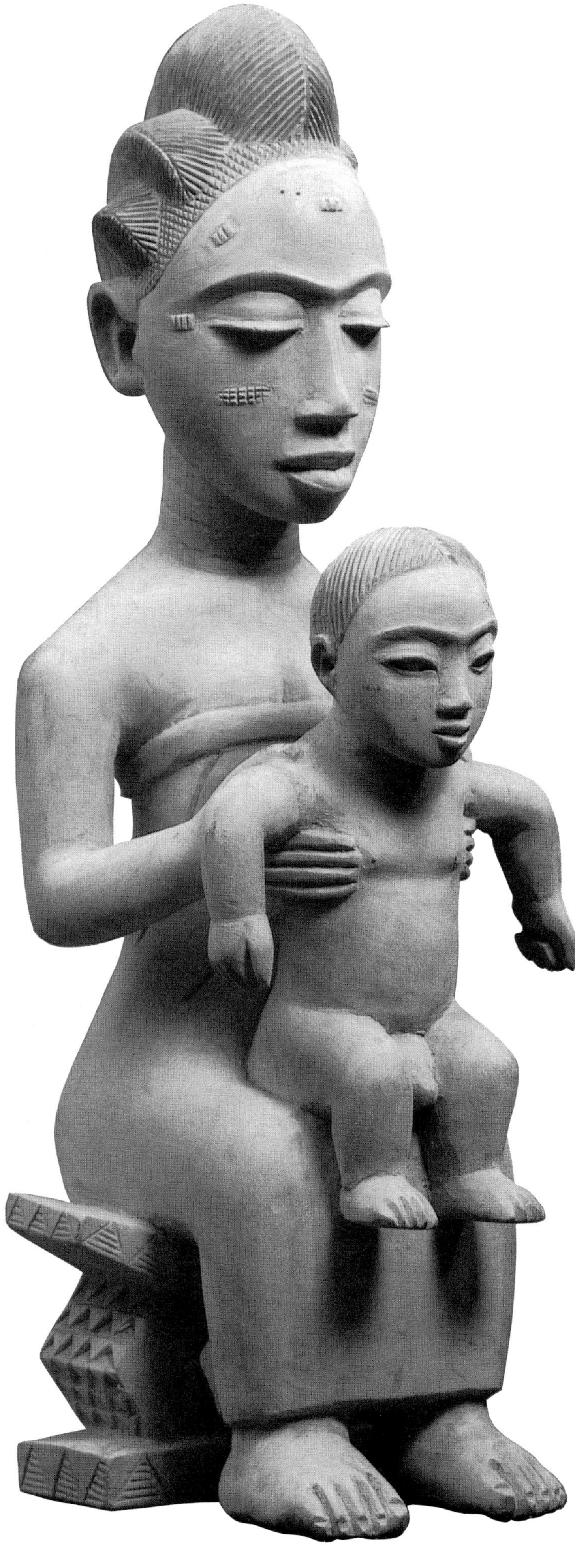

294

Madonna mit Kind

294 ***Der Schnitzer dieser Figur, Kouame Bekouin, ist Heide und arbeitet hauptsächlich für die traditionellen Kulte. Er stammt aus dem Dorfe Afokro. Er hat 12 Jahre bei einem Meister traditionelle Bildhauerei gelernt. Er ist jetzt selbständig und arbeitet in Bouaké. Die drei von Bekouin hergestellten Objekte sind 1966 entstanden. Das Kind setzte er der Mutter nur deshalb frontal auf den Schoß, weil der Auftraggeber es so verlangte. Hände und Arme von Mutter und Kind wirken wohl auch deshalb etwas unbeholfen, denn in allen übrigen Partien erweist sich Bekouin als echter Meister. In der Frisur der Mutter wie auch bezüglich ihrer Kleidung und der Tätowierung sind starke Anklänge an die traditionelle Schnitzkunst der Baule festzustellen; man vergleiche hierzu Abb. 295. Der Stuhl unterstreicht ebenfalls die traditionelle Konzeption der Figur.***

Höhe: 42 cm, helles Holz
Baule, Elfenbeinküste
Haus Völker und Kulturen

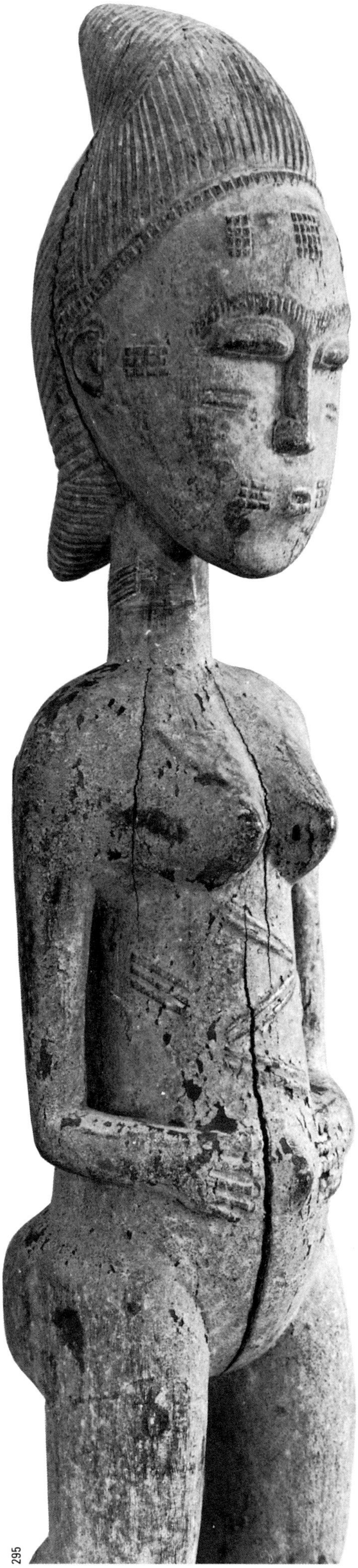
295

Weibliche Statuette der Baule

295 ***Die Frau wird in statischer Ruhe und Abgeklärtheit dargestellt. Die weiße Farbe deutet an, daß die Person der jenseitigen Welt angehört (rot würde auf das Diesseits deuten). Die Madonna von Abb. 294 hat viele Details mit dieser Darstellung formal gemeinsam. Oft stellen diese Statuetten der Baule himmlische Partner von Lebenden dar, bisweilen haben wir aber auch Ahnenstatuetten vor uns.***

Höhe: 52 cm, Holz mit Patina
Elfenbeinküste
Haus Völker und Kulturen

Kruzifix aus Liberia

296 ***Ein gutes Beispiel, wie der afrikanische Künstler, der gewohnt ist, sein Objekt in einem Stück zu schnitzen, das Problem der ausgebreiteten Arme löst. Er zieht die Arme hoch und kann auf diese Weise im Block bleiben. Von Schnitzern einer Leprastation hergestellt. 1966 in Monrovia erstanden.***

Höhe: 37,5 cm, dunkelbraunes Holz
Haus Völker und Kulturen

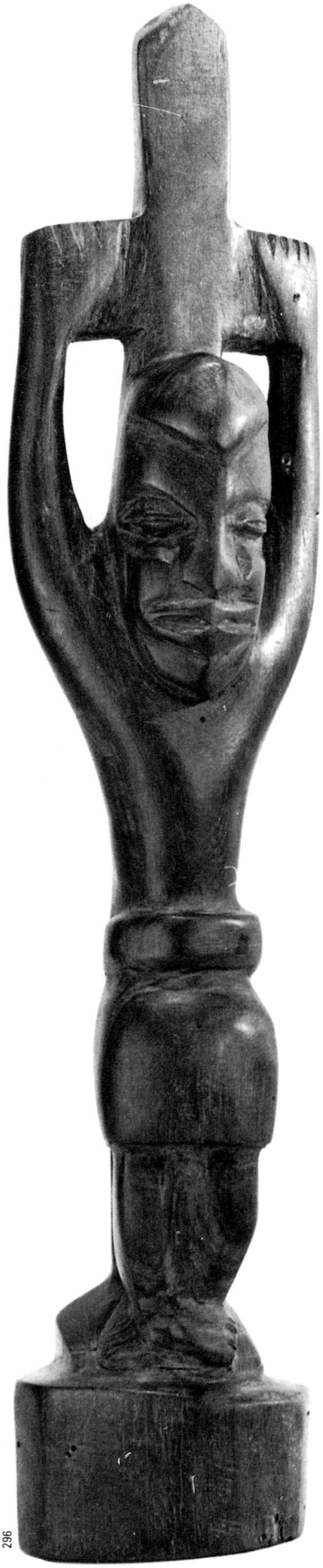
296

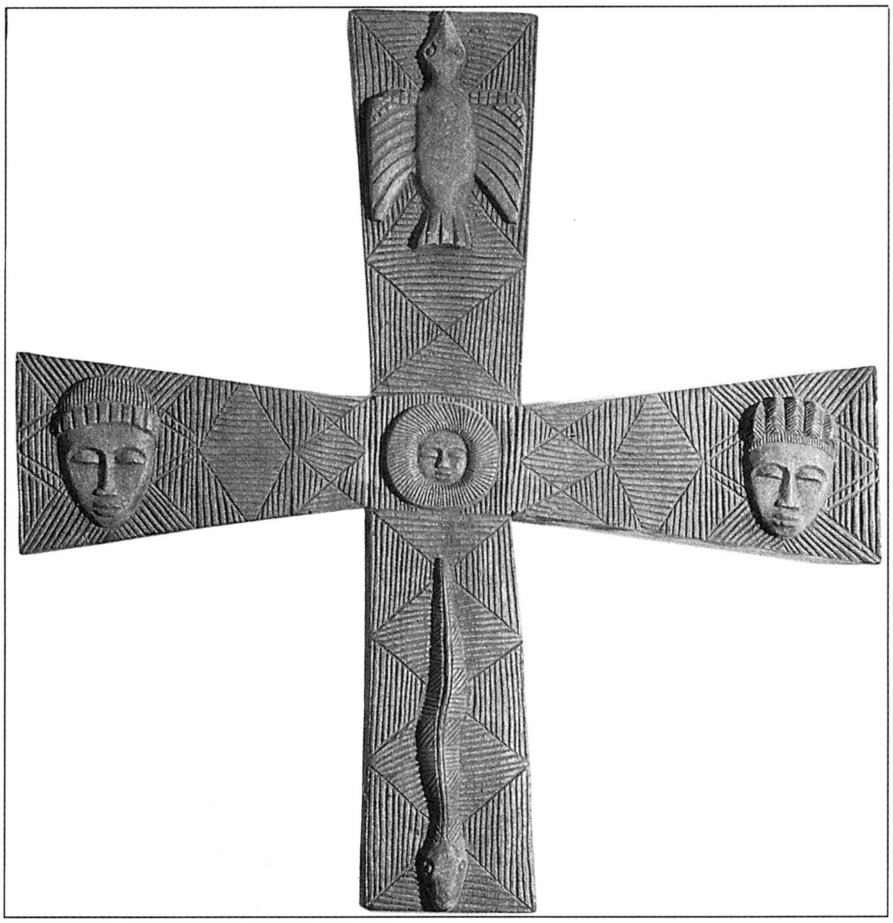

297

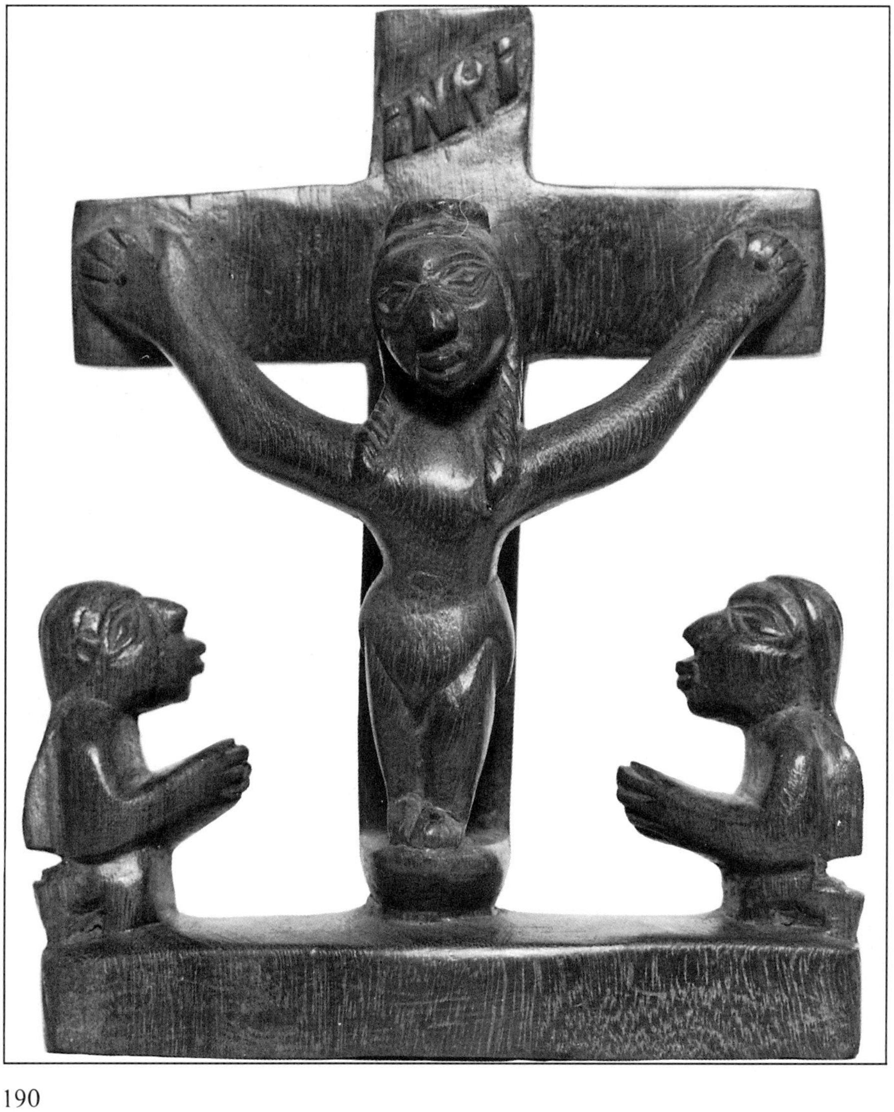

298

Symbolkreuz

297 ***Der Schnitzer dieses Kreuzes ist Kouame Bekouin aus dem Dorf Afokro (siehe Abb. 294). Er hat Symbole aus der traditionellen Vorstellungswelt in das Kreuz geschnitzt: Der Vogel ist das Symbol des Himmels, des männlichen Elementes; die Schlange verkörpert die Erde, das chthonisch-weibliche Element. Die Schlange steht mit der Ahnenverehrung in Verbindung. Das Gesicht in der Mitte soll wohl die Sonne sein. Sie steht zwar zwischen Himmel und Erde, gehört aber in der Mythologie zum Himmel, also zum männlichen Element, der Mond hingegen zur weiblichen Erde. Der Sinn der beiden Masken ist unbekannt. – Die Baule haben sich vor etwa 200 Jahren unter Führung ihrer Königin Aura Poku von den Akan-Völkern im heutigen Ghana getrennt und sind weiter nach Westen in ihr heutiges Wohngebiet gezogen.***

Höhe: 40 cm, Breite: 37 cm, helles Holz
Baule, Elfenbeinküste
Haus Völker und Kulturen

Kruzifix mit Maria und Johannes

298 ***Christus hat Haare wie eine Frau, doch die ganze Gestalt ist männlich. Die langen Haare gehen wohl auf eine europäische Vorlage zurück.***

Holzskulptur von Ferdinand Donvidé
Breite: 20,5 cm, Höhe: 26 cm
Fon, Volksrepublik Benin
Museum der Lyoner Afrikamissionare

Madonna

299 ***Die Figur stammt von Ferdinand Donvidé, wie auch die Abb. 290 und 293. 1972 an der Straße von Cotonou nach Porto Novo gekauft.***

Höhe: 29,5 cm, Rotholz
Volksrepublik Benin
Haus Völker und Kulturen

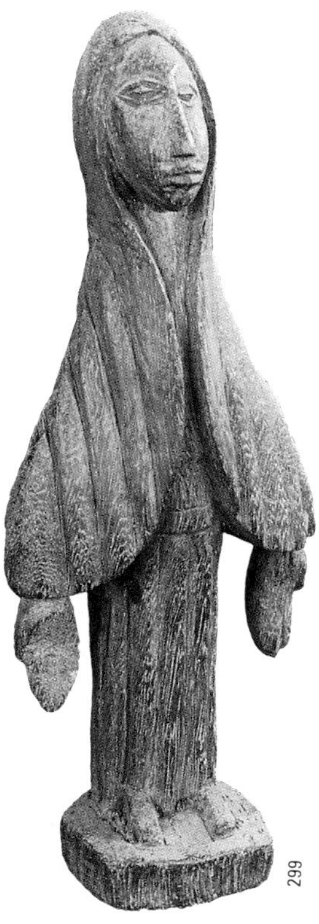

299

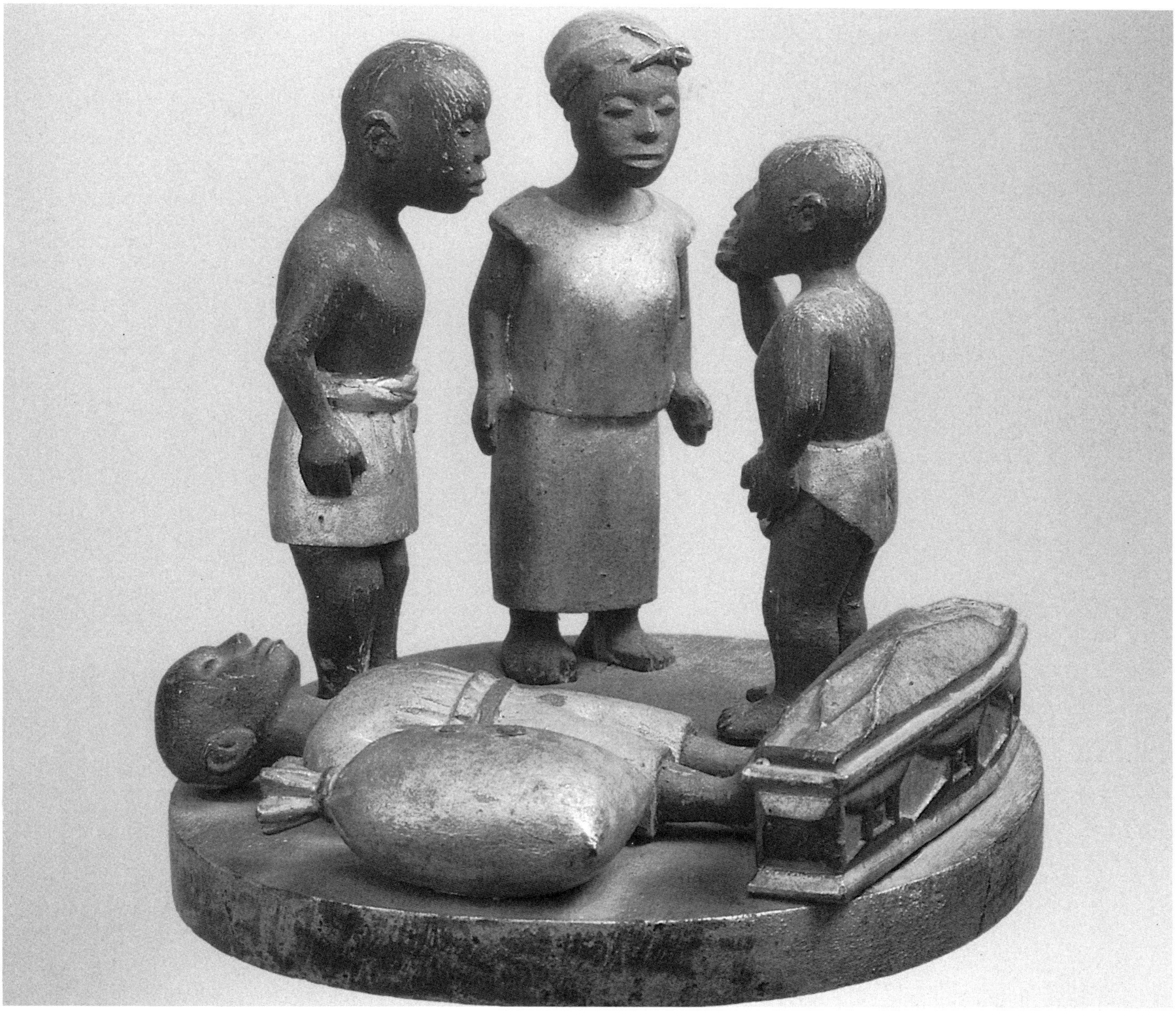

300

Leichenszene

300 ***Diese Figurengruppe entstand in einer lokalen christlichen Sekte. Sie wird auf einem Stock beim Begräbnis eines Mitgliedes der Gemeinde mitgetragen. Soll die Szene den Tod des reichen Mannes darstellen? Es sind eine Reihe von Interpretationen im Umlauf. Wie so oft in der christlichen afrikanischen Kunst, kommen die interessantesten Neuerungen aus nicht-orthodoxen Kreisen, offenbar weil es hier weniger dogmatische Schwierigkeiten zu überwinden gibt. Eine Szene wie diese bringt eine wichtige Neuerung in die afrikanische Kunst: nämlich den Dialog. Man glaubt zu hören, wie diese drei Personen miteinander über den Toten reden. Es ist vielleicht der wichtigste Beitrag des Christentums zur afrikanischen Kunst, daß es die Personen zueinander in Beziehung setzt und sie miteinander sprechen läßt. Die Bezogenheit auf ein Gegenüber und der Dialog werden die wichtigsten Merkmale der neuen christlichen Kunst. – Gekauft wurde die Plastik 1968 in Lome, sie soll aber aus Akoko, zwischen Accra und Kumasi, von der Ethnie Baya stammen.***

Höhe: 20 cm, Breite: 25 cm, Holz, bemalt
Ghana
Haus Völker und Kulturen

Kreuze mit Holzkette

301 ***Die beiden Kreuze gleichen bis ins Detail der Darstellung von Abb. 298. Die Verbindung der Kreuze durch eine Holzkette ähnelt den Edan-Figuren im Ogboni. Ein Lyoner Missionar weiß zu berichten, daß solche Ketten als „chaines de mariage" – Hochzeitsketten – bekannt seien. Man hänge sie den Neuvermählten um. Kreuze und Kette sind aus einem Stück.***

Gesamtlänge: 133 cm,
Breite der Kreuze: 16,5 bzw. 17 cm
Schnitzer: unbekannt, sehr wahrscheinlich F. Donvidé
Volksrepublik Benin
Museum der Lyoner Afrikamissionare

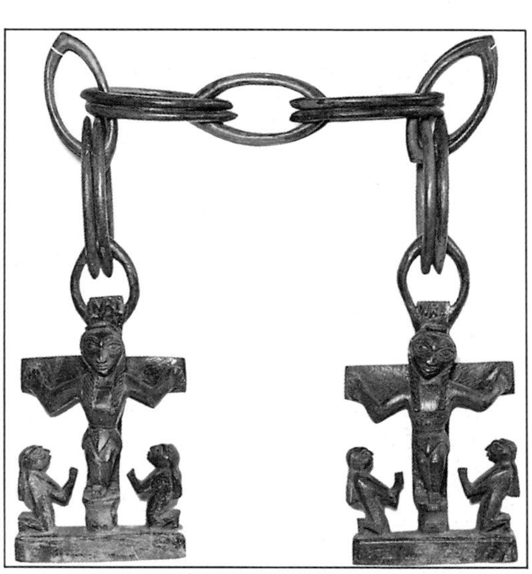

301

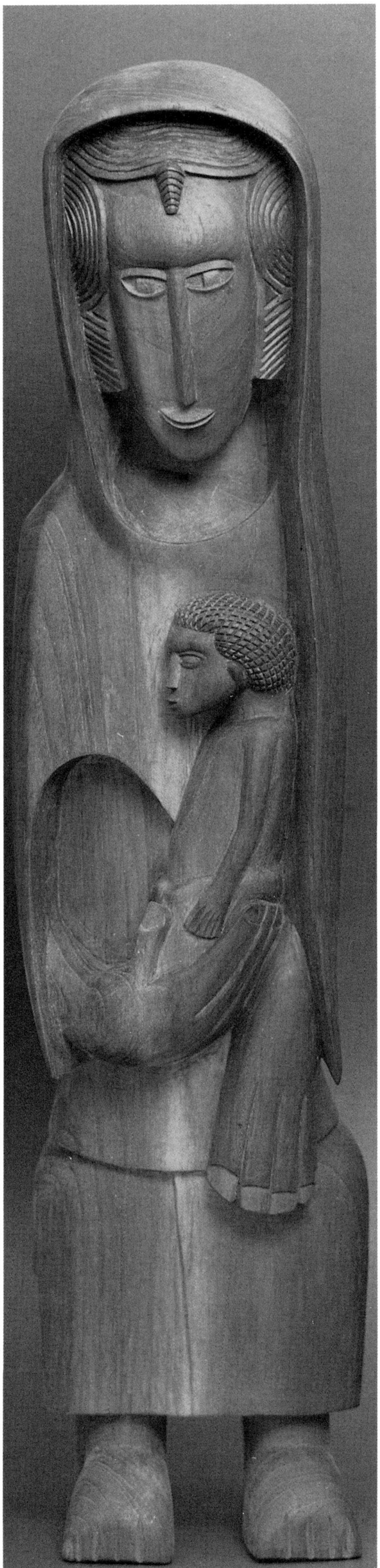
302

Madonna mit Kind

302 ***Eine neue Arbeit; sie entstand Ende der siebziger Jahre.***

Höhe: ca. 65 cm, Rotholz
Senufo, Elfenbeinküste
Private Sammlung

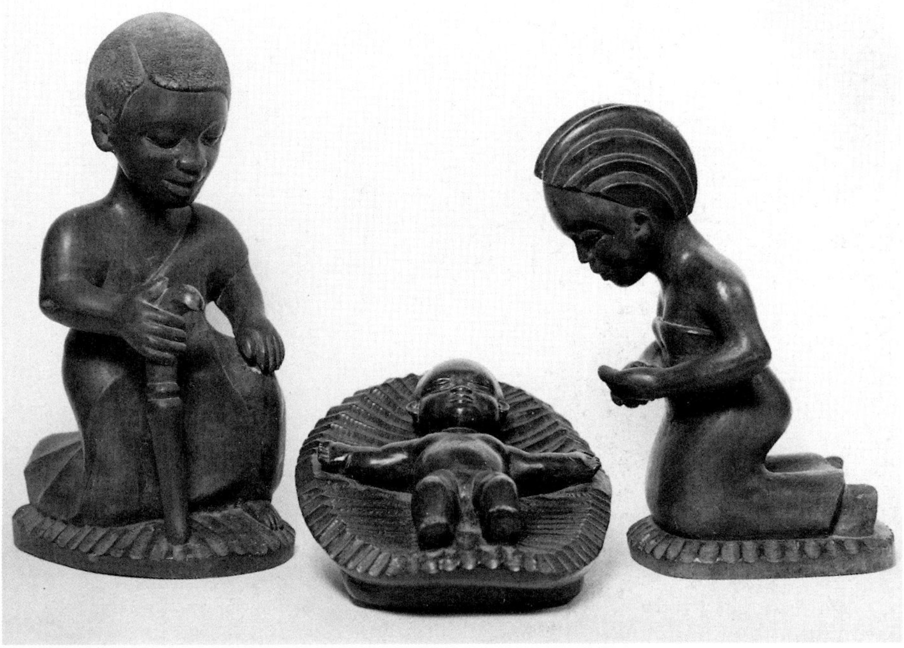
303

Krippe der Baule

303 ***Die Krippe umfaßt zahlreiche Figuren. Der europäische Einfluß ist stark spürbar.***

Maria: 27,5 cm (hoch), Josef: 32,5 cm (hoch), Jesus: 26 cm (lang)
Ort: Bokala, Elfenbeinküste
Museum der Lyoner Afrikamissionare

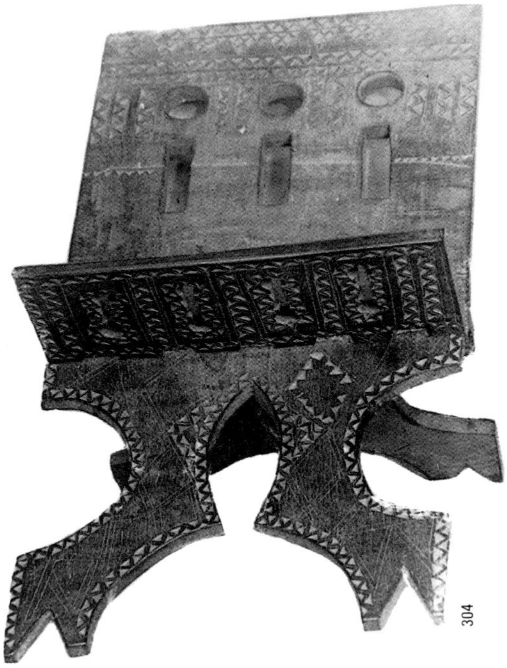
304

Meßbuchständer

304

Elfenbeinküste; hartes Holz
Museum der Lyoner Afrikamissionare

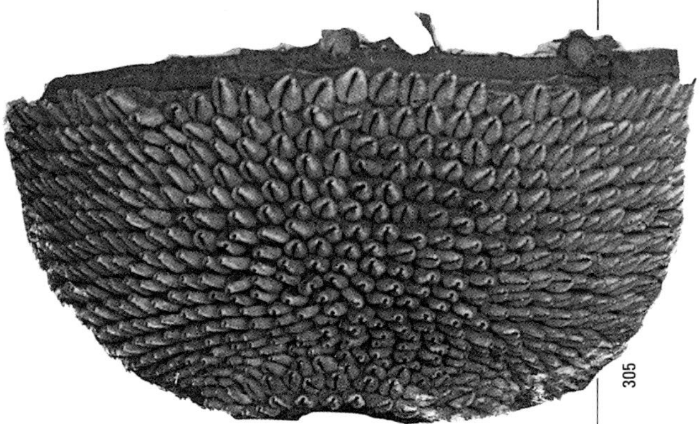
305

Weihwasserbecken

305 ***Eine halbe Kalebasse ist mit Kaurischnecken besetzt.***

Volksrepublik Benin
Museum der Lyoner Afrikamissionare

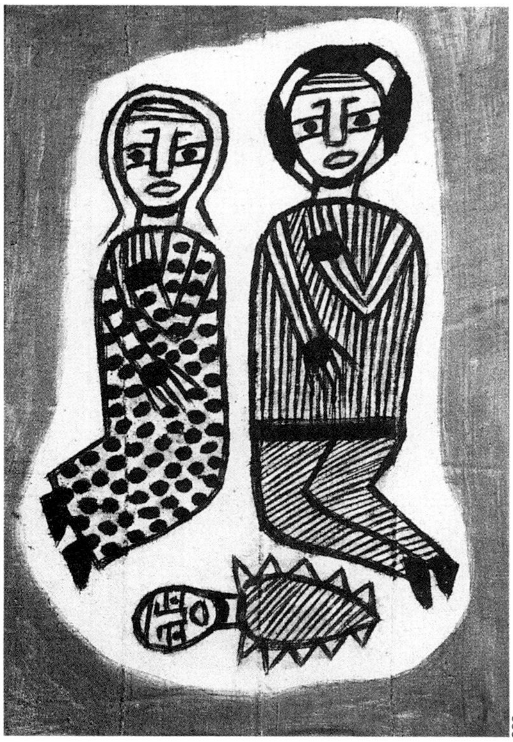

306

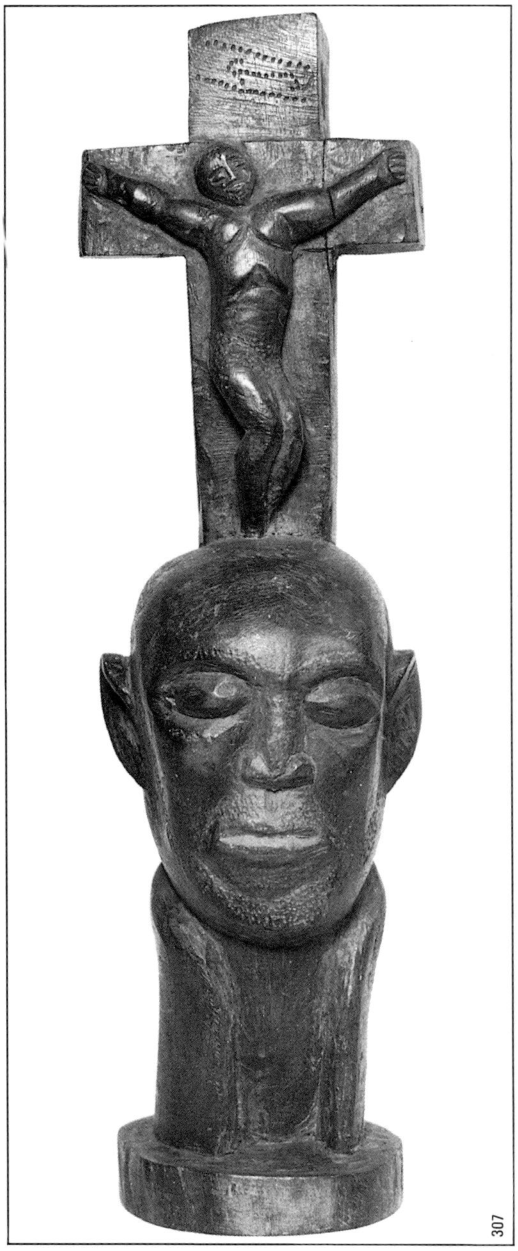

307

Weihnachtsbild

306 ***Ein Moslem, der Lepra hatte und nicht mehr in seine Gemeinschaft zurückkehren kann, malt solche schlichten Bilder auf zusammengenähte Baumwollstreifen. Über den Pfarrer der Kathedrale 1981 gekauft.***

71 x 50 cm
Baumwolltuch aus Korhogo, Elfenbeinküste
Haus Völker und Kulturen

Adamschädel mit Kreuz

307 ***Nach der Legende wurde das Kreuz Christi in das Grab Adams eingepflanzt, deshalb ist häufig der Totenschädel auf dem Kreuz zu sehen. Hier pflanzt der afrikanische Künstler das Kreuz direkt in den Schädel.***

Holzskulptur, 47,5 cm hoch
Ort: Atiémé, Volksrepublik Benin
Museum der Lyoner Afrikamissionare

Elfenbeinmadonna

308

Höhe: 21 cm, Togo
Private Sammlung

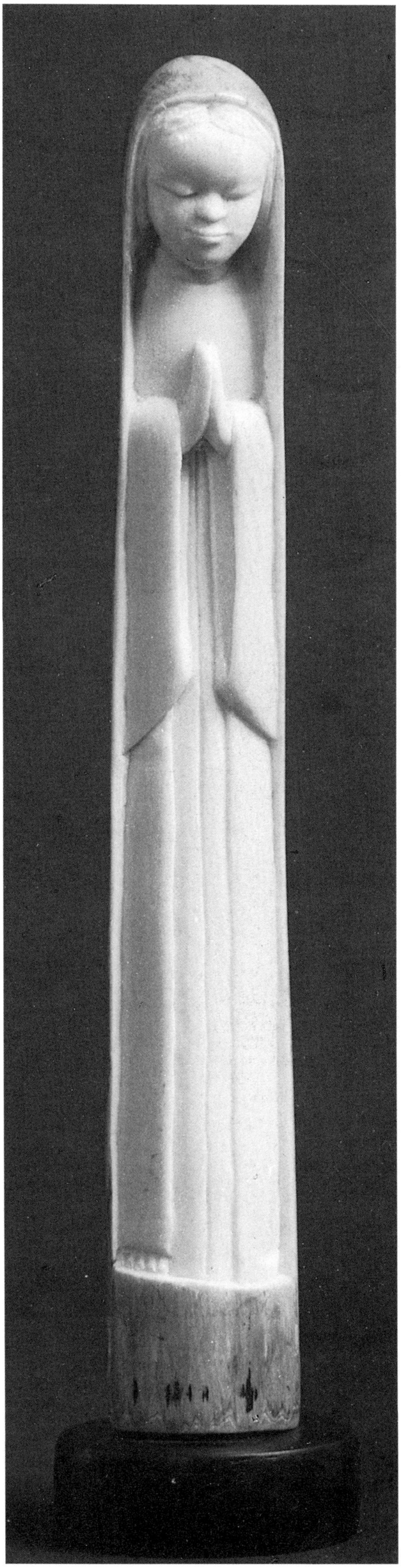

308

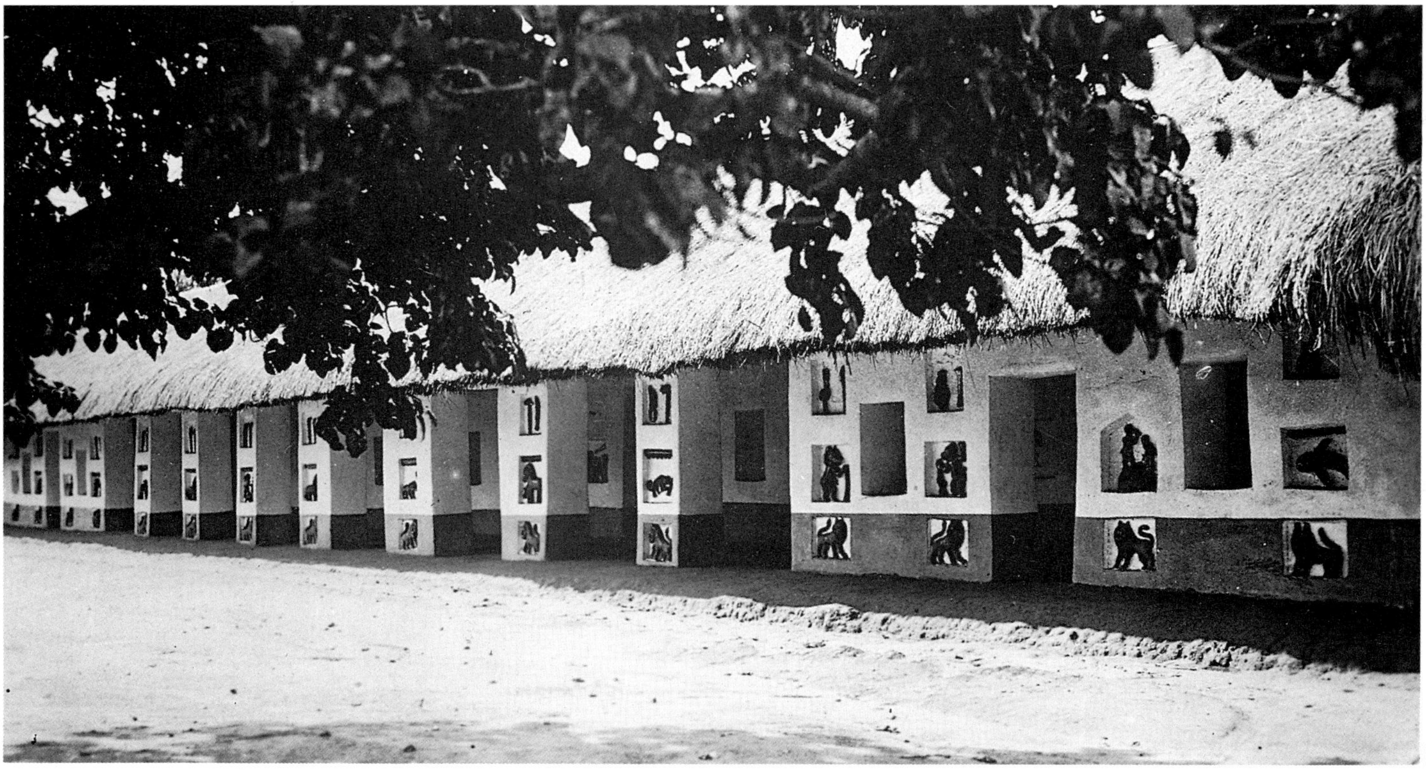

309

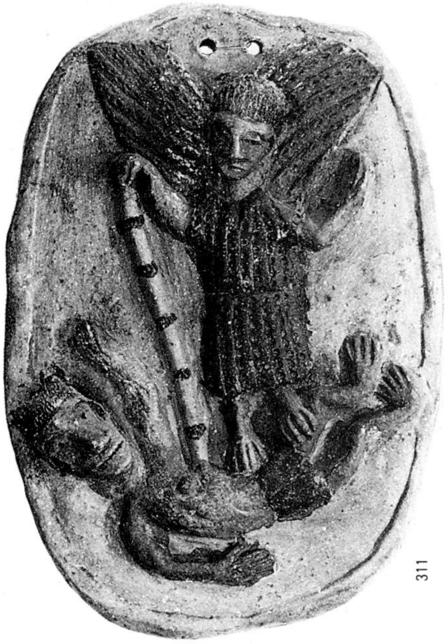

311

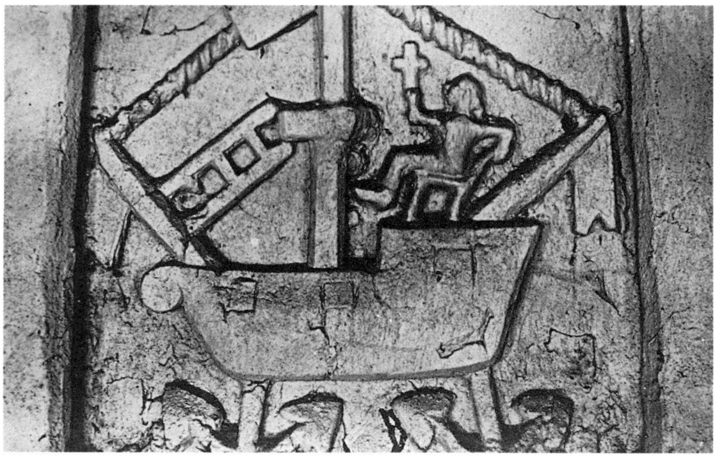

310

Relief von Abomey

309/310 ***Am Königspalast von Abomey (heute Volksrepublik Benin) sind zahlreiche Reliefs angebracht. Eines zeigt einen Missionar auf einem Schiff mit erhobenem Kreuz in der Hand. Das Königreich besaß im Hafen Ouidah jahrhundertelang einen Umschlagplatz für Waren, Sklaven und Ideen, über den natürlich auch die Missionare kamen. (Das Foto soll angeblich von 1935 stammen.)***

St. Michael und der Satan

311

Yoruba, Nigeria oder Volksrepublik Benin
Afrika-Centrum, Cadier en Keer, Niederlande
Höhe: 19,5 cm, Breite: 13 cm
Gebranntes Tonrelief

unabhängigen afrikanischen Kirchen sieht. Haben sie sich nicht auch deshalb zu unabhängigen Gemeinschaften erklärt, damit sie ihr afrikanisches Erbe leben können und weil sie sich in den großen Kirchen nicht mehr zu Hause fühlten?

IV. Ton und Keramik

Figürliche Darstellungen in gebranntem und ungebranntem Ton haben in Westafrika eine lange Tradition. Nicht nur in den klassischen Fundorten wie Nok (B. Fagg 1977), Sao (Lebeuf 1977) und Ife (Willet 1967) sind großartige Terrakotten gefunden worden, sondern es gibt sie fast überall in Westafrika, wie ein neueres Werk von Bernard de Grunne (1980) darlegt. Es ist deshalb nicht verwunderlich, daß für christliche Objekte ebenfalls verschiedentlich zu diesem Werkstoff gegriffen wurde. Die Resultate freilich sind nicht mit den klassischen Figuren vergleichbar. Die christlichen Objekte sind samt und sonders Einzelleistungen, und meist wurden sie auch gar

nicht von Professionellen erbracht. Dennoch sind die Resultate nicht schlecht. Bisweilen gelingen ganz ausdrucksvolle Gesichter.
Das Relief in Lehm vom Königspalast in Abomey ist vor allem von geschichtlichem Interesse. Unter den zahlreichen Reliefs am Königspalast, die meist eine Devise des Königs oder ein Sprichwort veranschaulichen, zeigt eines einen Missionar, der mit seinem Schiff wahrscheinlich in Ouidah anlegt. – Dahomey war eines der am besten organisierten Königreiche Westafrikas im 19. Jahrhundert. Jedenfalls hat keines den Franzosen mehr Widerstand entgegengebracht als Dahomey, das unter seinen Elitetruppen, etwa 20 000 Soldaten, immer auch ein Drittel Frauen hatte. 1892 hatten die Franzosen die Hauptstadt Abomey erobert; zwei Jahre später hat sich ihnen auch der König Béhanzin ergeben.
Einer ganzen Reihe von Figuren, so denen der Abb. 311, 312, 313, 314 und 319, merkt man an, daß es Schöpfungen von Töpfern sind, denn der Ton ist wie bei Töpfern bearbeitet und verziert; auch der Brand ist der von westafrikanischen Töpfen. Die Gebrauchskeramik wird in Westafrika fast ausnahmslos von Frauen gemacht, figürliche Keramik oft auch von Männern. Töpferinnen sind oft die Frauen von Schmieden, doch bezüglich der christlichen Figuren haben wir keine Nachricht, daß die Schmiede oder ihre Frauen damit zu tun hätten. Von den Figuren der Abb. 312 und 313 wissen wir, daß ein Mann sie gemacht hat. Er hatte bis dahin Pfeifenköpfe hergestellt. Die Abb. 315 und 318 zeigen zwei ungebrannte Objekte. Abb. 317 schließlich ist ein Ton-Zement-Gemisch. Der junge Ashanti-Modelleur hat bei der Darstellung seiner Figuren in keiner Weise auf die reiche Kunsttradition seiner Ethnie zurückgegriffen. Die bunten Ölfarben sondern das Objekt noch weiter aus der Tradition aus.
Die Lehm- und Keramik-Krippen der Mossi sind sozusagen schon Volkskunst geworden. Teilweise stammen die Figuren ganz aus dem afrikanischen Alltagsleben (so bei Abb. 323 und 324), dann aber ist wieder der Aufbau ganz europäischen Vorbildern nachempfunden. Doch diese Bauten sind in Ouagadongon bereits zum Besitz des Volkes geworden.
Alles in allem wird man in den christlichen keramischen Figuren nicht mehr als einen ersten Versuch sehen dürfen. Hier scheint der Graben zwischen christlichen Versuchen und traditioneller Kunst noch breiter zu sein als bei den Materialien Holz und Bronze. Eigentlich ist dies unverständlich, denn gerade Ton ist doch das volkstümlichste der Materialien und auch gerade für die Frauen zugänglich. ○

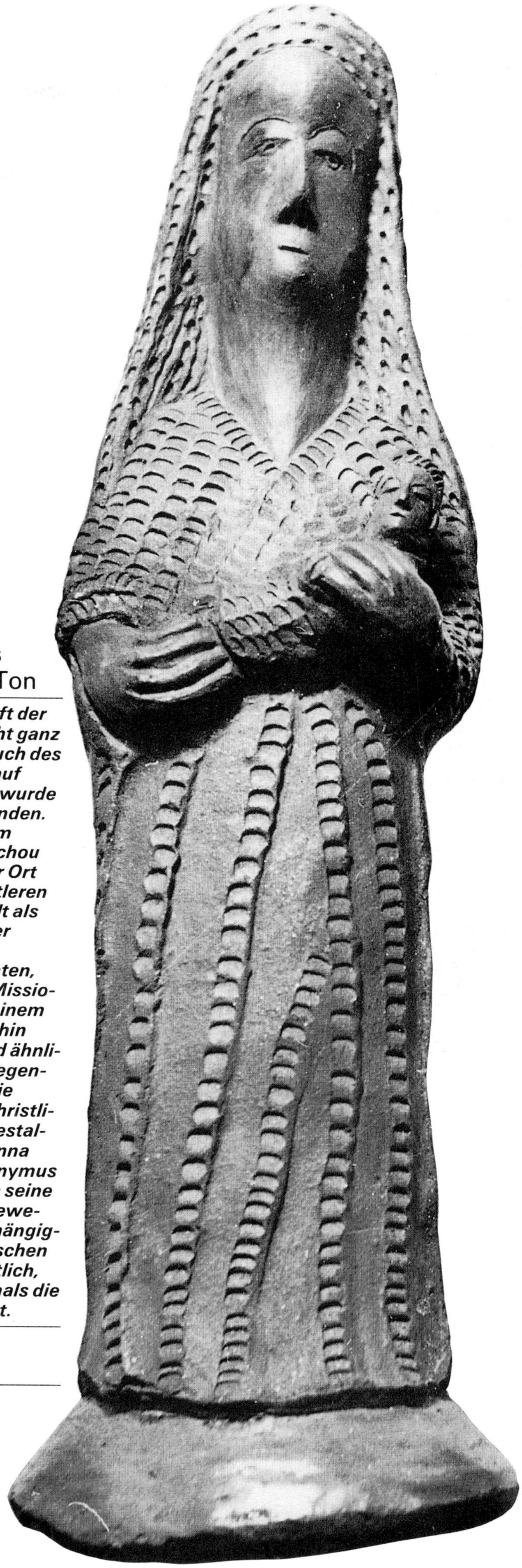

312

Madonna aus gebranntem Ton

312 ***Die Herkunft der Madonna ist nicht ganz gesichert (wie auch des hl. Hieronymus auf Abb. 313). 1937 wurde sie in Togo erstanden. Sie soll von einem Kabré aus Tchatchou stammen. Dieser Ort aber liegt im mittleren Dahomey und gilt als Dorf der Peul. Der Sammler wußte damals zu berichten, daß der Lyoner Missionar P. Brungart einem Kabré, der bis dahin Pfeifenköpfe und ähnliche Gebrauchsgegenstände formte, die Anregung gab, christliche Figuren zu gestalten. Diese Madonna und der hl. Hieronymus (Abb. 313) sollen seine ersten Figuren gewesen sein. Die Abhängigkeit von europäischen Vorlagen ist deutlich, gingen doch damals die Kabré noch nackt.***

Togo oder Dahomey
Früher Missio, Aachen,
jetzt verschollen

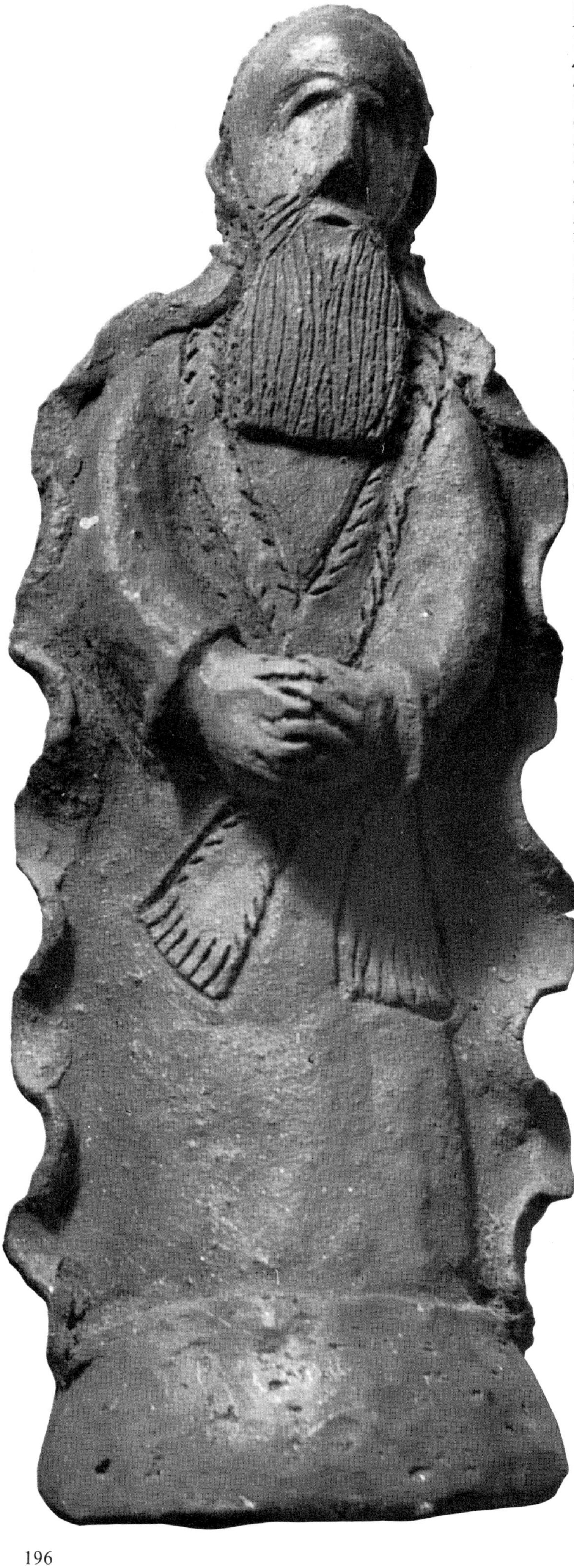

313

Hl. Hieronymus

313 ***Kam mit Abb. 312 1937 nach Aachen. Gesichtsausdruck, Bart, Kleidung und Stola weisen auf europäisches Vorbild hin.***

Togo oder Dahomey
Früher Missio, Aachen,
jetzt verschollen
Gebrannter Ton

Heiligenfigur

314

Höhe: 30 cm
Gebrannter Ton
Ewe, Ghana
Afrika-Centrum, Cadier en Keer, Niederlande

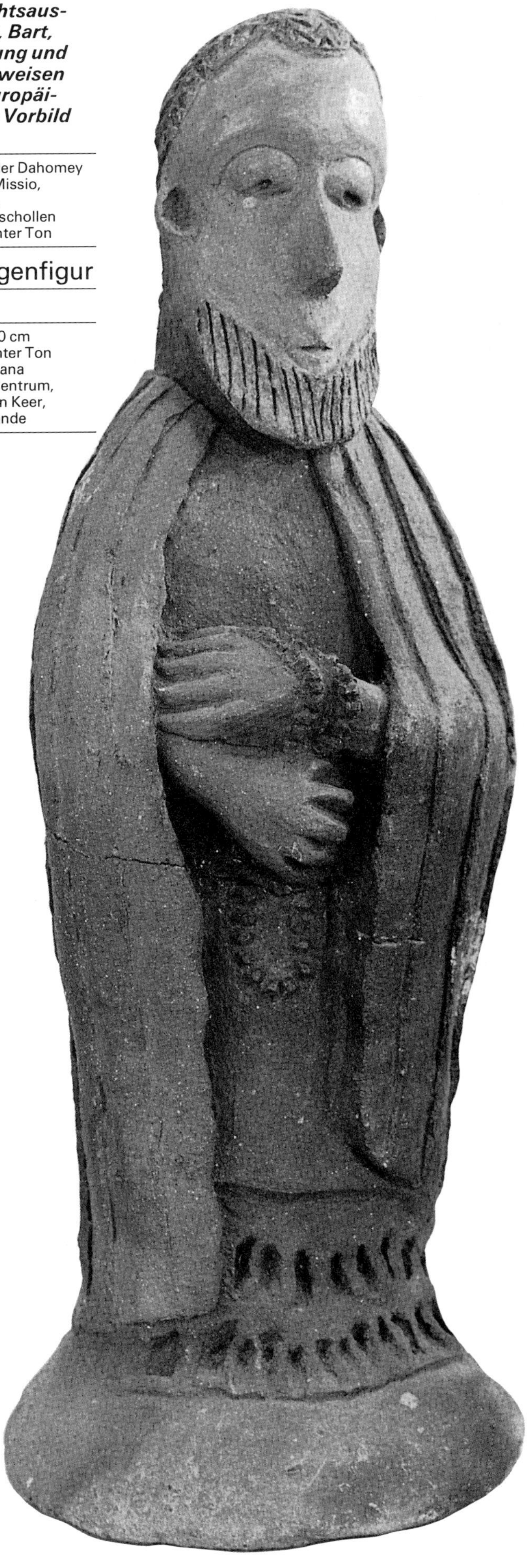

314

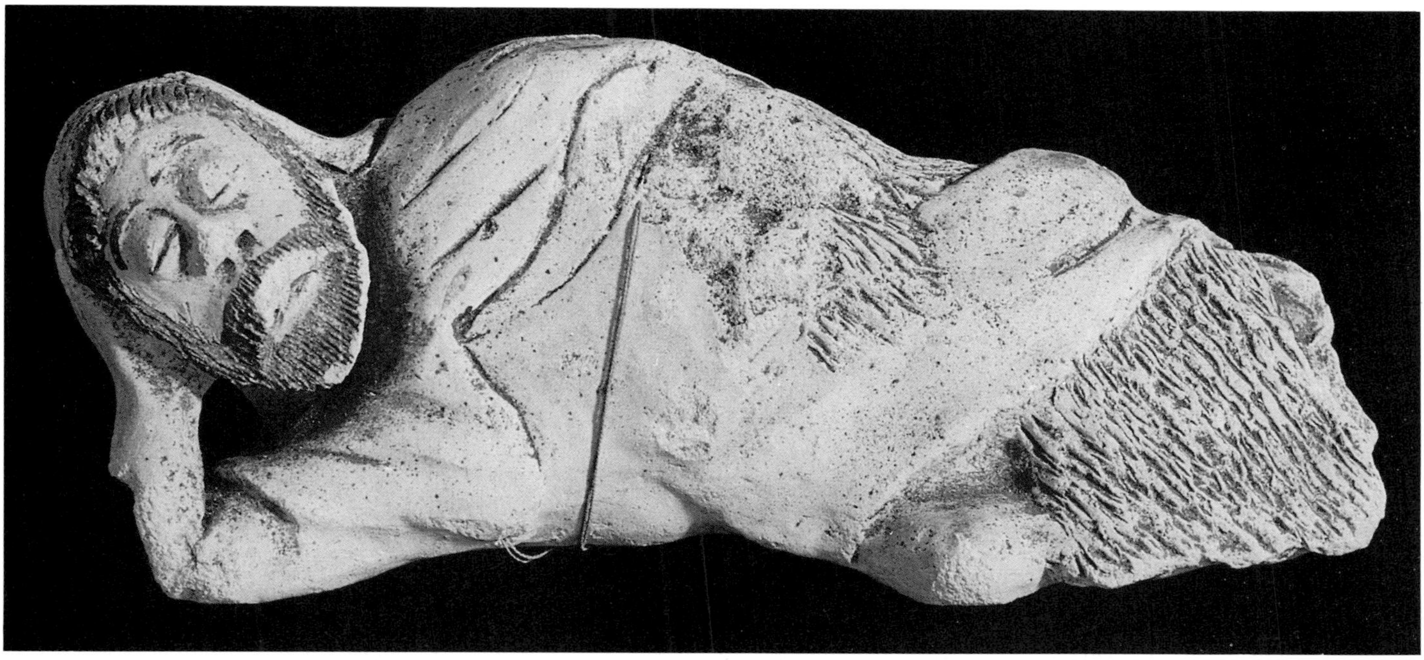

315

Liegender Christus

315 ***In der Karteikarte wird die Figur als „liegender Hirte“ ausgegeben. Wahrscheinlich ist dies aber nur eine europäische Interpretation, denn ein „liegender Hirte“ kann in diesem Teil Afrikas kaum ein Bild für Christus abgeben, vor allem nicht bei den Ewe.***

Ewe, Ghana
Ungebrannter, grauer Ton
Afrika-Centrum, Cadier en Keer, Niederlande

Madonna aus Speckstein

316 ***Die Madonna ist wie eine europäische Klosterfrau dargestellt. Das runde Gesicht erinnert an die diversen runden Kopfformen in jener Gegend – so z. B. der Akua'ba-Puppen der Ashanti. Der Stein ist brettartig schmal. Die Figur steckt mittels eines Zapfens im Sockel; die Füße der Figur sind aus dem Sockel gemeißelt.***

Höhe: 38 cm, Ewe, Ghana
Afrika-Centrum, Cadier en Keer, Niederlande

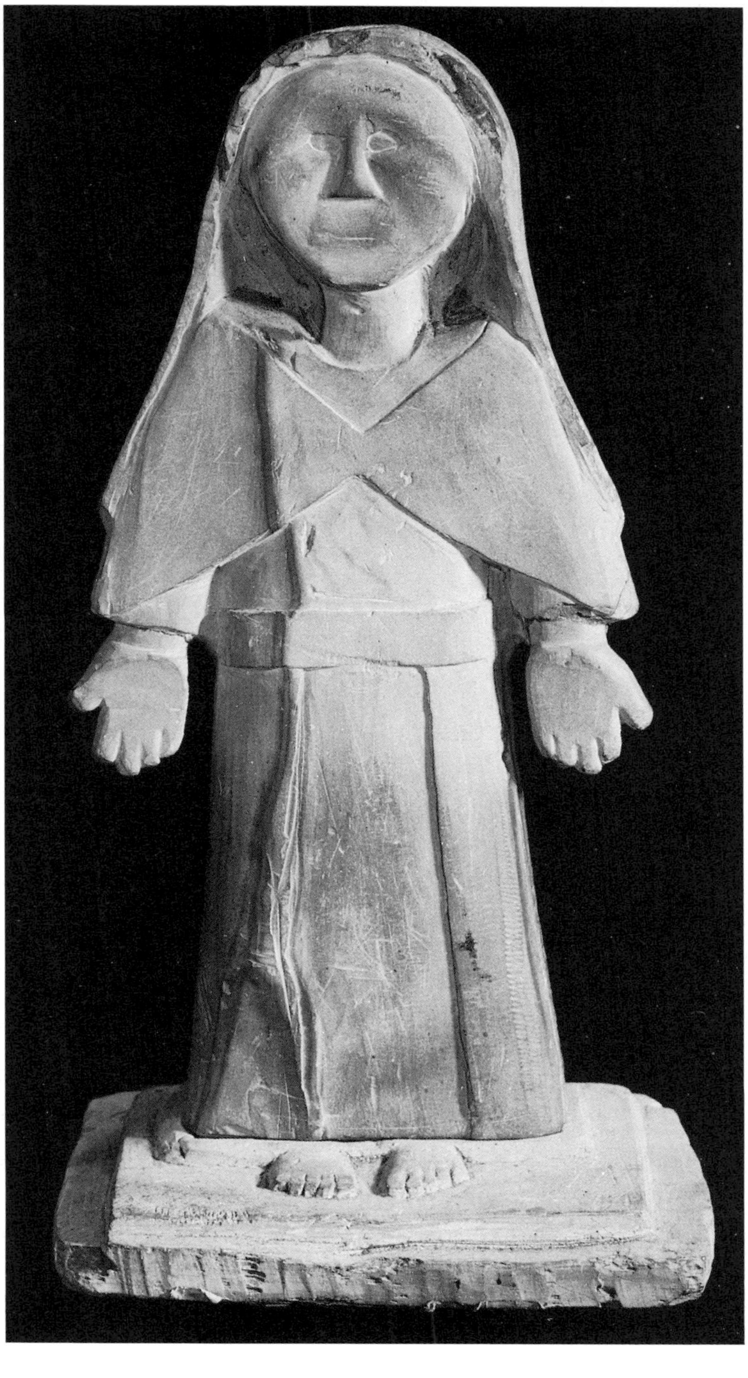

316

Hl. Paulus

317 ***Ein junger katholischer Christ, ein Ashanti aus Boanim bei Mampong, formte diese und andere christliche Figuren. Doch diese Figuren wurden für ihn lebendige Wesen, die zu ihm sprachen und Opfer forderten. Er verließ die katholische Kirche und sammelte Anhänger um sich. 1966 angekauft.***

Höhe: 45 cm, Ton-Zement-Gemisch
Ashanti, Ghana
Haus Völker und Kulturen, St. Augustin

Madonna aus Ton

318 ***Die Figur weist kaum afrikanische Züge auf. Da es in den vierziger und fünfziger Jahren noch keine Missionare gab, die bewußt eine bodenständige christliche Kunst förderten, sind alle christlichen Erzeugnisse Zufallsprodukte. Meist gehen sie von einem europäischen Vorbild aus und wagen nur ganz leise zu afrikanisieren. Die wenigsten Schwierigkeiten in der Anpassung hatten traditionelle, nichtchristliche Künstler.***

Höhe: 31 cm
Ungebrannter Ton
Ewe, Ghana
Afrika-Centrum, Cadier en Keer, Niederlande

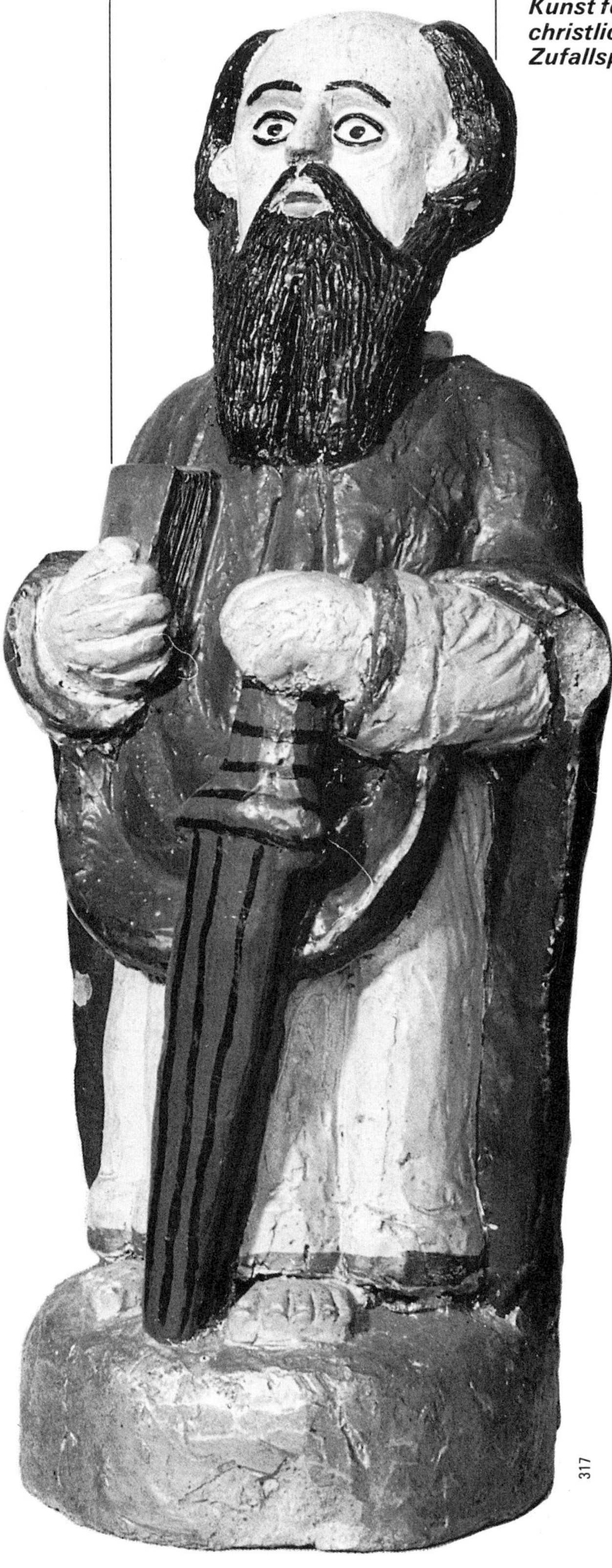

317

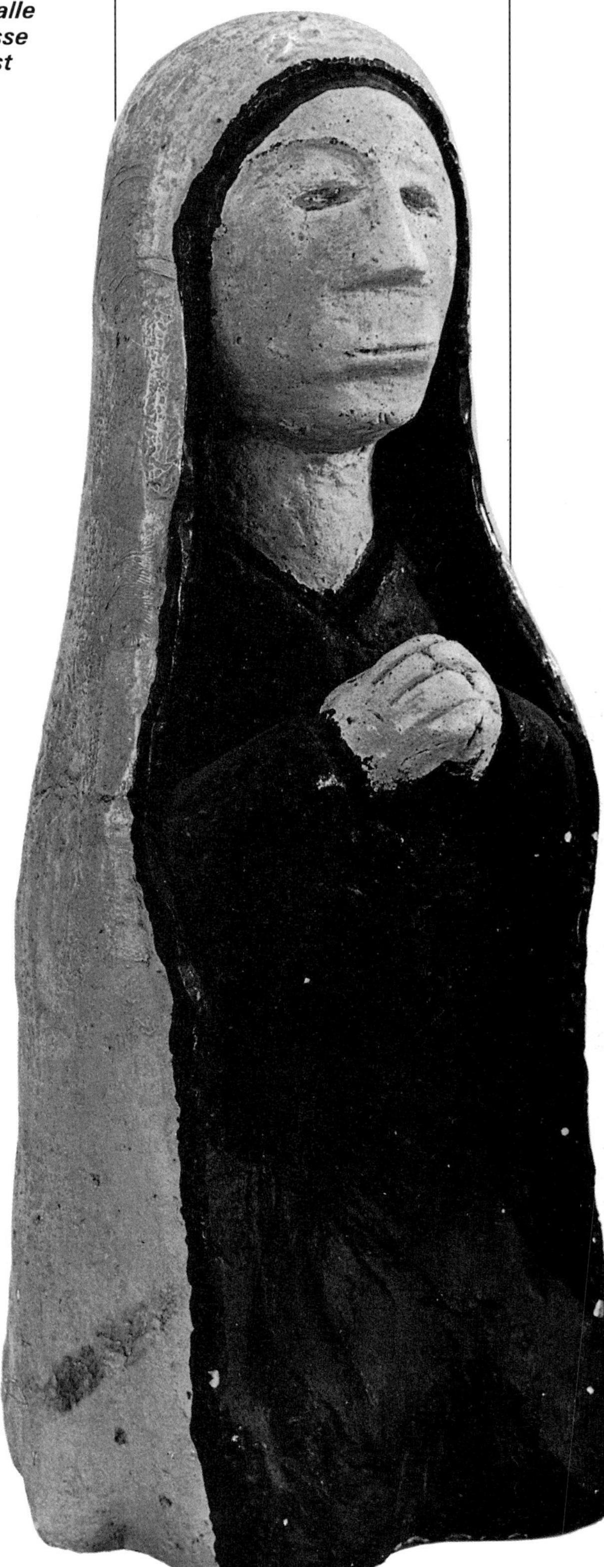

318

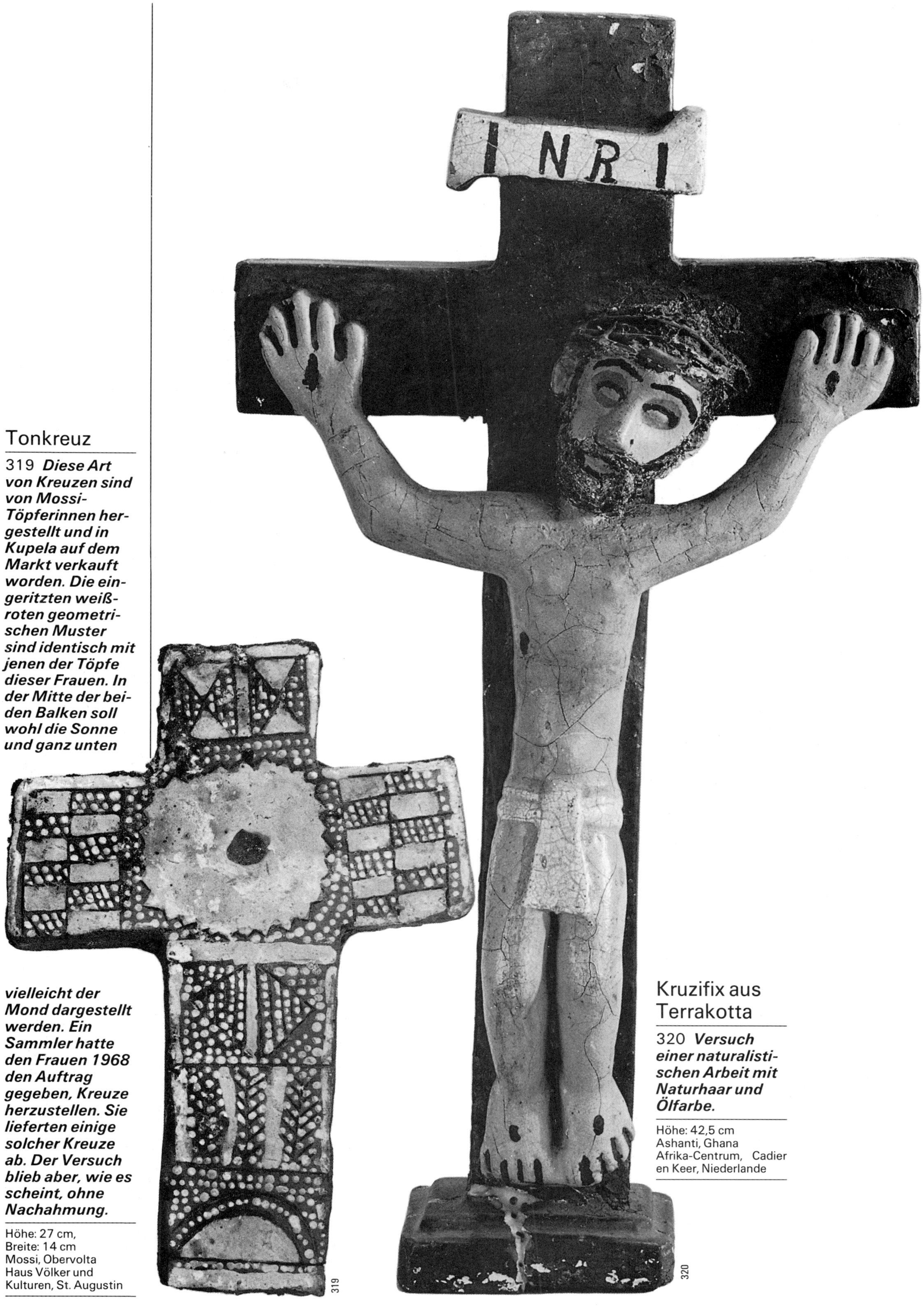

Tonkreuz

319 ***Diese Art von Kreuzen sind von Mossi-Töpferinnen hergestellt und in Kupela auf dem Markt verkauft worden. Die eingeritzten weißroten geometrischen Muster sind identisch mit jenen der Töpfe dieser Frauen. In der Mitte der beiden Balken soll wohl die Sonne und ganz unten vielleicht der Mond dargestellt werden. Ein Sammler hatte den Frauen 1968 den Auftrag gegeben, Kreuze herzustellen. Sie lieferten einige solcher Kreuze ab. Der Versuch blieb aber, wie es scheint, ohne Nachahmung.***

Höhe: 27 cm,
Breite: 14 cm
Mossi, Obervolta
Haus Völker und Kulturen, St. Augustin

319

Kruzifix aus Terrakotta

320 ***Versuch einer naturalistischen Arbeit mit Naturhaar und Ölfarbe.***

Höhe: 42,5 cm
Ashanti, Ghana
Afrika-Centrum, Cadier en Keer, Niederlande

320

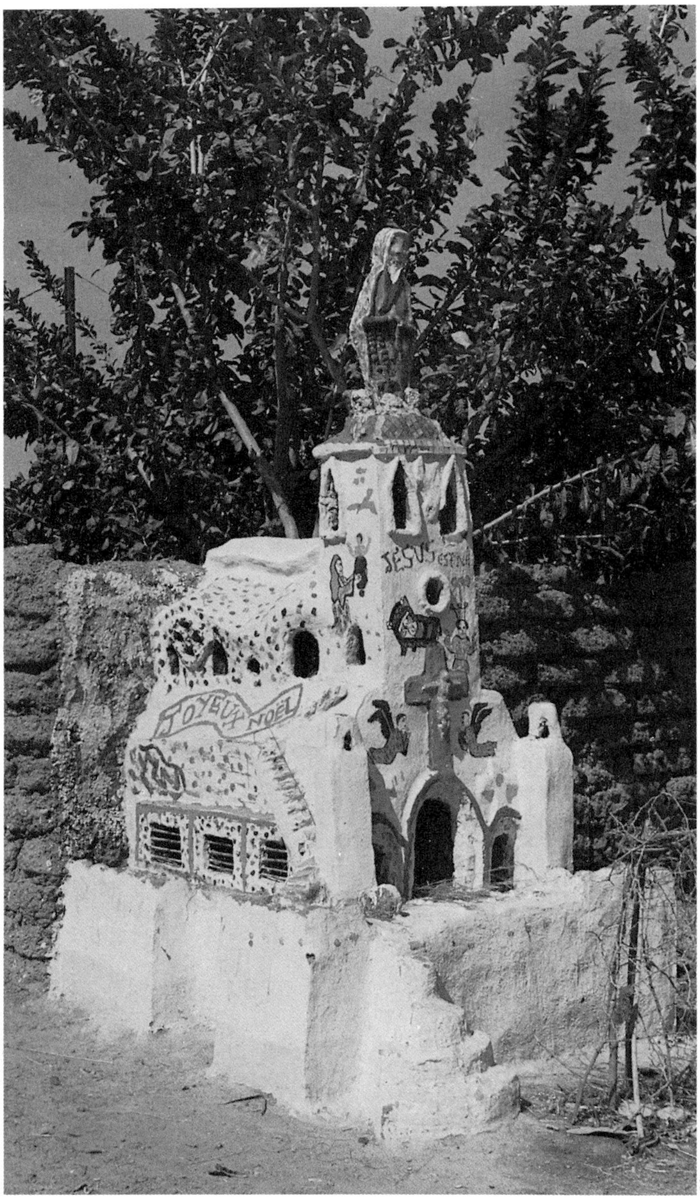

321

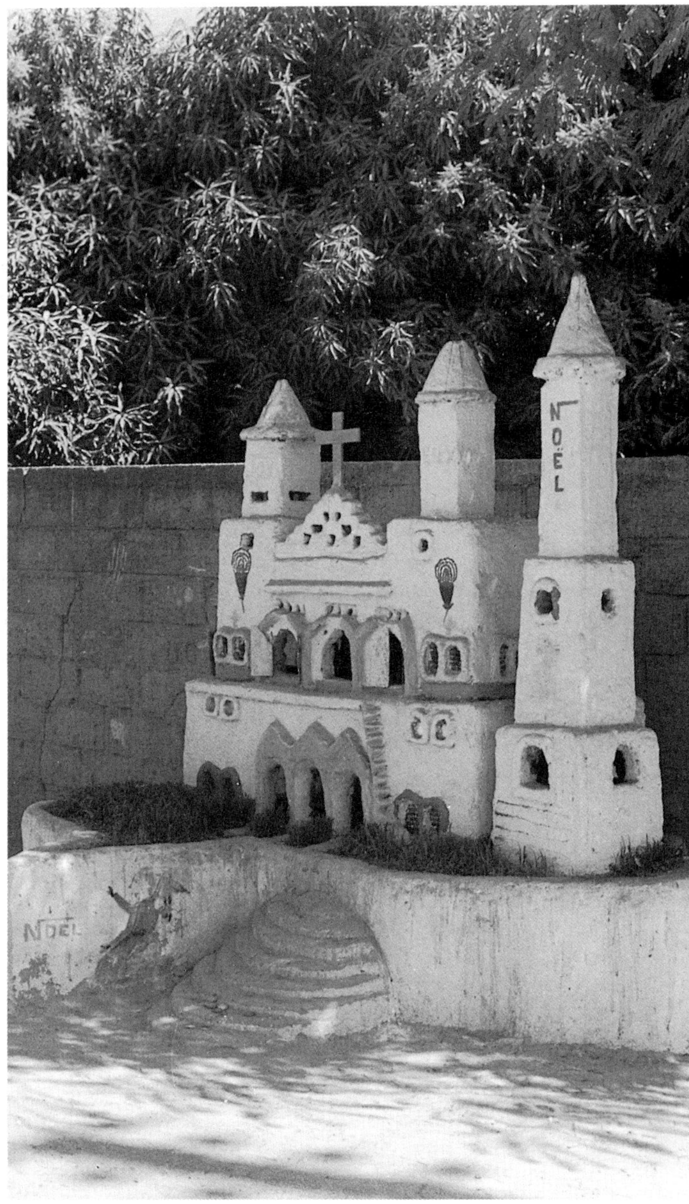

322

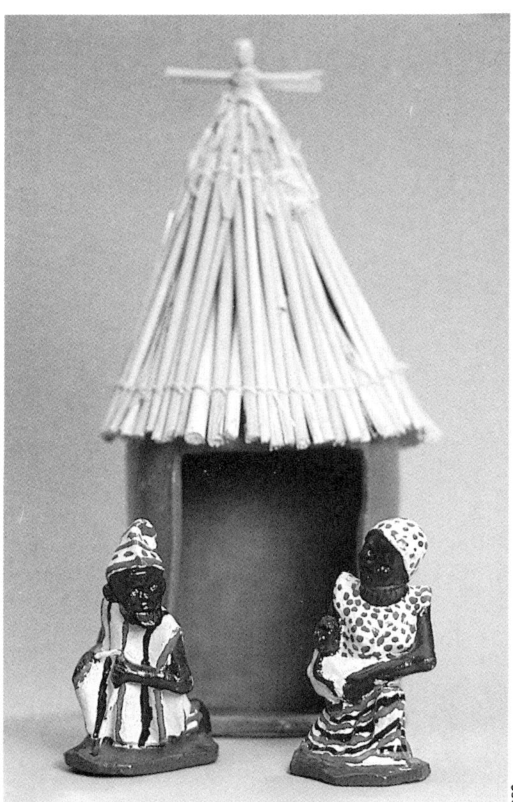

323

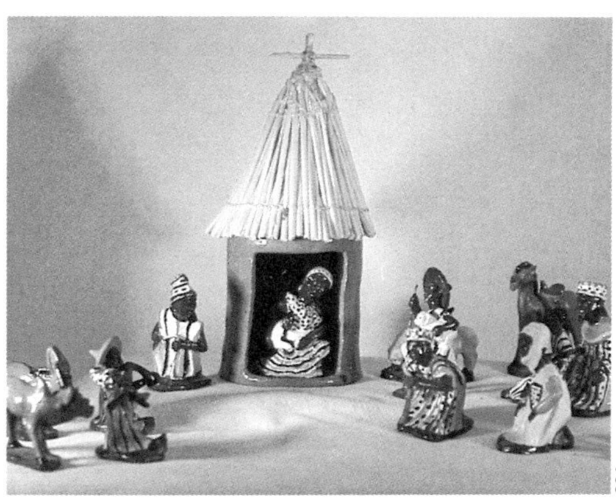

324

Mossikrippe aus Tonfiguren

323/324 ***1970 ließ sich ein Europäer diese Krippe in Ouagadougou von dem Keramiker Boukari, einem Mossi, anfertigen. Jetzt befindet sich diese Krippe in Haus Völker und Kulturen.***

Straßenkrippen in Ouagadougou

321/322 ***Zehn bis fünfzehn Jahre alte Buben errichten seit etwa 25 Jahren mit Lehmziegeln Weihnachtskrippen in den Straßen der Hauptstadt Obervoltas. Wann und wie dieser Brauch aufgekommen ist, weiß man nicht so recht. Priscilla Hinckley, die der Frage nachgegangen ist, meint, daß der Brauch auf Schwesternschülerinnen aus dem Jahre 1955 zurückgeht. Um 1960 erschienen dann die Krippen bereits in den Straßen. Die Nachbarn und Verwandten belobigen die jungen Krippenbauer, die natürlich auf ihre Leistung sehr stolz sind (1983: 47–49).***

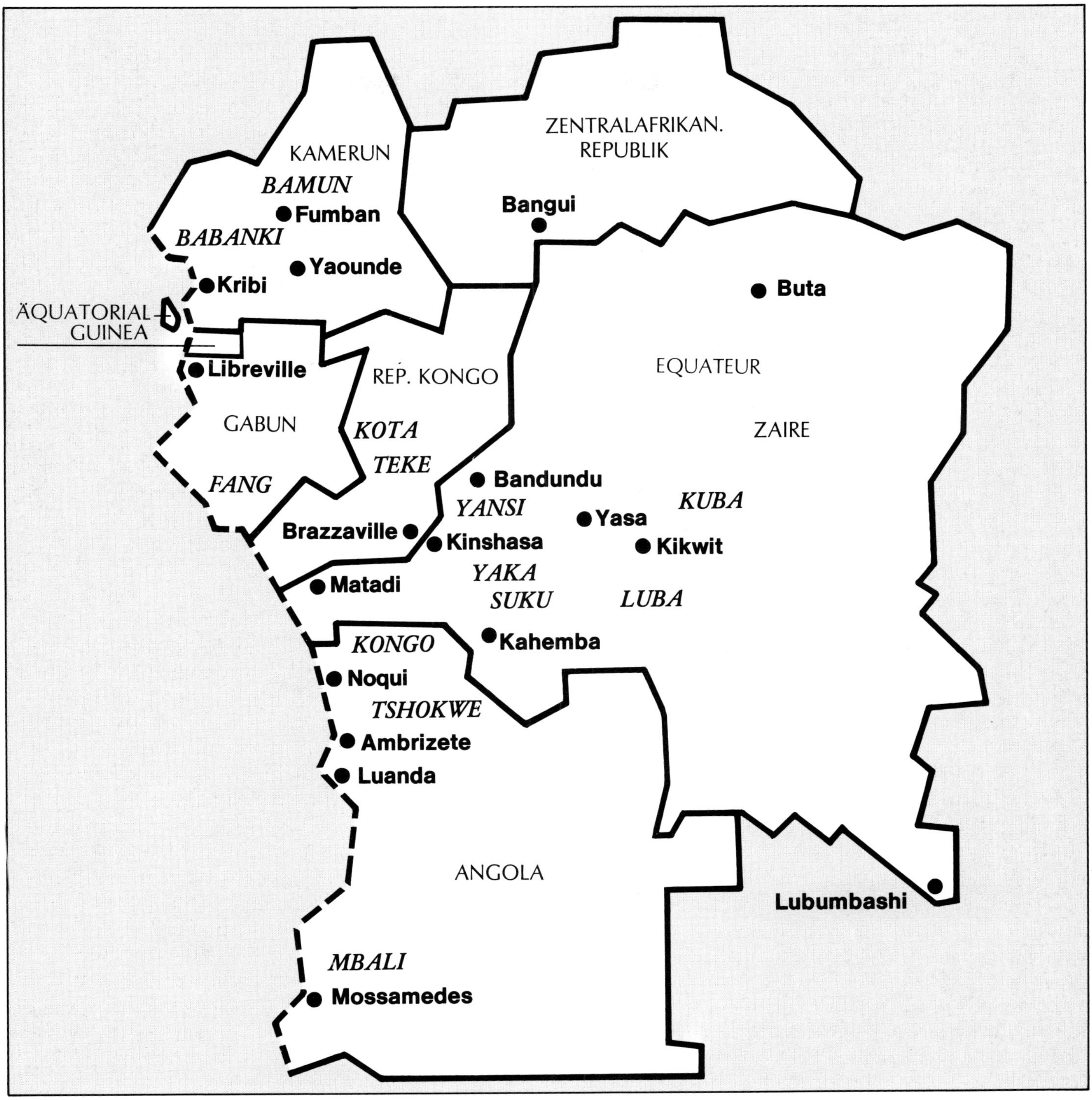
KAMERUN
BAMUN
Fumban
BABANKI
Yaounde
Kribi
ÄQUATORIAL-
GUINEA
Libreville
GABUN
FANG
REP. KONGO
KOTA
TEKE
ZENTRALAFRIKAN.
REPUBLIK
Bangui
Buta
EQUATEUR
ZAIRE
Bandundu
YANSI
Yasa
KUBA
Brazzaville
Kinshasa
Kikwit
Matadi
YAKA
SUKU
LUBA
KONGO
Kahemba
Noqui
TSHOKWE
Ambrizete
Luanda
ANGOLA
Lubumbashi
MBALI
Mossamedes

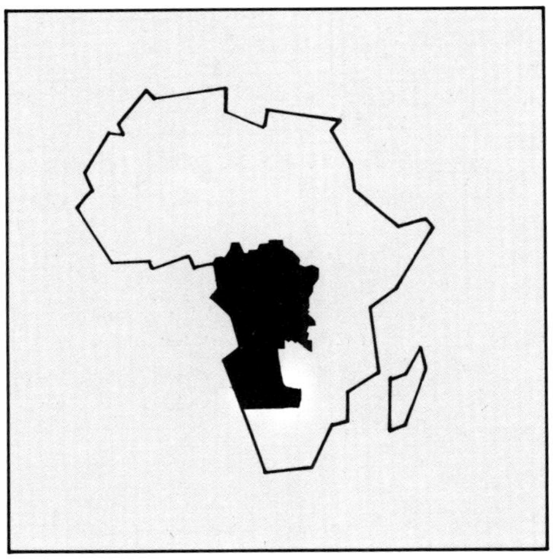

Zentrales Afrika

Der Begriff „Zentrales Afrika" soll hier in einem weiten, den rein geographischen Begriff übersteigenden Sinn verstanden werden. Ich möchte darunter fassen: 1. Kamerun, 2. Congo und Zaire (das alte Kongoreich schreibe ich mit „K", die beiden modernen Staaten Congo mit „C") und 3. Angola. Alles, was südlich von Zaire und Angola liegt, werde ich in Kapitel 7 „Südliches Afrika" und alles, was östlich von Zaire liegt, werde ich im 8. Kapitel „Ostafrika" behandeln. Geographisch gesehen ist diese Aufteilung zwar nicht ganz korrekt, doch wie wir sehen werden, lassen die beschriebenen Objekte diese vereinfachende Zusammenfassung durchaus zu.
Eine künstlerische Einheit bilden allerdings Kamerun, Congo und Angola nicht. Gemeinsam ist aber diesen Gebieten, daß viele Ethnien, die hier siedeln, eine hochentwikkelte traditionelle Kunst besitzen. Diese ist aber nur relativ selten höfische Kunst, also meist Stammeskunst mit religiöser Funktion. Einige höfische Zentren gibt es zwar, es sind dies: Bamun und einige kleine Reiche im Kameruner Grasland, das alte Kongoreich, Kuba, Luba und Tshokwe in Zaire bzw. Angola und noch einige andere, die aber für die christliche Kunst weniger Bedeutung haben. In Fumban, der Hauptstadt von Bamun, führt eine Entwicklung von der höfischen zur christlichen Kunst; an den übrigen Königshöfen findet eine derartige Entwicklung offensichtlich nicht statt, sieht man mal von kleinen Ausnahmen ab wie den Kasaiplüschen der Kuba.
In all diesen Gebieten spielt der Gelbguß eine weit geringere Rolle als in den Zentren Westafrikas, obwohl er nicht ganz unbekannt ist. Lediglich in Fumban hatte er eine größere Bedeutung.
Damit sind aber auch schon die wichtigsten Gemeinsamkeiten unserer drei Regionen hervorgehoben. – Es fällt auf, daß Ethnien wie die Fang, Kota, Teke, Kuba usw., deren traditionelle Kunstwerke zu den bedeutendsten Afrikas gezählt werden, im christlichen Bereich wenig oder gar nichts bisher geleistet haben, obgleich ein hoher Prozentsatz von ihnen christlich ist. Man kann immer wieder darüber grübeln, weshalb an gewissen Orten kein Übergang von traditioneller zu christlicher Kunst stattfindet. So kann man auch hier diese Frage stellen, ohne eine zufriedenstellende Antwort geben zu können. Dabei waren gerade im Bereich des ehemaligen Belgischen Congo die Bemühungen um eine christliche Kunst recht intensiv.
Bei den Fang in Gabun sind synkretistische Kulte wie z. B. der Bwiti sehr verbreitet. In diesen einheimischen Kulten bzw. Kirchen gibt es auch Bilder und Statuen, meist mit vielen Symbolen beladen, aber mit geringer künstlerischer Aussagekraft. Ein ähnliches Phänomen beobachten wir auch in der kirchlichen Kunst: Das ästhetische Element spielt in den frühen Darstellungen kaum eine Rolle.
Es ist in dieser ganzen Region, von Kamerun bis Südangola, praktisch kein einziger traditioneller Künstler ausfindig zu machen – vielleicht bilden ein, zwei Bronzegießer von Fumban eine Ausnahme –, der auf christliches Kunstschaffen umgestiegen wäre. Es mag die eine oder andere Ausnahme geben, die mir aber nicht bekannt geworden ist. Einen Vorgang, wie es ihn in Nigeria, besonders in Oye Ekiti, gibt, ist in der hier behandelten Region sozusagen unbekannt. Die besten christlichen Kunstwerke werden durchweg von solchen geschaffen, die mit der traditionellen Kunst praktisch nichts zu tun haben. – Doch sehen wir die drei Gebiete im einzelnen.

I. Kamerun

Aus den dreißiger Jahren sind verschiedene Versuche bekannt geworden, eine christliche Kunst ins Leben zu rufen. Es waren aber überall Einzelaktionen, und die Rolle der Missionare war hierbei von, wie es scheint, geringer Bedeutung.
So berichtet z. B. der Missionar A. Schmid in einem Brief vom 30. 9. 1936 aus der Mission Njinikom bei Bamenda über den Schnitzer Peter Wewesi:
„Der Künstler der Kreuze (siehe Abb. 325) heißt Peter Wewesi und ist gebürtig aus Babanki-Tungo, dem Zentrum der hiesigen Holzschnitzerei ... Wewesi ist ein eifriger Katechistenlehrer in der großen Außenstation Tabenke."
„Der Künstler macht Kruzifixe aus eigener Anregung. Er hatte als Vorlage nur ein gewöhnliches Kruzifix, wie es der Missionar aus Europa brachte. Er wurde in seiner Arbeit weder von einem Missionar noch von einem anderen Europäer beeinflußt."
„Die ersten Kruzifixe soll Wewesi 1934 hergestellt haben, vorher hat er nur die typischen Stühle der Gegend gemacht. Ein Grund, weshalb gerade die Arme kurz ausgefallen sind, ist der beschränkte Durchmesser des Baumes. Alle Schnitzereien bestehen aus einem einzigen Stück, Zusammensetzungen kennt man hier nicht."
„Ich kannte einen anderen, ebenfalls aus Babanki-Tungo gebürtigen Künstler, der mir im Juni 1929, als ich selbst in Kumbo stationiert war, auf meine Anregung hin die allerersten Kruzifixe lieferte, die hier je gemacht wurden (Abb. 327). Sie waren ganz ähnlich wie jene dieses zweiten Künstlers. Durch unseren Missionsoberen gingen von jenen zwei ersten eines in unser Missionshaus nach Irland und das zweite sehr wahr-

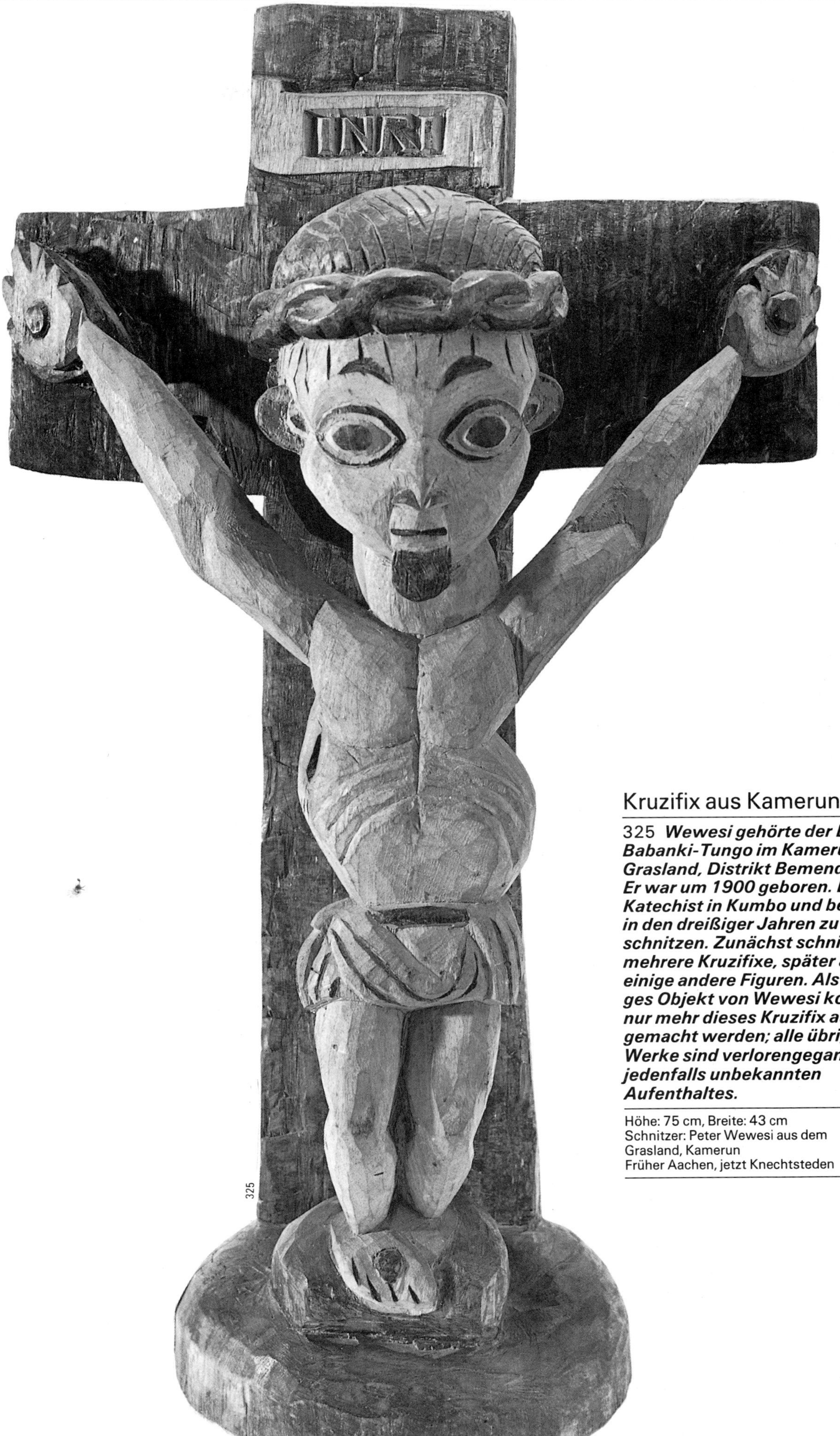

325

Kruzifix aus Kamerun

325 ***Wewesi gehörte der Ethnie Babanki-Tungo im Kameruner Grasland, Distrikt Bemenda, an. Er war um 1900 geboren. Er war Katechist in Kumbo und begann in den dreißiger Jahren zu schnitzen. Zunächst schnitzte er mehrere Kruzifixe, später auch einige andere Figuren. Als einziges Objekt von Wewesi konnte nur mehr dieses Kruzifix ausgemacht werden; alle übrigen Werke sind verlorengegangen, jedenfalls unbekannten Aufenthaltes.***

Höhe: 75 cm, Breite: 43 cm
Schnitzer: Peter Wewesi aus dem Grasland, Kamerun
Früher Aachen, jetzt Knechtsteden

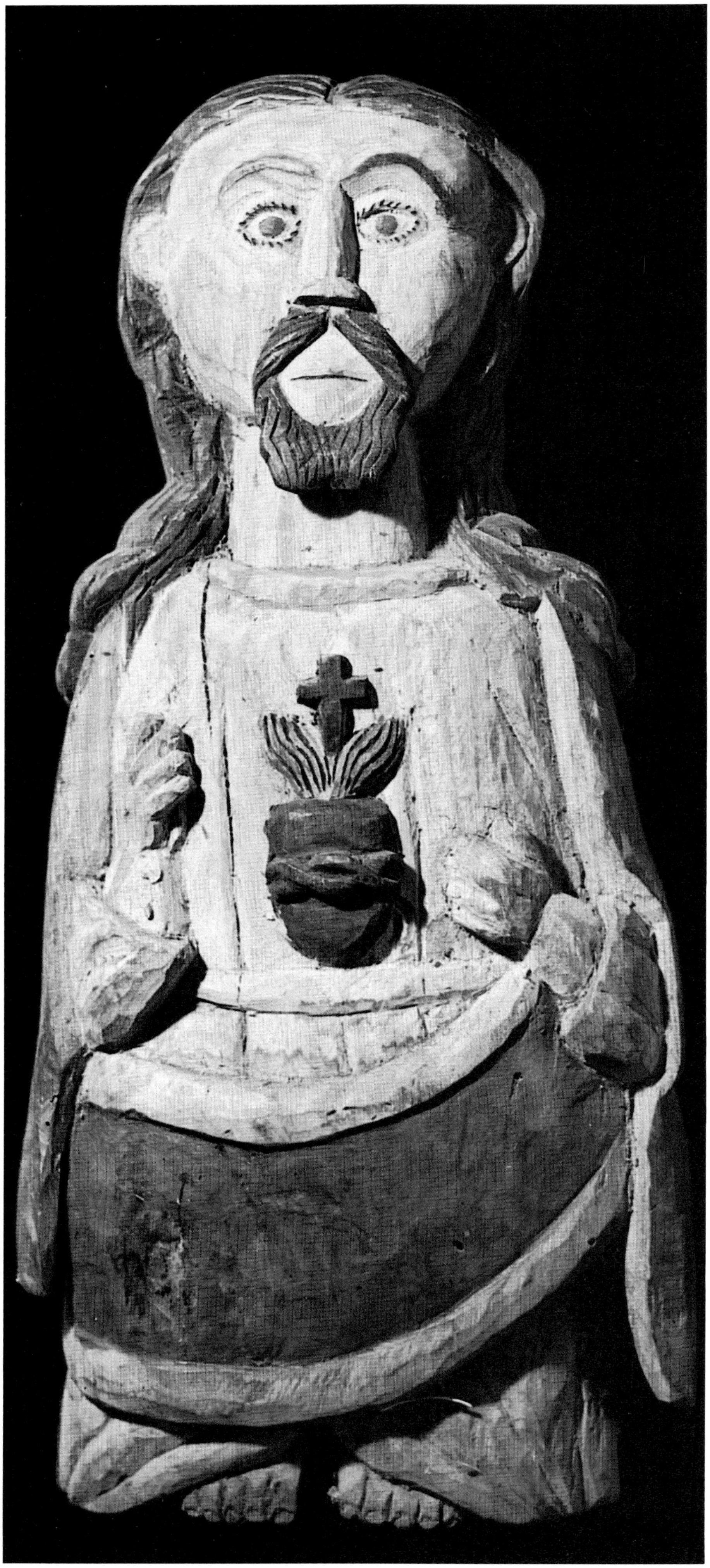

326

Herz Jesu von Peter Wewesi

326

Ethnie: Babanki, Grasland, Kamerun
Privatsammlung, Frankreich

Standkreuz

327

Westkamerun (ehem. Brit.-Kamerun)
1929 entstanden
Schnitzer unbekannt

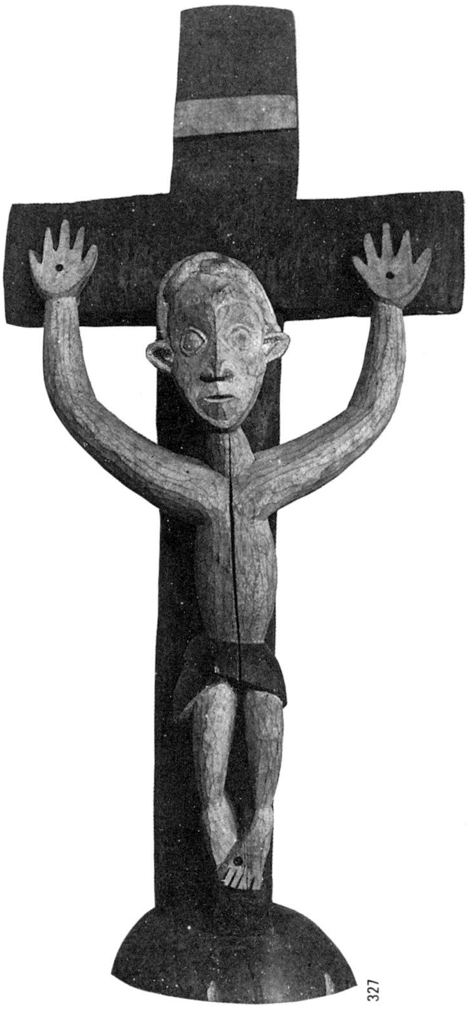

327

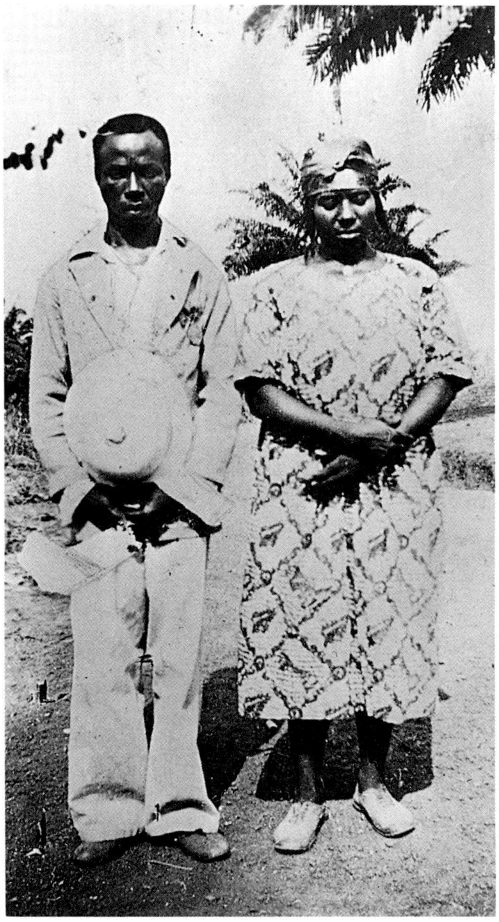

328

Max Mitsa und Marie Mango

328 ***Max Mitsa und seine Frau malten mit drei Gehilfen in den dreißiger Jahren zahlreiche Kapellen im Vikariat Jaunde, Kamerun, aus.***

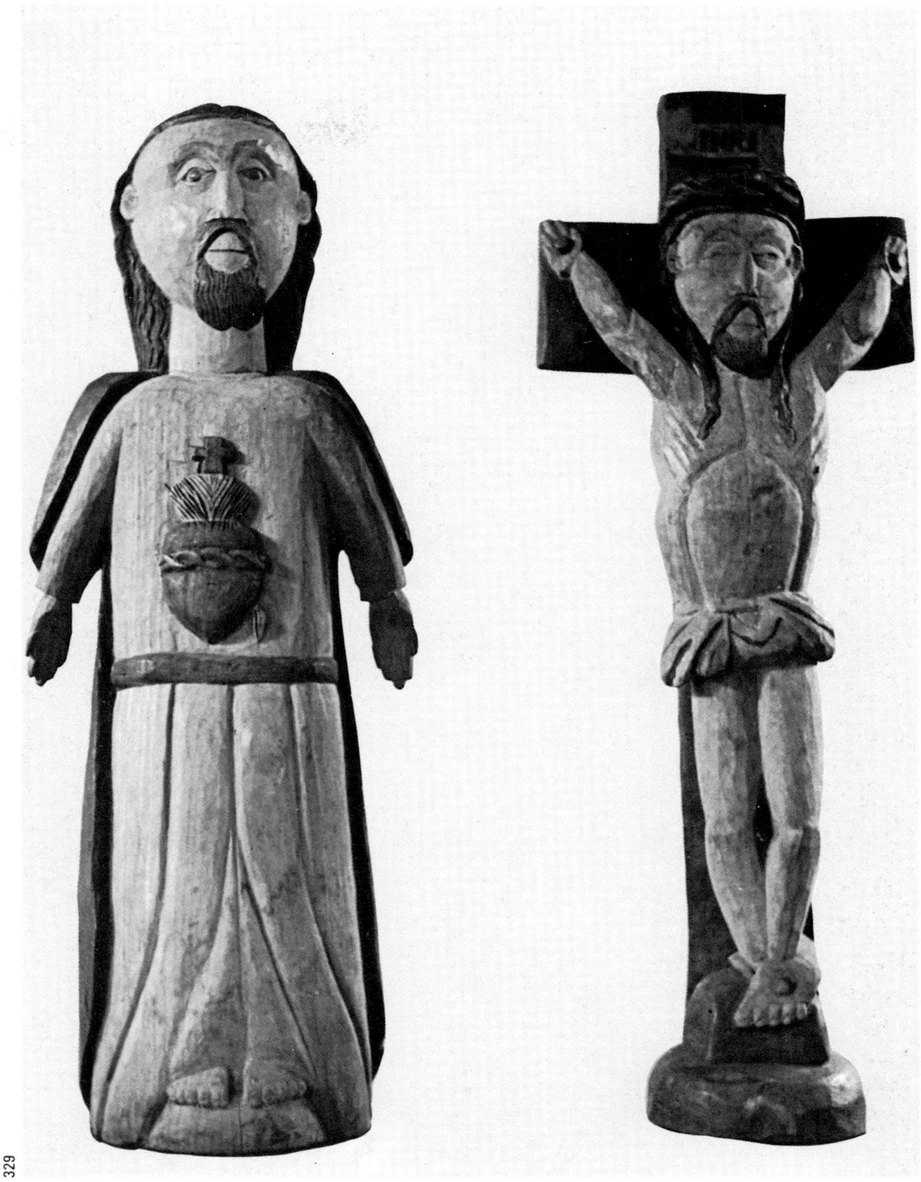

329

Herz Jesu und Kruzifix

329

Ethnie: Babanki, Grasland, Kamerun
Autor: Peter Wewesi, Katechist
Früher Aachen, jetzt verschollen

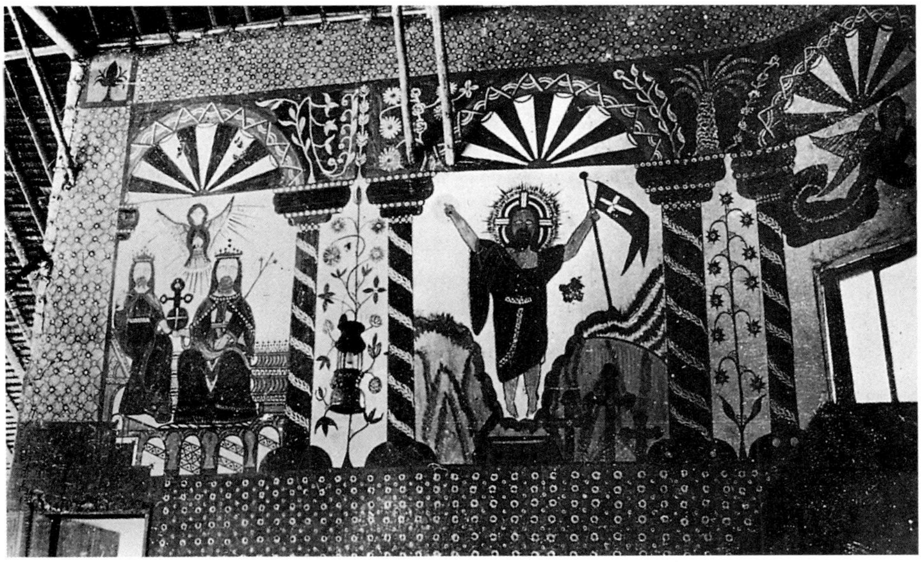

330

Dreifaltigkeit und Auferstehung

330 ***Alle von Max Mitsa bekannten Bilder weisen ihn als Kopisten europäischer Vorlagen aus. Das afrikanische Element fehlt praktisch total.***

Wandgemälde der Kapelle zu Omvàn
Maler: Max Mitsa
Jaunde, Kamerun

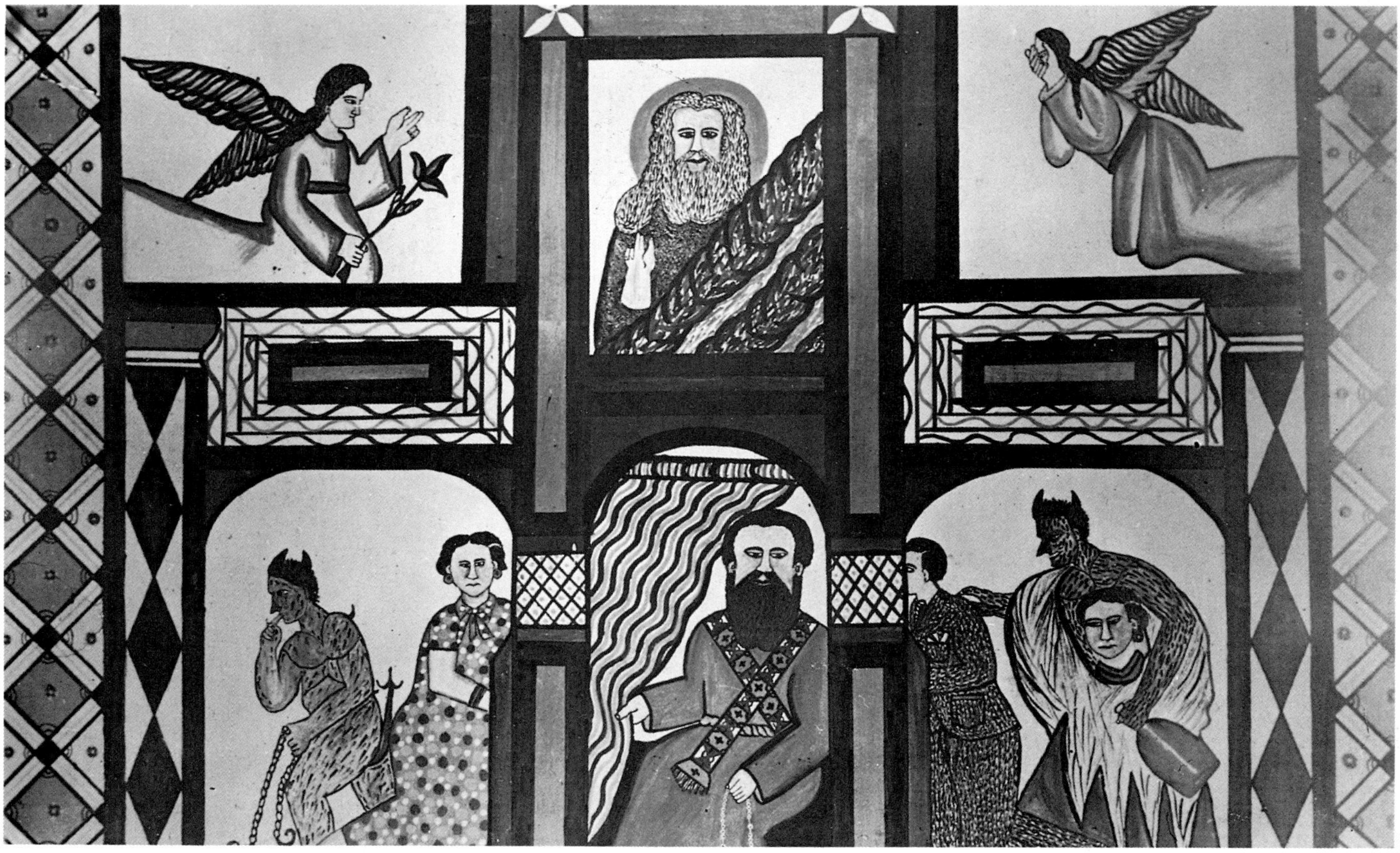

331

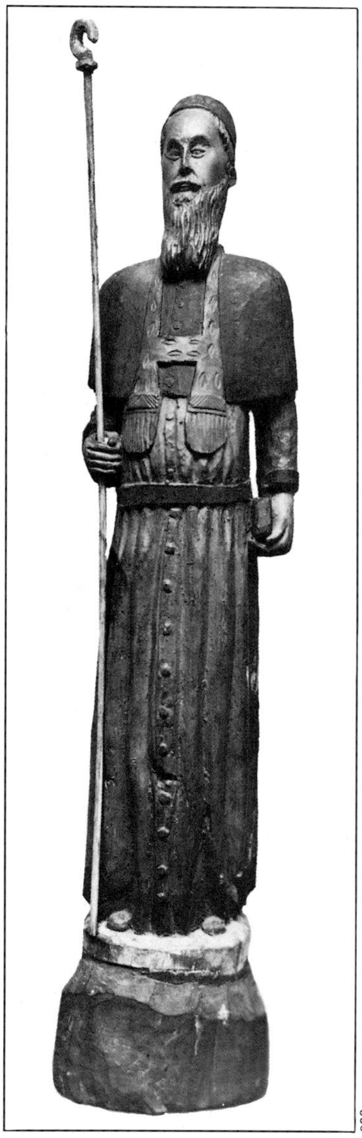

332

Gute und schlechte Beichte

331 ***Wandgemälde in der Kapelle von Ngo Ekele in der Diözese Jaunde in Kamerun (die Aufnahme stammt aus der Mitte der 30er Jahre). In der Mitte über dem Priester ist Gott (-Vater oder Jesus) zu sehen, in dessen Namen der Priester losspricht. Kann der Satan (links) nichts ausrichten, erscheint der Engel mit der Lilie (oder Siegespalme). Umgarnt der Satan das Beichtkind (rechts), weint der Engel. – Man vergleiche hierzu auch die Beichtszene aus der Volksrepublik Benin Abb. 290. – In der gleichen Kapelle waren noch andere dichotomische Bilder zu sehen: der gute und der schlechte Tod, die gute und die schlechte Ehefrau, das gute und das schlechte Gebet. Aus dem rein europäischen Aufbau der Bilder kann man schließen, daß eine europäische Vorlage existiert haben muß.***

scheinlich nach England (Freshfield). Von einem dritten Künstler habe ich noch nichts gehört."

In einem anderen Brief, er ist vom 6. 1. 1936 und kommt aus Jaunde, ist von einem Maler, der Kirchen ausschmückt, die Rede. Der Missionar, dessen Name mir unbekannt ist, schreibt: „Ich mußte nach Kamerun kommen, um die ersten Versuche dieser Kunst [sc. Malerei] kennenzulernen, und zwar handelt es sich um die Werke des katholischen Autodidakten Max Mitsa. Dieser Künstler hat Mut und Kraft ... Max Mitsa hat 6 Gefolgsleute, von denen drei ihre innere Berufung verloren haben. Die drei anderen, sie sind keine Verwandten, arbeiten mit Max zusammen. Dies sind: Marcel Ebé, Dominique Obama und Dominique Abé. Alle drei sind wie Mitsa katholisch. Seine Frau Maria Mango malt ebenfalls, aber nicht Szenen und Figuren, sondern Dekorationen."

„Dieses Quartett malt zahlreiche Buschkapellen unseres Vikariates aus, und zwar aus eigener Initiative und auf eigene Kosten. Diese sind übrigens minimal, da Pinsel und Farben am Ort hergestellt werden, ohne Rat und Unterstützung der Weißen."

„Bisher haben sie bereits zehn Kapellen der dreißig Stationen des Vikariates ausgemalt. Das sind in der zeitlichen Reihenfolge: Bikop, Omvàn, Nkolarolo, Nkolngok, Medzeck, Mfoumasi, Nkilzok, Nsimalèn, Mesa und Nkolmelèn. Kein Missionar kümmert sich direkt um diese Künstler, aber sie schaffen!" (Siehe Abb. 328 und 330).

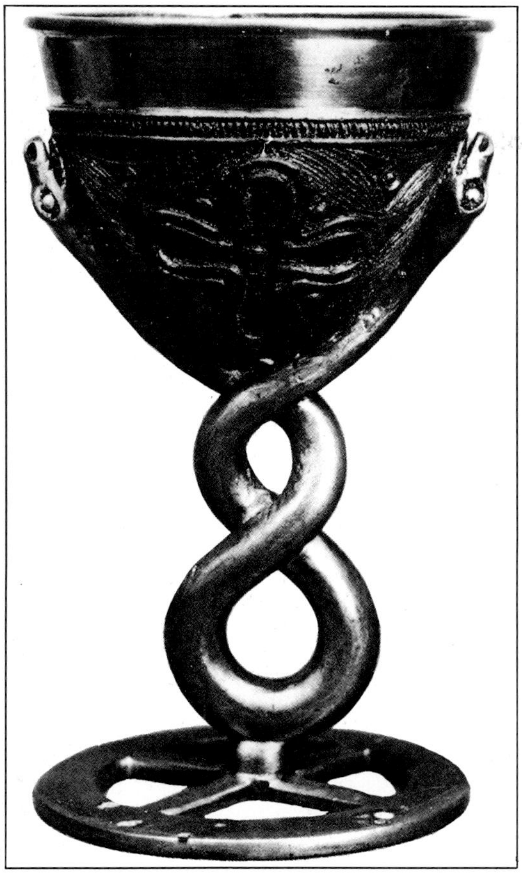

333

Liest man diese beiden Augenzeugenberichte, dann gewinnt man den Eindruck, daß die christliche Kunst in Kamerun ihre ersten Schritte ohne die Missionare tat. Auch der dritte konkrete Fall, den ich hier aufführen möchte, nahm seinen Verlauf ohne die weißen Missionare. Ich meine hier die Bemühungen des Kameruner Jesuiten P. Engelbert Mveng.

P. Mveng gehört zu den geistigen Führern des heutigen Schwarzafrika. Geboren wurde er am 9. 6. 1930 in Enam-Ngal im Distrikt Ntem in Kamerun. Er machte sein Noviziat im Zaire, dann oblag er seinen Studien in Löwen, Lyon und Paris. Er ist Wissenschaftler und Künstler. Von der Académie Française wurde er für seine „Histoire du Cameroun“, Paris 1963, ausgezeichnet. Seine Bücher, die sich mit Kunst befassen, sind: „L'art d'Afrique Noire“, Paris 1964 und „Art Nègre, art chrétien“, Rom 1967. – P. Mveng illustriert seine Bücher weitgehend selbst.

Sein Anliegen geht aber weiter, als nur zu illustrieren: Er sucht eine Verbindung von der traditionellen zur christlichen Symbolik; er will also das afrikanische Erbe fürs Christentum fruchtbar machen. Viele seiner „synkretistischen“ Zeichnungen und Symboldarstellungen haben bereits große Verbreitung in Schwarzafrika, besonders im französisch-sprachigen, gefunden.

P. Mveng stammt aus einer Künstlerfamilie; so ist er nicht nur mit der afrikanischen Kunst großgeworden, sondern er hat auch frühzeitig den Symbolgehalt der Farben,

Missionsbischof Augouard

332 ***Bereits 1931 auf der Pariser Kolonialausstellung gezeigt.***

Franz.-Äquatorialafrika
Aufenthaltsort der Plastik unbekannt

Kelch mit doppelköpfiger Schlange

333 ***Die Schlange ist in dieser Region Königssymbol, die doppelköpfige Schlange hat religiösen Charakter. Engelbert Mveng schreibt: „Nue Pet Tu – dies ist der Bamun-Name für die Schlange mit zwei Köpfen . . . Sie ist universelle Zweiheit: Leib und Geist, die Welt der Lebenden und die der Verstorbenen, Lebenskraft und okkulte Kräfte. „Der Legende nach soll sie einem Bamun-König den Sieg gebracht haben.“ „Deshalb gilt sie seither als Symbol des Volkes und des Königtums von Fumban“ (1964: 58).***

Gelbguß aus Fumban (Kamerun)
Nähere Angaben fehlen.

Bronzekelch aus Kamerun

334 ***Ein Bronzegießer aus Fumban hat diesen Kelch gegossen. Wichtigstes Ornament ist die Spirale mit dem Kreuz. Die beiden ineinander komponierten Elemente stehen für zwei Weltanschauungen bzw. Religionen: traditionelle Religion und Christentum. Die beiden durchdringen sich. Beide Symbole versinnbilden Sterben und Auferstehen, im Grunde genommen also ewiges Leben.***

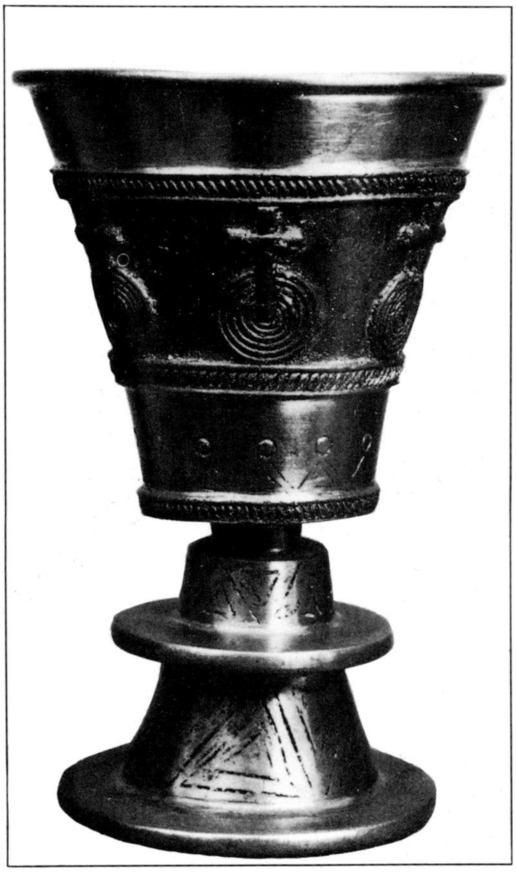

334

Tiere, Ornamente, ja der Figuren und Masken selbst kennengelernt.

Eine echte autochthone christliche Kunst Afrikas wird den von P. Mveng vorgezeichneten Weg gehen müssen. Eine Kunst ist ja noch nicht afrikanisch, wenn die Gesichter afrikanisch sind, sondern es müssen die Weltanschauung, die Symbolsprache, das religiöse Denken Afrikas in die christliche Kunst aufgenommen werden. Man kann in der christlichen Kunst Afrikas eher weiße Gesichter als europäische Symbolsprache ertragen! Ich betrachte deshalb die Arbeiten von P. Mveng als Vorbedingung für jeden seriösen Versuch, christliche Kunst ins Leben zu rufen. Die geistige Auseinandersetzung mit den Kulturen Afrikas muß stattfinden. Deshalb werden auf die Dauer auch christliche Afrikaner die besten Wegbereiter einer christlichen afrikanischen Kunst sein.

II. Congo und Zaire

Im ehemaligen französischen Congo – er deckt sich nicht mit der heutigen Volksrepublik Congo, sondern umfaßt auch noch die Gebiete im Nordwesten – gab es meines Wissens keine größeren Bestrebungen, christliche Kunstwerke ins Leben zu rufen. Es gibt sicher viel mehr Objekte, als hier im Band aus dieser Region vorgestellt werden. Doch diese Objekte sind nur schwer aufzuspüren, da sie vielfach in Missionshäuser nach Europa gewandert sind oder verschenkt wurden, aber kaum einmal den Weg in die Pfarrkirche des Ortes oder in Museen fanden. Die wenigen Versuche aber waren

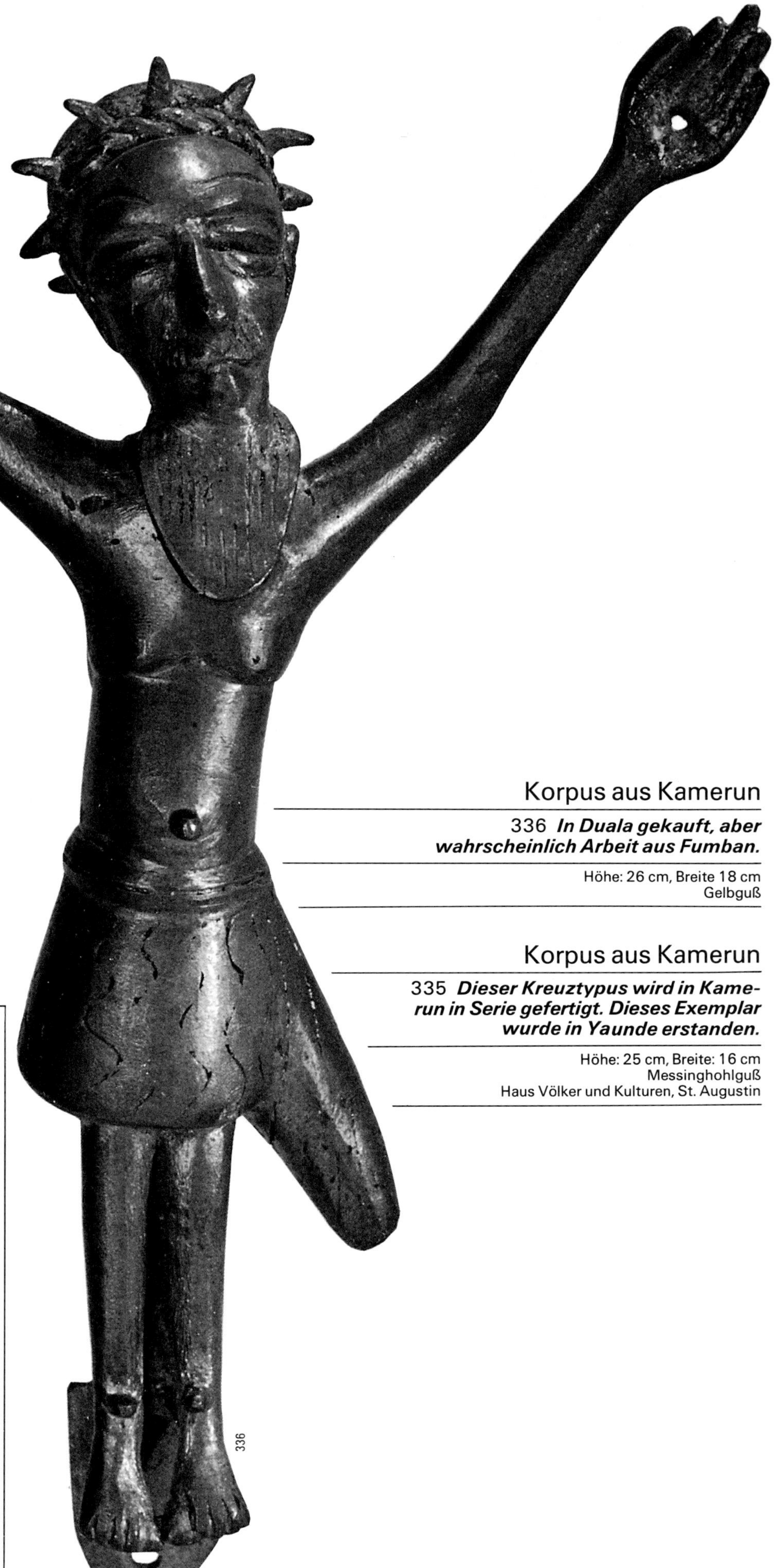

336

Korpus aus Kamerun

336 ***In Duala gekauft, aber wahrscheinlich Arbeit aus Fumban.***

Höhe: 26 cm, Breite 18 cm
Gelbguß

Korpus aus Kamerun

335 ***Dieser Kreuztypus wird in Kamerun in Serie gefertigt. Dieses Exemplar wurde in Yaunde erstanden.***

Höhe: 25 cm, Breite: 16 cm
Messinghohlguß
Haus Völker und Kulturen, St. Augustin

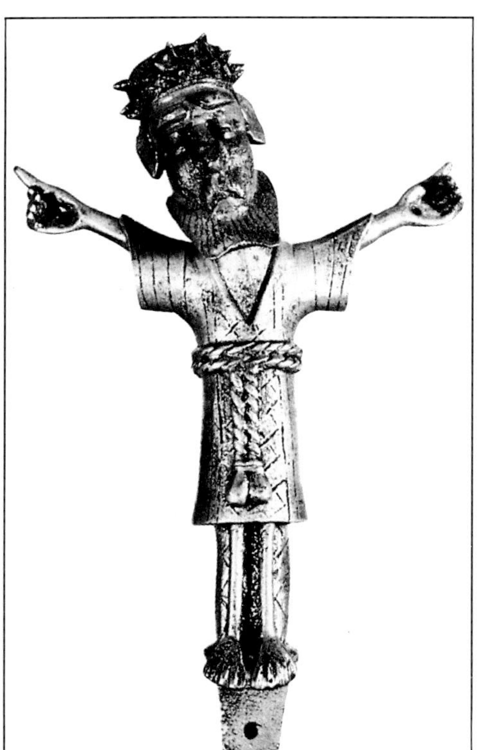

335

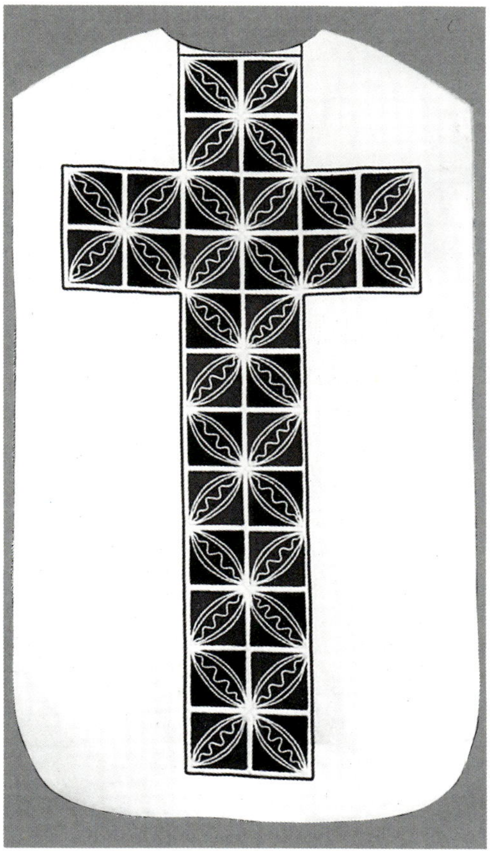

337

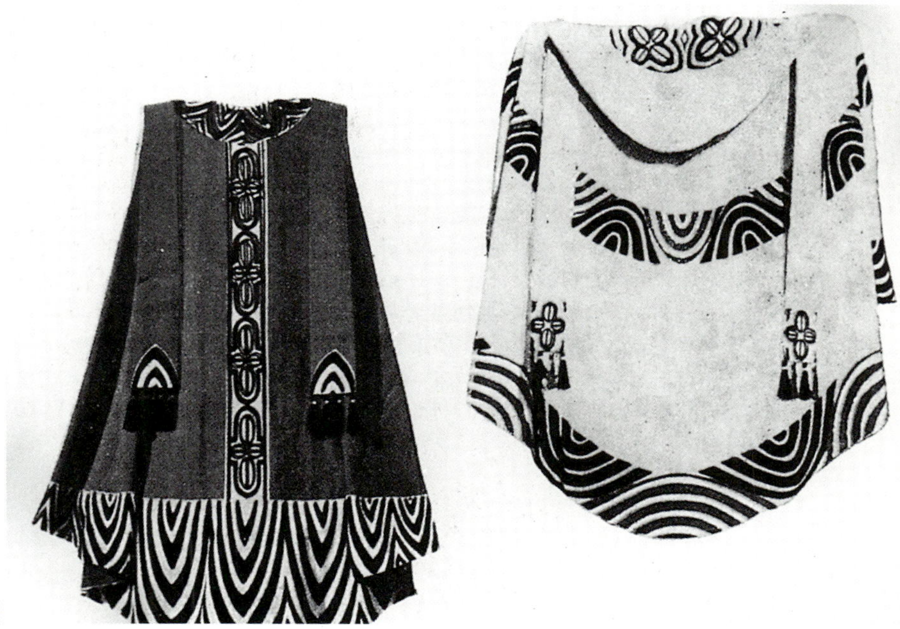

339

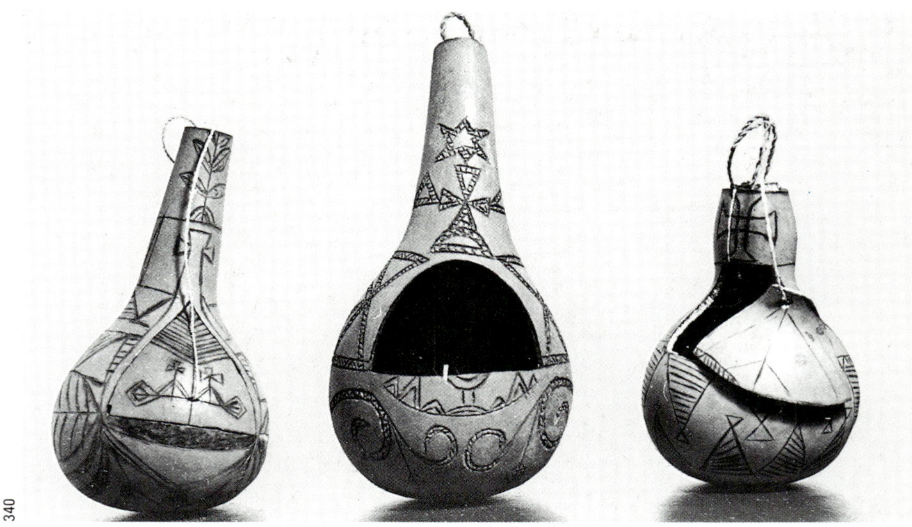

340

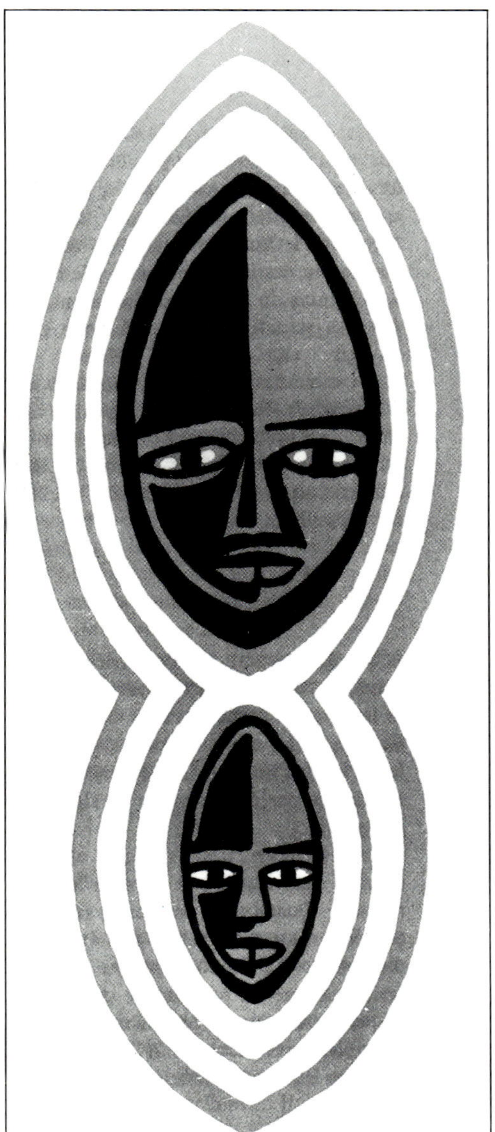

338

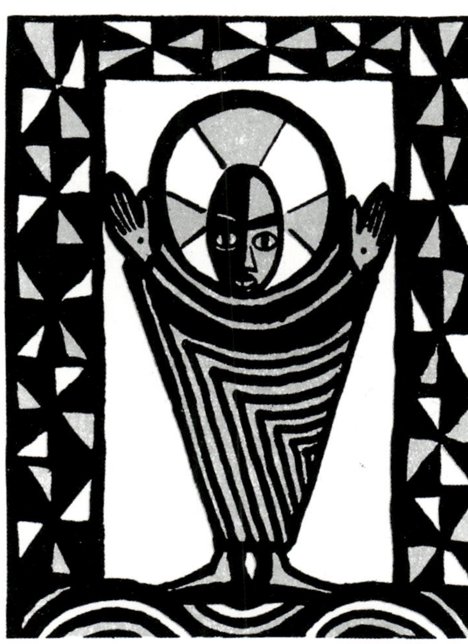

341

Christusdarstellung

341

Gezeichnet von Engelbert Mveng S. J. in den drei Farben: Schwarz, Weiß und Rot (1964: 123). Aus diesem Beispiel ist ersichtlich, wie die Nzambi-Figuren der Holo entstanden sein könnten.

Einfache Kasel aus Kamerun

337 ***mit Kameruner Ornamentik aus den dreißiger Jahren. Die Kaurischnecke in Kreuzform soll Reichtum und Fruchtbarkeit symbolisieren.***

Liturgisches Ornament

338

Von Engelbert Mveng S. J. in den drei afrikanischen Grundfarben: Rot, Weiß und Schwarz (Mveng 1964: 77)

Zwei Kaseln aus Kamerun

339

Von Engelbert Mveng S. J. entworfen.
Die linke ist in der Grundfarbe Rot, die rechte weiß. Die Stola ist jeweils darübergehängt (Mveng 1964: 111).

Kalebassen als Weihwasserbecken

340

Aus Bamenda, Kameruner Grasland, aus den dreißiger Jahren

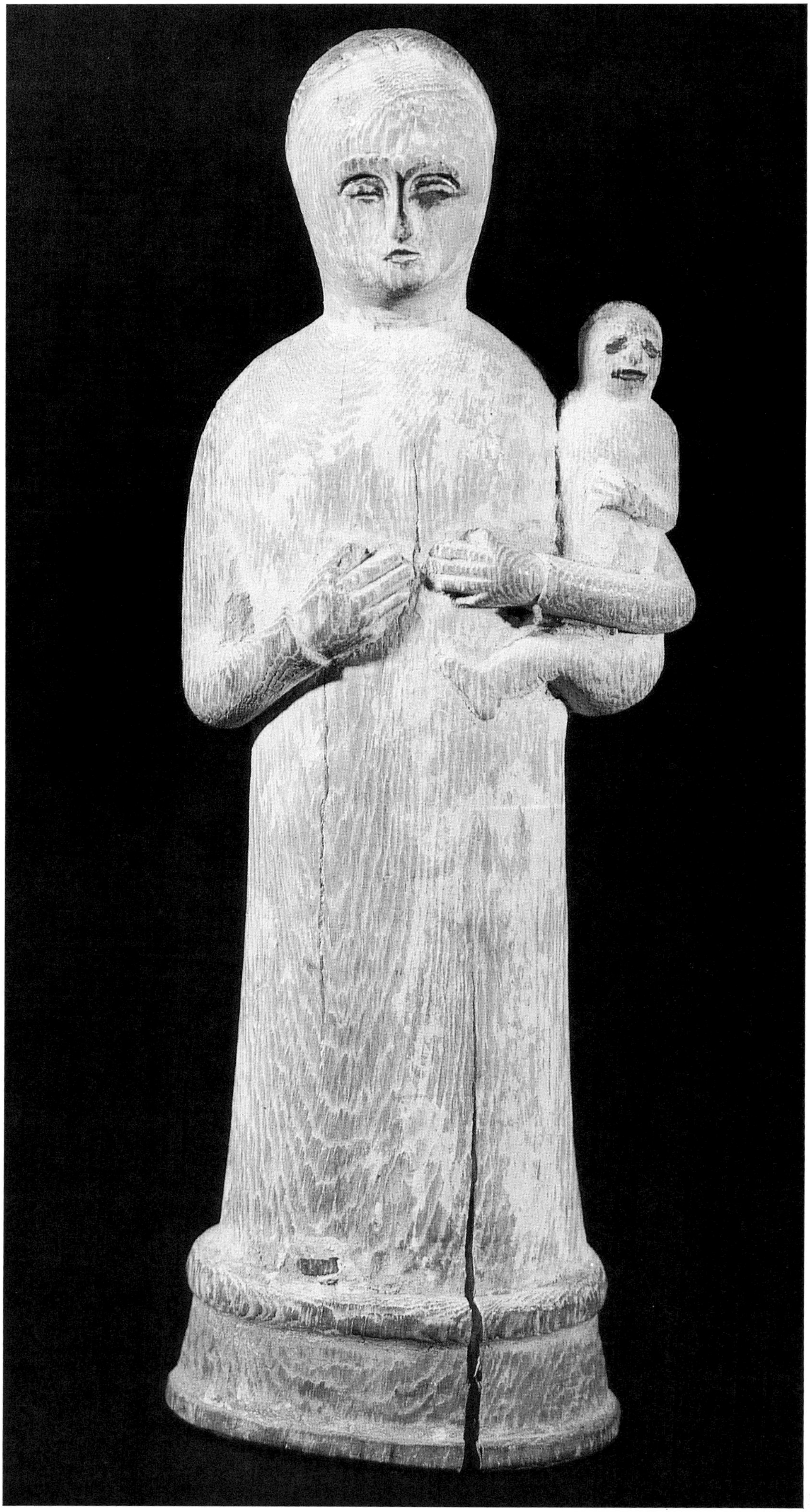
342

Madonna mit Kind

342 ***Der Schnitzer, ein alter Christ und seines Zeichens Tischler, verfertigte diese Figur um 1950. Er ist Pende aus dem Dorfe Lubambu (Kwilu/Zaire). Die Figur zeigt die primitiven Anfänge der christlichen Kunst im Zaire. Muhalu verfertigte eine ganze Reihe von Statuetten, vornehmlich Madonnen; eine Entwicklung ist nicht festzustellen. Der Schnitzer starb in den fünfziger Jahren.***

Holzskulptur von Antoine Muhalu
Höhe: 18,6 cm
Afrika-Museum Tervuren, Belgien

Madonna

343 ***Die Figur stammt vom gleichen Schnitzer wie Abb. 342, d. h. von dem Tischler Antoine Muhalu.***

Höhe: 22,2 cm, Inv.-Nr. 60.40.25
Ethnie: Pende, Region: Kwilu
Afrika-Museum Tervuren, Belgien

Madonna

344 ***Der Schnitzer Kasambi Pyela hat die Statuette gemacht. A. Maesen hat sie 1954 nach Tervuren gebracht.***

Höhe: 15,4 cm,
Inv.-Nr. 53.74.2638
Ethnie: Holo, Kwango,
Ort: Kibenga
Afrika-Museum Tervuren, Belgien

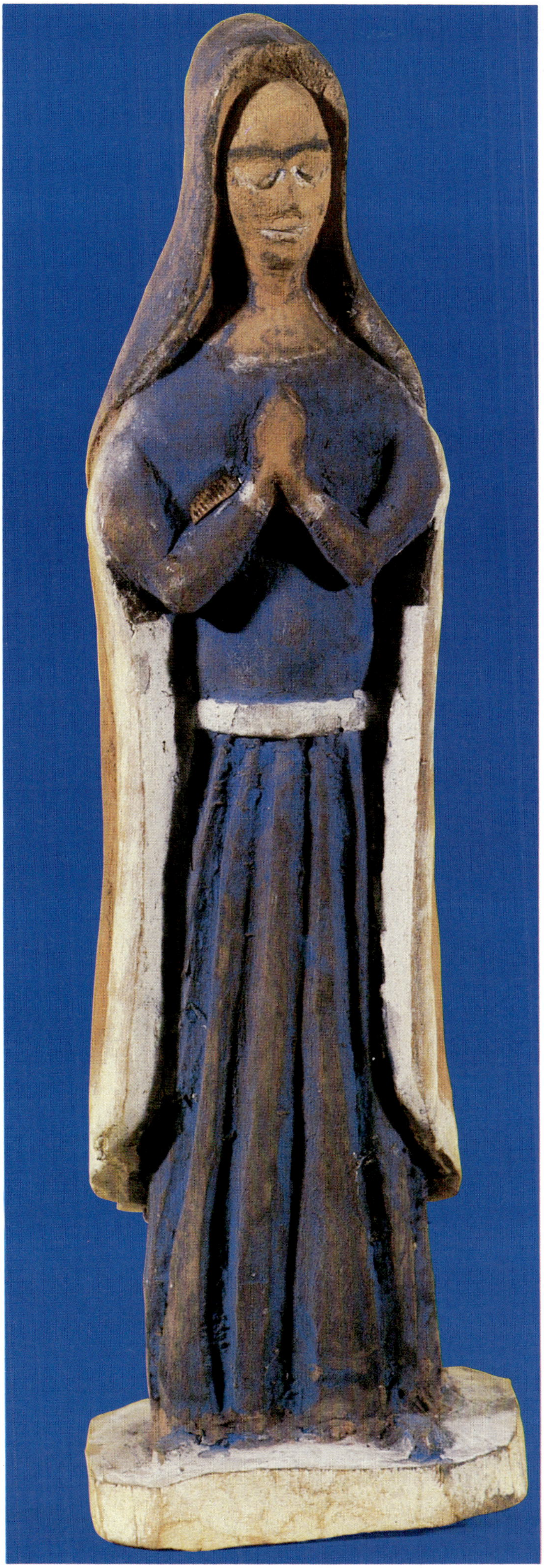

343

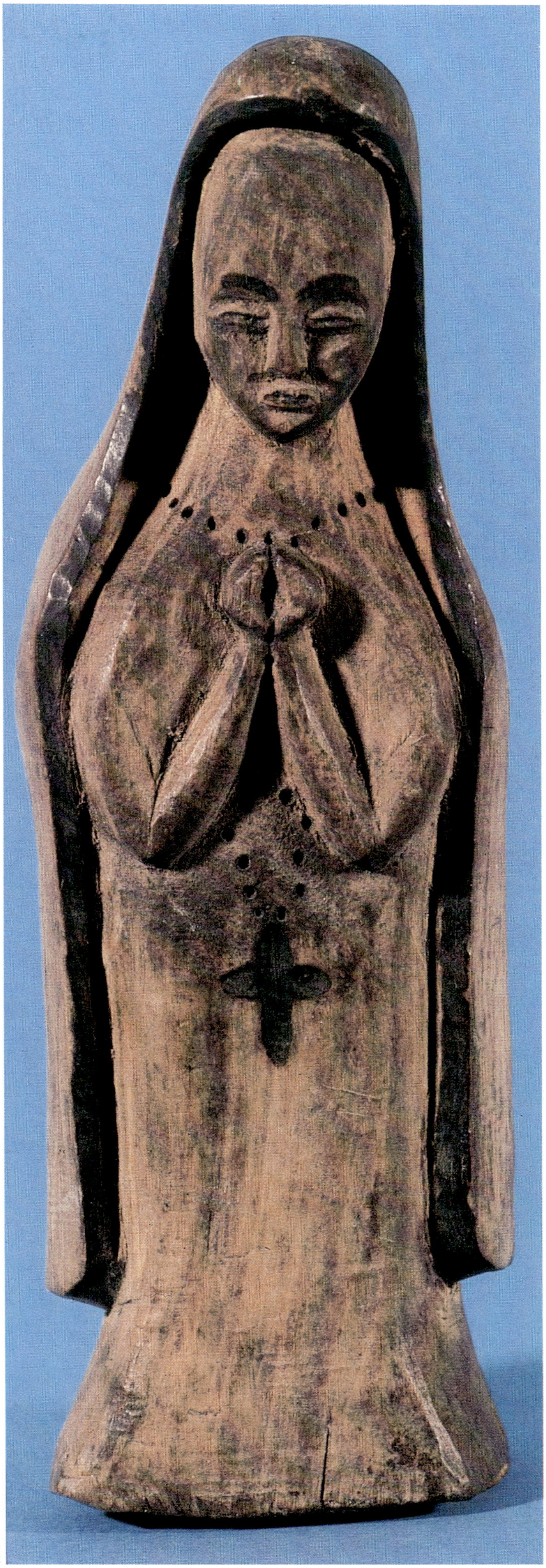

344

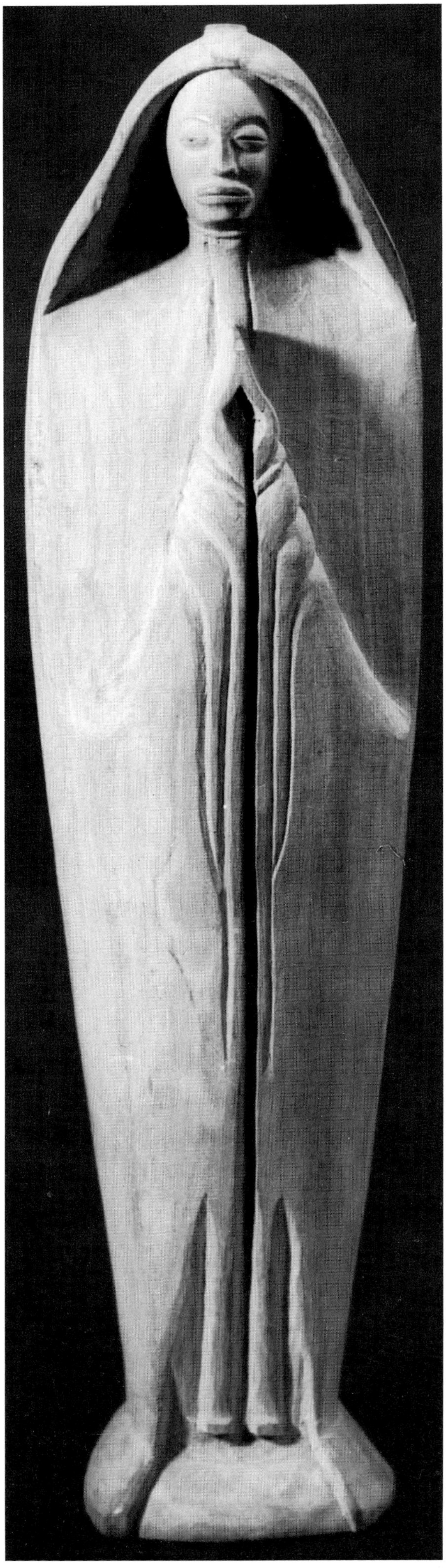
345

Madonna mit gefalteten Händen

345 ***A. Maesen brachte diese Statuette 1955 nach Europa. Sie stammt von dem Minungu-Schnitzer Ghatshelu Adolphe, Terr. Tshikapa.***

Höhe: 31 cm,
Inv.-Nr. 53.74.5031
Ethnie: Tuminungu;
Ort: Muskuti, Kasai
Afrika-Museum
Tervuren, Belgien

Einzelleistungen. Die Schnitzer und ihre Promotoren sind meist unbekannt geblieben.

Im ehemaligen Belgischen Congo war die Situation ganz anders. Belgische Kolonialpolitik war es, die Kongolesen so weit wie möglich in ihrer angestammten Kultur und Sprache zu belassen. 1935 erreichte der Kolonialminister Charles, daß König Leopold III. eine Kommission für den Schutz der einheimischen Künste und Handwerke ins Leben rief. Bei der Eröffnungssitzung hat Charles sehr richtig vermerkt, daß der Kongolese jetzt (1935) noch europäischen Objekten den Vorzug gebe, wenn er aber in seiner Bildung vorangeschritten sei, werde er wieder zu seiner eigenen Kultur zurückkehren. Aus diesem Grunde müsse auch diese Kultur gepflegt werden (Fides-Wochen-Ausgabe Nr. 486, 1935). Schon Jadot hat deshalb 1931 der Kirche nahegelegt, die Kapellen afrikanisch auszuschmücken.

Diese Tendenz der Kolonialmacht fiel beim Apostolischen Delegaten Msgr. Dellepiane auf fruchtbarsten Boden. Er bereiste 1935 den Congo und Ruanda/Burundi, um Bischöfe und Missionsobere zur Afrikanisierung der Sakralkunst: Architektur, Malerei, Plastik und Paramentik, anzuhalten. Für 1936 kündigte er eine Ausstellung christlicher Kunst in Léopoldville an, zu der möglichst alle Regionen der Kolonie einen Beitrag leisten sollten.

Im Juni 1936 wurde die Ausstellung eröffnet, die höchsten Vertreter der katholischen Kirche des Congo und der Kolonialmacht waren präsent. Die Ansprachen waren ganz auf eine christliche Kunst hin ausgerichtet. Der Propagandapräfekt Petrus Kardinal Fumasoni-Biondi schrieb an Msgr. Dellepiane nach der Ausstellung: „Ew. Exzellenz haben das richtig mit Worten ausgedrückt: die Katholische Kirche ist weder belgisch noch französisch, noch italienisch oder amerikanisch: sie ist katholisch. Doch ist sie belgisch in Belgien, französisch in Frankreich. Am Kongo muß sie kongolesisch sein: beim Bau der Heiligtümer, bei der Anfertigung der Kultgegenstände muß sie sich ganz an die Linien, Farben und sonstigen Elemente der kongolesischen Kunst halten" (Fides-Korrespondenz – 19. 12. 1936, Nr. 556, Nd 278/36). – Man kann nur über die Kühnheit dieser Ausführungen staunen. Befolgt werden sie bis heute noch nicht! Im Gegenteil, man hat oft den Eindruck, daß die Anweisungen restriktiver werden.

Von einer echten christlichen afrikanischen Kunst konnte aber zu damaliger Zeit noch nicht die Rede sein: Im Grunde genommen hatte man europäische Formen ein wenig afrikanisiert. Altäre wiesen afrikanische Ornamentik auf, europäische Madonnen und

Heilige erhielten negerische Gesichtszüge usw. Man merkt diesen frühen Formen durchweg an, daß die europäische Vorlage immer das Leitbild war; von ihr durfte offensichtlich nicht abgewichen werden. So z. B. taucht bei keinem dieser Frühwerke die „afrikanische Proportion“ auf. Auch die Überlängung, wie wir sie später in der Kunstschule St. Luc häufig vorfinden, scheint noch nicht auf. Man merkt deutlich den europäischen „Aufpasser“ hinter der ganzen Bewegung: Man will zwar eine „afrikanische“ Kunst, aber sie soll nur in dem Sinne afrikanisch sein, wie der „Patron“ es will.

P. Alexandre Gillès de Pélichy O.S.B. hat die christliche Kunst des Congo in folgende vier Kategorien eingeteilt (1949: 361). Da P. de Pélichy mit den ersten christlichen Kunstversuchen im Osten der Kolonie in ursächlichem Zusammenhang stand und sich immer wieder mit diesem Problem befaßte, kommt seinem Urteil ein besonderes Gewicht zu.

1. Er nennt an erster Stelle jene Kunsthandwerker, die sklavisch europäische Vorlagen kopieren. Hierher zählt er vor allem solche Schnitzer, die in Ebenholz und Elfenbein arbeiten (Abb. 354, 355, 356).
2. Missionare ermunterten afrikanische Künstler, die christlichen Wahrheiten in afrikanischem Milieu darzustellen dergestalt, daß man z. B. afrikanische Tiere und Pflanzen, Hütten und Landschaften in die Darstellung einbezog. Diejenigen Arbeiten, die im Atelier von P. le Paige S.J. von Kahemba (Kwango) entstanden, rechnet P. de Pélichy noch zu den besten dieser Gattung. In Kahemba aber hatten vor allem Mashitolo und seine Schüler gearbeitet. Ein typisches Beispiel dieser Kategorie ist das Kruzifix auf Abb. 362. Die Symbiose von Christentum und traditioneller afrikanischer Kultur wird zwar angestrebt, ist aber noch längst nicht harmonisch.
3. Zur dritten Kategorie zählt P. de Pélichy all jene Bemühungen, die traditionelle Objekte und Ornamente zu christlichen Zwecken einfach übernehmen. Diese Bemühungen fanden vor allem in der Architektur und Paramentik statt (Abb. 380 und 381).
4. Die höchste Form der christlichen afrikanischen Kunst sieht P. de Pélichy aber dann verwirklicht, wenn sie ganz von Afrikanern geleistet wird. Diese Situation sieht er vor allem gegeben bei den alten Kongokreuzen und bei den Gemälden, die unter Romain-Desfossés in Elisabethville (heute Lubumbashi) entstanden sind. Romain-Desfossés betont ja immer wieder, er habe den jugendlichen Malern weder Vorlagen noch Anweisungen gegeben. Freilich, ganz ohne europäischen Einfluß sind diese Gemälde auch nicht entstanden: Romain-Desfossés' An-

Marienfiguren

346/347 ***Diese Fotos entstanden in den dreißiger Jahren. Das technische Unvermögen wird durch den tiefen und ernsten Ausdruck kompensiert. Bei späteren Besuchen des Vatikanischen Museums (in den siebziger und achtziger Jahren) wurden diese Figuren nicht mehr gesehen.***

Vatikanisches Museum
Nähere Angaben fehlen

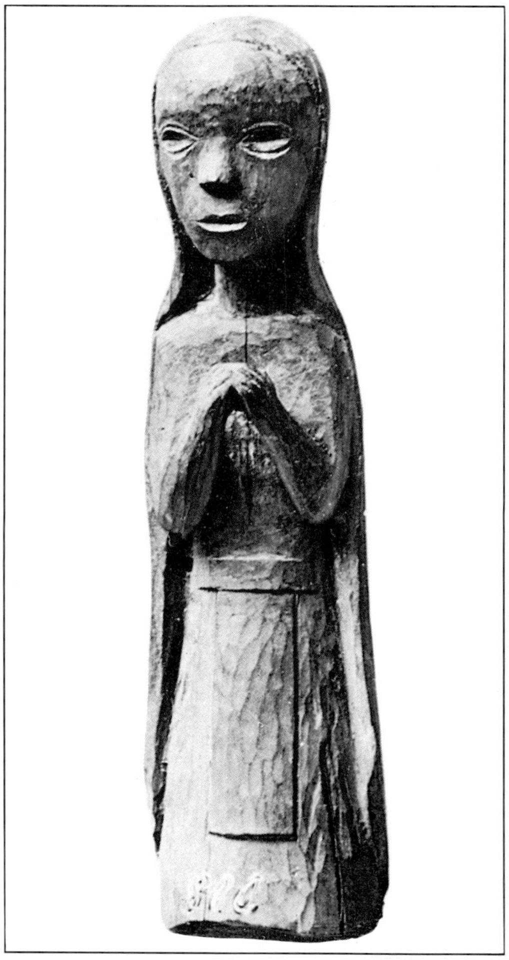
346

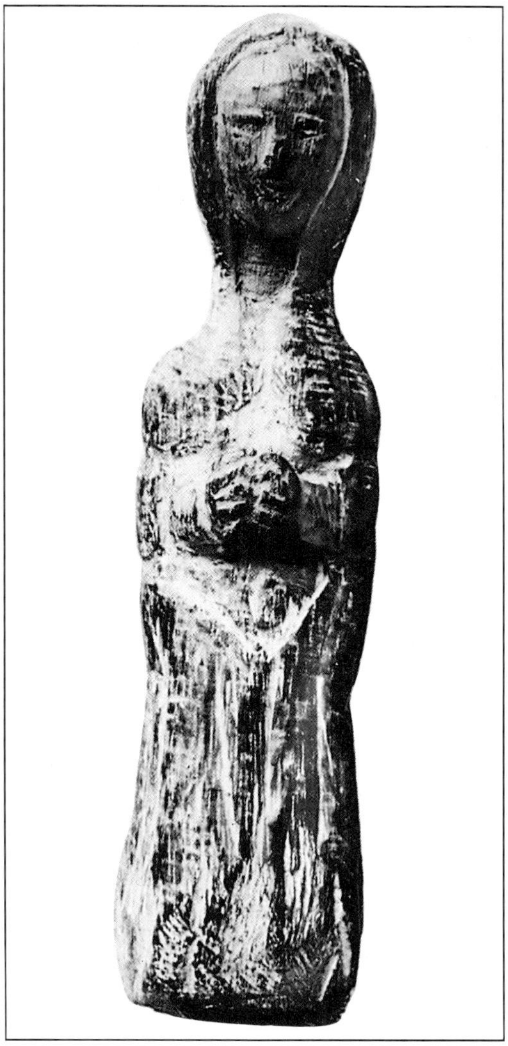
347

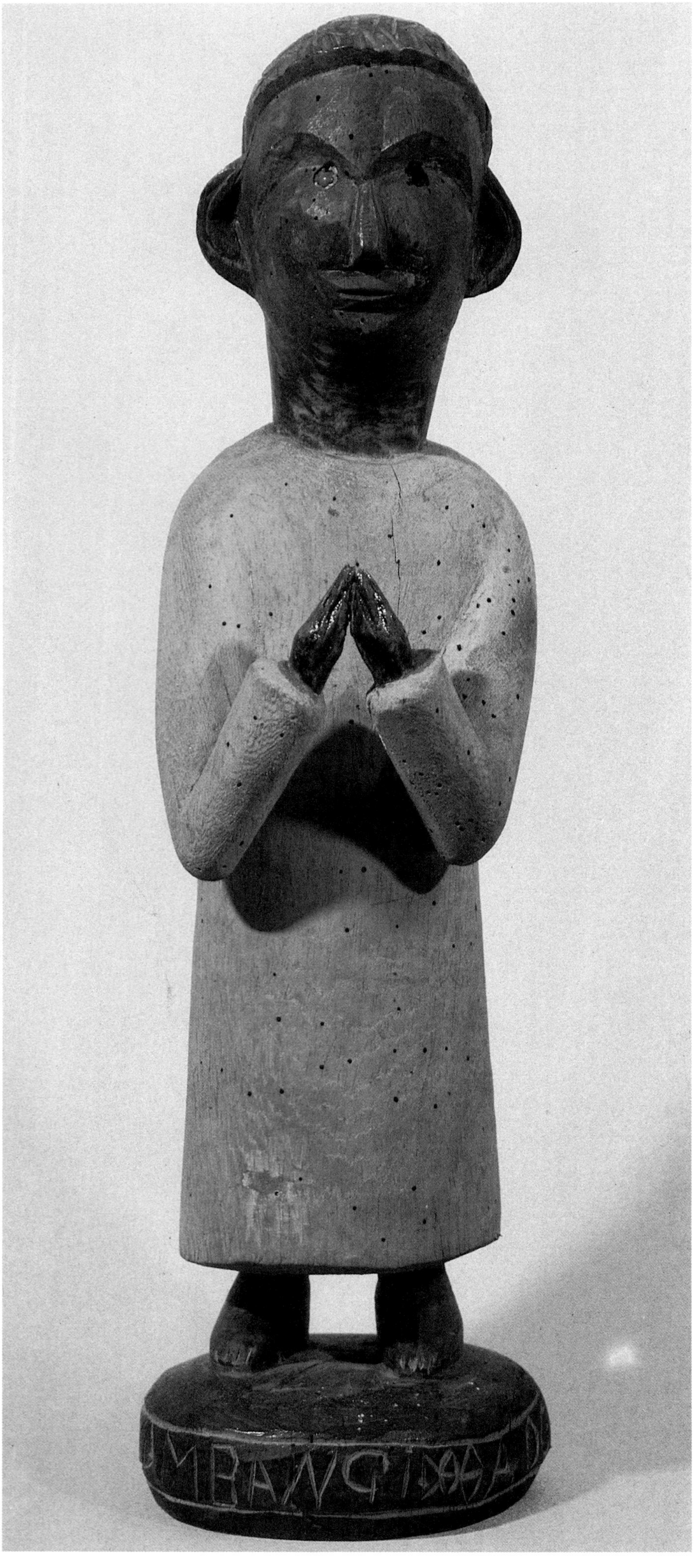

348

Schwarze Figur

348 ***Die Statuette kam über R. Wannyn 1955 ins Afrika-Museum zu Tervuren. Wahrscheinlich soll die Figur einen afrikanischen Martyrer darstellen.***

Höhe: 35,4 cm, Inv.-Nr. 55.95.132
Ethnie: Kongo?, Region: Nieder-Zaire?
Afrika-Museum Tervuren, Belgien

Madonna von Lourdes

349 ***Eine schlichte Arbeit, die sich vom europäischen Vorbild noch nicht löst. R. Wannyn ließ die Figur in den dreißiger Jahren herstellen.***

Höhe: 36,4 cm, Inv.-Nr. 55.95.131
Ethnie: Kongo, Region: Nieder-Zaire
Afrika-Museum Tervuren, Belgien

Heiligenfigur mit Krone

350 ***Robert Wannyn arbeitete in den dreißiger Jahren im Bas-Congo. Zu damaliger Zeit ließ er sich eine Reihe christlicher Figuren schnitzen. 1955 kamen sie in das Afrika-Museum.***

Höhe: 43,5 cm, Inv.-Nr. 55.95.128
Ethnie: Kongo, Region: Nieder-Zaire
Afrika-Museum Tervuren

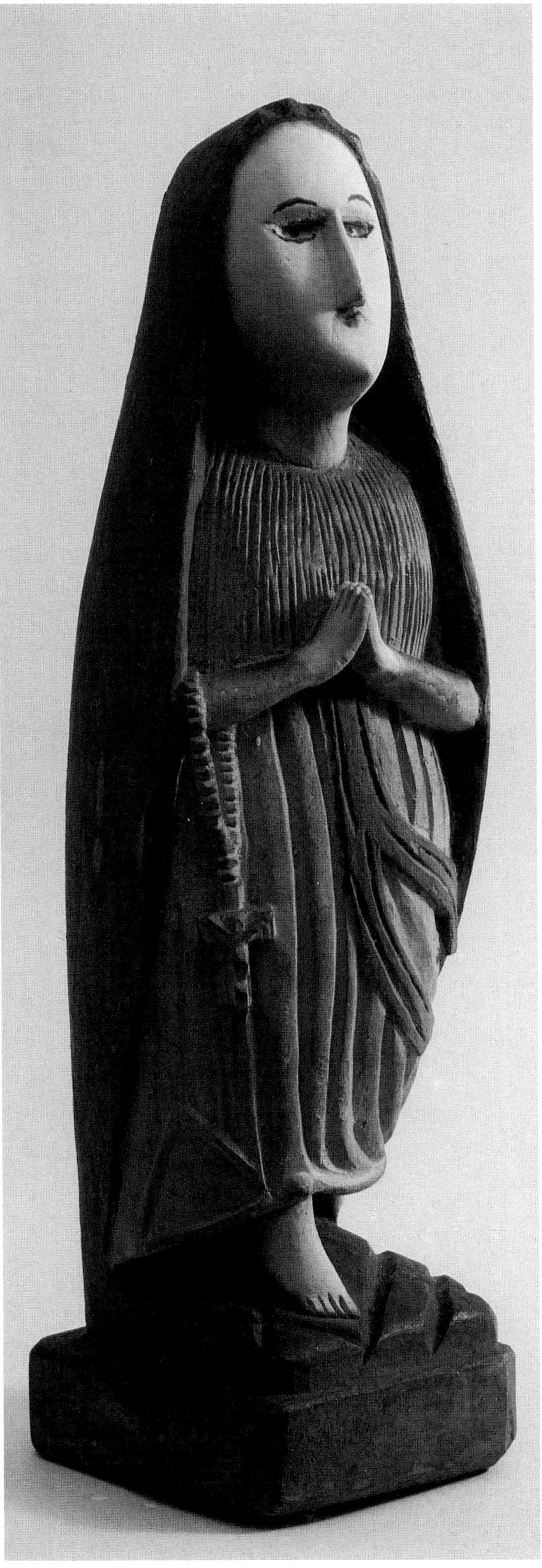

349

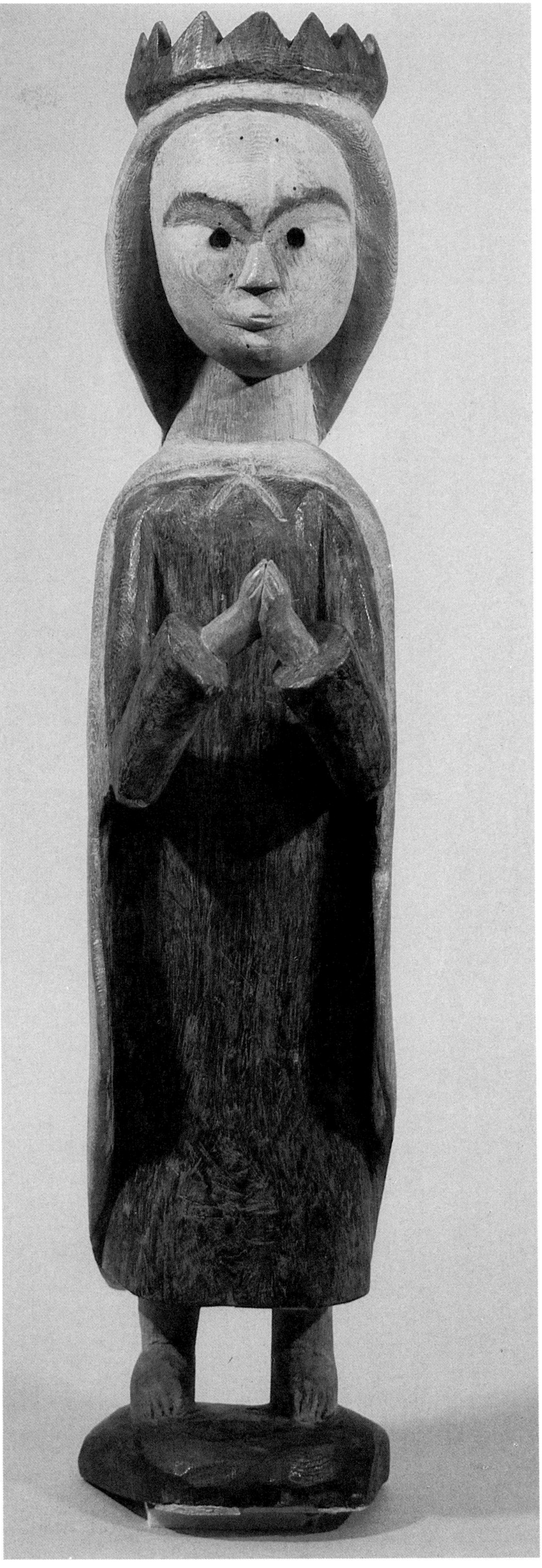

350

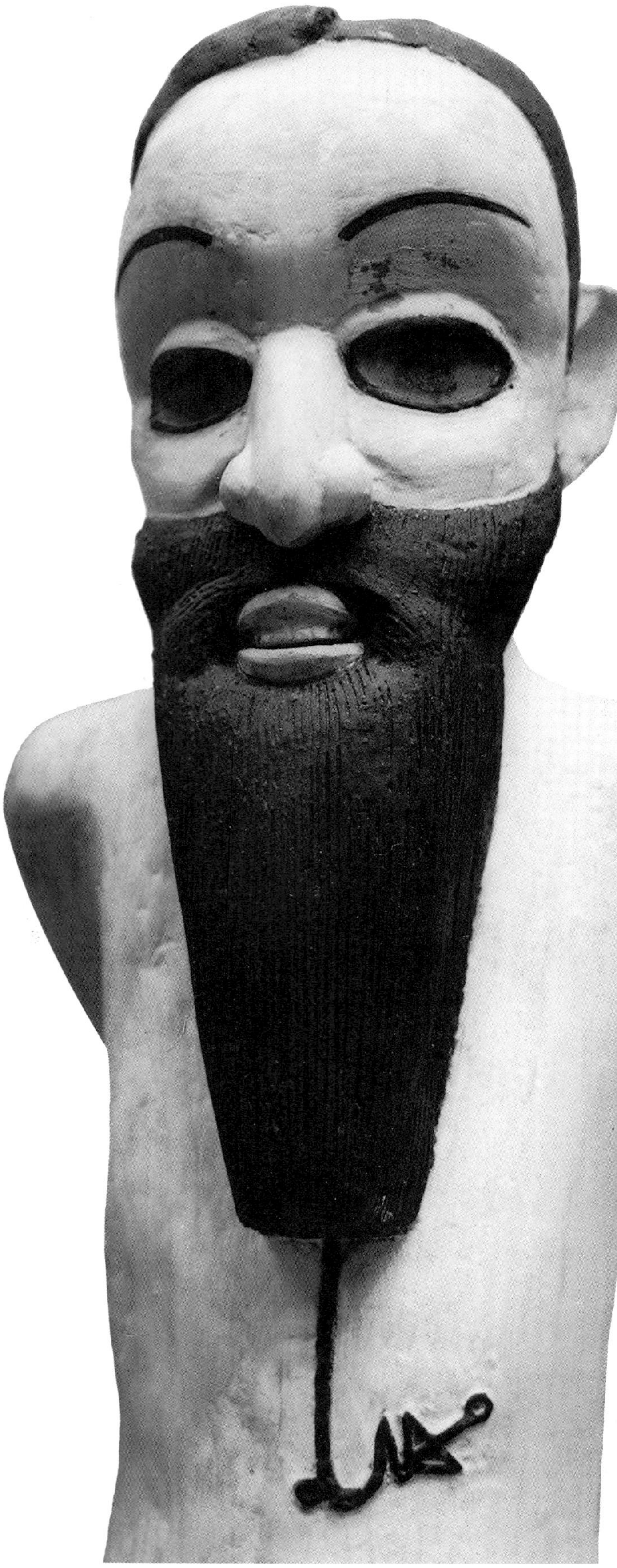

351

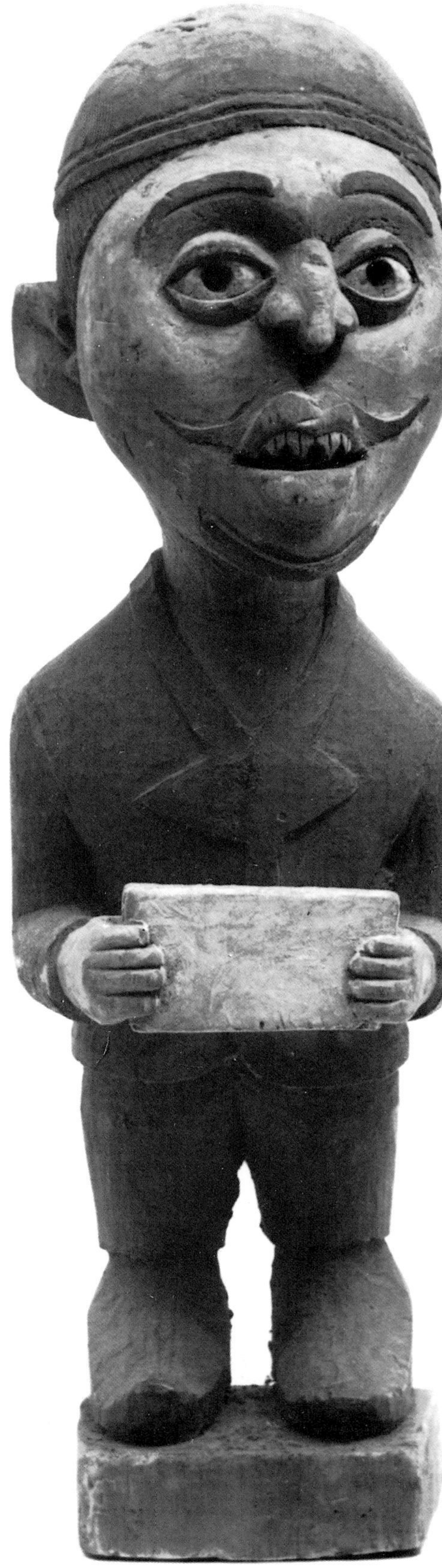

352

Pater Léon Bittremieux

351 ***P. Bittremieux war Missionar im Nieder-Zaire, und zwar vor allem nördlich des Flusses bei den Yombe. Er war auch Ethnologe; er hat zahlreiche Studien über die Yombe veröffentlicht.***

Höhe: 71,4 cm, Inv.-Nr. 66.69.1
Ethnie: Woyo, Ort: Moanda, Nieder-Zaire
Afrika-Museum Tervuren, Belgien

Statuette eines Mannes

352 ***Die stark naturalistisch gearbeitete Figur wurde 1954 durch Jonniaux ins Museum gebracht. Wen soll die Figur darstellen? Einen Europäer? Hautfarbe, Bart, Kleidung deuten darauf hin, doch die gefeilten Zähne lassen wieder eher an einen Afrikaner denken. Eigenartig ist die Kopfbedeckung, soll es ein Priester-Käppi sein?***

Höhe: 39,6 cm, Inv.-Nr. 54.10.47
Ethnie: Kongo, Nieder-Zaire
Afrika-Museum Tervuren, Belgien

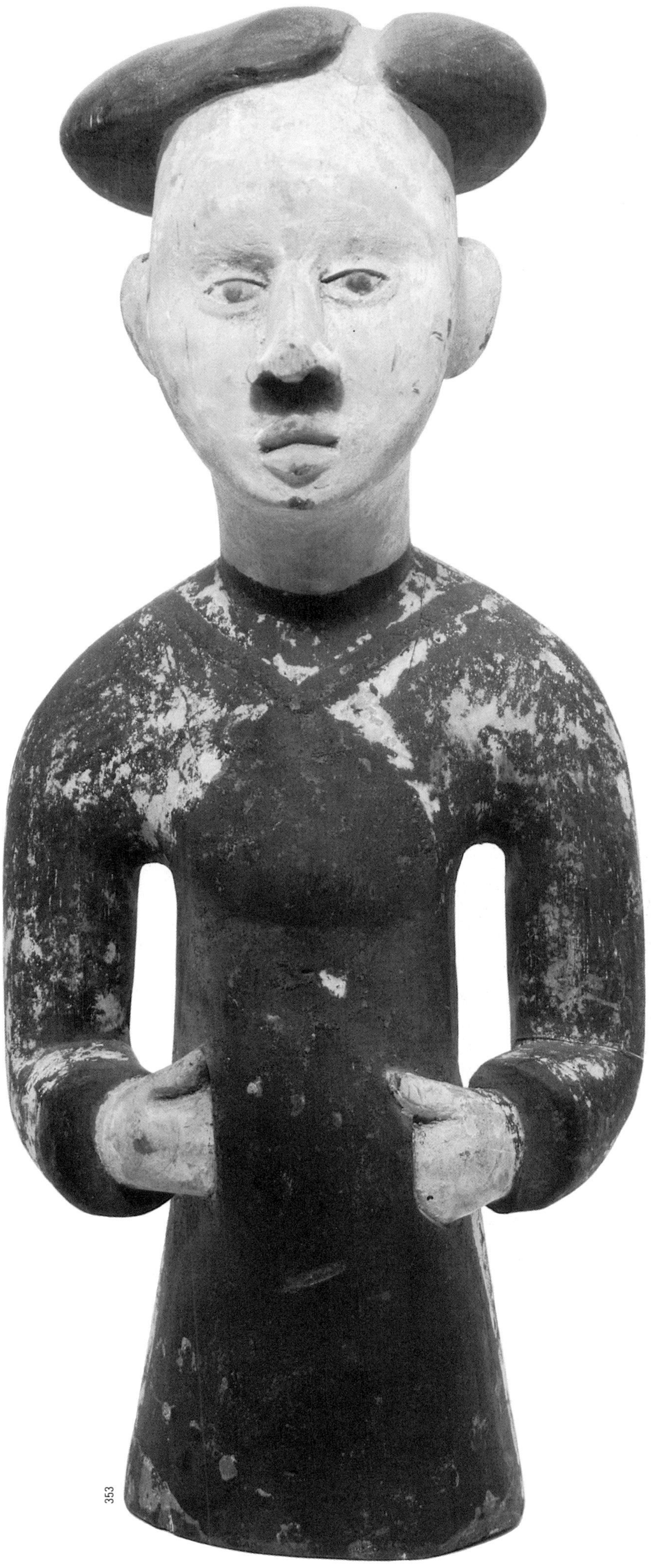

353

Statuette eines Weißen

353 ***Wahrscheinlich handelt es sich um die Darstellung eines Missionars. Die Figur wurde 1955 ins Museum gebracht (durch J. Walschot), alle näheren Angaben fehlen jedoch.***

Höhe: 43,4 cm, Inv.-Nr. 55.72.32
Zaire
Afrika-Museum Tervuren, Belgien

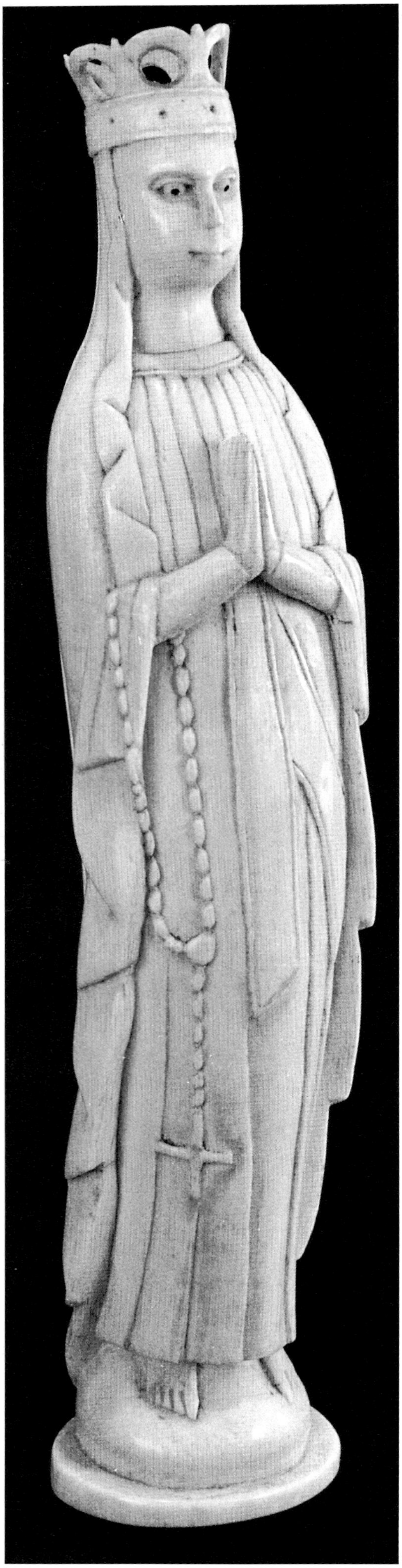

354

Madonna mit Krone

354 ***Madonna des Typus Lourdes. Reine Nachahmung einer europäischen Gipsfigur.***

Höhe: 24 cm, Elfenbein
Zaire
Haus Völker und Kulturen, St. Augustin

St. Franziskus

355 ***Wahrscheinlich gab es eine europäische Vorlage, die aber nicht ganz verstanden wurde. Man beachte etwa die Arme: Die Ärmel fehlen. Habit und Zingulum sind ebenfalls nicht korrekt. Ohne Vorlage hätte aber der Schnitzer afrikanischer gearbeitet.***

Elfenbeinfigur auf Sockel
Um 1935, Nord-Zaire, Mission der Kreuzherren
Sammlung der Kreuzherren, Rotterdam

Madonna, Elfenbein

356 ***Der Schnitzer Abel Kayange hat eine ganze Reihe christlicher Elfenbeinfiguren geschnitzt, die bei Europäern der dreißiger Jahre großes Lob ernteten. P. Alexandre Gillès de Pélichy (O.S.B., Brügge) soll am Beginn dieser Kunst in Ost-Congo gestanden haben; sie hat leider überhaupt nichts Afrikanisches an sich. – Technisch zeugt diese Figur von überdurchschnittlichem Vermögen. Eine Ausnahme für die damalige Zeit und Region.***

Höhe: 55 cm
Kivu-See, Ost-Zaire
Früher: Missionsmuseum Aachen, heute verschollen

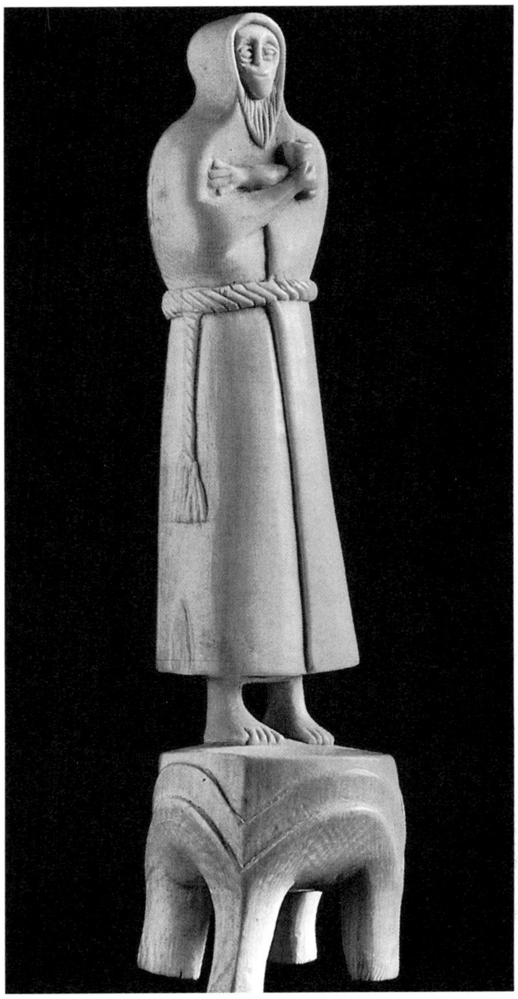

355

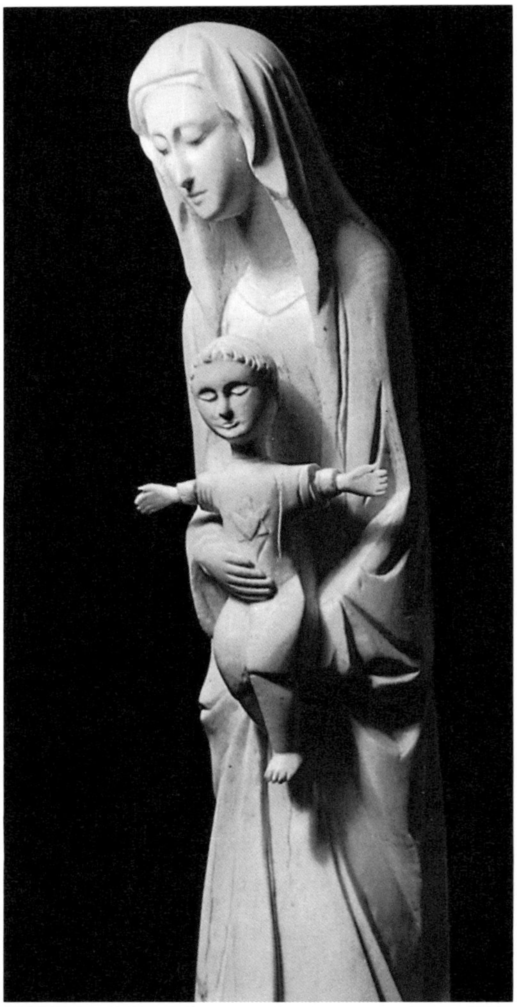

356

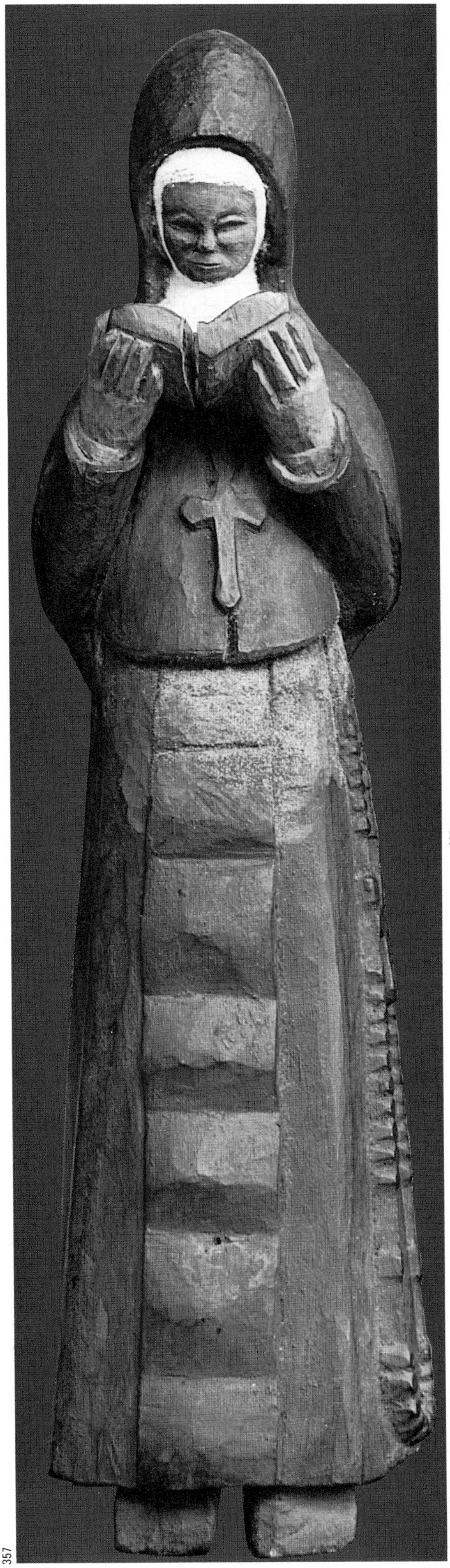

357

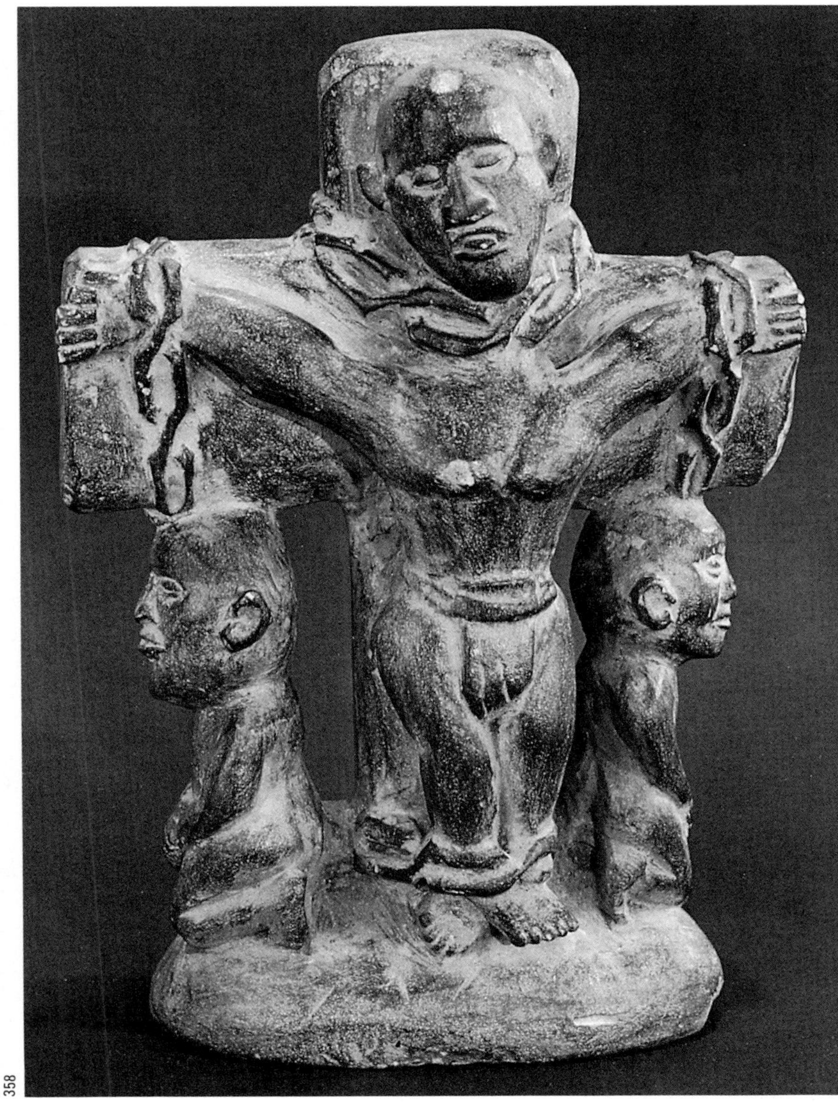

358

Mutter Maria

357 *Die Plastik stammt wahrscheinlich aus Brazzaville. Sie dürfte Anfang der dreißiger Jahre entstanden sein. Diese Abb. stellt wohl ein Porträt dar. In der traditionellen Kunst sind Porträts relativ selten. – Ein im Aufbau und Ausdruck sehr ähnliches Bild, das sehr wahrscheinlich vom gleichen Schnitzer stammt, bringt Fleming (1938: 75). Er macht zur Herkunft der Statuette leider überhaupt keine Angaben.*

St.-Josefs-Schwestern von Cluny
Höhe: 37 cm
Museum der Väter vom Hl. Geist, Paris

Steinkruxifix

358 *Der fast ganz nackte Christus ist mit Ketten ans Kreuz gefesselt – auch um den Hals liegt eine Kette. Die beiden nackten Figuren unter dem Kreuz gehen vielleicht auf Maria und Johannes zurück, sind aber mit diesen nicht mehr identisch. Die Figur könnte aus einem nicht-christlichen Milieu stammen. Das Objekt gelangte vor einem Jahrzehnt nach Europa.*

Höhe: 24,5 cm, Breite: 18 cm
Volksrepublik Congo
Privatbesitz, Niederlande

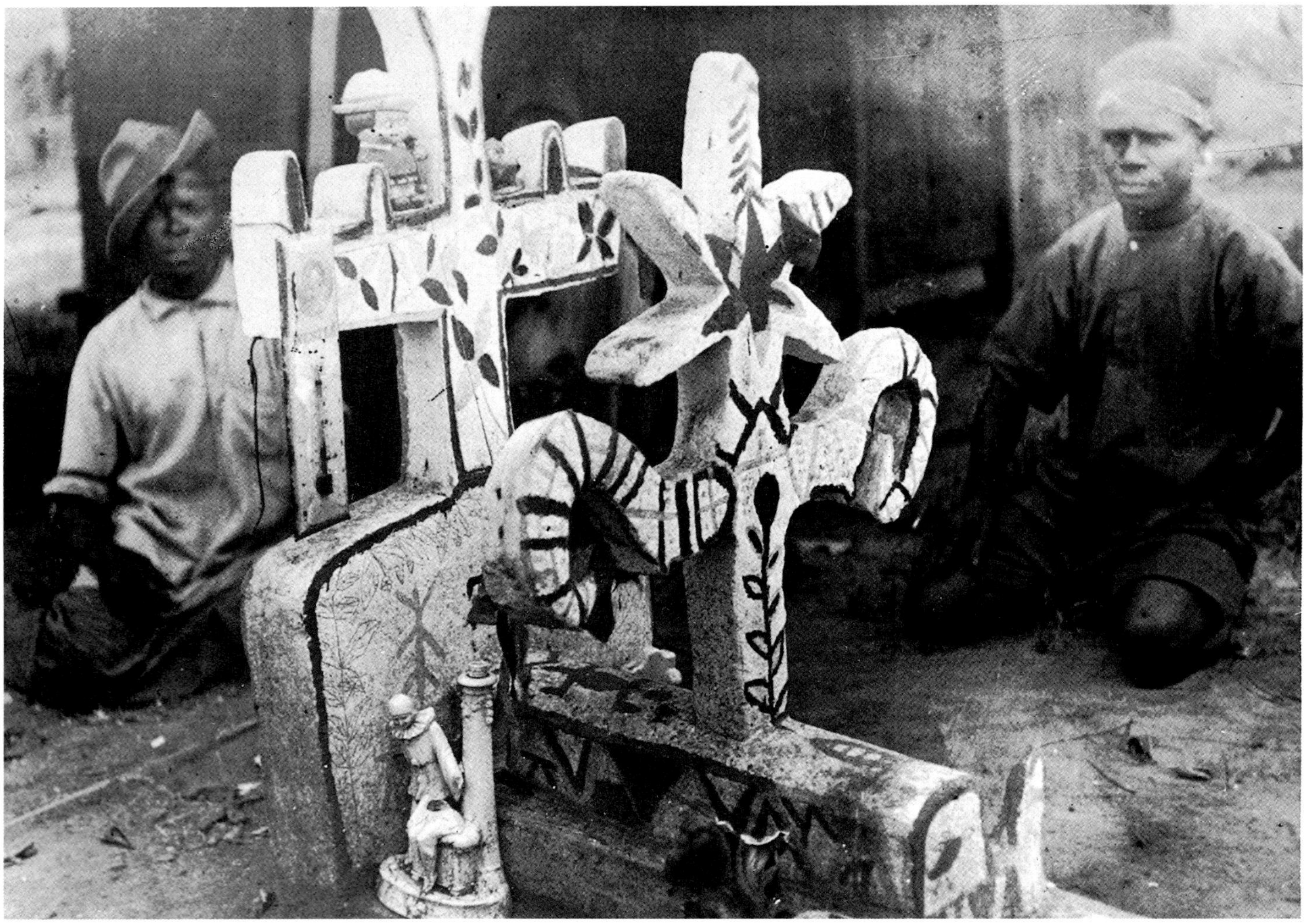

359

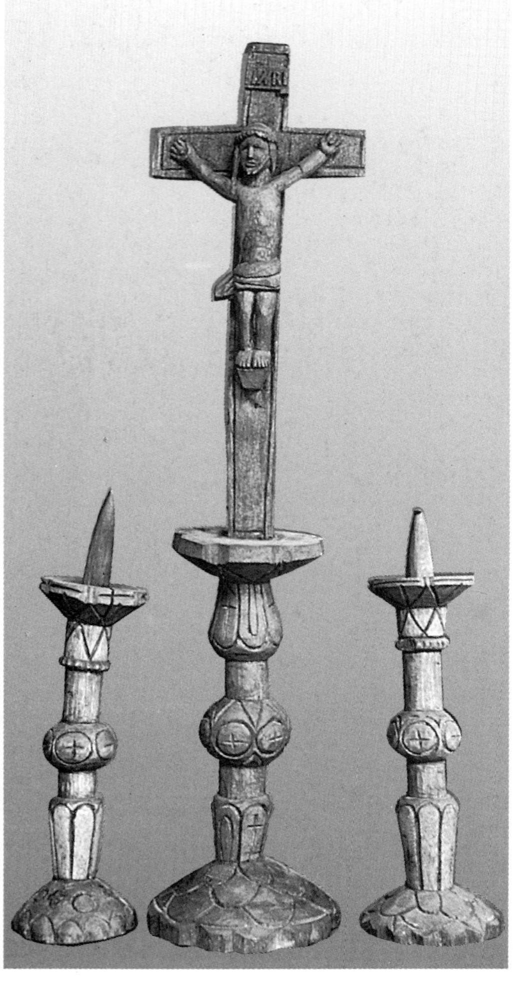

360

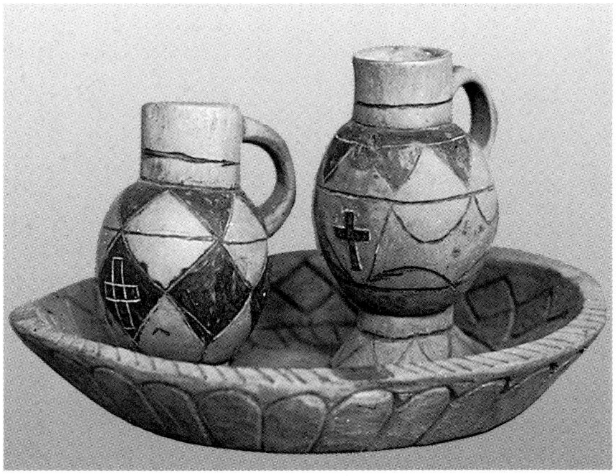

361

Friedhofskreuze

359 ***Es ist in Schwarzafrika eine weitverbreitete Sitte, daß Gräber mit Denkmälern aus Zement geschmückt werden: es sind Kreuze, Porträts der Verstorbenen, riesige Aufbauten oder dgl. mehr (Foto Anfang der dreißiger Jahre).***

Loango (ehem. Franz.-Kongo)

Altarkreuz mit Leuchtern

360 ***Entstehung Anfang der dreißiger Jahre. Die Nachahmung europäischer Vorlagen ist augenscheinlich.***

Loango (ehem. Franz.-Kongo)

Meßkännchen mit Patene

361 ***Entstehung Anfang der dreißiger Jahre.***

aus Holz
Loango (ehem. Franz.-Kongo)

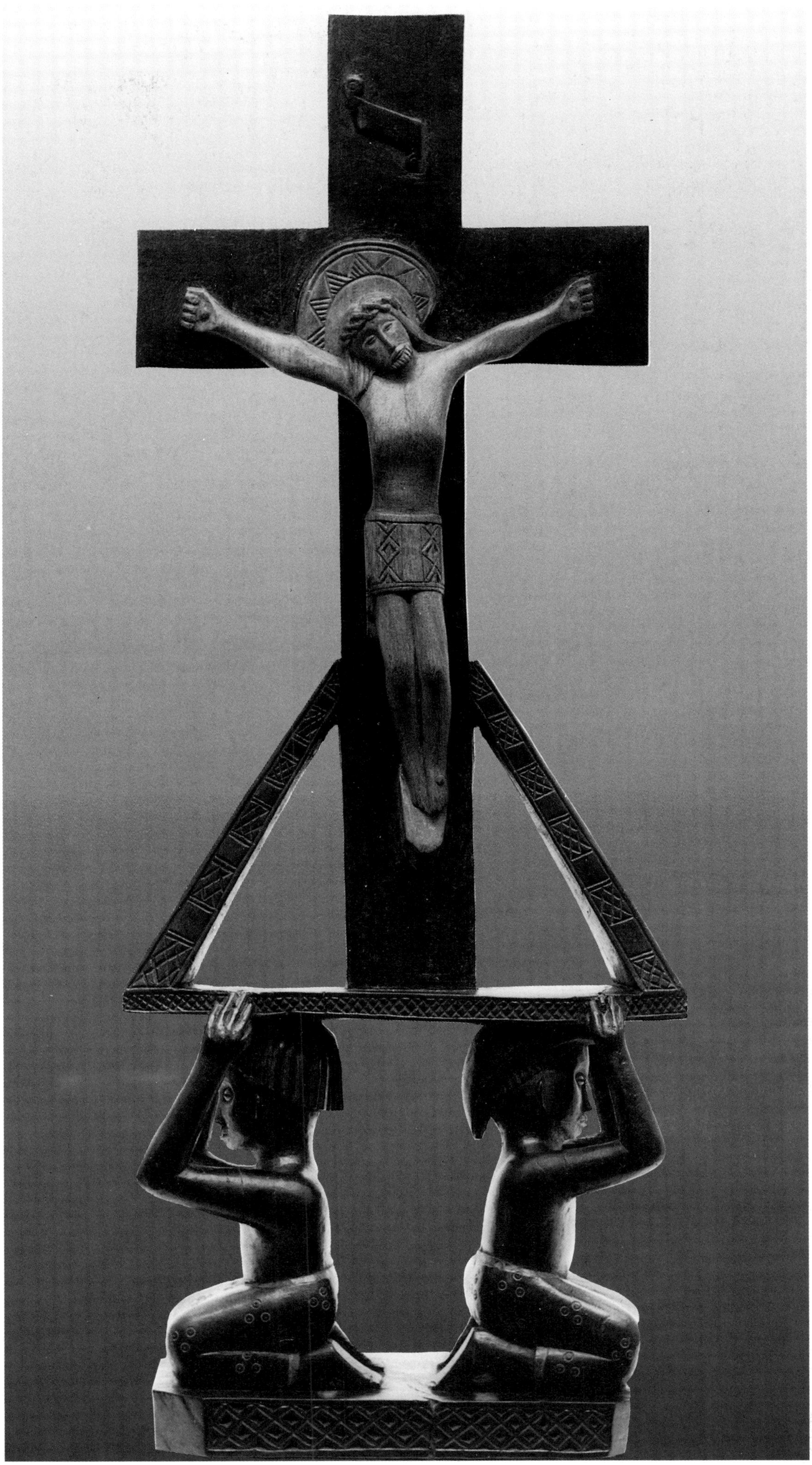

362

Altarkreuz aus Holz

362 ***Gabriel Mashitolo Mwata Zola ist der Schnitzer dieses Kruzifixes. Wenn wir seine Werke den Tshokwe zurechnen, dann gilt dies nur bedingt: Sein Vater war Lunda, seine Mutter Tshokwe. Aufgrund der Matrilinearität gilt Mashitolo aber als Tshokwe. Die beiden Figuren, die das Kreuz tragen, sind von den Karyatiden der Schemel der Luba beeinflußt und funktional nicht gut gelungen. Ansonsten aber ist das Kruzifix sehr stark europäischen Vorstellungen verpflichtet.***

Höhe: 60 cm, Inv.-Nr. 48.20.212
Ethnie: Tshokwe, Kwango
(Ort: Kahemba)
Afrika-Museum Tervuren, Belgien

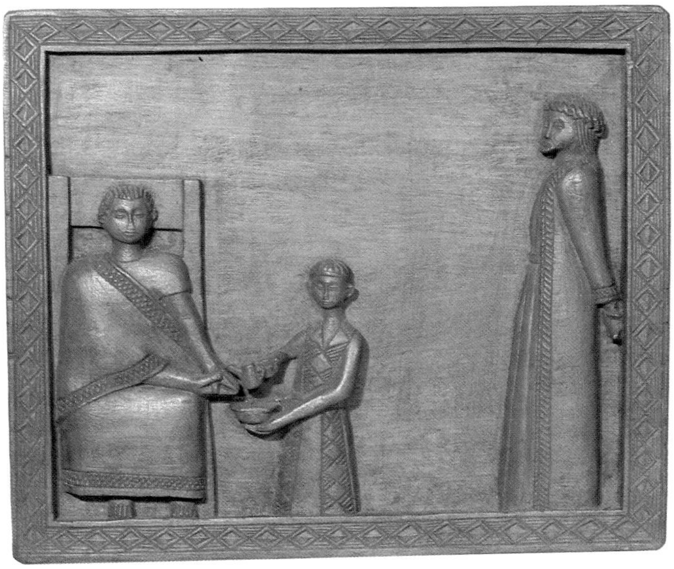

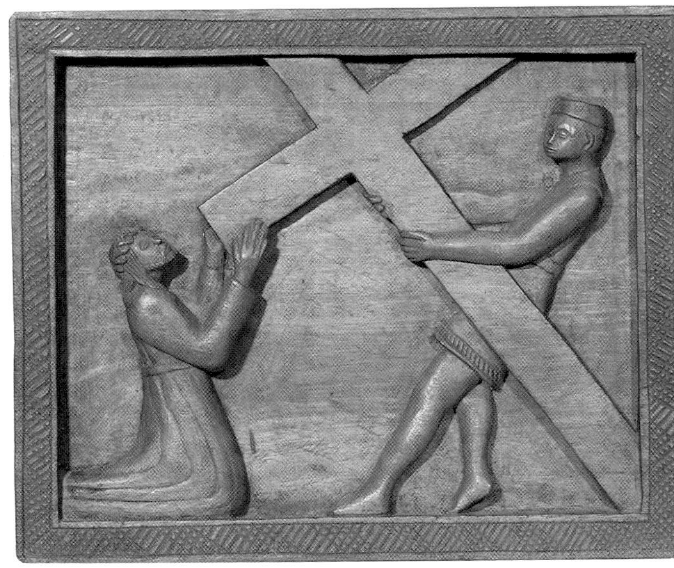

363

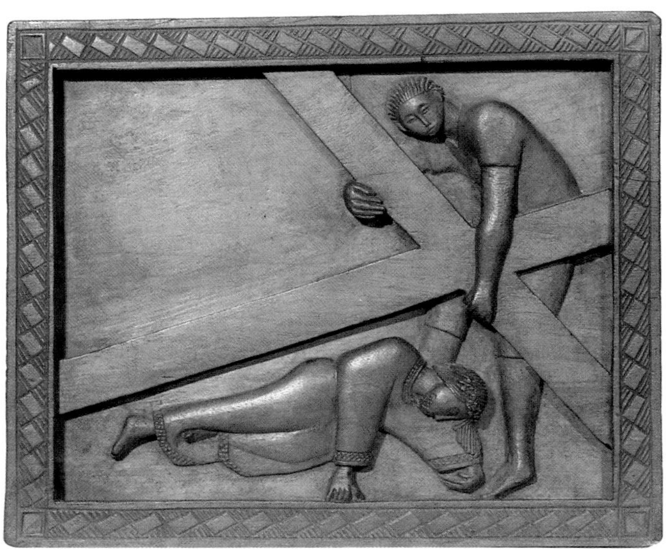

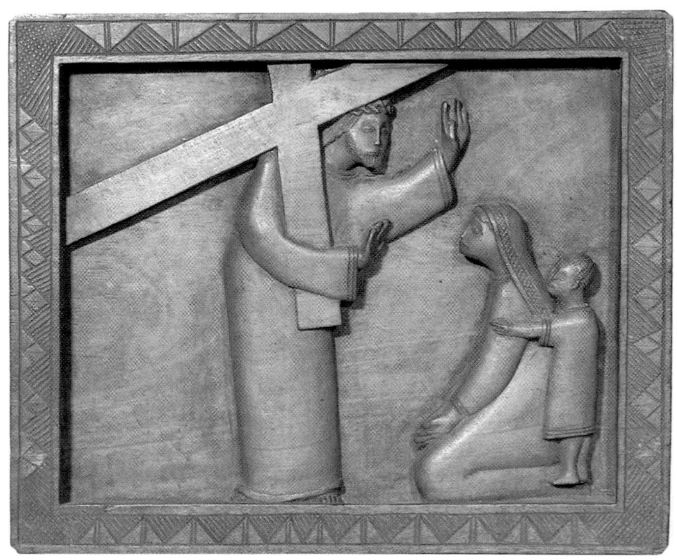

367

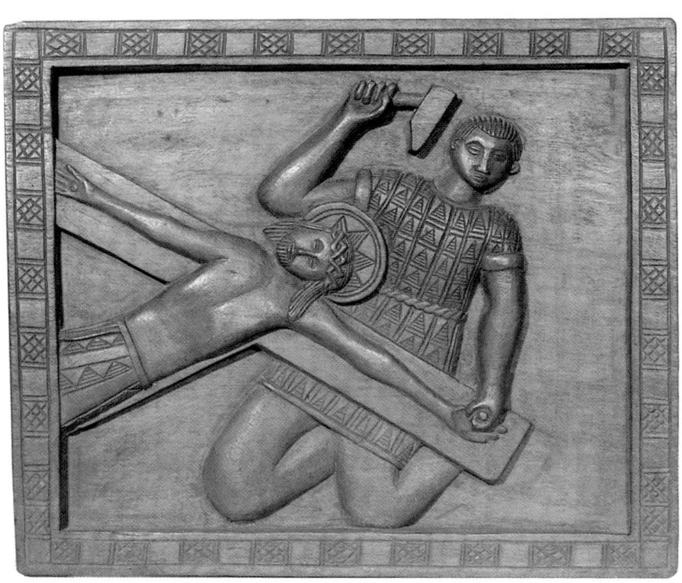

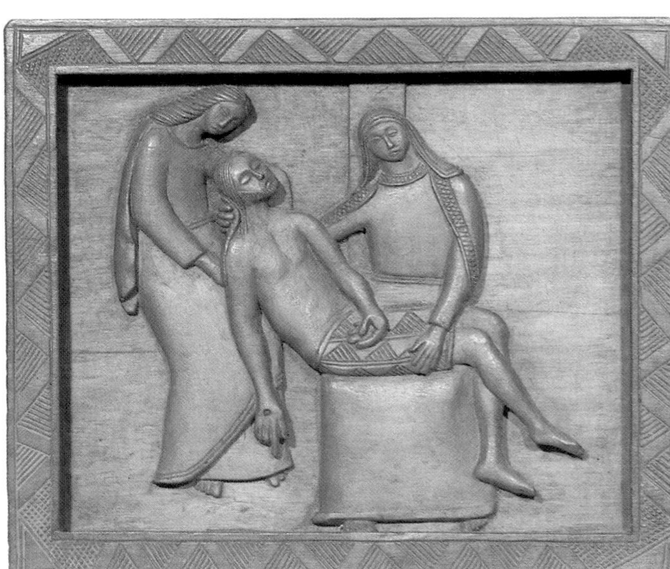

371

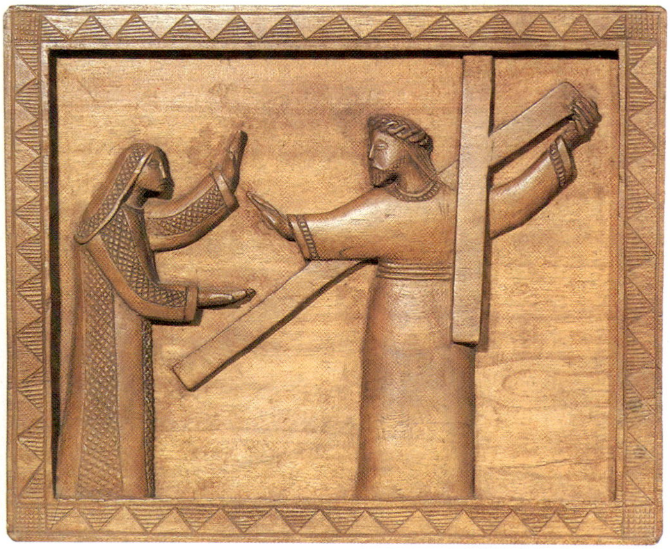

366

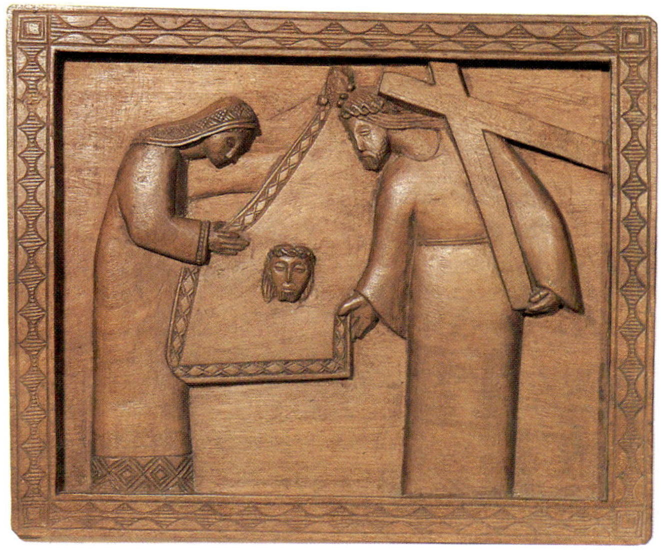

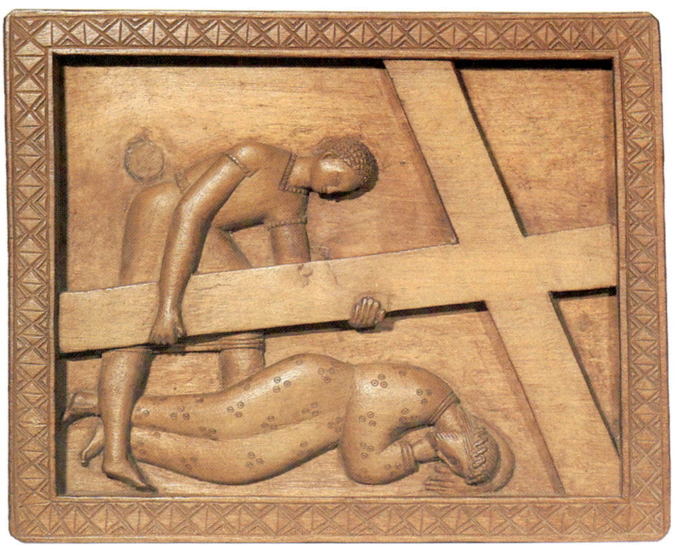

370

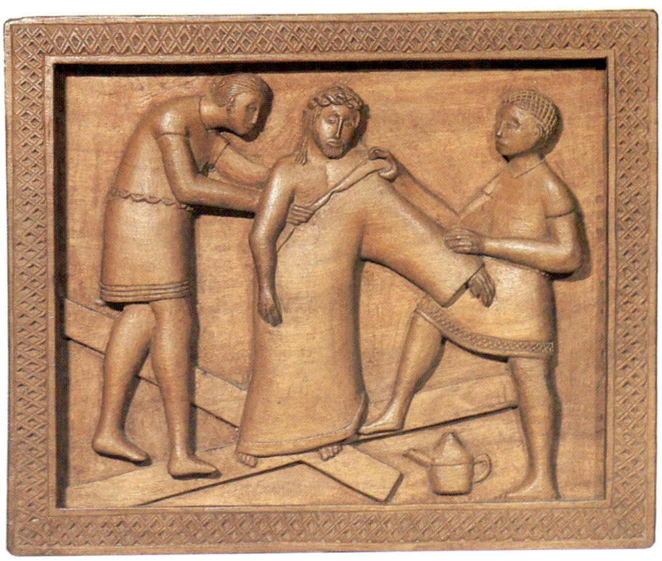

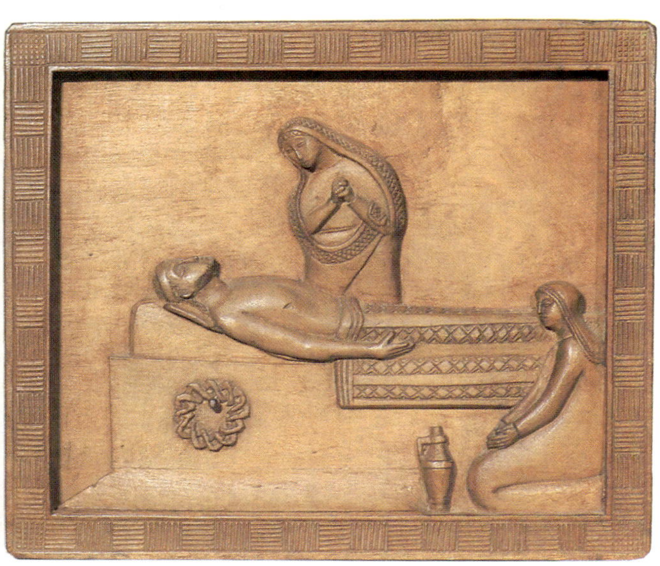

Kreuzweg von Mashitolo

363/373 ***Mashitolo hat den Kreuzweg um 1945 hergestellt. Von 1944–47 soll er in Yasa im Gebiet der Yansi an der unteren Inzia, gearbeitet haben. Die europäische Vorlage ist sehr stark spürbar. Die 11. Station (Annagelung) hat er zuerst gemacht, dann folgte die 1. Station. Als letzte folgten die Stationen 12, 14 und 13.***

Höhe: 34–35 cm, Inv.-Nr. 48.20.225.1–14
Autor: Mashitolo, ein Tshokwe;
in Yasa (Kwilu) hergestellt
Afrika-Museum Tervuren, Belgien

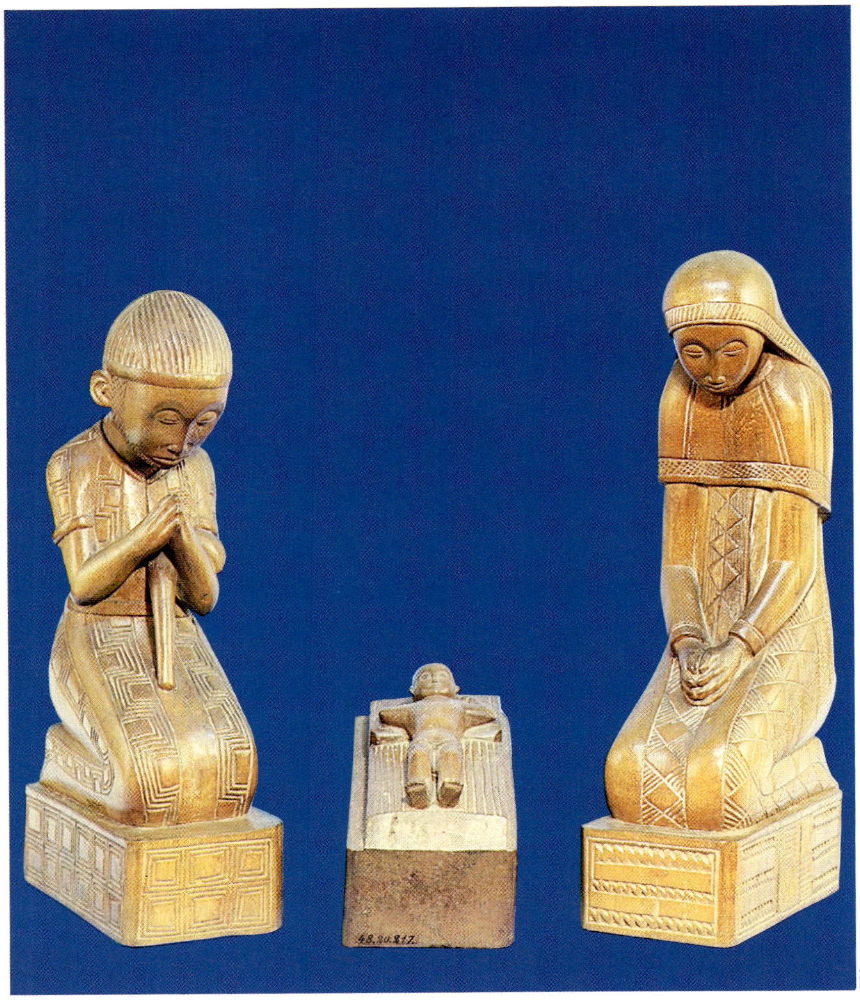

374

Jesus, Maria, Josef

374 ***Gabriel Mashitolo hat 1943 diese Krippe geschnitzt. 1948 kam sie über den Jesuitenpater G. le Paige ins Afrika-Museum Tervuren. Diese drei Figuren sind noch sehr stark vom europäischen Vorbild abhängig. P. Alexandre Gillès de Pélichy schreibt 1949: 368 zu diesen Krippenfiguren: „Gabriel Mashitolo hat die Modelle von Roger de Villiers in seine Sichtweise übernommen, die ihm P. le Paige vorgelegt hat."***

Resp. Länge/Höhe: 20,3 cm, 39,3 cm, 37,5 cm
Ethnie: Tshokwe, Region: Kwango, Ort: Kahemba
Resp. Inv.-Nr.: 48.20.217; 48.20.219; 48.20.218
Afrika-Museum Tervuren, Belgien

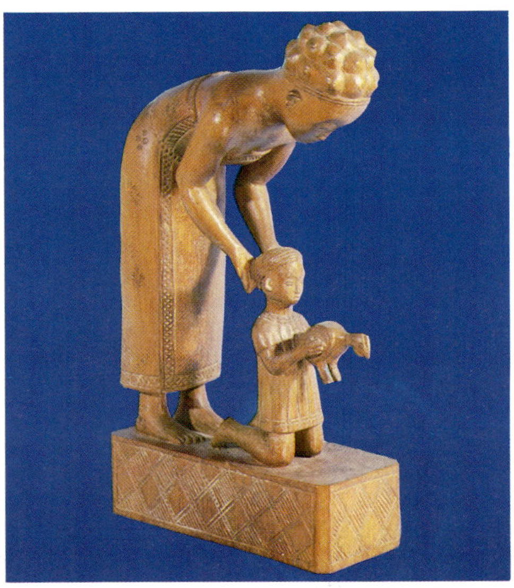

375

Mutter mit Kind

375 ***Zur Krippe von Mashitolo (Abb. 374) gehörig. Hier hat man den Eindruck, daß der Künstler etwas stärker afrikanisiert, wahrscheinlich deshalb, weil es für diese Figur keine Vorlage gab.***

Höhe: 33,1 cm, Inv.-Nr. 48.20.222
Ethnie: Tshokwe; Region: Kwango; Ort: Kahemba
Afrika-Museum Tervuren, Belgien

wesenheit und die weiße Käuferschicht haben die Richtung sicher wesentlich mitbestimmt. Aber immerhin, der Versuch war gemacht worden, die Neger aus sich heraus und ohne „Aufpasser" arbeiten zu lassen, und er war gelungen (Abb. 390, 391, 392, 393).

Die für 1950 in Rom geplante große Missionsausstellung, zu der der Congo einen namhaften Beitrag leisten sollte, spornte weiterhin das christliche Kunstschaffen an. Die wichtigste Triebfeder wurde jedoch die Schule der christlichen Schulbrüder St. Luc.

1. Die Kunstschule Saint Luc

Die christlichen Schulbrüder hatten 1937 in Gombe-Matadi, in der Region des Nieder-Zaire, eine Schule errichtet. Einer der Brüder, Marc-Stanislas Wallenda, war vor seinem Eintritt ins Kloster Künstler gewesen, und so gingen seine Aspirationen nach der Gründung einer Kunstschule. 1943 begann die Ecole Saint-Luc ihre Tätigkeit mit der Sektion Bildhauerei. Später kamen andere Sektionen hinzu: Malerei, Keramik u. a. 1949 wurde die Schule nach Kinshasa verlegt, und 1957 wurde sie Kunstakademie. Heute ist sie ein Zweig der Université Nationale du Zaire.

Die Schule legte von Anfang an den Nachdruck auf kreatives Denken und Arbeiten. Man wollte Künstler und keine Kunsthandwerker heranbilden. Man hielt deshalb die Schülerzahl klein (1952 waren es 31). Von Beginn an nahm die religiöse Kunst einen wichtigen Platz ein. Man orientierte sich am europäischen Naturalismus und suchte vor allem die schöne Form. Erst in den sechziger Jahren begannen sich afrikanische Vertreter von den akademischen Regeln allmählich zu befreien und ihrer eigenen Inspiration zu folgen. Badi-Banga, Konservator am Nationalmuseum von Kinshasa für moderne afrikanische Kunst, schreibt hierzu (1980: 94): „Was die christliche Kunst der Kunstakademie anbelangt, so stellt man gegen Ende der sechziger Jahre ein Nachlassen der Produktion fest. Die Entwicklung des jetzigen Jahrzehnts verspricht zwar einen Aufschwung, aber er stellt sich doch nur langsam ein. Einige Kirchen und ihre Vorplätze wurden mit Werken der Akademie-Professoren geschmückt, so die Kirche Saint-Charles Lwanga mit Bildern von Mawinga, das große Seminar von Mayidi mit Keramiken von Bamba, die Kathedrale Notre Dame du Zaire mit Gemälden von dem Maler Kamba und Werken von dem Keramiker Kinsengwa. Diese Liste ist sicher nicht vollständig."

Der Künstler Bamba ist skeptischer, was die Zukunft der christlichen Kunst im Zaire angeht. In einem Beitrag schrieb er 1978: 83: „Zairische Priester und Religiosen scheinen nicht die tiefe Notwendigkeit zu begrei-

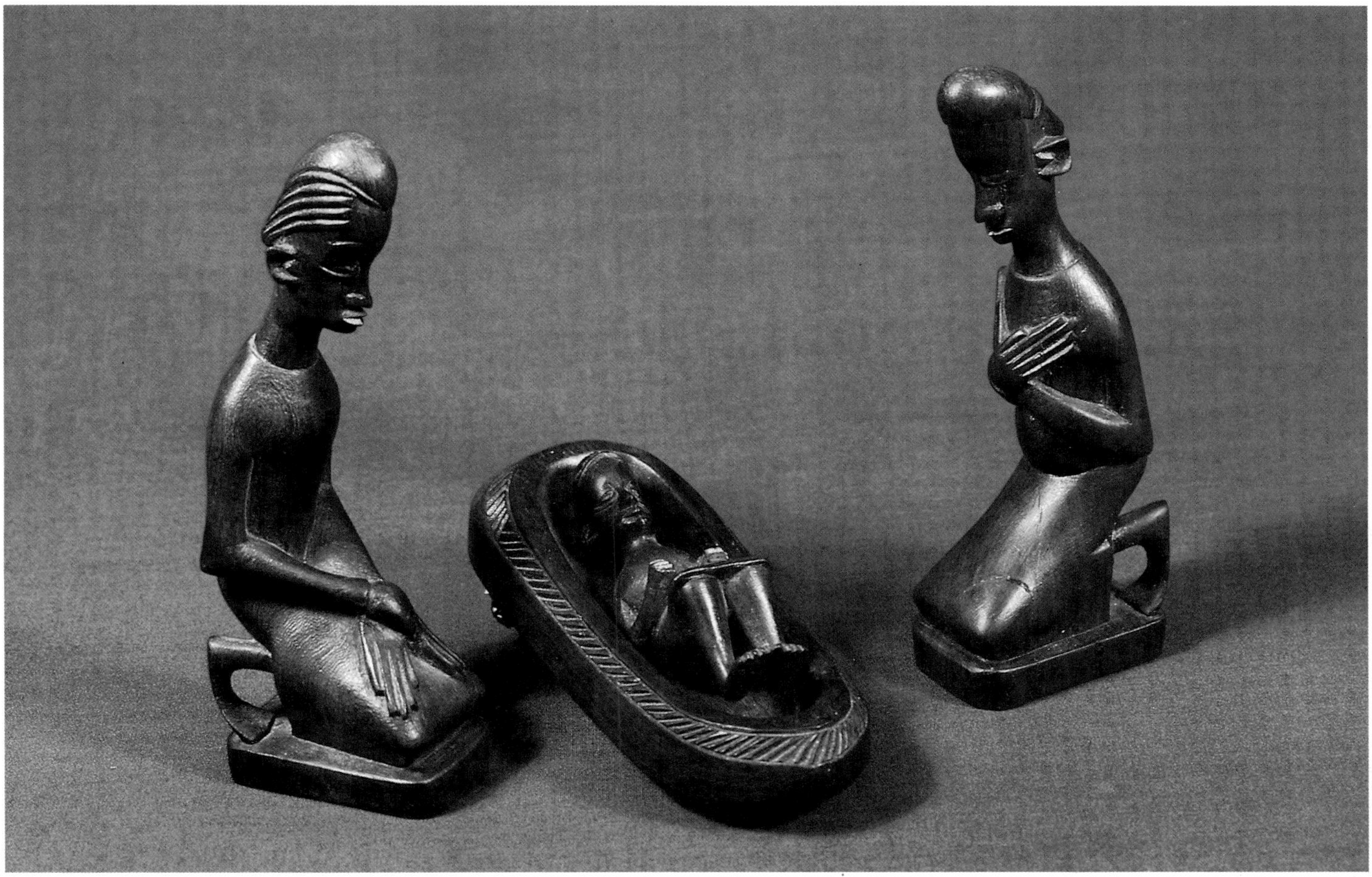

376

Krippenfiguren

376 ***Solche Figuren wurden vor allem in den fünfziger und sechziger Jahren in der Gegend von Kahemba und Feshi hergestellt. Auch Suku-Schnitzer machten solche Figuren. Es scheint aber, daß sie alle auf das Vorbild Mashitolo zurückgehen. Nicht alle Schnitzer haben diese Perfektion erlangt wie dieser hier. Man trifft diese Krippenfiguren in den unterschiedlichsten Qualitätsstufen an.***

Höhe: bis zu 20 cm
Ethnie: Tshokwe, Kwango; Ort: Kahemba
Haus Völker und Kulturen, St. Augustin
(früher; jetzt Aufenthalt unbekannt)

Einer der Drei Könige

377 ***Zur Krippe von Gabriel Mashitolo gehörig (siehe Abb. 374 und 375). Der König trägt eine Kopfbedeckung, wie sie in jener Gegend gerne von Häuptlingen getragen wird. Sie wird bisweilen mpu ya Bapende – Hut der Bapende (- Häuptlinge) genannt. Die aus Fasern geflochtene Kappe wird mit Kaurimuscheln besetzt. Der Überwurf ist jedoch weniger nach Häuptlingsart. Häuptlinge und Könige tragen das Überwurfkleid (eine rote Decke) meist so, daß eine Schulter frei bleibt. Hier auf dem Bild also europäische Anleihe.***

Höhe: 36,5 cm, Inv.-Nr. 48.20.221
Ethnie: Tshokwe, Region: Kwango, Ort: Kahemba
Afrika-Museum Tervuren, Belgien

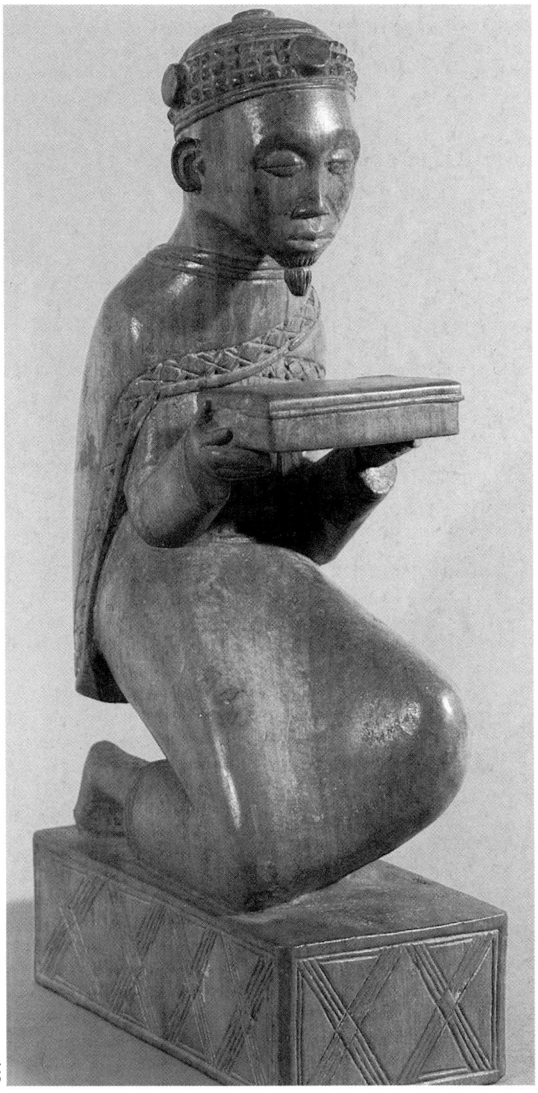

377

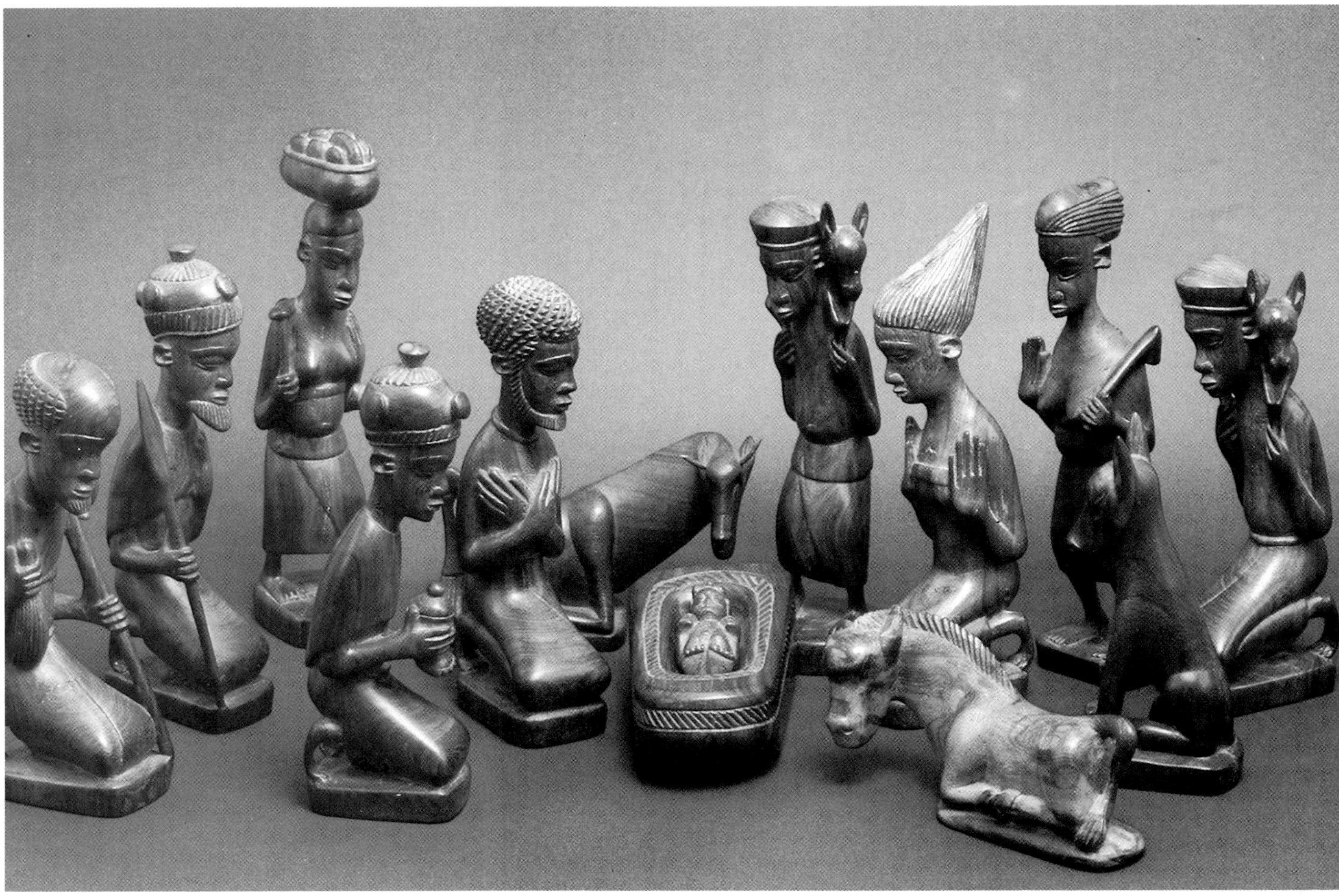

378

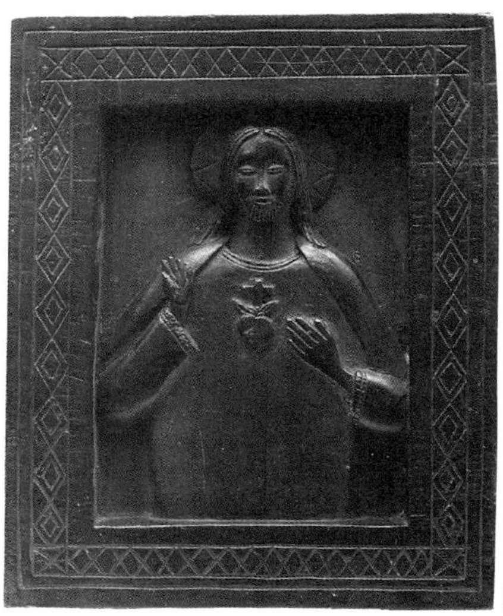

379

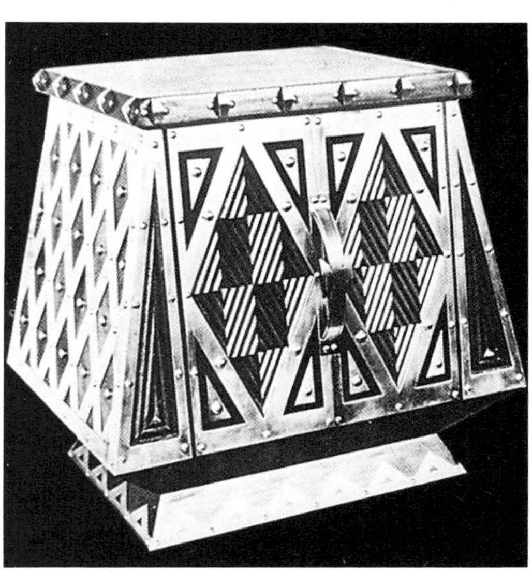

380

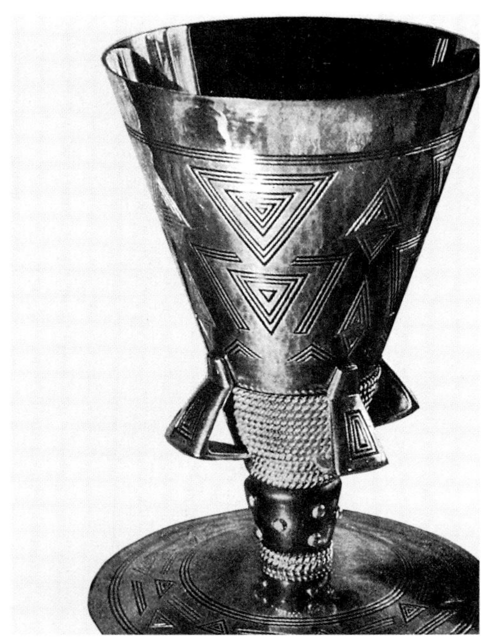

381

Tabernakel von Goddard

380 ***François-Xavier Goddard war Mischling: halb Belgier, halb Afrikaner. Er hat seine Ausbildung in Belgien erhalten, hat aber sehr stark sein afrikanisches Erbe in seine Kunst eingebaut. Es waren vor allem Kuba, Luba und Songye, von denen er Elemente übernahm. Hier beim Tabernakel herrscht Kuba-Ornamentik vor. Goddard hat im Zaire zahlreiche Kirchen ausgestattet. Viele „afrikanische" liturgische Geräte gehen auf ihn zurück.***

Krippenfiguren, Region Feshi

378 ***Der Schnitzer orientierte sich sehr wahrscheinlich an Mashitolo. Eine sehr gute Arbeit unter den epigonalen Mashitolo-Krippen.***

Größe: Maria: 22 cm, Josef: 20 cm, Krippe: 14,5 cm
Ethnie: Suku, zwischen Matari und Feshi, Kwango
Rotes Holz. Privatbesitz
Zaire

Herz-Jesu-Relief

379 ***Das Herz-Jesu-Relief ist der erste Versuch eines Schülers des bekannten kongolesischen Schnitzers Gabriel Mashitolo. Das Bild kam durch den Jesuitenpater G. le Paige, den zeitweiligen Protektor von Mashitolo, 1948 ins Museum.***

Höhe: 28 cm, Inv.-Nr. 48.20.226
Ethnie: Tshokwe, Kwango
(Ort: Kahemba)
Afrika-Museum Tervuren, Belgien

Kelch von F.-X. Goddard

381 ***Auch hier bedient sich Goddard, wie häufig bei seinen liturgischen Geräten, der Kuba-Ornamentik.***

Nähere Angaben fehlen.

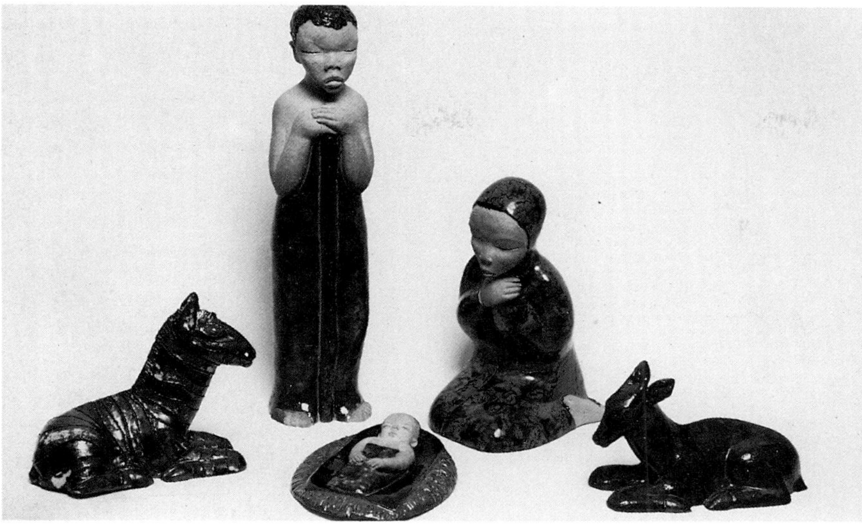

382

Keramikkrippe

382 ***Die Krippe stammt vom Keramiker Bamba Ndombasi Kufimba. Bamba ist ehemaliger Schüler der Kunstschule St. Luc in Kinshasa. Später, als diese Schule Kunstakademie wurde, lehrte er hier als Professor. Josef, Maria, und Jesus werden nicht als Neger dargestellt. Bei Josef sind khoisanide Rassemerkmale sehr deutlich sichtbar; in etwas abgeschwächter Form auch bei Maria. Ungewöhnlich ist, daß statt eines Ochsen ein Zebra bei der Krippe gezeigt wird.***

Gebrannte und glasierte Keramik
Kunstschule St. Luc, Kinshasa
Privatbesitz, Niederlande

Madonna, glasierte Keramik

383 ***Die Madonna von Bamba stellt eine typische Arbeit der Schule St. Luc in Kinshasa dar. Sie entstand Ende der siebziger Jahre.***

Höhe: 56 cm
Kunstakademie, Kinshasa
Haus Völker und Kulturen, St. Augustin

Madonna, Elfenbein

384 ***Die Figur wurde 1963/64 von Tezo, damals noch Schüler von St. Luc, geschaffen. Später wurde er Professor an dieser Institution. Die übermäßige Längung der Figur ist in der traditionellen Kunst der Region unbekannt. Auch die Art, wie die Mutter das Kind hält, ist unafrikanisch. Man läßt es auf der Hüfte reiten oder schnürt es auf den Rücken. Da das Kind den Kopf wie aus einem Beutel herausstreckt, sprach man bald von der „Känguruh-Madonna".***

Höhe: 29 cm
Kunstschule St. Luc, Kinshasa
Privatbesitz

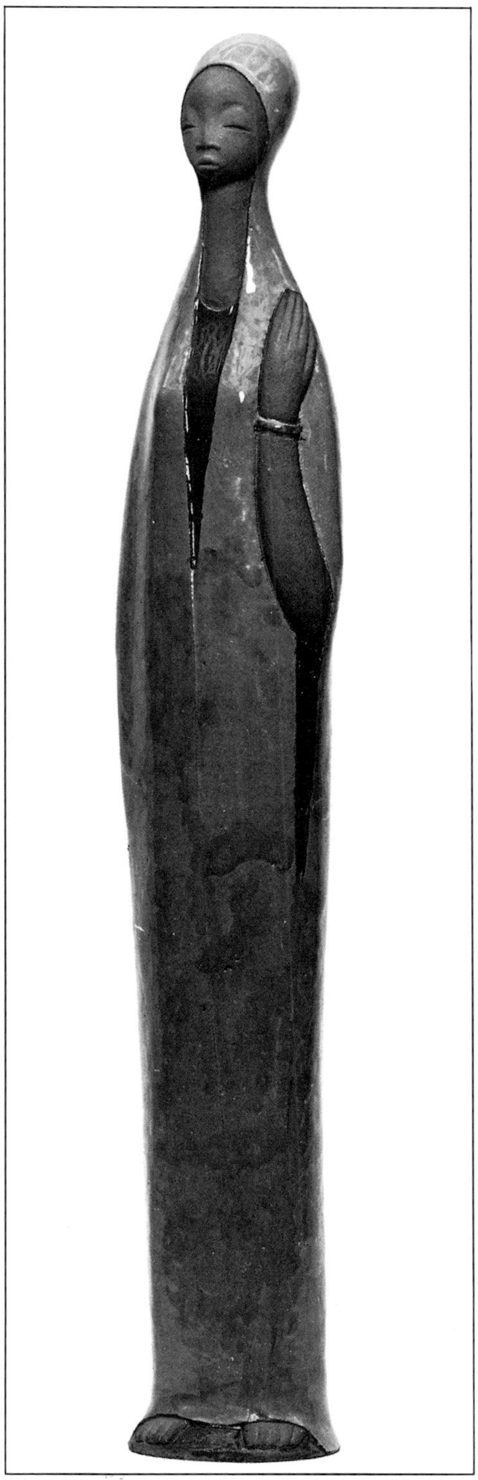

383

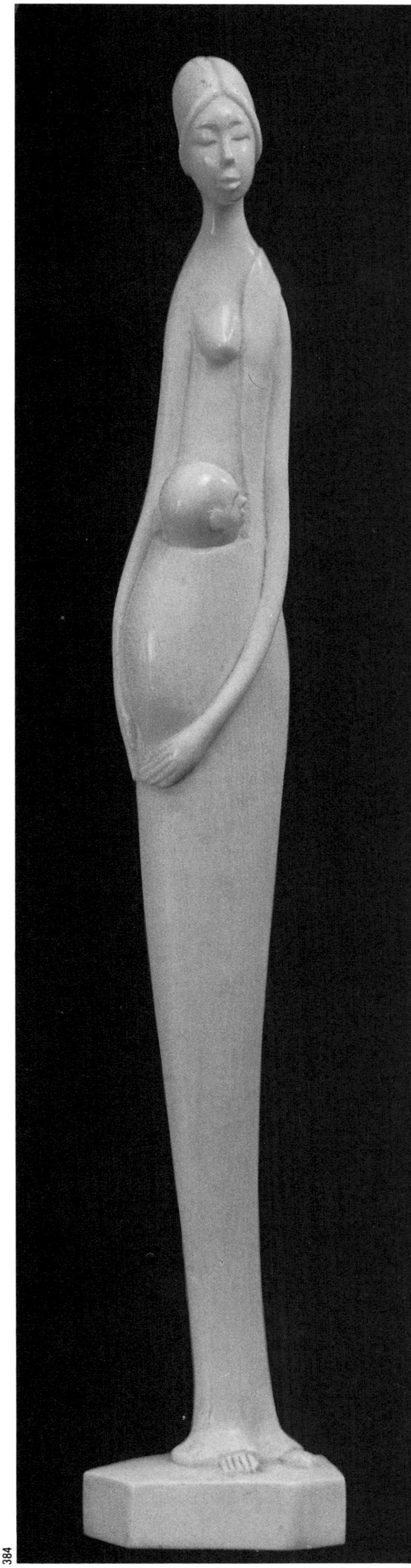

384

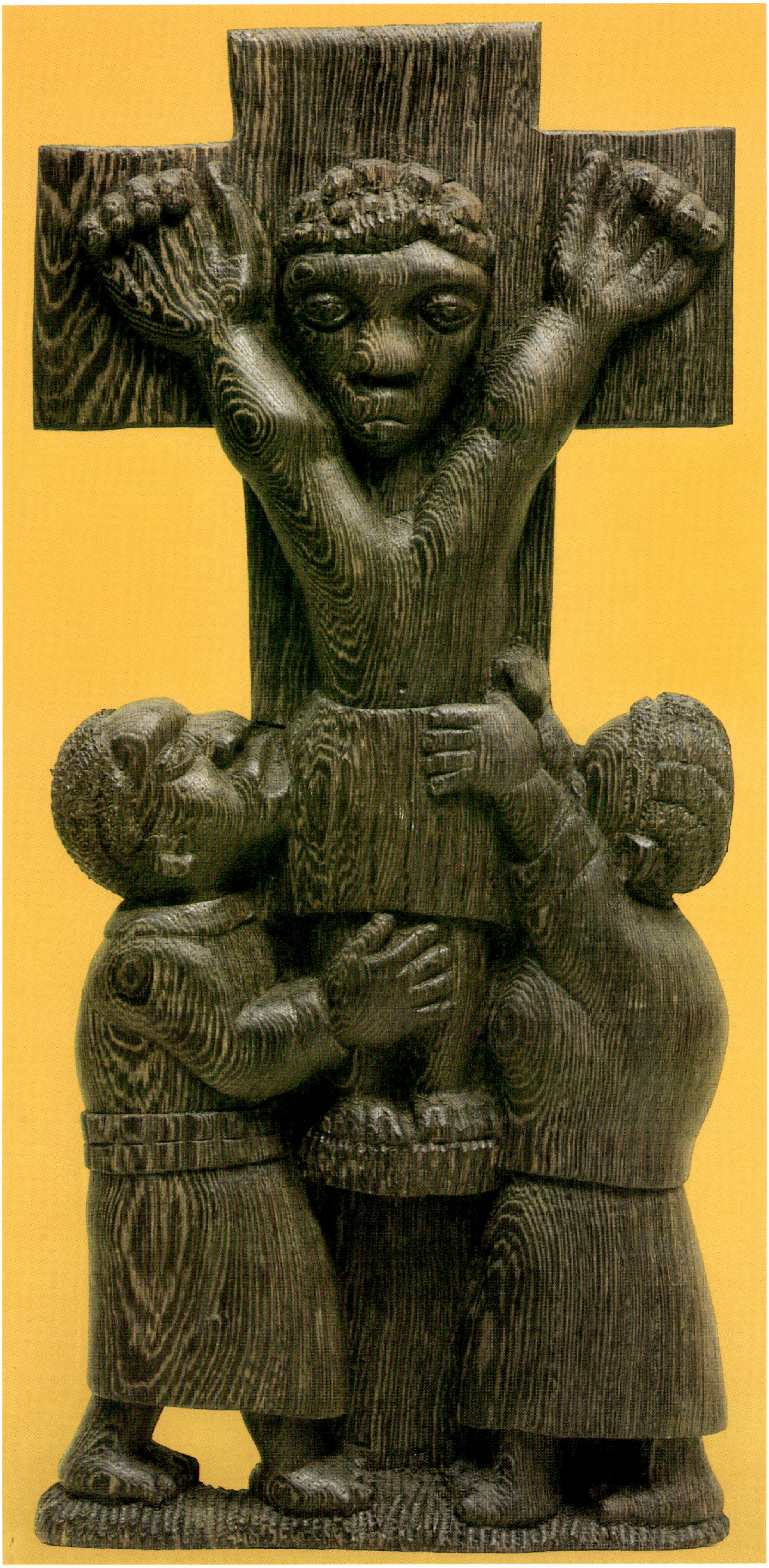

385

Der Gekreuzigte mit Maria und Johannes

385 ***Der Schnitzer ist ein Muyansi aus dem Dorfe Kinswu. Er arbeitet in Bandundu. Seine technischen Mängel sind oft spürbar, dagegen versteht er es meist sehr gut, afrikanische Atmosphäre darzustellen. Er arbeitet viel zu hastig, oft sind die Figuren schlecht ausgeführt; ein zügelndes, auf Qualität pochendes Element fehlt ihm leider. – Die Szene hier stellt die 12. Station aus dem Kreuzweg dar. In echt afrikanischer Weise wird der Sterbende von seinen nächsten Angehörigen angefaßt, beinahe erdrückt. Nichts ist schlimmer, als allein zu sterben. Da für jede Krankheit und erst recht für jeden Tod ein Schuldiger gesucht wird, tut man gut daran, sich derart in Szene zu setzen, damit man nicht noch verdächtigt wird, am Tode schuld zu sein.***

Höhe: 48 cm, Breite: 22 cm, schwarzes Holz
Ethnie: Yansi; Region: Bandundu
Schnitzer: Miyala aus Kinswu
Haus Völker und Kulturen, St. Augustin

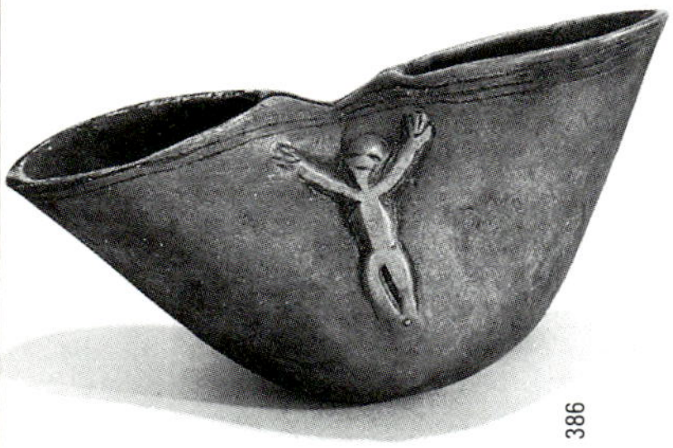

386

Palmweinbecher (kopa)

386 ***Die Bayaka, die in der Nachbarschaft der Bakongo siedeln, wurden erst Ende des vergangenen Jahrhunderts und Anfang dieses Jahrhunderts missioniert. Dennoch sind bei ihnen einige christliche Reminiszenzen aus der alten Missionszeit der Bakongo spürbar. Auf den Palmweinbechern wird häufig ein Kreuz oder der Korpus des Gekreuzigten angebracht, damit man gegen das Gift seiner Feinde gewappnet sei. Gerade bei den Palmweingelagen wird gerne mit Gift gearbeitet, besonders wenn jemand schon angeheitert ist. Fast immer wird der Trinker, bevor er den Becher zum Munde führt, ein Kreuzzeichen machen, weil dann angeblich das Gift nicht schaden soll. Man beruft sich hierbei ausdrücklich auf die christliche Legende, daß durch ein Kreuzzeichen das Gift in Form einer Schlange aus dem Kelch springen würde.***

Höhe: 8 cm, Breite: 15,5 cm, Holz
Ethnie: Yaka, Region: Kwango
Haus Völker und Kulturen, St. Augustin

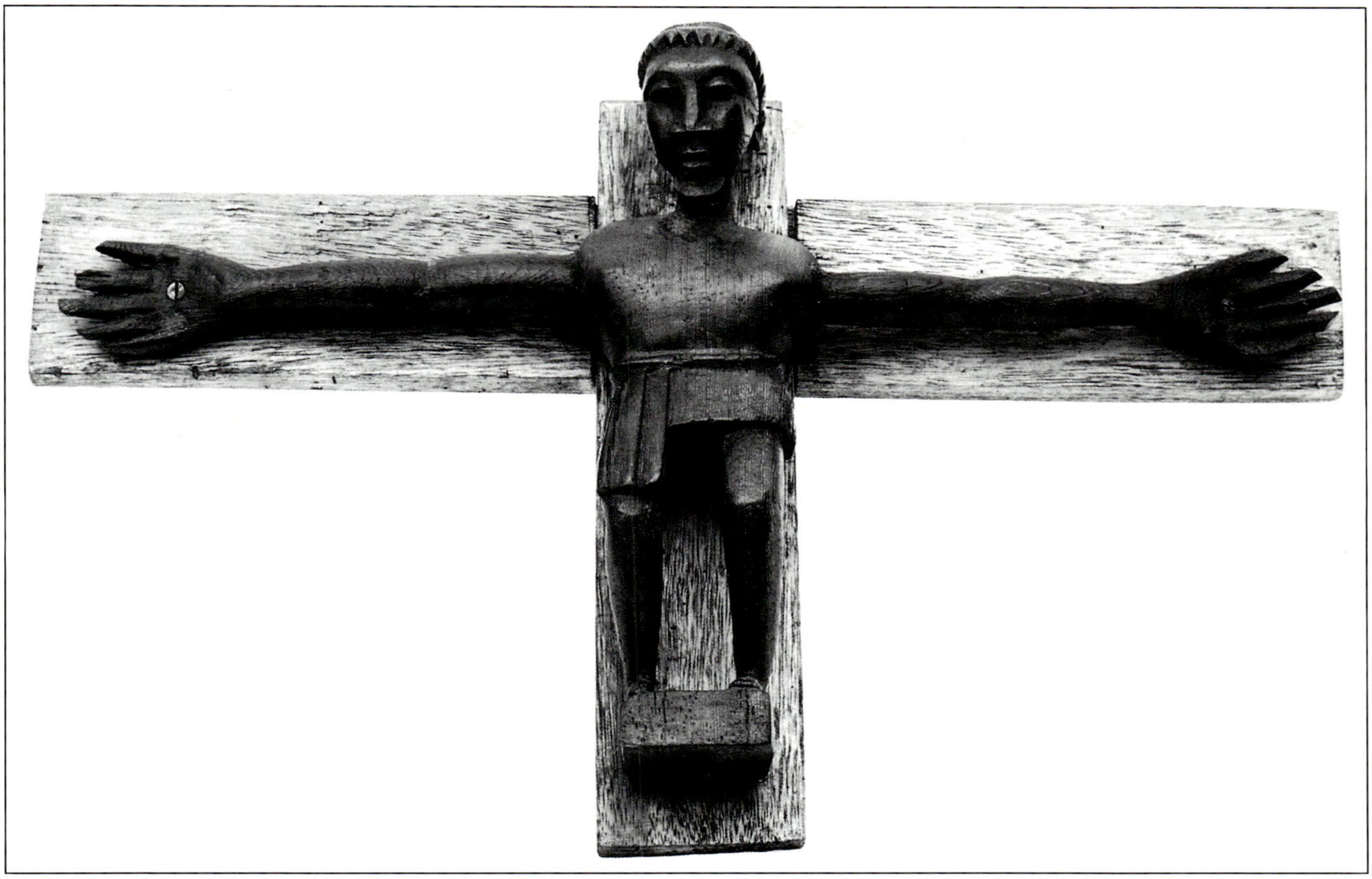

387

Kruzifix

387 *Der Schnitzer Norbert Mukulu versuchte, 1967, mehrere Kruzifixe herzustellen. Da der traditionelle Schnitzer seine Figuren aus einem Block herausschnitzt, gibt es bei der Herstellung eines Kruzifixes durch die ausgebreiteten Arme besondere Probleme. Hier hat der Schnitzer die Arme eingelassen, ein recht seltener Vorgang in der traditionellen Kunst. Ansonsten gleicht der Korpus noch einem nkisi (= Fetisch). Christus steht, wie meist auch die nkisi, auf einem Sockel, so daß die Figur auf die Erde gestellt werden kann. Da der Künstler die Arme vom Leib wegnahm – bei der traditionellen Figur liegen sie angewinkelt und verkürzt am Rumpf –, hat er jede Proportion verloren. So ist der Korpus afrikanisch, zu dem die Arme nicht passen. – Ein gutes Beispiel einer Übergangsarbeit.*

Höhe: 34,5 cm, Breite: 59 cm
Ethnie: Yansi; Region: Kwilu (Yasa)
Privatsammlung

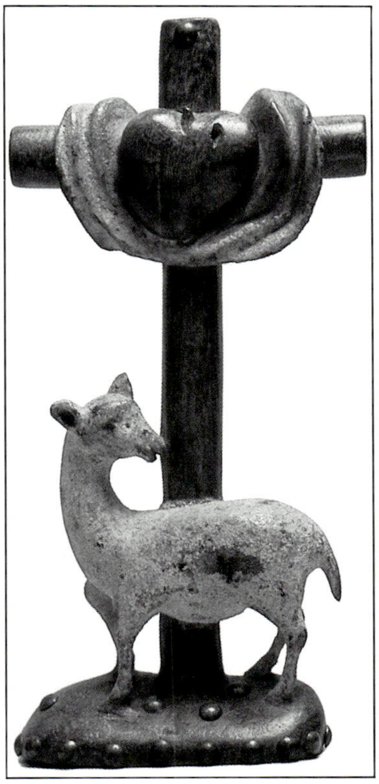

388

Kreuz mit Gotteslamm

388 *Dieses Kreuz mit Herz und Lamm diente der einheimischen Kirche der Kimbanguisten als Kultgegenstand. Bei dieser Kirche kann das durchbohrte Herz den Korpus des Gekreuzigten ersetzen. Das Objekt wurde 1968 in Kinshasa auf dem Markt erstanden.*

Höhe: 29,5 cm, Breite: 14,5 cm
Haus Völker und Kulturen, St. Augustin

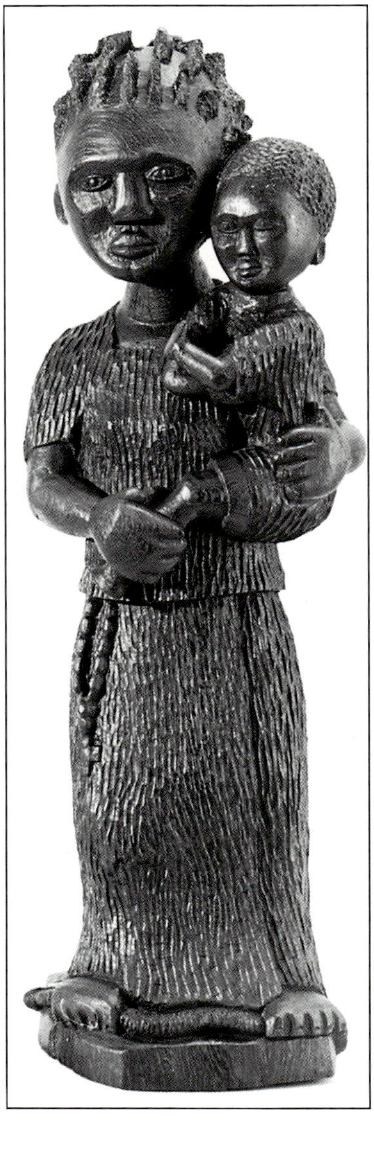

389

Madonna aus schwarzem Holz

389 *Ein weiteres Beispiel der Arbeit von dem Muyansi Miyala.*

Höhe: 55 cm
Ethnie: Yansi; Region: Bandundu;
Ort: Kinswu
Haus Völker und Kulturen, St. Augustin

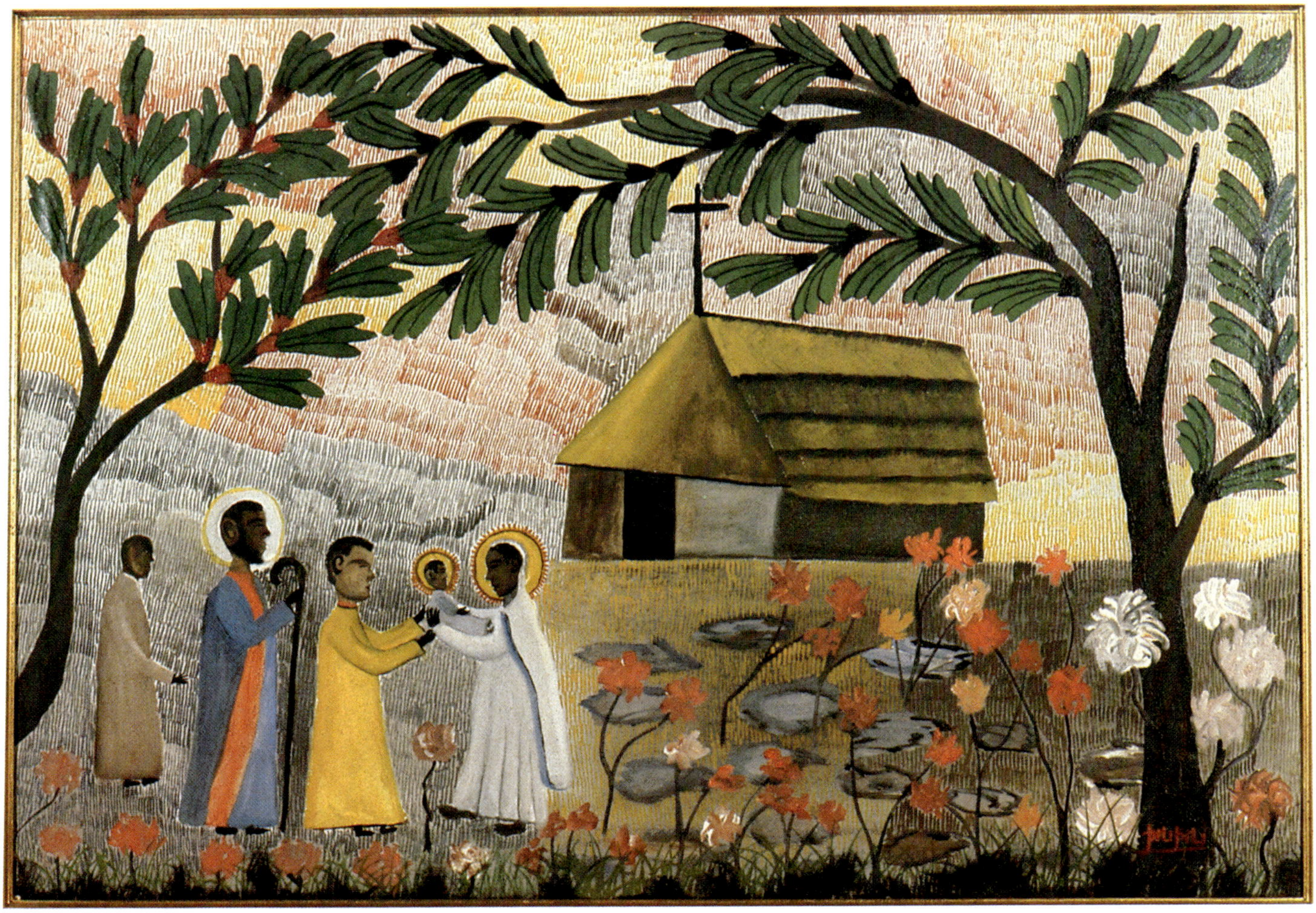

390

Weihnachtsbild

390 ***Pili-Pili, vielleicht der bekannteste Schüler von Pierre Romain-Desfossés, ist vor allem für seine Landschaftsbilder bekannt (siehe Abb. 393). Religiöse Bilder sind von ihm nur wenige bekannt.***

Größe: 76 x 53 cm, Öl auf Leinwand
Maler: Pili-Pili
Privatbesitz

Kreuzigungsszene

391

Maler: Pili-Pili, Bela u. a.
Lubumbashi, Zaire
Privatbesitz

fen, die eine stark entwickelte Ikonographie für ihre christlichen Gemeinden bedeutet, besonders wenn sie aus den Quellen der schwarzafrikanischen Kunst stammt."

Wie es heute aussieht, hat die Kunstakademie ihren Höhepunkt bereits überschritten, und dies nicht nur bezüglich des christlichen Kunstschaffens.

2. Die Gruppe um Pierre Romain-Desfossés

Der bretonische Marineoffizier und Hobbymaler Pierre Romain-Desfossés sammelte 1947 im damaligen Elisabethville (heute Lubumbashi) junge Männer um sich, gab ihnen Pinsel, Farben und Unterlagen und hieß sie malen. Er gab ihnen weder Vorlagen noch Unterweisungen. Sie sollten ganz aus ihrem Inneren heraus ihre Ideen und Gedanken festhalten. Sie malten vor allem Naturdarstellungen mit reichem Dekor, dabei fällt das großartige Gedächtnis der Maler auf, die minutiös Tiere und Pflanzen des Busches darstellen (Abb. 393). – Die religiöse Thematik trat bei dieser Gruppe in den Hintergrund. Auch qualitätsmäßig können die religiösen Bilder mit den Naturdarstellungen nicht konkurrieren. Die Maler Pili-Pili, N'kulu, Bela und Kaballa haben in Gemeinschaftsproduktion die 15 Geheimnisse des Rosenkranzes gemalt. Da mehrere am gleichen Bild gemalt haben, kann man nicht angeben, welches Bild von wem ist (siehe Abb. 391). Wahrscheinlich hat Bela

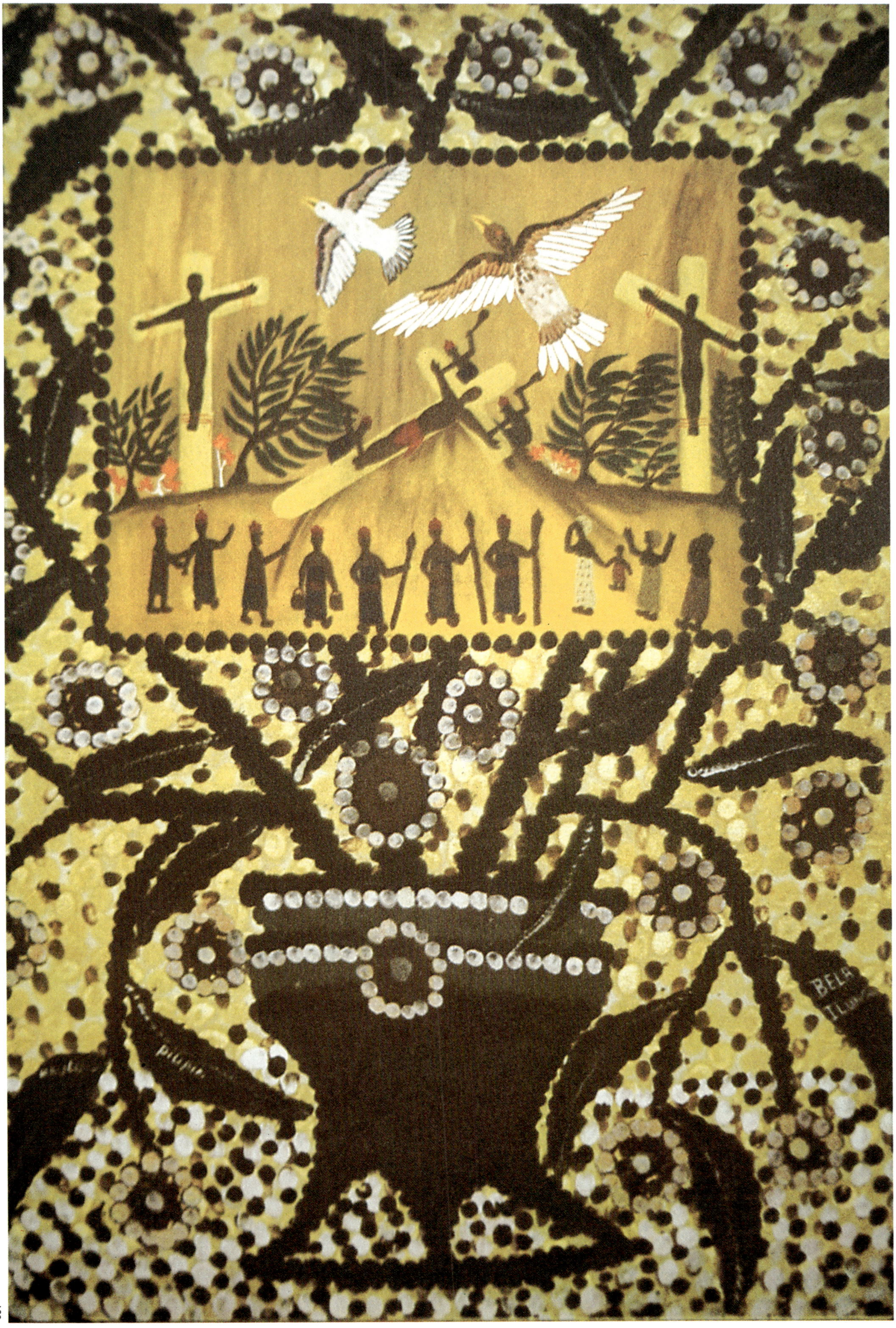

391

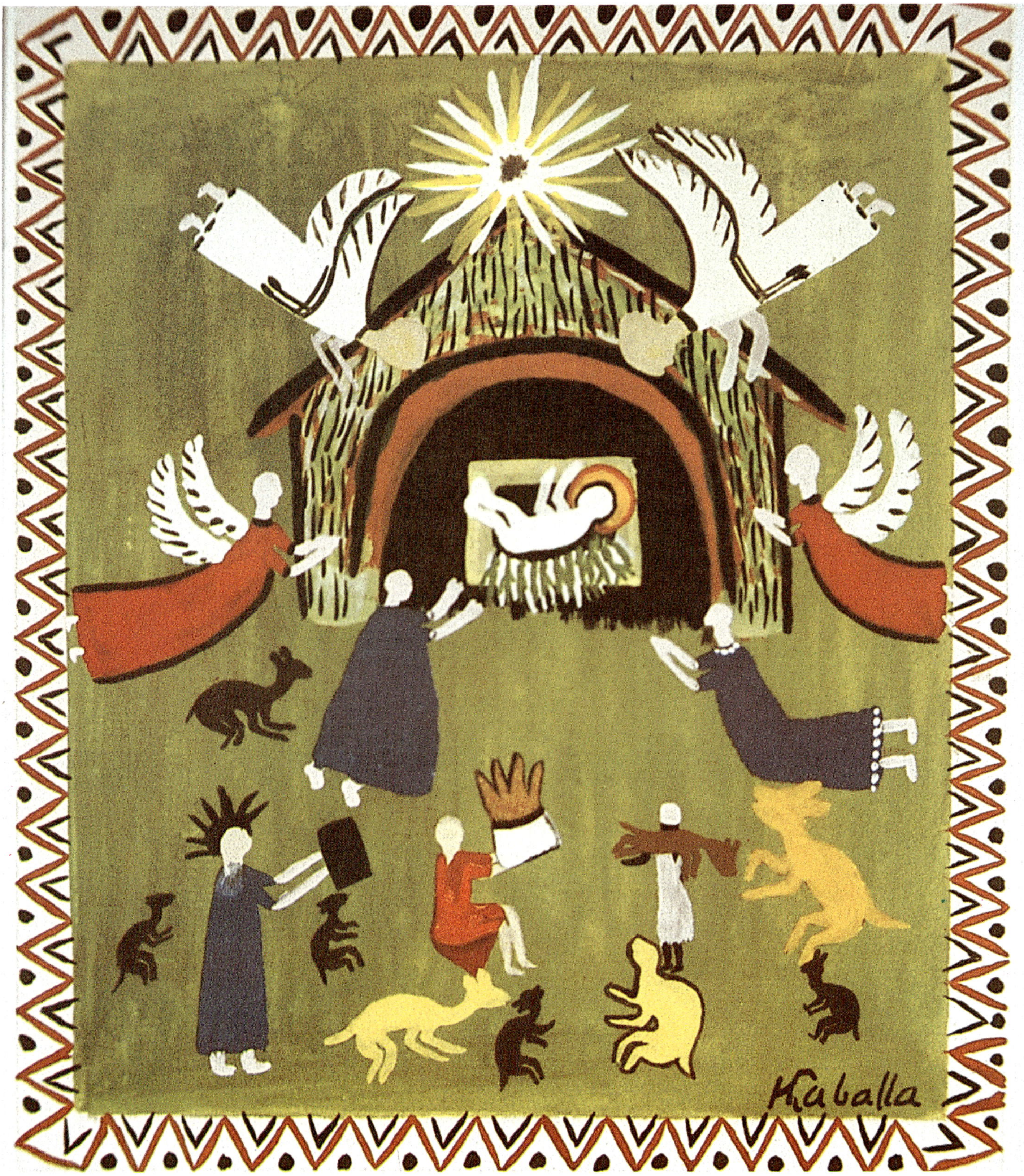

392

Weihnachtsbild

392 ***Kaballa gehörte zur Gruppe um Pierre Romain-Desfossés in Lubumbashi.***

Größe: 16 x 18,5 cm
Maler: Kaballa, Lubumbashi
Privatbesitz

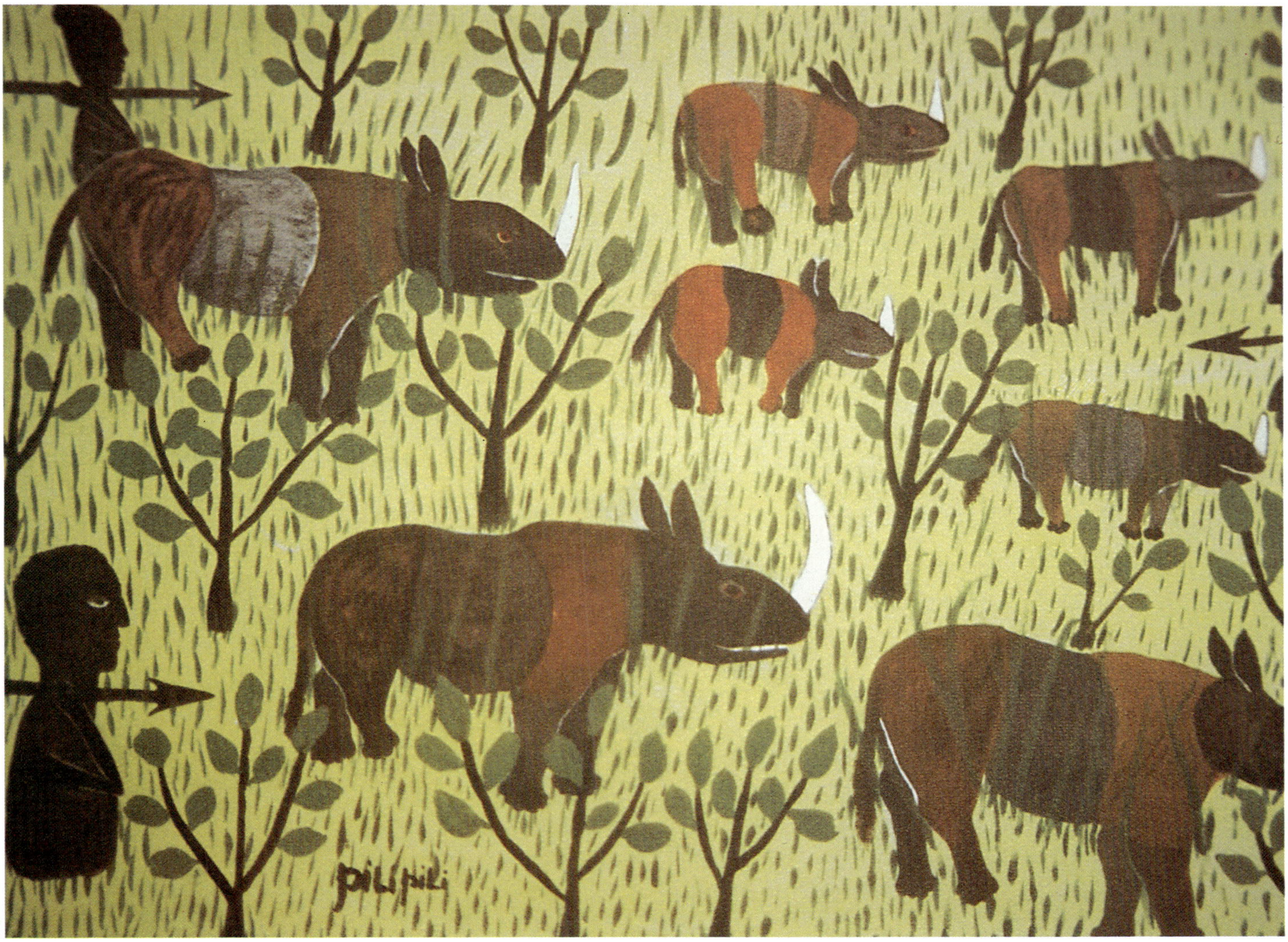

393

Nashornjagd

393

Maler: Pili-Pili
Lubumbashi, Zaire

das Dekor gemacht, denn die Technik mit den Punkten entspricht seinem „Digitalismus“. Die eigentlichen Bilder wurden dann in Gemeinschaftsproduktion hergestellt. – Es sind aber auch eine Reihe einzelner religiöser Bilder entstanden, so von Pili-Pili (Abb. 390) und Kaballa (Abb. 392).

3. Die Kunstschule von Kahemba

Badi-Banga beschreibt die Schule von Kahemba, Region Kwango, im Südwesten des Zaire, nahe der Grenze Angolas, folgendermaßen (1980: 92–93): „Die Tshokwe-Schnitzer von Kahemba waren in zwei Schulen gruppiert und waren der christlichen Kunst nicht abgeneigt. Einer von ihnen hat darin sogar Großartiges geleistet, nämlich Mashitolo. Einige biographische Angaben dieses Künstlers sind uns zugekommen dank der Aufzeichnungen von Nestor Seeuws, der am Institut der Musées Nationaux du Zaire (IMNZ) Konservator ist. Diese Aufzeichnungen stammen von 1974, sind unveröffentlicht und enthalten ein Gespräch, das der Autor mit dem Künstler geführt hat.

Danach wäre Mashitolo Mwata Zola um 1915 zu Shamanganda geboren; sein Vater war Lunda und Schnitzer, seine Mutter Tshokwe. Der Künstler gilt auf Grund der matrilinearen Verwandtschaftszurechnung als Tshokwe. Zunächst hat er auf den Missionsstationen von Kisandji und Totshi, dann von 1944 bis 1947 auf der Mission Yasa gelebt. Schließlich hat er sich 1948 nach einem kurzen Aufenthalt auf der Mission Shamusenge in Kahemba niedergelassen.

Mashitolo wurde in Kisandji unter Leitung von P. Delaere mit dem Naturalismus bekannt. Er drang in Yasa im Zusammensein mit P. Le Paige tiefer in ihn ein. Bei seiner Rückkehr bildete er an der Schule von Shamusenge Schüler aus, von denen die besten Matshikele und Mayele sind. Ersterer folgte ihm im Unterricht nach, letzterer wurde ein bekannter Künstler in der Kolonialzeit.

Die Kunst von Mashitolo ist in ihrem Wesen christlich. Seine Kreuzwege (Abb. 363 bis 373), Altäre (Abb. 362), Krippen (Abb. 374, 375, 377) und Statuen mit biblischen Themen befinden sich in den Kirchen der Region Bandundu: so in Masimanimba, Yasa, Shamusenge, Kahemba.“

Die Kahemba-Schule hat sich weit nach Norden ins Gebiet der Suku fortgepflanzt. Aus dieser Gegend sind technisch sehr hochwertige christliche Schnitzereien bekannt geworden (siehe Abb. 376 und Abb. 378).

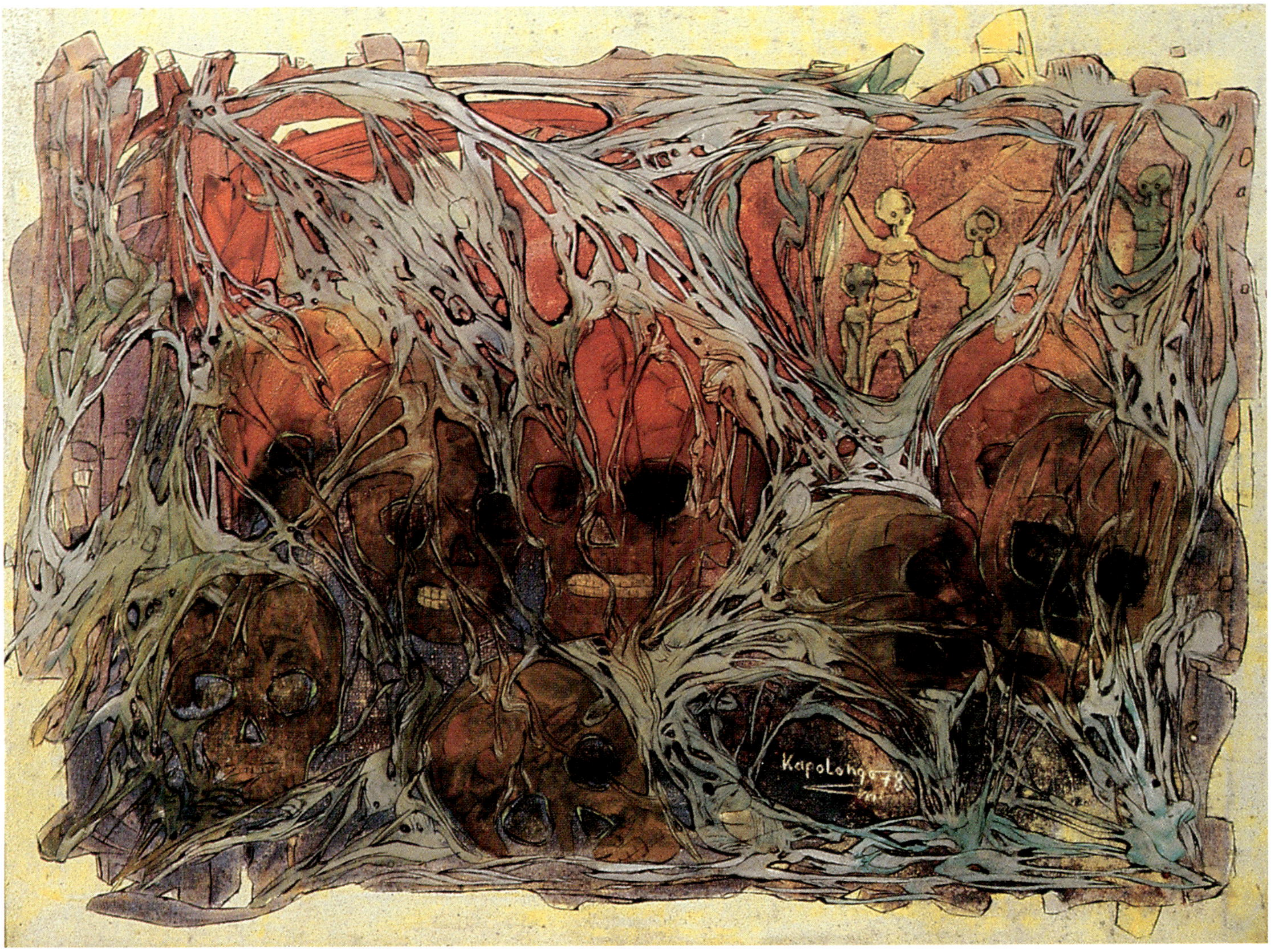

394

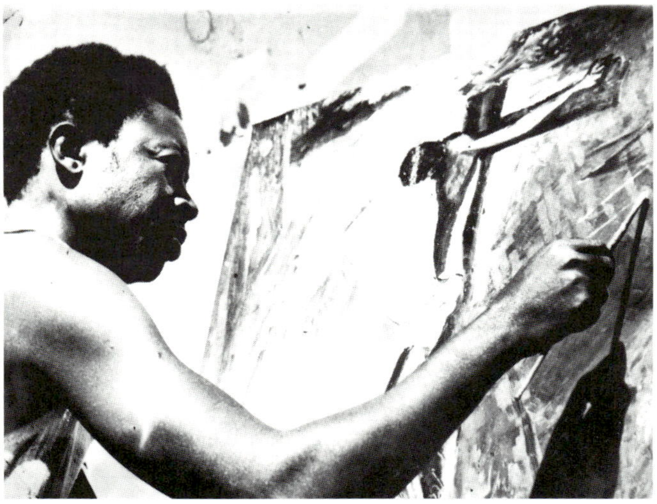

395

Golgotha

394 ***Auf dem Bilde sind eine ganze Reihe von Totenschädeln zu sehen. Im Viertel rechts oben könnte die Kreuzabnahme dargestellt sein. Eine afrikanische Atmosphäre ist nicht mehr ohne weiteres auszumachen.***

Ölgemälde von Kapolongo 1978
Größe: 42 x 58 cm
Zaire

Nkusu bei der Arbeit

395 ***Nkusu hat als Maler viele Erfolge erzielt. Er unterhielt lange Zeit zwei Ateliers: eins in Kinshasa selbst, ein anderes etwa 30 km vor der Stadt. Ein zairischer Kunstfachmann sagt von ihm: „Die stilistische Entwicklung des Malers erstreckt sich von mehr oder weniger akademischem Realismus bis zu einer bewußten Aufnahme der negerischen Formen. Die Wärme seiner Palette, die er einige Jahre mit einem wilden Rot belebte, hat manche Bewunderer sagen lassen, Nkusu male mit der Sonne Afrikas . . .'' (Badi-Banga 1978: 92).***

Der Judaskuß

396 ***Der wahrscheinlich bekannteste Maler religiöser Sujets im Zaire ist Nkusu. Er nennt sich einen „gläubigen Maler''. Er ist Autodidakt. Er war zuerst Gitarrist. Er spielte dem westafrikanischen Maler Gaspard Democo zum Zeitvertreib vor, dabei entdeckte er sein Talent zum Malen. Nkusu hat viele Auszeichnungen erhalten. Obgleich die afrikanischen Formen bei ihm vorherrschen, wirft er doch die afrikanische Farbensymbolik über den Haufen. Er schwelgt in Farben. Sein bevorzugtes Thema ist der leidende Christus.***

Öl auf Leinwand
Maler: Nkusu Felelo
Zaire

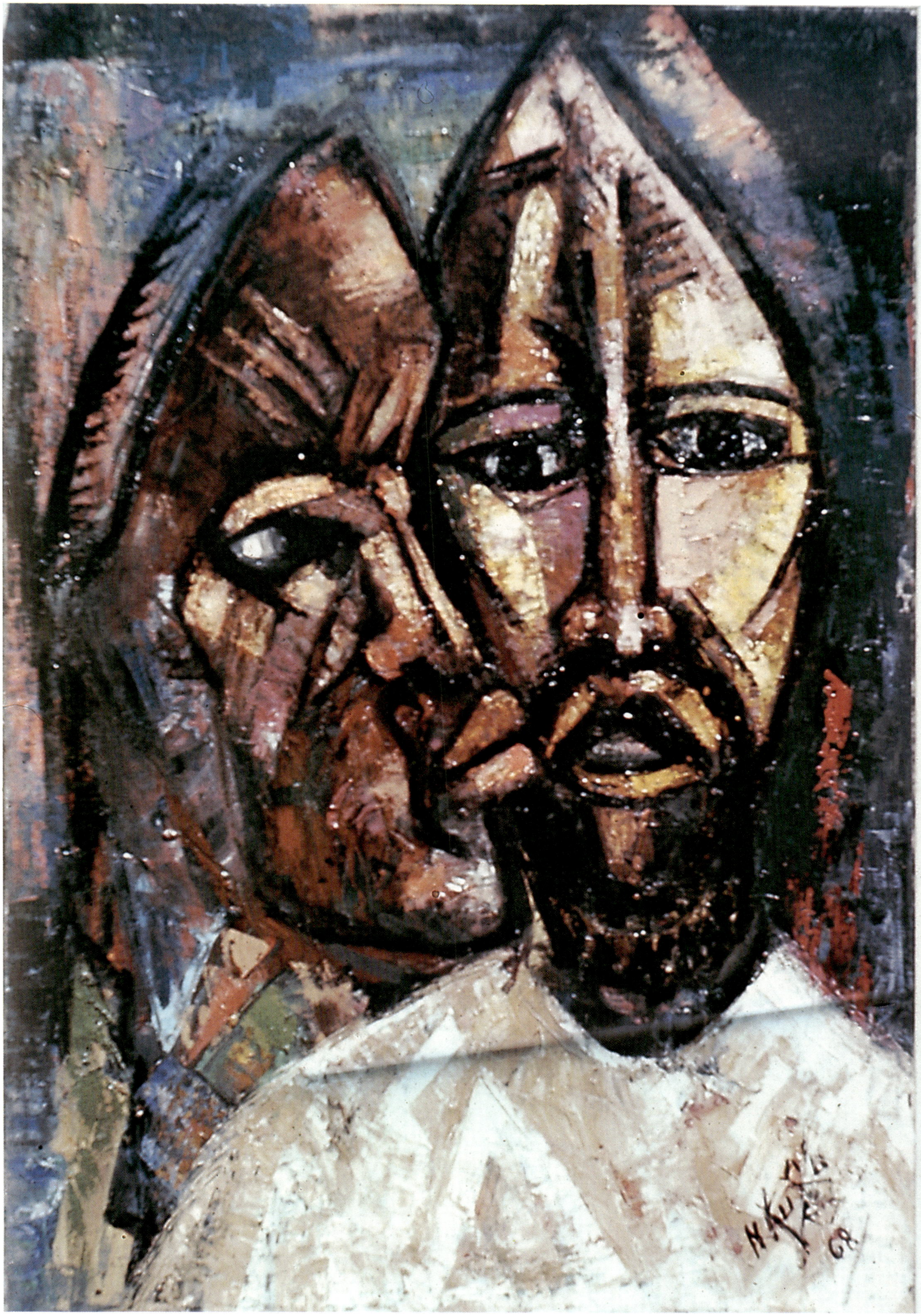

396

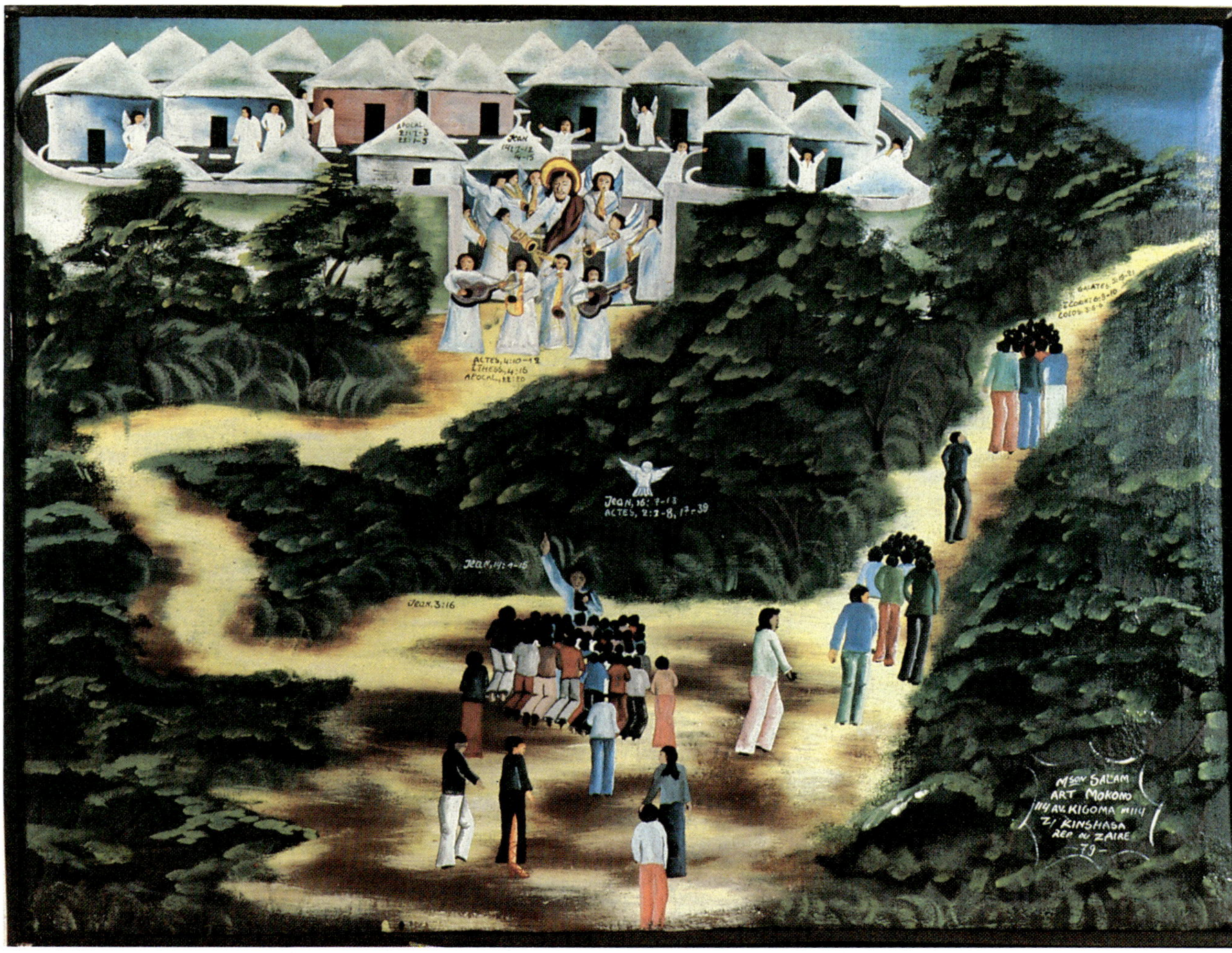

397

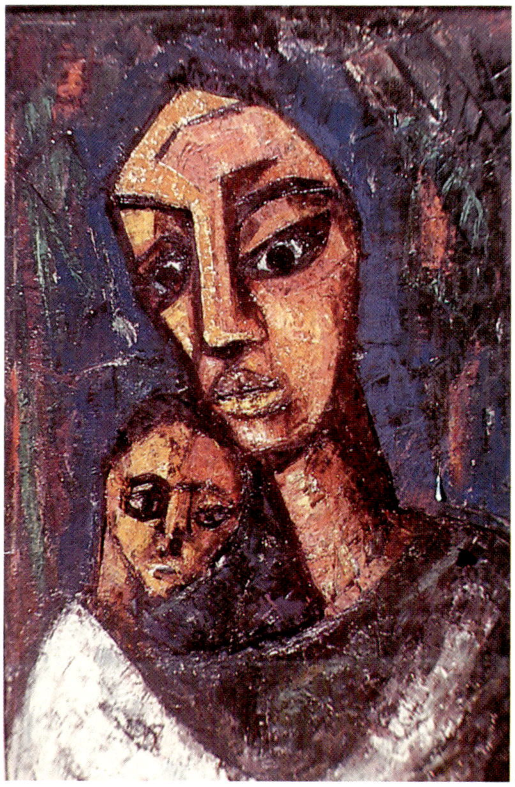

398

Wiederkunft Christi

397 ***Für den Maler Mokono ist der Dualismus Gott–Satan ein beherrschendes Thema. Bei ihm könnte man auch sagen: das Thema von den zwei Wegen; einer führt zur Seligkeit, der andere zum Verderben.***

Öl auf Leinwand
Größe: 67 x 90 cm
Maler: Mokono
Zaire

Madonna mit Kind

398

Öl auf Leinwand
Maler: Nkusu Felelo
Zaire

Badi-Banga Ne-Mwine zählt in seinem Artikel „Ausdruck des christlichen Glaubens in der Plastik des Zaire“ (1978 und 1980) noch eine ganze Reihe weiterer Zentren christlicher Kunst auf. So erwähnt er die Zande-Schnitzer von Buta in Nord-Zaire. Diese Gruppe fiel 1936 bei der Missionsausstellung in Kinshasa positiv auf.

In der Provinz Equateur stellte man in den dreißiger und vierziger Jahren große Teppiche mit religiösen Motiven her. Besonders die Schule von Bondombe war damals durch ihre Raphia-Teppiche bekannt. Aber auch im Gebiet der Kuba wurden in Schwesternschulen christliche Motive in die Kasai-Plüsche eingeführt.

Als weitere Produktionszentren christlicher Kunst wären noch zu erwähnen: das Atelier von François-Xavier Goddard, das von Nkusu Felelo, das des Benediktinerbruders Yumba bei Lubumbashi und das Atelier von Mushenge, wo man versuchte, die Kunst der Kuba wiederzubeleben. – Es gab noch einige andere Ateliers, die aber von geringerer Bedeutung waren.

Alles in allem kann man sagen, daß im ehemaligen Belgischen Congo die christliche Kunst in vieler Hinsicht gefördert wurde, wenn auch vielleicht nicht immer auf die richtige Art und Weise. Man hat die Künstler zu wenig ihrer eigenen Inspiration überlassen. Hatte man Angst vor synkretisti-

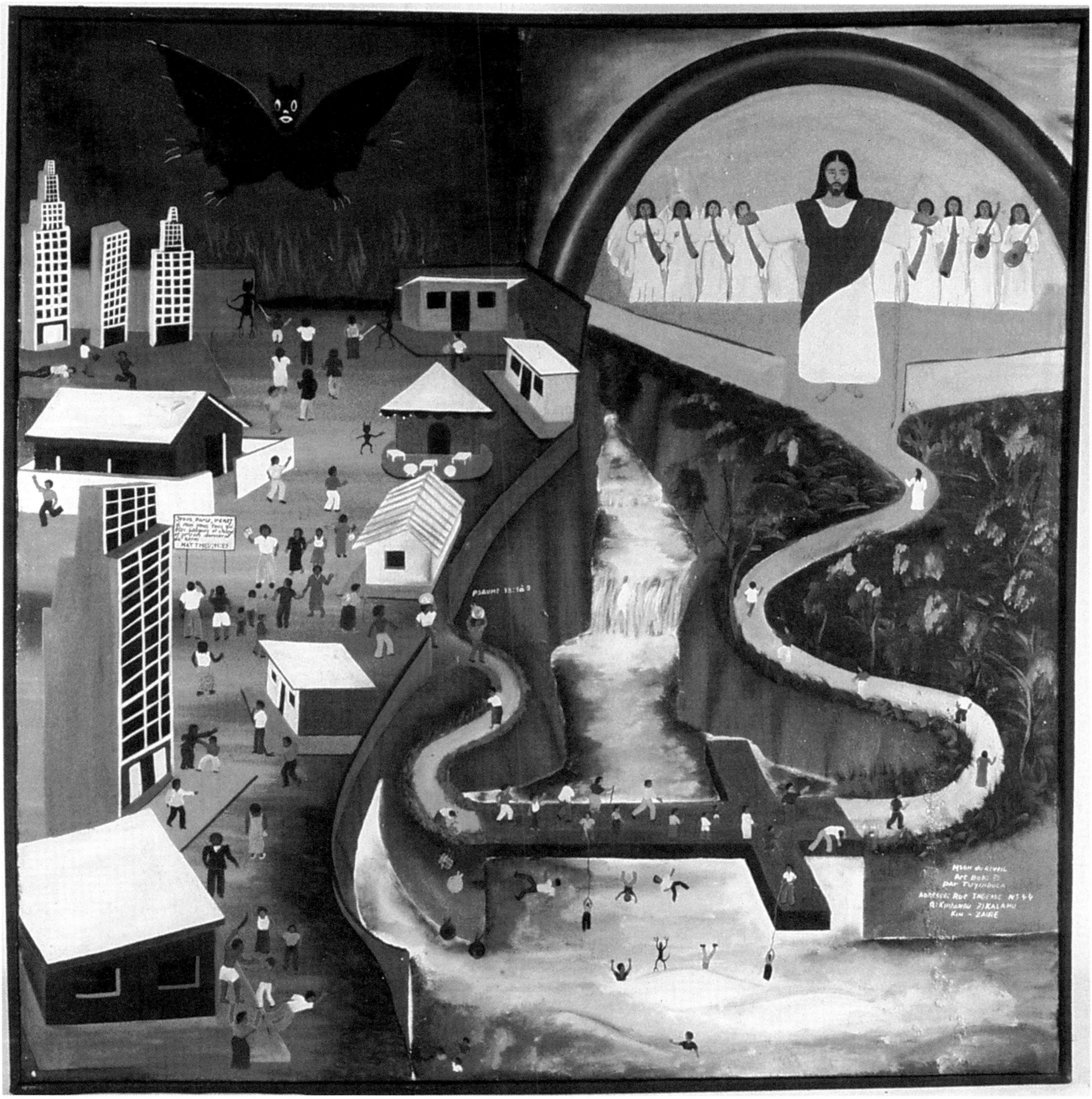

399

Wiederkunft Christi

399 ***Bodo Pambu hat eine ganze Reihe Bilder ähnlichen Inhalts gemalt. Der Dualismus Satan–Gott spielt hierbei eine zentrale Rolle, wobei das diesseitige Leben als Satansreich ausgegeben wird.***

Öl auf Leinwand
Größe: 90 x 91 cm
Maler: Bodo Pambu, Zaire

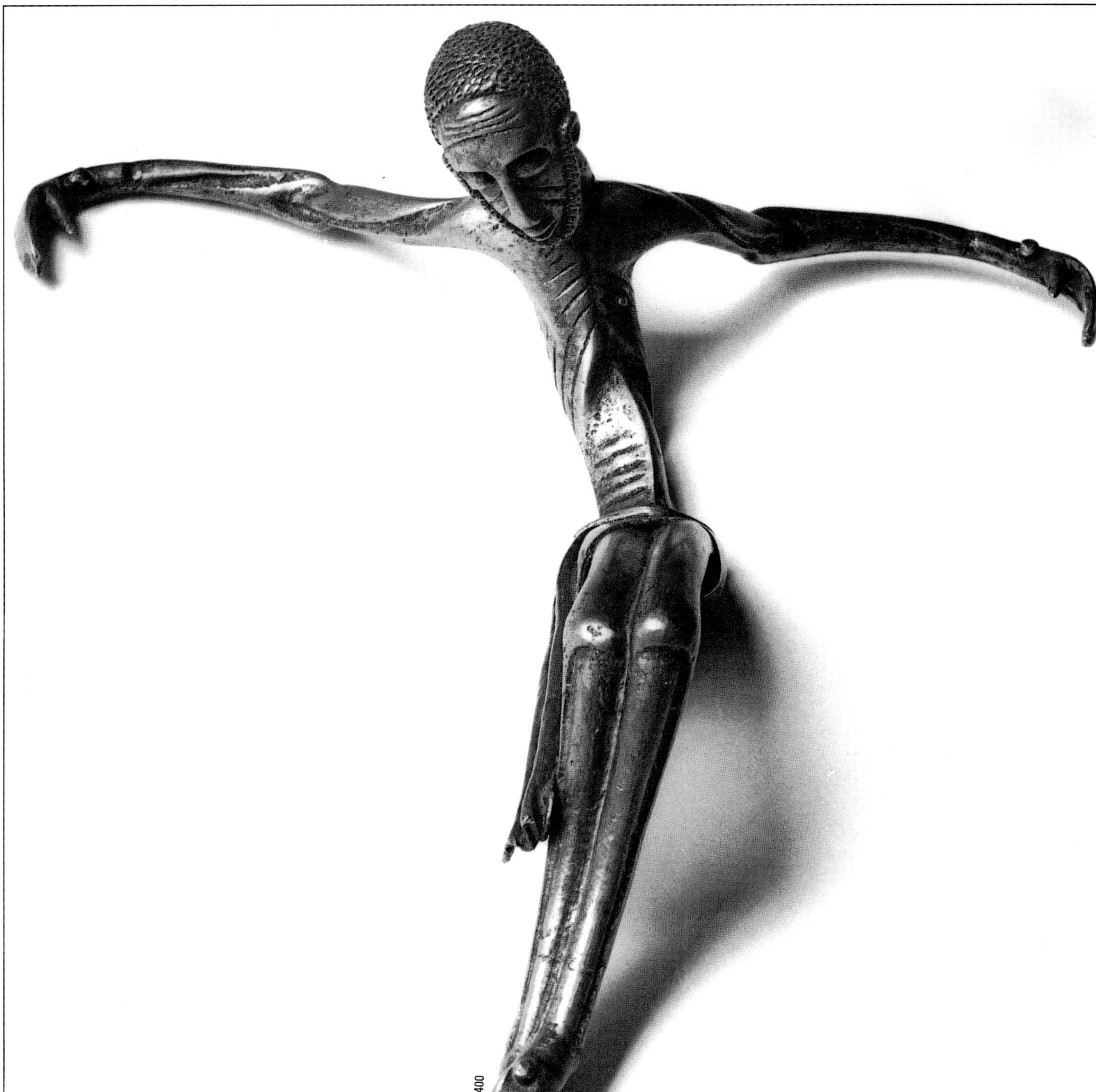

400

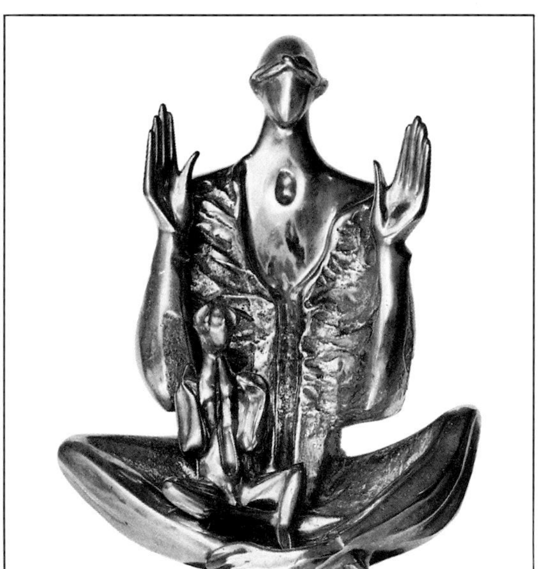

401

Christusfigur

400 ***Papst Johannes Paul II. erhielt diese Figur als Geschenk anläßlich seines Besuches im Zaire 1980. Die Nägel sind durch die Handknöchel getrieben.***

Gelbguß
Vatikanisches Museum

Der Orant

401 ***Ein Geschenk an Papst Johannes Paul II. Mit afrikanischer Kunst hat diese Plastik nichts mehr zu tun, außer daß ein Afrikaner sie gemacht hat.***

Messingfigur
Liyolo 1980, Zaire
Vatikanisches Museum

schen und häretischen Gebilden? Wahrscheinlich befürchtete man, das Christentum könnte am Congo zu schwarz, d. h. afrikanisch werden.

III. Angola

Über die Bemühungen, eine christliche Kunst in Angola ins Leben zu rufen, ist mir so gut wie nichts bekannt. Das mag z. T. auch daran liegen, daß die portugiesische ethnologische Literatur mir weniger bekannt ist und die deutsch-, englisch- und französischsprachige davon weniger Notiz nimmt. Die langwierigen instabilen Verhältnisse in Angola tragen sicher auch das Ihrige dazu bei.

Christliche Ideen der alten Kongomission strahlten wohl weit nach Süden; auch die ständige Gegenwart von Portugiesen an der Küste beeinflußte die Völker bis zum Kwango im Osten und noch weiter. So erwähnen Capello und Ivens bereits 1882 synkretistische Nzambi-Figuren im angolanischen Hinterland, und das Kreuz auf der Stirn von Tshokwe-Masken ist recht häufig zu sehen. Doch irgendwelche Zentren sind unbekannt.

Carlos Lopes Cardoso hat in zwei Publikationen (1963 und 1974) auf christliche Friedhofskreuze und Denkmäler aus Stein der Mbali im Mossamedes-Distrikt, also weit im Süden Angolas, aufmerksam gemacht. Diese Steindenkmäler gehen nicht auf Einfluß des alten Kongoreiches zurück wie die Steinfiguren von Ambrizete und Noqui im Norden, sondern sie sind erst etwa einhundert Jahre alt.

Wie der umfangreiche Katalog der Missionsausstellung von 1951 in Lissabon zeigt, gibt es in den ehemaligen portugiesischen Kolonien in Afrika eine alte christliche Kunst, aber meist läßt sich nur schwer feststellen, was afrikanische und was portugiesische Leistung dabei ist. – Ähnlichen Problemen begegnen wir übrigens bei der christlichen Kunst in Goa und Makao. – Leider bietet der große Katalog kaum Text, sondern nur Bilder. – Übrigens, eine Nachlässigkeit vieler Kataloge und Schriften von Missionaren: Man kümmert sich viel zuwenig um die „Vita" eines Bildes oder einer Statuette, ja meist interessiert man sich dafür überhaupt nicht.

Was die rezenten christlichen Statuetten aus Nordangola angeht – etwa die Abb. 402 bis 405 –, so werden sie sicher ähnlichen Verhältnissen entstammen wie jene aus dem Nieder-Zaire. Im Bereich des alten Kongoreiches ist ja die heutige Staatsgrenze willkürlich: Hier wurde ein alter Kulturraum zerschnitten. Noch ist das Volk auf beiden Seiten der Grenze sich seiner geschichtlichen und kulturellen Einheit bewußt.

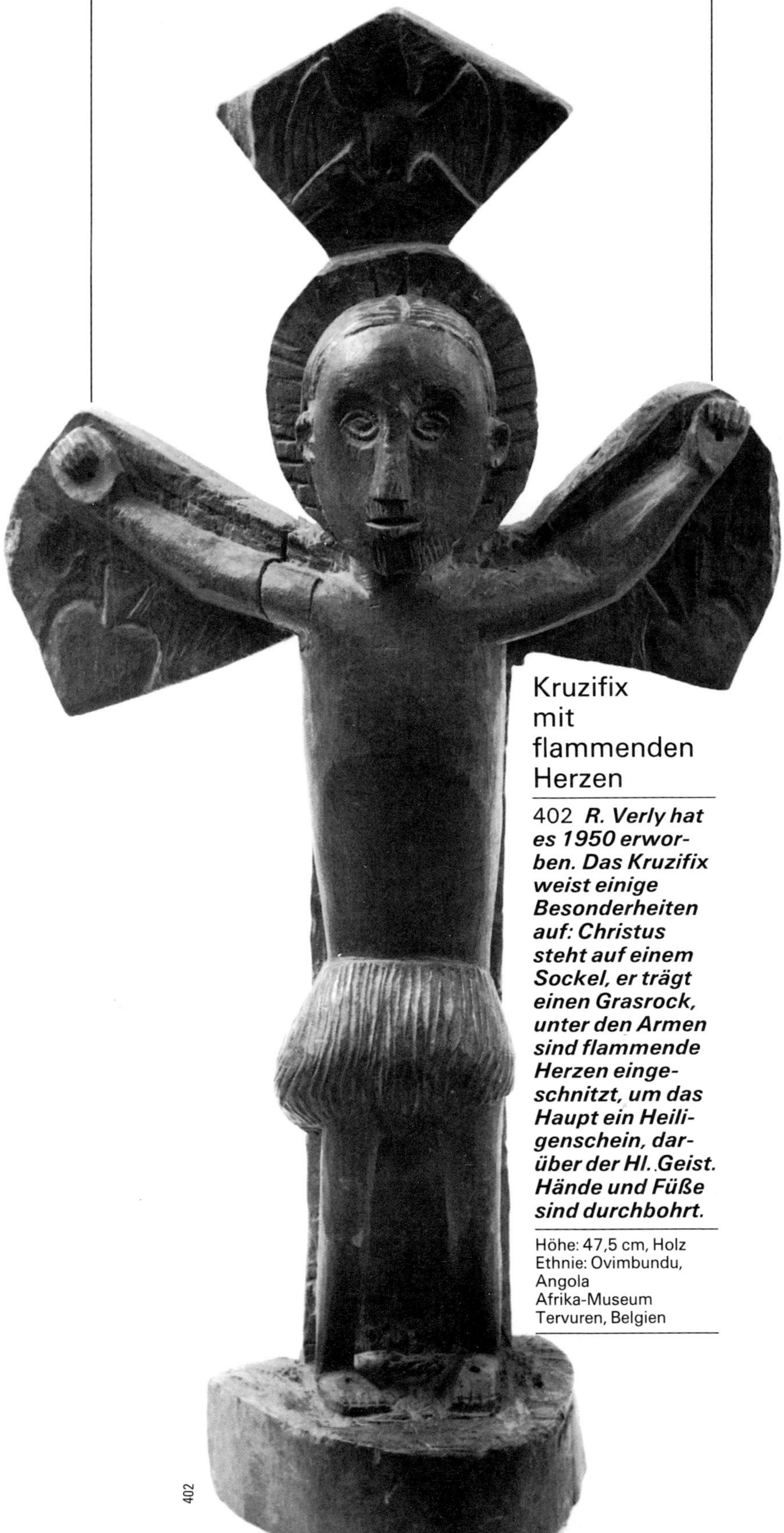
402

Kruzifix mit flammenden Herzen

402 ***R. Verly hat es 1950 erworben. Das Kruzifix weist einige Besonderheiten auf: Christus steht auf einem Sockel, er trägt einen Grasrock, unter den Armen sind flammende Herzen eingeschnitzt, um das Haupt ein Heiligenschein, darüber der Hl. Geist. Hände und Füße sind durchbohrt.***

Höhe: 47,5 cm, Holz
Ethnie: Ovimbundu, Angola
Afrika-Museum Tervuren, Belgien

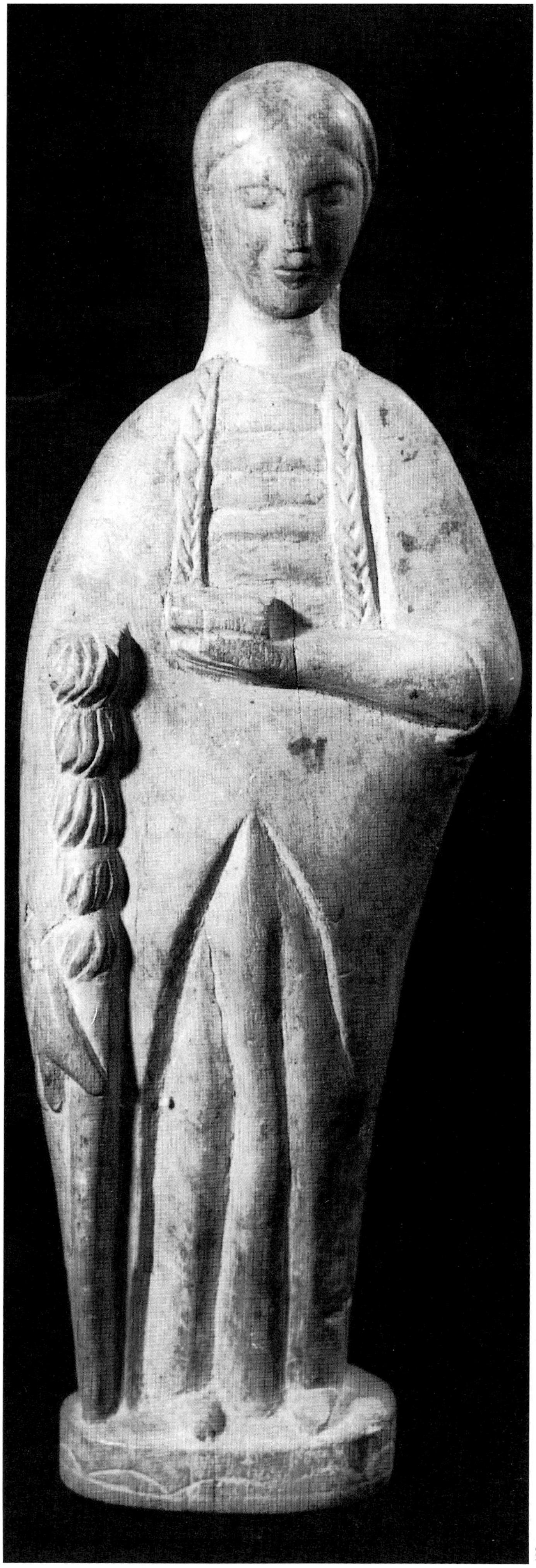

403

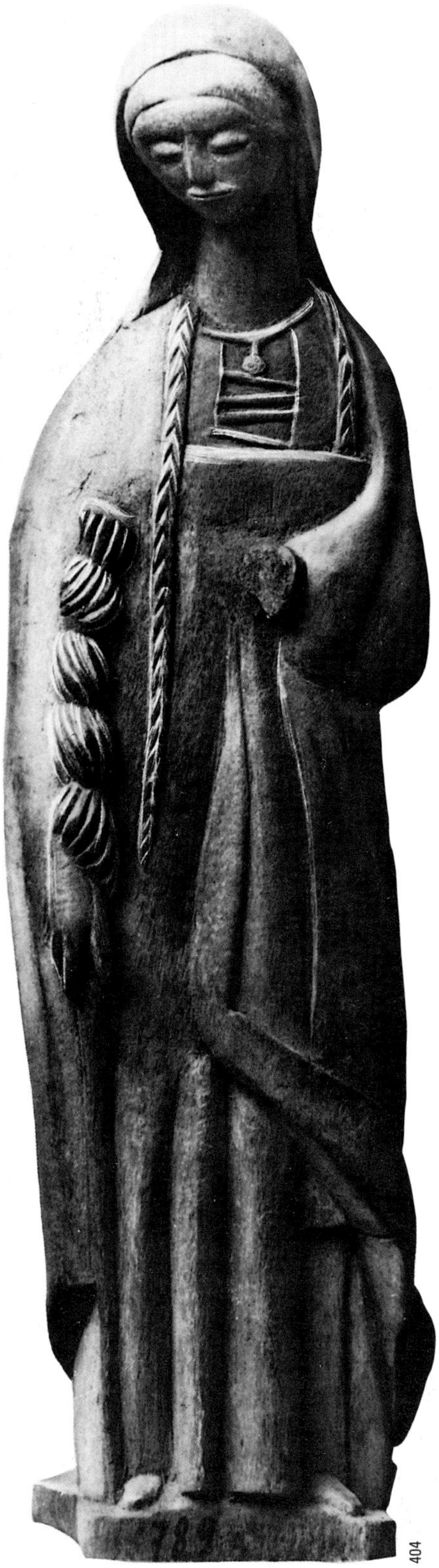

404

Heiligenfigur aus Holz

403 ***R. Verly hat 1950 diese Statuette in Porto Chila (Lobito) erstanden. Man vergleiche hierzu auch Abb. 404 und 405.***

Höhe: 28,2 cm
Ethnie: Ovimbundu,
Prov. Benguela, Angola
Afrika-Museum Tervuren, Belgien

Heiligenfigur aus Holz

404 ***Das Foto stammt von 1934. Bei Besuchen des Vatikanischen Museums vor einigen Jahren wurde die Statuette nicht mehr gesehen. Wahrscheinlich hat der Schnitzer der Figur auf Abb. 403 auch diese Figur hergestellt. Auch die Figur auf Abb. 405 dürfte vom gleichen Schnitzer stammen. R. Verly aber hat sie in Angola gesammelt. Da Verly aber ein zuverlässiger Sammler war, dürften wahrscheinlich alle drei Figuren (Abb. 403, 404 und 405) aus Nord-Angola stammen.***

Holzplastik
Aus dem alten Kongogebiet
Vatikanisches Museum

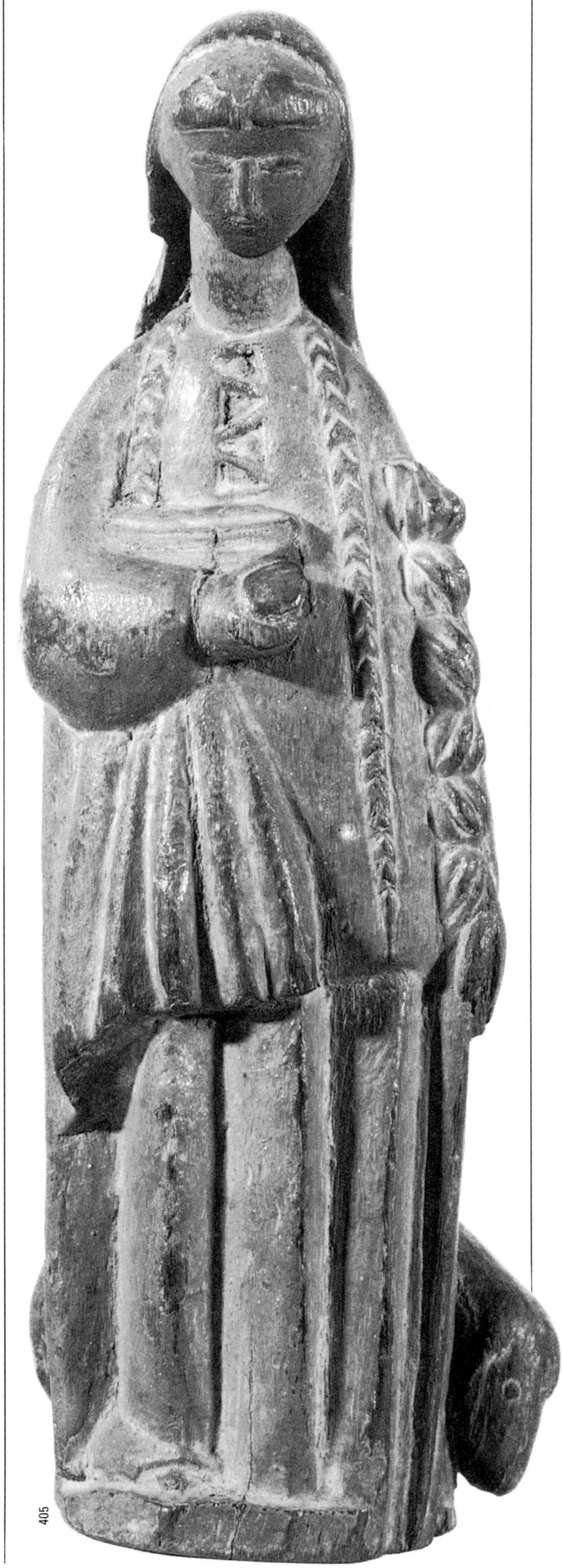

405

Heiligenfigur aus Holz

405 ***Die Statuette wurde 1950 von R. Verly erworben. Sie gleicht sehr stark den Figuren auf den Abb. 403 und 404. Hier ist hinter der Heiligen ein Tier zu sehen, vielleicht ein Lamm. Haben wir es bei den drei Figuren mit dem gleichen Schnitzer zu tun?***

Höhe: 25,1 cm,
Inv.-Nr. 50.55.260
Ethnie: Ovimbundu, Angola
Afrika-Museum
Tervuren, Belgien

Ministrant aus Angola

406 ***Entstehungszeit ist unbekannt, das Foto stammt aus den dreißiger Jahren. Nähere Angaben fehlen.***

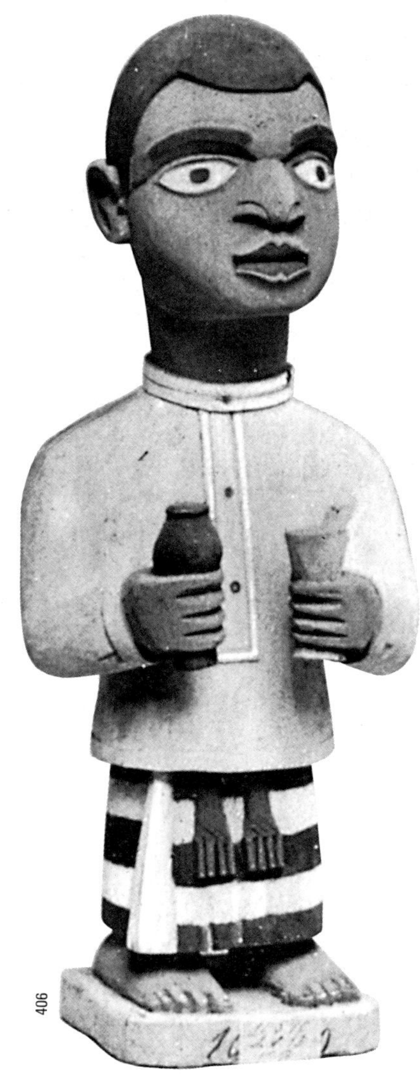

406

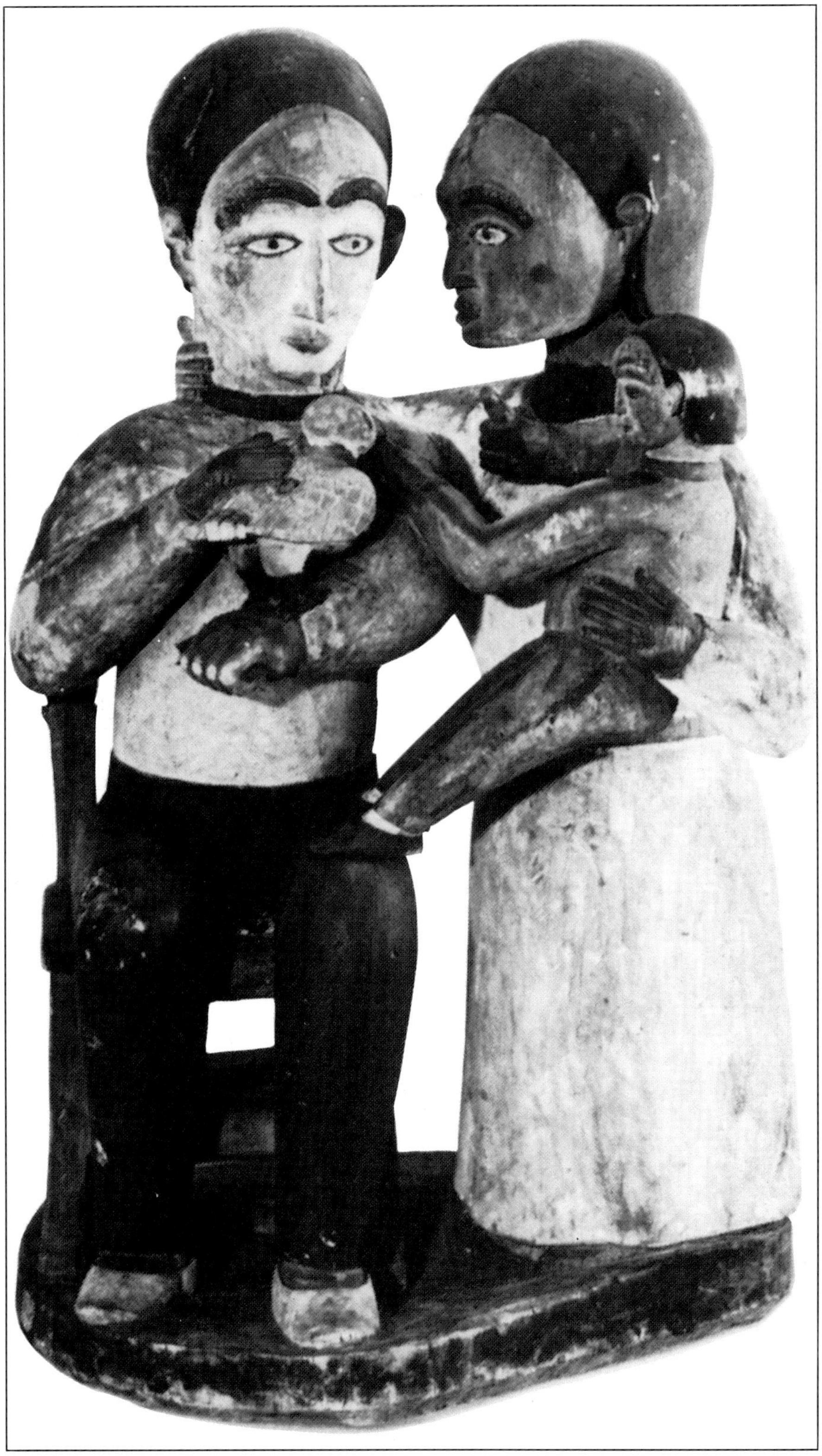

407

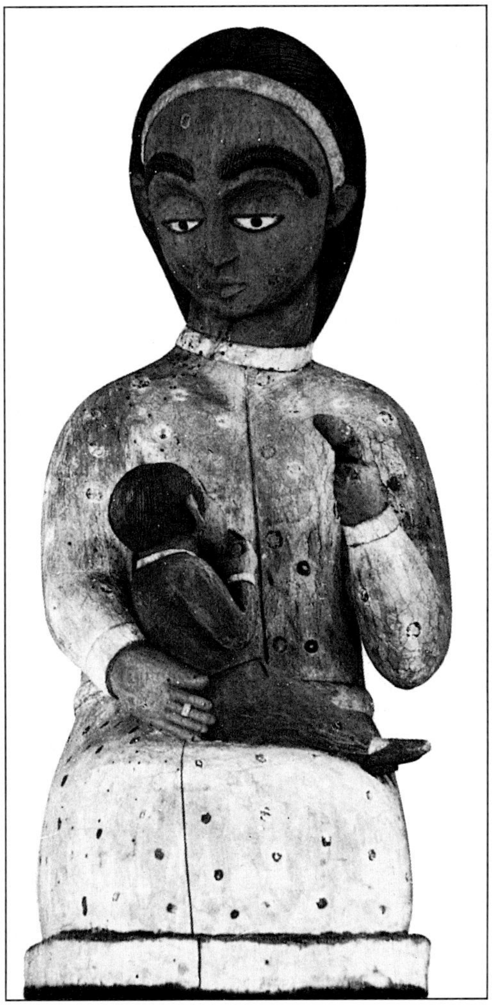

408

Madonna mit Kind

408 ***Zwischen den beiden Weltkriegen war diese Figur in Hamburg als aus Westafrika kommend – ein Autor spricht sogar von Senegambien – ausgezeichnet. Die von mir eingesehenen Unterlagen erlauben den Schluß, daß die Figur aus der Region des alten Kongoreiches kommt. Unten an der Statuette klebende portugiesische Zeitungen aus dem 19. Jahrhundert könnten nach Angola weisen. Vergleicht man das Objekt mit der Familie aus dem Rautenstrauch-Joest-Museum, Abb. 407, dann könnte man meinen, daß beide Objekte aus der gleichen Gegend, ja vielleicht sogar aus der Hand des gleichen Schnitzers kommen.***

Höhe: 58 cm, leichtes Holz
Hamburgisches Museum für Völkerkunde

Christliche Familie

407 ***Eine für das traditionelle Afrika atypische Darstellung einer Familie. Wahrscheinlich soll hier eine christliche Familie, ja vielleicht sogar die Hl. Familie, festgehalten werden. Herkunft unsicher, man vermutet unteres Kongo-Gebiet oder Nord-Angola, 19. Jahrhundert. (Man vergleiche hierzu die Madonnendarstellung aus Hamburg, Abb. 408.)***

Höhe: 52 cm, leichtes Holz
Rautenstrauch-Joest-Museum, Köln

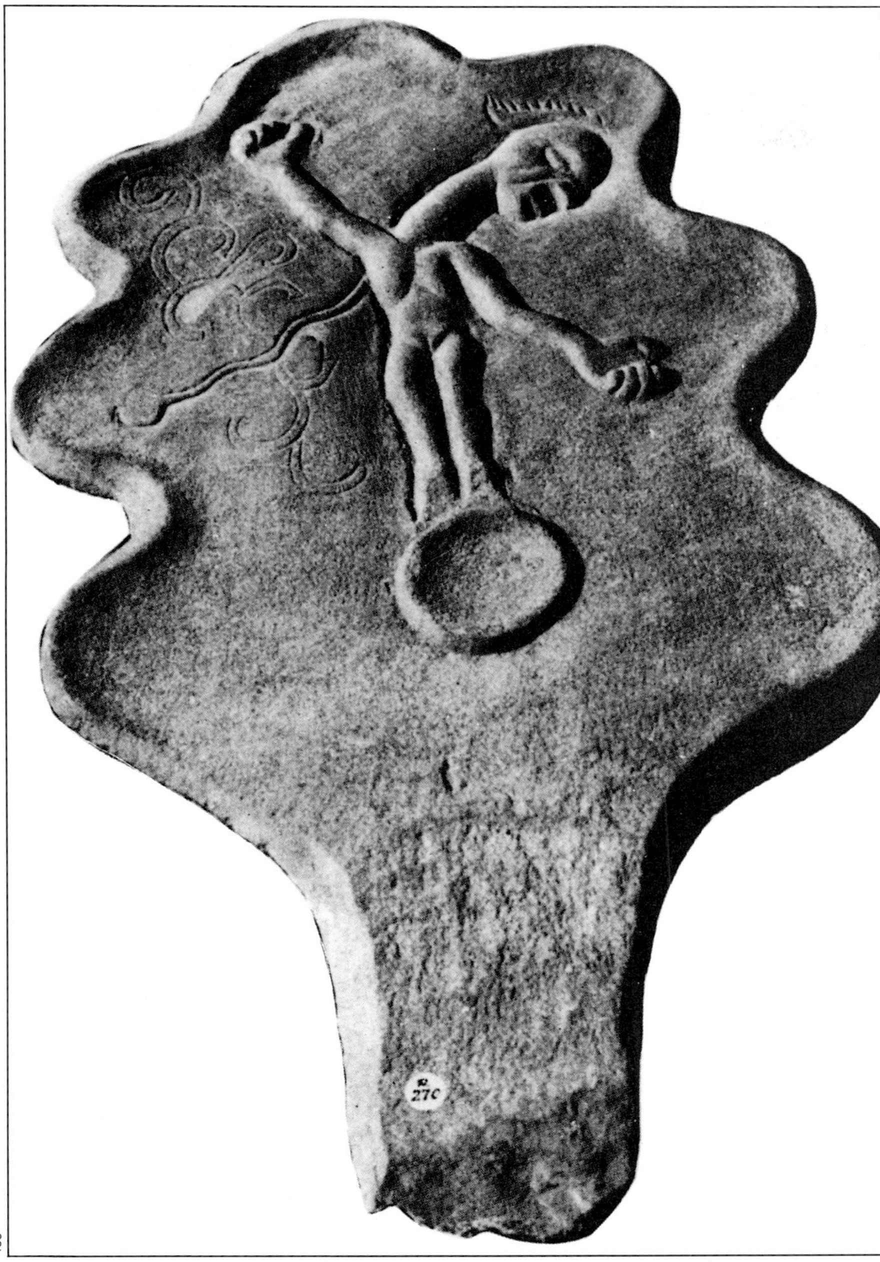

409

Grabstein aus Angola

409 ***Im September 1965 fand in Luanda eine Ausstellung statt („Exposição de algumas obras primas e antiguidades do Museu de Angola"). Als Nr. 74 war das hier abgebildete Objekt ausgestellt und beschrieben als: „Grabstele aus Stein. Herkunft aus der Gegend um Ambrizete (Mussorongo). Synkretistische Darstellung religiöser Art, die aufgrund der portugiesischen Missionierung dieser Region entstanden ist." – Von Interesse an dieser Stele ist, daß die Figur darauf scheinbar den Gekreuzigten darstellen soll, der aber weiblichen Geschlechts ist. Die konkave Scheibe unter den Füßen vermag ich nicht zu deuten. Soll es eine Opferschale sein? Man hat aber doch den Eindruck, daß die Stele senkrecht auf dem Grabe stand, dann wäre die Opferschale funktionslos. Oder lag die Stele doch flach? – Ich konnte bisher leider keine nähere Auskunft über diese Stele erhalten.***

Region Ambrizete
Museu de Angola, Luanda

Kruzifix aus schwarzem Holz

410 ***Das Kreuz ist zu einem richtigen Baumstamm geworden. Auch in der äußeren Aufmachung hat der Schnitzer daraus einen Baum gemacht. Die Seitenwunde ist links und fast auf dem Rücken zu sehen. Die technische Beherrschung ist mangelhaft und teilweise schlampig, die Idee ansprechend.***

Höhe: 51 cm
Schnitzer: Miyala (ein Muyansi)
Herkunft: Zaire

St. Johannes

411 ***Steinskulptur aus Angola***

Portugiesische Sammlung.
Nähere Angaben fehlen.

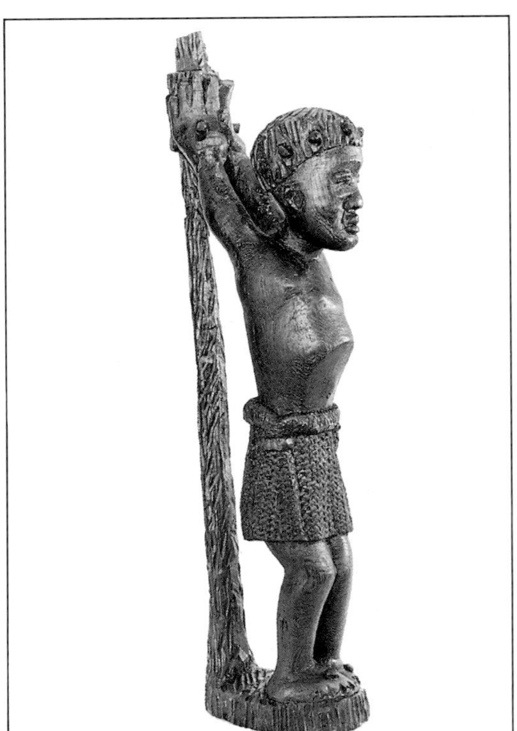

410

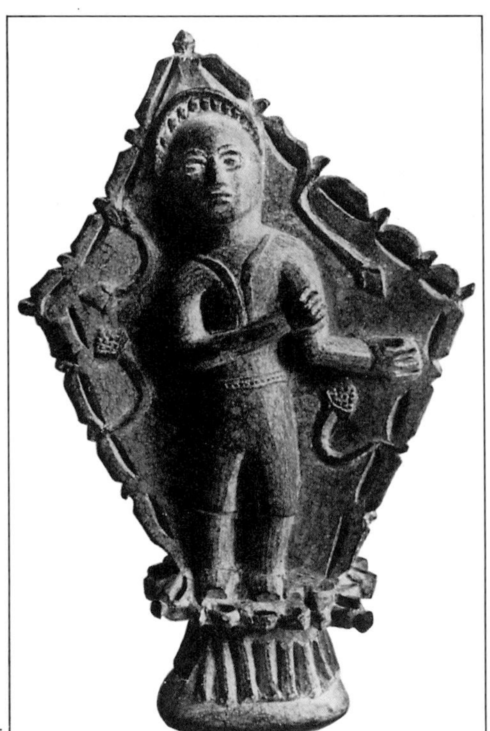

411

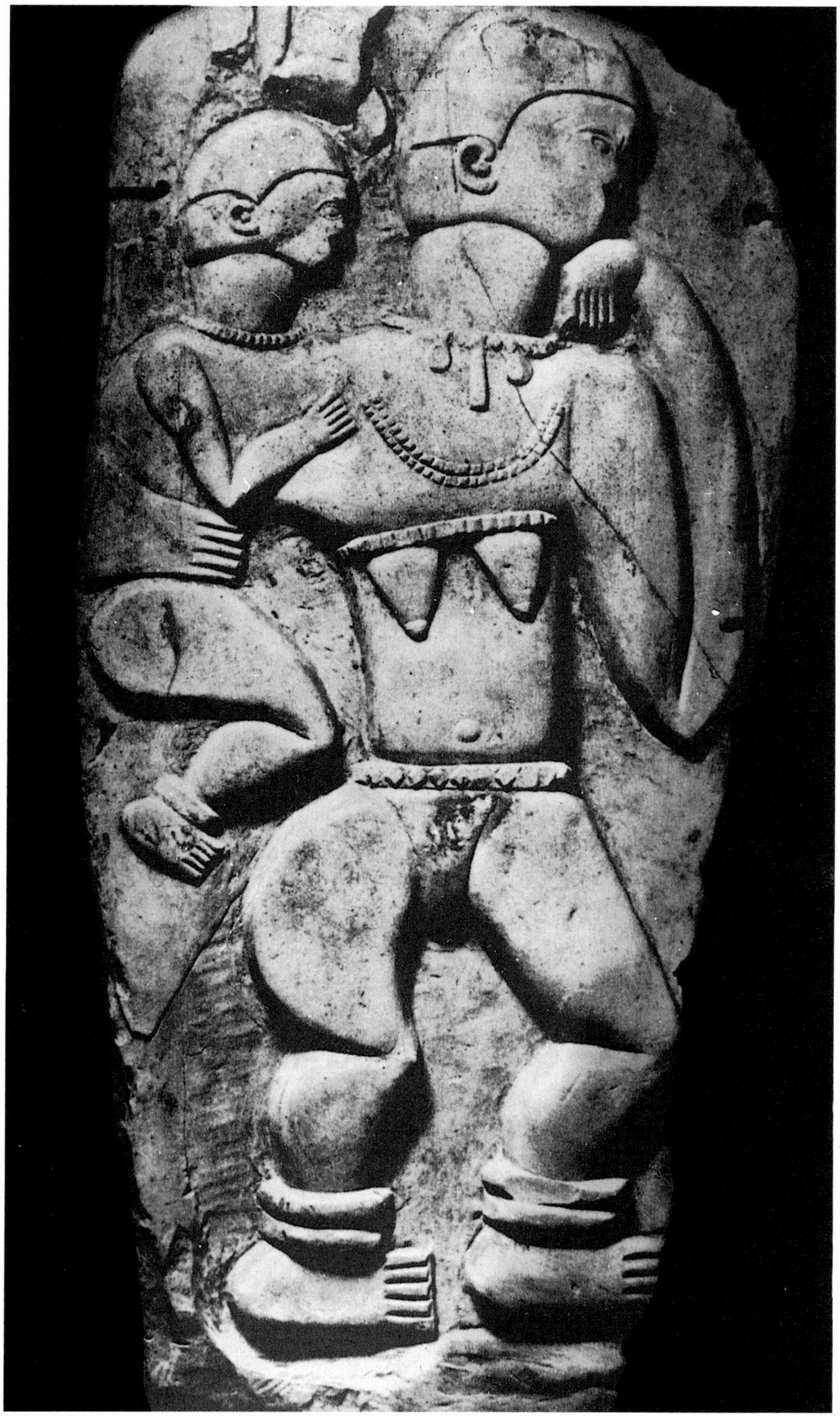

412

Mutterfigur aus Angola

412 ***Philip Allison (1968: fig. 86) bildet eine ähnliche Figur aus dem Rijksmuseum voor Volkenkunde, Leiden ab (sie ist 83 cm hoch). Er sagt dazu: „Diese [d. h. Art Steinreliefs] wurden in der Nachbarschaft der Küstenstadt Ambrizete, etwa 160 km südlich von Noqui, gefunden, aber noch innerhalb des Einflußgebiets des alten Königreiches Kongo. Sie sollen auf Gräbern von Frauen errichtet worden sein, die bei der Geburt gestorben sind; auf ihnen sind eine Frau und ein Kind dargestellt . . . Sie gelten nicht als sehr alt. Die Figuren sind nackt. Der dargestellte physische Typus, Details wie Körpermale und Haartracht, legen keinen exotischen Einfluß nahe wie er in den Mintadi augenfällig ist" (1968: 45). – Im Katalog zu der Ausstellung „Christian Imagery in African Art" (1980) wird als Nr. 6 (S. 9) ein christlicher Ntadi gezeigt: auf einem Steinkreuz ist ein weiblicher Korpus zu sehen (ob es sich um ein altes Objekt handelt, sei bezweifelt). Der Herausgeber schreibt: „Das alleinige andere uns bekannte publizierte Beispiel wird im Katalog einer portugiesischen Ausstellung von 1951, Exposição de Arte Sacra Missionária, gezeigt. Dort wird allerdings die dargestellte weibliche Figur als St. Petrus mißinterpretiert" (9). – Ich habe den portugiesischen Katalog oft durchgesehen. Die einzige Figur, auf die sich die Bemerkung beziehen könnte, ist die hier gezeigte. Dieses Bild ist aber unterschrieben: „Escultura em Pedra" und nicht „. . . de Pedro". (Der portugiesische Katalog hat leider weder Seitenzahlen noch haben die Bilder Nummern). Das Bild hat aber offensichtlich nichts mit dem Christentum zu tun. Doch darauf soll hier nicht weiter eingegangen werden.***

Steinfigur aus der Gegend von Ambrizete
Portugiesische Sammlung
Nähere Angaben fehlen.

Madonna

413 ***Steinskulptur aus Angola***

Portugiesische Sammlung
Nähere Angaben fehlen.

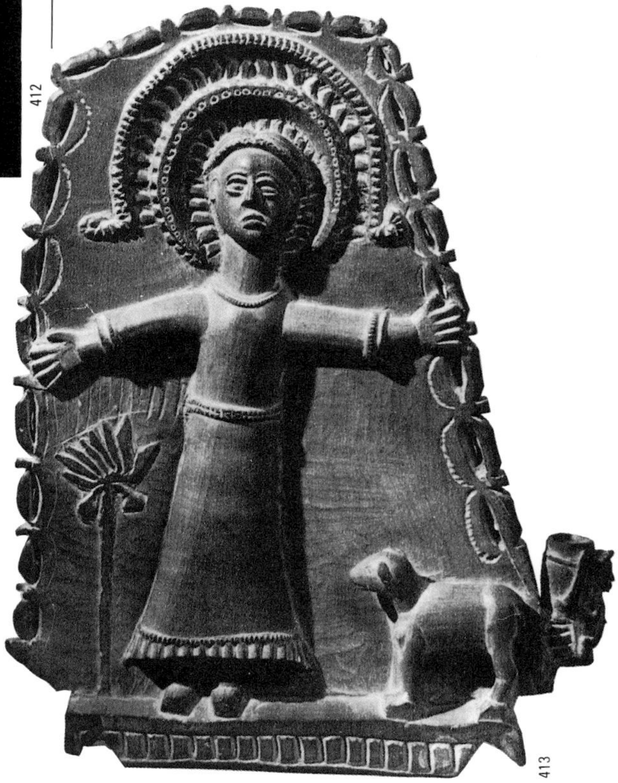

413

SÜDLICHES AFRIKA

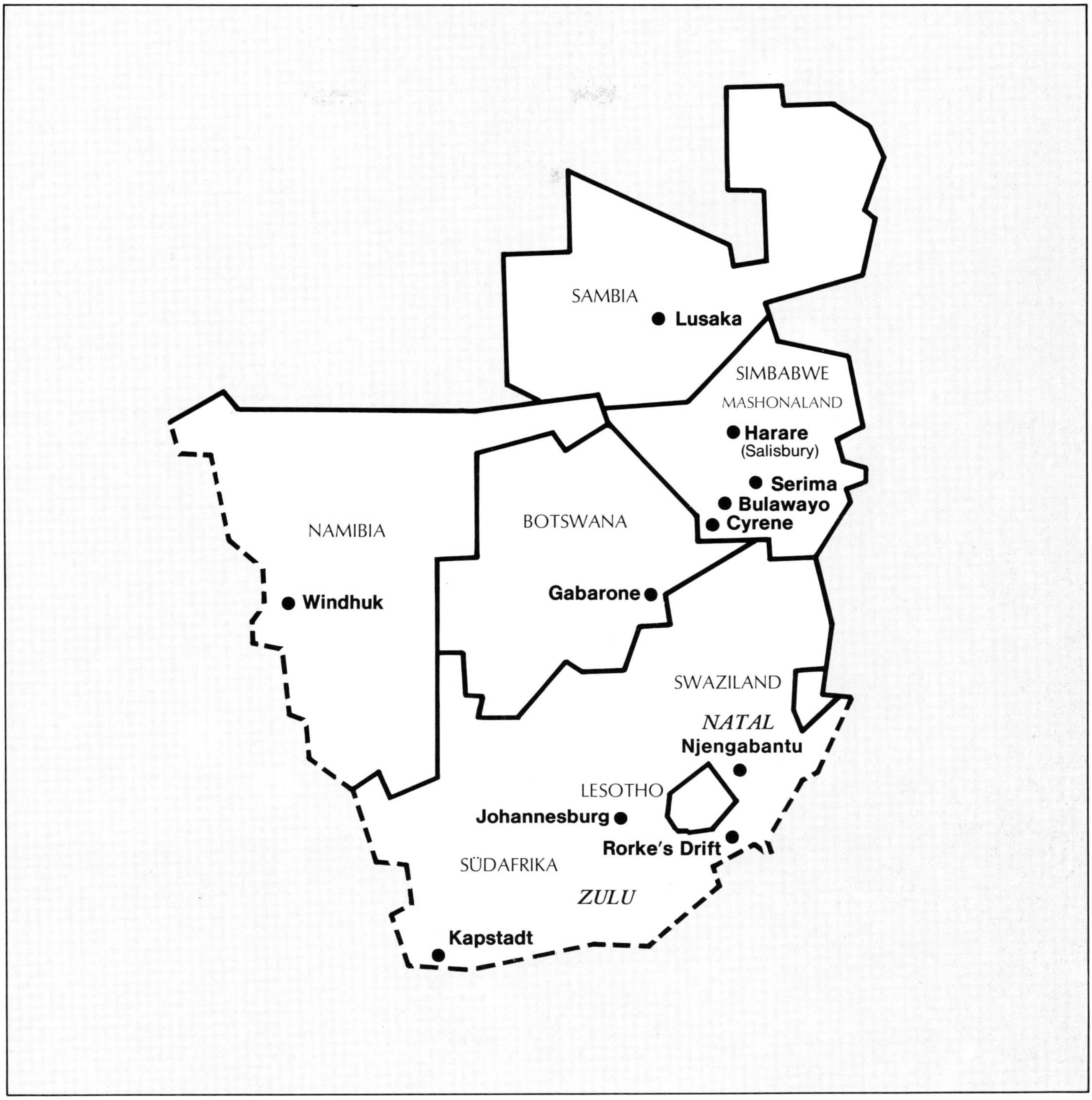

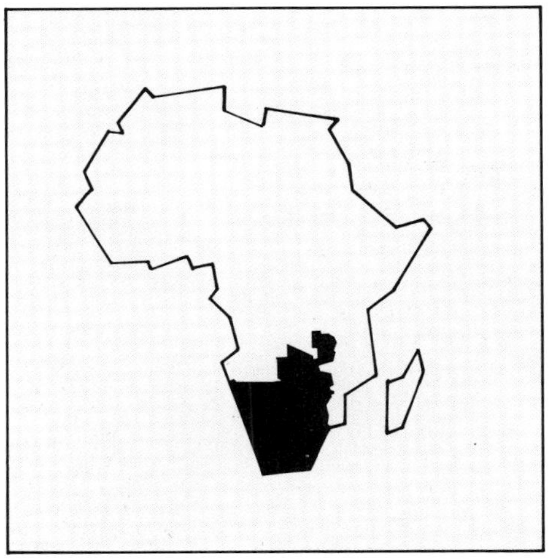

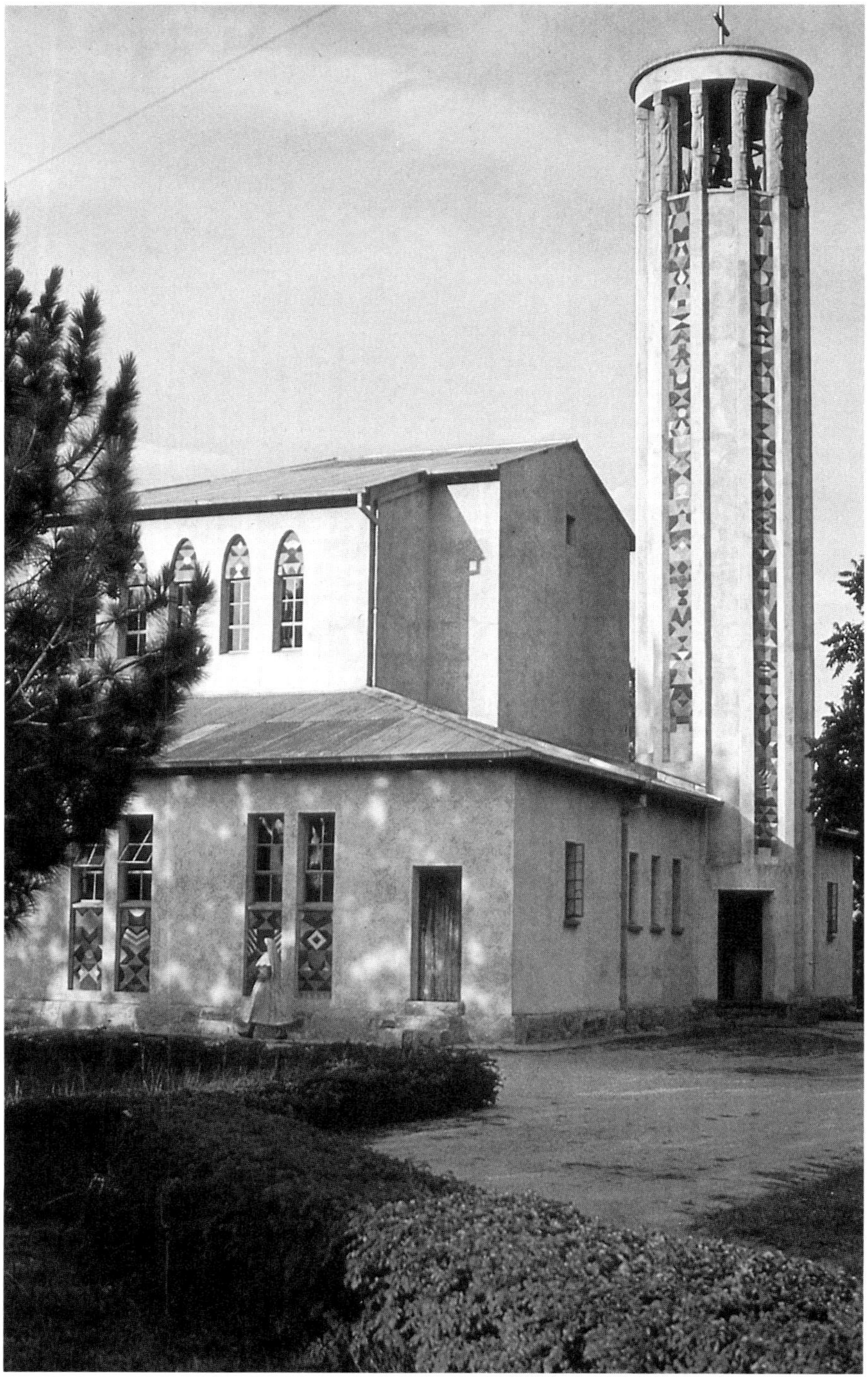

414

Kirche von Serima/Zimbabwe

414 ***Im Jahre 1948 kam P. Hans Gröber, der Erbauer der Kirche, nach Serima im Mashonaland. 1956 begann er mit dem Bau der Kirche. Als er im Juni 1967 starb, wurde er in der Nähe der Kirche begraben.***

Das südliche Afrika

In dieser Region kommen vor allem Werke und Künstler aus Zimbabwe und der Republik Südafrika zur Sprache; auch Namibia ist ein wenig vertreten. Über die anderen Länder dieser Region konnten wir leider kein brauchbares Bildmaterial auftreiben, was aber nicht heißen soll, daß es hier keine christliche Kunst gibt. Wir haben einfach keine Kenntnis darüber.

Die schwarzen Künstler Südafrikas, die christliche Themen behandeln, weisen eine derart starke Leistungsdichte auf, daß es leicht wäre, ein Vielfaches an Bildmaterial über ihre Arbeiten zu veröffentlichen. Ich glaube nicht, daß es ein zweites Land in Schwarzafrika mit einer derartigen Vielfalt an Künstlern und christlichen Werken gibt. Hinzu kommt, daß zahlreiche ihrer Werke in Ortskirchen aufgestellt werden und nicht, wie sonst meist üblich, den Weg nach Europa oder den USA nehmen.

Das heutige Zimbabwe machte bereits in den vierziger und fünfziger Jahren durch seine christliche Kunst auf sich aufmerksam; dies verwundert um so mehr, als dieses Gebiet traditionellerweise über keine Malerei und nur über eine bescheidene Plastik verfügt. Man hat von Südrhodesien als von einer „kulturellen Wüste" gesprochen (Ulli Beier). Auch die Ethnien Südafrikas besitzen keine erwähnenswerte plastische Kunst. Um so erstaunlicher ist es, daß gerade diese Völker innerhalb weniger Jahre ein unwahrscheinlich reiches Kunstschaffen entfaltet haben. Ich meine hier nicht nur bezüglich der christlichen, sondern auch der modernen Kunst überhaupt.

I. Zimbabwe

Die moderne Kunst Zimbabwes wurde vornehmlich von drei Zentren aus ins Leben gerufen. Zwei davon, die zeitlich ersten, hatten fast ausschließlich religiös-christlichen Charakter – es sind dies Cyrene und Serima –, das dritte, die „Workshop School" von Frank McEwen in Salisbury, fast ausschließlich profanen Charakter.

Es war vor allem McEwens Verdienst, der Ausstellungen in Europa organisierte, daß die Kunst von Salisbury, die 10 Jahre vorher vom Nullpunkt aus gestartet war, international sehr bekannt wurde und in die großen Museen gelangte. – Die beiden christlichen Zentren haben diese Anerkennung nicht gefunden. Sie haben aber den Vorteil, daß ein Großteil ihrer Werke noch an Ort und Stelle, d. h. in der Ortskirche in Zimbabwe, besichtigt werden kann, und vielleicht weiterhin Afrikaner zur Arbeit anregt. Da wir uns zum Ziele gesetzt haben, die christliche Kunst vorzustellen, werde ich McEwens „Workshop School" mit ihren etwa siebzig

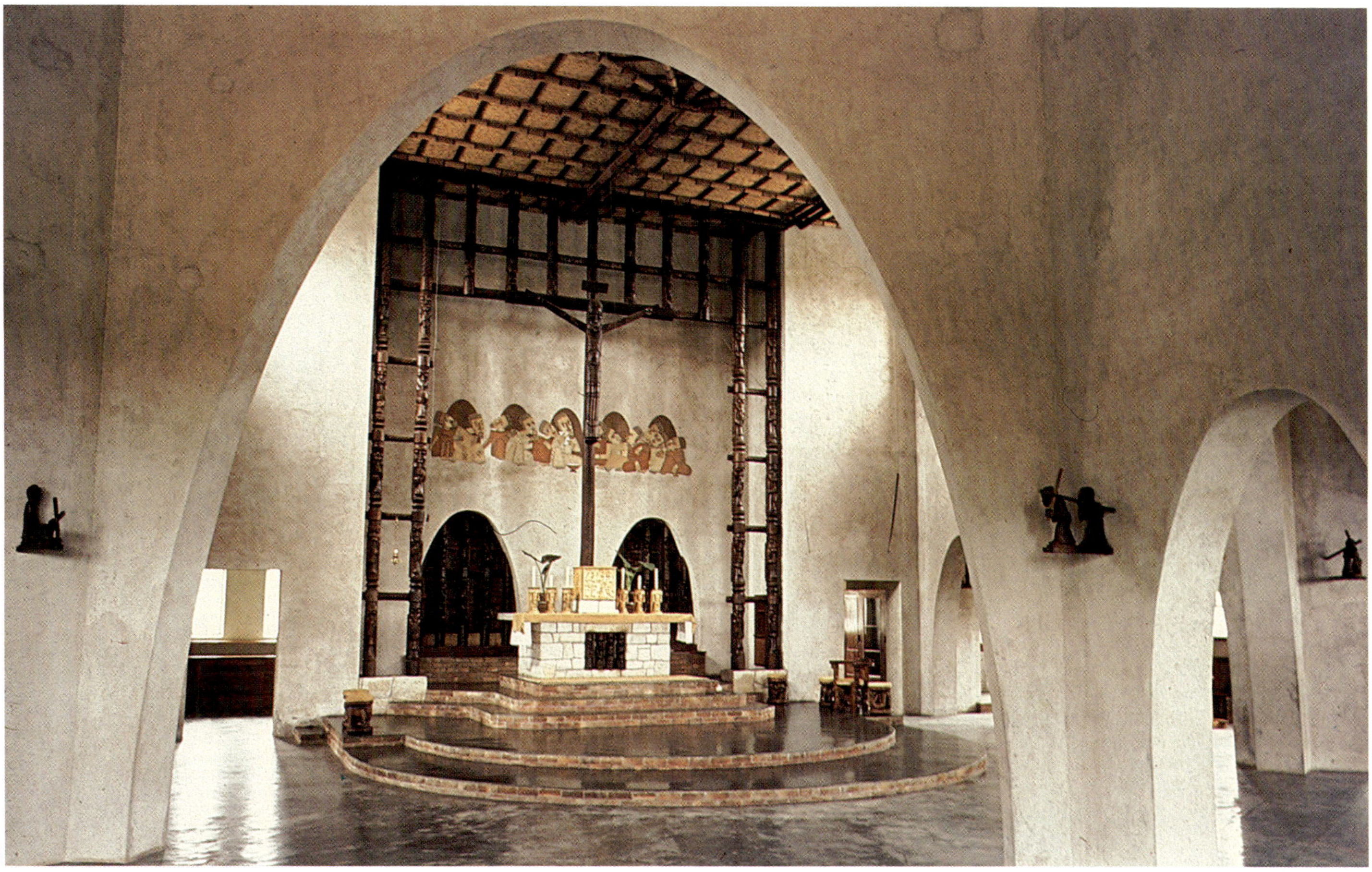

415

Künstlern hier nicht weiter behandeln, obgleich gerade hier wunderbar aufgezeigt werden könnte, wie Afrikaner aus innerer Inspiration heraus und ohne äußeren Einfluß großartige Werke geschaffen haben. Man gewinnt hier den Eindruck, und zwar noch stärker als bei dem Kreis um Romain-Desfossés in Lubumbashi, daß die künstlerischen Formen wie Archetypen im Menschen schlummern und nur geweckt bzw. bewußtgemacht werden müssen, um am Tageslicht realisiert werden zu können.

1. Edward Paterson und die Schule von Cyrene

Paterson war anglikanischer Priester; er stammte aus Aberdeen, war aber in Südafrika aufgewachsen. Er arbeitete in den Slums von Johannesburg, als er 1938 vom Bischof von Südrhodesien zur Gründung einer Schule nach dort gerufen wurde. Paterson hatte in London Kunst studiert, aber ohne großen Erfolg. Ihm wurde vom Bischof die Möglichkeit geboten, auf einem großen Landgut bei Bulawayo in der Diözese Matabeleland eine Knabenschule nach eigenen Vorstellungen zu gründen. Er nannte sie nach dem Kreuzträger Simon aus Afrika, Cyrene.
Am 22. Januar 1940 begann der Unterricht; zunächst war Cyrene nur Primarschule, später wurde es Sekundarschule. Kunst spielte im Lehrplan von Anfang an eine wichtige Rolle; es war Pflichtfach. Jeder

Hauptchor mit Hochaltar, Serima

415 *Die Balken hinter und über dem Altar sind mit Engelfiguren beschnitzt. Das Wandgemälde hinter dem Altar stellt das Abendmahl dar.*

Seitenschiff mit Sakramentsaltar

416 *Die Decke besteht aus einem beschnitzten, rot-schwarz gefärbten Gerüst aus Eukalyptusstangen. Darüber liegen Matten. Der Unterbau des Sakramentsaltares besteht aus dreißig keramischen Platten, auf denen das Leben Jesu und die Spendung der Sakramente dargestellt sind.*

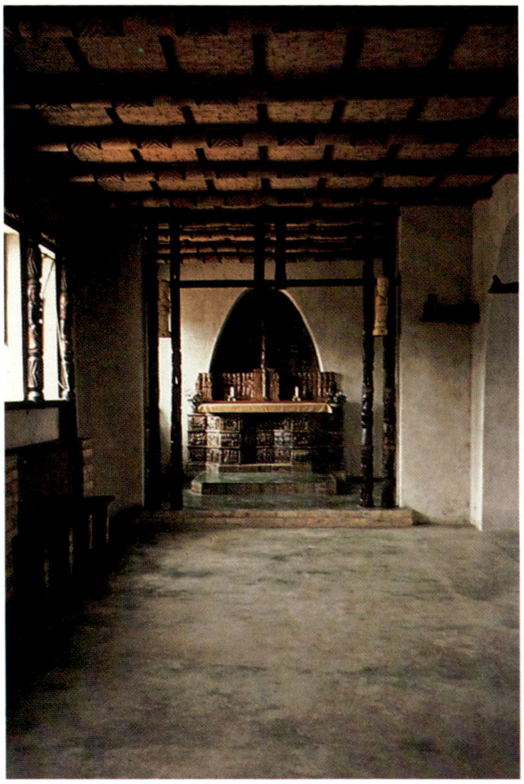

416

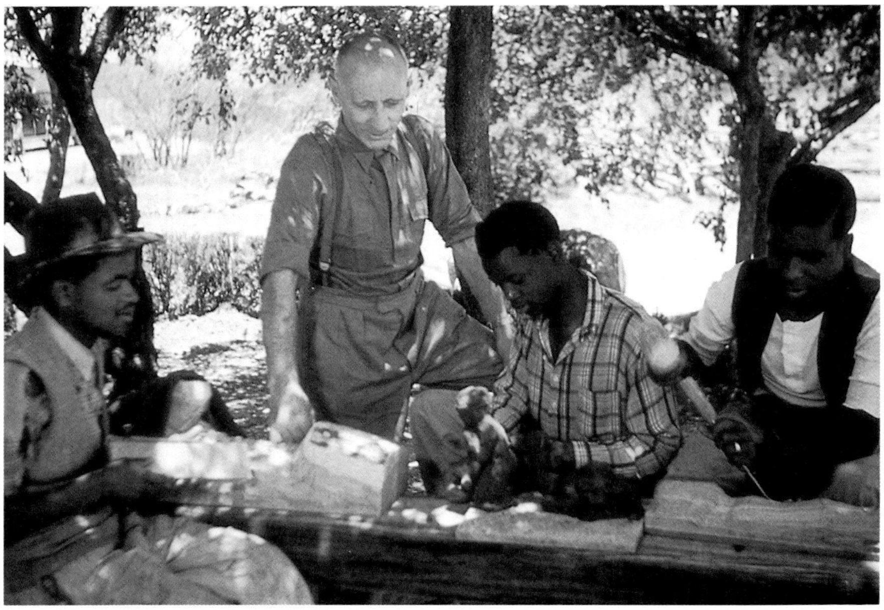

Hans Gröber mit Schülern

417 ***Von den zahlreichen Schülern haben sich vor allem drei hervorgetan, die dann auch Berufsschnitzer wurden und vor allem an der Kirche mitarbeiteten. Es waren dies: Cornelio Manguma, Gabriel Hatugari und Ernest Bhere.***

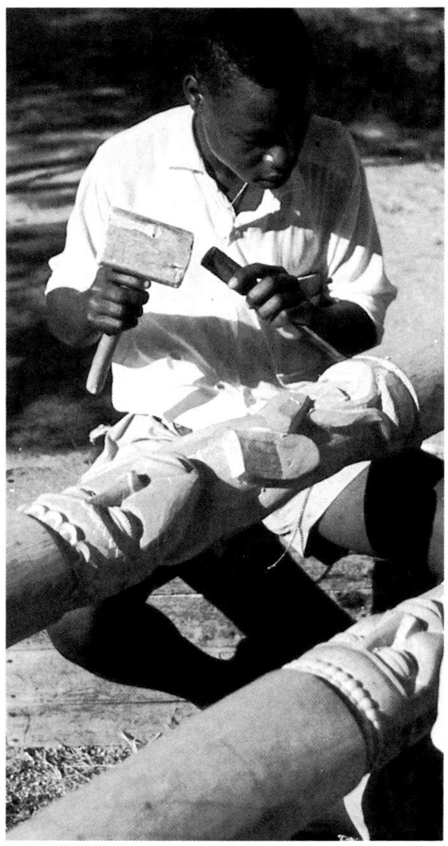

Ein Schüler bei der Arbeit, Serima

418 ***P. Gröber vermied es, seinen Schülern europäische Vorlagen zu geben. Er zeigte ihnen anfangs Masken aus dem Zaire. Diese zeichneten sie ab, und später modellierten sie sie in Ton. Die besten Entwürfe ließ er schnitzen. Die Gesichter vieler Figuren gleichen deshalb denen von Masken.***

Schüler hatte zu zeichnen, zu malen oder zu schnitzen. Da aber die Buben gar keinen künstlerischen Hintergrund besaßen, waren die meisten anfangs sogar zu ängstlich, um einen Malstift in die Hand zu nehmen.
Paterson wollte keine professionellen Maler heranbilden, sondern er sagte: „Für mich war Kunst das Mittel, um zum Glauben zu gelangen. Ich sehe deshalb in ihr einen Teil der Lebensfülle, die uns der Herr versprochen hat . . ." (Paterson war in seiner Jugend angeblich Atheist und ist über die Kunst wieder zum Christentum gekommen.) Er wollte aber durch die künstlerische Betätigung auch erreichen, daß die jungen Afrikaner ihre eigene Kultur entdeckten. Ihnen westliche Formen aufzuerlegen, wäre nach Patersons Worten „kulturelle Sklaverei" gewesen. Er hat also bereits sehr früh den Eigenwert der afrikanischen Kultur erkannt und auf ihre Pflege hingearbeitet.
Man übersieht vielfach die wichtige Rolle, die die christlichen Kunstversuche für das afrikanische Kulturleben hatten und noch immer haben. Die ethnologischen Museen haben bis vor kurzem ausschließlich oder fast ausschließlich alte Objekte gesammelt und ausgestellt. Kunstethnologen tun vielfach so, als sei mit der Ankunft der Kolonialmacht, der Händler und Missionare der geistige Prozeß dieser Völker verebbt, deshalb brauchten auch keine Erzeugnisse späteren Datums gesammelt und ausgestellt zu werden.
Stößt eine solche Haltung nicht zahllose Völker ins geistige Niemandsland? Sicher haben alle Kontakte Afrikas mit Europa dazu beigetragen, den Sitz im Leben der traditionellen afrikanischen Kunst zu zerstören. Aber versuchen nicht gerade jene das geistige Niemandsland zu perpetuieren, die ausschließlich Vergangenes sammeln und ausstellen, anstatt auch Neues zu wecken? Waren es nicht die diversen Kirchen, die früher als alle anderen versuchten, neue geistige Prozesse in Gang zu setzen? Gerade der Afrika-Ethnologe müßte wissen, daß in Afrika Kunst niemals nur abstrakte, von Kultur und Religion losgelöste Form ist. Eine afrikanische Maske, die in unsere Museen wandert ob ihrer vollendeten Form, ist in ihrem Wesen nicht mehr das, was sie in Afrika war. Afrikanische Kunst, wie sie in Afrika lebt, läßt sich deshalb ausschließlich im kulturellen Gesamtkontext ausstellen. Dieser kulturelle Gesamtkontext läßt sich aber bei der modernen Kunst viel leichter erstellen als bei der alten, deren Sitz im Leben nicht mehr rekonstruierbar ist.
Allmählich machten die Bilder und Plastiken aus Cyrene ihren Weg. Einige gingen ans englische Königshaus, und eine ganze Reihe befindet sich bereits in Museen Nordamerikas. In Mitteleuropa sind sie allerdings fast

unbekannt. In einer Beschreibung von 1982 sagt Barbara Wall über die Cyrene-Kunst: „Die Bilder, die unter der Leitung von Kanonikus Paterson entstanden sind, haben gemeinsame Eigenschaften, die sie als Produkt von Cyrene ausweisen. Vielen Gemälden ist gemeinsam: das Fehlen von Perspektive, der Detailreichtum, die Verwendung des ganzen verfügbaren Blattes sowie das Fehlen einer logischen Anordnung der Personen. Einige dieser Eigenheiten des Cyrene-Stils mögen auf den Einfluß von Paterson zurückgehen. Er bestand darauf, daß die Seite gefüllt werde. Die Schüler begannen gewöhnlich von der linken unteren Ecke her. Da es mit der Fertigstellung langsam voranging, entwickelte sich das Bild allmählich, und zwar nicht aus einem gutgeordneten Entwurf heraus, sondern es entstand aus einer Anhäufung von verschiedenen Ideen ... Die meisten Bilder erzählen eine Geschichte. Eine andere gemeinsame Eigenart ist die überaus große Liebe zum Detail. Auf einem von einem Schüler gemalten Baum zählte Kanonikus Paterson 4000 sorgfältig gemalte Blätter ... Ein Großteil des Zaubers der Cyrene-Bilder liegt in der liebevollen Sorgfalt, mit der jede Figur und jede Pflanze gemalt wird ..." (1982 : 31–32).

Die Cyrene-Schule existiert auch heute noch, doch spielt die Kunst seit dem Tod von Kanonikus Paterson (im November 1974) nicht mehr diese Rolle. Er hatte sich bereits 1971 von Cyrene zurückgezogen und ein neues Kunstzentrum gegründet, das für fortgeschrittenere Schüler bestimmt war, die aus dem Kunststudium ihren Beruf machen wollten. Paterson starb mit 79 Jahren.

2. Hans Gröber und die Kirche von Serima

P. Hans Gröber war Mitglied der Schweizer Missionsgesellschaft Bethlehem. Er war 1903 in Basel geboren. Bevor er Priester wurde, studierte er Architektur. Später besuchte er die Kunstgewerbeschule in Luzern. 1939 ging er als Missionar nach Rhodesien. Nach verschiedenen Einsätzen erhielt er 1948 von seinen Oberen den Auftrag, in Serima, einem Ort in der Nähe von Chatsworth in Mashonaland (Zimbabwe), eine Mission aufzubauen.

Als Missionsoberer war P. Gröber auch Schulleiter. Er nahm in den Stundenplan die Fächer Zeichnen und Modellieren auf und unterrichtete sie selbst. P. Gröber betonte wiederholt, daß er als einzige Vorlage Masken aus dem Belgischen Congo zeigte. Die Schüler sollten sie abmalen. Die besten Entwürfe ließ er in Lehm formen und einige sogar in Holz schnitzen. Die Shona kannten

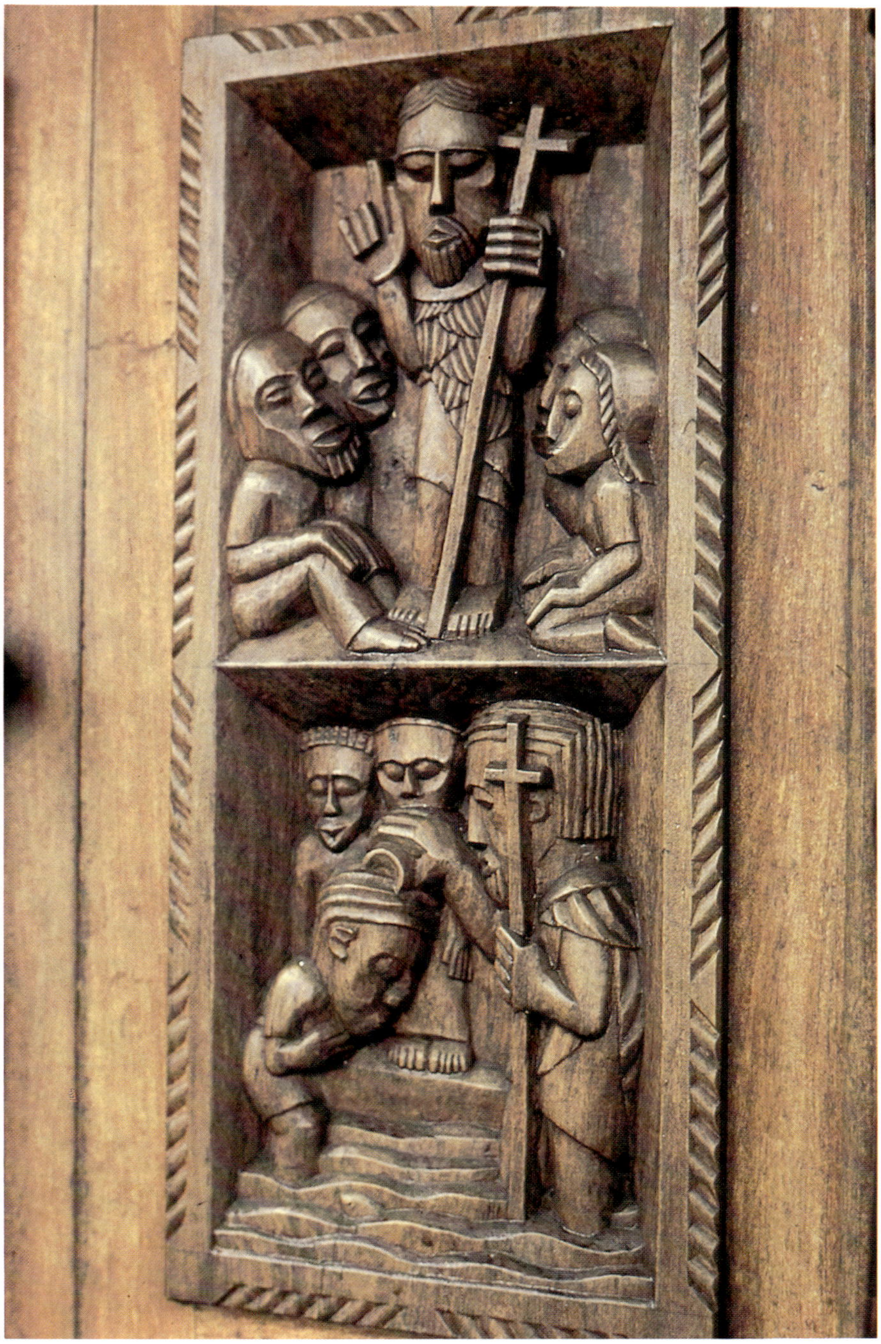

419

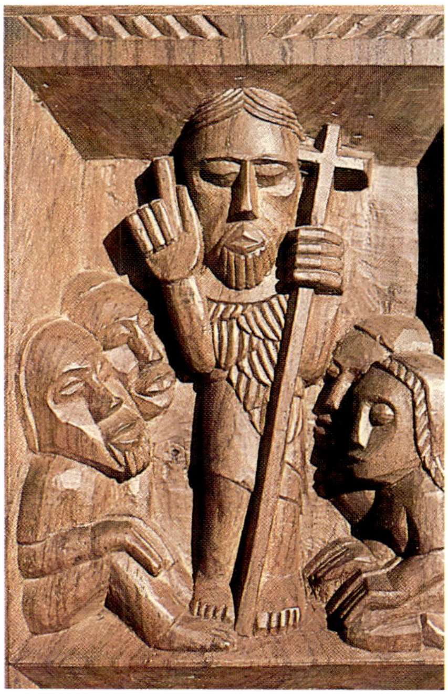

420

Johannes der Täufer, Serima

419 ***Das Relief stellt zwei Szenen von Johannes dar: 1. die Bußpredigt (siehe Ausschnitt auf Abb. 420) und 2. die Taufe Jesu.***

Johannes der Täufer predigt Buße

420

Ausschnitt aus Abb. 419

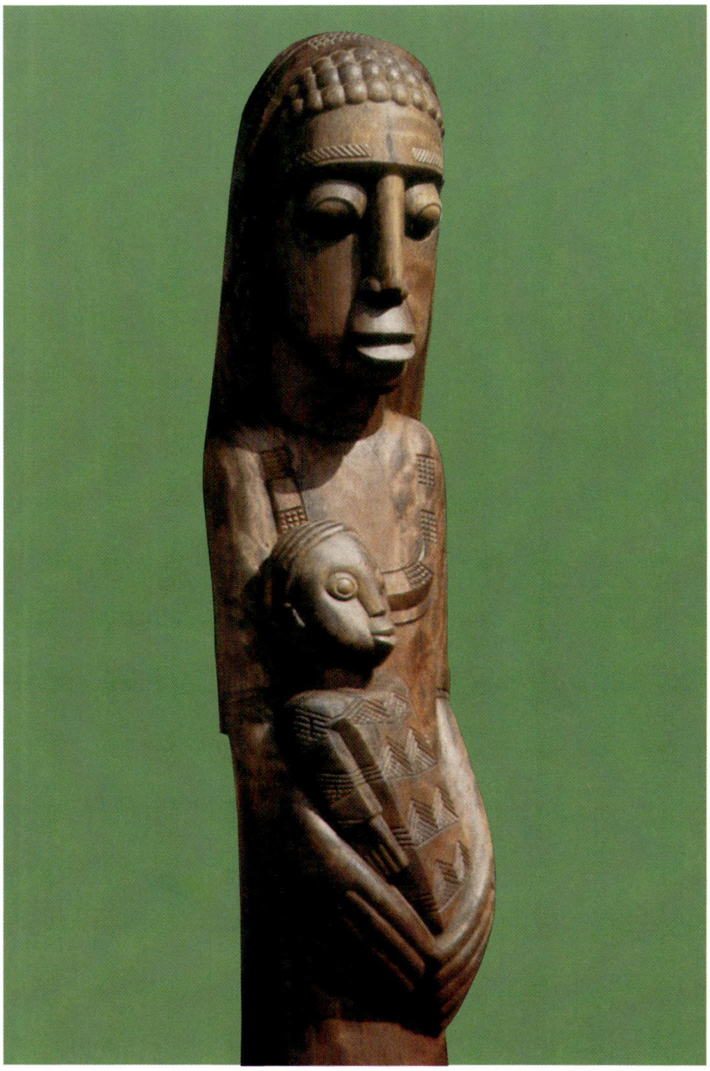
421

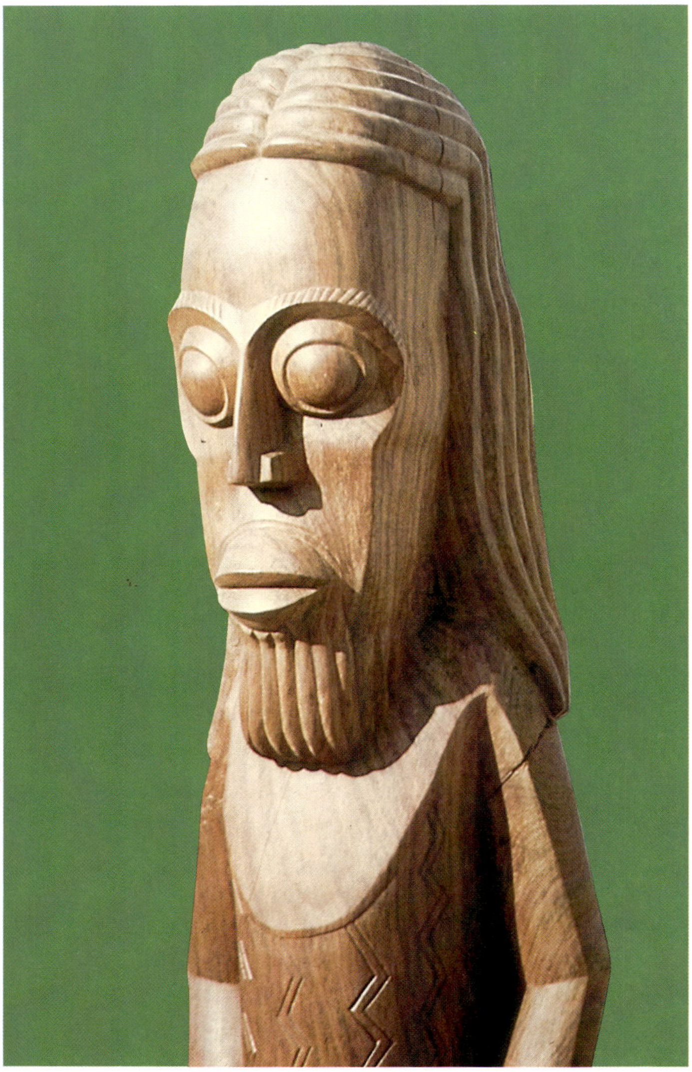
422

Madonna mit Kind, Serima

421 ***In Serima wurde viele Jahre ausschließlich für die Kirche gearbeitet. Erst als die Kirche fertig war, wurden auch Auftragsarbeiten angenommen. Hier eine der wenigen Figuren, die nicht für die Kirche ausgeführt wurden.***

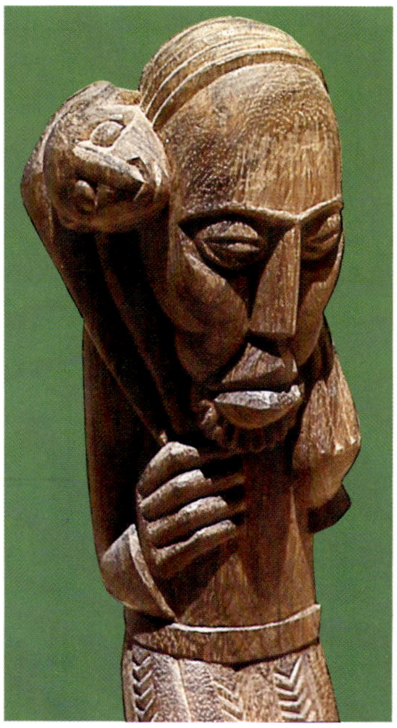
423

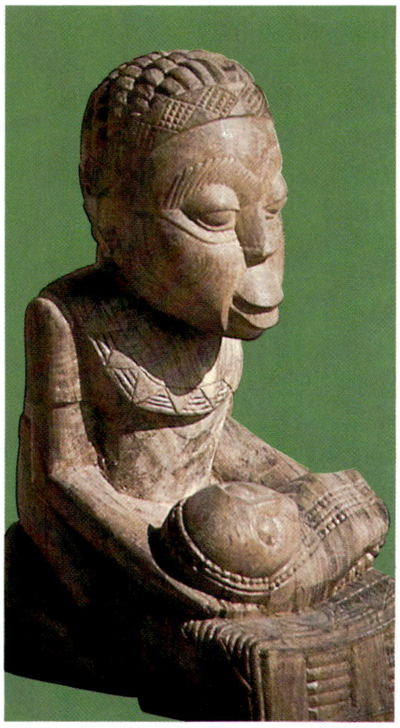
424

Herz-Jesu-Statue, Serima

422

Hirtenfigur, Serima

423 ***Zur Weihnachtszeit werden am Marienaltar neunzehn Krippenfiguren aufgestellt. Eine davon ist dieser Hirte.***

Madonna mit Kind, Serima

424 ***Figur aus einem Krippenensemble.***

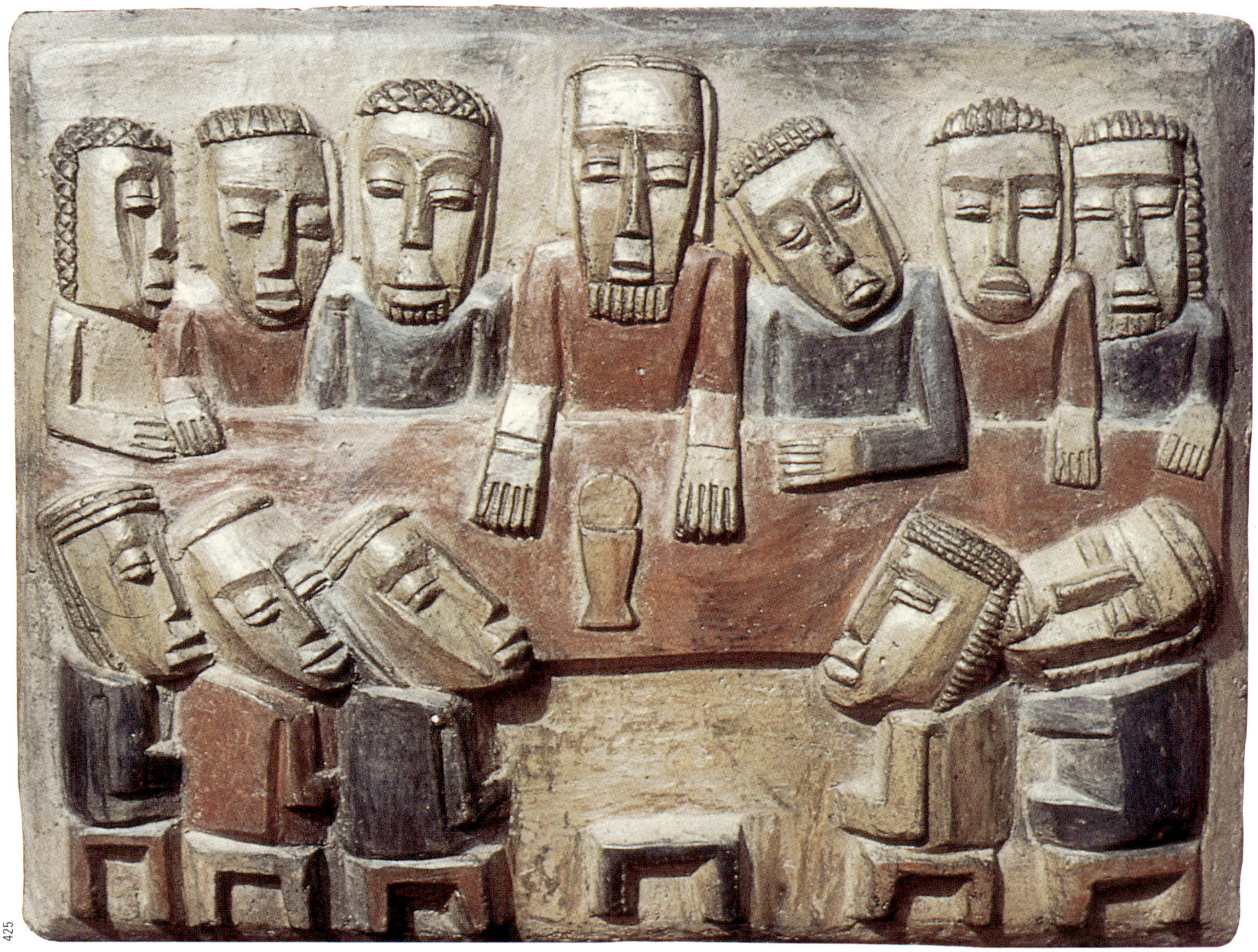

425

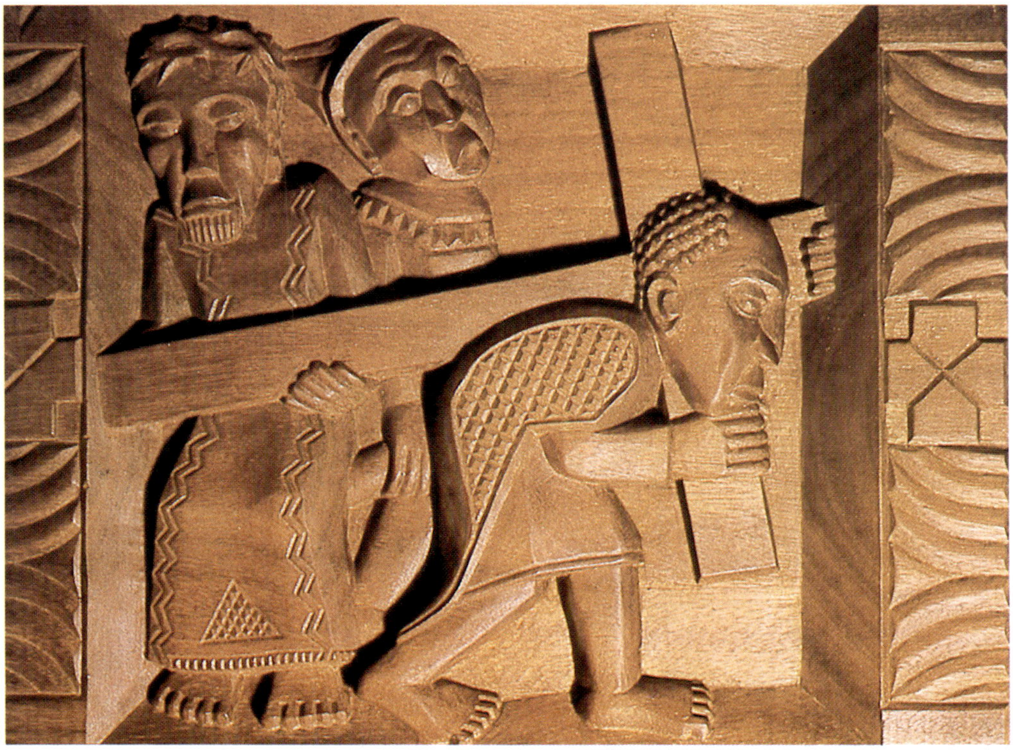

426

Das Letzte Abendmahl

425 ***Tonplatte vom Sakramentsaltar. Judas' Stuhl ist bereits leer.***

Simon von Kyrene

426 ***An verschiedenen Orten der Kirche sind Holzreliefs angebracht: in der Apsis, an dem neuen Hochaltar, an den Portalen usw. Dieses Relief zeigt Simon von Kyrene beim Kreuztragen. Es bildet keine Kreuzwegstation, denn der Kreuzweg ist in Serima vollplastisch gearbeitet.***

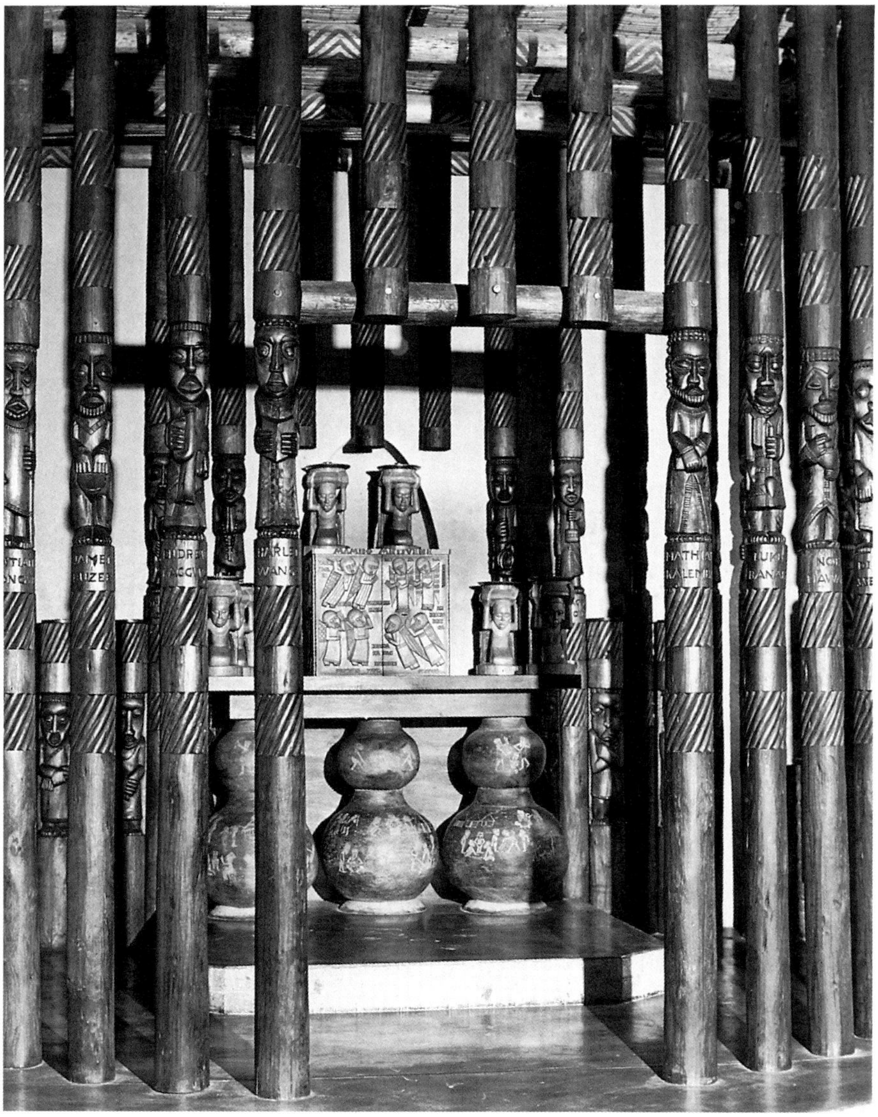

427

Kapelle der Ugandamartyrer, Serima

427 ***Die Altarplatte ruht auf irdenen Töpfen, wie die Shona sie für Korn, Wasser und Bier verwenden. In die Keramiken sind Szenen des Alltagslebens und Martyriums eingeritzt. Die Kapelle wird durch beschnitzte Pfähle, von denen jeder einen Uganda-Martyrer bedeutet, von der Kirche abgetrennt.***

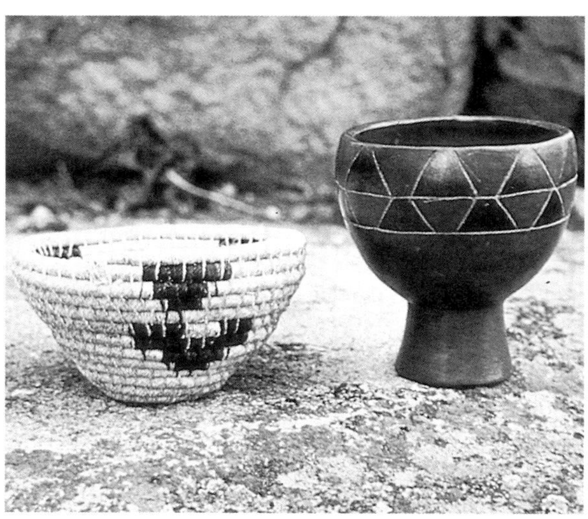

428

Kelch und Gabenschale, Serima

428 ***Lokale Gebrauchsgegenstände der Shona.***

ursprünglich keine Masken; die plastische Kunst war, wie in ganz Südrhodesien, praktisch inexistent. Gröber bewegte sich also wie vor ihm Paterson und nach ihm Mc-Ewen in Neuland.

Die Versuche mit den Volksschülern waren ermutigend. Jahr für Jahr sonderte er die 5–7 besten Talente aus und förderte diese privat weiter. Eine „Kunstschule“ wollte Gröber aber niemals gründen, da er keine Berufsschnitzer heranbilden wollte. Drei Schüler jedoch beschäftigte er später selbst als Künstler. Es waren dies Cornelio Sinyoro (geb. 1935), Gabriel Hatugari (geb. 1938) und Ernest Bhere (geb. 1940). Sie blieben nach der Volksschule in Serima und arbeiteten hauptberuflich an der Kirche.

Man kann sagen, für P. Gröber war das künstlerische Moment bei seiner Arbeit mit den Schülern zweitrangig. Er war an erster Stelle Missionar; er wollte biblische Stoffe und christliche Inhalte bildlich vermitteln. Wenn dabei auch noch „Kunst herauskam“, war es um so besser, aber seine primäre Sorge war dies nicht. Als er dann 1956 die Kirche zu bauen begann, bestimmte er die Bildthematik der Schnitzereien, Malereien und Keramiken, die künstlerische Ausführung aber überließ er ganz seinen afrikanischen Schülern. Man sagt, Hans Gröber habe niemals eine Plastik selbst gemacht, sondern immer nur seine Schüler angeleitet und korrigiert.

Wenn es in Serima keine anderen Vorlagen als die Masken aus dem Congo gab und P. Gröber nicht schnitzte, muß man doch fragen, wie es zu dem ganz bestimmten Serima-Stil gekommen ist. Traditionelle Plastiken gab es im Mashonaland ja praktisch keine, von deren Formen sich die Schüler hätten leiten lassen können. Auch Museen und Kunstbücher standen dieser ländlichen Jugend nicht zur Verfügung. Wie schon in Cyrene und Salisbury, so entstand auch in Serima ein ganz typischer Lokalstil. Kämen aber die Formen ausschließlich aus der Intuition der Afrikaner, gleichsam als ob Archetypen geweckt würden, dann sollten doch in den drei Zentren die Formen, wenn schon nicht gleich, so doch ähnlich sein. Aber sind sie dies wirklich? Jedenfalls haben wir drei ausgeprägte Kunststile vor uns, die sich leicht voneinander unterscheiden lassen.

Man geht wohl kaum fehl, wenn man annimmt, daß die drei Meister Paterson, Gröber und McEwen die Formen ihrer Schüler derart beeinflußt haben, allein durch Anleitungen und Kritiken, daß allmählich typische Lokalformen entstanden. Da aber die Schüler bald herausfanden, welche Formen das Wohlwollen des Meisters finden, imitierten sie diese, kopierten also einander, und so gab es in wenigen

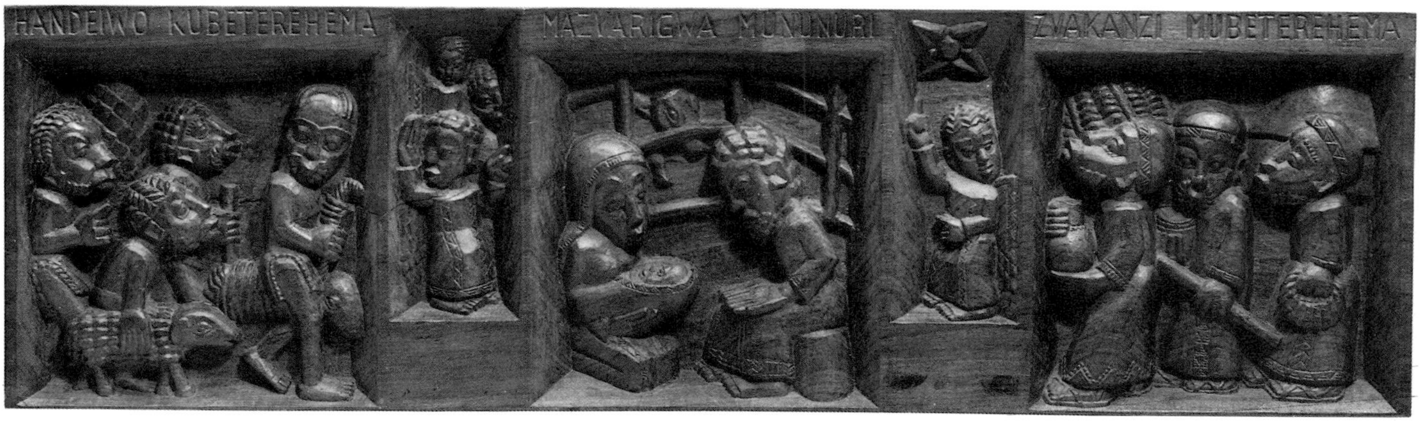

429

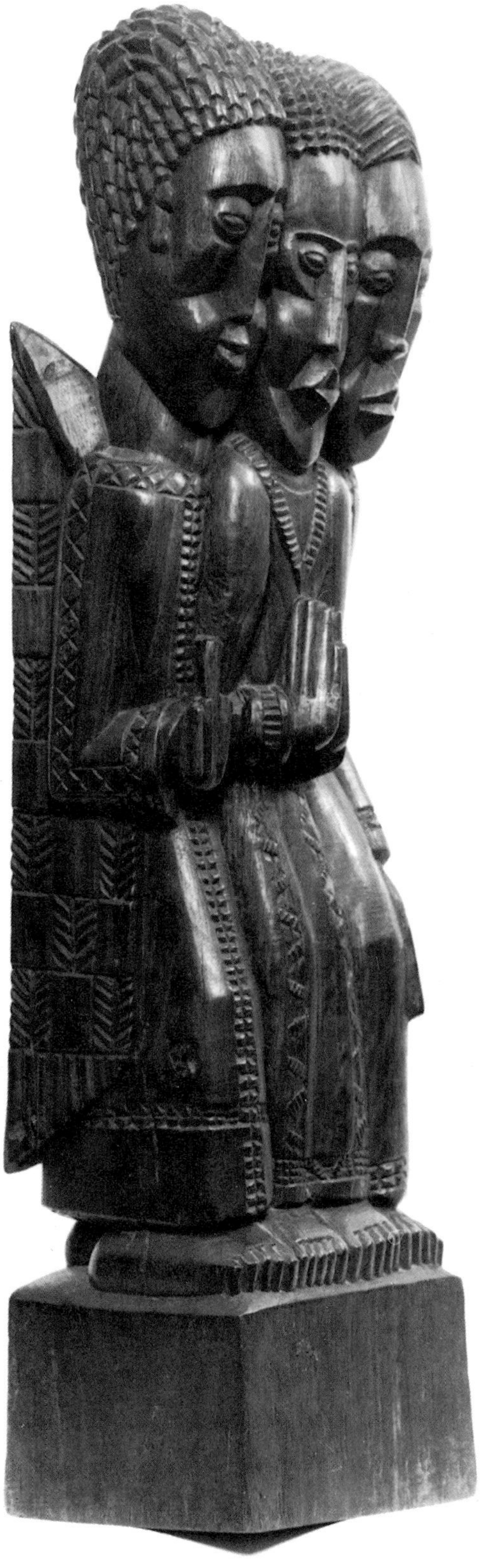

430

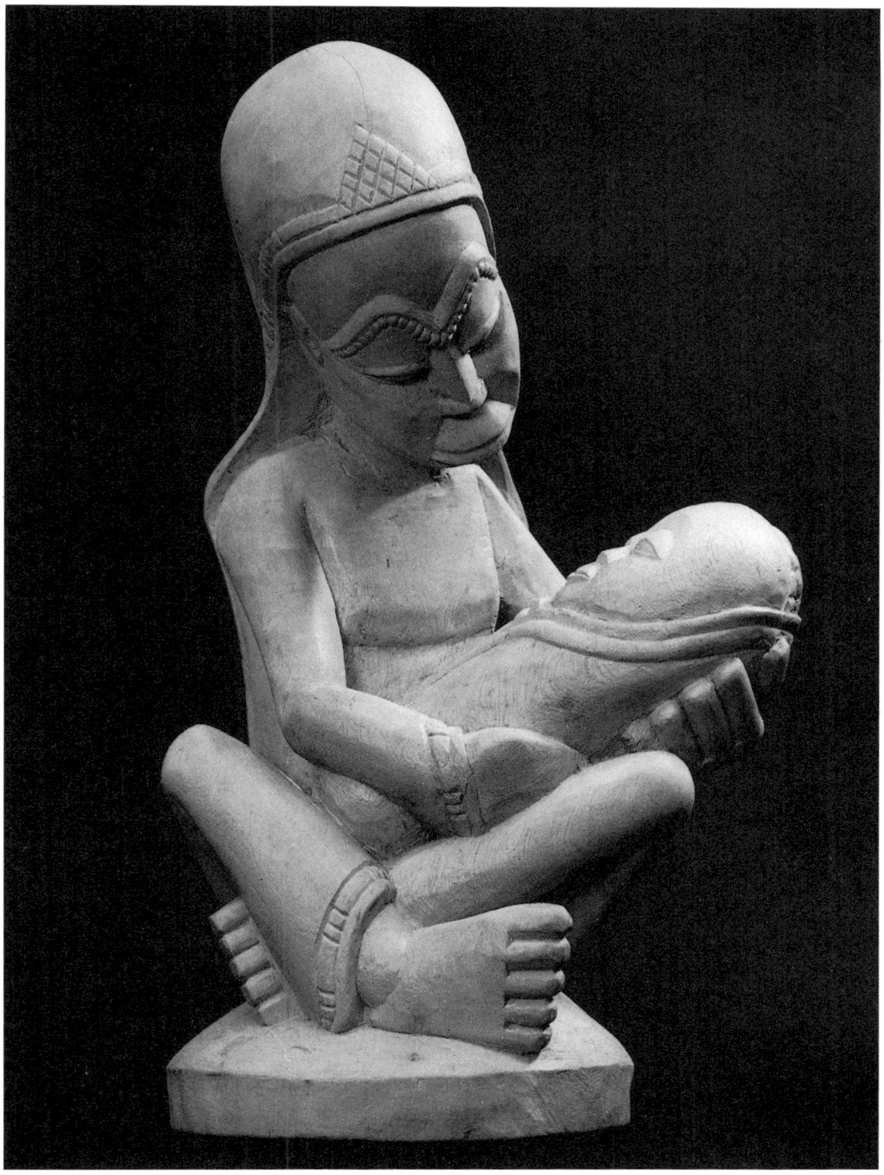

431

Weihnachtsrelief, Serima

429 ***In der Mitte die Eltern mit dem Kind; links: die Hirten; rechts: die Drei Könige.***

Höhe: 22,5 cm, Breite: 28,7 cm, Rotholz
Bethlehem, Immensee, Schweiz

Dreifachengel, Serima

430

Höhe: 56 cm, Breite: 13 cm
dunkel gebeiztes Holz
Bethlehem, Immensee, Schweiz

Madonna mit Kind, Serima

431 ***Das Kloster Bethlehem in Immensee bei Zug ist das Mutterhaus von Hans Gröber.***

Höhe: 34 cm, helles Jacaranda-Holz
Bethlehem, Immensee, Schweiz

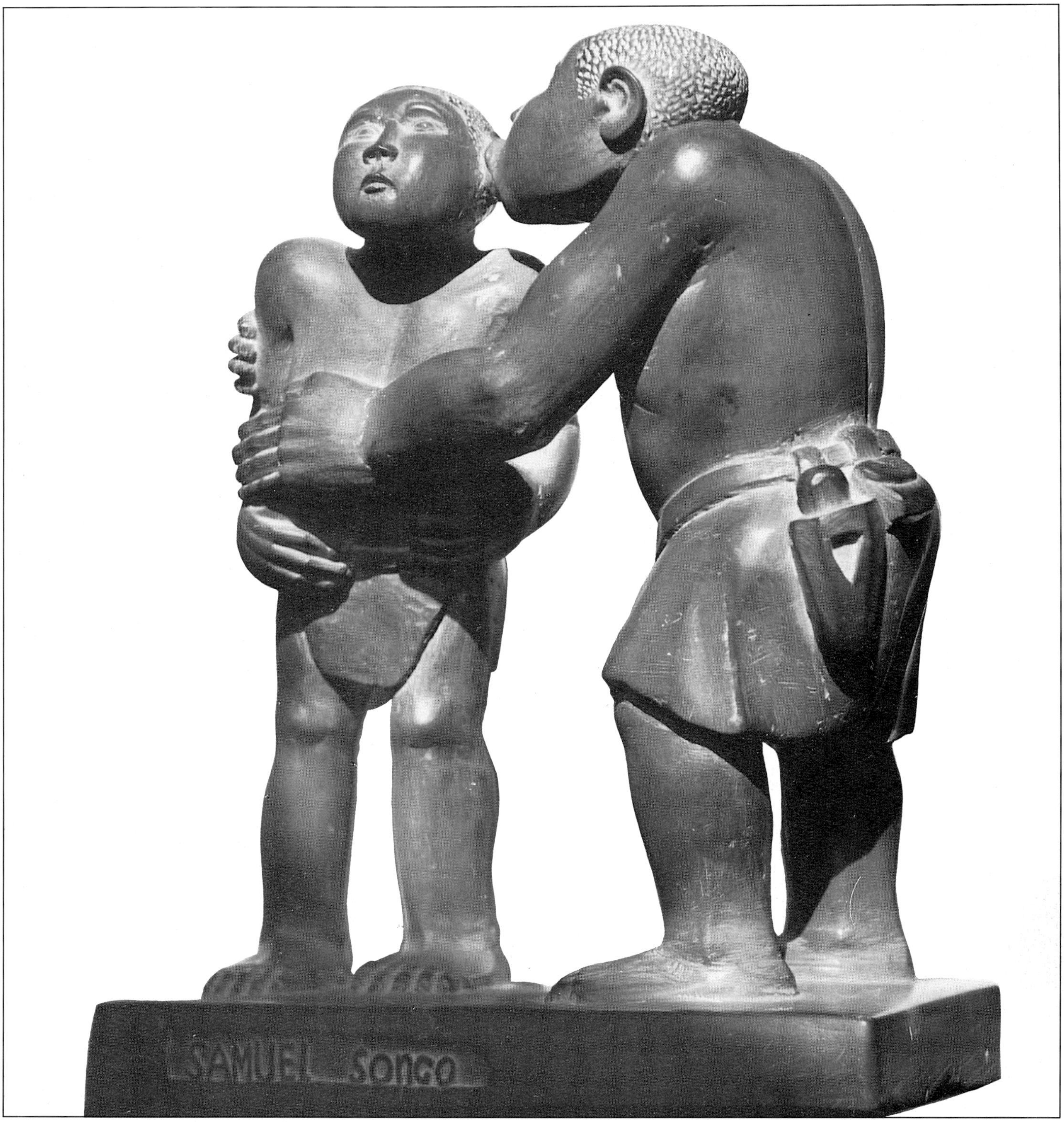

432

Zu den Cyrene-Bildern:

Alle hier gezeigten Bilder wurden uns von „The United Society for the Propagation of the Gospel", London, in freundlicher Weise zur Verfügung gestellt, die auch die Urheberrechte besitzt. Wir konnten leider keine Angaben darüber erhalten, wo sich die Originale heute befinden, über ihre Größe, den Werkstoff, über ihre Entstehungszeit usw.

Der verlorene Sohn

432 ***Über den Autor heißt es in der Broschüre „Cyrene and its Art": „Sam Songo ist ein Kalanga aus Belingwe. Sam wurde von Herrn Stewart, dem Oberschulinspektor von Matabeleland zu uns gebracht in der Hoffnung, daß wir ihm einen Halt im Leben geben könnten. Die Aussicht war trüb genug, denn Sam war hoffnungslos verkrüppelt in beiden Beinen und ganz und gar hoffnungslos in seiner rechten Hand, an der er zwei Finger hatte, die gerade ein Werkzeug halten konnten. Mit seiner gesunden linken Hand hat er sich durch seine Skulpturen und Malereien einen Namen geschaffen, der in verschiedenen Teilen der Welt bekannt geworden ist . . ."***

Von Samuel Songo
Speckstein
Cyrene, Zimbabwe

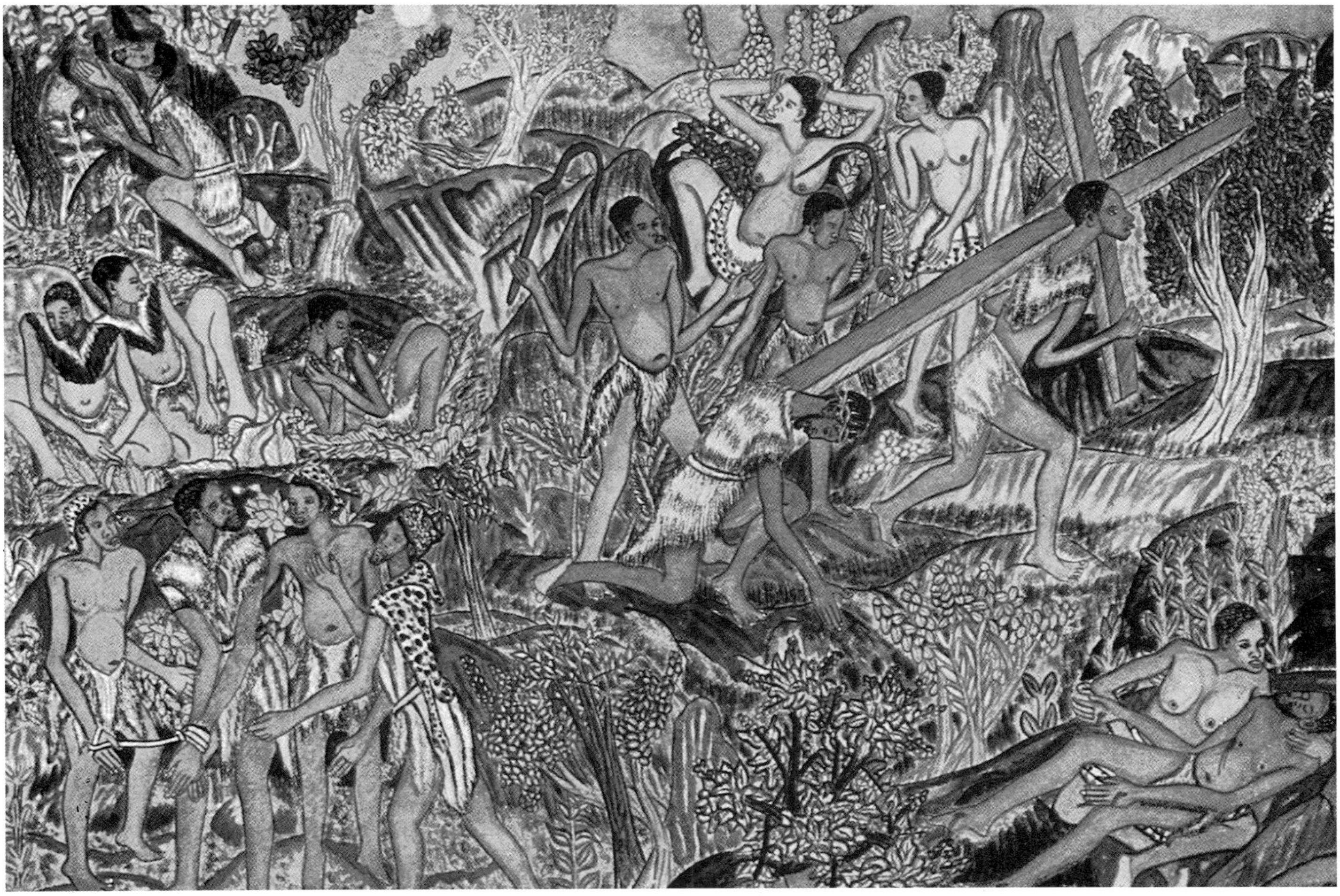

433

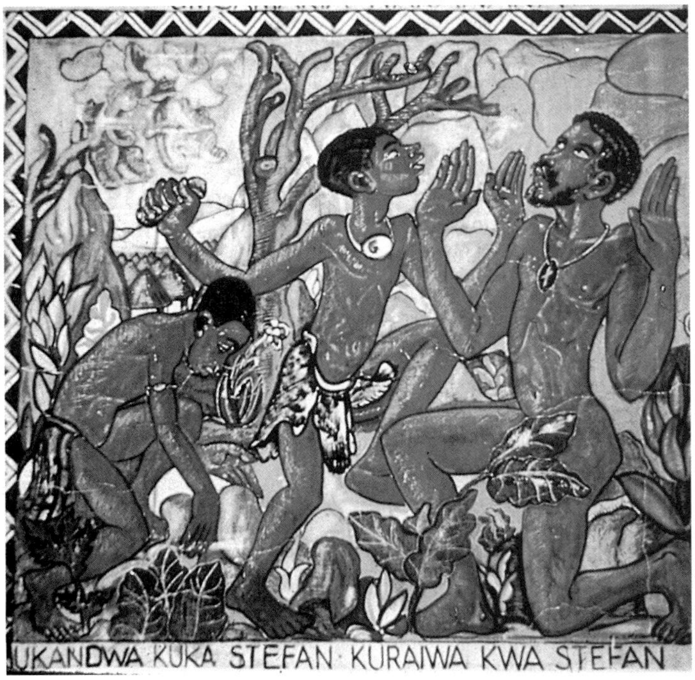
UKANDWA KUKA STEFAN· KURAIWA KWA STEFAN

434

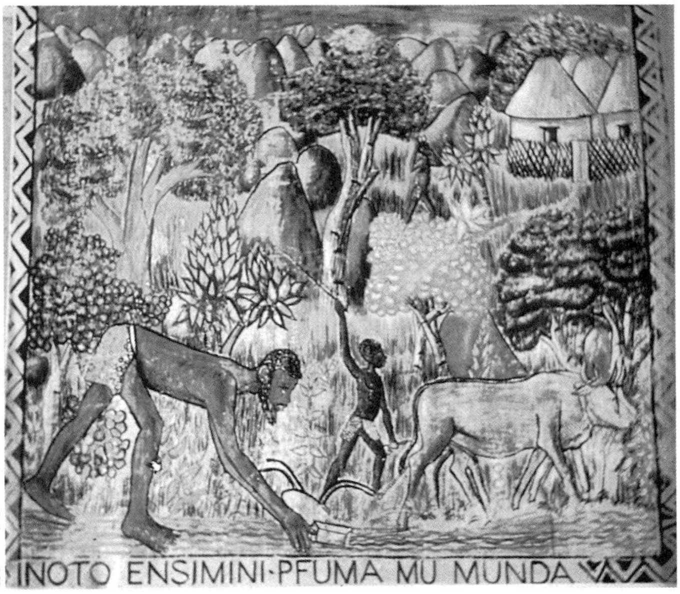
INOTO ENSIMINI·PFUMA MU MUNDA

435

Simon von Cyrene beim Kreuztragen

433

Livingston Sango
Gemälde
Cyrene, Zimbabwe

Die Steinigung des Stefanus

434 ***Der Künstler war verkrüppelt und starb mit 16 Jahren. Sein Name ist unbekannt. Sammel Songo?***

Der Schatz im Acker

435

Gemälde
Cyrene, Zimbabwe

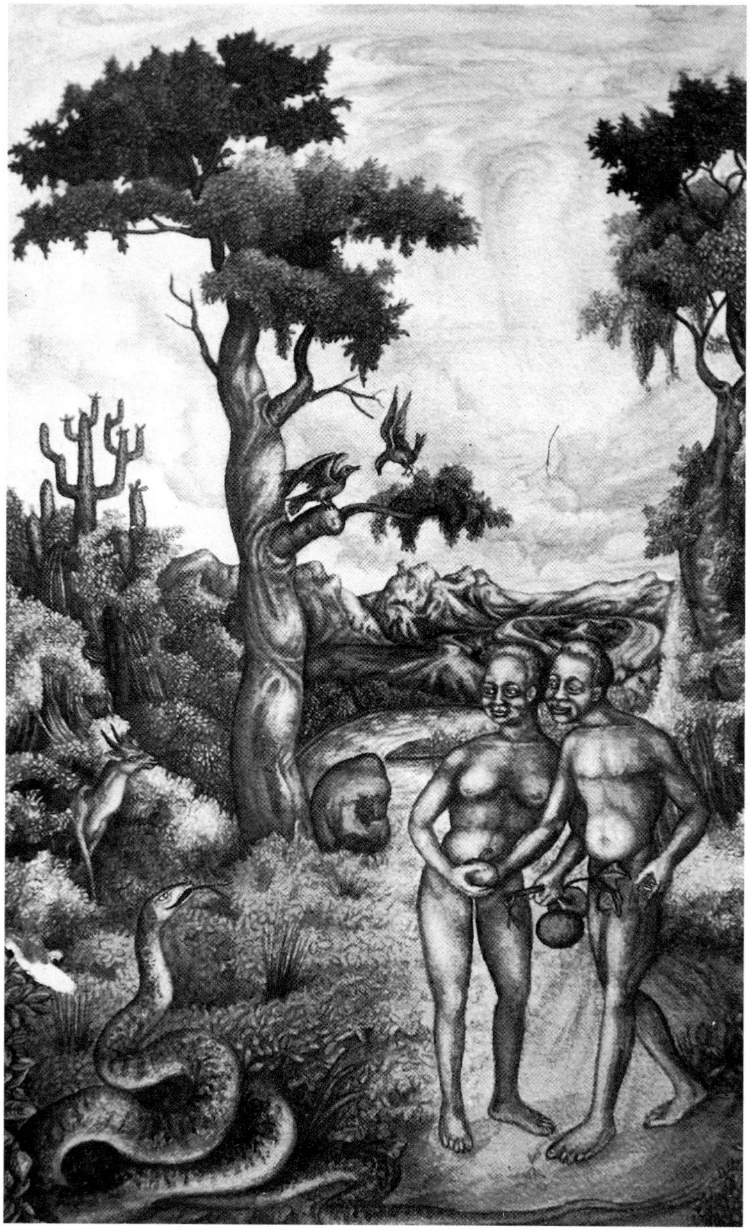

436

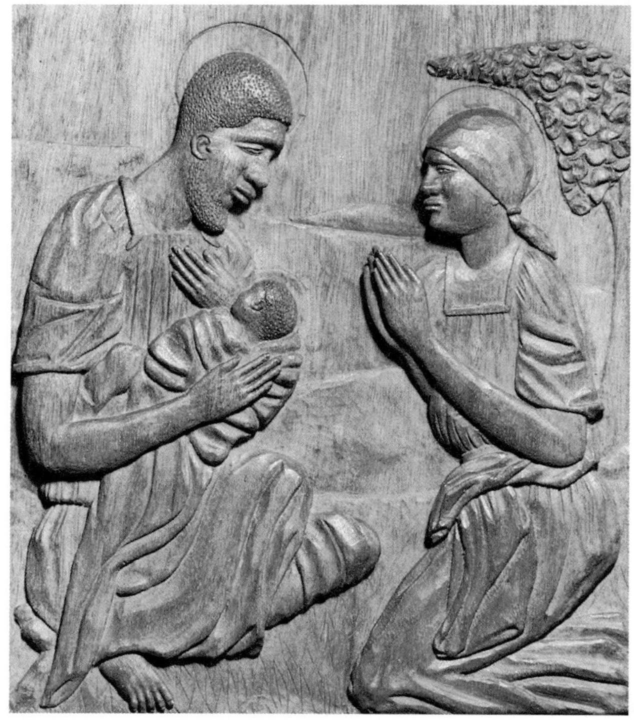

437

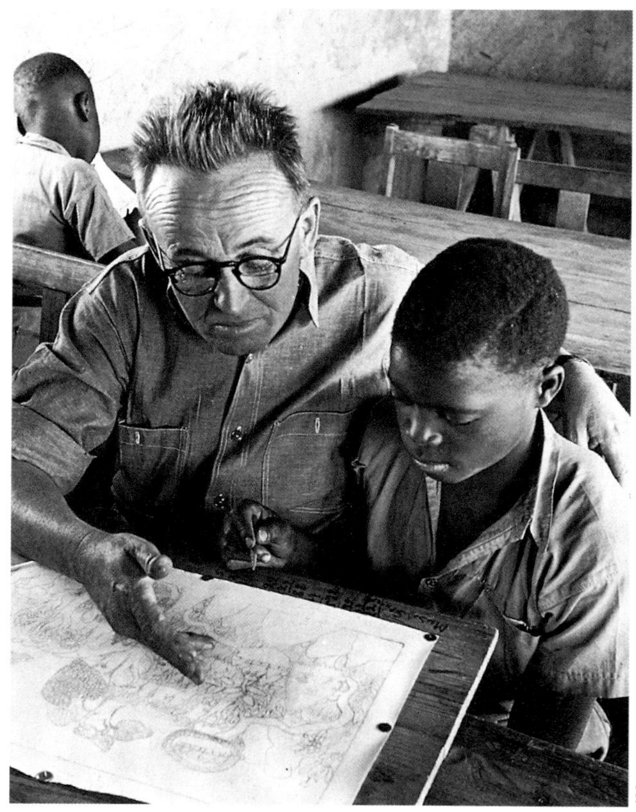

438

Adam und Eva

436

Gemälde
Cyrene, Zimbabwe

Die Heilige Familie

437

Relief in Holz von David Chituku
Cyrene, Zimbabwe

Kanonikus Paterson mit einem Schüler

438

Foto aus Cyrene

Anbetung der Drei Könige

439 ***Sango ist ein M'Rozwi vom Charter-Distrikt.***

Livingston Sango
Gemälde
Cyrene, Zimbabwe

Anbetung der Drei Könige

440

Von Stephen Katsande
Malerei
Cyrene, Zimbabwe

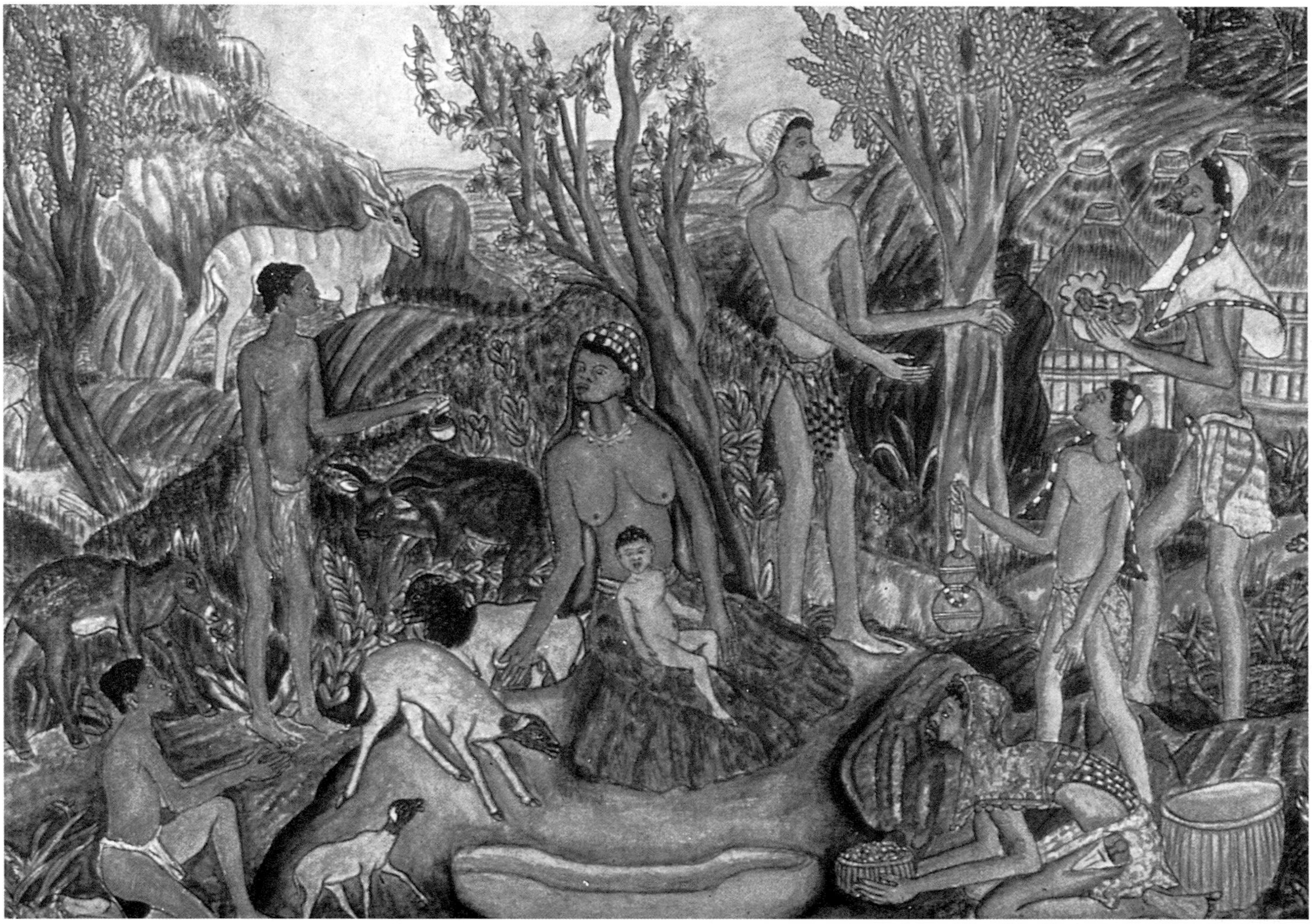

439

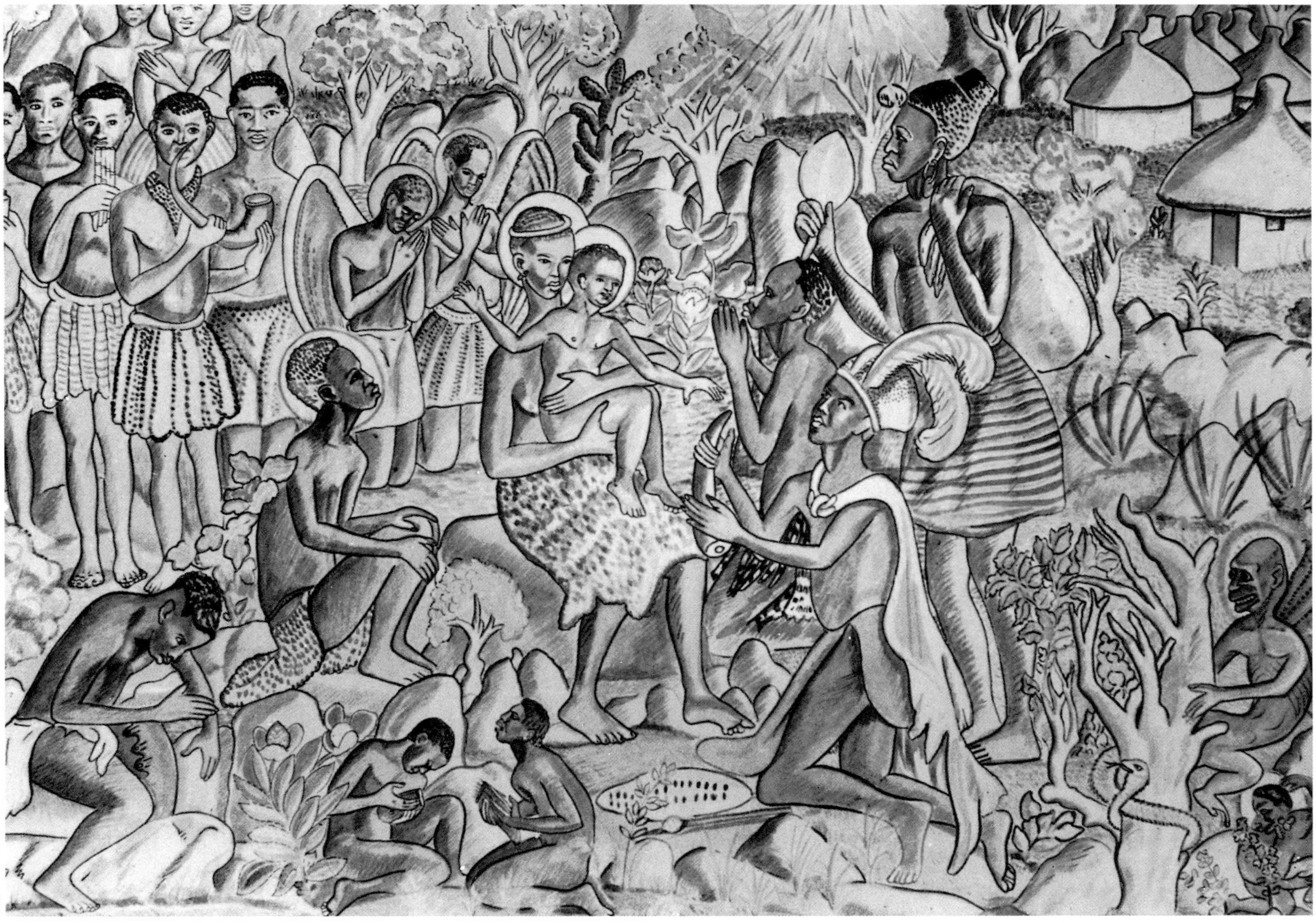

440

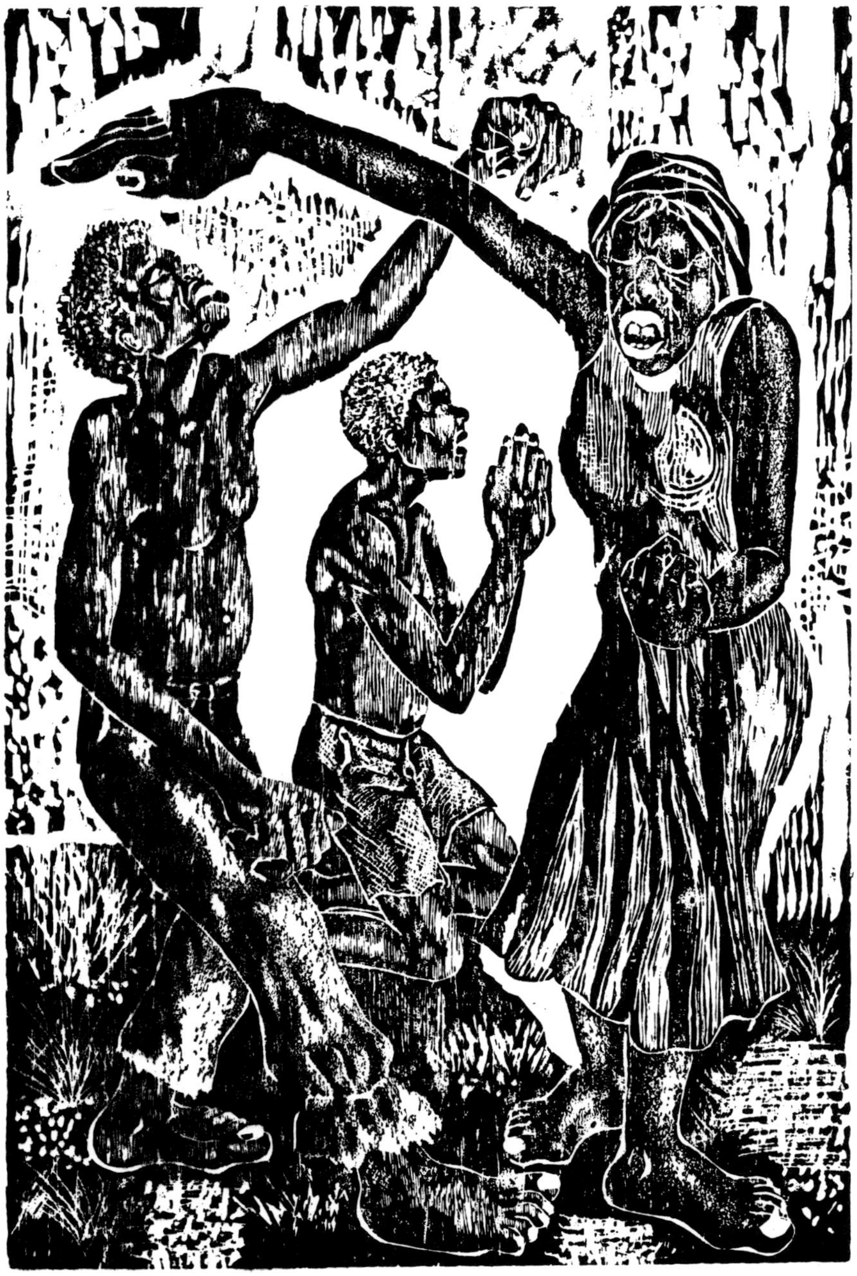

441

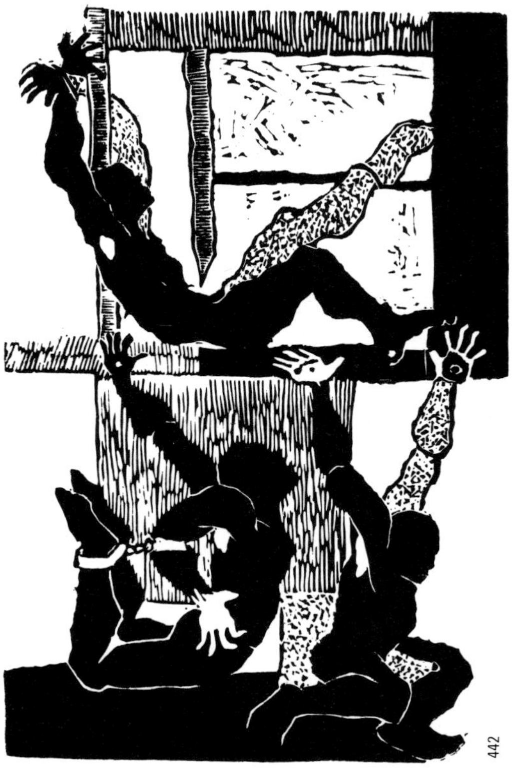

442

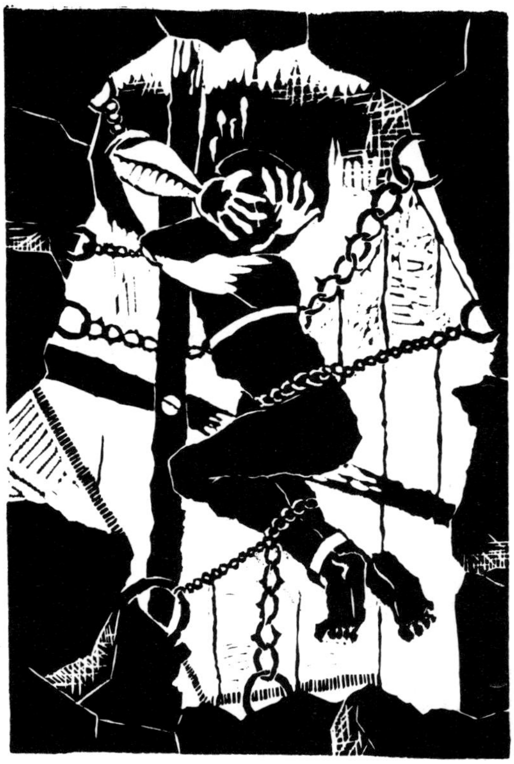

443

Herr, gib uns ein Obdach

441 ***Charles B. S. Nkosi wurde am 27. 1. 1948 in Durban geboren. Nach Schulzeit und Arbeit im Büro studierte er von 1974 bis 1976 an der Art School in Rorke's Drift. Seine Examensarbeit war der Zyklus „Crucifixion" (Abb. 442–446).***

Holzschnitt, 1974
Charles B. S. Nkosi
Dekan Hans Blum, Frankfurt

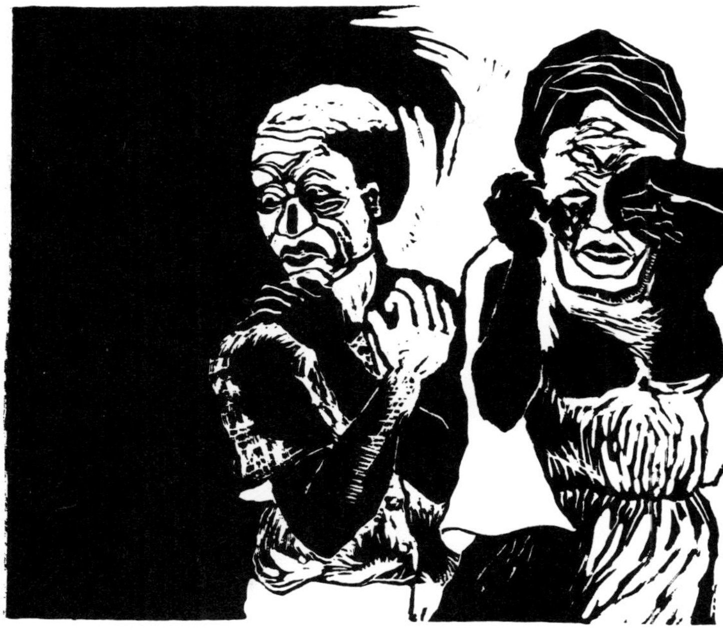

444

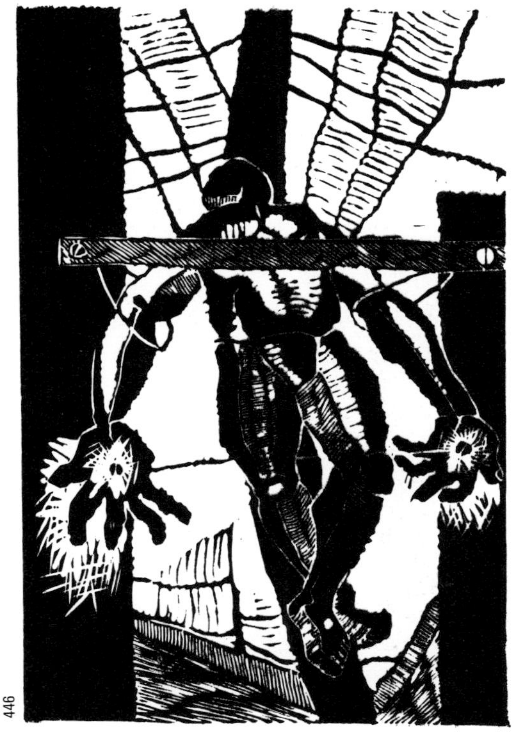

446

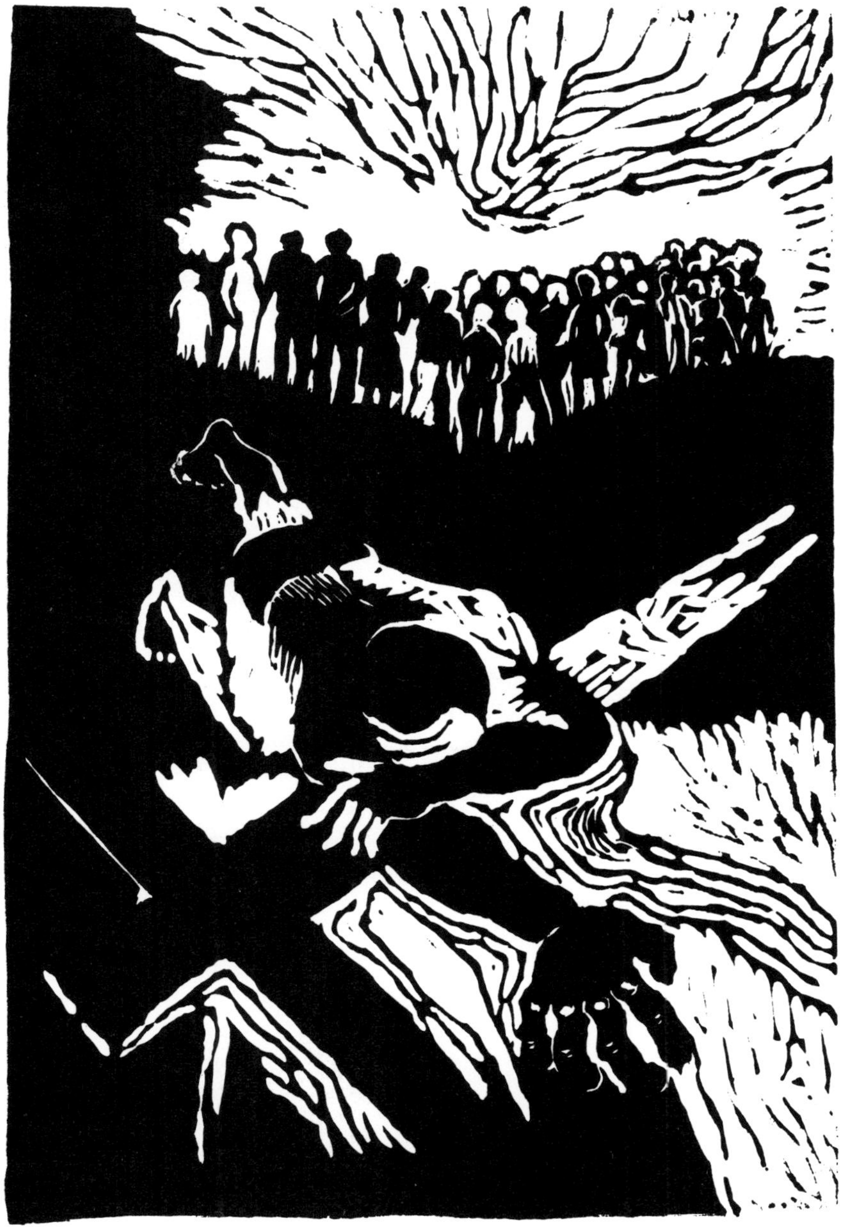

445

Kreuzigung --
Crucifixion

Für seine Examensarbeit in Rorke's Drift (1974–76) schuf Nkosi 13 Linolschnitte mit dem Titel „Crucifixion", deren letzter die Auferstehung zum Inhalt hat. Die Bilder zeigen zum Teil Folterszenen in südafrikanischen Gefängnissen, die in die messianische Zeit projiziert werden. Es ist ein in Afrika sehr weit verbreiteter Zug, daß Leid und Unterdrückung in die biblische bzw. messianische Zeit projiziert werden, um dann auch sinnvoll auf eine Erlösung warten zu können.

442 *Folterung*
443 *Folterung*
444 *Die weinenden Frauen*
445 *Der Fall Jesu*
446 *Am Kreuz*

Linolschnitte, 1976
Charles B. S. Nkosi, Südafrika
Haus Völker und Kulturen, St. Augustin

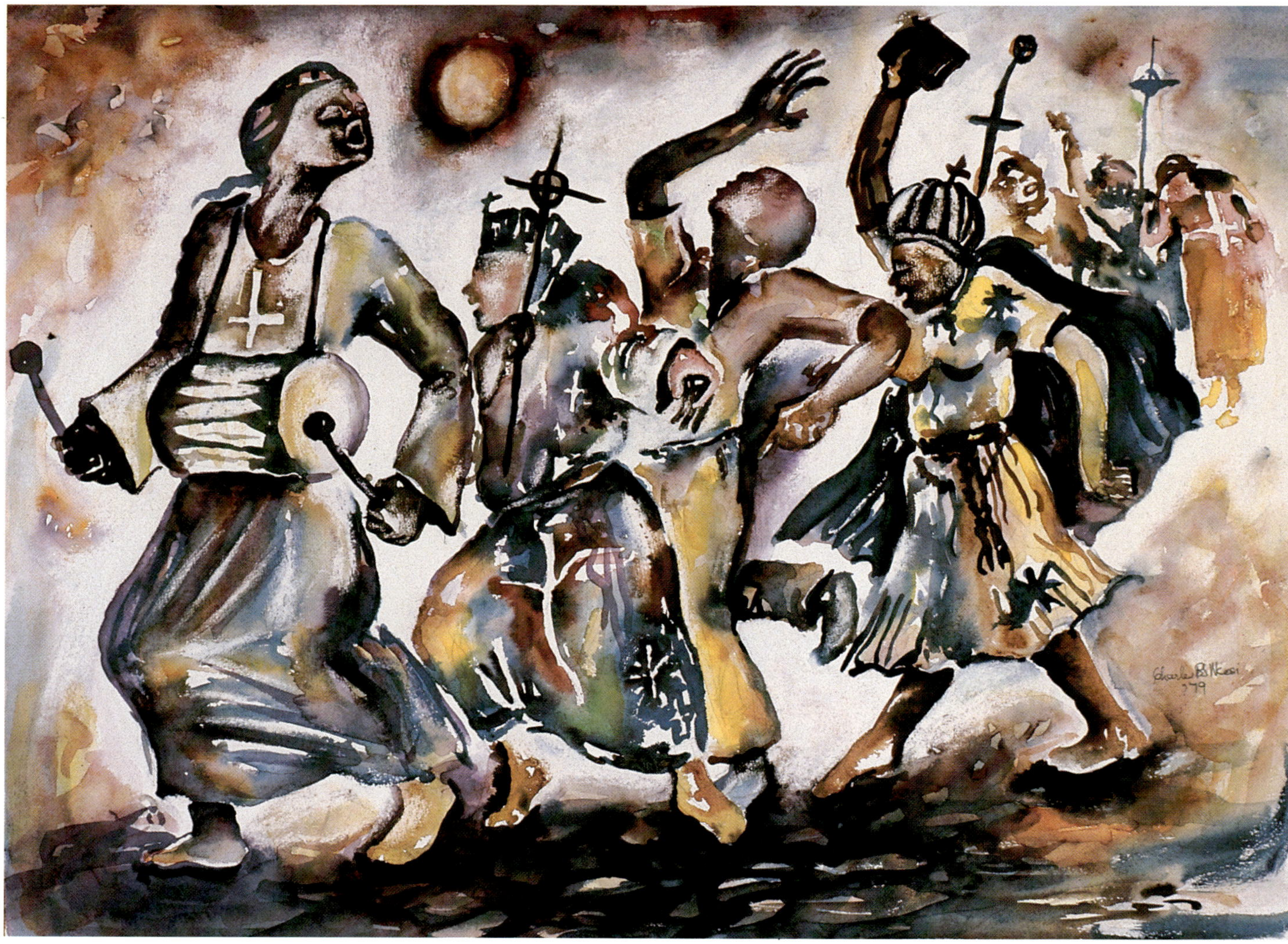

447

Zionisten

447 ***Christen der unabhängigen schwarzen Kirchen tanzen in Prozessionsform singend unter Trommelbegleitung durch die Straßen.***

Aquarell, April 1979
Charles B. S. Nkosi, Südafrika
Dekan Hans Blum, Frankfurt

Jahren in Zimbabwe drei typische Stile, obgleich von außen keine Beeinflussung vorlag.

Serima war also niemals eine echte Kunstschule, sondern P. Gröber bildete Schnitzer aus, die die Kirche, die er entworfen hatte und 1956 zu bauen begann, ausschmücken sollten. Im Laufe der Jahre ließ P. Gröber die Kirche durch zahlreiche Holz- und Zementplastiken, durch Keramiktafeln mit biblischen Reliefs und Malereien ausschmücken. Da alle künstlerischen Arbeiten von Schülern und ehemaligen Schülern geleistet wurden, sind natürlich immer wieder auch Mängel festzustellen. Dennoch wurde schon bald die Kirche von Serima als ein Juwel unter den Kirchen Afrikas bekannt.

Der Schriftsteller Evelyn Waugh schrieb über die Kirche von Serima ("A Tourist in Africa" 1960): „. . . Die Schnitzereien [von Serima] haben einen symbolischen und didaktischen Charakter, so wie jene des europäischen Mittelalters . . . P. Gröber hat die Afrikaner dazu gebracht, etwas zu tun, was niemand außer den Afrikanern tun kann und kein Afrikaner dieser Region jemals vorher getan hat, nämlich eine Kirche zu hinterlassen, in der sie und ihre Nachkommen beten können. Ihre Nachkommen werden sie mit stolzer Bewunderung betrachten, so wie wir in Europa die Gebäude des Mittelalters bestaunen."

P. Gröber hatte es abgelehnt, daß in seinen Ateliers für auswärtige Aufträge gearbeitet wurde. Er beschickte auch keine Ausstellungen, so daß seine jungen Künstler relativ unbekannt blieben. Frank McEwen sagte von Cornelio Sinyoro und seiner Madonnen-Statue: „Er verrät ein echt gestaltendes und afrikanisches Gespür für ausdrucksstarke Schnitzerei im Dienst christlicher Symbolik. Glücklicherweise lassen ihm seine Lehrer doch einigen Spielraum zur Entfaltung seines Könnens als afrikanischer Schnitzer" (nach Plangger 1974 : 18).

1967 zog sich P. Gröber von Serima zurück. Die meiste Zeit über arbeitete er noch mit Kunststudenten, bis er am 24. Juni 1972 starb. Heute ist Serima, was das Kunsthandwerk anbelangt, nur mehr ein Schatten von früher. Die Kirche aber findet immer mehr Bewunderer. Es gibt allerdings auch Kritiker. Evolués sollen bisweilen bemerken, sie wäre ein Rückfall in den Tribalismus, oder: „Sehen wir Afrikaner denn so häßlich aus?" Je weiter diese Afrikaner in die afrikanische Weltanschauung eindringen, desto mehr werden sie begreifen, daß afrikanische Kunst keine Fotografien liefern, sondern Ideen verkörpern will.

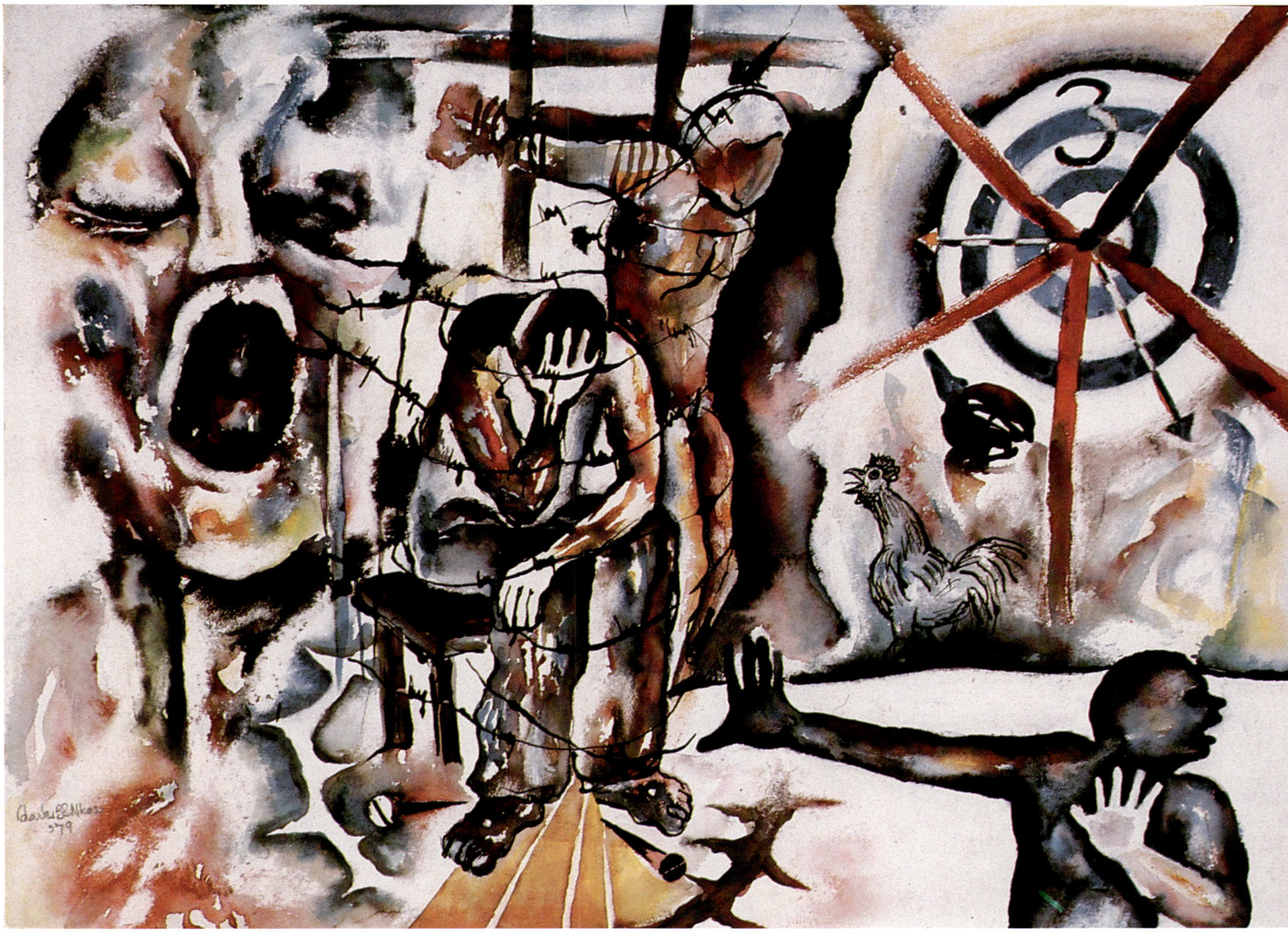

448

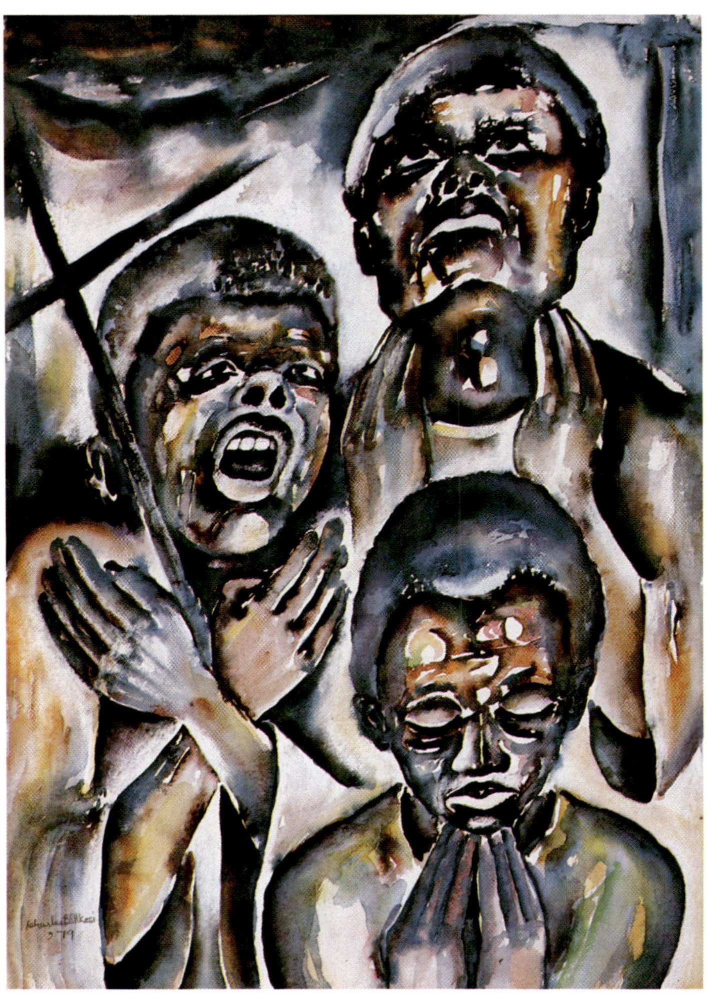

449

Petri Verleugnung

448 ***Der schwarze Petrus (eine Hand ist weiß) will nichts zu tun haben mit dem gefangenen, gefolterten, schreienden Jesus, der dreimal dargestellt ist: einmal sitzend hinter Stacheldraht; einmal stehend angebunden an ein Lattengerüst, ganz links sein Gesicht mit geöffnetem, schreiendem Mund; einmal als Gekreuzigter. Die konzentrischen Kreise bezeichnen die Stunden und damit auch das Krähen des Hahns.***

(„Peter's Denial")
Aquarell, April 1979
Charles B. S. Nkosi, Südafrika
Dekan Hans Blum, Frankfurt

Gebet – Prayer

449 ***Anhand von drei Typen stellt der Künstler das Gebet dar: der zu Gott Rufende, der Ekstatiker und der in sich Gekehrte. Der Künstler enthält sich einer Wertung, er zeigt einfach die Vielfalt auf.***

Aquarelle 1979
Charles B. S. Nkosi, Südafrika
Dekan Hans Blum, Frankfurt

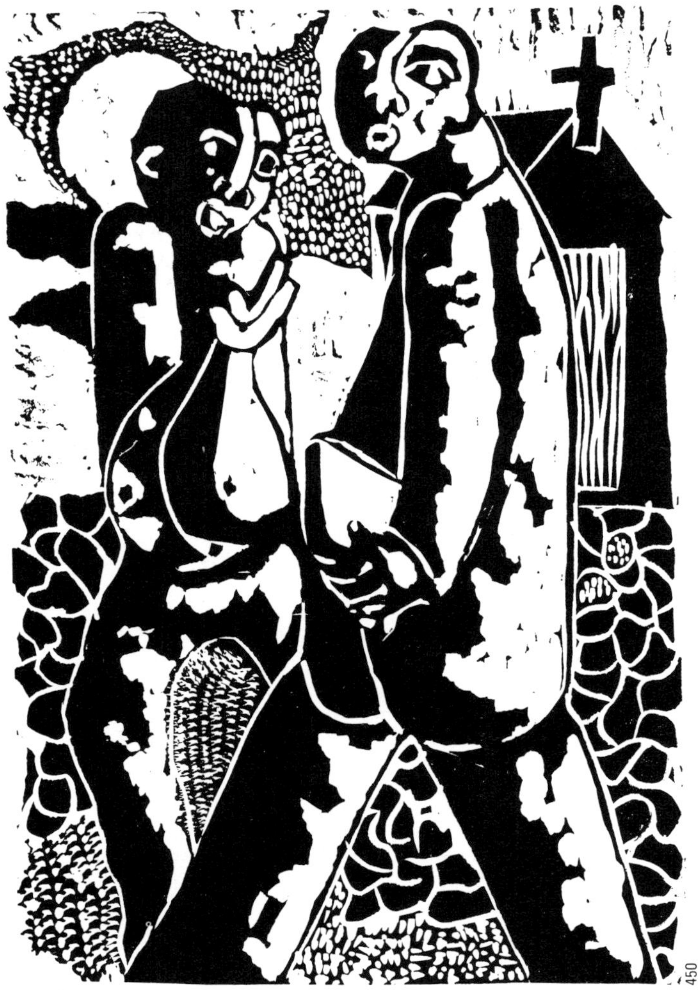

450

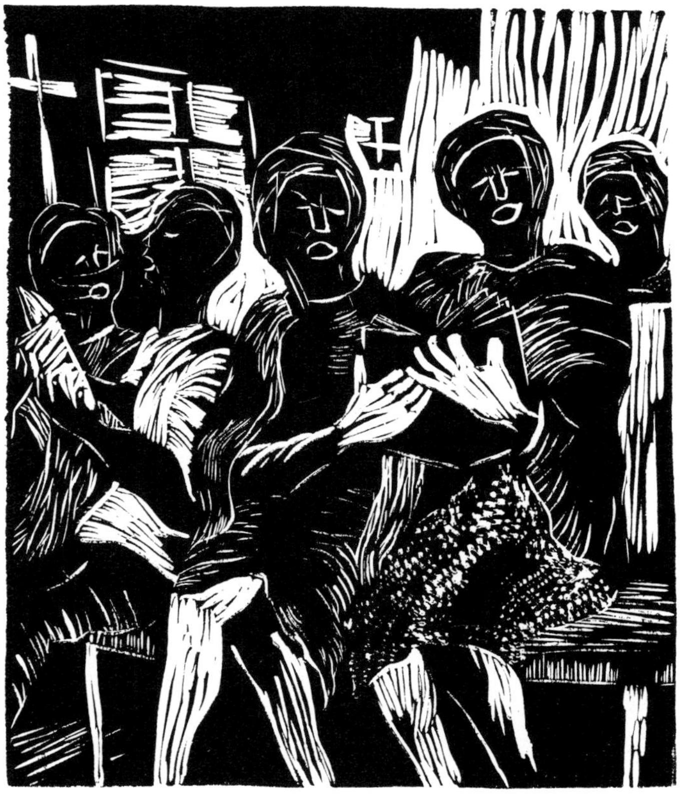

452

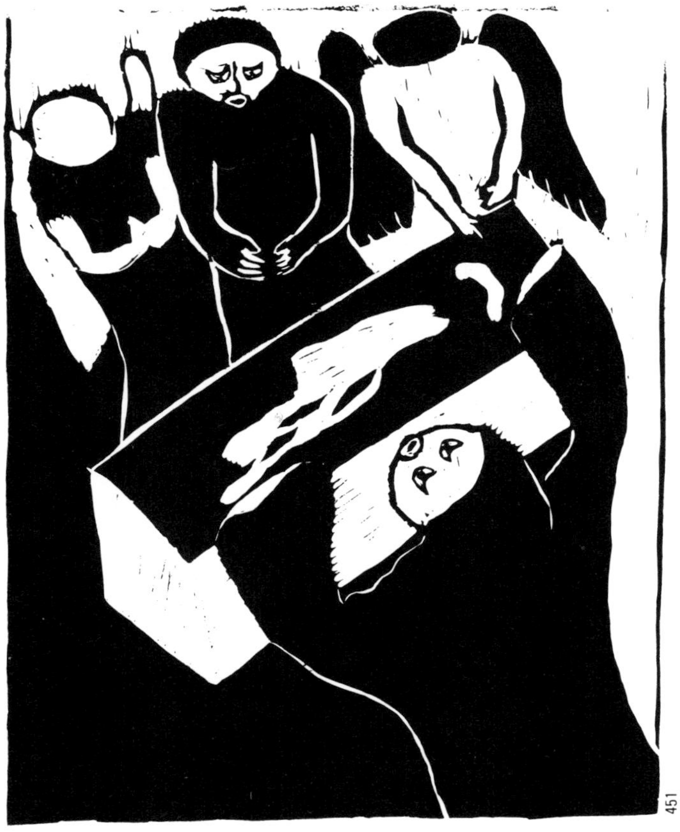

451

Nach dem Kirchgang

450

Linolschnitt, 1977
A. Mabaso, A. P., Südafrika
Dekan Hans Blum, Frankfurt

Das leere Grab

451 ***Frau Lindiwe Mvemve wurde 1958 in Benoni bei Johannesburg geboren. Nach ihrer Schulzeit studierte sie 1977/78 in Rorke's Drift. Danach begann sie eine Ausbildung als medizinisch-technische Assistentin in Pietermaritzburg. Technisch lassen ihre Bilder viele Wünsche offen, in die inhaltliche Aussage der Bilder dringt sie jedoch tief ein.***

Linolschnitt, 1977
Lindiwe Mvemve, Südafrika
Haus Völker und Kulturen, St. Augustin

Volk in der Kirche

452

Linolschnitt, 1978
Sam Nhlengetwa, Südafrika
Dekan Hans Blum, Frankfurt

Kreuzigung

453 ***Gott Vater hält den Abendmahlskelch, der das gesamte Leiden Christi versinnbildet, in seiner Hand. Da schwarze Südafrikaner ihre gegenwärtige Unterdrückung vielfach als messianisches Leid empfinden, ist es für sie natürlich tröstlich, sich in der Hand Gottes zu wissen: Nichts entgeht Gottes väterlicher Hand. Wenn wir die Personen im Kelch betrachten, fällt auf, daß alle positiven Personen Schwarze sind, die beiden Schächer aber Weiße. Über dem Kreuz Christi schwebt ein Engel des Trostes. Natürlich ist auch er ein Schwarzer wie Gott Vater selbst.***

Linolschnitt, 1977
Lindiwe Mvemve, 1977
Haus Völker und Kulturen,
St. Augustin

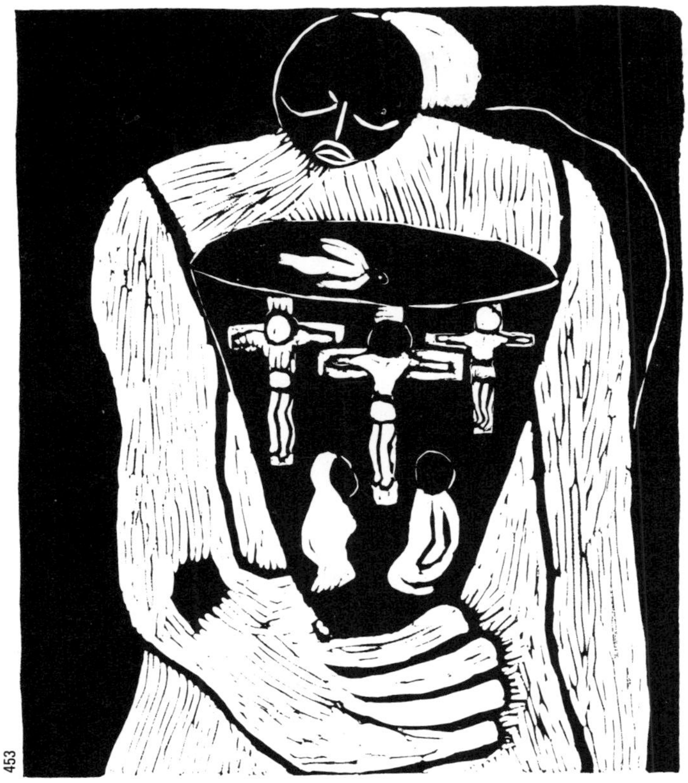

453

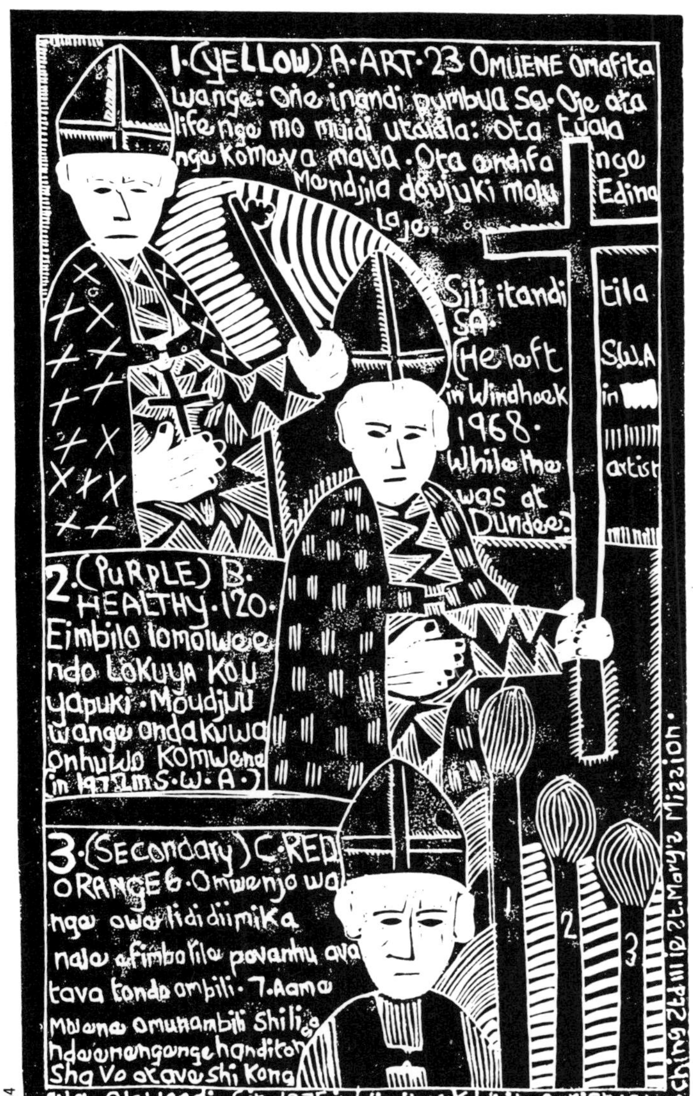

454

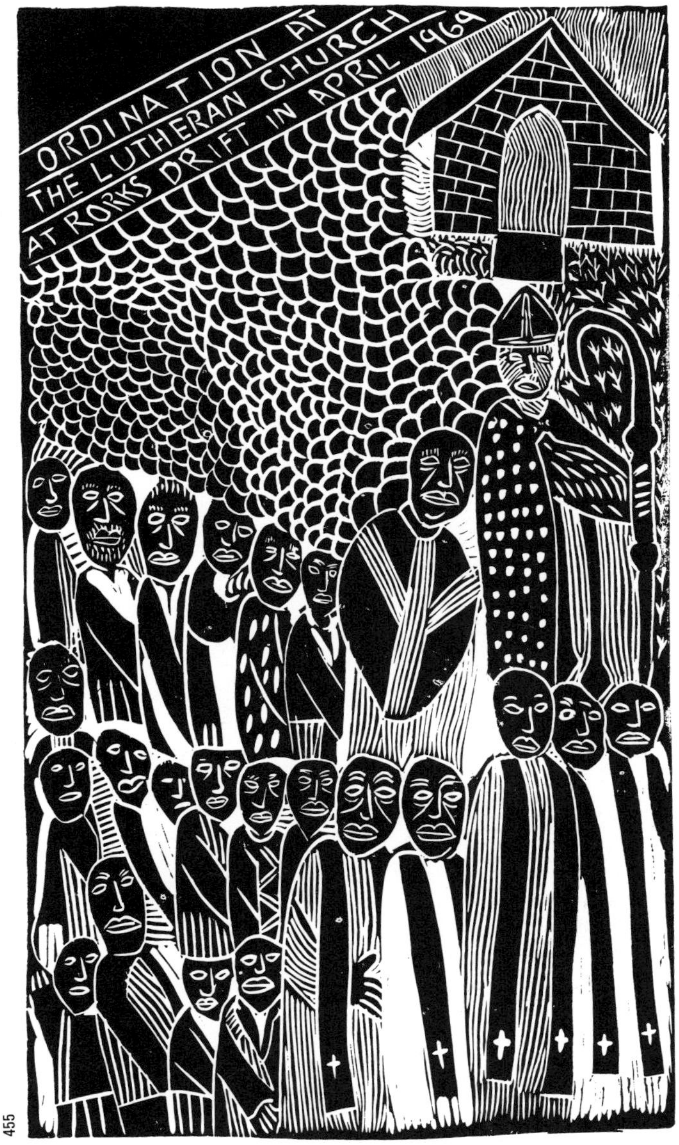

455

Drei anglikanische Bischöfe

454 ***Drei anglikanische Bischöfe wurden nacheinander aus Namibia ausgewiesen, weil sie sich für die Rechte der Schwarzen einsetzten. John Muafangejo wurde 1948 in Oshikango in Namibia, an der Grenze zu Angola, geboren. Er ist Ovambo. Hier besuchte er die Missionsschule und wurde Mittelschullehrer. Von 1968 bis 1970 studierte er an der Rorke's Drift Art School. Danach ging er wieder in seine Heimat zurück. Von Bruce Arnott gibt es ein Werk über John Muafangejo (Kapstadt 1977).***

Linolschnitt, 1975
John Muafangejo, Namibia
Dekan Hans Blum, Frankfurt

Ordination in Rorke's Drift

455 ***Der Bischof ist Helge Fosseus von der Evangelical Lutheran Church in Southern Africa, South-Eastern Region. Neben ihm der heutige Bischof dieser Diözese, L. E. Dlamini.***

Linolschnitt, 1969
John Muafangejo,
Namibia/Südafrika
Dekan Hans Blum, Frankfurt

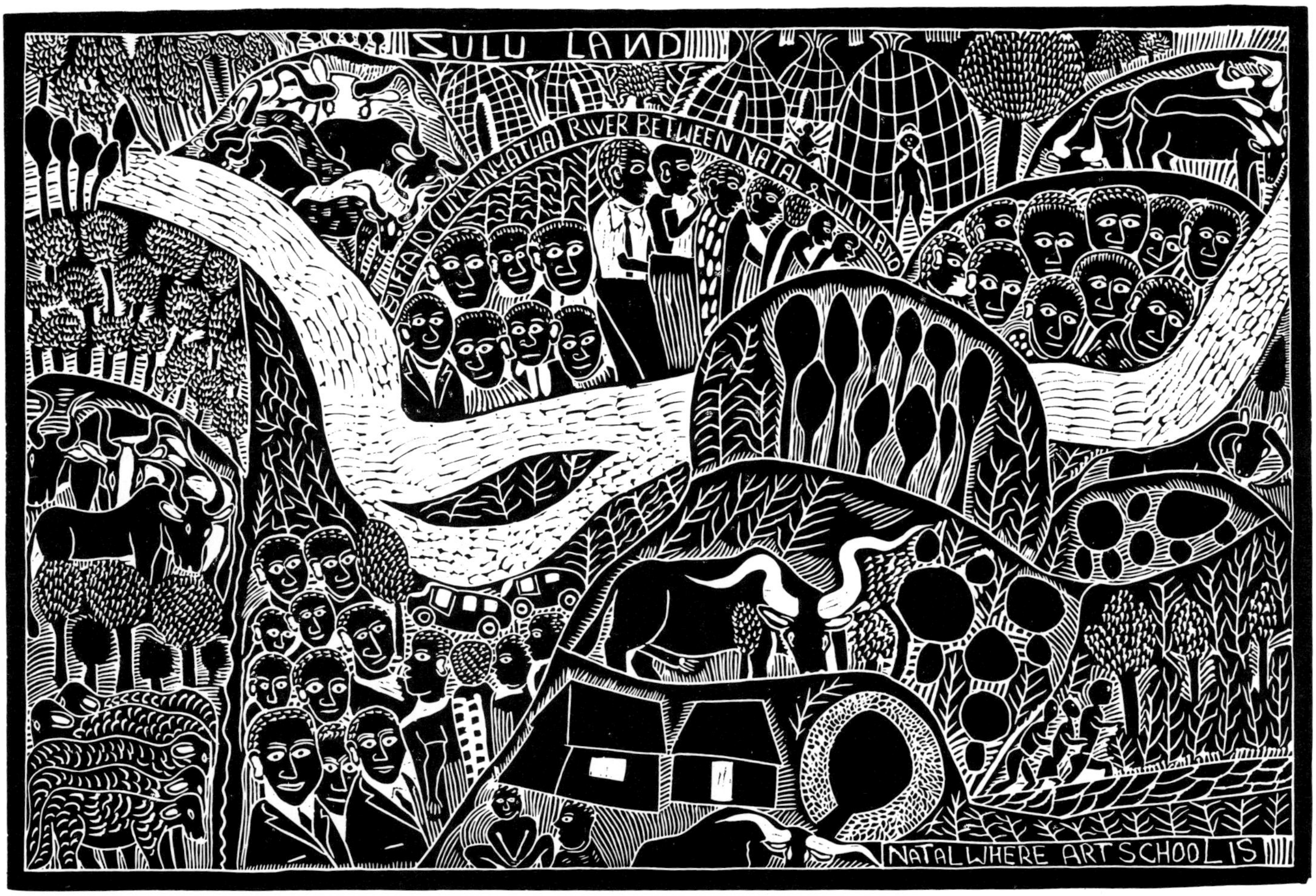
SULU LAND
BUFFALO UMZINYATHA RIVER BETWEEN NATAL & ZULULAND
NATAL WHERE ART SCHOOL IS

456

Zululand

456 *Theo Sundermeier hat dieses Bild für einen Katalog von Haus Völker und Kulturen folgendermaßen ausgedeutet (1978: 61–62): „Eine ‚Erzählung' ist das Bild von Muafangejo. Man hat den Eindruck, daß er seinen Freunden zu Hause das Zululand beschreiben will. Irgendwo fängt er mit der Erzählung an und fügt Einzelheit um Einzelheit hinzu, um dann irgendwann plötzlich abzubrechen. So auch das Bild ... Um deutlich zu machen, worum es sich handelt, fügt er hier, wie auch auf anderen Bildern, Texte hinzu, Zululand will er schildern, aber am Schluß merkt er, daß er eigentlich nur die Umgebung von Rorke's Drift geschildert hat, und so wird dies als Fußnote noch unter das Bild gesetzt, endgültige Festlegung des Dargestellten: Natal where Art School is!*
Oben im Bild stehen einige Zuluhütten in der traditionellen Bienenkorb-Bauweise. Hier wohnen wahrlich noch ‚Heiden', unbekleidet ist die Frau. Wie anders heben sich davor die Pfarrer ab, die in vollem Ornat erschienen sind, oder der Evangelist, der im weißen Hemd und mit ordentlichem Schlips sich an die halbbekleideten Zulufrauen wendet.... Kennzeichen der Rorke's Drift-Landschaft sind nicht nur die steinigen Hügel, sondern auch der Buffalofluß, der überproportional breit dargestellt wird. Schönes, helles, weißes Wasser führt er, jedenfalls auf dem Bild. Wasser ist Leben, Wasser erfrischt, reines Wasser kühlt das Herz. Solch ein breiter Fluß deutet einen Wunsch an: So viel Wasser möchte ich in meiner trockenen Heimat auch haben. Jeder soll hier in Frieden sein Leben genießen dürfen. Daß das Bild das Leben in seiner ganzen Fruchtbarkeit andeuten will, wird auch an der Position des Stiers deutlich. Er steht im Blickfang des Betrachters. Der Stier ist im afrikanischen Bewußtsein das Kraft- und Fruchtbarkeitssymbol schlechthin. Kein Muntu, der sich nicht an einem kräftigen, gesunden Stier freuen kann. Die Ovambo selbst tragen vielfach Preisnamen, in denen sie sich mit Stieren vergleichen und deren Kraft sie auf sich herabwünschen. Überall im Bild tauchen Kühe und Ochsen auf, die Fülle des Lebens. Im Vordergrund sind die ‚modernen' Hütten der einheimischen Bevölkerung zu sehen, ein wenig windschief und nicht ganz im Lot; neben ihnen der traditionelle Kälberkral. Das Leben wandelt sich hier im Zululand auch in der neuen Zeit nur langsam. Neu sind die Autos, mit denen die Besucherschar ankommt, die sich die Kunstschule anschauen möchte.
... Welle um Welle, Kreis um Kreis baut sich das Bild auf, gewachsenes Leben, sich ausbreitende Fruchtbarkeit. Nur links im Bild taucht eine Gerade auf. Sie durchschneidet scharf das sonst so harmonische Idyll. Die südafrikanische Wirklichkeit dringt in das Bild ein: Apartheid, die die Menschen voneinander trennt und das Land in ein weißes und ein schwarzes Land einteilt. Diesseits der Grenze sind Menschen zu sehen, dicht gedrängt, das Land ist übervölkert. Die Ochsen suchen sich ihre Weide zwischen grünen Bäumen, aber auch zwischen Dornen, die mehr und mehr im überstockten Land wuchern. Jenseits der kalten graden Trennlinie aber wachsen keine Dornbüsche, hier gibt es keine Überstockung, hier ist fruchtbares Land, nur fette Schafe und Kühe weiden hier. Jeder Baum ist grün. Das fruchtbare Land gehört den Weißen. Muafangejo kann und darf diese Wirklichkeit nicht verschweigen, wenn er vom Zululand erzählen will.
... Wie bei den traditionellen Skulpturen und Masken wird das Wichtige groß und breit dargestellt, Unwichtiges aber klein; es kann auch ganz weggelassen werden. Wichtig sind auf diesem Bild die Menschen, das Rind, der lebenspendende Fluß. Die Landschaft wird nicht um ihrer selbst willen dargestellt, sie ist nur der Wirklichkeitshintergrund der Menschen und ihres Lebens. Um sie geht es hier auf dem Bild – und auch darin erweist sich Muafangejo als typisch afrikanischer Künstler."

Linolschnitt, 68 x 46 cm
John Muafangejo, Namibia
Haus Völker und Kulturen, St. Augustin

Baum des Lebens

457 ***Der Künstler denkt wohl an den Lebensbaum des Paradieses: Links ist das Gesicht Evas und rechts das Gesicht Adams zu sehen. Die Buchstaben legen dies nahe. Die Schlange fehlt allerdings.***

Linolschnitt, 1975
John Muafangejo, Namibia
Dekan Hans Blum, Frankfurt

Adam und Eva

458 ***Bongiwe Dhlomo wurde 1957 bei Vryheid/Natal als Tochter eines lutherischen Pfarrers geboren. Nach ihrer Schulzeit wurde sie am Inanda-Seminar bei Durban Sekretärin. 1978/79 studierte sie an der Rorke's Drift Art School. – Die Künstlerin stellt Paradies und Vertreibung in einem Bild dar. Die Fläche zum Beschauer hin ist öd und leer. Der Baum im Vordergrund trägt nur im Paradies Äste und Blätter. Hinter dem Fluß aber beginnt die üppige Welt des Paradieses.***

Linolschnitt, 1978
Bongiwe Dhlomo, Südafrika
Dekan Hans Blum, Frankfurt

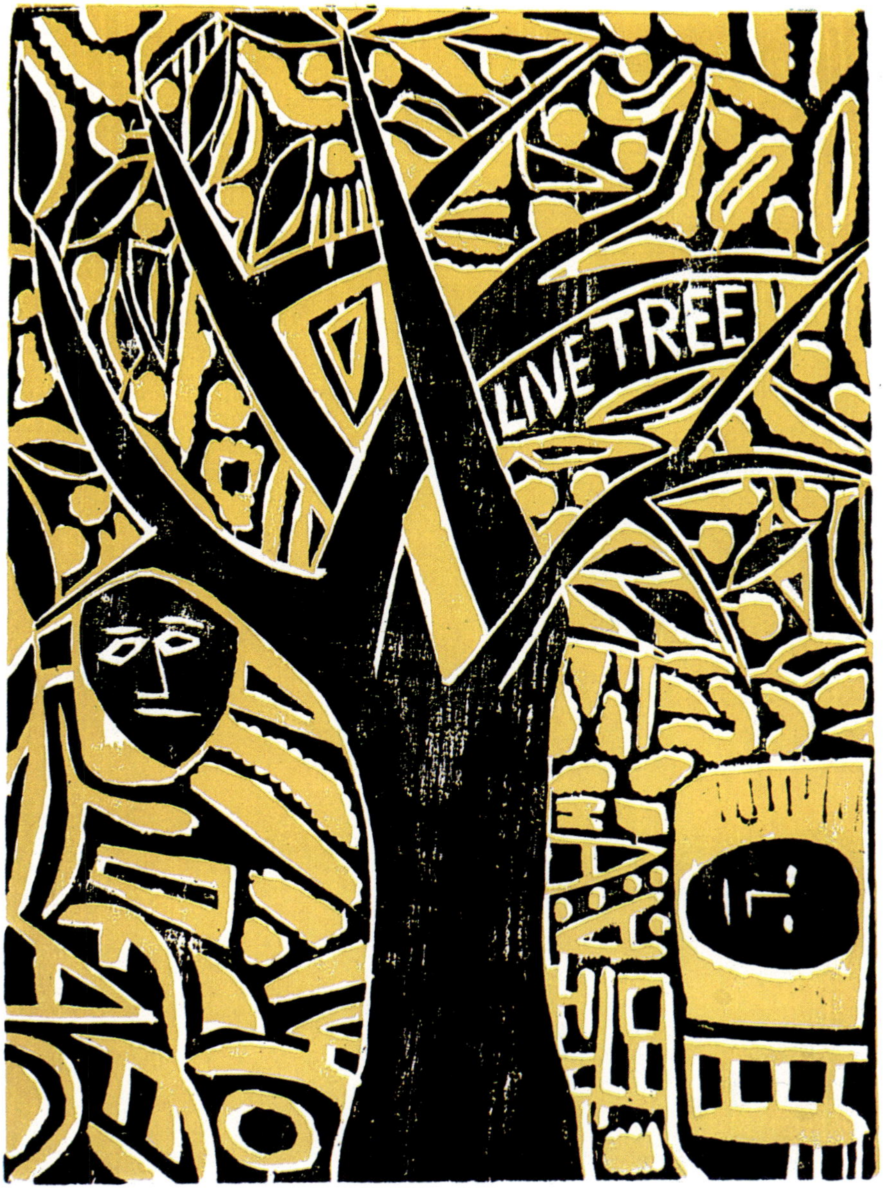

457

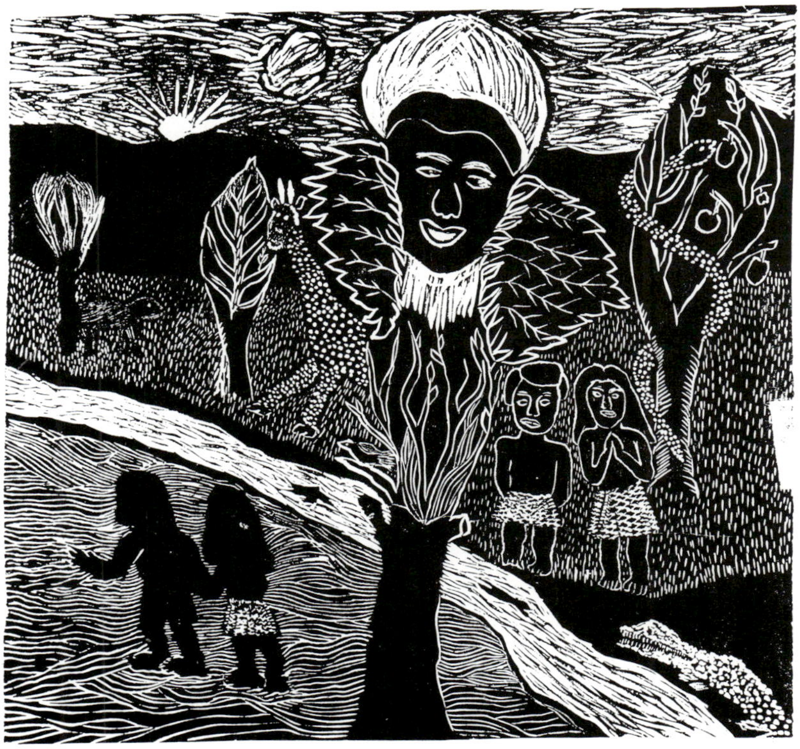

458

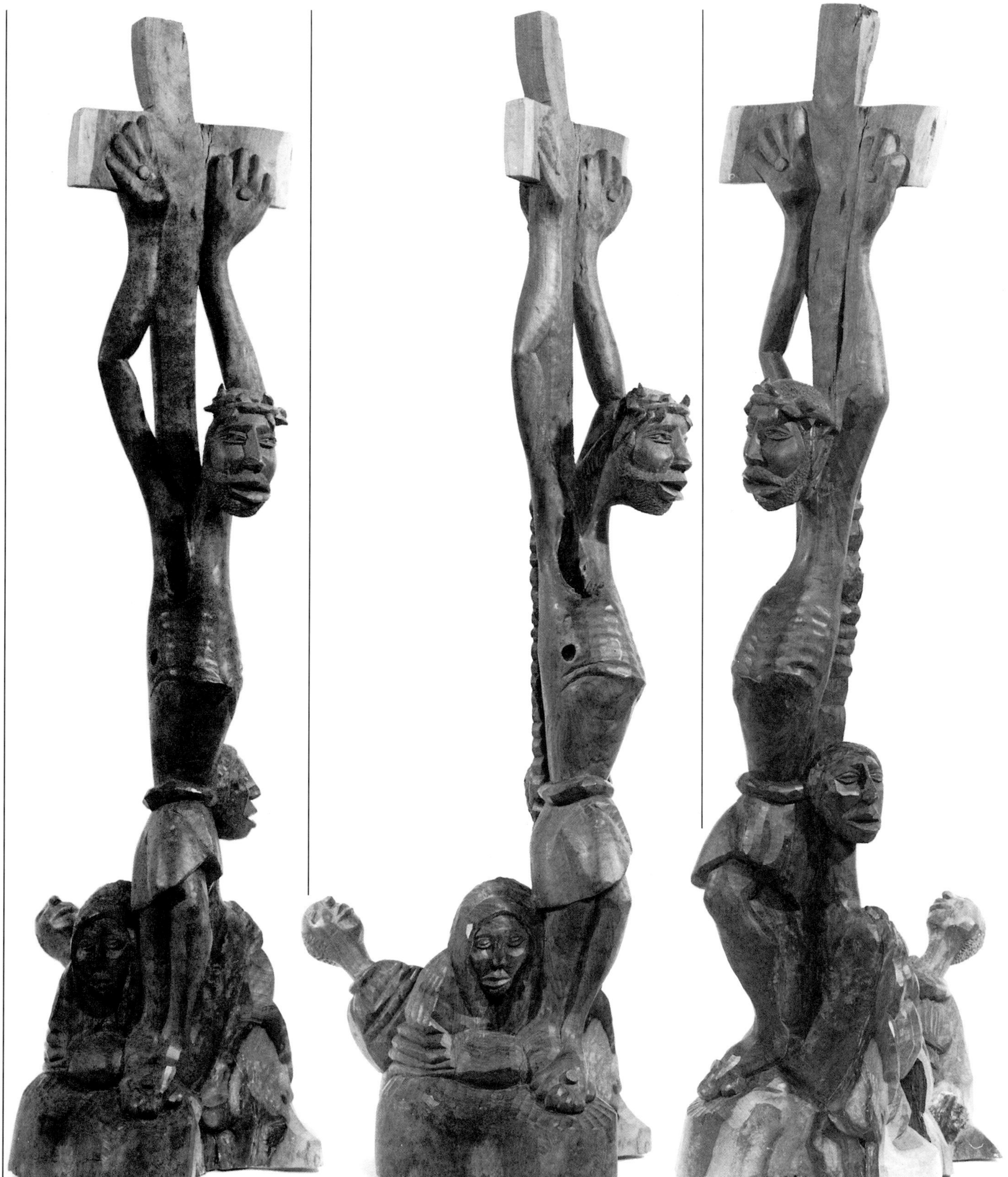

Kreuzigung

459 ***Der Künstler erklärte folgendermaßen seine Plastik: Jesus hängt sterbend am Kreuz, links von ihm seine trauernde Mutter mit dem Trauerkopftuch, rechts von ihm ein trauernder Engel; auf der Rückseite ein Mensch, der den Blitz herabfahren sieht und bekennt: ‚Dieser ist Gottes Sohn gewesen!'***

Wildes Olivenholz, 1978
Vuminkosi Zulu, Südafrika
Dekan Hans Blum, Frankfurt

459

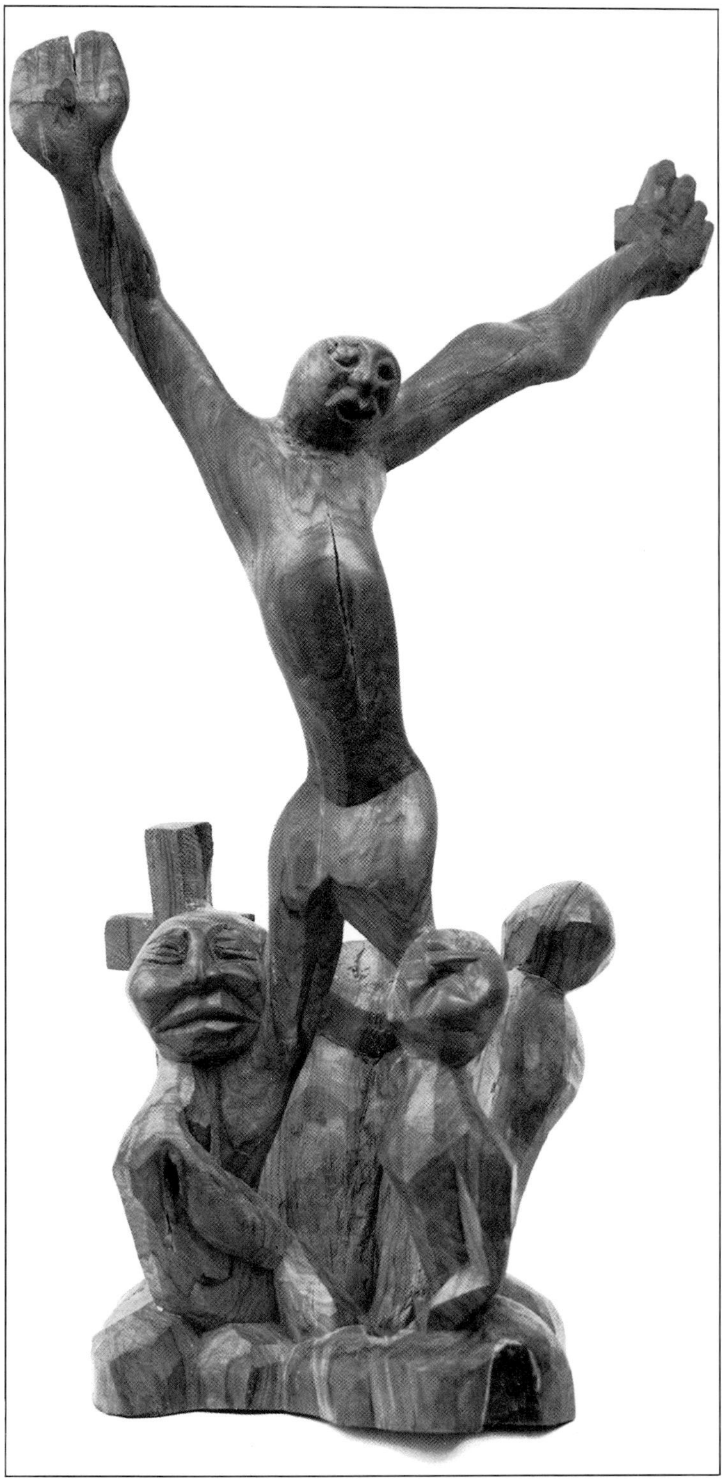

460

Der auferstandene Herr

460 ***Der Künstler zu seiner Plastik: Jesus ist vom Grab auferstanden. Er sagt zu seinen Jüngern: ‚Ich werde euch in Galiläa wiedersehen.' Sie aber können das Geschehene noch nicht erfassen und wollen Jesus festhalten.***

Wildes Olivenholz, 1979
Vuminkosi Zulu
Dekan Hans Blum, Frankfurt

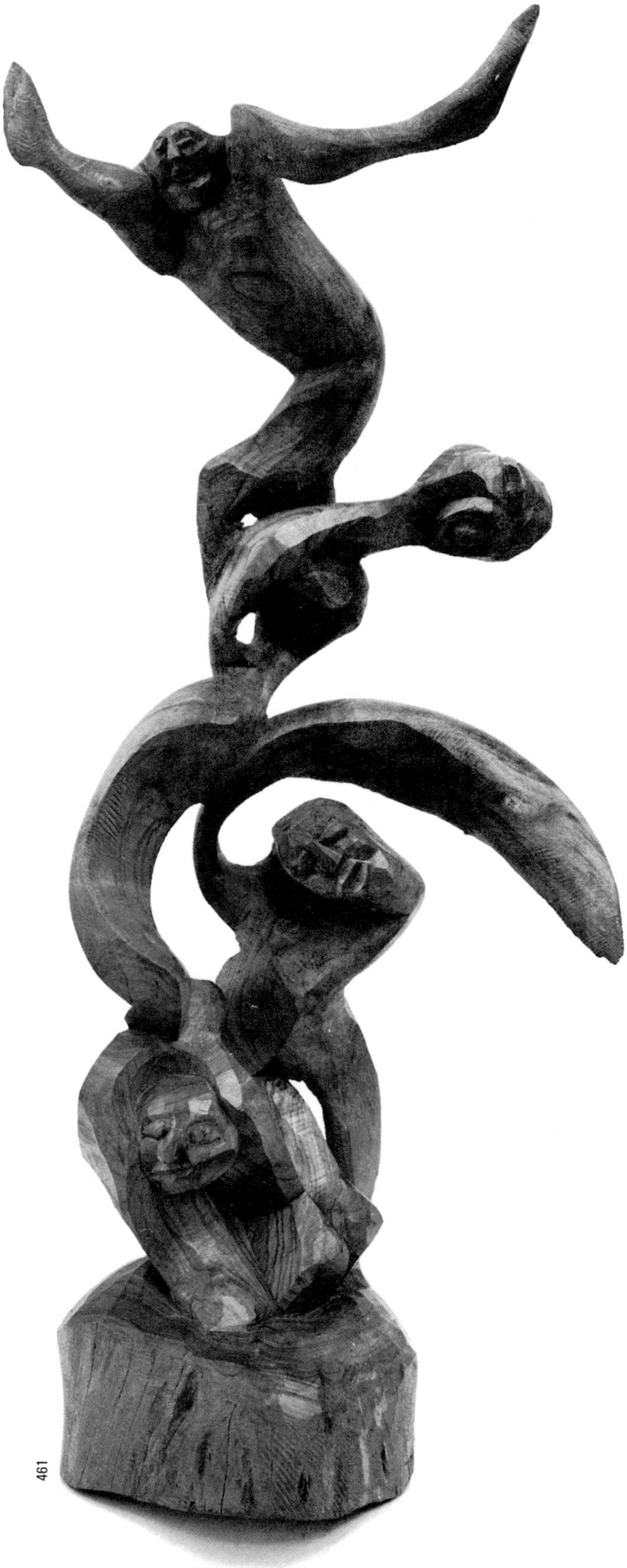

461

Christi Himmelfahrt

461 ***Der Künstler zu seiner Plastik: Jesus kommt mit riesigen, starken Armen aus der Erde, aus der Tiefe hervor. Er wird dann in immer neuen Phasen des Aufstiegs, bis er schwebt, dargestellt.***

Mthombothi-Holz, 1978
Vuminkosi Zulu, Südafrika
Dekan Hans Blum, Frankfurt

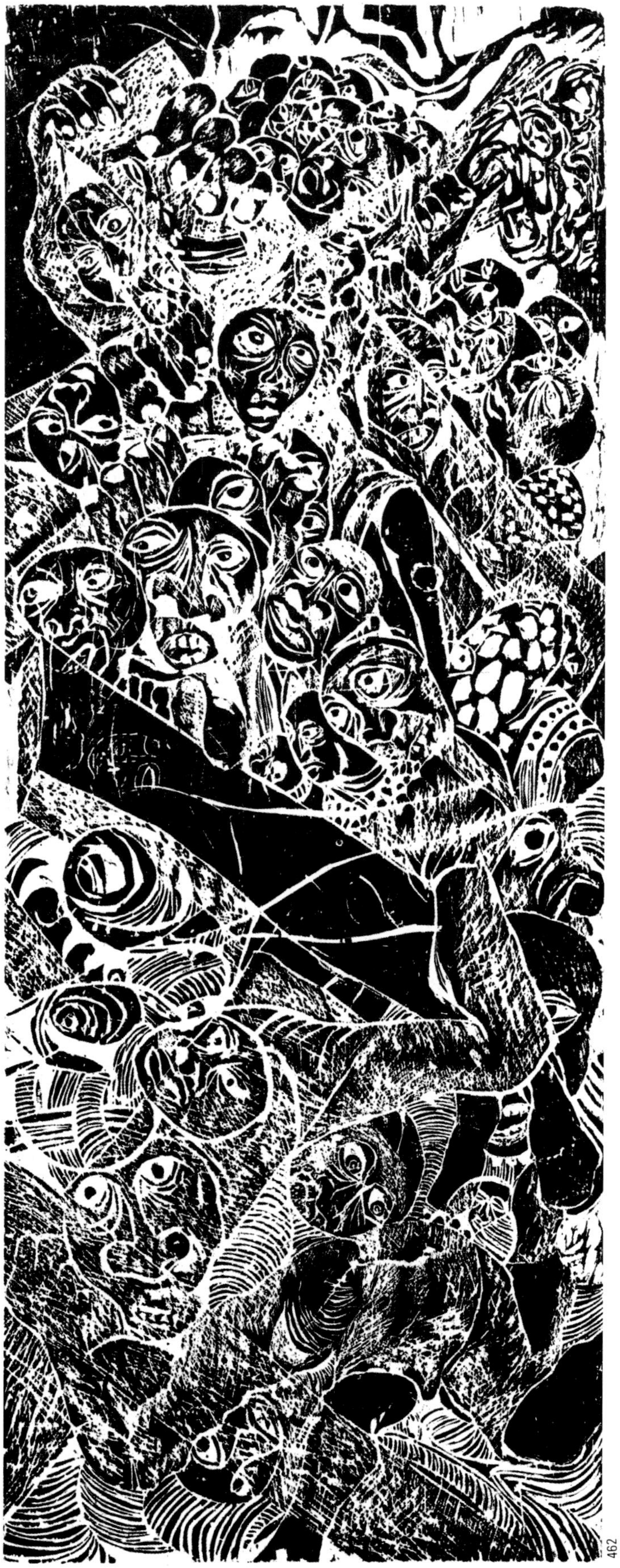

462

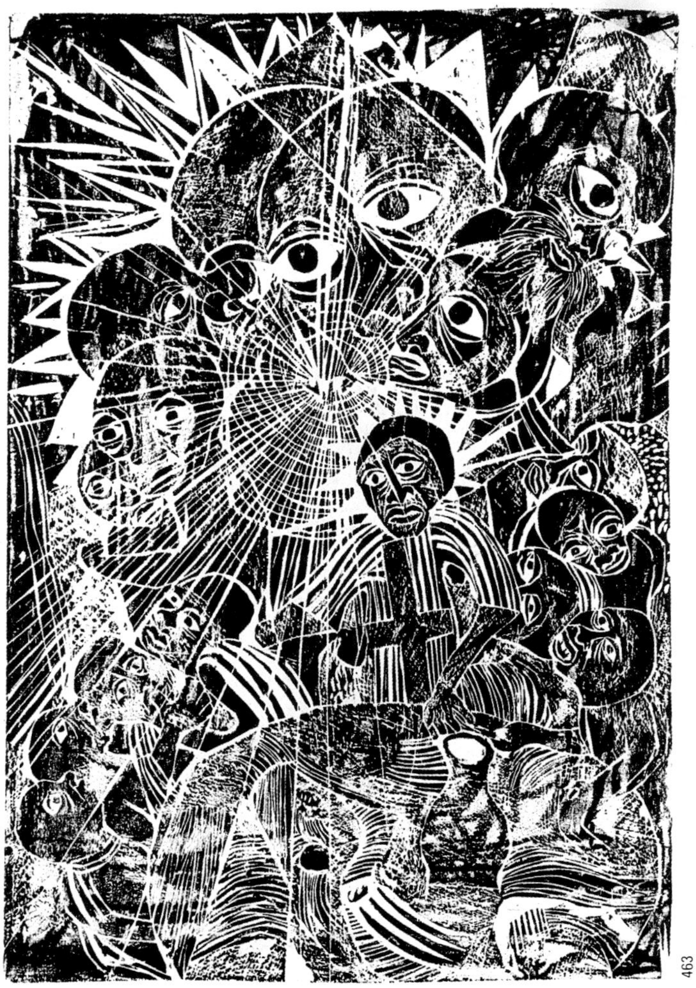

463

Jesus trägt das Kreuz

462 ***Das Kreuz taucht wiederholt in der Menge auf, Hände umklammern es. Aber wer ist Christus, drücken nicht alle Gesichter Leid aus?***

(„Carrying the Cross")
Holzschnitt, 1977
Vuminkosi Zulu, Südafrika
Dekan Hans Blum, Frankfurt

Das Letzte Abendmahl

463 ***Jesus hält mit den Jüngern am Tisch das Abendmahl. Das Kreuz auf seiner Brust wirkt wie ein liturgisches Gewand, eine Kasel. Hinter Jesus sind mächtige Gestalten mit Heiligenschein; sind es Ahnen oder die Patriarchen, die teilhaben wollen am Mahl?***

(„The Last Meeting")
Holzschnitt, 1977, Artist's Print
Vuminkosi Zulu, Südafrika
Dekan Hans Blum, Frankfurt

Madonna mit Kind

464

(„Birth of Christ")
Radierung, ein Frühwerk (1971?)
Vuminkosi Zulu, Südafrika
Dekan Hans Blum, Frankfurt

Jesus ernährt die Menge

465

(„Jesus is Feeding a 1000 People")
Radierung, Artist's Print (1974?)
Vuminkosi Zulu, Südafrika
Dekan Hans Blum, Frankfurt

Kreuzigung

466 ***Vuminkosi Zulu wurde am 24. 11. 1948 in Kwa Zulu geboren. Erst nach der Schule wurde man auf sein Talent aufmerksam. Von 1970 bis 1972 studierte er in Rorke's Drift. Anschließend unterrichtete er bis 1975 an dieser Schule. Dann arbeitete er in Johannesburg und Pretoria. Seit 1977 lebt er zu Hause in Kwa Zulu und schnitzt.***

Radierung, 1974
Vuminkosi Zulu, Südafrika
Dekan Hans Blum, Frankfurt

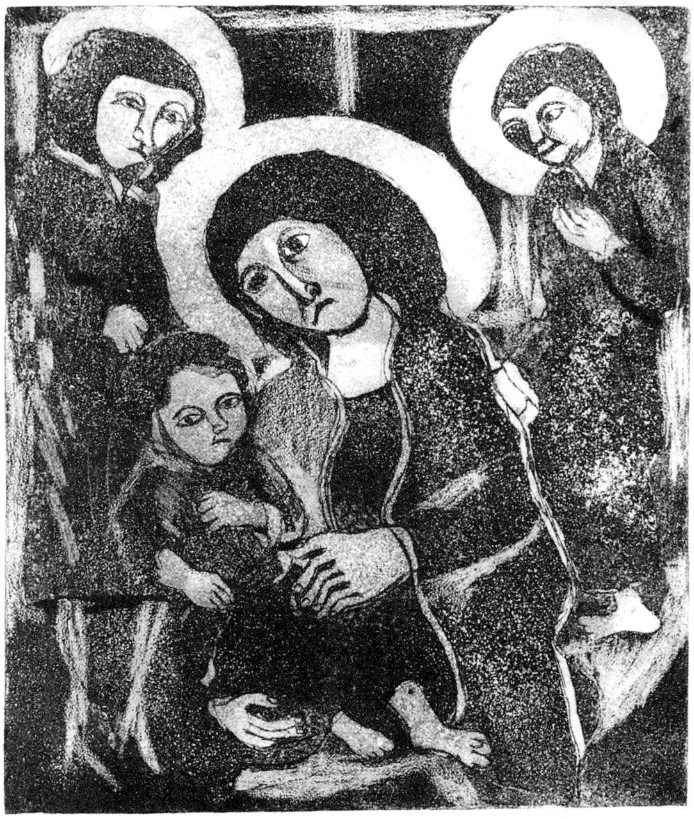

464

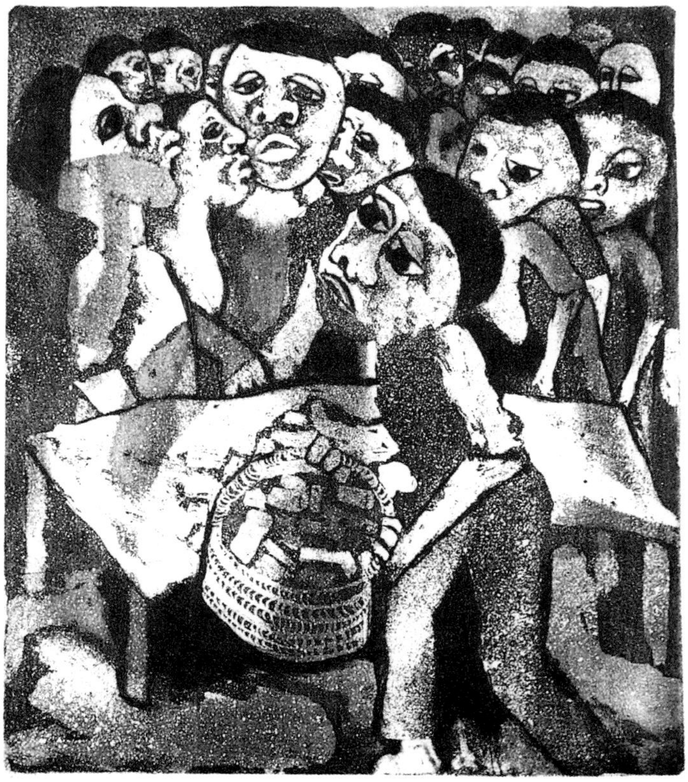

465

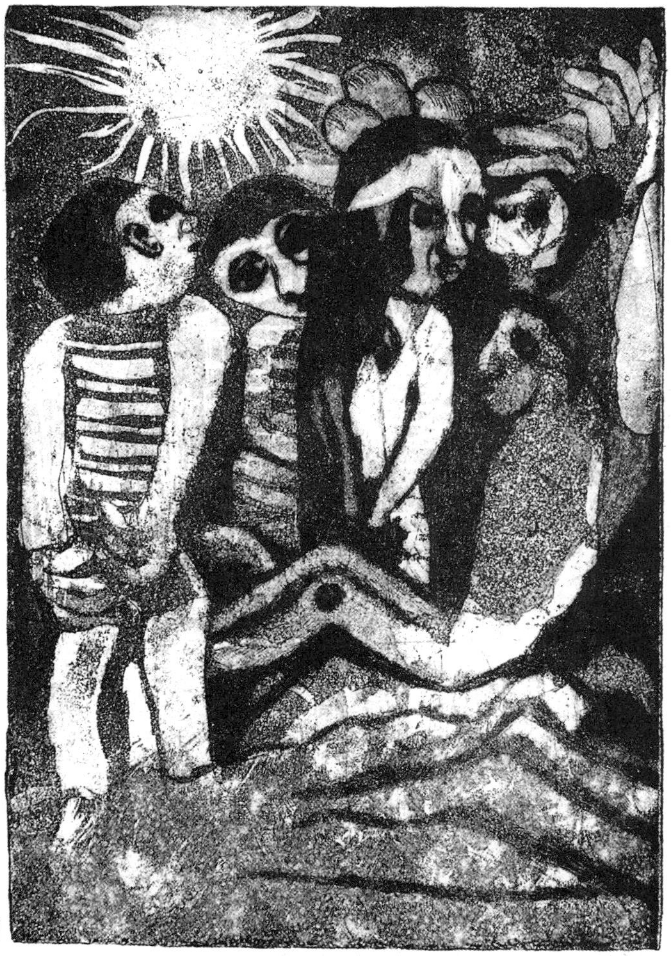

466

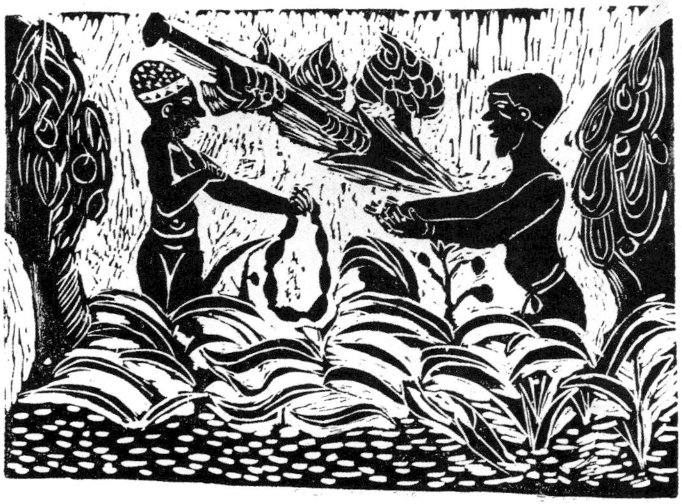

467

Adam und Eva

467 ***Der Künstler gab folgende Erklärung zu seinem Bild: Eva hält Adam eine Halskette hin. Nach Swazi-Sitte gibt das Mädchen ihrem Geliebten eine besondere Halskette (Licebesha), die sie aus Glasperlen selbst hergestellt hat. – Ein Speer aus der Hand Gottes trifft Adam, der sich verführen läßt und damit schuldig macht vor Gott. Eva trägt bereits den Kopfschmuck einer verheirateten Swazi-Frau (isicolo).***

Linolschnitt, 1978
Selby Kunene, Südafrika
Dekan Hans Blum, Frankfurt

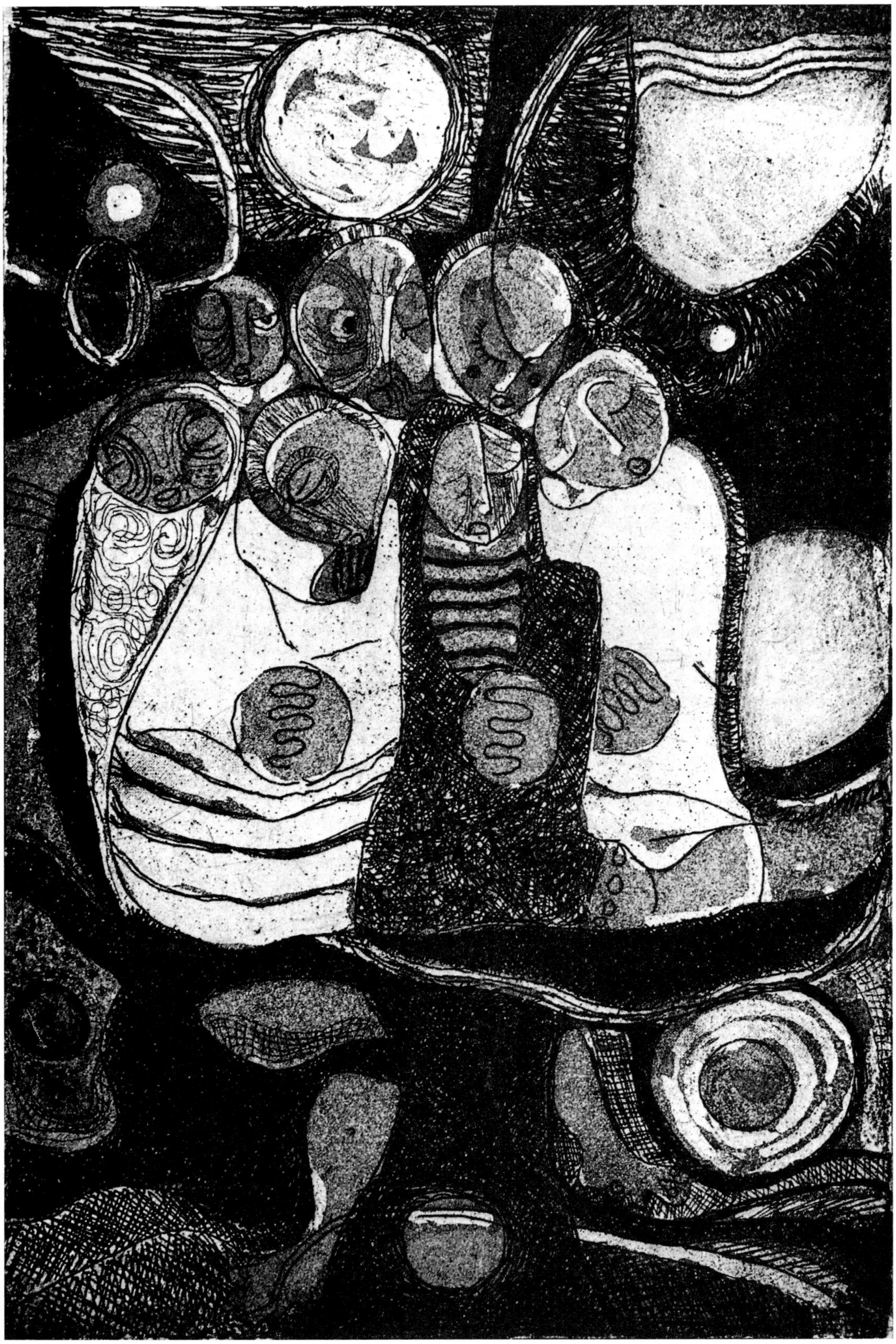

Heilige
Versammlung

468 *Dan Rakgoathe ist 1940 in Transvaal, Südafrika, geboren. Er betont öfter, daß seine Eltern sehr arm waren. Früh schon zeigte sich bei ihm das Interesse für die Malerei, aber erst als Rev. Henneck Seloane sich seiner annahm, konnte er fachlich ausgebildet werden. Man sagt, in Rakgoathes Werk dominiere Leid und Tod. Er sagt hierzu: „Ich bin dessen nicht sicher, aber ich glaube, es ist aufgrund meiner Lebensgeschichte. Ich wurde von armen Eltern geboren, hatte eine Schwester und zwei Brüder; ich bin vielen Schwierigkeiten begegnet. Ich lernte den Tod sehr früh kennen: 1947 starb meine Mutter, ich war sieben. Meine Schwester starb 1956, mein älterer Bruder 1964 und mein jüngerer 1967; mein Vater und ich blieben als einzige zurück . . ." (1971: 58)*

(„Holy Assembly")
Radierung, 1978
Dan Rakgoathe, Südafrika
Dekan Hans Blum, Frankfurt

Prophet II

469 ***Der Prophet sitzt auf der Trommel; der Vogel, vielleicht eine Taube als Symbol des Hl. Geistes, kommt aus der Sonne. Das Wort Gottes nimmt seinen Lauf.***

Holzschnitt, 1978
Dan Rakgoathe, Südafrika
Dekan Hans Blum, Frankfurt

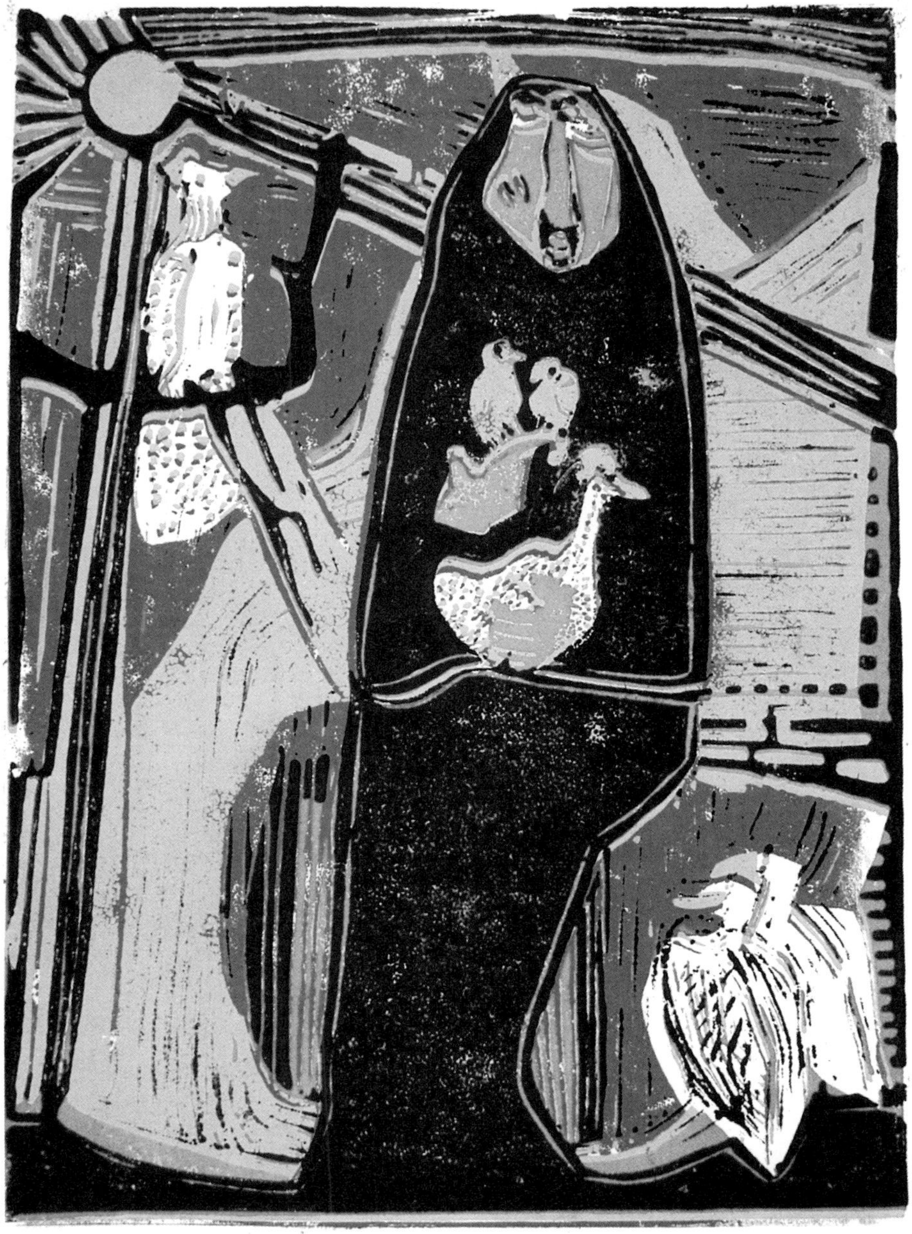

469

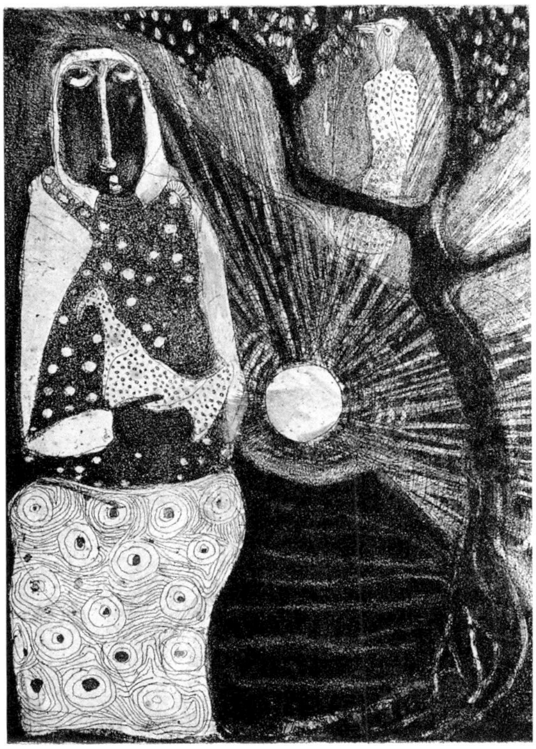

470

Der Prophet I

470 ***Der Künstler zeigt den Propheten und die Quellen seiner Inspiration: die Sonne als Quelle des Lichts im Zentrum. Der Vogel als Symbol des Hl. Geistes ist über dem Propheten und in ihm.***

Radierung, 1978
Dan Rakgoathe, Südafrika
Dekan Hans Blum, Frankfurt

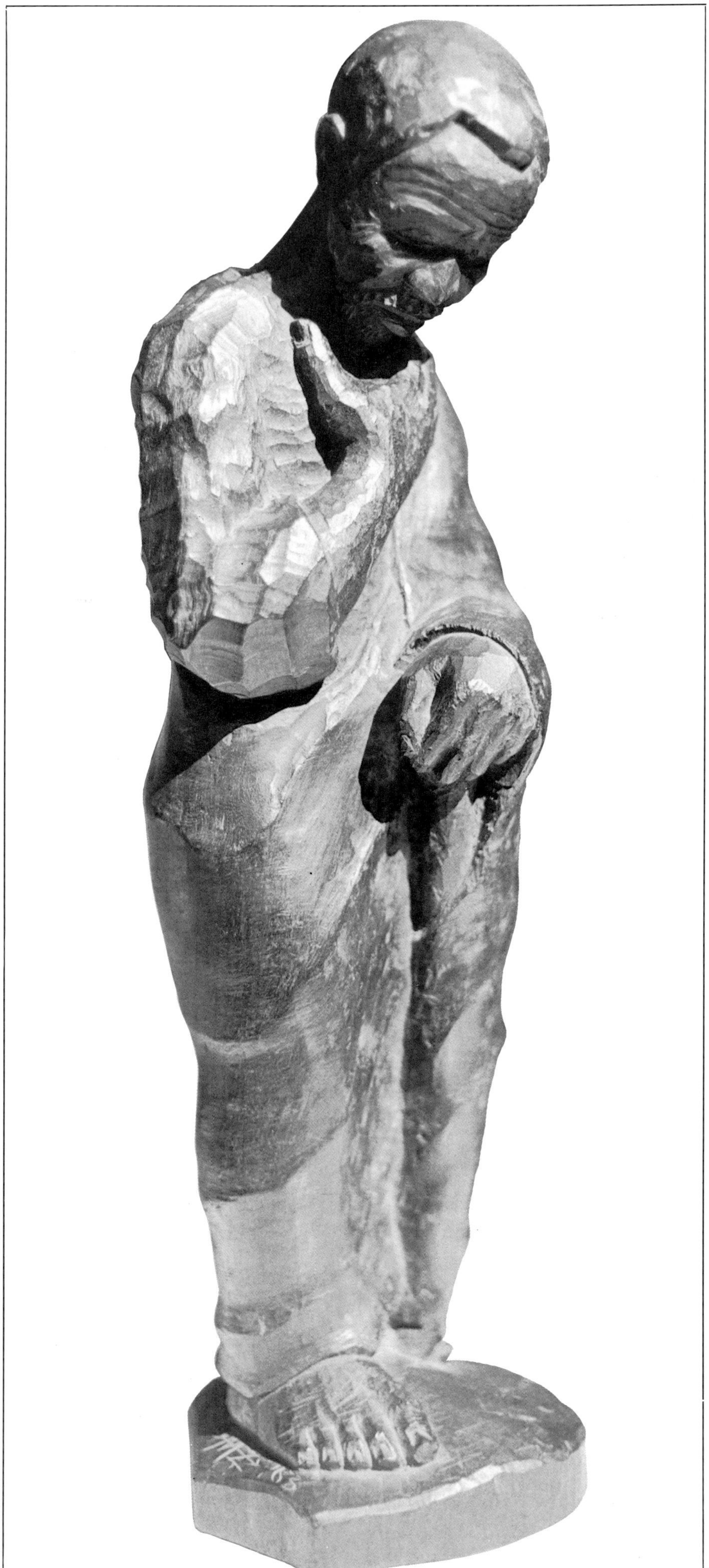

471

Der Zöllner

471 ***Theo Sundermeier kommentiert diese Statue folgendermaßen: „Afrikanische Kultur, so heißt es, war eine ‚Schamkultur'. Nicht das Schuldigsein als solches war das Übel. Solange die böse Tat nicht bekannt wurde, fiel sie auf den Täter nicht zurück. Erst die Öffentlichkeit gibt der Tat ihr Gewicht. Die christliche Botschaft weckt das Gewissen für das Böse einer Tat vor Gott. Schuld vereinzelt, der einzelne steht mit seiner Schuld vor Gott, auch wenn sie den Menschen nicht bekannt ist. – Ein afrikanischer Arbeiter, unverwechselbar in Gesicht, Ausdruck und der unaufdringlichen Gestik. Kann man einfacher und eindrücklicher das Gebet des Zöllners ‚Gott, sei mir Sünder gnädig' gestalten?" (1983: 264).***

Michael Zondi, Südafrika

Krippenrelief

472

Ruben Xulu
Privatbesitz in Südafrika

Christus von St. Michael

473 ***Ruben Xulu stammt aus Hlabisa im Zululand. Er ist taub. Er lebt mit seiner Familie als freischaffender Künstler. P. Edwin Kinch war sein erster Förderer und Gönner.***

(Mission in East Grignaland)
Ruben Xulu

Ruben Xulu bei der Arbeit

474 ***Ruben Xulu hat mehrere Jahre mit Sr. Johanna Senn zusammengearbeitet. Hier arbeitet er in ihrem Atelier in Mariannhill (Südafrika) an dem Krippenrelief (Abb. 472).***

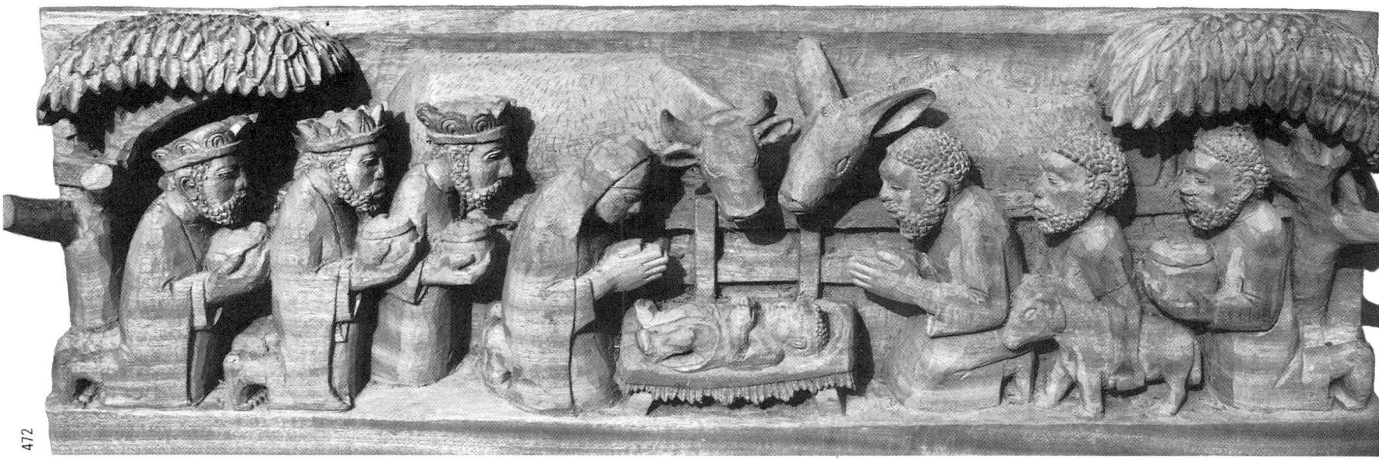
472

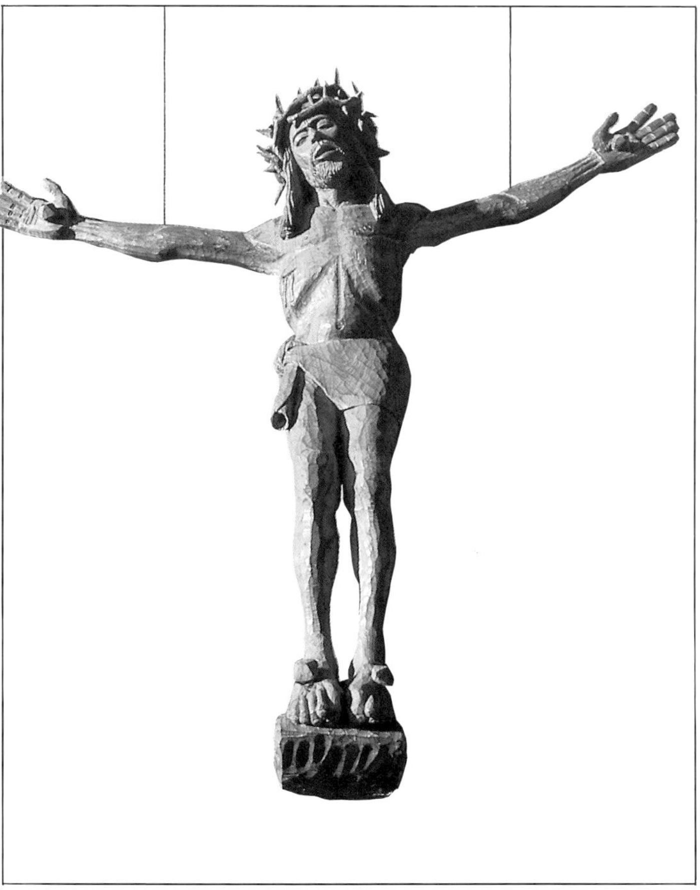
473

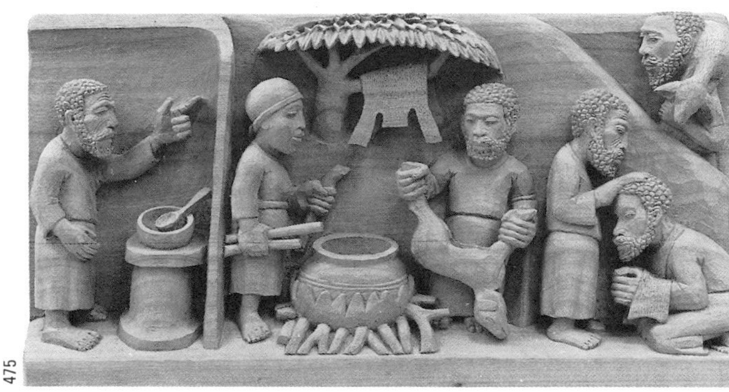
475

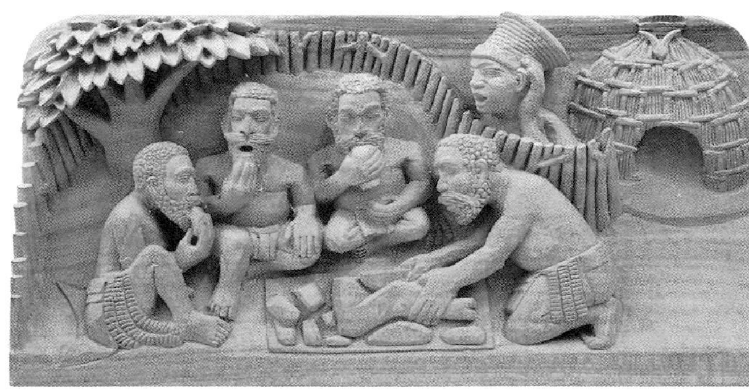
476

Der Isaak-Segen, Gen 27

475 ***Jakob erschleicht sich mit Hilfe seiner Mutter Rebekka den Erstgeburt-Segen seines Vaters Isaak. Esau (rechts oben) kommt mit seinem Wildbret zu spät.***

Ruben Xulu, 1979. Iroko-Holz
Dekan Hans Blum, Frankfurt

Verheißung an Abraham

476 ***Genesis 18, 1–11 erzählt die Geschichte, wie Abraham drei Männer bewirtet und der eine ihm einen Sohn verheißt. Sara lauschte und lachte, denn sie war schon betagt. Die Rundhütte und die Frisur der Sara weisen in die Kultur der Zulu.***

Ruben Xulu, 1979
Iroko-Holz (hell)
Dekan Hans Blum, Frankfurt

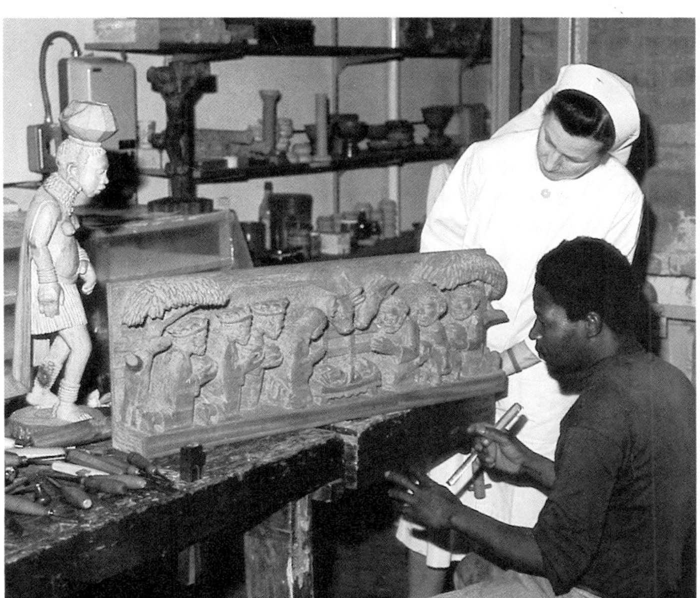
474

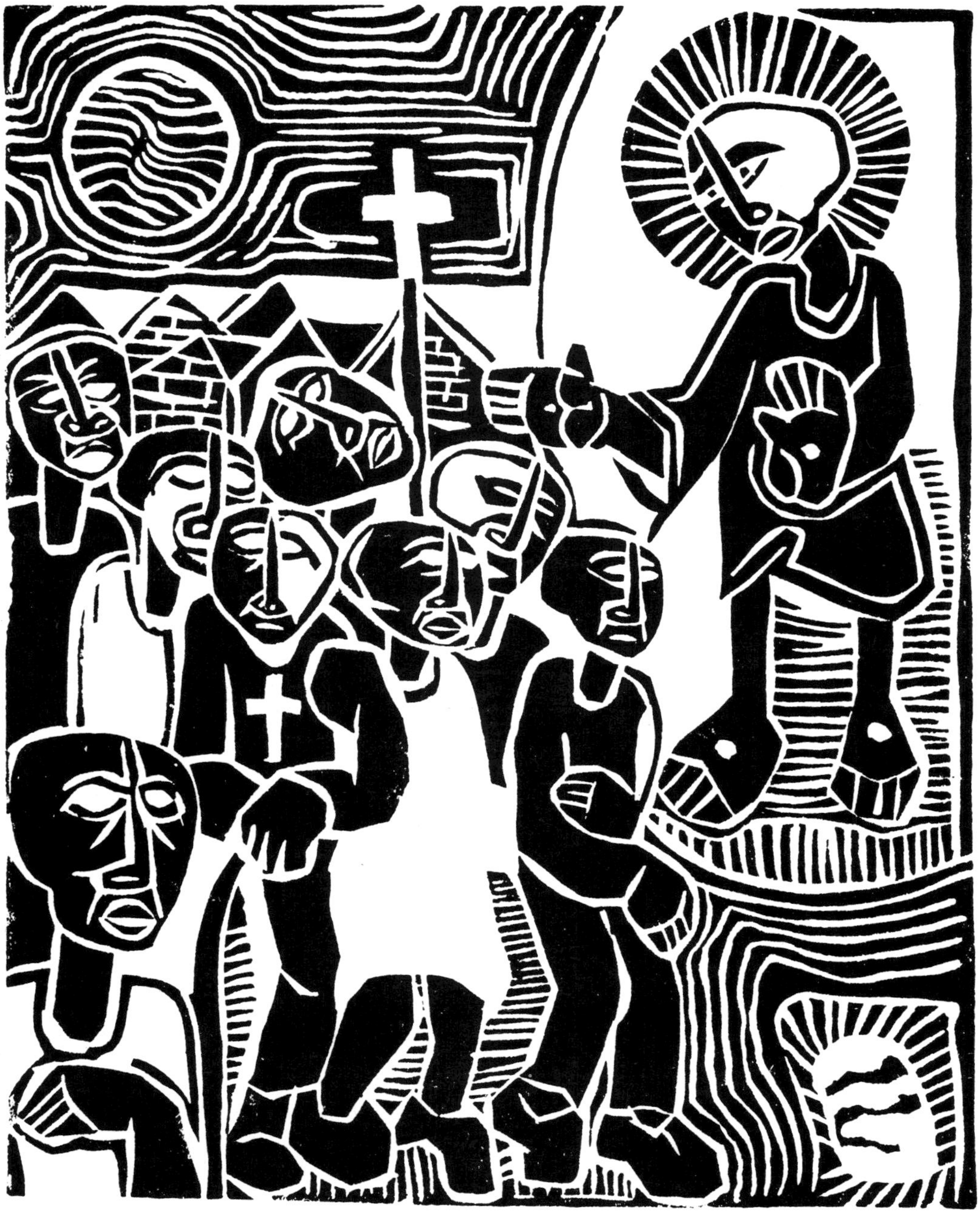
477

„Kommt, ihr Gesegneten . . .“

477 ***Aus dem Zyklus der Seligpreisungen beim letzten Gericht (Mt 25, 34) (insgesamt 10 Linolschnitte).***

Linolschnitt, 1980?
Nathaniel Mokgosi, Südafrika
Dekan Hans Blum, Frankfurt

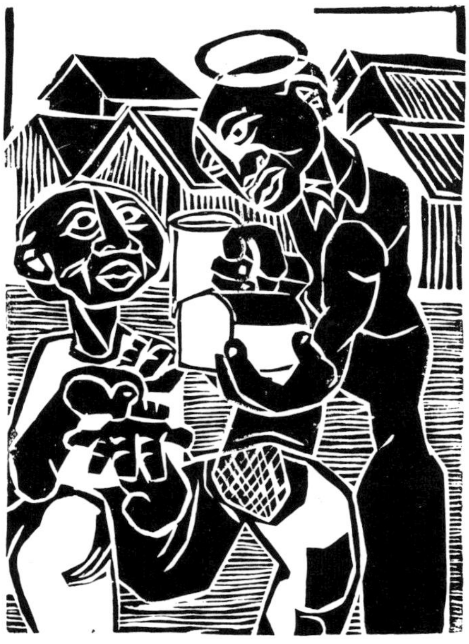
478

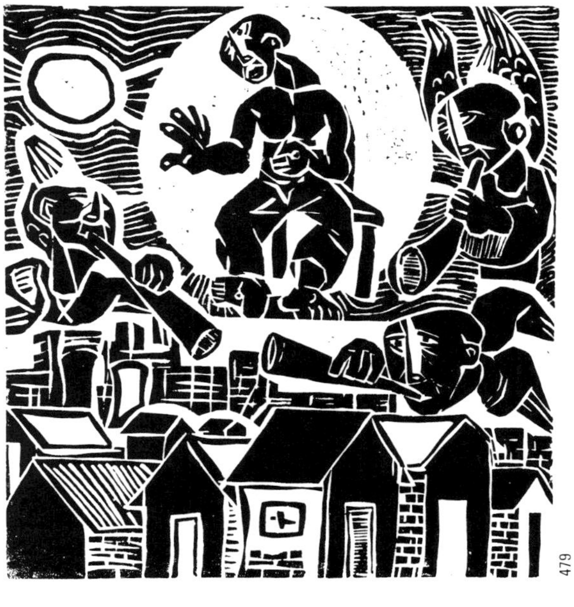
479

„Denn ich war hungrig . . .“

478 ***Aus dem Weltgericht nach Mt 25, 35.***

Linolschnitt, 1980?
Nathaniel Mokgosi, Südafrika
Dekan Hans Blum, Frankfurt

Das Letzte Gericht (Mt 25)

479

Linolschnitt, 1980
Nathaniel Mokgosi, Südafrika
Dekan Hans Blum, Frankfurt

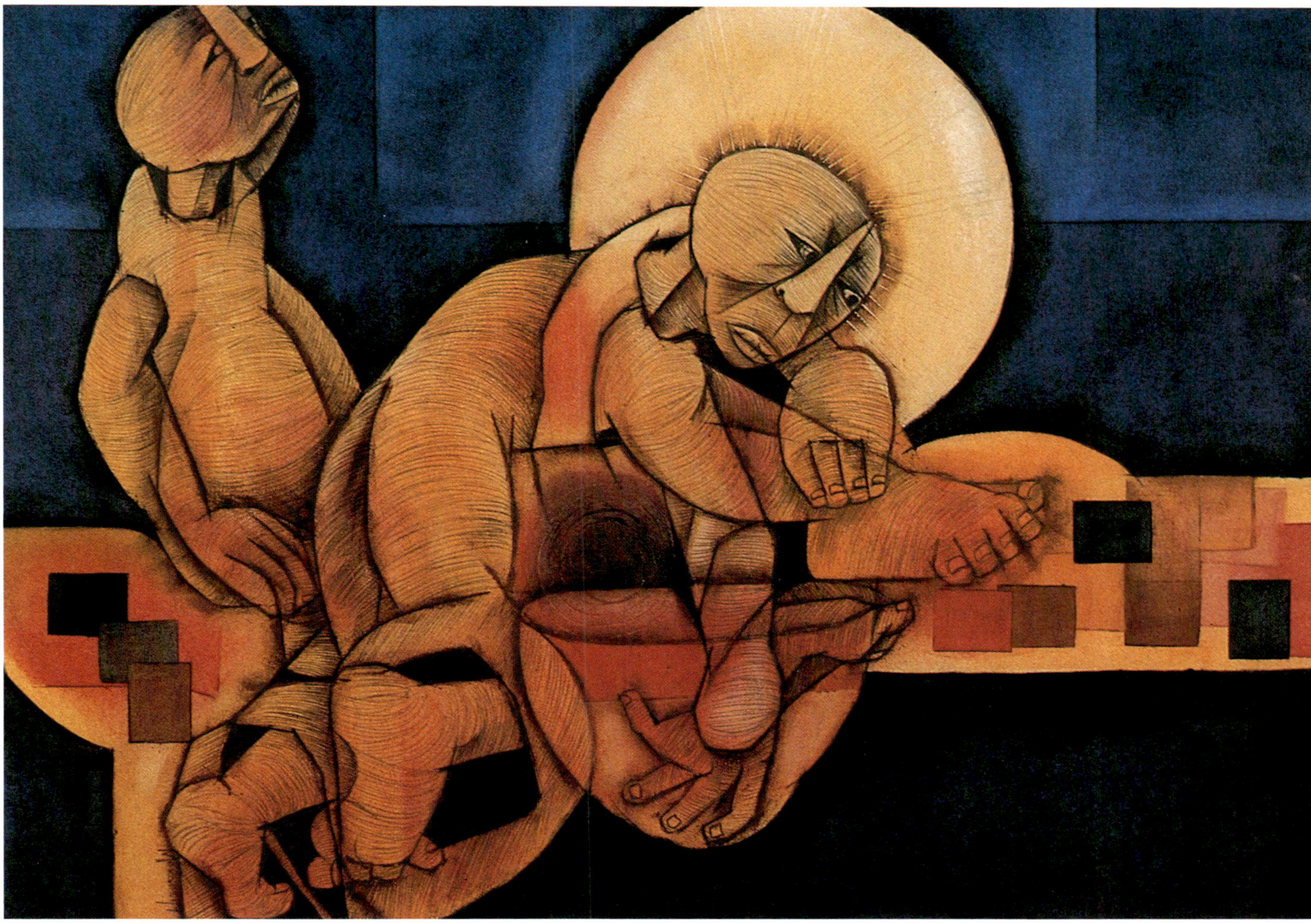

480

Jesus wäscht Petrus die Füße (Joh 13, 4–8)

480 ***Nat Mokgosi ist 1946 in Newclare bei Sophiatown, Johannesburg, geboren. Er machte die mittlere Reife und wurde dann in Johannesburg Gelegenheitsarbeiter. 1966 begann er am Jubilee Art Centre in Johannesburg sein Fachstudium. Seit 1970 lebt er als freischaffender Künstler in Soweto.***

(„Jesus Washes Peter's Feet")
Mischtechnik, 1979
Nathaniel Mokgosi, Südafrika
Dekan Hans Blum, Frankfurt

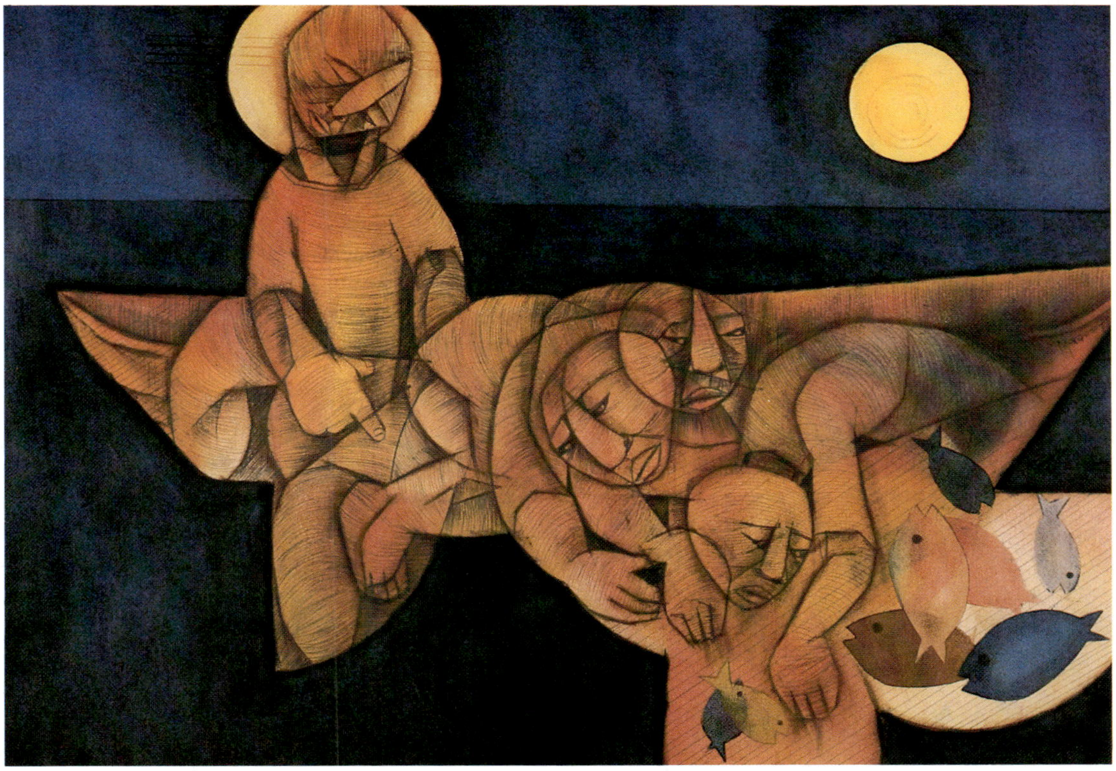

481

Der wunderbare Fischfang (Luk 9, 1–9)

481

Mischtechnik, 1979
Nathaniel Mokgosi, Südafrika
Dekan Hans Blum, Frankfurt

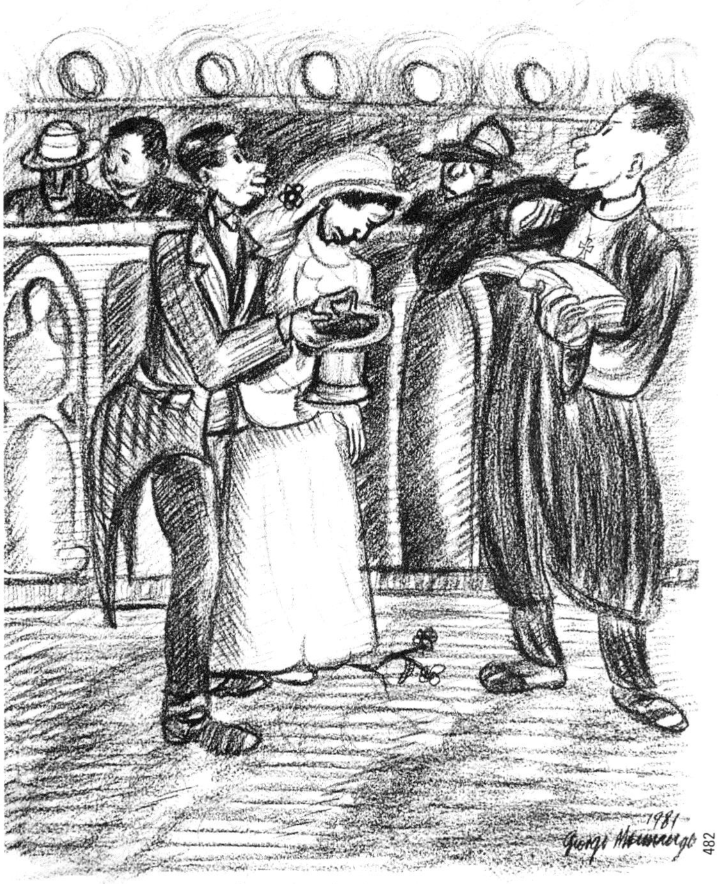

482

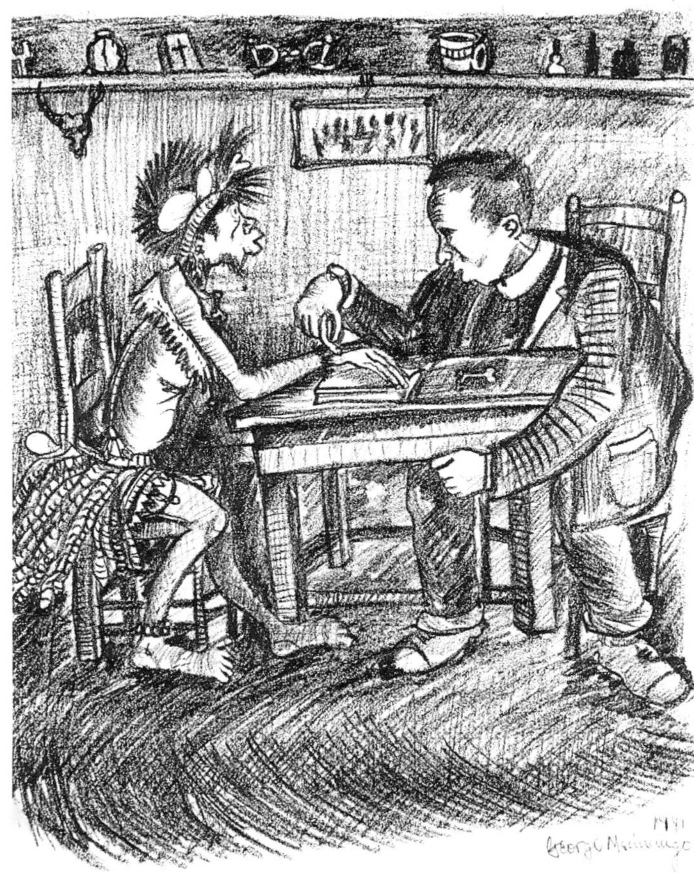

483

Hochzeitszeremonie

482 ***Der Bräutigam bietet dem methodistischen oder baptistischen Pfarrer ein Dankopfer an. Die Braut schaut der alten Sitte gemäß zu Boden, aber der Pfarrer wird jeden Moment seine Hand nach dem Geschenk ausstrecken. – George Msimango, um 1949 in Durban, Südafrika, geboren. Studierte einige Zeit in der Rorke's Drift Art School, dann von 1971 bis 1972 mit einem Stipendium der italienischen Regierung in Rom. 1970 gewann er den ersten Preis der amerikanischen Zeitschrift „African Arts". Er lebt mit seiner Familie als freischaffender Künstler in Durban.***

(„The Wedding")
Im Seitengang der Kirche
Kohlezeichnung, 1981
George Msimango, Südafrika
Dekan Hans Blum, Frankfurt

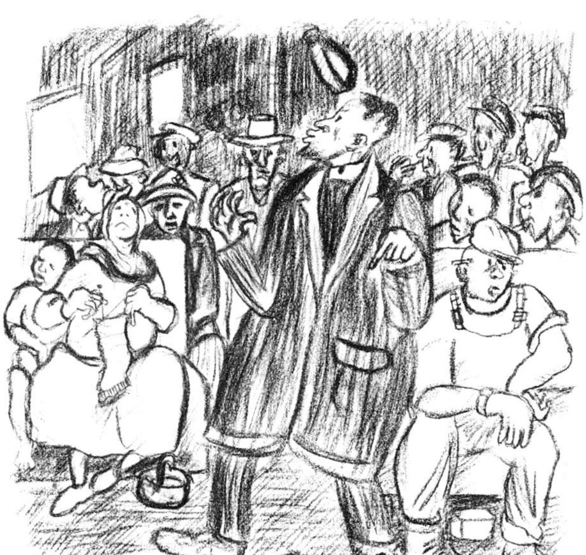

484

Zauberdoktor und Kirchenmann

483 ***Der Zauberdoktor stellt den traditionellen Zulu-Wahrsager dar, der mit Hilfe von Ziegengallenblasen und Knochenwerfen die Zukunft deuten und die Ursachen der Krankheiten erkennen kann. Der Künstler setzt aber in pointierter Weise beide Vertreter gleichrangig gegeneinander. Das Milieu des Kirchenmannes wird recht bieder dargestellt: den Knochen des Zauberdoktors entspricht die Bibel beim Christen. Man betrachte nur einmal die Gegenstände auf dem Zimmersims! Man gewinnt den Eindruck, daß sich der Künstler über beide lustig macht!***

(„The Witchdoctor and the Churchman")
Kohlezeichnung, 1981
George Msimango, Südafrika
Dekan Hans Blum, Frankfurt

Evangelisation im Eisenbahnwagen

484 ***In einem überfüllten Zug predigt ein Sektierer das Evangelium. Die Arbeiter sitzen teilnahmslos, der Frau links entfällt das Strickzeug, der Junge neben ihr schläft. Schwebt über dem Prediger seine Mütze oder ein Heiligenschein? Wie so oft bei Msimango, so sind auch hier Ernst und Ironie kaum zu unterscheiden.***

Kohlezeichnung, 1981
George Msimango, Südafrika
Dekan Hans Blum, Frankfurt

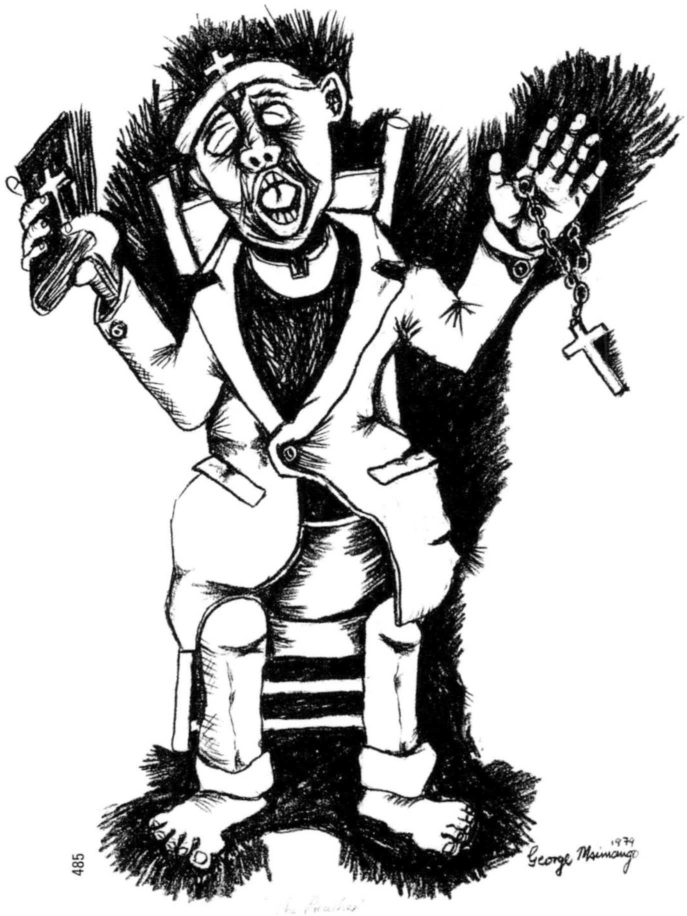

485

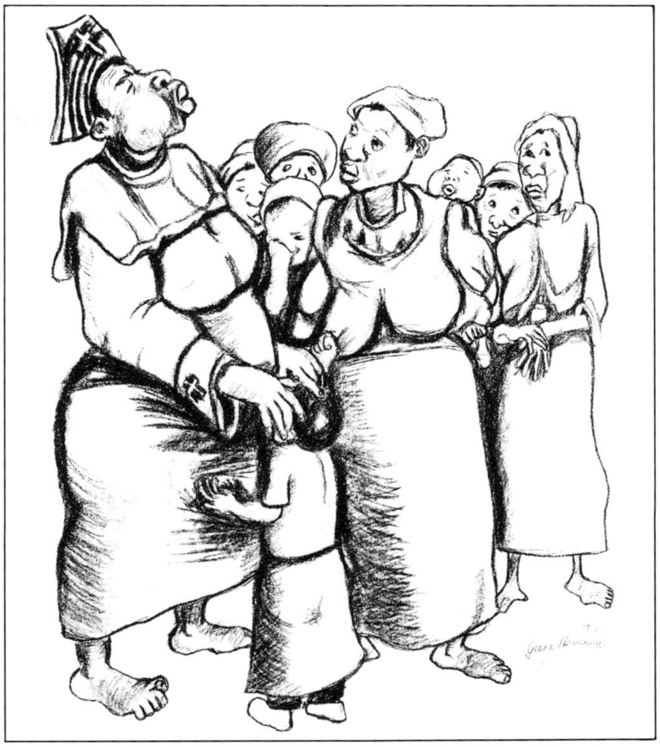

486

Der Prediger

485 ***Hier wird der Pfarrer einer unabhängigen Kirche dargestellt. Darauf deuten hin: das Stirnband, die Barfüßigkeit und die ekstatische Verzückung. Bibel und Kreuz sind die Paraphernalia der meisten christlichen Kultdiener der Kirchen Südafrikas. Wie auch bei seinen übrigen Zeichnungen, geht Msimango bis an die Grenze des Tragbaren: Soll das Bild noch Ernst sein oder ist es schon Spott und Ironie auf die Männer der Kirchen?***

(„The Preacher")
Kohlezeichnung, 1979
George Msimango, Südafrika
Dekan Hans Blum, Frankfurt

Der Glaubensheiler

486 ***Ein Pfarrer oder ein Prophet einer unabhängigen Kirche legt einem kranken Kind betend die Hände auf. Man beachte aber, wie skeptisch die Frauen die Verzückungen des Pfarrers verfolgen. Man gewinnt den Eindruck, daß sie nicht so recht von der Wirkkraft der Zeremonien überzeugt sind.***

(„The Faithhealer")
Kohlezeichnung, 1979
George Msimango, Südafrika
Dekan Hans Blum, Frankfurt

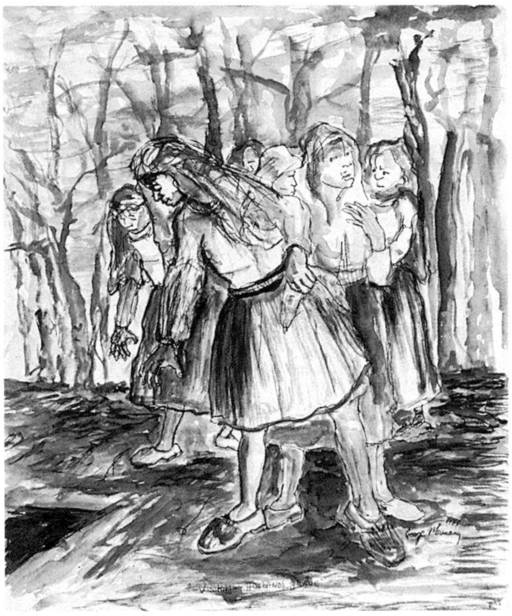

487

Besuch am Grab des Ehemannes

487 ***Nach afrikanischer Sitte wird einige Wochen nach der Beerdigung der Geist des Verstorbenen rituell nach Hause geholt. Diesem Vorhaben dient der hier dargestellte Besuch am Grab.***

(„Visiting Husband's Grave")
Tusche koloriert, 1977
George Msimango, Südafrika
Dekan Hans Blum, Frankfurt

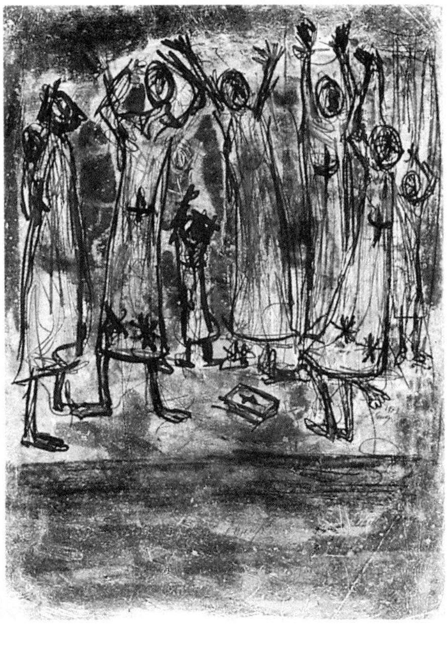

488

Eine Gruppe von Zionisten

488 ***Die Zionisten sind für ihre ekstatischen Versammlungen bekannt: Die Gläubigen singen und tanzen; die Bibel liegt auf dem Boden, die Sterne und Kreuze auf den Gewändern unterstreichen die Extrovertiertheit.***

(„The Zionist Group")
Monoprint koloriert, 1972
George Msimango, Südafrika
Dekan Hans Blum, Frankfurt

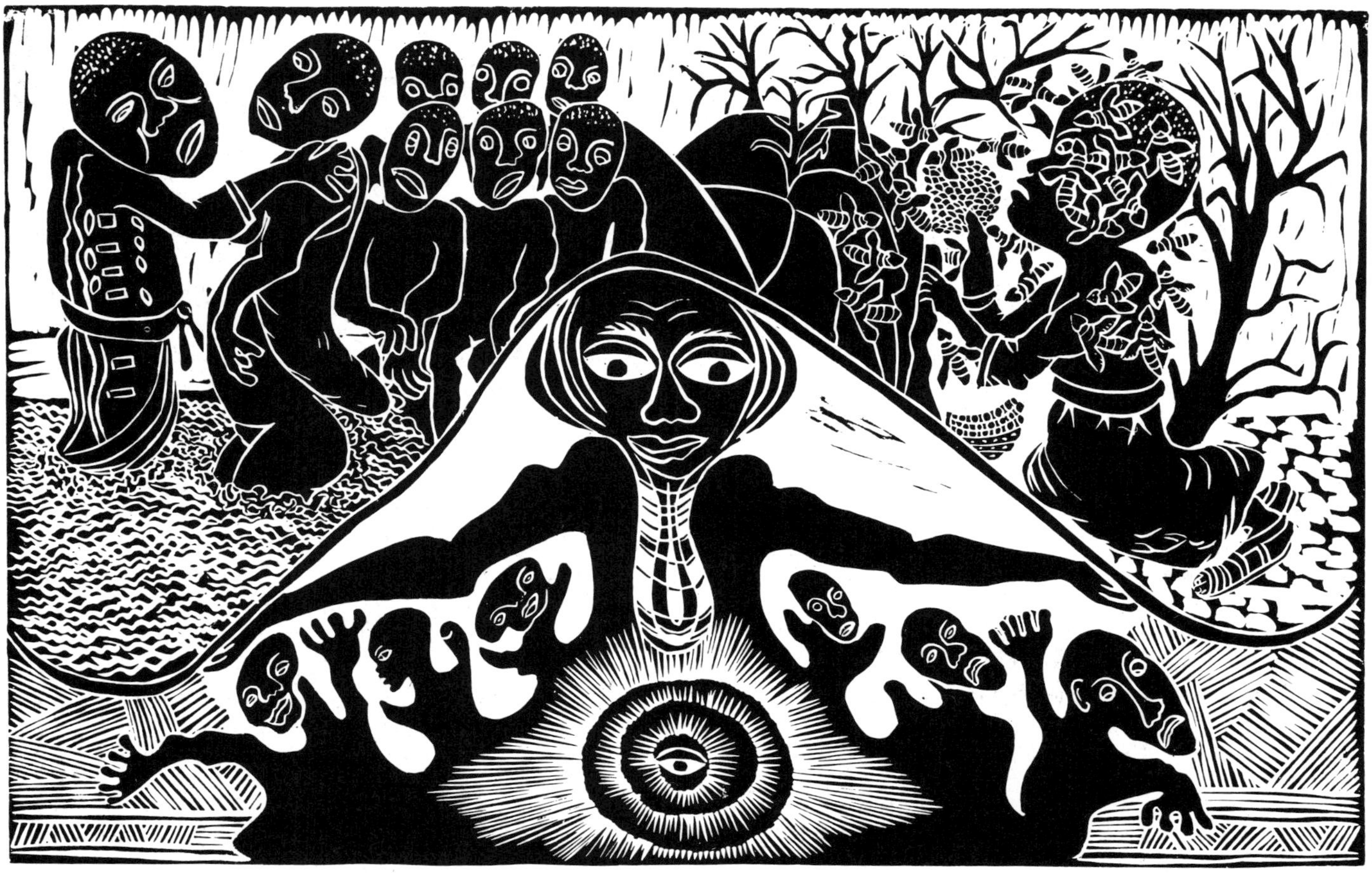

489

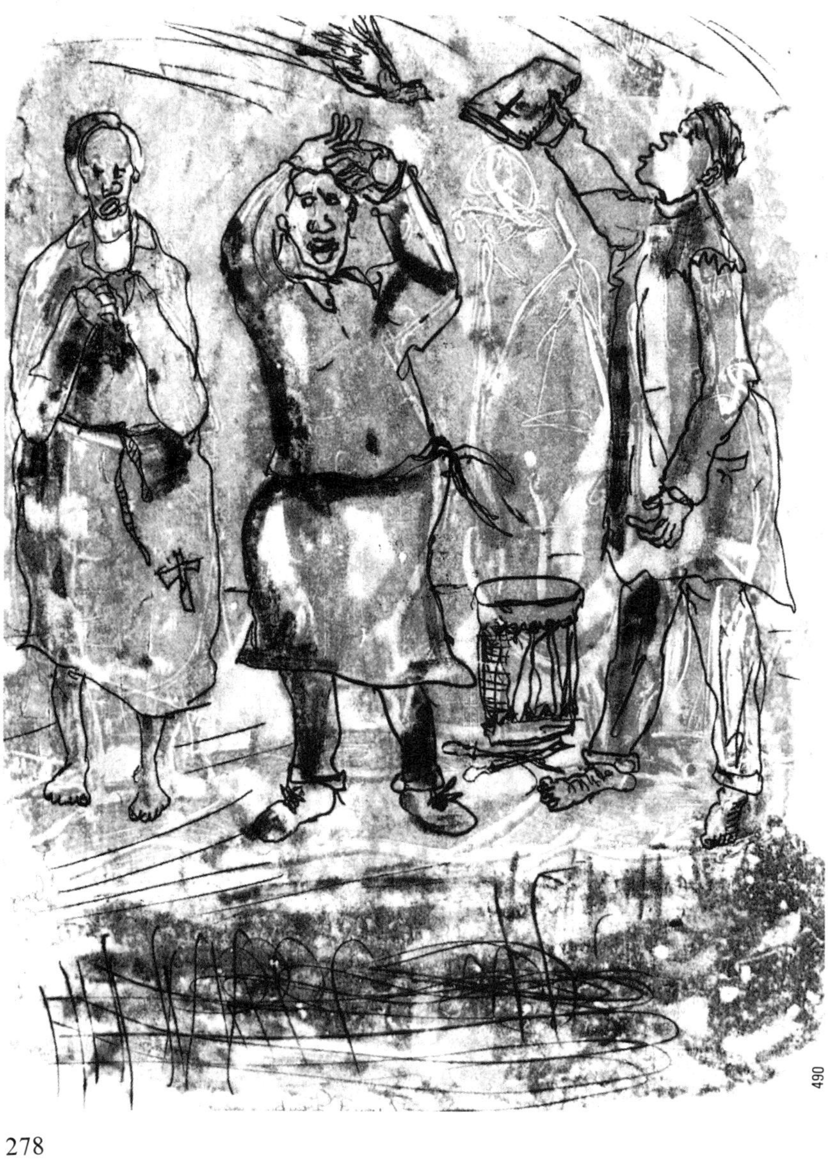

490

Johannes der Täufer

489 ***C. Nxumalo stammt aus dem Msinga-Distrikt in Kwazulu. Um 1970 hat er an der Rorke's Drift Art School studiert. Danach lebte er mit Frau und Kindern als freischaffender Künstler in Pomeroy, zog aber wieder von da weiter. Nxumalo macht Holzplastiken und Linolschnitte. –***
Im Zentrum des Bildes die Bußpredigt des Johannes. Das Auge mit dem dreifachen Heiligenschein deutet wohl auf die Heiligste Dreifaltigkeit, die durch Johannes angekündigt wird. – Die Szene rechts oben spielt auf die Aussage der Bibel an, daß Johannes ein Büßer war und sich von Heuschrecken und wildem Honig ernährte. – Links oben: die Taufe Jesu.

Linolschnitt um 1970
Caiphas Nxumalo, Südafrika
Dekan Hans Blum, Frankfurt

Eine Gruppe von Zionisten

490 ***Die Zionisten bilden eine unabhängige afrikanische Kirche, die vor allem in Südafrika verbreitet ist.***

(„Zionist Group")
Monoprint, 1981
George Msimango, Südafrika

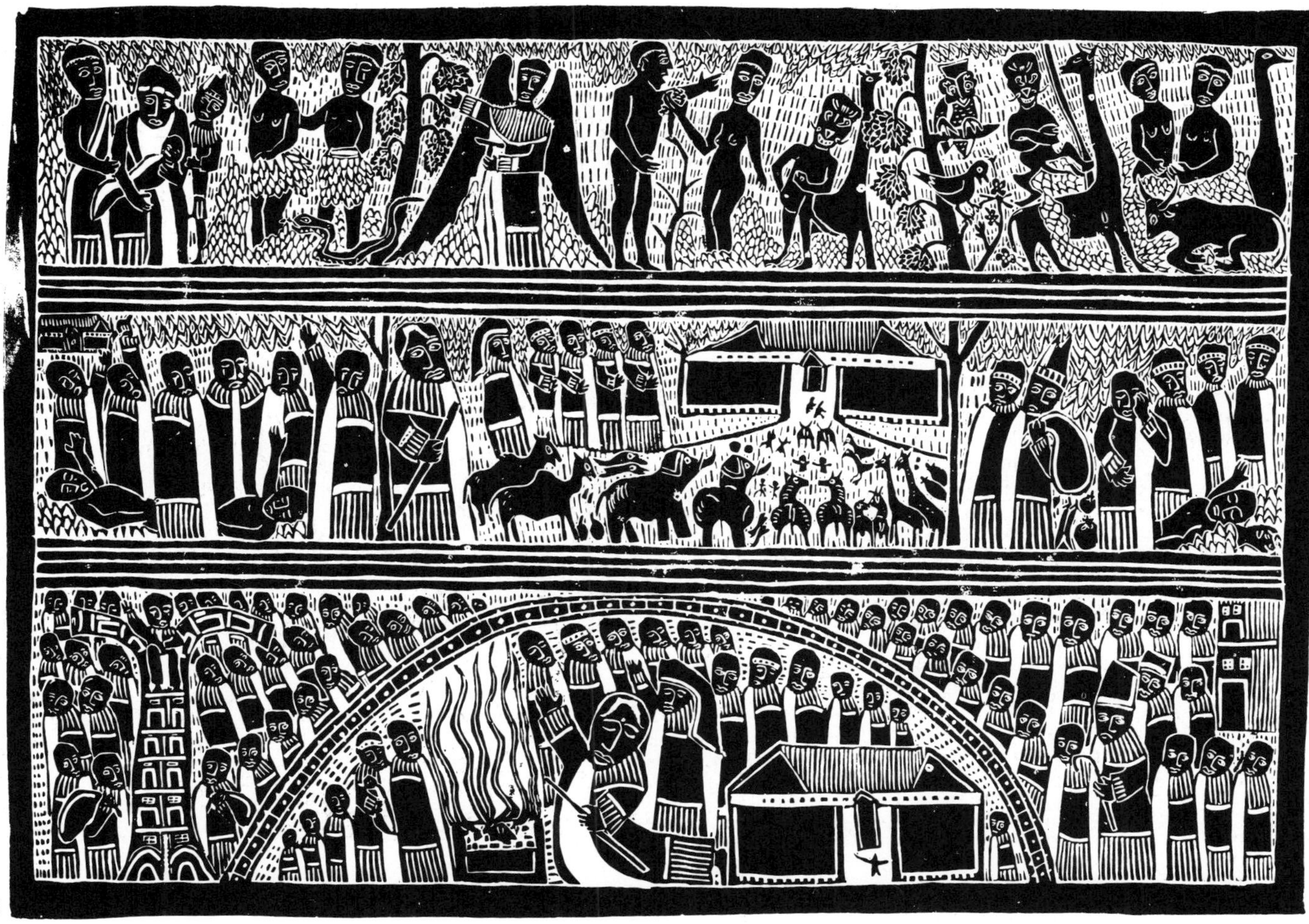

491

II. Südafrika

In der traditionellen bildenden Kunst Schwarzafrikas spielt das südliche Afrika keine besondere Rolle. In unseren Völkerkundemuseen sind nur wenige Objekte aus dieser Region ausgestellt, und wenn schon mal, dann meist nur aus Gründen der Gesamtübersicht. In der afrikanischen Kunstszene war diese Region eben unbedeutend. Heute aber gehört Südafrika zu den großartigsten Kunstprovinzen Afrikas. Wie ist dieser Wandel zu erklären?
Bis in die dreißiger Jahre dieses Jahrhunderts war die Kunst Südafrikas, auch die der Weißen, ohne Belang. In dieser Zeit aber beginnen einige weiße Künstler sich schwarzer Talente anzunehmen und sie zu fördern (eine Kunstakademie oder dergleichen für Schwarze gab es damals noch nicht). Diese schwarzen Künstler – hier könnte man aufzählen: Gerard Bhengu, George Pemba, Selby Mvusi und andere – waren zwar in ihrer Arbeitsweise noch stark von ihren weißen Lehrmeistern abhängig, doch E. J. de Jager, ein hervorragender Kenner der modernen südafrikanischen Kunst, sagt: „... es ist interessant festzustellen, daß bereits diese frühen Künstler den soziologischen [sic., wohl: sozialen] Verhältnissen des schwarzen Stadtbewohners besondere Bedeutung zuwiesen und daß sie die ersten waren, die diesen Aspekt des menschlichen Daseins in die südafrikanische Kunst einführten ... Erst in den späten fünfziger Jahren nahm die kreative Tätigkeit der Schwarzen im Bereich der bildenden Kunst sprunghaft zu. Auf der modernen südafrikanischen Kunstszene tauchten zahlreiche schwarze Künstler auf, deren Arbeiten man als humanistischen figurativen Expressionismus charakterisieren könnte“ (1981 : 215).
De Jager führt dann vier Gründe auf, die seiner Meinung nach zu dieser „Explosion“ in der bildenden Kunst geführt haben: 1. Abbau früherer Vorurteile den Schwarzen gegenüber, 2. Hebung des Bildungsniveaus, 3. Bildung zweier Kunstzentren: Polly Street Art Center (1948) und Art and Craft Centre von Rorke's Drift (1962) und 4. das neue Identitätsbewußtsein der Schwarzen. Dieses Identitätsbewußtsein lasse sich nach de Jager in der bildenden Kunst auf zwei Motive zurückführen: „auf das Bedürfnis nach Selbstverwirklichung und den Wunsch nach dem Ausdruck des eigenen Ich“ (ibid.). Diese vier Gründe haben sicher zur Entstehung der neuen Kunst beigetragen, aber ein ganz wichtiger Grund scheint mir hier zu fehlen, der gerade für die christliche Thematik von wesentlicher Bedeutung wurde: In dem Maße, wie die schwarzen Südafrikaner Christen wurden, identifizierten sie sich mit dem leidenden auserwählten Volke und vor allem auch mit den Leiden des Messias. Ihre

Biblische Urgeschichte (Gen 1–11)

491 ***Azariah Mbatha ist vielleicht der bekannteste Künstler, der aus Rorke's Drift hervorging. Er wurde 1941 im Zululand geboren. Als er die Mittelschule verließ, nahm er Arbeit in einem Büro. Er bekam Tuberkulose, kam in ein lutherisches Krankenhaus und kam dort zur Kunst. 1962 begann er sein Studium in Rorke's Drift (bis 1964). Danach wurde er der erste einheimische Professor dieser Schule. 1965–67 studierte er in Stockholm und 1970 übersiedelte er mit seiner Familie nach Schweden, wo er auch noch heute lebt. Über Mbatha wurde wiederholt geschrieben. Hingewiesen sei vor allem auf Theo Sundermeier, Südafrikanische Passion, Bielefeld 1977.***

Linolschnitt, Ende 1960
Azariah Mbatha, Südafrika
Dekan Hans Blum, Frankfurt

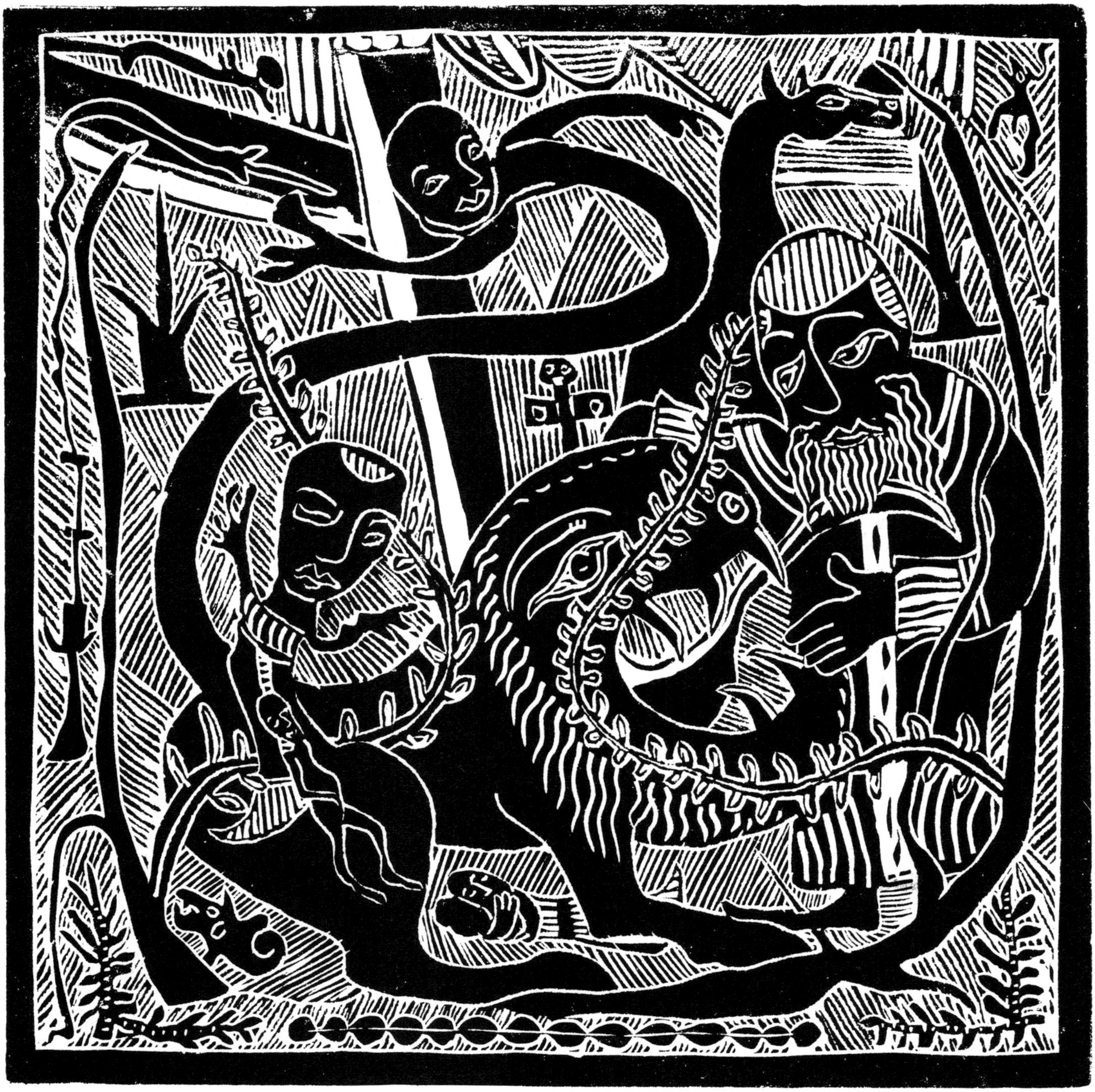

492

Weihnachten

492 ***Maria und Josef werden eingerahmt von Tieren, Engeln und Bäumen. Vor Maria liegt das Jesuskind. Gleichzeitig wird sie auch schwanger gezeigt mit dem Kind. Im Hintergrund zwischen Josef und Maria taucht bereits das Kreuz auf.***

Linolschnitt, 40 x 40 cm
Azariah Mbatha, Südafrika
Haus Völker und Kulturen,
St. Augustin

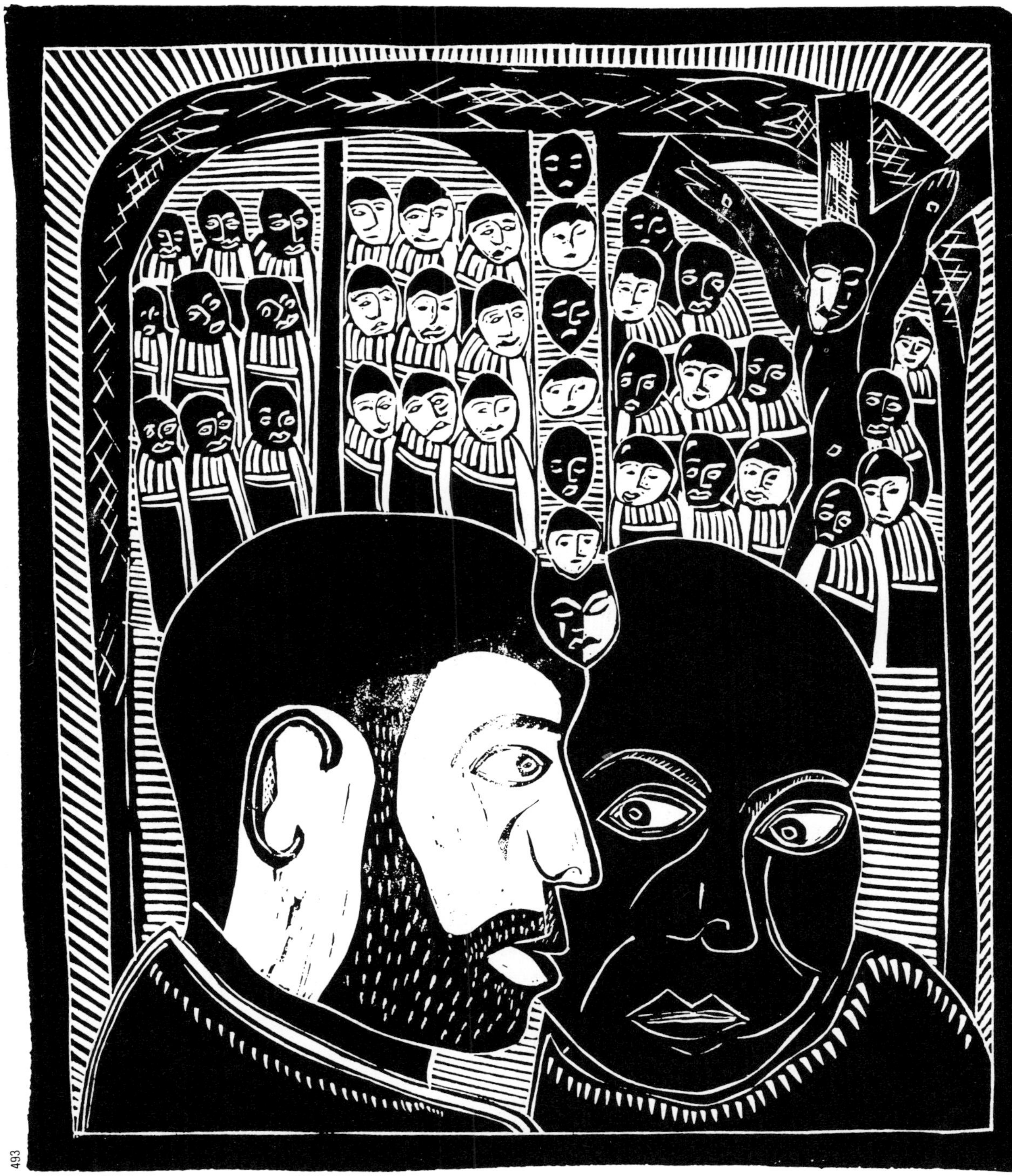

493

Schwarz und Weiß

493 ***Das Problem der Apartheid steht im Zentrum dieses Bildes; und wie man sieht, ist auch die Kirche ganz davon durchdrungen. Christus aber gehört allen: Er ist schwarz und weiß.***

Linolschnitt
Azariah Mbatha, Südafrika
Dekan Hans Blum, Frankfurt

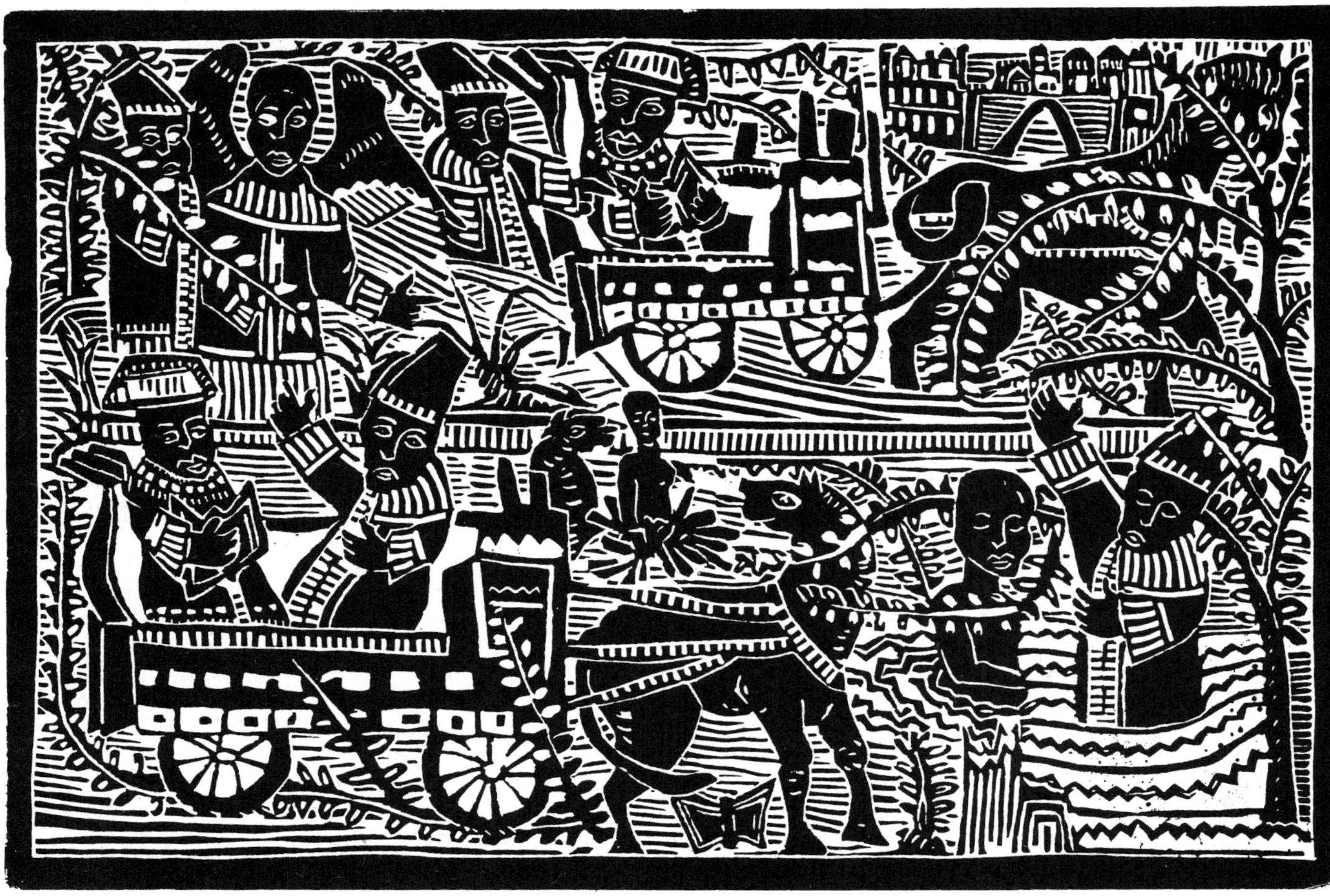

494

Unterdrückung und ihre Leiden erhielten auf diese Weise einen Sinn: Dahinter steht der Sieg, die Erlösung. Wie sonst könnte Nkosi die Folterszenen in den südafrikanischen Kerkern als messianische Szenen darstellen oder Mbatha die Apartheid im Christentum aufheben?
Der „kreative Sprung" ist nicht auf Südafrika beschränkt. Er tritt häufig in Schwarzafrika auf, wenn ein Volk eine neue religiöse Wahrheit entdeckt: Man denke etwa an die Gründerjahre des Kimbangismus im Zaire oder an den Bwiti in Gabun. Selbst Fachleute sind erstaunt, welch geistige Kräfte in diesen Bewegungen freigesetzt wurden, die man gar nicht für möglich gehalten hätte! Bei den Kimbangisten waren es vor allem Gebete, Lieder, kultische Feiern, Predigten, theologische Ansätze, die ins Leben traten, und in Südafrika kamen aufgrund lokaler Umstände auch noch Bilder hinzu. Wenn man aber diese Bilder genauer betrachtet, dann muten sie einen meist wie eine Erzählung an. Für den erzählenden Stil ist natürlich die Bibel wie geschaffen. Häufig wird deshalb auch eine ganze biblische Geschichte in ein einziges Bild kondensiert. Man denke etwa an die vielen Jona-Bilder!
Hinzu kommt in Südafrika noch ein weiteres Element: Der Schwarze kann sich in Südafrika in Worten nicht kritisch gegen das Apartheid-Regime äußern. In der Symbolsprache der Kunst kann es ihm keiner

Philippus und der Kämmerer

494 ***Die aus der Apostelgeschichte (8, 26–40) bekannte Episode wird in verschiedenen Bildern dargestellt. Der Engel führt den Diakon Philippus auf die Straße nach Gaza. Philippus begegnet dem Kämmerer der Königin Kandake, erklärt ihm die Schrift und tauft ihn schließlich.***

Linolschnitt, 46 x 31 cm
Azariah Mbatha, Südafrika
Haus Völker und Kulturen, St. Augustin

verwehren. Mbatha macht Jesus in der Bergpredigt schwarz und weiß, um darzutun, daß er allen gehört. Lindiwe Mvemve geht weiter und macht die positiven Gestalten schwarz und die negativen weiß. Man sieht: Solche Aussagen sind in Südafrika nur in der Symbolsprache der Kunst, niemals aber in der oralen Realität zu machen. Die Religion dient hier wie so oft bei messianischen Bewegungen in Afrika als bevorzugtes Feld, um Kritik an politischen Systemen zu äußern, die jede Kritik unterbinden. Wir müssen deshalb auch damit rechnen, daß eine Reihe scheinbar christlicher Bilder vielleicht ursprünglich gar nicht als christliche Bilder intendiert waren, sondern lediglich Protest gegen das herrschende absolute System zum Ausdruck bringen wollten.
Die Gründung der Kunst- und Kunstgewerbeschule in Rorke's Drift bedeutete für diese Ideen sicher einen Kristallisationspunkt. Den großen Erfolg dieser Schule wird man auch unter dieser Rücksicht zu sehen haben. 1962 hatte das schwedische Ehepaar Peder Govenius mit der Schule begonnen. Man ließ den Afrikanern viel Freiheit, so daß sie ihre eigenen Ideen verwirklichen konnten. In einer Broschüre werden als Hauptaufgaben der Schule formuliert:

1. das einzigartige künstlerische Erbe Afrikas pflegen,
2. den Stolz Afrikas auf das Erbe der Vergangenheit nähren und die Studenten

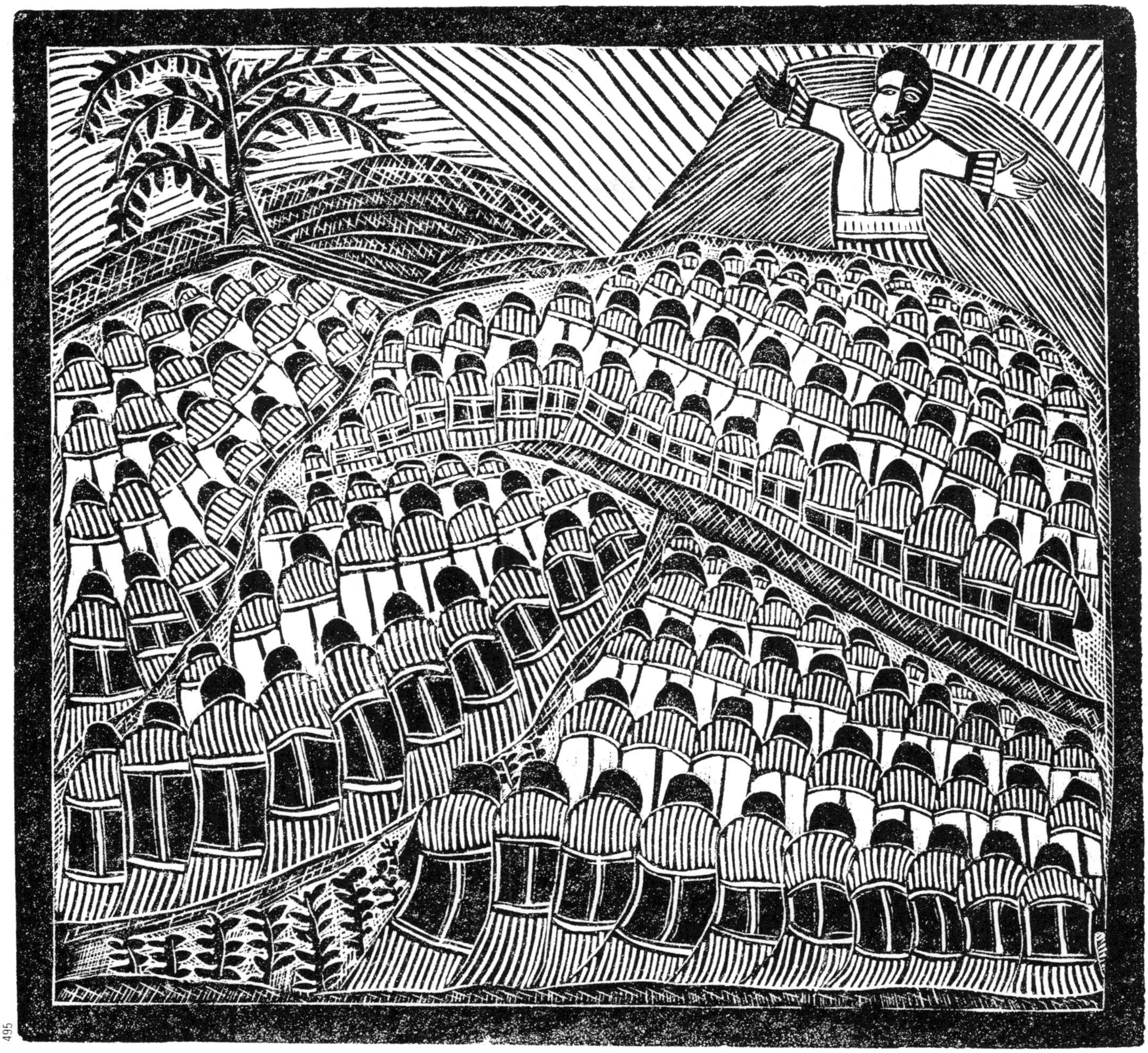

495

Die Bergpredigt
(Mt 5)

495 ***Christus ist – wie so oft im Werk von Azariah Mbatha – die Versöhnung zwischen Weiß und Schwarz, da er für beide gestorben ist. Nur in ihm wird die Apartheid überwunden. Prof. Sundermeier sagt zu diesem Bild: „Das ‚Leitmotiv' ist der Halbkreis, der sich im Berg, im Baum, in den verschiedenen Gruppen der Hörer, in der Kopfform und der anbetenden Haltung der Hörer wiederholt und so das Bild rhythmisiert. Ein kuppelförmiger Berg wurde von jeher im Zululand als heiliger Ort angesehen, an dem man Gott näher ist. So kommen denn auf unserem Bild die Gläubigen zu dem Berg, nicht einfach um der Lehre zu lauschen, sondern um in Demut den Segen zu empfangen, der sie heilt und stärkt . . ." (1977: 48).***

Linolschnitt
Azariah Mbatha, Südafrika
Dekan Hans Blum, Frankfurt

Herz Mariä aus Basutoland

496 ***Die Figur wurde 1937 auf der Pariser Weltausstellung gezeigt.***

Etwa 30 cm hoch, Terrakotta
Musée de l'Oeuvre de la Sainte Enfance, Paris

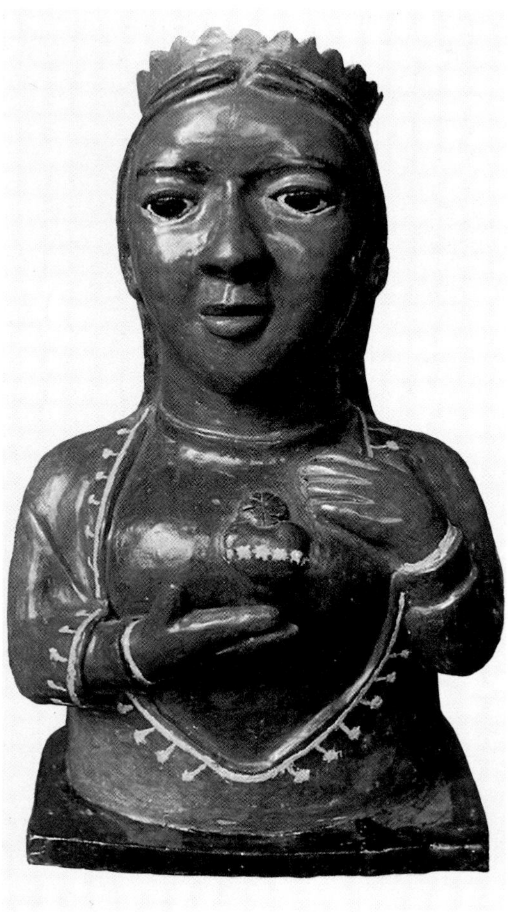
496

Hölzernes Ziborium

497 ***Der Gelegenheitsschnitzer Johannes Mtembu verfertigte dieses Ziborium etwa 1935. Er war damals 45 Jahre alt.***

Höhe: 23 cm,
Durchmesser: 12 cm
Zulu-Mission der Mariannhiller, Natal
Früher: Missionsmuseum Aachen

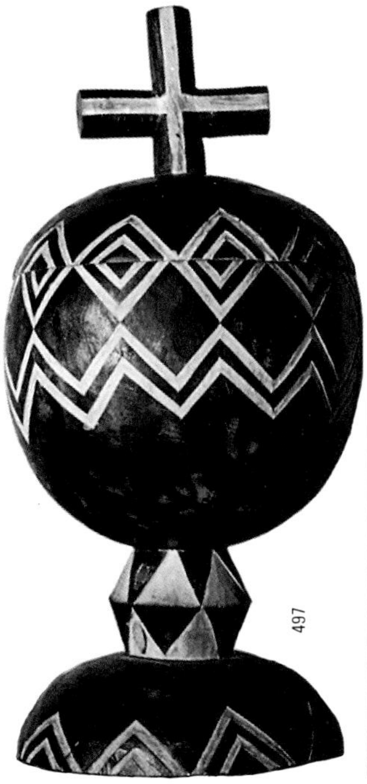
497

in eine Gemeinschaft führen, in der sie ihre Kreativität und Originalität in den bildenden Künsten der Gegenwart entwickeln können,

3. mit neuen Techniken und neuem Wissen dieses Erbe pflegen . . .
4. alles tun, damit dieses Erbe in der sich wandelnden Gesellschaft bestimmend bleibt . . .

Unter diesen Aufgaben ist vor allem Punkt 2 wichtig, wo gesagt wird, man wolle die Studenten in eine Gemeinschaft führen, damit sie ihre Kreativität entfalten könnten. Dies war und ist bis heute einer der Hauptvorteile im Schulsystem von Rorke's Drift. Die Stammesgemeinschaft geht verloren, die Jugendlichen werden aber in Rorke's Drift in eine neue Gemeinschaft integriert. Das neue Gemeinschaftserlebnis setzt ungeheure Kräfte frei.

P. Placide Tempels hat seinerzeit die Notwendigkeit neuer Gemeinschaften für die Industriearbeiter Katangas gespürt und ihnen seine „Jamaa" angeboten. Man weiß, wie sehr diese Bewegung den Menschen Katangas zusagte! Mit dem gleichen Bedürfnis nach Gemeinschaft arbeiten gewöhnlich auch die Sekten; und sie haben große Erfolge. In dem Maße wie die traditionellen Gemeinschaften zerschlagen werden, benötigt der Afrikaner neue Gemeinschaften, weil er nicht, wie wir Europäer, als Individuum lebt. Lebenskraft und Segen erreichen nur über die solidarische Gemeinschaft das Individuum.

Wenn man die Erfolge der einzelnen Kunstzentren Schwarzafrikas sieht, dann könnte man zu dem Schluß kommen, in Afrika lägen die Künstlertalente auf der Straße, man brauchte ihnen nur Papier und Stift in die Hand zu drücken. Aber liegt nicht vielleicht als größte Triebfeder dahinter das Erlebnis der neuen Gemeinschaft, die die Kräfte der einzelnen potenziert? Eine solche Gemeinschaft ist eben mehr als nur die Summe ihrer einzelnen Künstler.

Vielleicht gehört auch hierher das Phänomen, daß moderne afrikanische Künstler nur selten eine fruchtbare Schaffensperiode über mehrere Jahrzehnte aufweisen. In zehn bis zwanzig Jahren scheinen sie sich oft ideell verausgabt zu haben; kommt dies daher, daß dann der Schwung der Gemeinschaft nachläßt und die großen Ideen ausbleiben?

Theo Sundermeier schreibt über die Schule von Rorke's Drift: „Heute [1981] sind ca. 200 Menschen an dieser Schule tätig, in der Weberei, im Textildruck, in der Töpferei und der Kunstschule. Zwei Zweigniederlassungen konnten gegründet werden, weil sich die Weberei vor allem so erfolgreich entwickelte. Hier wird die Schafwolle gewaschen, gesponnen, gefärbt und an den Webstühlen zu Teppichen verarbeitet. Dabei greifen die Weberinnen einerseits traditionale Ornamentik auf, andererseits halten sie sich an kleine Vorlagen aus der Kunstschule. 67 Ausstellungen konnten in den ersten 17 Jahren des Bestehens der Schule arrangiert werden. Auf internationalem Parkett (Biennale von Venedig 1968; Weltausstellung in São Paolo 1973 u. a.) errang man spektakuläre Kunstpreise . . ." (1981 : 213).

In anderen Regionen Schwarzafrikas tut man sich bisweilen schwer, einige wenige namhafte Künstler auszumachen. In Südafrika muß man im Gegenteil auswählen, weil man nicht alle nennen kann. So kam ein so bekannter Künstler wie Lucky Sibiya überhaupt nicht zur Sprache, und Michael Zondi wurde nur kurz erwähnt. Ebenso verdiente ein Cyprian Shilakoe eine eingehende Würdigung, aber wir wollten ja einen Überblick über Gesamtafrika und nicht nur über Südafrika geben. Deshalb möge man hier die relative Kürze entschuldigen. ○

OSTAFRIKA

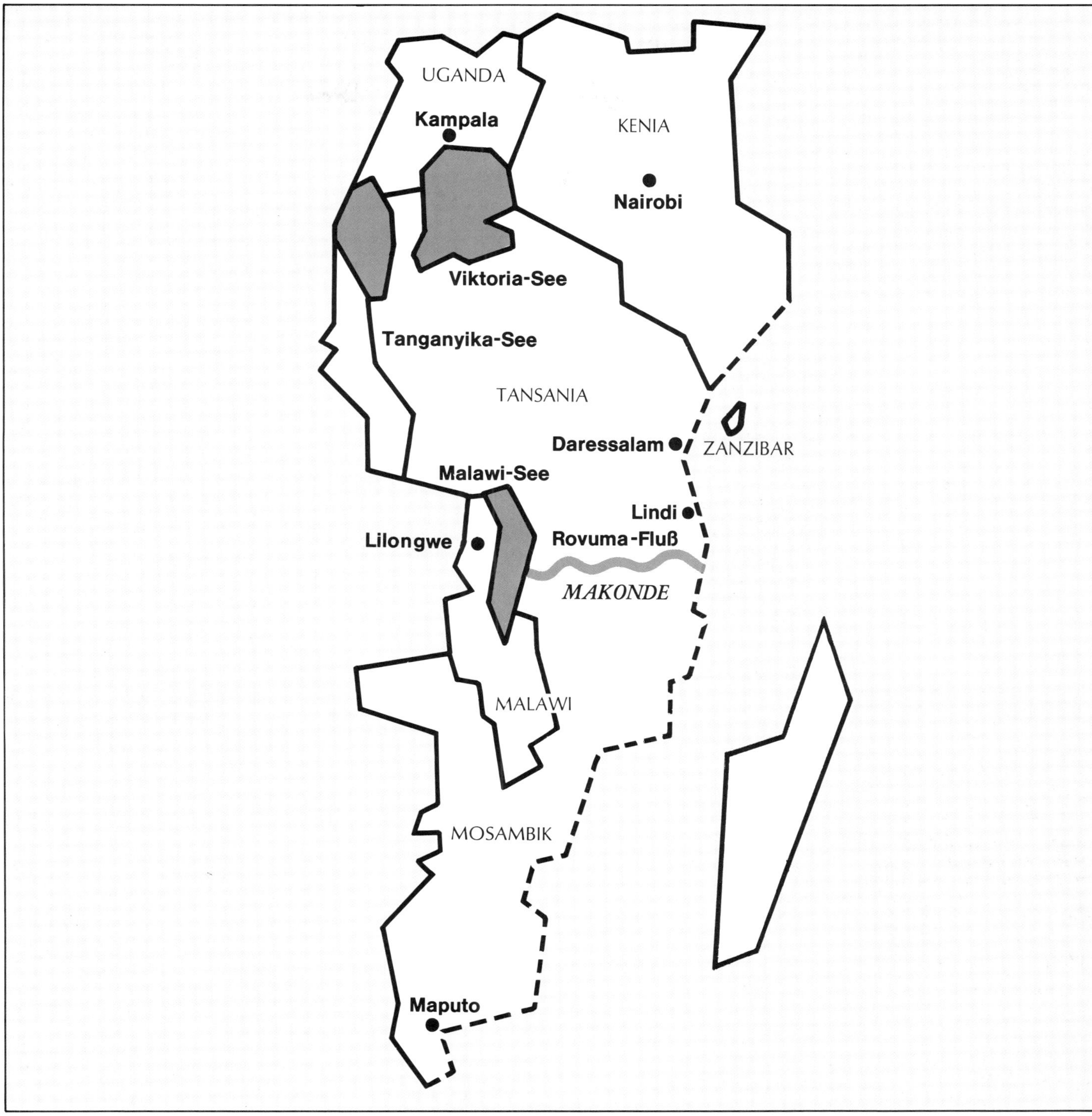
UGANDA
Kampala
KENIA
Nairobi
Viktoria-See
Tanganyika-See
TANSANIA
Daressalam
ZANZIBAR
Malawi-See
Lindi
Lilongwe
Rovuma-Fluß
MAKONDE
MALAWI
MOSAMBIK
Maputo

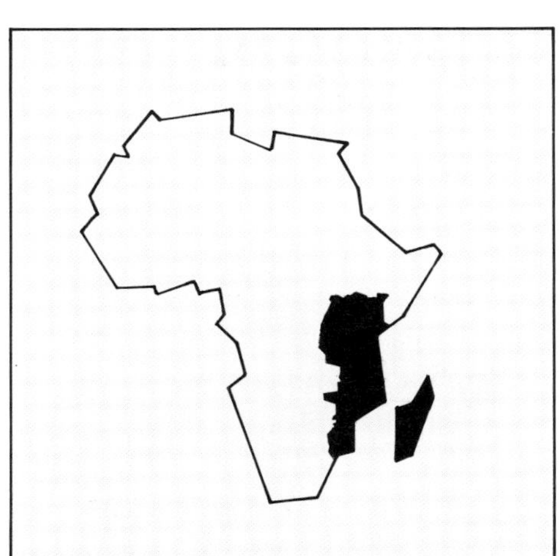

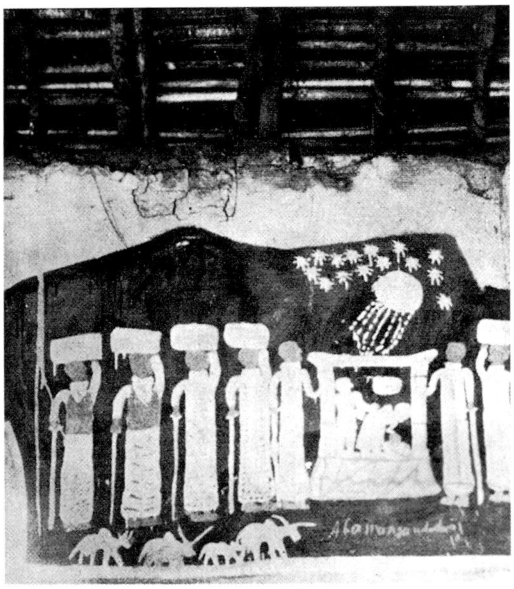

498

Die Weisen an der Krippe

498 ***Dr. Siegfried Knak, Direktor der Berliner Missionsgesellschaft, schreibt dazu (1936): „Das Bild ist . . . in einer von den Eingeborenen errichteten Kapelle in der Außenstation Madehani in den Kingabergen des Livingstone-Gebirges . . . Ein eingeborener Künstler, beraten von einem eingeborenen Prediger, hat in der Zeit, in der die Missionare aus dem Lande vertrieben waren, nach eigener Auswahl und mit eigener Phantasie je eine Längswand der kleinen Kirche mit Bildern aus dem Alten und Neuen Testament geschmückt . . ." – Man sieht, die „Malkunst" ist rudimentär, aber das Bedürfnis, die Wände mit christlichen Motiven zu schmücken, ist sicher lobenswert.***

Wandbild in einer Kapelle Ostafrikas

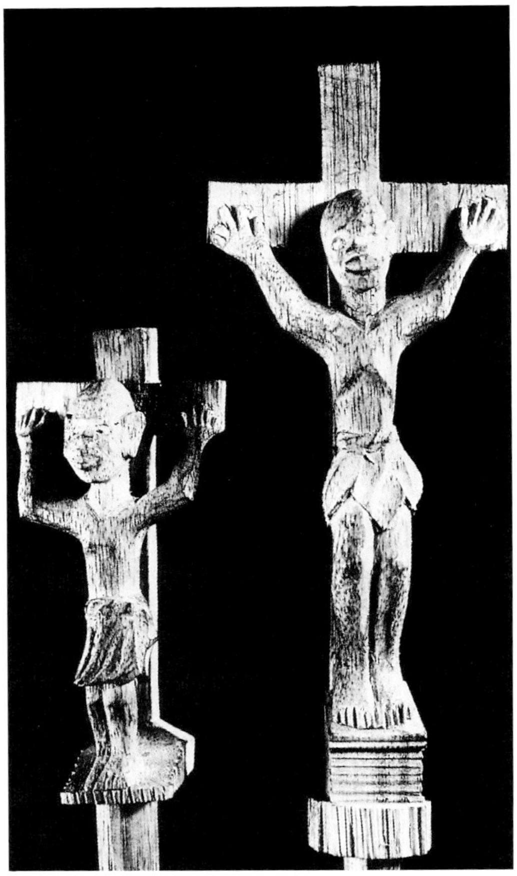

499

Zwei Kruzifixe aus Holz (Kenya)

499 ***In einem Bericht von 1936 heißt es zu diesem Bild: „Ein junger Schnitzer von 22 Jahren, Nthenge Nthula, vom Stamm der Akamba zu Kenya, ohne eine Schule besucht und ohne das Schnitzerhandwerk gelernt zu haben, folgt seiner Eingebung, schnitzt Gegenstände aus Holz und verkauft sie für seinen Lebensunterhalt. Eines Tages kam er zu den Missionaren (vom Hl. Geist) der Schule von Kaboa im apostolischen Vikariat Zanzibar, um seine Objekte zu verkaufen. Die Missionare gewannen ihn für die Schule, damit er den Schülern das Schnitzen beibringe." (Siehe auch „Le Missioni Illustrate", XXXIII, No 10: 373, 1936).***

Ostafrika

Maria Kecskési, Kustodin am Münchener Museum für Völkerkunde, beginnt das Kapitel über Ost- und Südafrika ihres umfangreichen Werkes „Kunst aus dem alten Afrika“ mit der Feststellung: „In den traditionellen Kulturen der ost- und südafrikanischen Völker scheint die bildende Kunst einen auffallend bescheidenen Platz einzunehmen. In manchen Gegenden kann der Einfluß wenig seßhafter Hirtenvölker die bodenständige Tradition figuraler Darstellungen geschwächt haben; in anderen Fällen hat vielleicht der Hochgottglaube den für die bildende Künste so anregenden Ahnenkult verdrängt. In großen Teilen Ostafrikas hat sich wohl die Bilderfeindlichkeit der islamischen Orthodoxie – direkt oder indirekt – auf das Kunstleben ausgewirkt. Die in der Afrikaforschung oft erwähnte ‚Kunstarmut‘ des Ostens und Südens war aber nicht zu allen Zeiten charakteristisch . . .“ (1982 : 397).

Bezüglich der christlichen Kunst muß man die gleiche Feststellung treffen wie Frau Dr. Kecskési. Im Vergleich mit den anderen hier bereits besprochenen Regionen bleibt Ostafrika weit hinter ihnen zurück. Wie es scheint, ist es nirgendwo zu einer christlichen Kunstschule mit größerer Strahlungskraft gekommen. Vom hl. Christophorus (Abb. 502) heißt es zwar in der Kartei des Vatikanmuseums, er sei in der „Kunstschule Kirando“ in der Diözese Karema am Tanganyika-See entstanden. Doch trotz intensiver Nachforschungen habe ich von einer Kunstschule in Kirando nichts in Erfahrung bringen können. Die Station wurde zwar bereits 1888 gegründet, aber von einer Kunstschule wußten die Weißen Väter, die dort arbeiten, nichts zu berichten.

Alte christliche Objekte aus portugiesischer Zeit sind nicht bekannt, obgleich es sie wahrscheinlich geben dürfte. In neuerer Zeit haben die Missionsbenediktiner von St. Ottilien in Südtanzania zahlreiche Makonde-Schnitzer mit ihren Familien im Bereich ihrer Missionen angesiedelt, die relativ viele christliche Erzeugnisse herstellen, wenn auch nicht ausschließlich christliche Motive. Doch wie bei den heutigen Makonde üblich, sind auch die christlichen Erzeugnisse dieser Schnitzer auf den Tourismus eingestellt. Hin und wieder befindet sich unter dieser airport art doch ein originelles Stück, das es wert ist, ausgestellt zu werden. Unter vielen Hunderten wurden einige ausgewählt und in diesem Kapitel vorgestellt. Doch liegt hier natürlich keine Schule mit einer bestimmten Stilrichtung vor, sondern die Kunsthandwerker arbeiten nach ihrem Gutdünken und nach der Nachfrage des Marktes.

Die künstlerische Betätigung in den Missionen der Benediktiner, etwa beim Ausmalen der Kirchen, wird vor allem von künstlerisch ausgebildeten Missionaren geleistet. Von einer Kunstschule, wie wir sie anderswo in Afrika kennen, kann hier nicht gesprochen werden. Auch im Gebiet der Schweizer Kapuziner in Tanzania entstehen viele christliche Makonde-Skulpturen. Doch ähnlich wie bei den Benediktinern wurde, wie es scheint, auf eine spezifisch christliche Ausrichtung der Kunst wenig Augenmerk gelegt. Jedenfalls entstand keine Vertiefung der christlichen Aussage.
Da es Kunstakademien sowohl an der Makerere-Universität in Uganda wie an der Universität von Nairobi (Kenya) gibt, dürfte es auch hin und wieder zu christlichen Werken kommen – wie z. B. Abb. 521 von Okello. Von einem christlichen Kunstschaffen größeren Ausmaßes ist nichts bekannt geworden.

Wer heute von der Gegenwartskunst Ostafrikas spricht, hat, ob er will oder nicht, die Ebenholzarbeiten der Makonde vor Augen. Über die Kunst der Makonde, die traditionelle wie die moderne, gibt es so unterschiedliche Urteile, daß man sich fragen muß, ob alle Autoren die gleiche Ethnie vor Augen haben. So sehen manche Autoren in modernen Makondeerzeugnissen hochkarätige Kunst (Shore-Bos 1969: 46 ff und Stout 1966), andere wiederum, die in der afrikanischen Kunstszenerie einen besseren Namen haben, sehen darin eher airport art.
Die heute von Nord-Moçambique bis Nairobi überall arbeitenden Makonde haben zu Beginn dieses Jahrhunderts rechts und links des Rovuma-Flusses gesiedelt, der die Grenze zwischen Moçambique und Tanzania bildet. Sie sind eine matrilineare, Pflanzenbau treibende Bantuethnie, die ein wasserarmes Hochplateau bewohnte. Schon zu Beginn des Jahrhunderts und noch mehr in der Zeit der Unabhängigkeitsbewegung Moçambiques in den sechziger Jahren sind zahlreiche Makonde in den Süden Tanzanias eingewandert. Die Makonde lebten früher auf ihrem Plateau recht isoliert in kleinen Weilern. Sie galten als heißblütig und kämpferisch. Die Portugiesen sollen ihr Gebiet erst in den zwanziger Jahren dieses Jahrhunderts so richtig unter Kontrolle bekommen haben.

Die Makonde haben bereits in voreuropäischer Zeit sehr ausdrucksstarke Masken hergestellt, die bei der Initiation der Knaben wie der Mädchen in Gebrauch waren. Auch Frauenstatuetten mit Lippenpflock sind bekannt. Nach einer Urstandsmythe der Makonde hätte das erste Wesen – es war noch kein richtiger Mensch – eine Frauenfigur aus Holz geschnitzt, die dann über Nacht zur

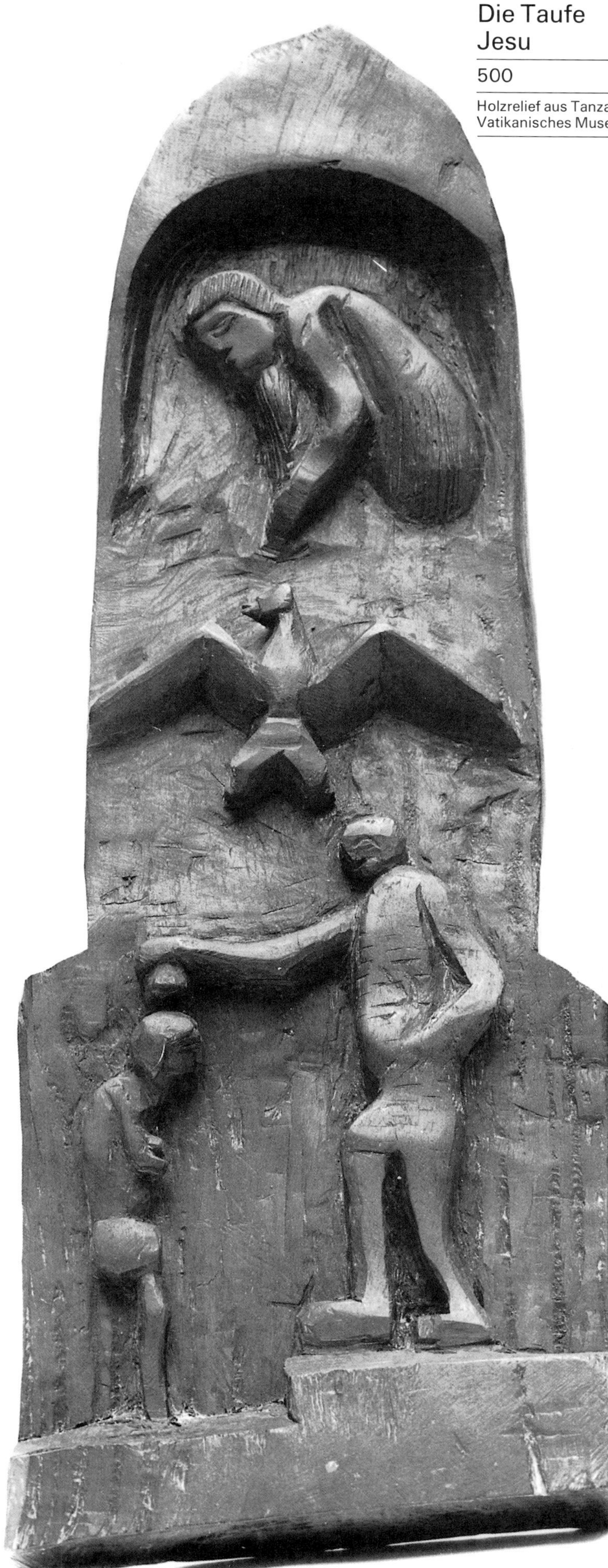

Die Taufe Jesu

500

Holzrelief aus Tanzania
Vatikanisches Museum

500

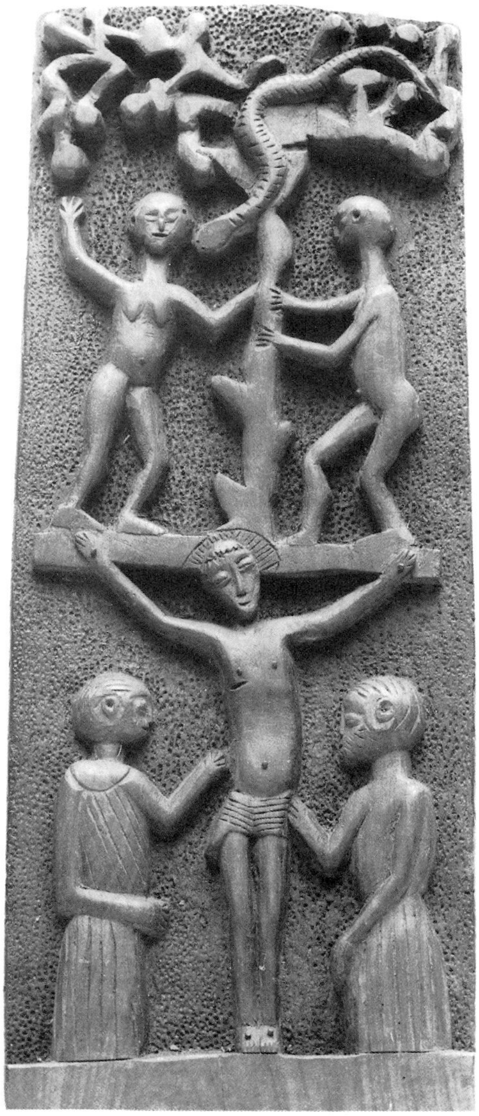

501

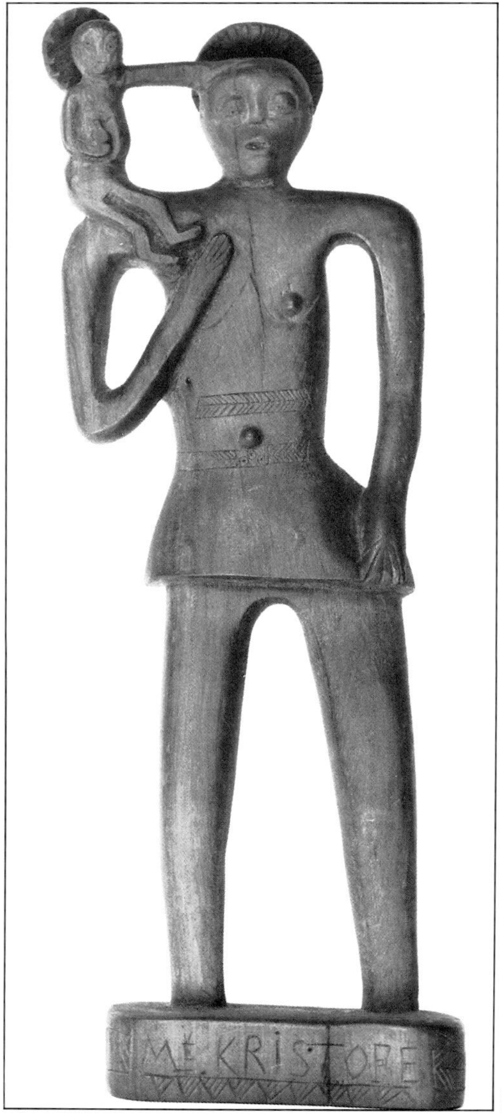

502

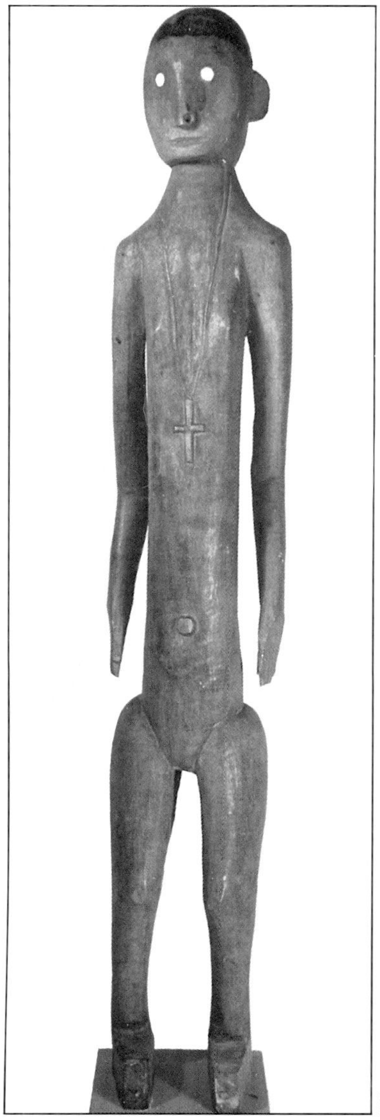

503

lebenden Frau und Ahnmutter der Makonde wurde. Man führt deshalb die Existenz dieser Frauenstatuetten häufig auf diese Mythe zurück.

Die heutigen Schnitzereien der Makonde haben jedoch nur mehr wenig mit jenen traditionellen Werken zu tun. Wie aber kam es zu diesem Wandel? – Gunter Péus, ein erfahrener Sammler und guter Kenner der modernen Makonde-Kunst, sagt, daß es innerhalb weniger Jahre zu mehrfachem Stilwechsel gekommen ist. Wörtlich: „. . . die Entwicklung einer Stilrichtung und ihre allmähliche Überlagerung und Ablösung durch eine andere vollzog sich nach ähnlichen Gesetzen wie in der europäischen Kunst, als eine Prozession, die sich anfangs mit einfachen, starken Grundformen begnügte (wie in der Romanik) und nach vielfältigen Variationen (Früh- bis Spätgotik) zu üppiger, prächtiger Entfaltung, auch zu Übertreibungen (wie im Barock und Rokoko) gelangte – nur mit dem entscheidenden Unterschied, daß die Europäer Jahrhunderte stetiger Weiterentwicklung dazu brauchten; jedoch die afrikanischen Makonde nach Jahrhunderten der Stagnation ohne wesentliche Berührung und Beeinflussung

Sündenfall und Kreuzigung

501

Holzrelief aus Ostafrika
Vatikanisches Museum

St. Christophorus

502

Höhe: 48 cm, bräunliches Holz
Kunstschule Kirando, Tanzania
Vatikanisches Museum,
Inv.-Nr. 15.154
Künstler: Cipriano Kakuja.
1950 erworben

Figur mit Kreuz auf der Brust

503 ***Das Objekt wurde 1904 von einem ehemaligen Reg.-Sekretär in Deutsch-Ostafrika dem Museum geschenkt. Es soll aus dem Hinterland von Lindi in Tanzania stammen. Eine viel spätere Bestimmung besagt, daß die Figur aus Moçambique stamme (wahrscheinlich vermutete man ihren***

von außen in dieser zweiten Hälfte des 20. Jahrhunderts ihre stürmische Stilentwicklung innerhalb der Spanne von wenigen gleichzeitig gegenwärtigen Generationen, also auf wenige Jahrzehnte zusammengedrängt, erlebten" (1979 : 31–32).

Als Hauptgrund für den raschen Wandel muß die Zerschlagung der alten Wohneinheit und Sozialstruktur angesehen werden. G. Péus weiß zu berichten, daß in Dar-es-Salam ein indischer Händler namens Mohammed Peera „schließlich den Ausschlag für die nächste Stufe der Entwicklung zur ‚Modern Makonde Art' [gab]: er holte sich einige begabte Schnitzer, wies ihnen einen (engen) Platz im Hinterhof seines Anwesens an, versorgte sie mit Mahlzeiten und ihrem Arbeitsmaterial, den zugeschnittenen Stämmen des einheimischen Ebenholzbaumes . . . Er [Peera] behauptete, seine Schnitzer mit ihrer Phantasie allein gelassen, sie nicht beeinflußt zu haben . . .". Es bildeten sich mit der Zeit einige Künstlerpersönlichkeiten heraus. Um diese sammelten sich Schüler; „die moderne Makonde-Kunst . . . war geboren; sie breitete sich fortan explosionsartig aus" (1979: 32–33).

Da Gunter Péus diese Szenerie aus nächster

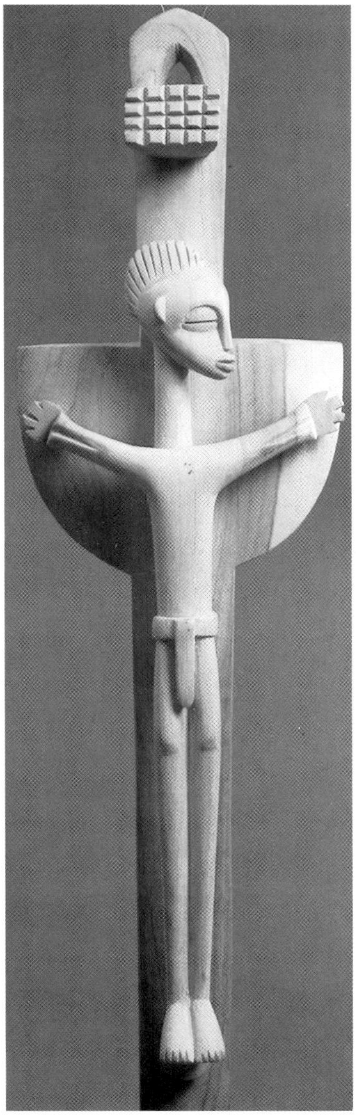

504

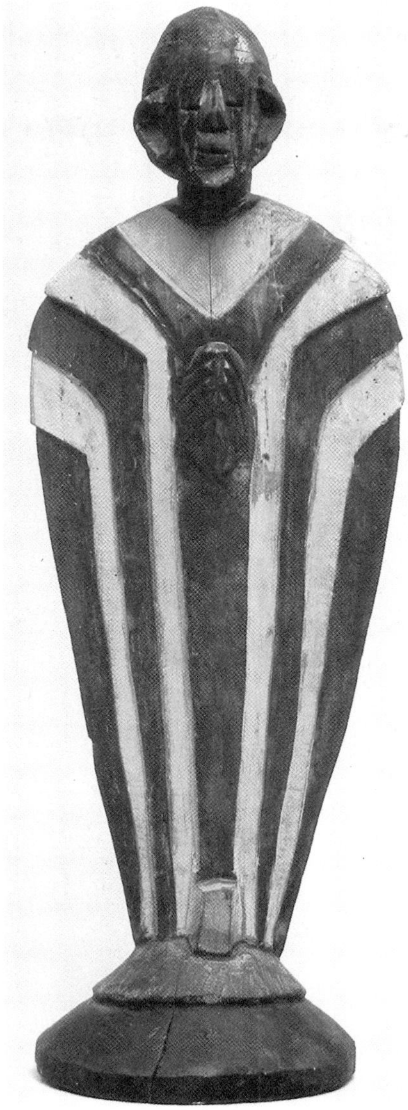

505

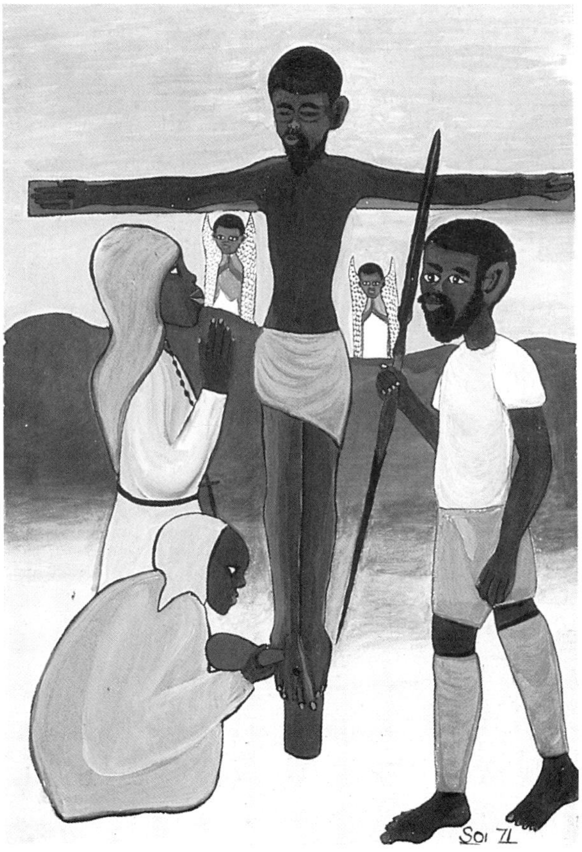

506

Priesterfigur aus Ostafrika

505 ***Genaue Herkunft und Verwendung der Figur sind unbekannt. Die schwarz-weißen Streifen wirken wie eine Kasel; vielleicht deshalb der Titel Priesterfigur. Vielleicht sollte die Figur ursprünglich einen Heiligen darstellen.***

Höhe: 47 cm, Holz
Haus Völker und Kulturen,
St. Augustin

Nähe miterlebte, kann man seiner Version wohl Glauben schenken. Es gibt auch andere Berichte, die aber weniger Glaubwürdigkeit besitzen. Megchelina Shore-Bos z. B. braut in einem Artikel von 1969 alles Mögliche zusammen, und zwar wird vor allem der christlichen Kirche die Hauptschuld an allen Unzulänglichkeiten zugewiesen. Nach phantasievollen Auslassungen heißt es z. B.: „Die talentierten Künstler schufen aus ihrem neuen Glauben heraus einige Meisterwerke der schwarzen Christenheit, aber die meisten von ihnen waren nicht durch religiösen Eifer motiviert, sondern durch den kürzlich betonten Anreiz zu Handel und Warentausch, denn diese Dinge waren Massenware, bestimmt für den Massenverkauf an Kirchen, Kirchenläden und Ordensgemeinschaften auf der ganzen Welt. Es gab natürlich Widersprüche im Verhalten der Kirche zur Makonde-Kunst; denn obgleich Werke bisweilen zerstört und die Lebensart bekämpft wurden, haben viele Missionare Schnitzereien gesammelt und die Kultur des Volkes studiert, um das Volk besser zu verstehen und es bekehren zu können. . . . die Kirche ist teilweise für die Einführung afrikanischer Kunst in Europa

Ursprung in Moçambique, weil um die Jahrhundertwende die Makonde noch im Süden siedelten).

Holzstatuette der Makonde,
Ostafrika
Höhe: 72,5 cm,
Augen eingelegt (Porzellan?)
Museum für Völkerkunde,
Freiburg, Inv.-Nr. I/126

Kruzifix aus Ostafrika

504

Höhe: 30 cm, Breite: 11 cm
Haus Völker und Kulturen,
St. Augustin
Nähere Angaben fehlen.

Christus am Kreuz

506

Von Soi Ancent aus Kenya, 1971
Öl auf Leinwand
49,5 cm x 74 cm
Privatsammlung

verantwortlich" (1969 : 50–51).

Diese Auslassungen wurden mit viel Phantasie konzipiert und zeugen von einer sehr schlechten Kenntnis der christlichen Missionare (siehe hierzu auch Plangger 1971 : 56–57 sowie die Kritik von Harries 1970, 3 : 7). Man versucht eben, jedes Verhalten der Missionare negativ zu beurteilen: ob sie sich mit Kunst befassen oder nicht, ob sie die Kultur zu verstehen suchen oder ganz und gar Europäer bleiben: es wird ihnen immer zum Schlechten ausgelegt. Hier geht es nicht mehr um Wahrheitsfindung und um sachliche Kritik, sondern hier wird nach dem Motto verfahren: Wenn man einen Hund schlagen will, findet man auch immer einen Prügel! Die Autorin hat aber insofern recht, als nur wenige christliche Meisterwerke entstehen, obgleich christliche Objekte wie Kruzifixe, Madonnen, Krippen etc. in Serie produziert werden. Hierin unterscheidet sich aber die „christliche Kunst" keineswegs von der profanen: zu 99% handelt es sich um Massenware für Touristen. ○

Madonna mit Kind, Madagaskar

507 + 508 ***Die Kartei des Vatikanischen Museums besagt, daß die Statue vor 1924 entstanden und 1926 von Lazaristen-Missionaren ins Museum gebracht worden sei. Die Augen von Mutter und Kind sind eingelegt. Die Gesichtszüge der Mutter erinnern stark an Figuren der Fang in Gabun. Das Grasgeflecht dürfte spätere Zutat sein, da man eine nackte Madonnendarstellung für europäische Augen als zu unschicklich fand.***

Höhe: 72 cm, Holz
Vatikanisches Museum

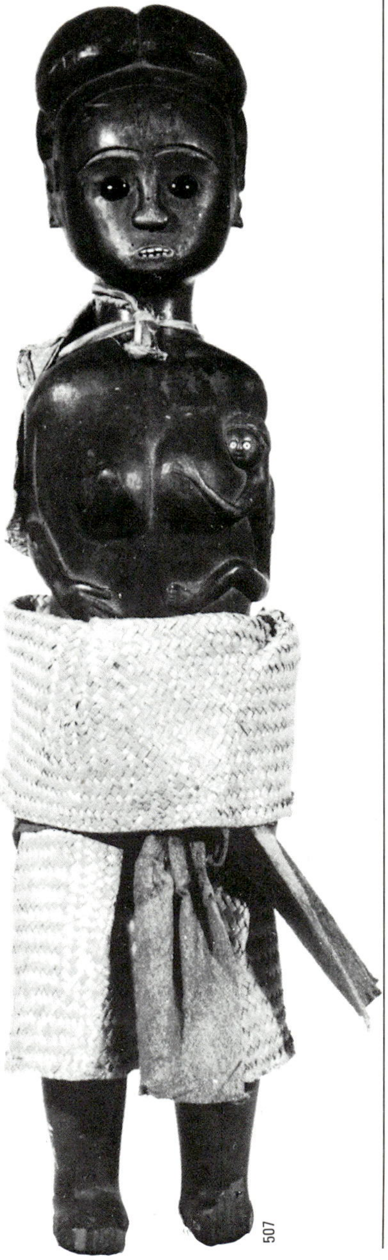
507

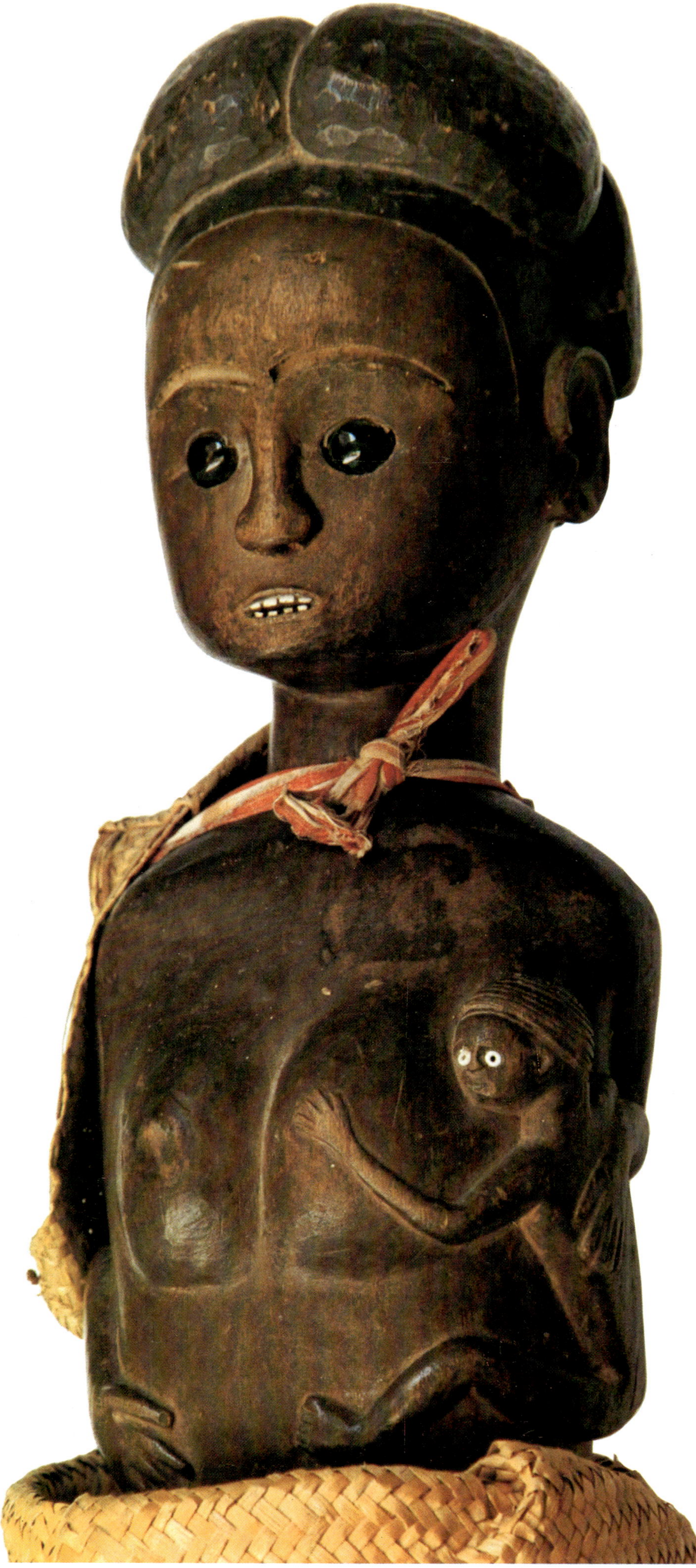
508

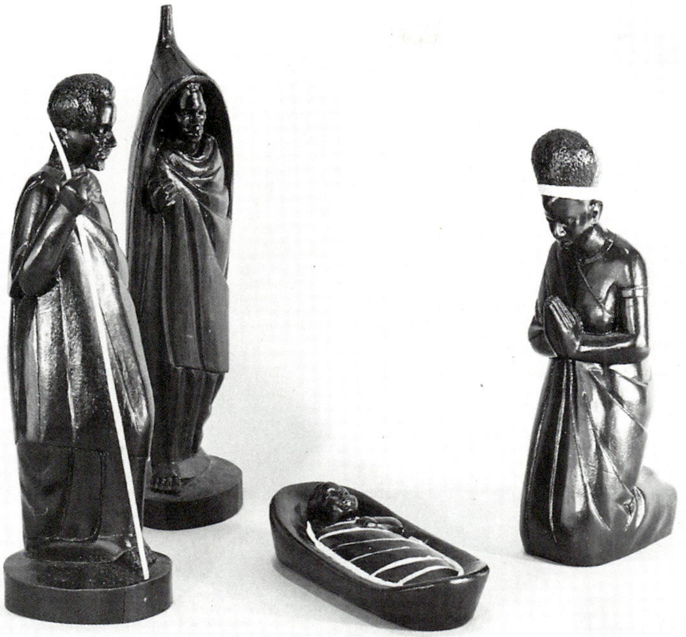

509

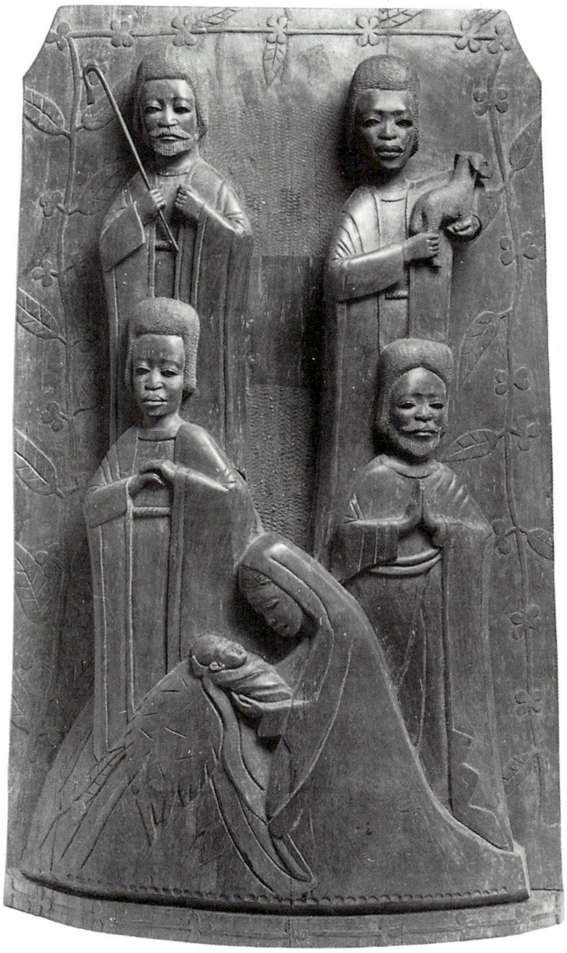

510

Krippenrelief

510 ***Der besondere Reiz der Arbeit liegt in der Anordnung der Figuren, die sich übereinandertürmen. Im Zentrum zwischen ihnen befindet sich Maria mit dem Kind. Das Werk ist für die Makonde atypisch. Hier scheint außerafrikanischer (oder madegassischer) Einfluß spürbar zu sein. – Nähere Angaben können leider nicht erbracht werden.***

Höhe: 62 cm, Breite: 37 cm
Sehr schweres, hartes und dunkles Holz
Südtanzania, Mission der Benediktiner
Haus Völker und Kulturen, St. Augustin

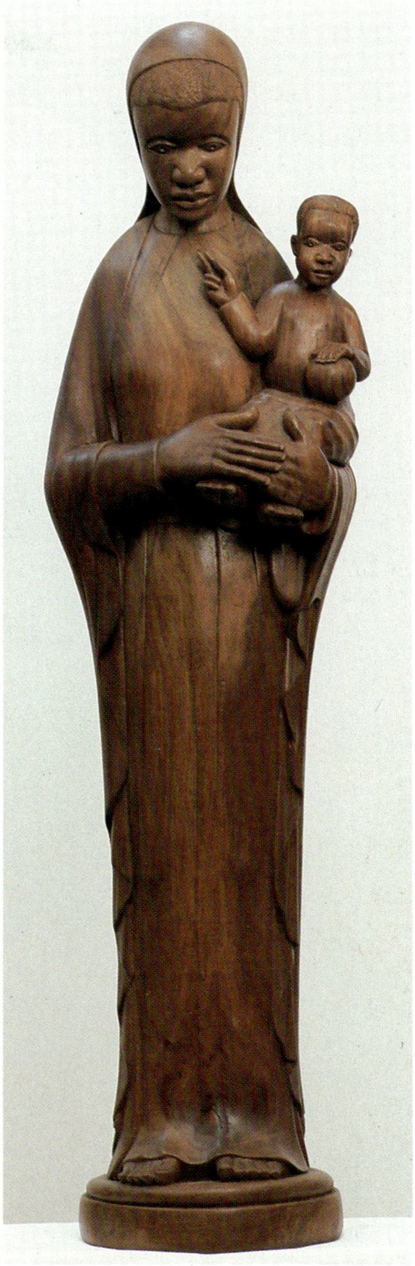

511

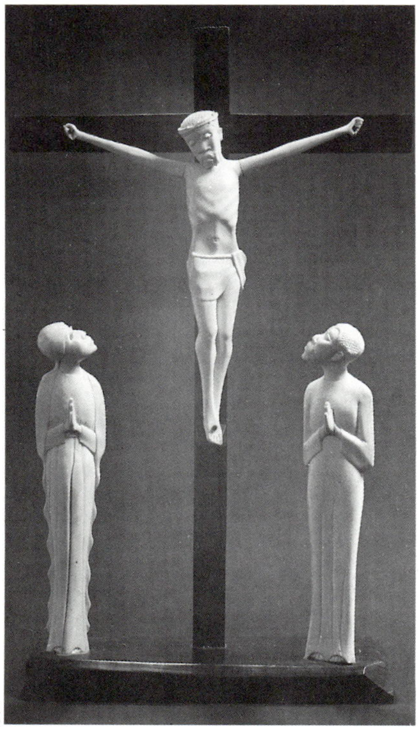

512

Krippenfiguren aus Ruanda

509 ***Das traditionelle Ruanda wurde von drei Ethnien bewohnt: den hochgewachsenen Tutsi, sie galten als Hirten; den Hutu, sie waren Bantu und Ackerbauer; den Twa, sie waren Pygmoide, hatten aber bereits die Jagd- und Sammelwirtschaft aufgegeben. Die Tutsi bildeten die Herrenschicht: Sie stellten den König, die Politiker und Krieger (die Tutsi machten nur etwa 15% der Bevölkerung aus). Maria und Josef sind als Tutsi dargestellt. Maria trägt das Stirnband der Mutterwürde: sie ist eine vornehme Tutsi-Frau.***

Geschwärztes,
leichtes Holz
Missio Aachen

Madonna mit Kind

511 ***Die Figur stammt aus dem Missionsgebiet der Benediktinermissionare von St. Ottilien/ Münster-Schwarzach.***

Höhe: 100 cm,
helles Holz
Makonde, Süd-Tanzania
Haus Völker und Kulturen,
St. Augustin

Kreuzigungsgruppe

512 ***Eine wenig originelle, aber technisch saubere Arbeit. Man hat den Eindruck, daß der Beuroner Stil Pate gestanden hat.***

Elfenbein und Ebenholz
Höhe: 45,5 cm,
Breite: 28 cm
Süd-Tanzania
Benediktinerabtei
Münster-Schwarzach

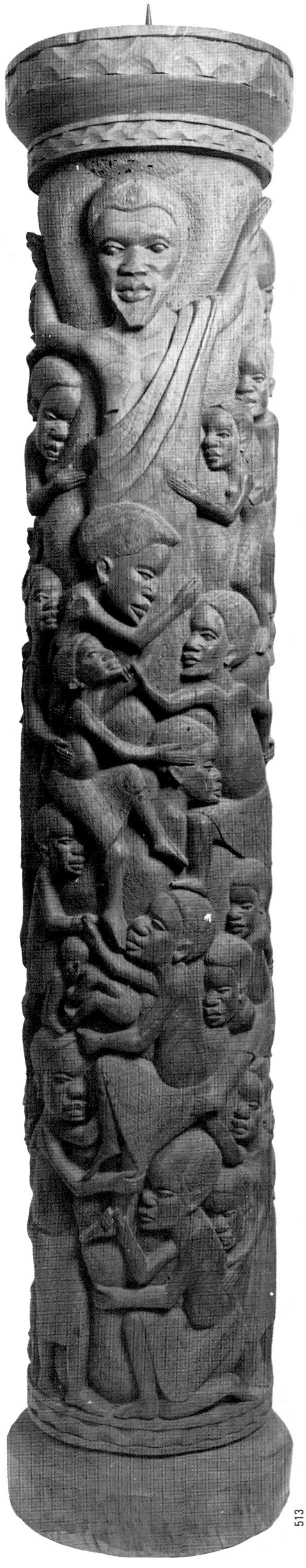

513

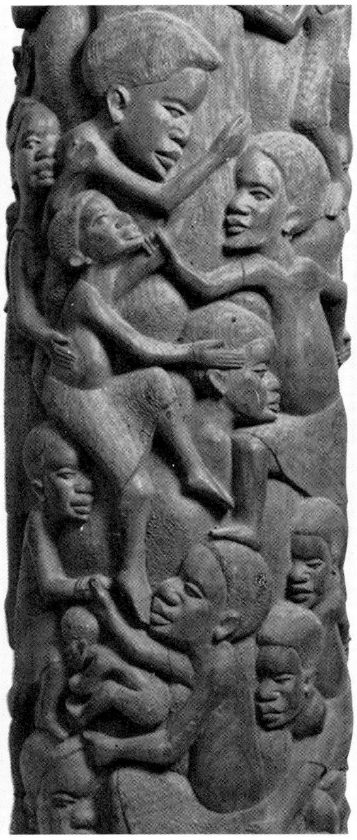

514

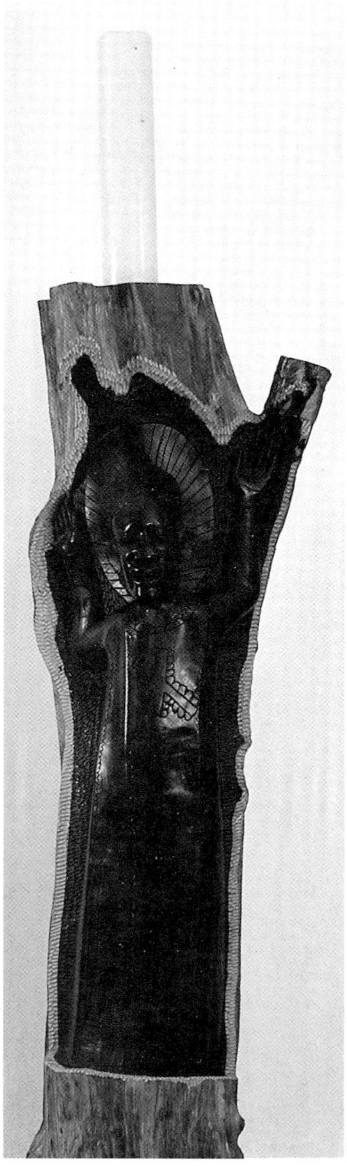

515

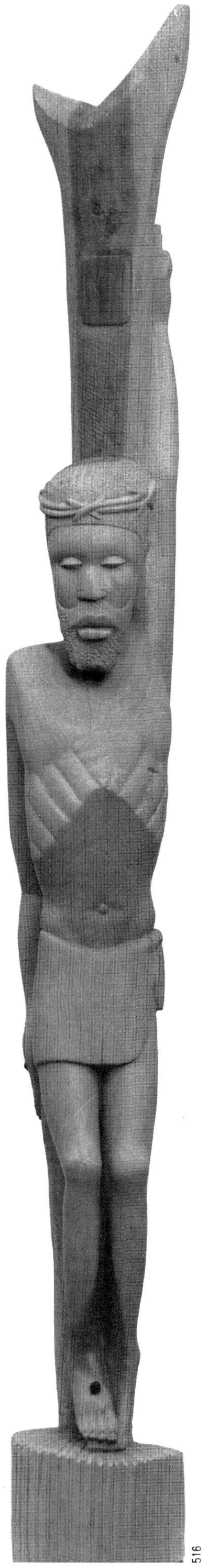

516

Osterleuchter als Lebensbaum

513+514 ***Das bei den Makonde häufige Motiv des Lebensbaumes wird hier ins Christliche übersetzt: An oberster Stelle befindet sich Christus der Auferstandene. Alle übrigen Figuren sind auf diesen „Urahn" als Lebensquelle hingeordnet.***

Höhe: 156 cm, Durchmesser: 31 cm
Rotholz, Makonde, Süd-Tanzania
Haus Völker und Kulturen,
St. Augustin

Leuchter aus Ebenholz

515 ***Ein Verkündigungsengel mit erhobenen Armen ist aus dem schwarzen Kern des Baumes gehauen. Das belassene helle Splintholz bildet einen effektvollen Kontrast zum dunklen Ebenholz.***

Höhe: 132 cm
Makonde, Süd-Tanzania
Haus Völker und Kulturen,
St. Augustin

Jesus am Baum

516 ***Für die Afrikaner, die gewohnt sind, möglichst jedes Objekt aus einem Holzblock herauszuarbeiten, stellt ein Kruzifix ein besonderes Problem dar. Entweder man folgt dem europäischen Vorbild und setzt die Arme an (wie dies bei den Makonde meistens geschieht) oder aber man zieht die Arme hoch, so daß Kreuz und Korpus wiederum im Baumstamm untergebracht werden können. Hier nun wird eine dritte Möglichkeit erprobt: Ein Arm wird nach oben, einer nach unten an einen Baum genagelt, dadurch kann die Figur, wie es in Afrika meist das Ideal ist, im Herzen des Baumstammes untergebracht werden (zu sehen am dunklen Holz über dem Kopf). Der Querbalken fehlt ganz oder wird doch nur durch die Einkerbung des Längsbalkens oben angedeutet.***

Höhe: 112 cm, helles Holz
Makonde, Süd-Tanzania
Haus Völker und Kulturen,
St. Augustin

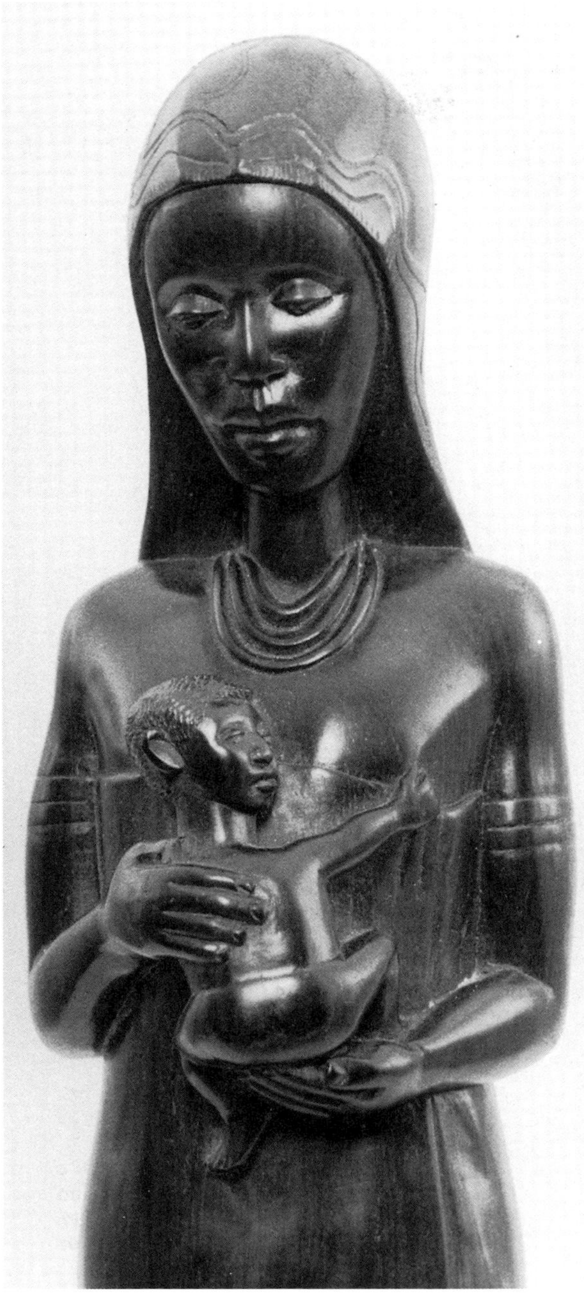

517

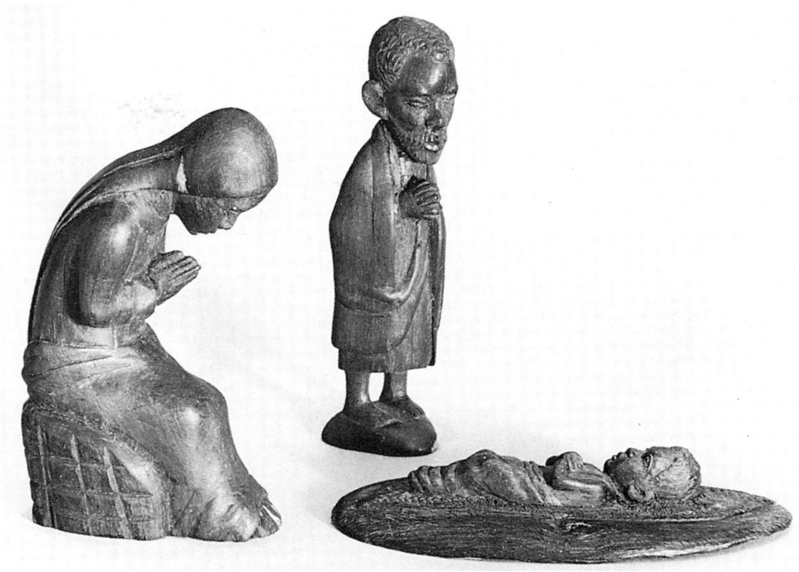

518

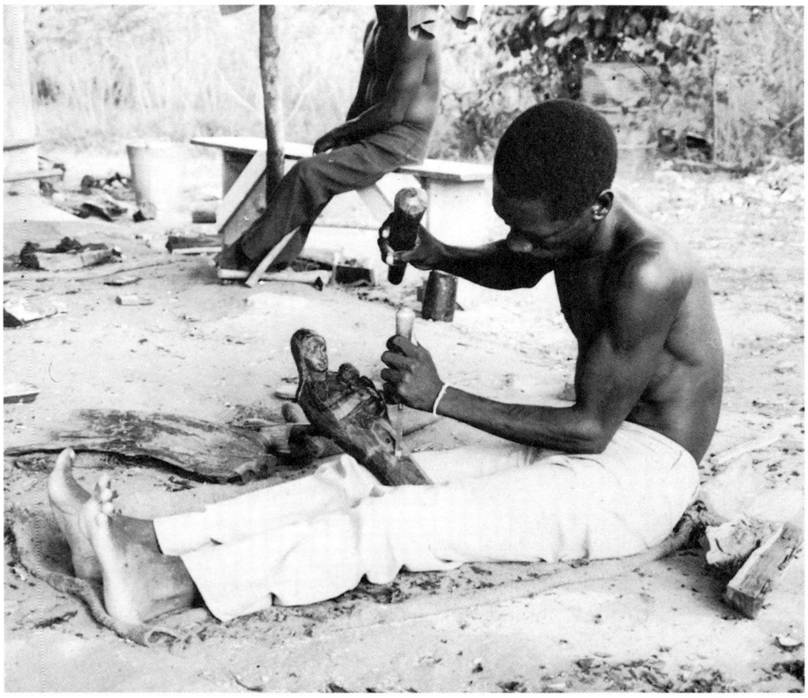

519

Madonna mit Kind

517 ***Maria wird als Afrikanerin mit Wickeltuch, das (in ungewöhnlicher Weise) nur bis zu den Knien geht, dargestellt. Der Kopfschleier stammt wohl von einer europäischen Vorlage.***

Höhe: 50 cm, Ebenholz
Makonde, Kenya
Haus Völker und Kulturen, St. Augustin

Krippenfiguren aus Tanzania

518

Makonde, Ebenholz
Afrika-Museum Berg en Dal, Niederlande

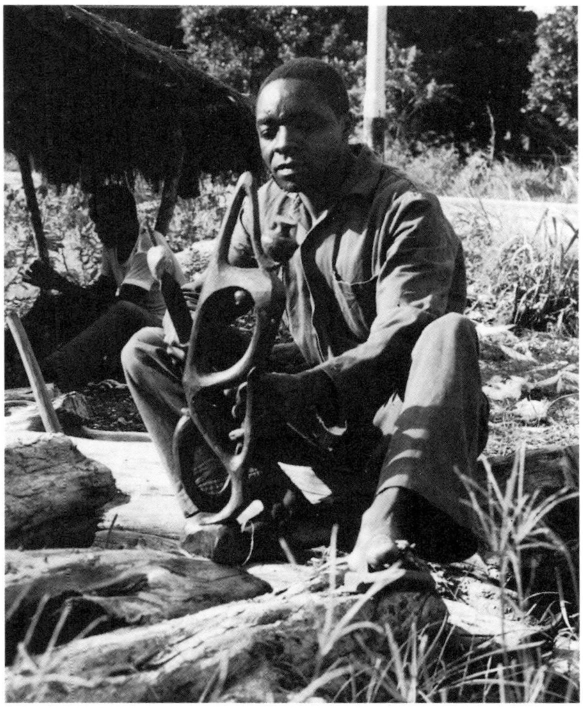

520

Makonde-Schnitzer bei der Arbeit

519 + 520

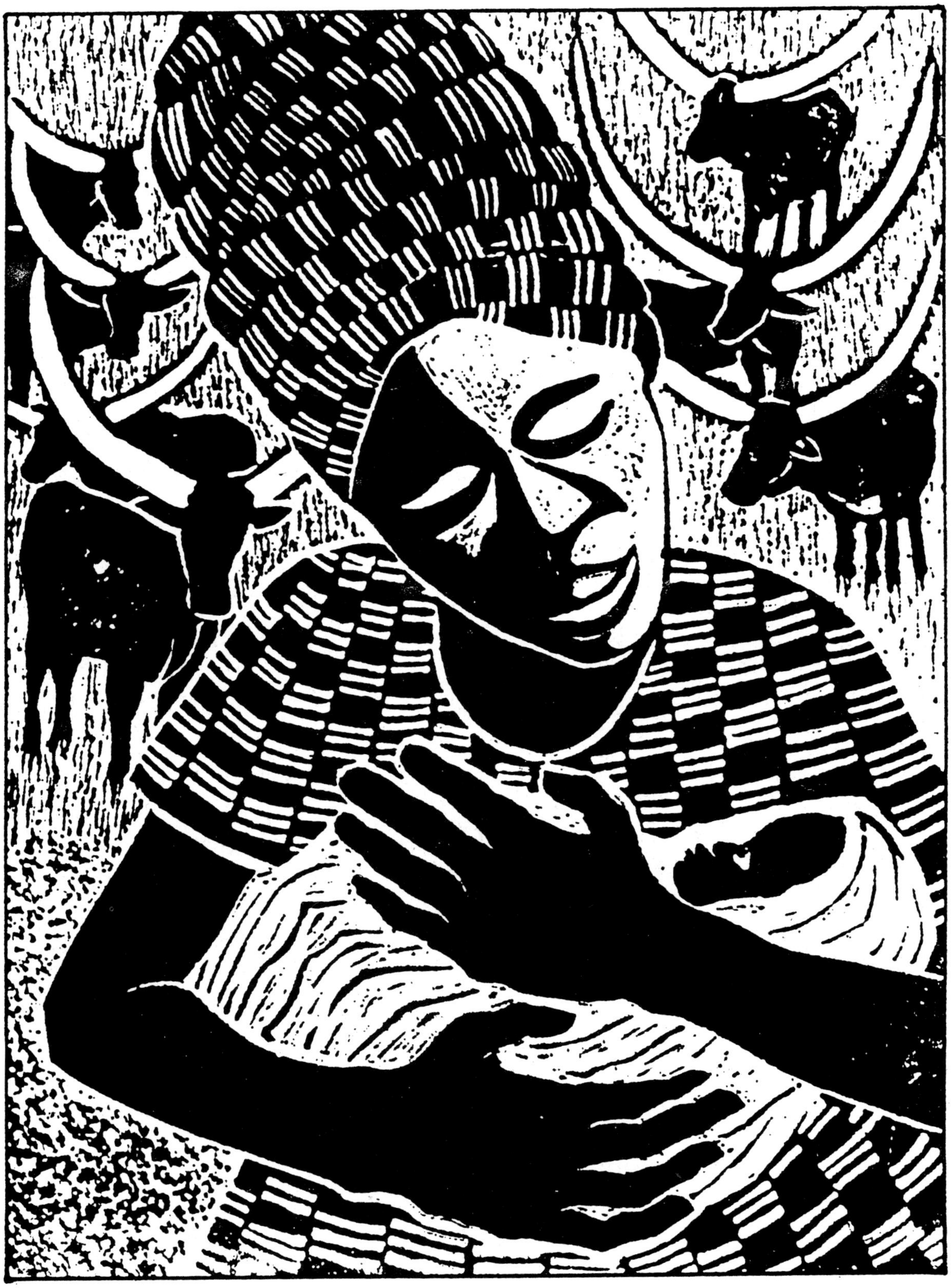

521

Weihnachten

521 *Der Künstler wurde 1941 im Lango-Distrikt in Uganda geboren. Er erhielt seine künstlerische Ausbildung an der Universität von Nairobi. Ein Lehrer-Diplom erwarb er an der Makerere University in Kampala. Zunächst wurde er Lehrer. Sein Wunsch: „Ich würde es gerne sehen, wenn die Kunst wieder ihren alten Platz und ihre geistliche Wichtigkeit erhielte und afrikanische Kunstwerke in den Straßen unserer Städte und an den Gebäuden zu sehen wären." 1970 ging Gard mit seiner Frau nach Nairobi. Ein Stipendium führte ihn nach Eindhoven in den Niederlanden. Er gab seinen Lehrerberuf auf und lebt als freischaffender Künstler (Coates 1979: 64). – Die sieben fetten ostafrikanischen Rinder sollen wohl eine Anspielung auf den Traum des Pharao sein und die fruchtbaren Gnadenjahre ankündigen.*

Linolschnitt
Gard Okello aus Uganda

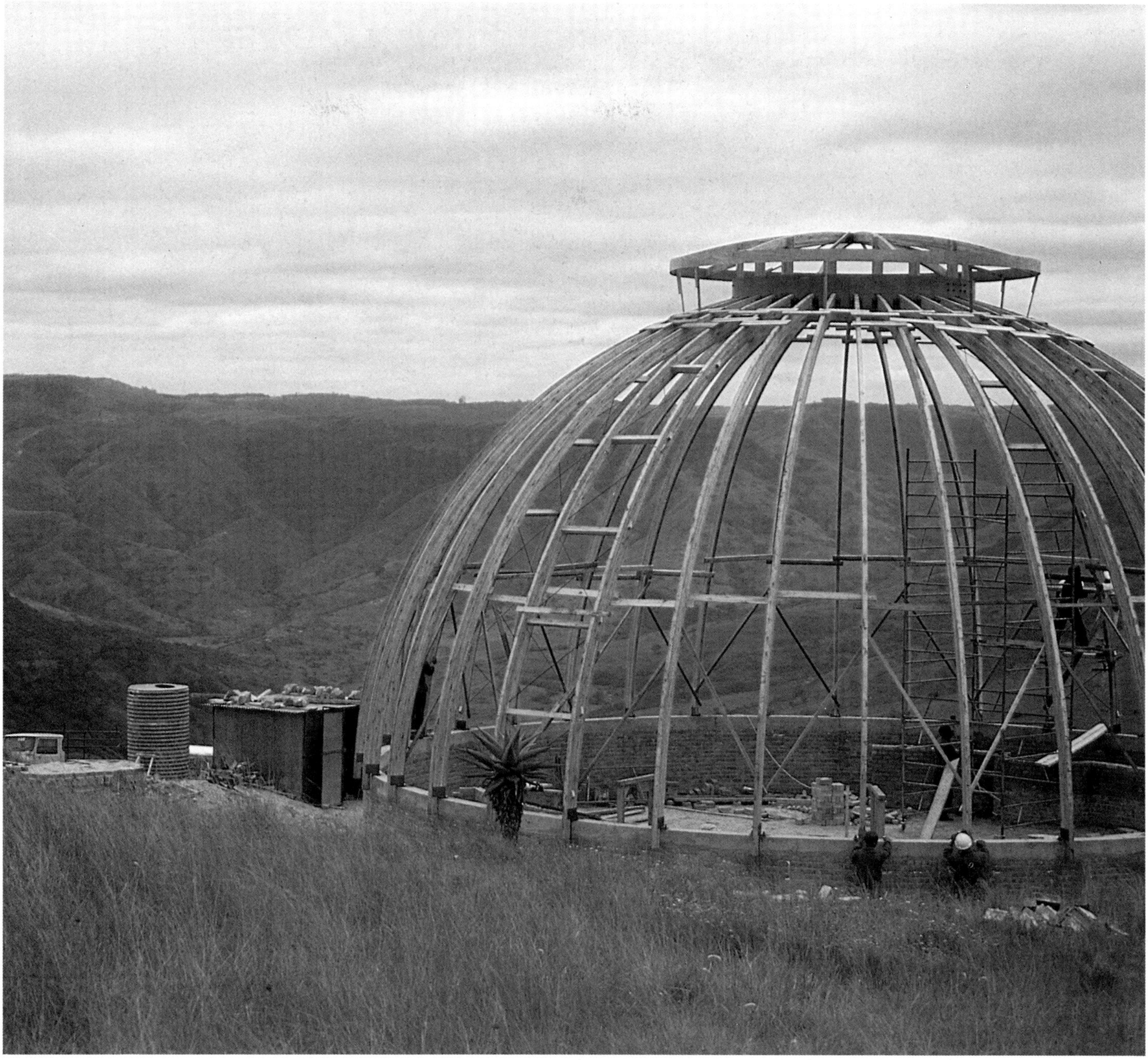

522

Kirchenbau in Afrika

Nach den Richtlinien, die ich mir eingangs dieses Werkes gesetzt habe, daß ich nämlich nur solche christlichen Werke berücksichtigen will, die mit der traditionellen afrikanischen Kunst eine Symbiose eingegangen sind und von Afrikanern geschaffen wurden, hätte man dieses Kapitel auch wegfallen lassen können. Der christliche Kirchenbau in Schwarzafrika hat nämlich, außer in Äthiopien, nur wenige traditionelle Formen übernommen.

Susan Denyer sagt in ihrem Buch „African Traditional Architecture“ (1978): „Das Christentum benötigt sakrale Gebäude für seine regelmäßigen religiösen Gemeindeversammlungen. Obgleich man für die Kirchen, die man im letzten Jahrhundert in den neuen Christengemeinden errichtet hat, ausschließlich lokale Materialien verwendet hat, wurden doch die meisten von ihnen nur europäischen Vorbildern nachgebaut. Sie werden deshalb hier nicht behandelt“ (1978 : 54).

Denyers Entscheidung ist verständlich. Ich glaubte dennoch, hier ein wenig auf den Kirchenbau eingehen zu sollen, weil er in Publikationen meist recht stiefmütterlich behandelt oder aber ausschließlich als Leistung der (westlichen) Architektur gesehen wird. Kaum einmal wird er von der ethnologisch-kulturgeschichtlichen Seite betrachtet. In vielen Regionen Afrikas fand das Christentum keine traditionelle Bauform vor, die seinen Ansprüchen genügt hätte. So hat das ganze äquatoriale Urwaldgebiet keinen Haustyp entwickelt, der von der Dauerhaftigkeit und Größe her hätte als Vorlage für die Kirchen dienen können. Man baute zwar große Empfangshallen, doch die hatten nur ephemeren Charakter.

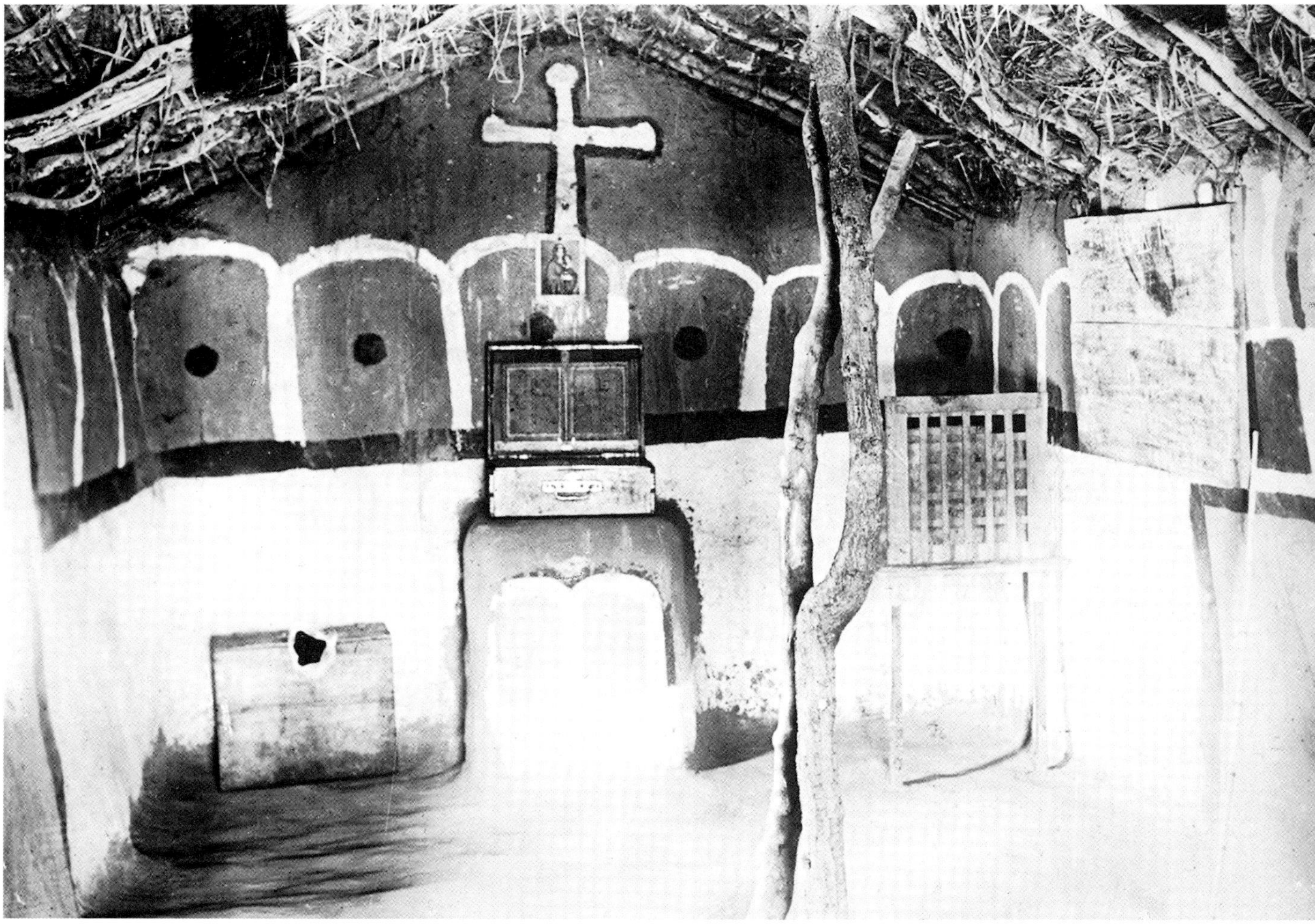

523

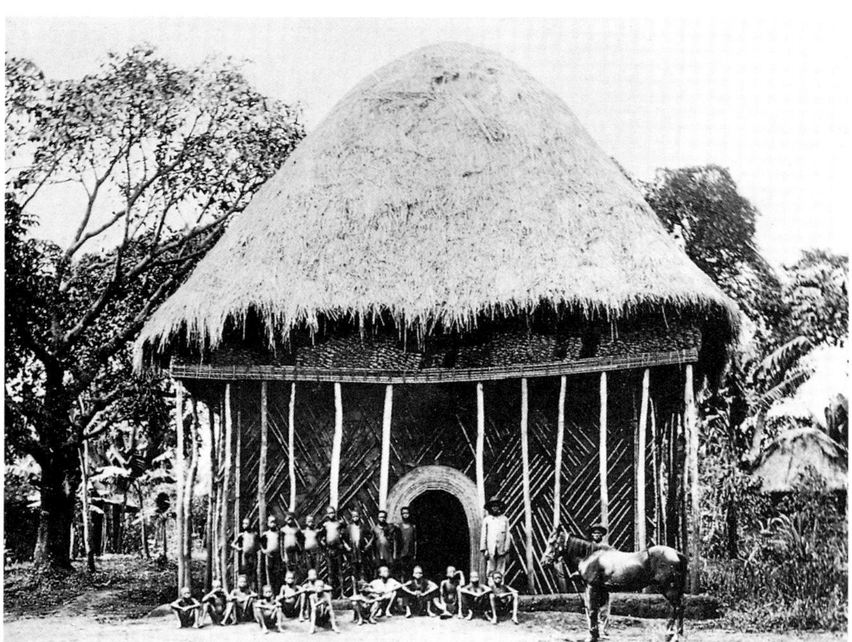

524

Buschkirche in Tanzania

523 ***Von schwarzen Christen errichtete und ausgemalte Buschkapelle aus den dreißiger Jahren. Solch eine Buschkirche steht gewöhnlich 4–5 Jahre. Bei guter Pflege auch schon mal 7.***

Kirche in Fumban, Kamerun

524 ***Kirche und Schulhaus der Basler Mission in Fumban. Das Foto stammt aus den dreißiger Jahren. Der Stil lehnt sich ganz an die traditionelle Bauweise an.***

Betrachtet man die Gotteshäuser der zahlreichen afrikanischen Kirchen, so stellt man fest, daß auch sie bisher keinen eigenen Sakralstil entwickelt haben. Bisweilen existiert allerdings eine Art Zuckerbäckerstil, bei dem zahlreiche Symbole und auch Figuren außen angebracht werden. Von einem eigenen Stil kann jedoch kaum gesprochen werden. Der Kimbangismus z. B. bedient sich in ländlichen Gebieten einer einfachen Versammlungshalle aus Palmblättern, nicht unähnlich dem *nzo ndala* (Palmenhaus), in das sich die Häuptlinge vor ihrer Inthronisation zurückzogen. Da das Haus jedoch über kein eigentliches Dach verfügt, ist es bei Regenwetter unbrauchbar. Andererseits kann es in wenigen Stunden errichtet werden.

Zu Beginn der Christianisierung Zentralafrikas in der zweiten Hälfte des vergangenen Jahrhunderts wurden selbstverständlich alle Kirchen mit lokalen Materialien nach Art des traditionellen Längs- bzw. Rundhauses erbaut. Doch diese Gebäude mußten alle fünf bis spätestens sieben Jahre neu gebaut werden. Die Lehmarchitektur schied in den Regengebieten als Alternative aus. Auf der Suche nach dauerhaften Materialien wählte man zunächst gebrannte Ziegel, jedoch häufig nur fürs Mauerwerk. Das Dach wurde noch weiterhin mit Gras oder Blättern gedeckt.

525
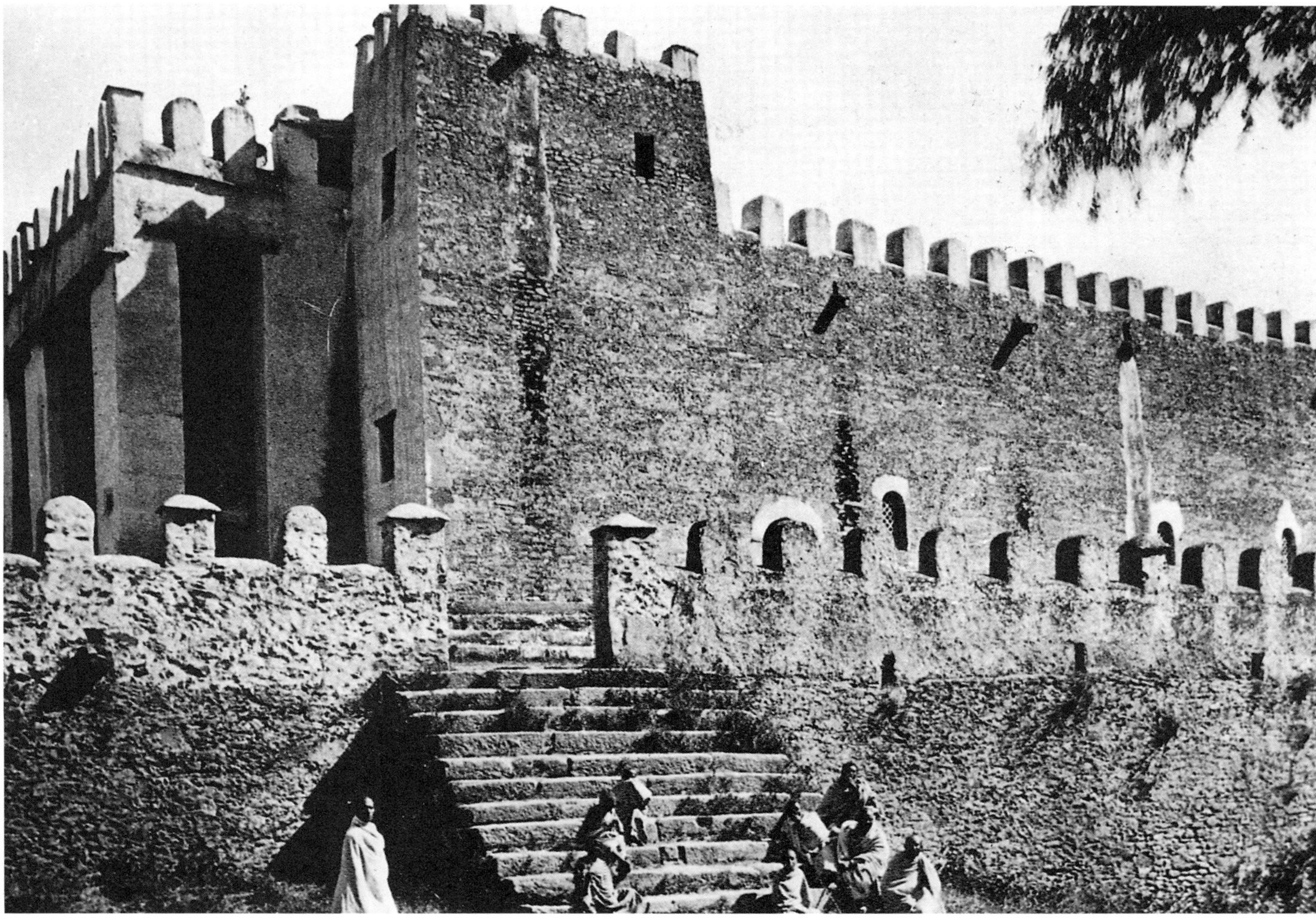

In dem Maße jedoch, wie die Missionsstationen größer wurden, nicht selten Zentren von großen Siedlungen und Städten, das Wald- und Steppengebiet zurückgedrängt wurde und Wellblech einzog sowie ein gewisser Wohlstand aufkam, deckte man auch die Dächer mit dauerhaften Materialien. Die Missionskirchen großer Stationen waren von Kamerun bis Südafrika in den ersten Jahrzehnten dieses Jahrhunderts aus gebrannten Ziegeln erbaut und oft auch mit Dachpfannen gedeckt; später trat an ihre Stelle Blech. Die Kirchen kleiner Stationen und vor allem die Kapellen von Außenstationen bestehen oft bis heute aus Rundhölzern mit Lehmausfüllung und Grasdach. Da diese Bauweise sehr viel Hölzer verbraucht, wird sie in größeren Siedlungen immer kostspieliger. Hinzu kommt, daß sie wenig stabil ist und als veraltet gilt. In Zaire sind viele „wohlhabende" Leute bestrebt, sich in der nächsten Stadt ein Haus aus Zement und Wellblech zu bauen. Ein festes Haus in der Stadt zu besitzen, ist zu einem Statussymbol geworden. Als ich den Kindern meines ehemaligen Sekretärs zu Weihnachten etwas Geld schickte, meldete mir der Vater stolz, er habe von dem Geld fünf Betoneisen für ihr Haus in der Stadt gekauft.

Der moderne Kirchenbau in Beton und Blech ist heute in den meisten Gebieten Afrikas wohl zur Notwendigkeit geworden.

526
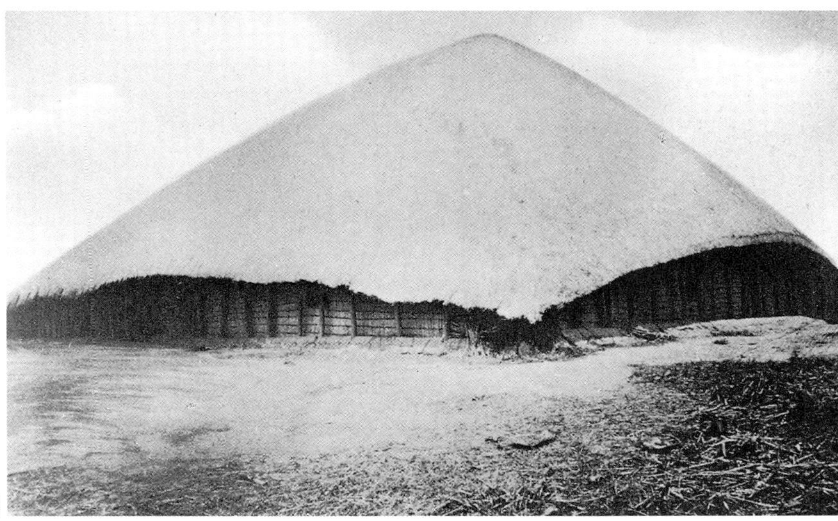

Sionskirche in Aksum, Äthiopien

525

1527 erbaut

Kirche zu Namirembe, Uganda

526 *Diese evangelische Kathedrale wurde ganz dem lokalen Stil angepaßt. In einem Bericht aus den dreißiger Jahren heißt es: „1892 wurde von den Baganda-Christen zu Namirembe auf dem Hügel der Plan [zur Kirche] gefaßt. Im Plan war sie gleich einer gigantischen afrikanischen Hütte mit einem gewaltigen Dach. Der Sturm hat den ersten Bau (der eigentlich die dritte Kirche der Gegend darstellte) vernichtet, und dann wurde die vierte Kathedrale (genau wie die dritte) im einheimischen Stil erbaut. Zwar ist dann später eine „dauerhafte Kirche" (natürlich europäisch) gebaut worden ..." (Siehe hierzu auch Fleming 1937: 86–87).*

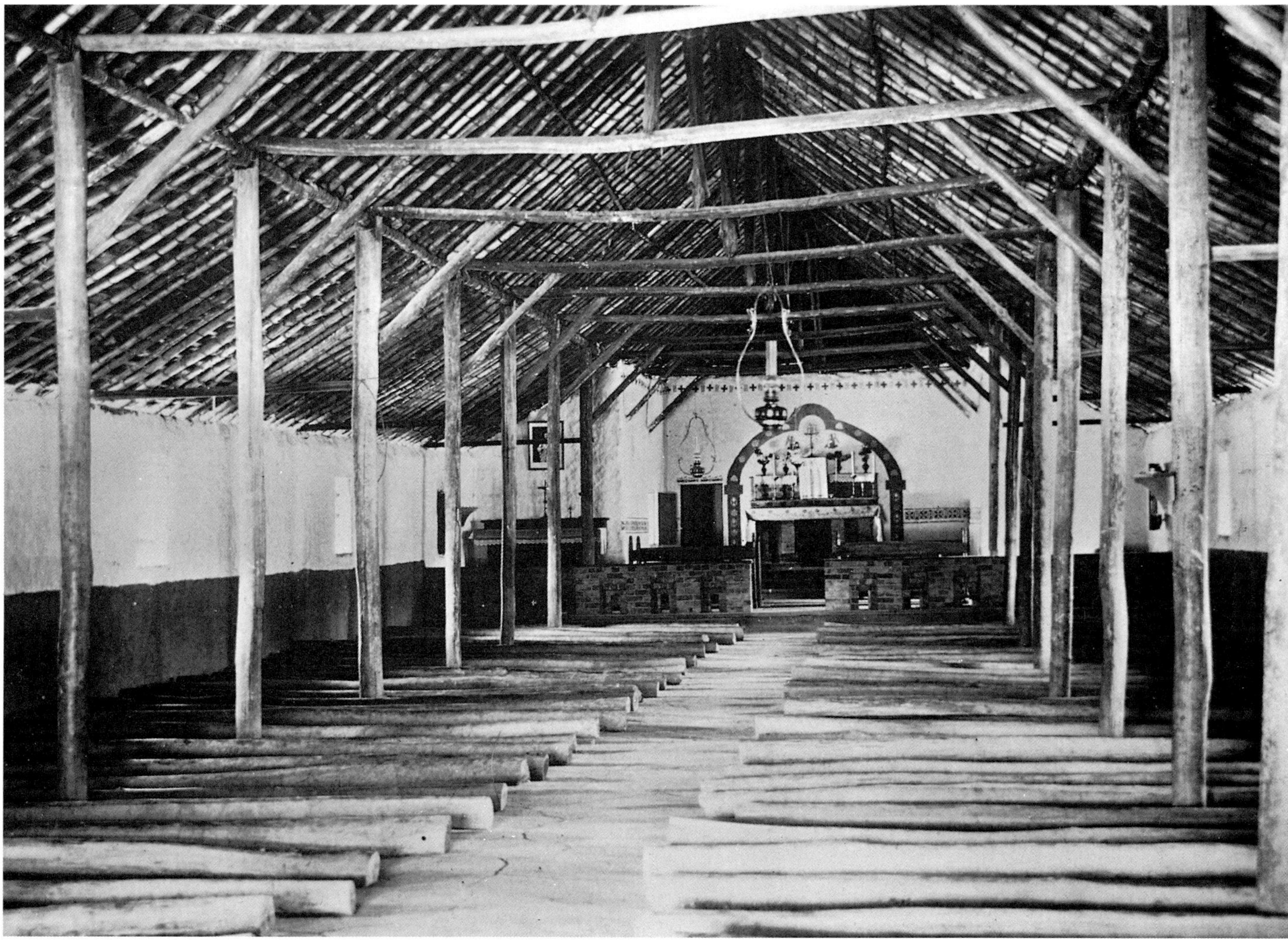

527

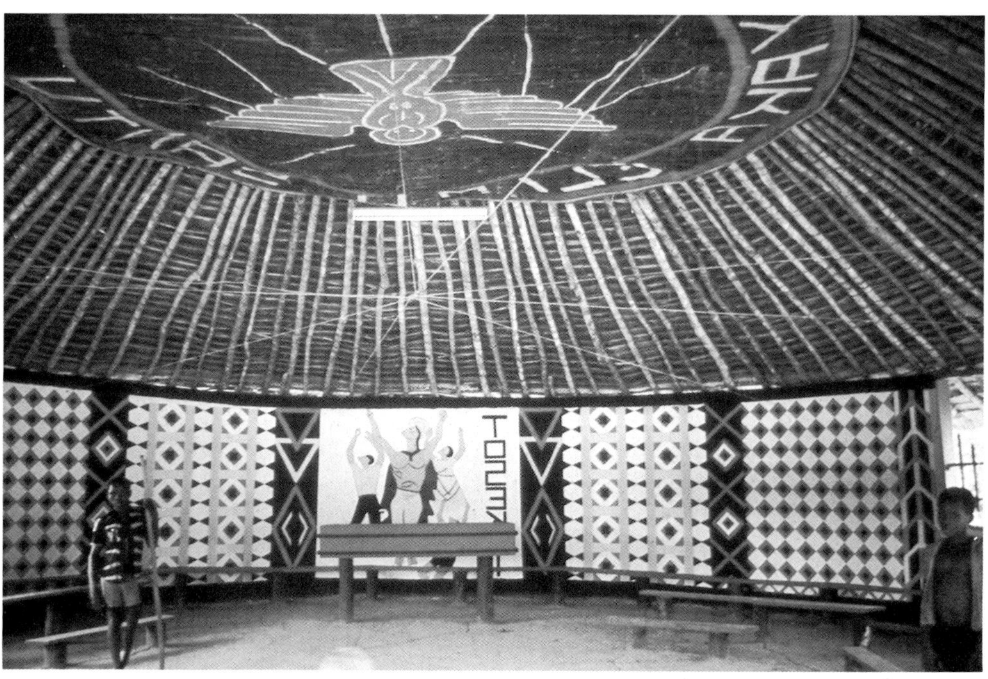

528

Buschkirche in Westafrika

527 *Innenraum einer für das Waldgebiet typischen größeren Buschkirche. Hier finden bereits 300–400 Personen Platz. Da die Kirche breit angelegt ist, benötigt sie im Innenraum „Säulen", um das schwere Dach zu tragen. Das Grasdach muß bei einer derartigen Bauweise gut gepflegt und undichte Stellen müssen ausgebessert werden, damit das Dach bei einem schweren Tropenregen nicht einstürzt.*

Inneres der Kirche von Boyange, Zaire

528 *Boyange liegt bei Lisala in Nord-Zaire. Die Kirche ist noch in der Form eines Rundhauses mit Kegeldach gebaut. Gedeckt werden solche Dächer mit Gras (im Steppengebiet) oder Blättern (im Waldgebiet). Die Blätter stammen von der Sumpfpalme, dann werden sie mit Lianenstreifen zusammengenäht, oder von breitblättrigen Sumpfpflanzen. Diese werden dann einfach bündelweise mit Lianen auf die Dachstangen gebunden. Ein gut gemachtes steiles Blätterdach kann 5–7 Jahre halten, wenn man schadhafte Stellen rechtzeitig ausbessert.*

Sankt Stefanskirche in Addis Abeba

529

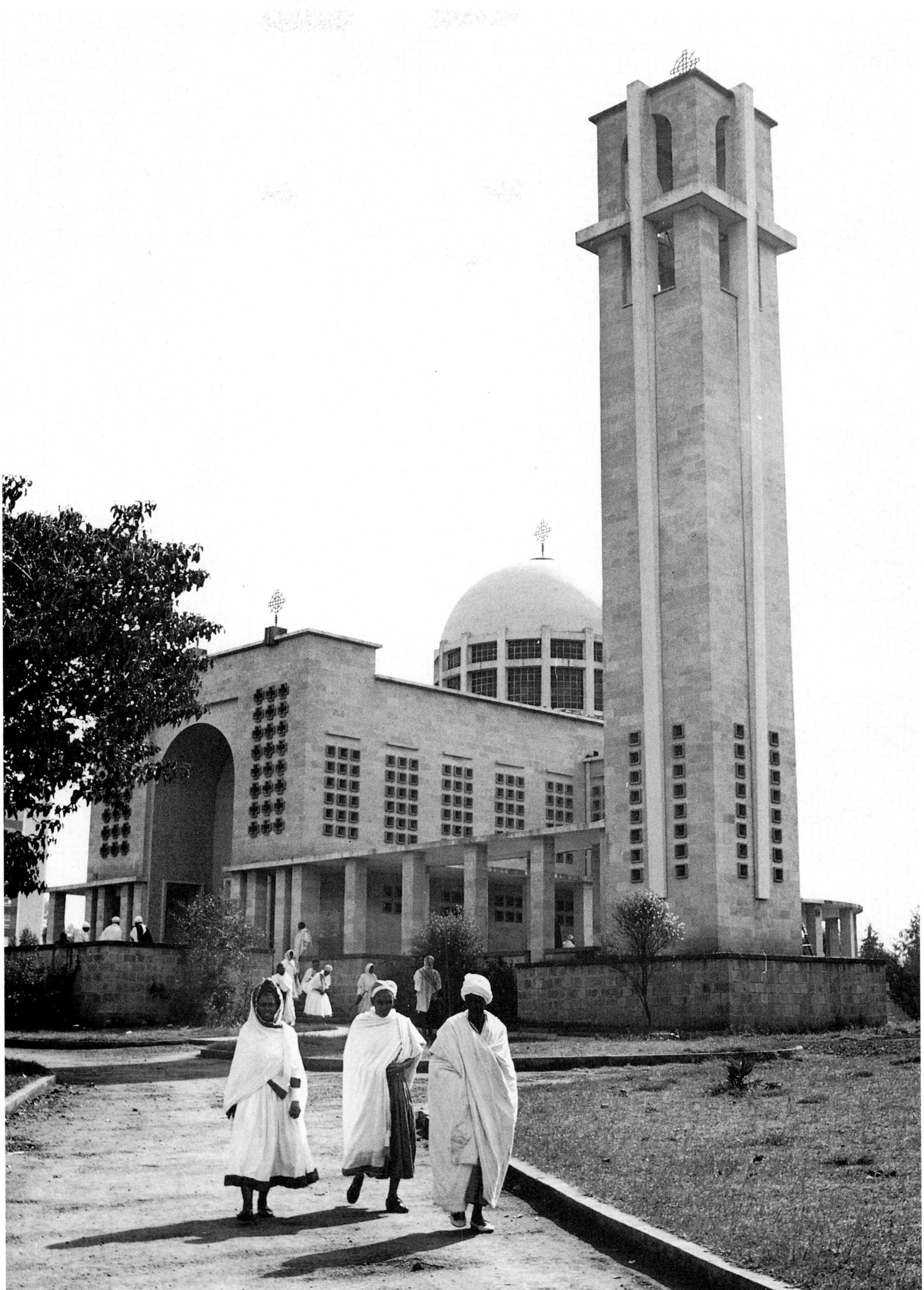

529

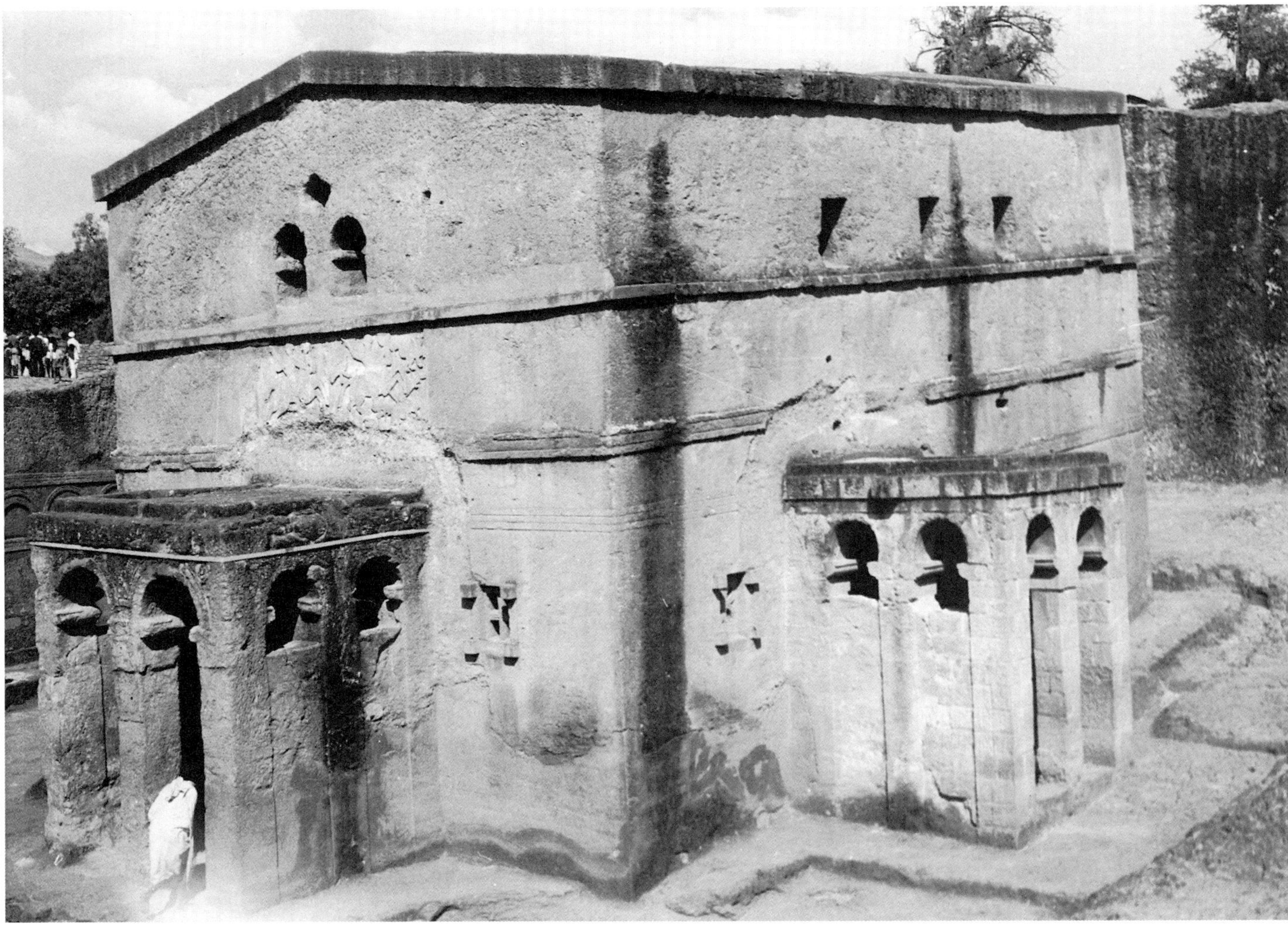

530

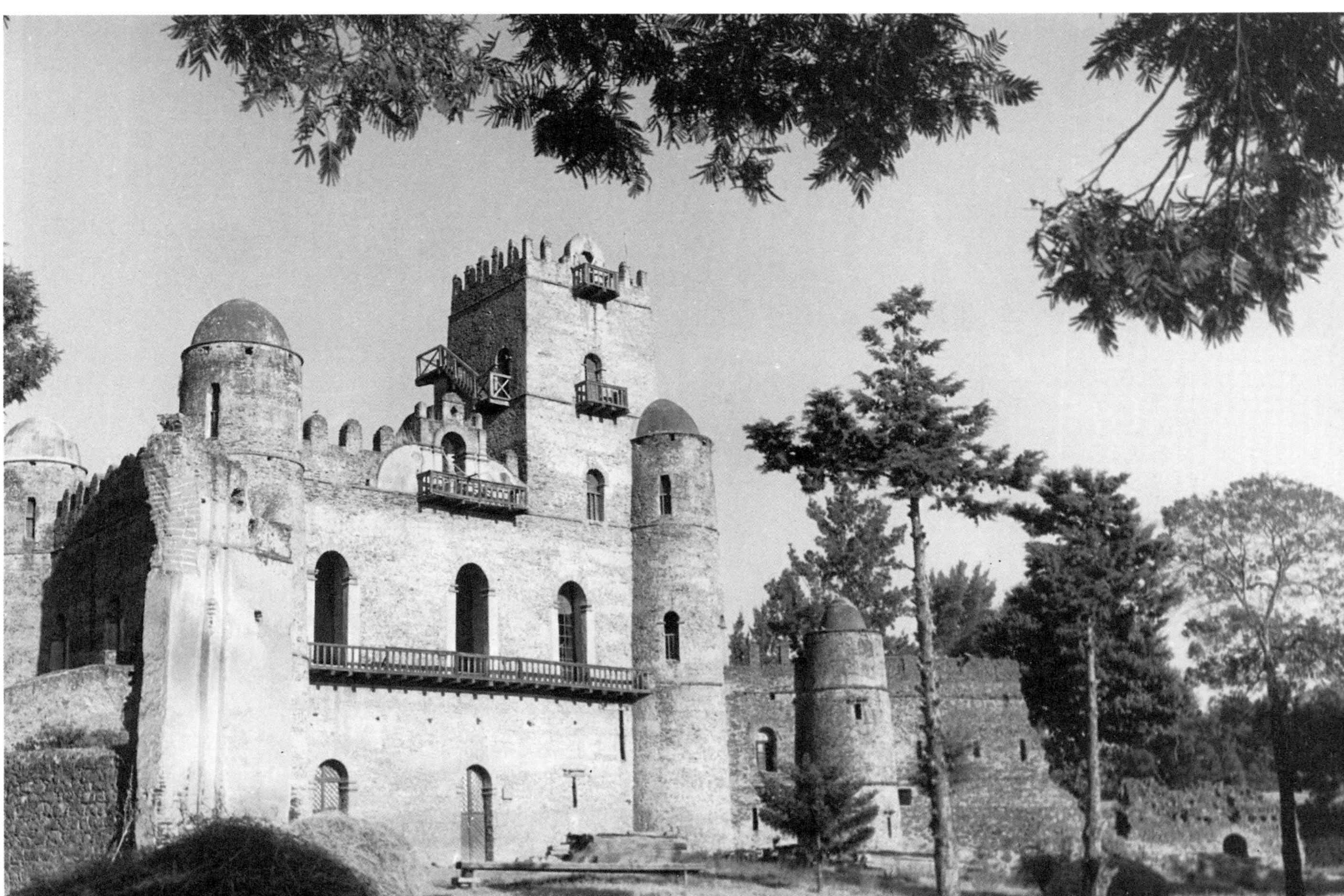

531

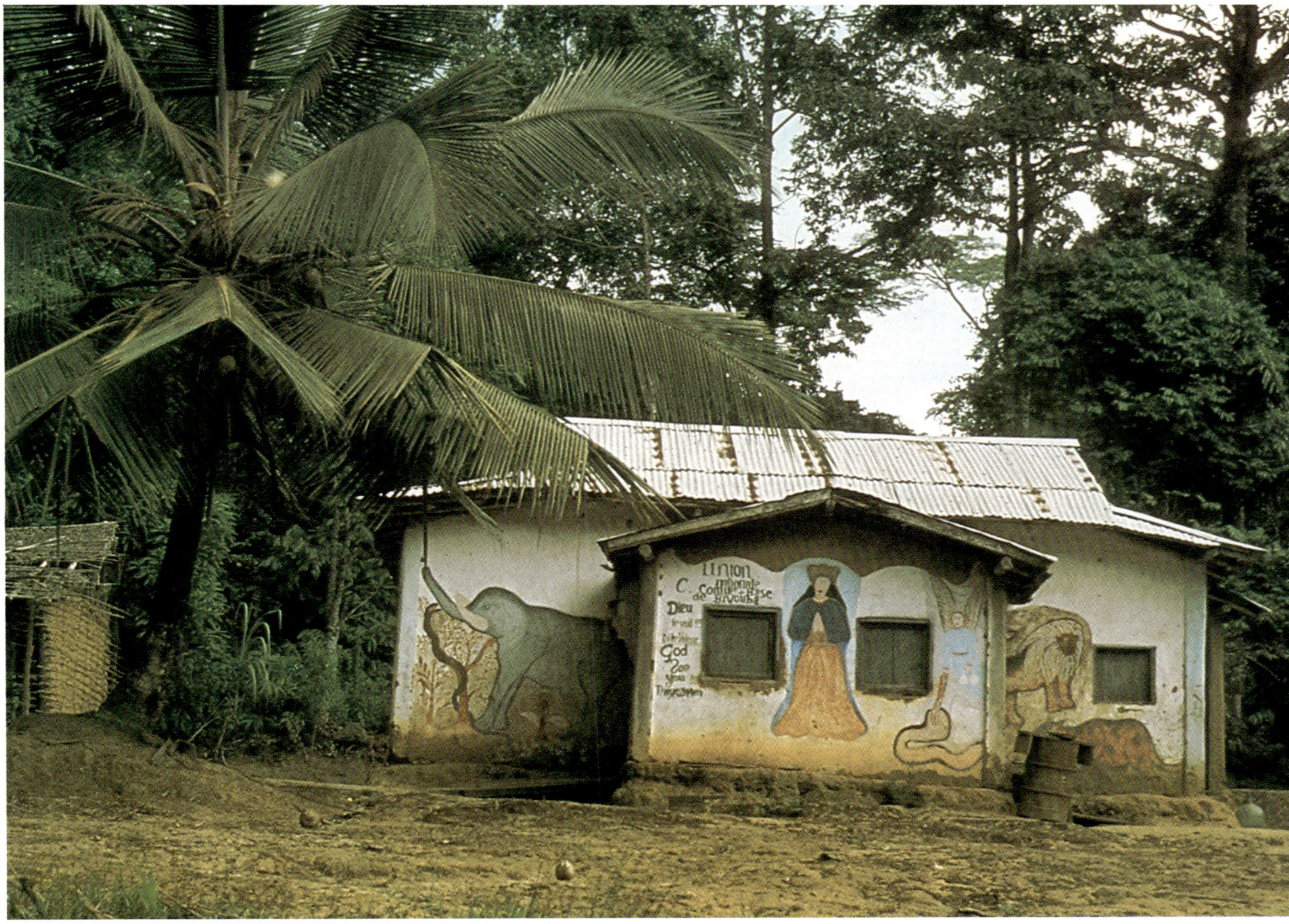
532

Felsenkirche von Lalibela/Äthiopien

530

Schloß in Gondar/Äthiopien

531 *Kaiser Fasilidas (1632–1667) ließ dieses Schloß im 17. Jahrhundert erbauen. Wahrscheinlich geht es auf portugiesische Vorbilder zurück. Portugiesische Missionare hatten bereits vorher in der Gegend von Gondar Kirchen und Klöster erbaut. Die Portugiesen hatten früher auch an verschiedenen Orten (Gorgora Guzara) Schlösser errichtet.*

Kirche in Kamerun

532 *An der Straße zwischen Edea und Kribi steht (oder stand) diese Kirche.*

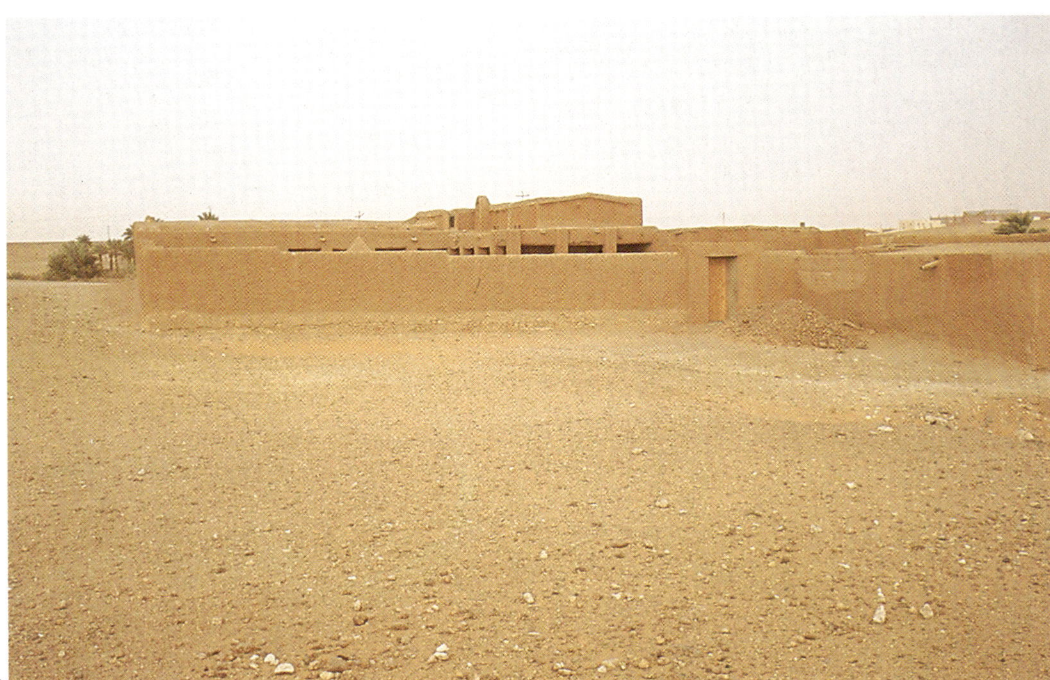
533

Einsiedelei von Charles de Foucauld

533 *Bei Beni-Abbès in Westalgerien, später zog er sich in den Süden nach Tamanrasset und das Hoggar-Gebirge (Assekrem) zurück. Neben der Einsiedelei befindet sich heute ein Konvent in gleicher Bauweise wie diese der Kleinen Schwestern.*

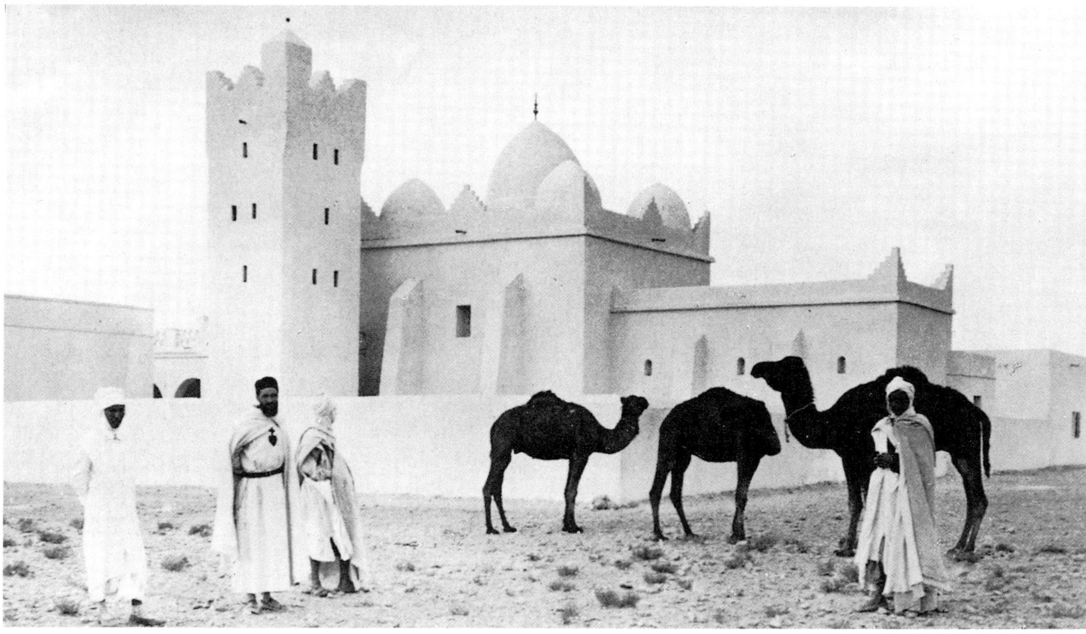

534

Kirche in El-Abiod, Algerien

534 *Die Kleinen Brüder wie auch die Kleinen Schwestern von Charles de Foucauld suchten sich möglichst eng an die Bauweise des Landes anzupassen. Nur selten haben sie solch mächtige Gebäude errichtet. Meist ahmen sie die Bauweise der armen Leute nach: Lehmbauten ohne Farbe.*

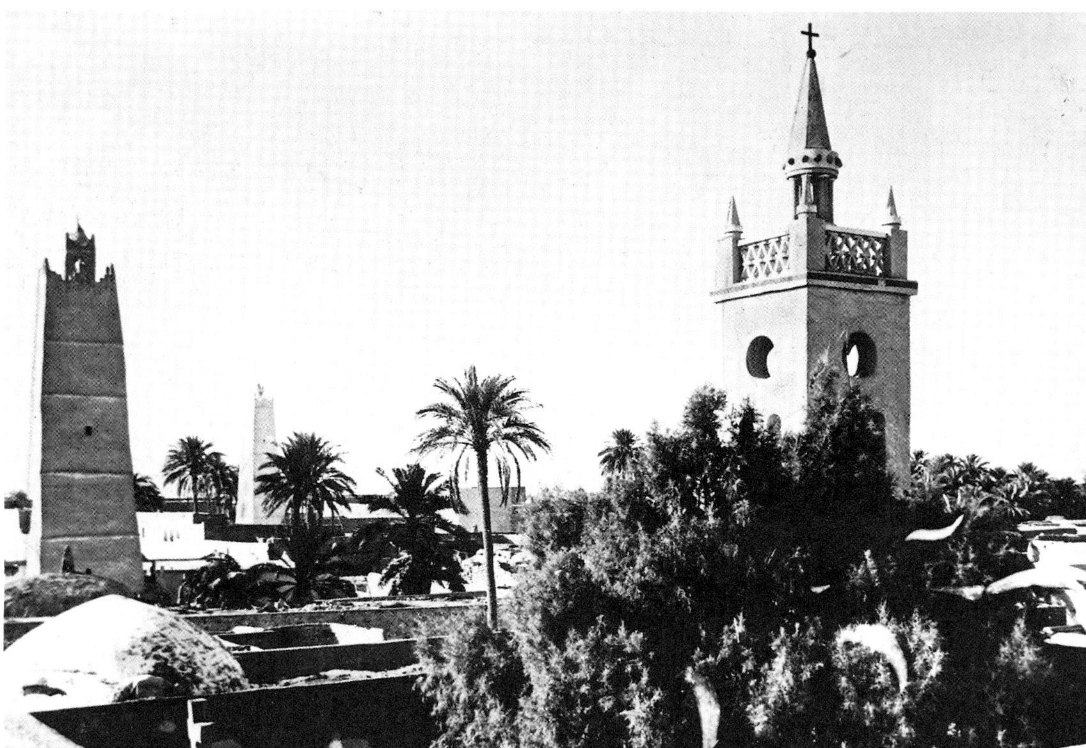

535

Kirche und Moscheen in Ouargla (Algerien)

535 *Vergleicht man Turm und Minarett, so merkt man das Bemühen des christlichen Architekten, sich dem Lokalstil anzupassen; doch der Turm wirkt schwerfällig. Da er mit Zementsteinen erbaut ist, wird er senkrecht hochgezogen – die Lehmminarette werden wie Pyramiden hochgebaut, damit die Lehmziegel den Druck aushalten.*

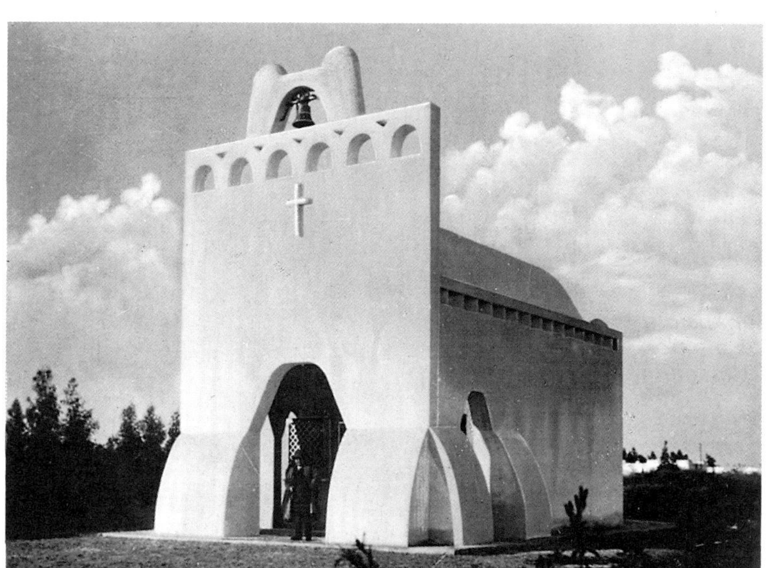

536

Katholisches Kirchlein in Libyen

536 *Die Küste Libyens wurde früher von Piraten beherrscht. Im christlichen Abendland sprach man deshalb von jener Gegend als der „Barbarei". Die Franziskaner hatten sich seit 1630 hier niedergelassen und nahmen sich der christlichen Gefangenen an.*

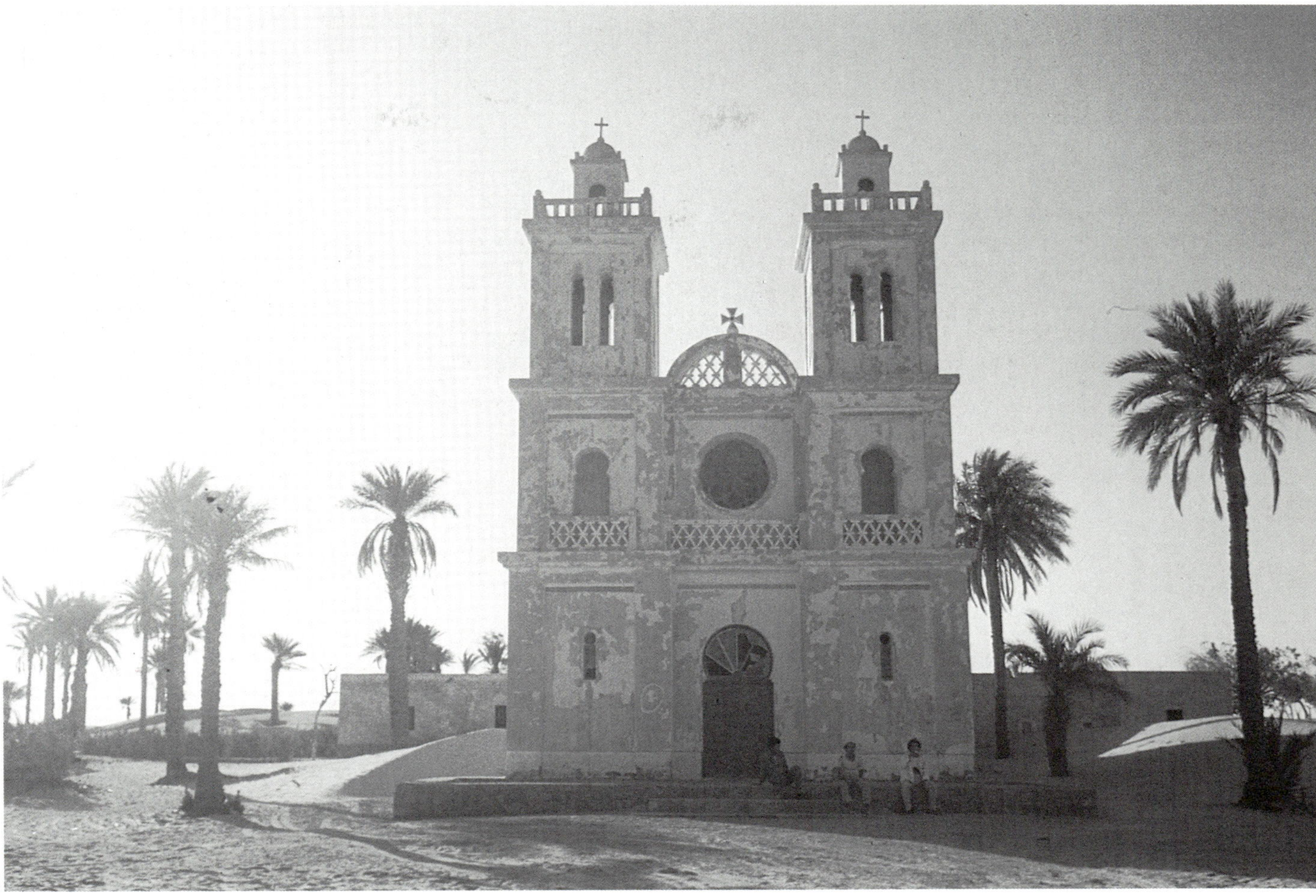

537

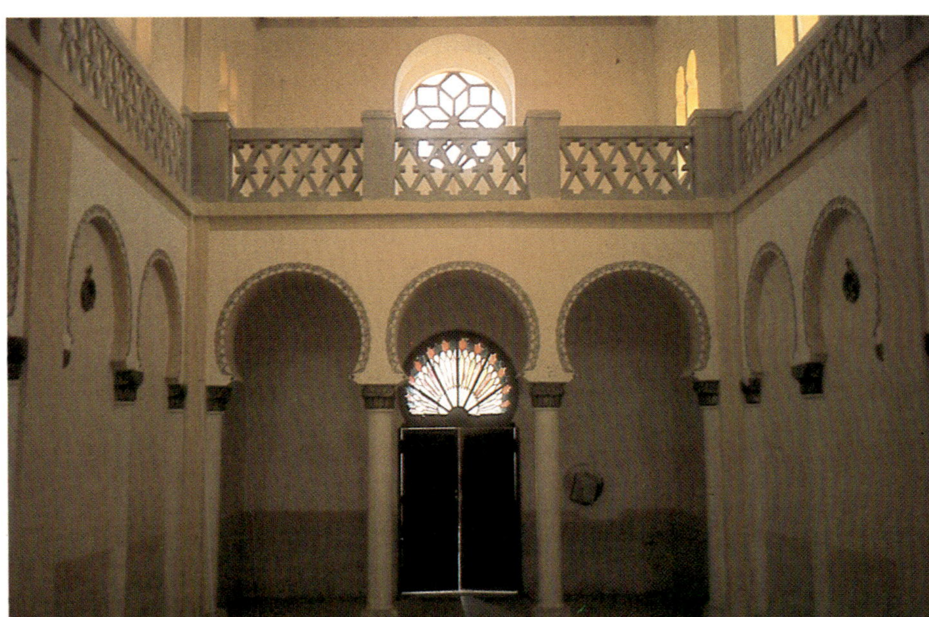

538

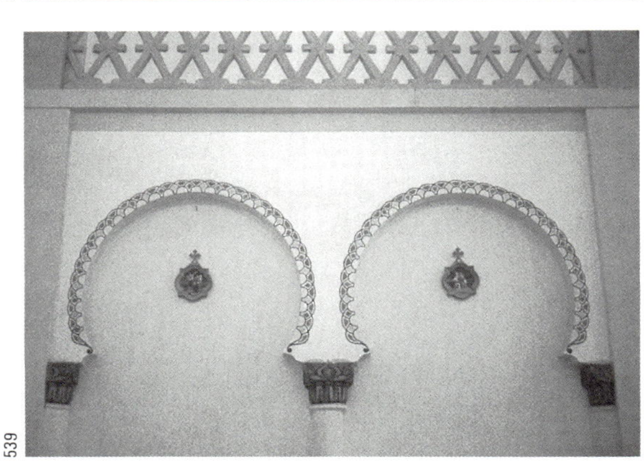

539

Kirche in El Golea, Algerien

537 + 538 + 539 *Es ist die älteste katholische Kirche in Nordafrika aus neuer Zeit. Man lehnte sich an verschiedene Lokalstile an. Im Inneren der Kirche wird der maurische Hufeisenbogen verwandt. – Früher gab es hier bei der Kirche ein Christendorf mit ehemaligen Negersklaven. In den sechziger Jahren gab es noch einen Konvent der Kleinen Schwestern. Heute ist alles aufgelassen. Die Zufahrtswege sind versandet, und die Kirche droht im Sande unterzugehen.*

a) Außenansicht
b) Blick auf den Ausgang
c) Hufeisenbogen an der Seite

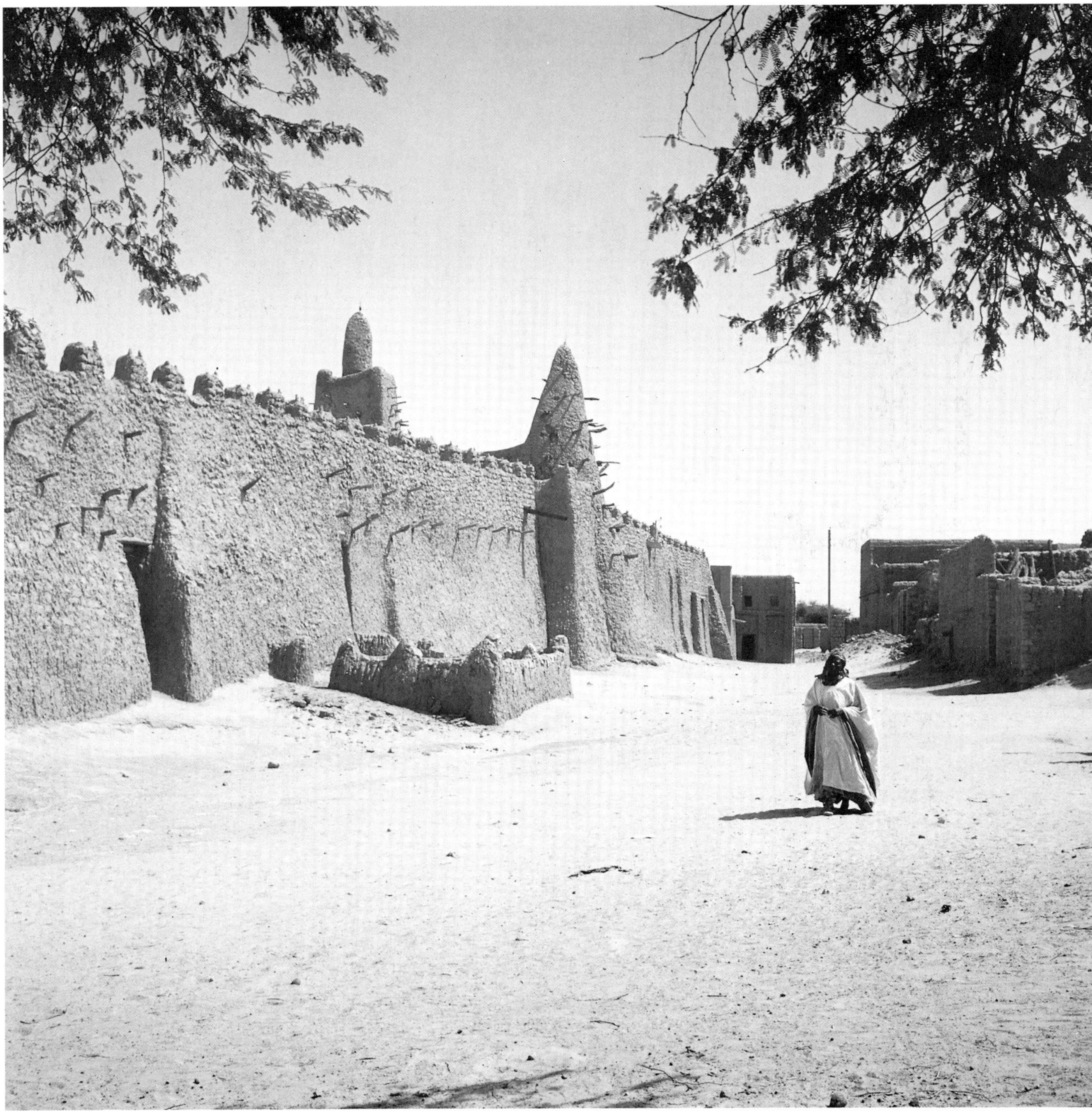

540

Lehmarchitektur in Westafrika

540 *In den Trockenregionen im Einzugsgebiet der Sahara gibt es eine alte bodenständige Architektur aus Lehm und Holz. Häuser und Moscheen sind gewöhnlich in diesem Stil errichtet. Das Baumaterial findet sich vor Ort, die Anpassung an das örtliche Klima ist hervorragend. Nach starkem Regen muß aber immer ausgebessert werden. Große Hallen können damit nicht überspannt werden; zur Absicherung des Daches müssen zahlreiche Stützpfeiler eingezogen werden. – Christliche Kirchen wurden nur selten in der traditionellen Lehmarchitektur errichtet, und wenn, dann waren es nur kleine Buschkirchen, die man aus Armut errichtete – aus Nord-Togo und Obervolta sind einige bekannt. Sobald man genügend Geld hatte, baute man wieder mit Zement und Wellblech und hielt diese Bauweise dann für fortschrittlich. – Die Kleinen Brüder und Schwestern von Charles de Foucauld haben sich in der Sahara häufig der traditionellen Lehmarchitektur bedient. So in Beni-Abbès, Tamanrasset und anderswo.*

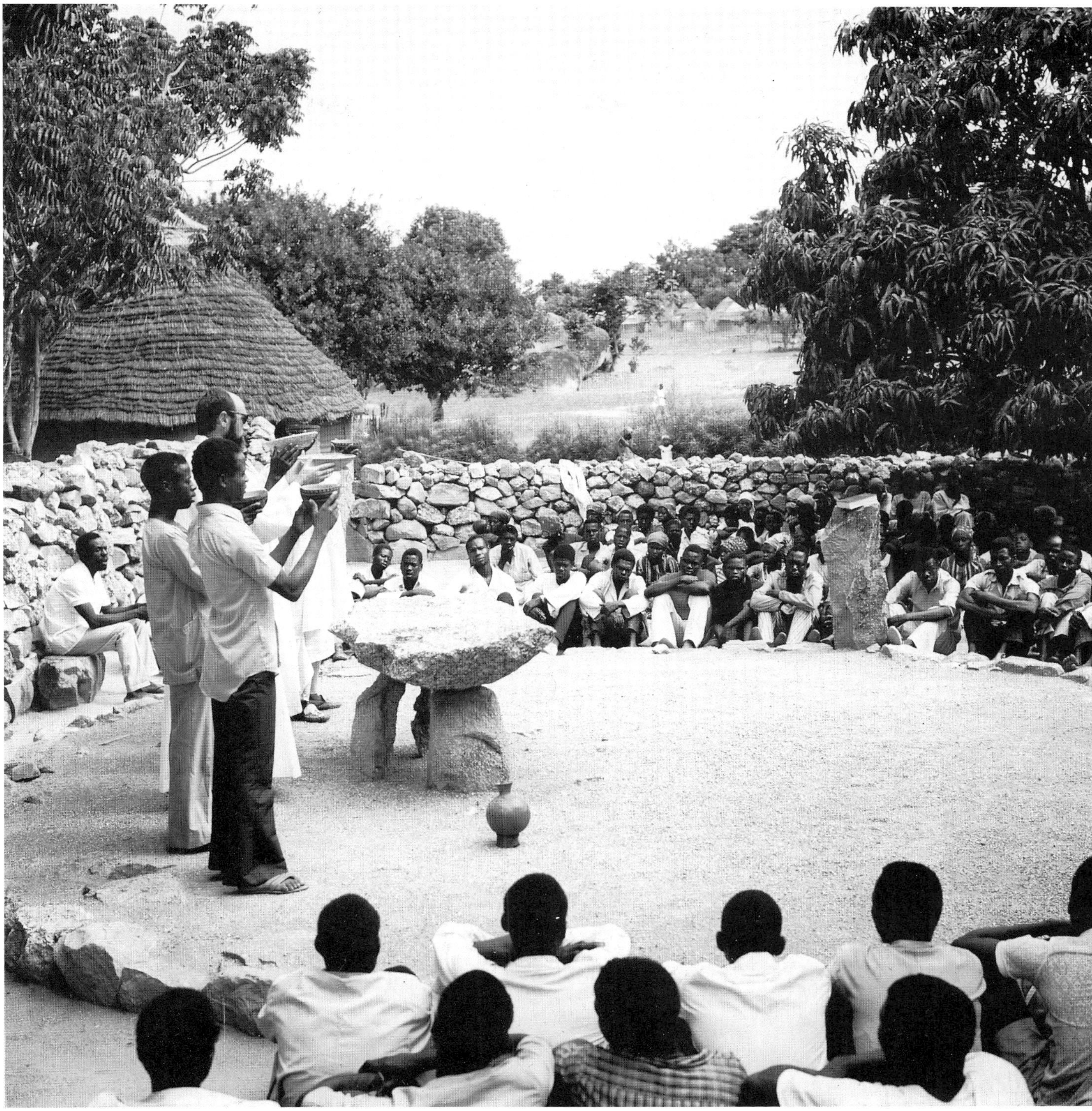

541

Opferplatz in Kamerun

541 *Bei manchen Ethnien im mittleren und nördlichen Kamerun besitzt jedes Dorf einen Ahnenplatz. Johannes Ittmann, jahrzehntelang Missionar in jener Gegend, sagt: Ahnenopferplatz oder Speiseplatz genannt, „wo der Ahnendienst im Vordergrund steht, ein freier Platz vor dem Dorfe, durch den der Weg ins Nachbardorf führt und in dem sich womöglich der Weg gabelt . . .“ (1955: 244). Die Bäume durften in der Umgebung nicht geschlagen werden. Der Platz wird meist von Steinen umsäumt. – Statt eine Kirche zu bauen, hat man hier auf den alten Ahnenopferplatz für die Meßfeier zurückgegriffen.*

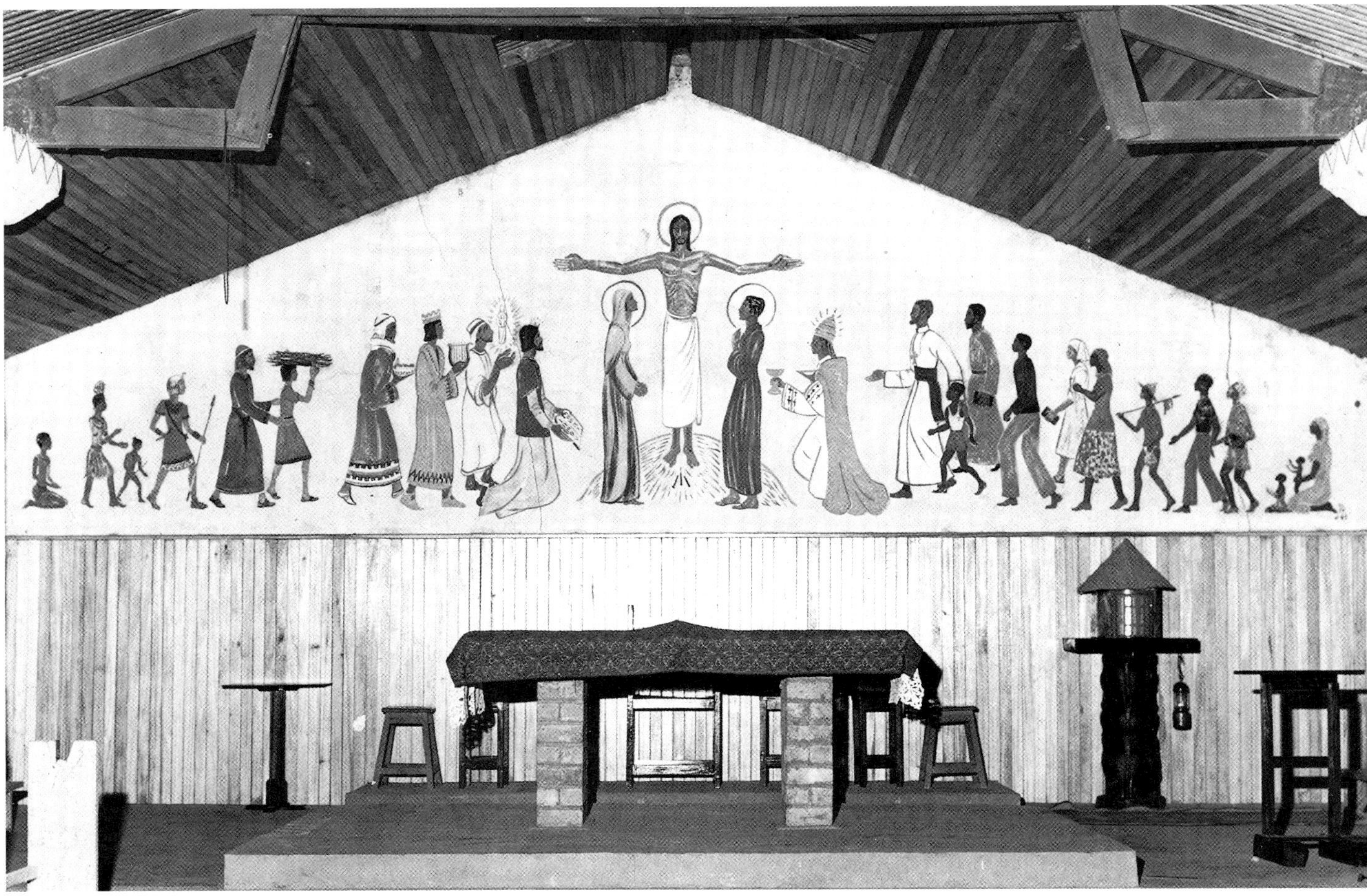

542

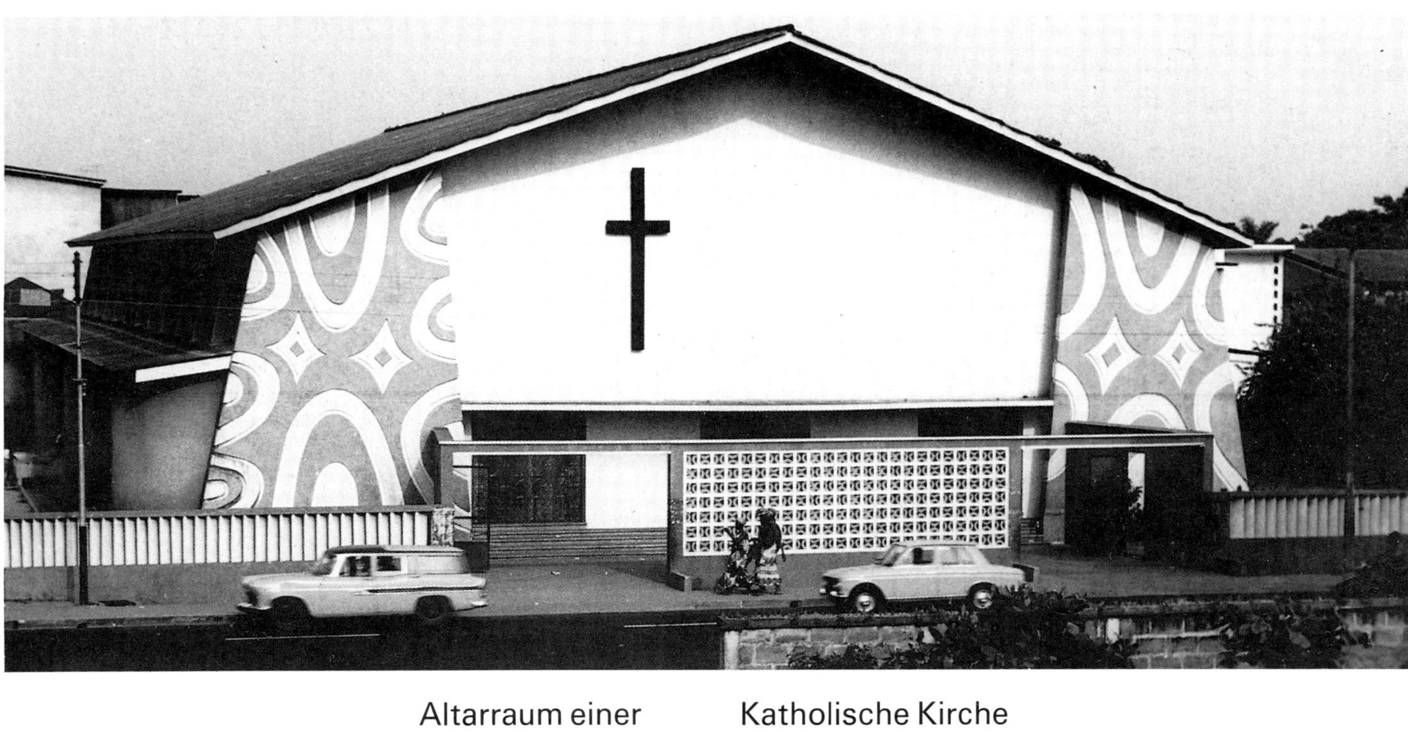

543

Altarraum einer Kirche im Tchad

542 ***Die einfache Wellblechkirche ist mit einer Reihe von Bildern ausgeschmückt. Es ist jedoch zweifelhaft, ob die Bilder von Afrikanern stammen. Der Tabernakel ist als Kegeldachhütte konzipiert, die bevorzugte Hausform jener Gegend.***

Katholische Kirche in Lagos

543 ***Erbaut Anfang der sechziger Jahre. Die Verzierungen an der Frontseite machen Anleihen an Hausa-Ornamentik.***

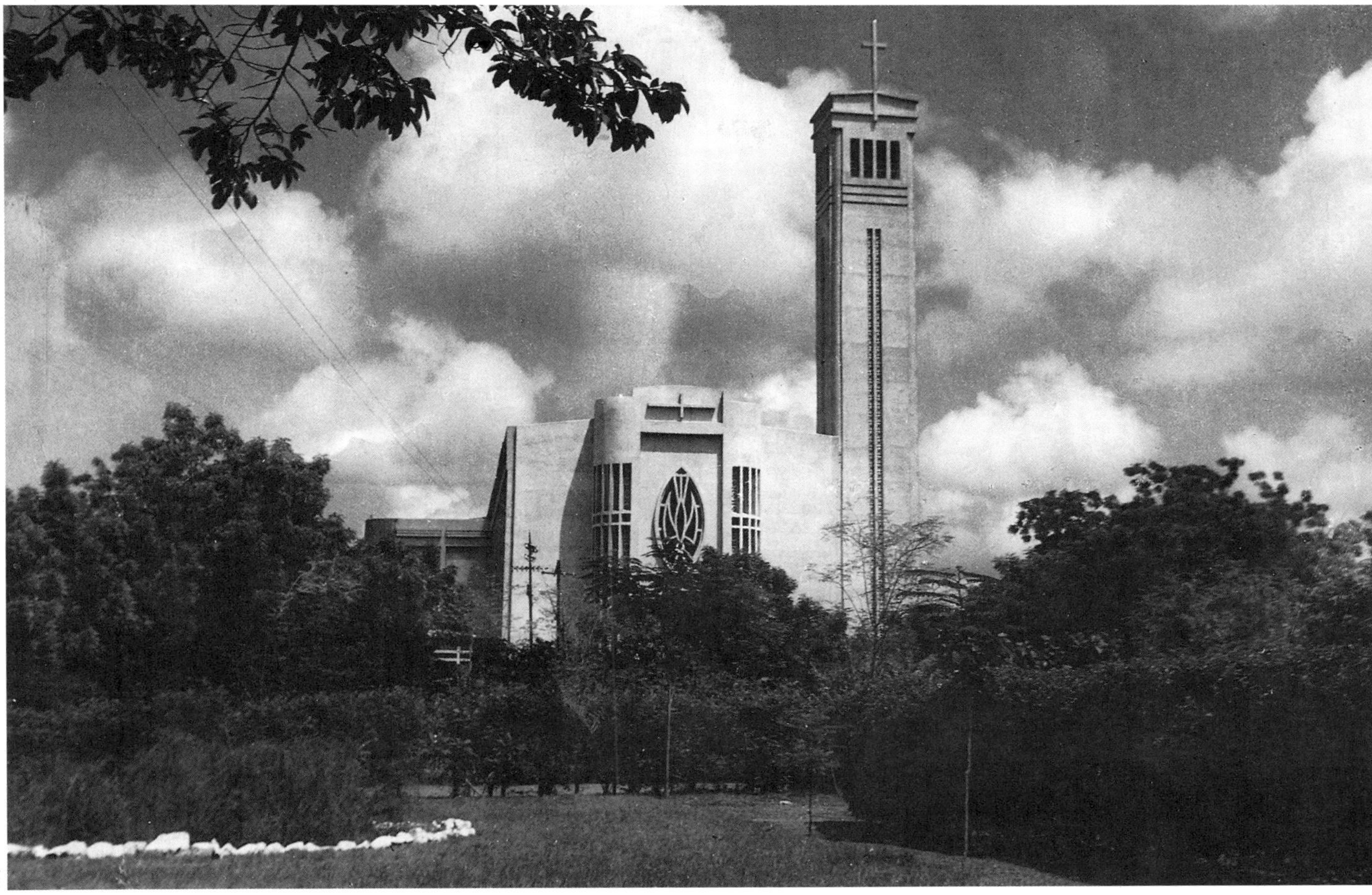

544

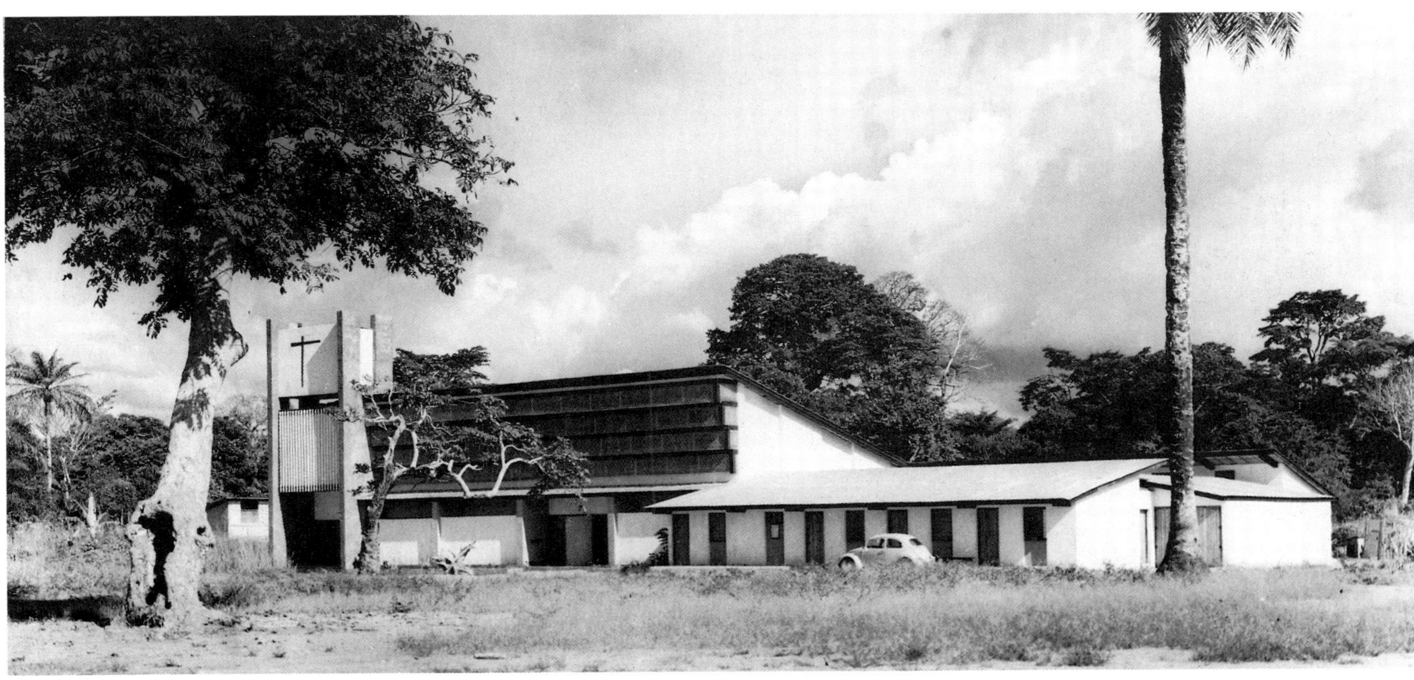

545

Katholische Kathedrale von Accra

544 ***Die Kirche wurde Mitte der fünfziger Jahre von dem Schweizer Missionar und Architekten P. Josef Jud entworfen. Die Afrikaner bevorzugen durchweg solche Kirchen im europäischen Stil, da sie Fortschritt symbolisieren.***

Pfarrkirche von Okola, Kamerun

545

Architekt: Paul Dequeker
Erbaut: 1968

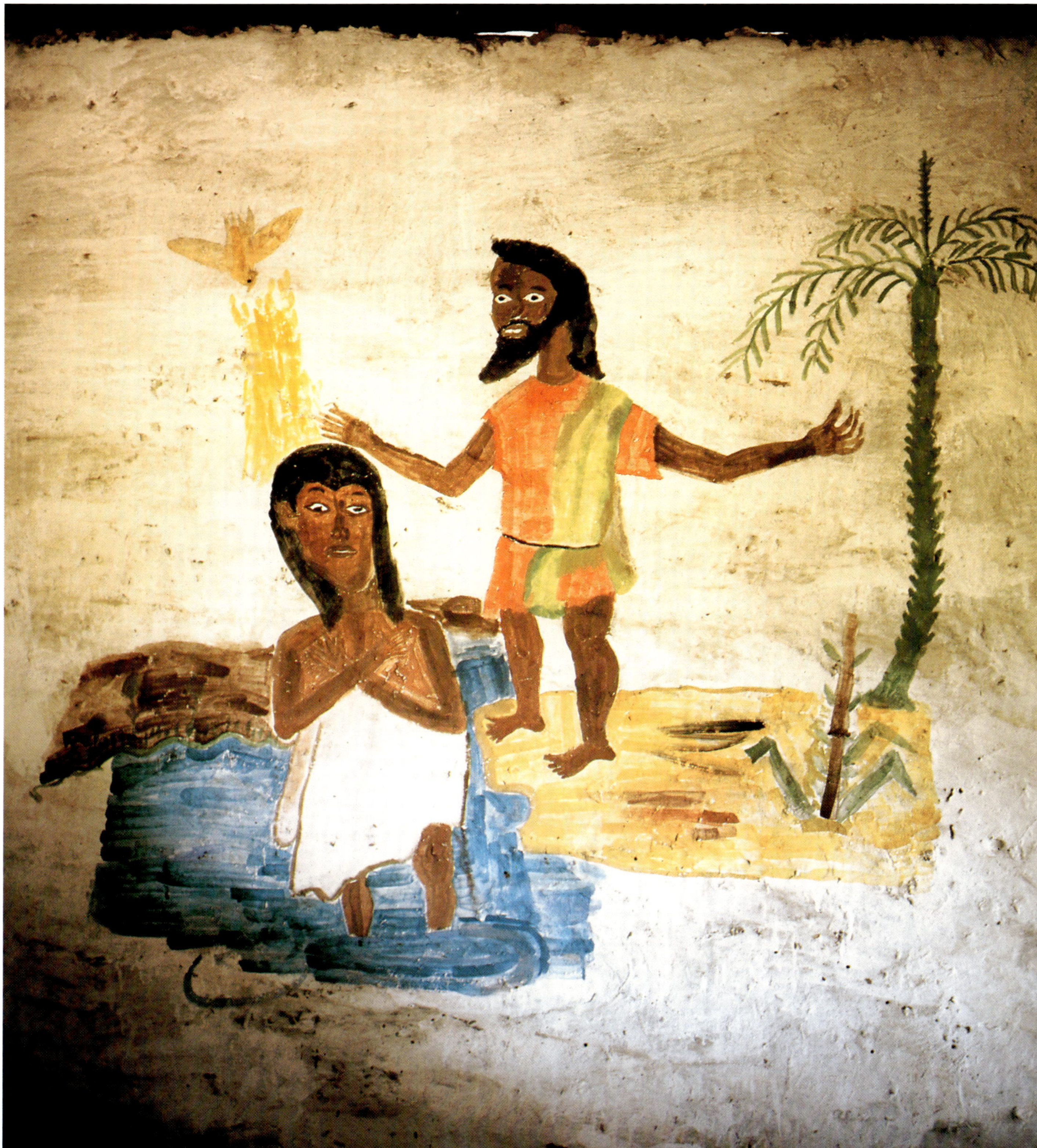

546

Taufe Jesu, Kamerun

546 ***In einer einfachen Buschkirche mit Grasdach hat der Katechist die Wände bemalt. Eines der Bilder stellt Johannes den Täufer dar, wie er Jesus im Jordan tauft.***

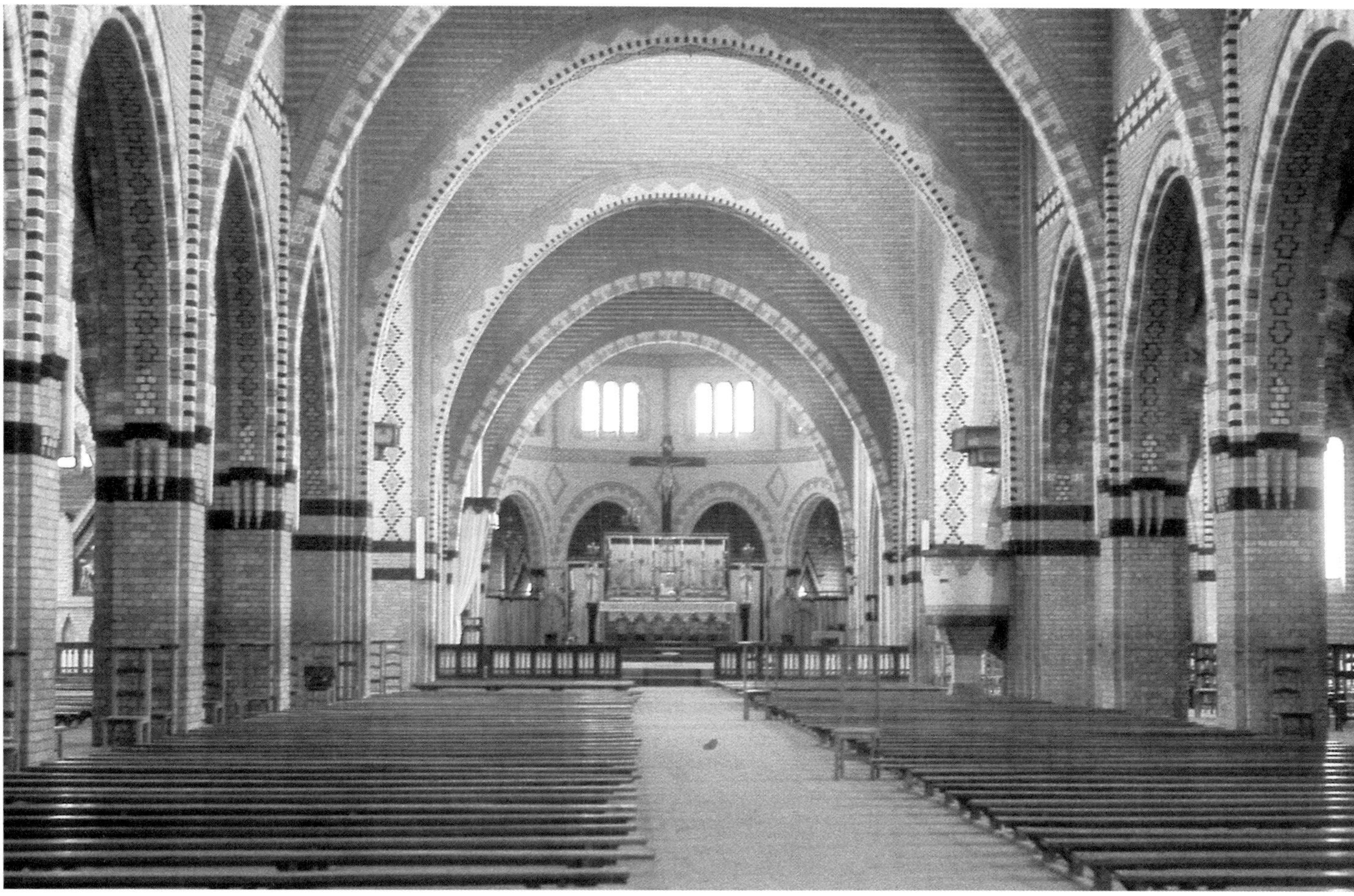

547

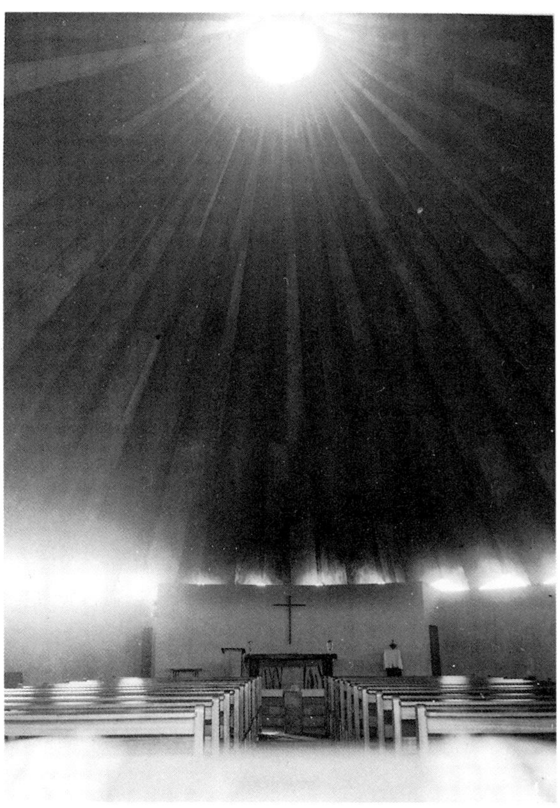

549

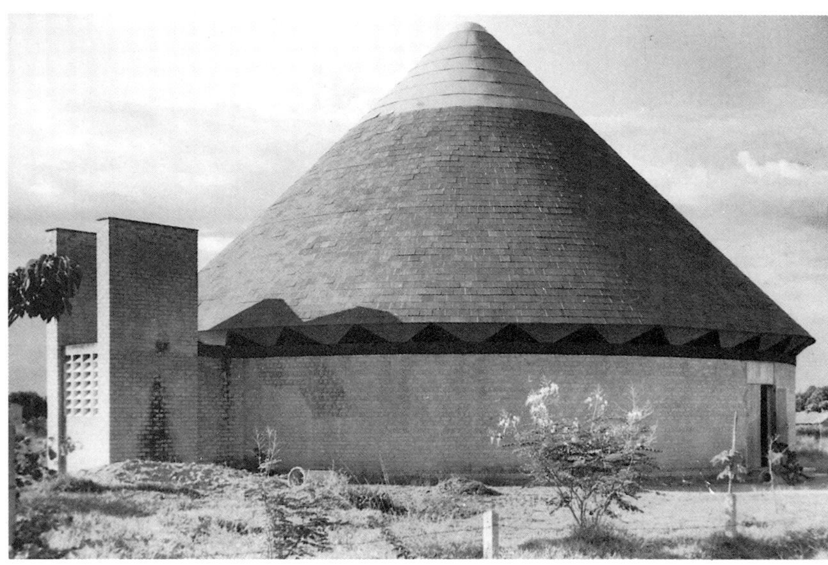

548

Kirche von Kisantu, Nieder-Zaire

547 ***Die Missionsstation Kisantu wurde 1893 gegründet. Die Kirche aus gebrannten Ziegeln wurde während des Zweiten Weltkrieges erbaut. Solche Backsteinbauten sind vor allem in der ersten Hälfte dieses Jahrhunderts entstanden. Häufig assoziieren wir damit den Kirchenbau in der Kolonialzeit.***

Sankt-Antonius-Kirche, Kinshasa

548 + 549 ***Hier verwendet der Architekt Rundbau und Kegeldach als einheimische Elemente. Die direkte Sonneneinstrahlung wird dadurch möglichst vermieden.***
a) Außenansicht
b) Innenansicht

Architekt: Paul Dequeker
Erbaut: 1961

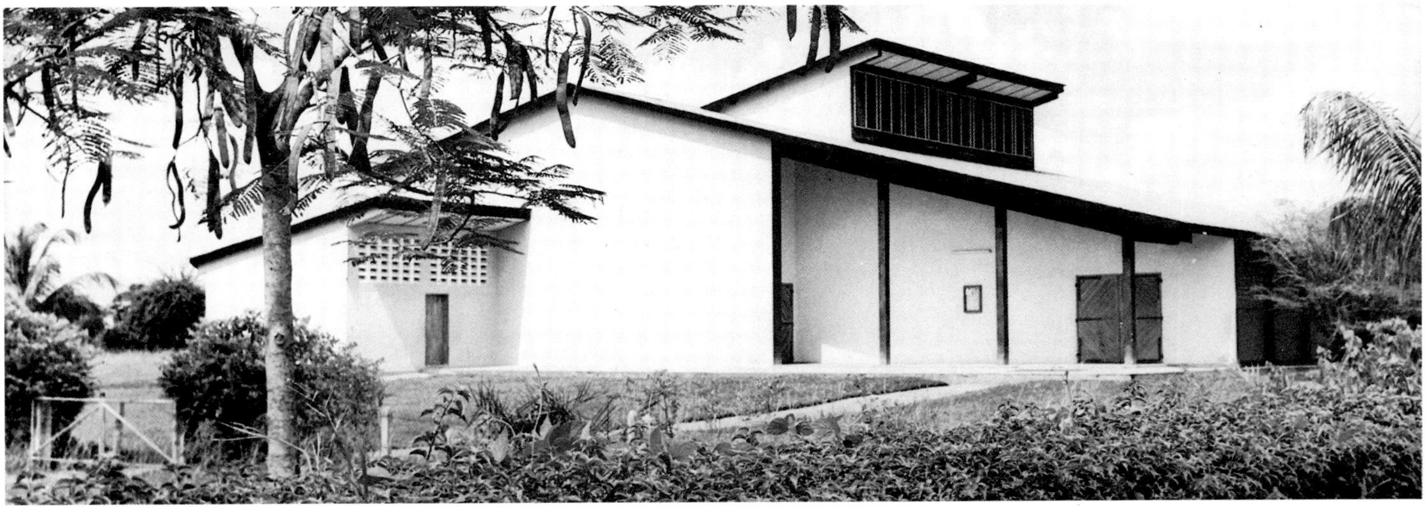

550

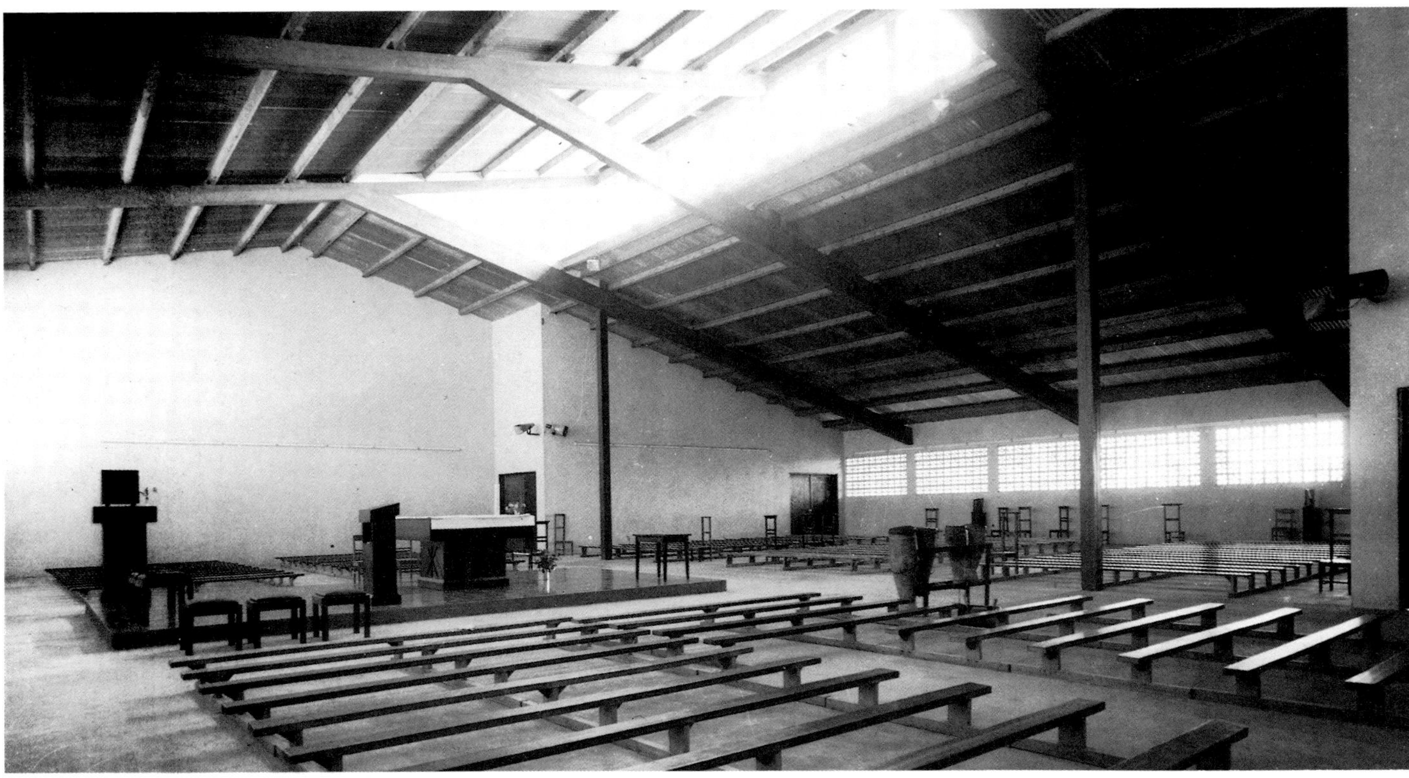

551

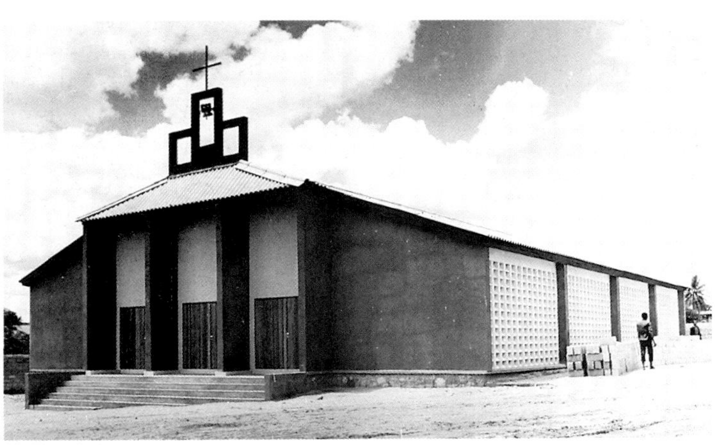

552

Dreifaltigkeitskirche, Kinshasa

552 ***Eines der größten Probleme des tropischen Kirchenbaus ist die Lüftung. Da das traditionelle Grasdach wegen der kurzen Haltbarkeit (und im Stadtgebiet aus anderen Gründen) meist durch das Wellblechdach ersetzt wird, eine isolierende Decke aber fast immer fehlt, entstehen bei Sonnenschein hohe Temperaturen. Bei Regen wiederum muß der Gottesdienst des Lärmes wegen häufig ausgesetzt werden.***

Architekt: Paul Dequeker
Erbaut: 1979

Sankt Paul, Pfarrkirche von Bandundu, Zaire

550+551 ***Der schmucklose Zweckbau ist sehr gut geeignet, die zahlreichen Christen dieser großen Pfarrei aufzunehmen. Vor 20 Jahren hatte Bandundu nur einige tausend Einwohner, jetzt hat es etwa 60.000; ein Großteil davon sind Christen katholischer Denomination.***
a) Außenansicht
b) Innenansicht

Architekt: Paul Dequeker
Erbaut: 1968

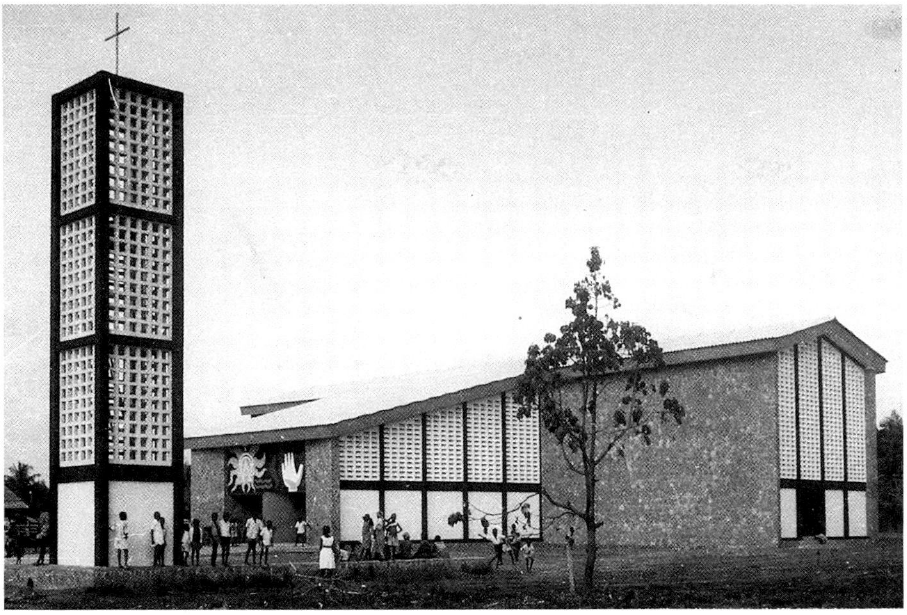
553

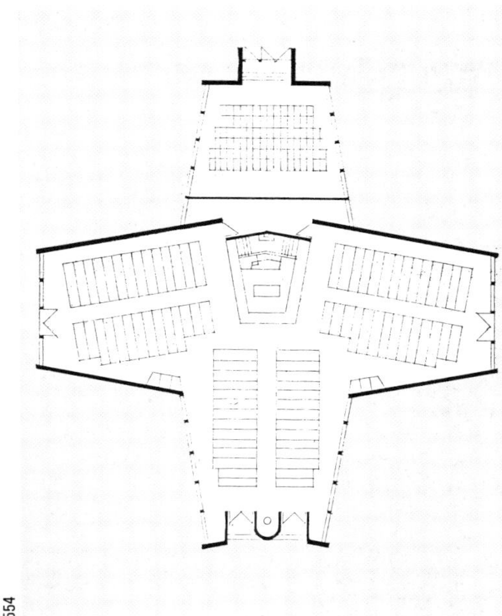
554

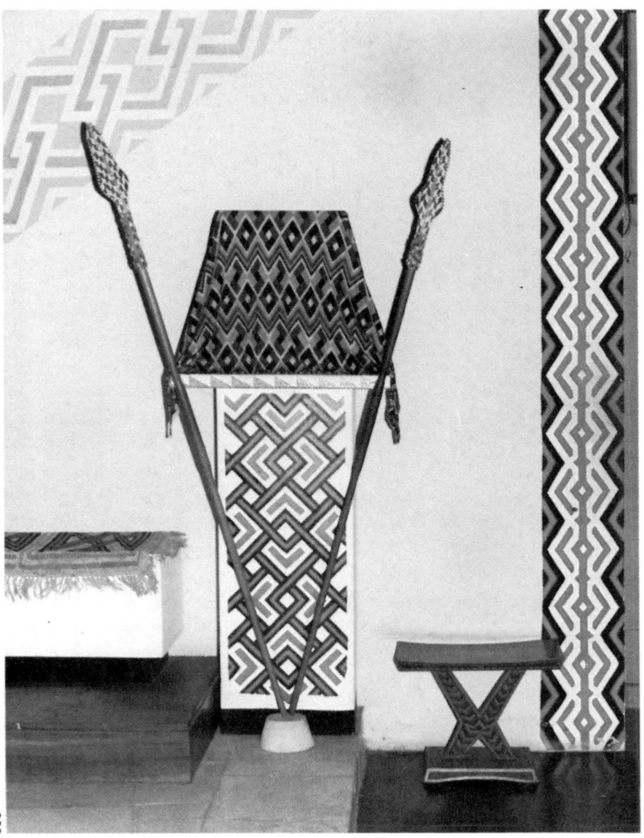
555

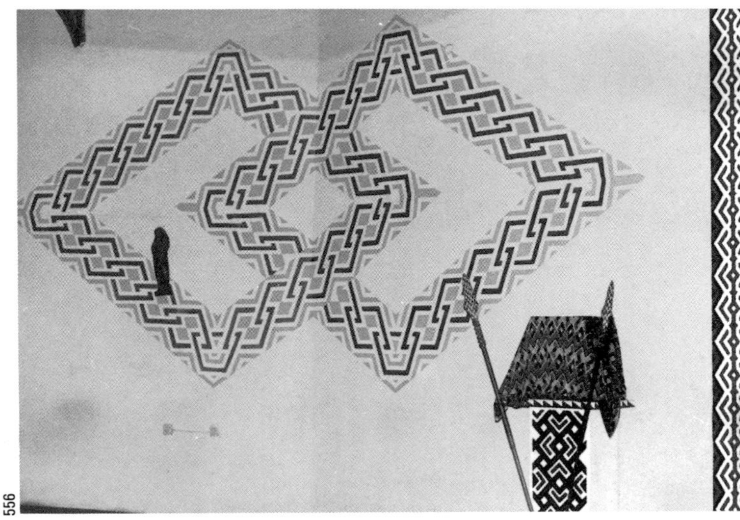
556

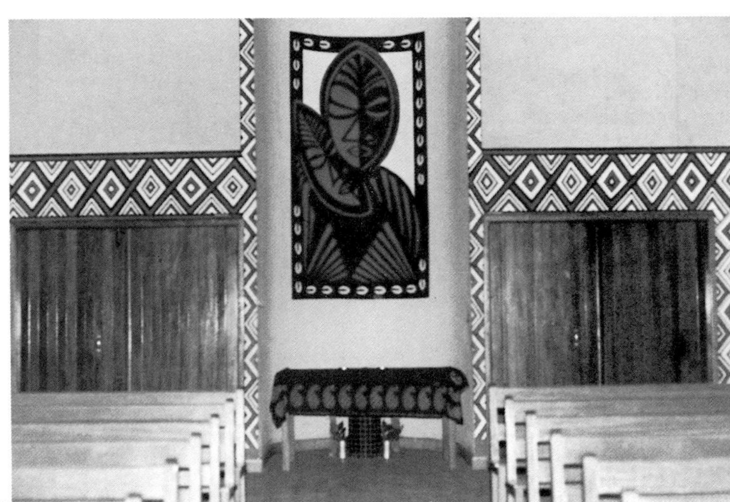
557

Christkönigskirche, Kinshasa

Die Kirche ist in Form eines griechischen Kreuzes angelegt, wobei der obere Arm als Pfarrsaal dient. Die Ausschmükkung der Kirche wurde von einem Steyler Missionar vorgenommen. Das Bild kopiert ein Werk von P. Engelbert Mveng S. J. aus Kamerun, die Ornamente gehen auf die Kasaiplüsche der Kuba zurück.

553 ***Außenansicht***
554 ***Plan der Kirche (Grundriß)***

555 ***Tabernakel***
556 ***Tabernakel mit Ornamenten***
557 ***Marienaltar mit Bild***

Paul Dequeker, geb. 1930 in Belgien, ist Scheutvelder Missionar und Architekt.

Architekt: Paul Dequeker
Erbaut: 1961

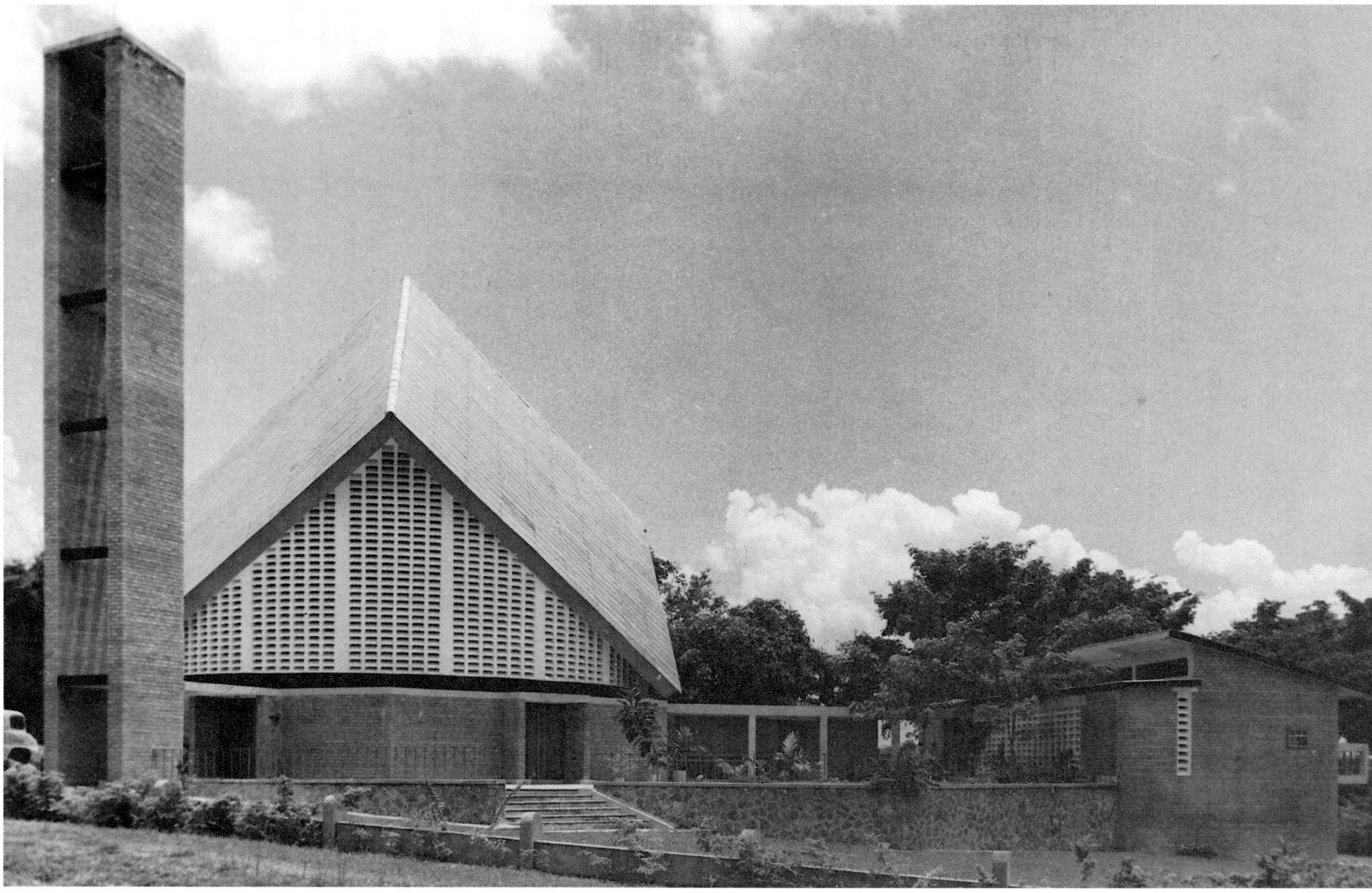

558

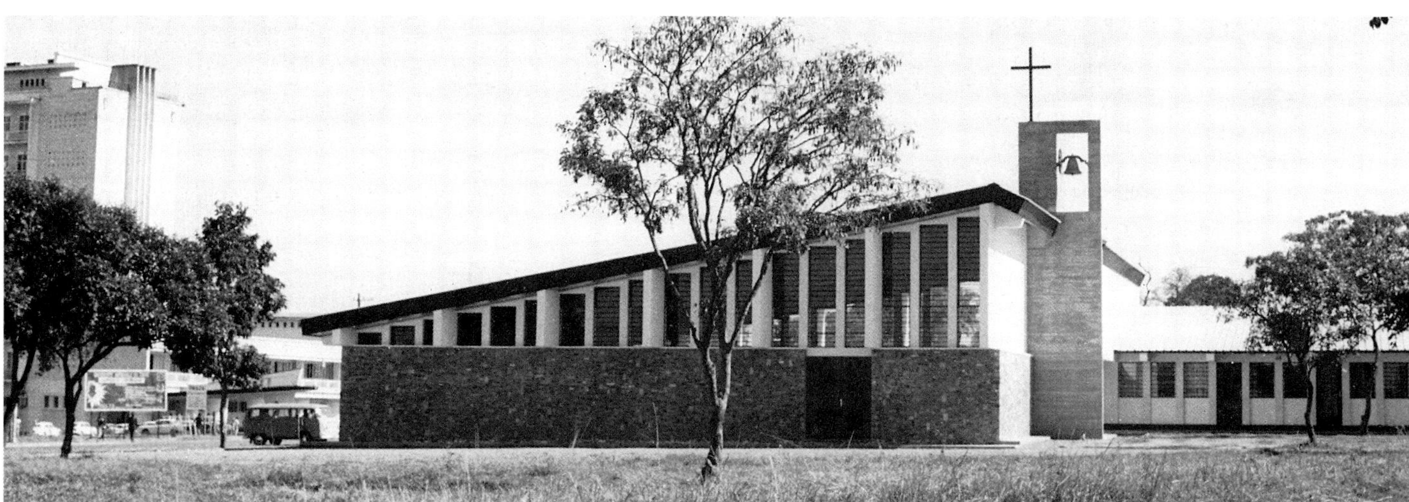

559

Die großen Gemeinden benötigen geräumige Versammlungshäuser. Es brauchte allerdings recht lange, bis die europäischen Missionare begriffen, daß Kirchen in Afrika dem Klima, den Bedürfnissen der Menschen und ihren Symbol- und Kunstvorstellungen angepaßt sein müssen. Es waren, wenigstens für den katholischen Bereich, keine prinzipiellen Schwierigkeiten aus Rom, die einer Anpassung entgegenstanden, sondern wohl eher Mangel an Ideen neben einer Reihe anderer Faktoren.
Justus Dahinden zitiert in seinem Werk „Bauen für die Kirche der Welt" (1966 : 15) den damaligen Kardinal von Mailand, den späteren Papst Paul VI., der zu Künstlern sagte: „Tut, was Ihr wollt! Wir werden Euch nicht bitten, einer bestimmten Tradition, noch diesem oder einem andern Stil zu folgen. Ihr seid nicht verpflichtet, Euch an bestimmte Maße und gewisse konventionelle Formen zu halten. Wir bitten Euch nur darum, daß Eure Kunst wirklich würdig diene, daß sie ihre Aufgabe erfülle, daß wir sie verstehen können, daß sie uns Hilfe bringe, daß sie einen wahren Gedanken ausspreche und daß das Volk von ihr sakrale, religiöse Anregungen erhalte. *Verbindet Euch wirklich mit der Kultur und christlichen Spiritualität – und dann tut, was Ihr wollt.*"
Stellt man diesen Text in die afrikanische Wirklichkeit, dann liegt gerade in dieser Verbindung mit der Kultur die größte

Sankt-Lukas-Kirche, Kinshasa

558 ***Diese Kirche mit ihrem hoch aufstrebenden Dach gilt unter den zahlreichen Kirchen Kinshasas als besonders schön.***

Architekt: Paul Dequeker
Erbaut: 1963

Sankt-Pauls-Kirche, Lubumbashi, Zaire

559

Architekt: Paul Dequeker
Erbaut: 1972

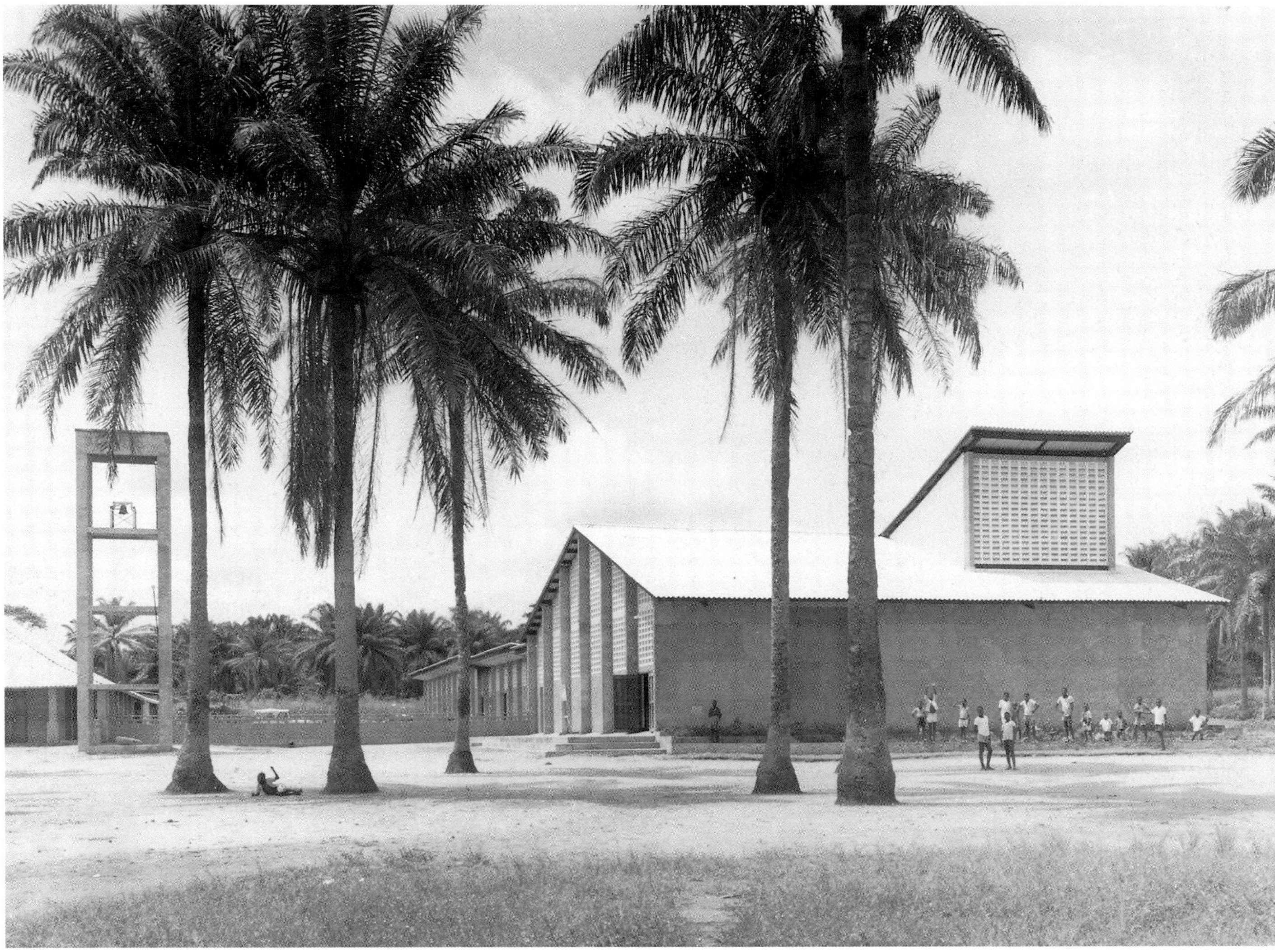

560

Kathedrale von Budjala, Zaire

560 ***Die Stadt Budjala liegt im NW des Zaire, in der Provinz Equateur.***

Architekt: Paul Dequeker
Erbaut: 1967

Schwierigkeit. Da meist traditionelle Vorbilder fehlten und die Kirchen billig und geräumig sein mußten, kam es allermeistens zu einer Art „Scheunenstil" mit Wellblechdach. J. Dahinden meint (1966 : 88): „Der Kirchenbauer verzichtet, so scheint mir, beim Rückgriff auf allzu nüchterne, profanverhaftete Bauformen nicht ungestraft auf wertvolle Zeichen, welche im Dienste der Heilsfähigkeit stehen können und somit am Aufbau der kultischen Bereitschaft beteiligt sind."

Und an anderer Stelle sagt der gleiche Autor: „Gerade in der ‚jungen Kirche' ist Anschaulichkeit eine eminente Voraussetzung für das weitere Gelingen jedes missionarischen Auftrages. Was nicht über die Sinne unmißverständlich und eindrücklich wahrnehmbar und vor allem deutbar ist, wird hier zum intellektuellen ‚Leerlauf' und ist damit unnütz" (73).

Wie schwierig es aber ist, in Afrika solche Prinzipien in die Tat umzusetzen, und zwar in Gemeindekirchen, die nicht das Prestige einer Kathedrale haben, wo mit langer Hand und oft mit viel Geld eine Art nationales Denkmal errichtet wird, davon zeugen die Ausführungen eines Missionarsarchitekten in Zentralafrika.

Mit dem Architekten Paul Dequeker – er ist Scheutvelder Missionar und hat schon mehrere hundert Kirchen in Zentralafrika gebaut – stehe ich seit einiger Zeit in Kontakt. Er überließ mir zahlreiche Fotos und Pläne der von ihm erbauten Kirchen. In einem Brief vom 3. 10. 1983 schreibt er mir: „Seit 25 Jahren bemühe ich mich, der Lokalkirche sakrale Gebäude zu geben, die diesen Namen verdienen. Diese Gebäude habe ich nach der örtlichen Möglichkeit in bezug auf Material und Technik konzipiert; sie sind dem heißen und feuchten Klima angepaßt und erlauben eine harmonische Entwicklung der afrikanischen Liturgie. Eine neue Architektur für ein neues Volk! Es handelt sich um eine Architektur, die notwendigerweise gewisse Anleihen an die internationale Architektur macht, die sich aber, wie ich hoffe, durch afrikanische Architekten zu einer eigenen afrikanischen Architektur entwickeln wird. Wie es in ‚Kunst und Kirche' (1981/4) heißt und in mehreren Artikeln dort wiederholt wird: ‚Die Afrikanisierung der Architektur stößt auf grundsätzliche Schwierigkeiten' und: ‚Auf die weitere Entwicklung der Architektur in Afrika kann man gespannt sein: wie weit hier afrikanische Elemente eingebracht werden können, ist eine Frage, die sich heute

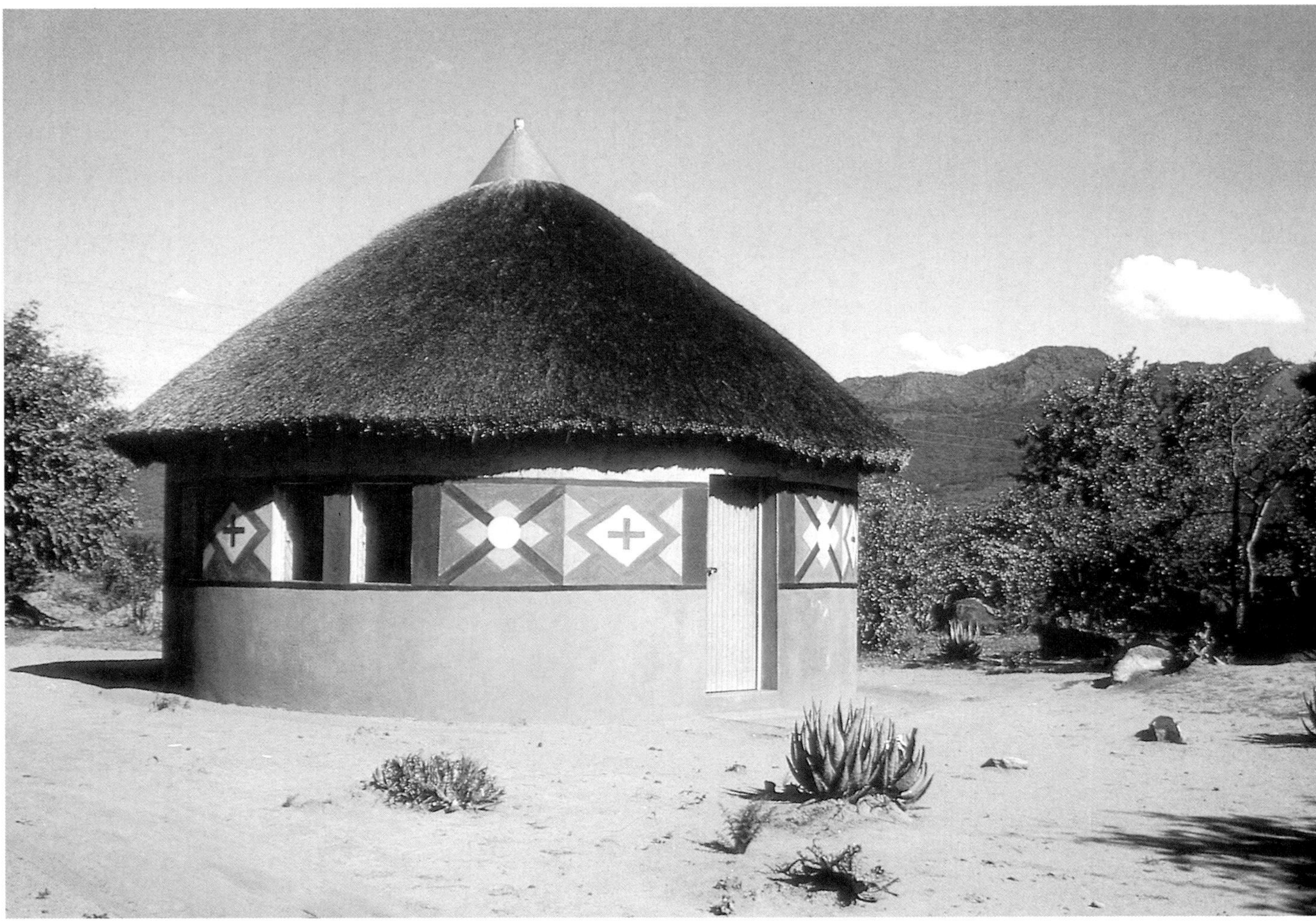

561

Buschkirche
in Mukwawe,
Zimbabwe

Mit Erdfarben bemalt
561 ***Außen***
562 ***Eingang von innen***
563 ***Altarraum***

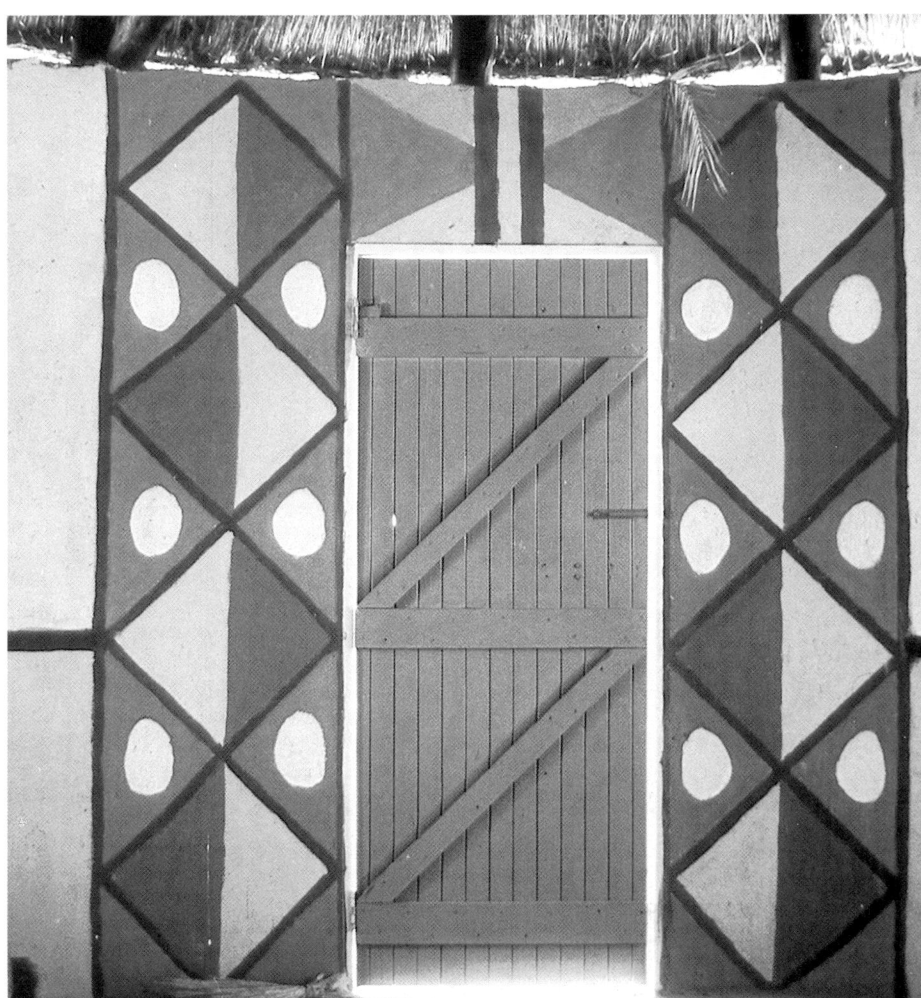

562

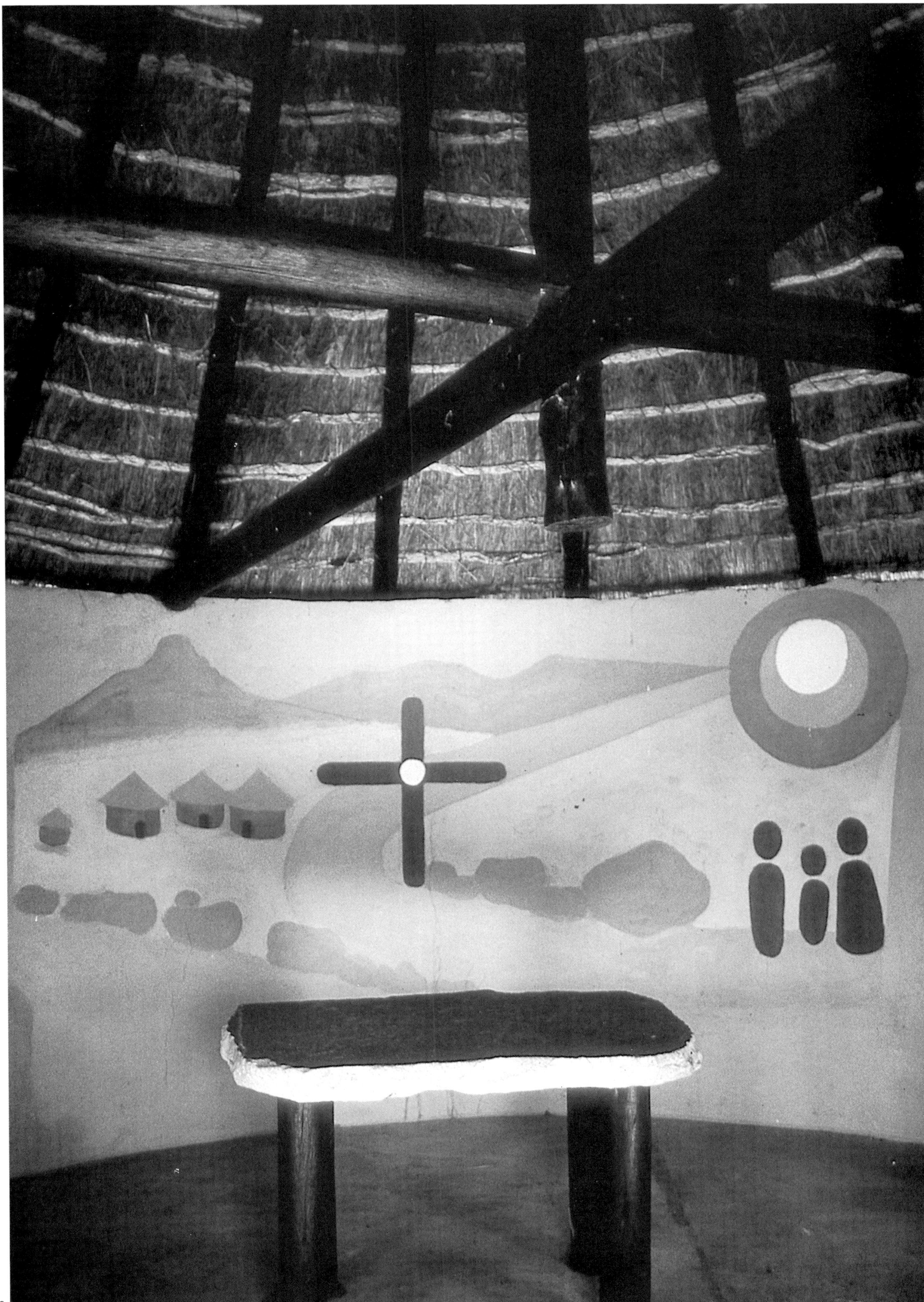

563

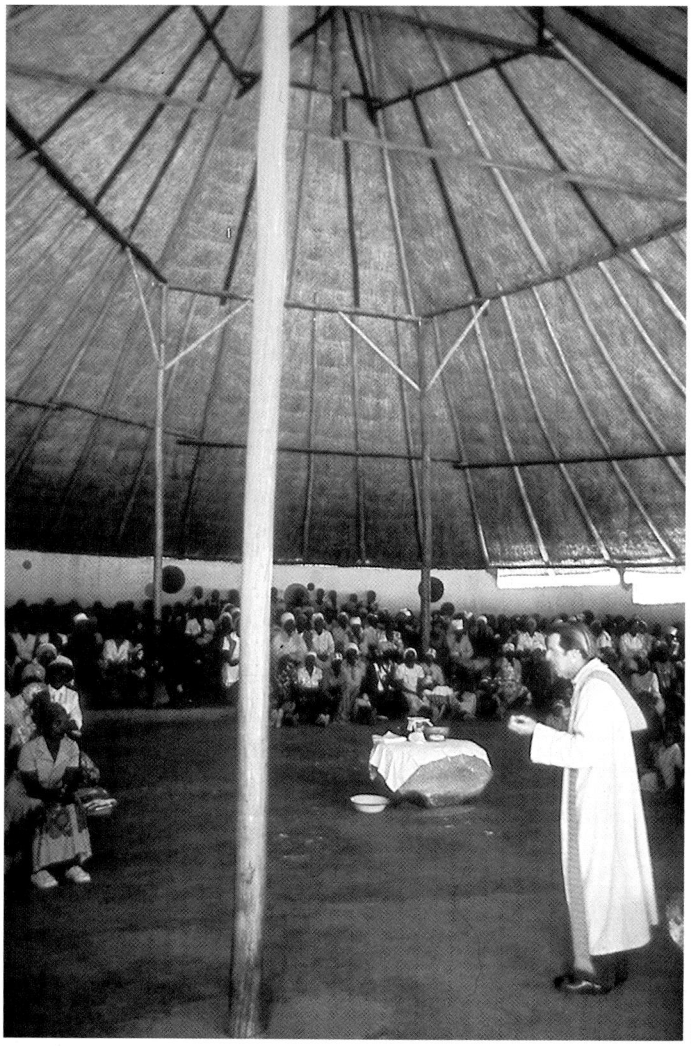

564

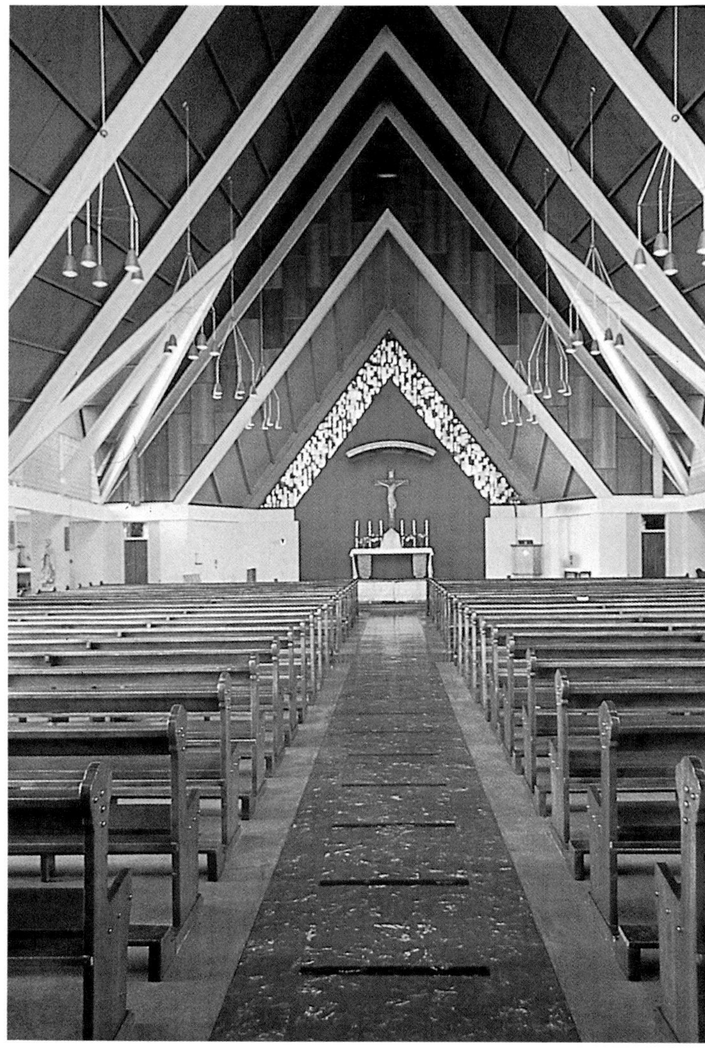

565

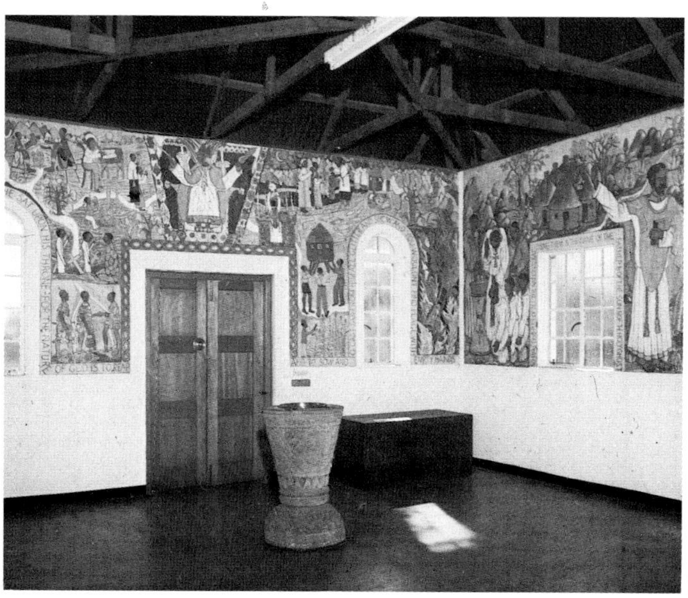

566

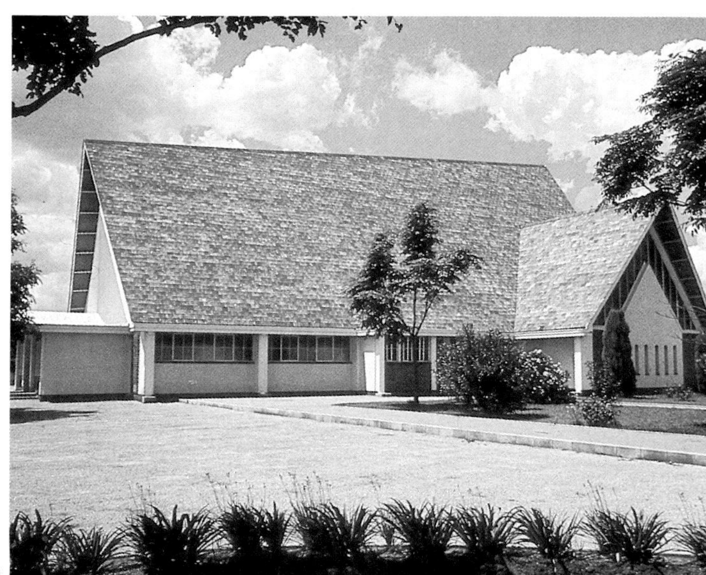

567

Sankt Aloisius zu Silobela, Zimbabwe

564 ***Man beachte die kühne Dachkonstruktion. Wenige und verhältnismäßig dünne Dachsparren tragen das große, steile Dach. Weiter im Norden, im Waldgebiet, wo es häufig und heftig regnet, wäre eine derartige „leichte" Dachkonstruktion kaum denkbar.***

Katholische Kirche in Bulawayo, Kumalo, Zimbabwe

565

Kirche von Cyrene, Zimbabwe

566 ***1962 wurde das Grasdach durch ein Feuer zerstört; die Wandbilder konnten jedoch wieder restauriert werden.***

1948 begonnen, 1951 vollendet

Kath. Kirche in Bulawayo, Zimbabwe

567

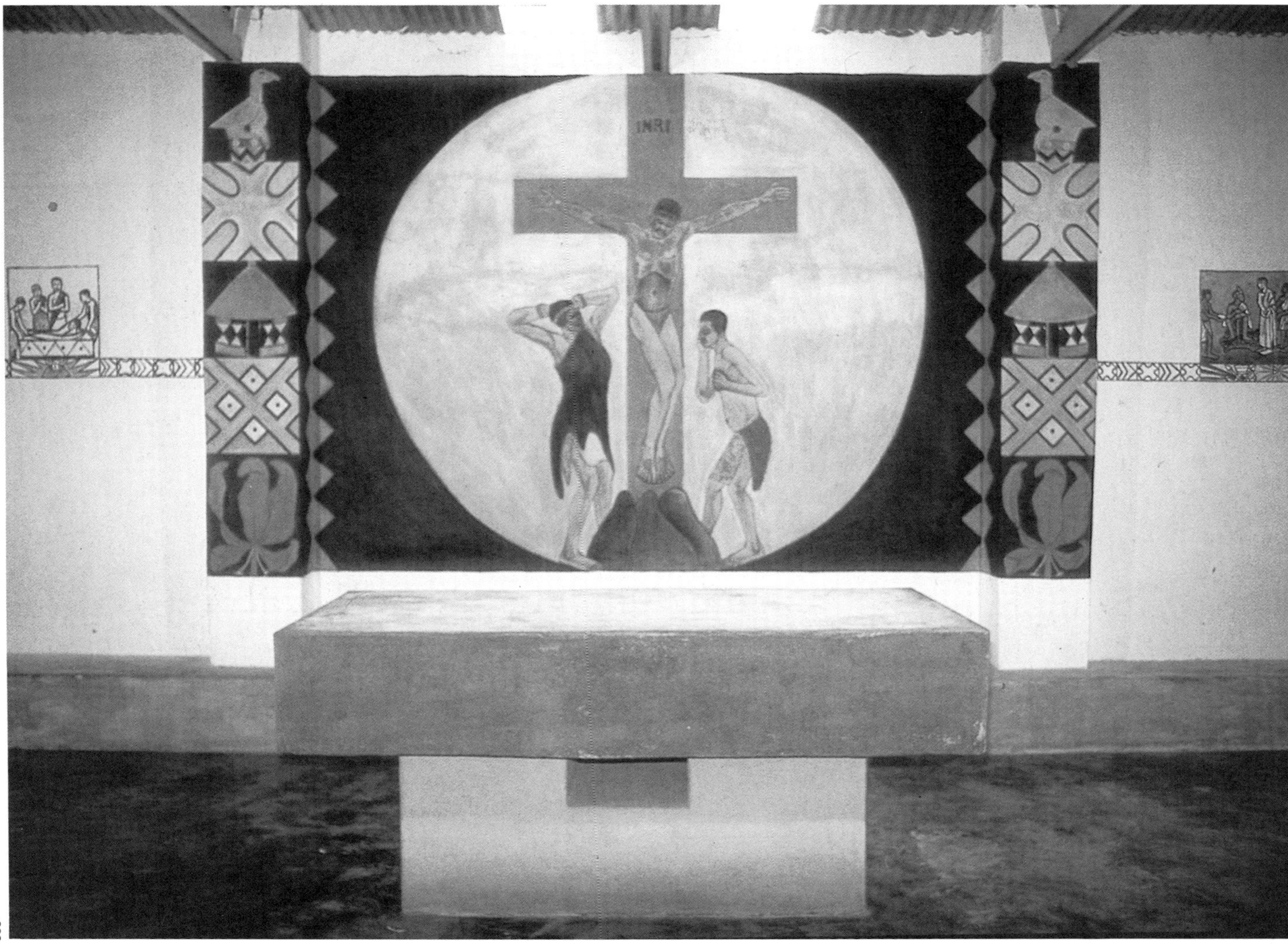

568

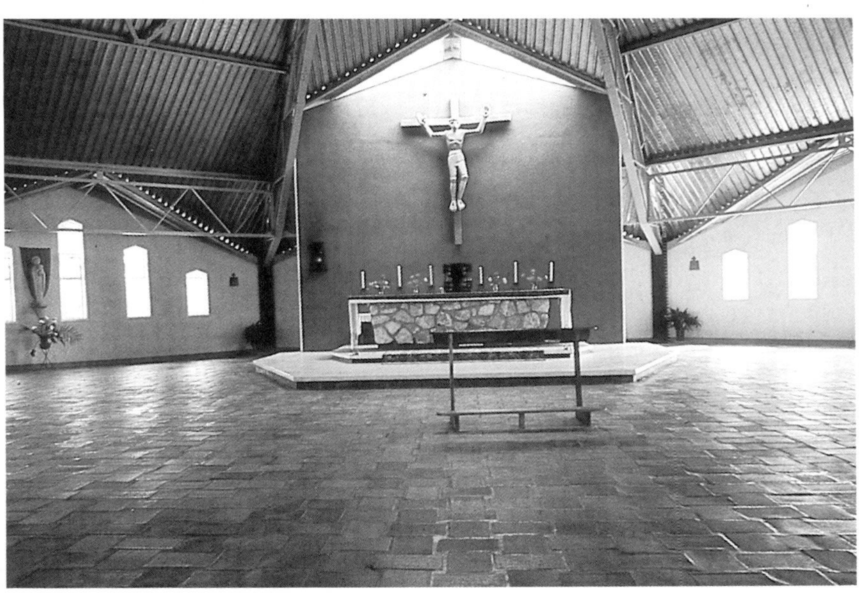

569

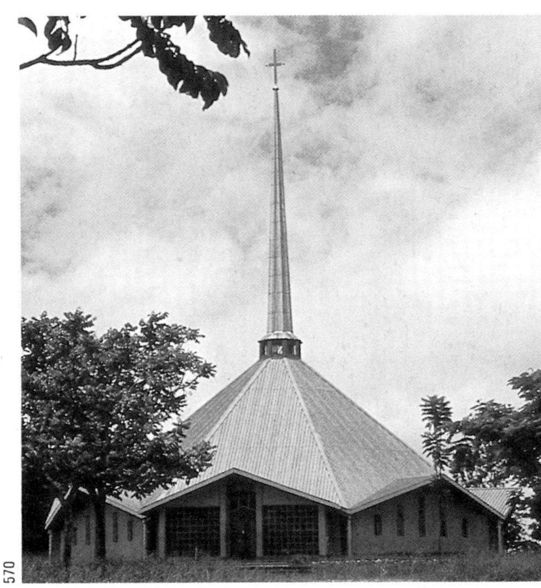

570

Seminarkirche in Chikwingwika, Zimbabwe

568

Kirche in Berejena, Zimbabwe

569 ***innen***
570 ***außen***

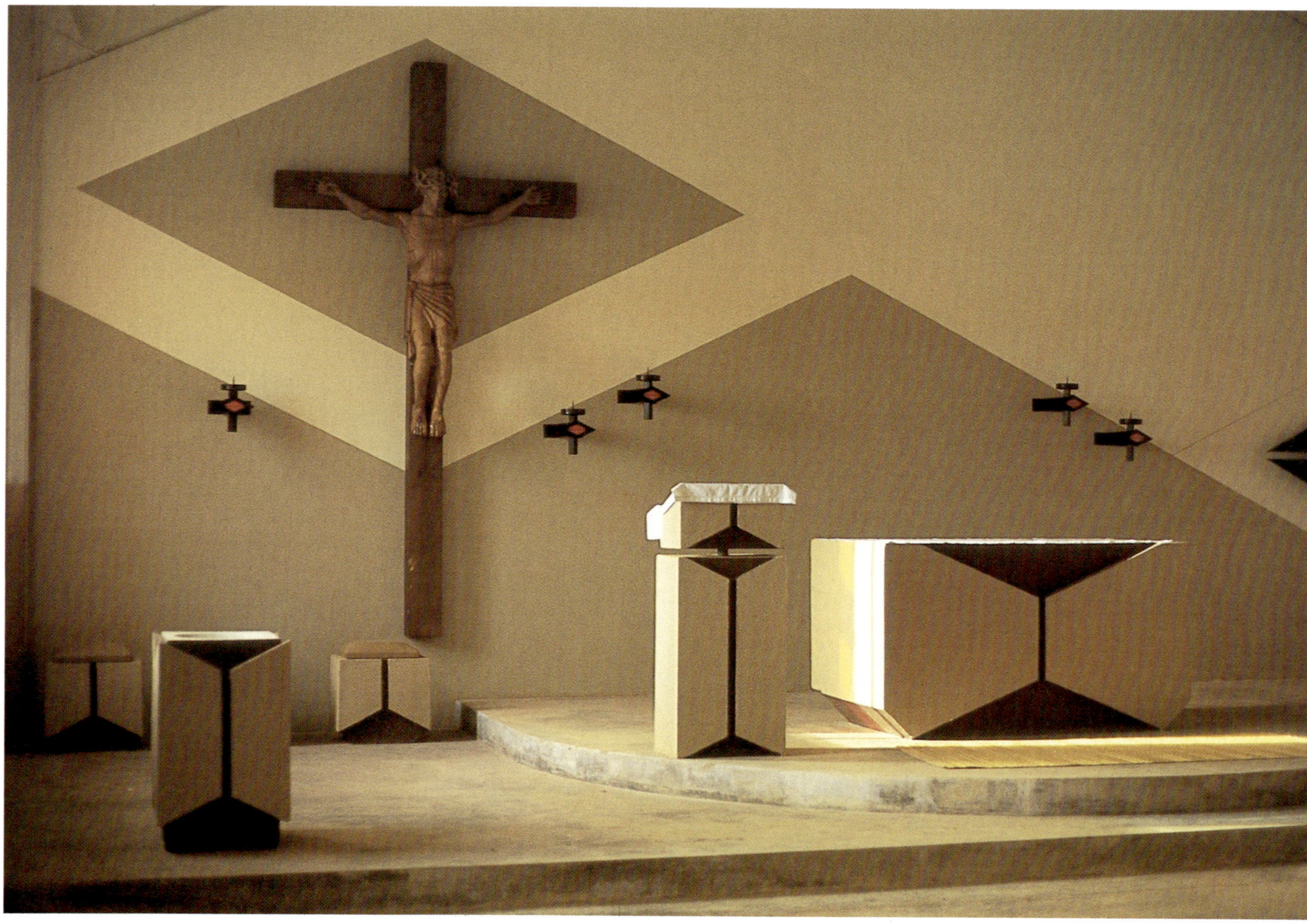

571

Altarraum der Kirche in Situnjwane, Natal

571 *Die Pläne für die Innengestaltung stammen von Schwester Johanna Senn, das Kruzifix von Ruben Xulu. Mariannhiller Missionsbrüder haben 1981 diese Kirche erbaut.*

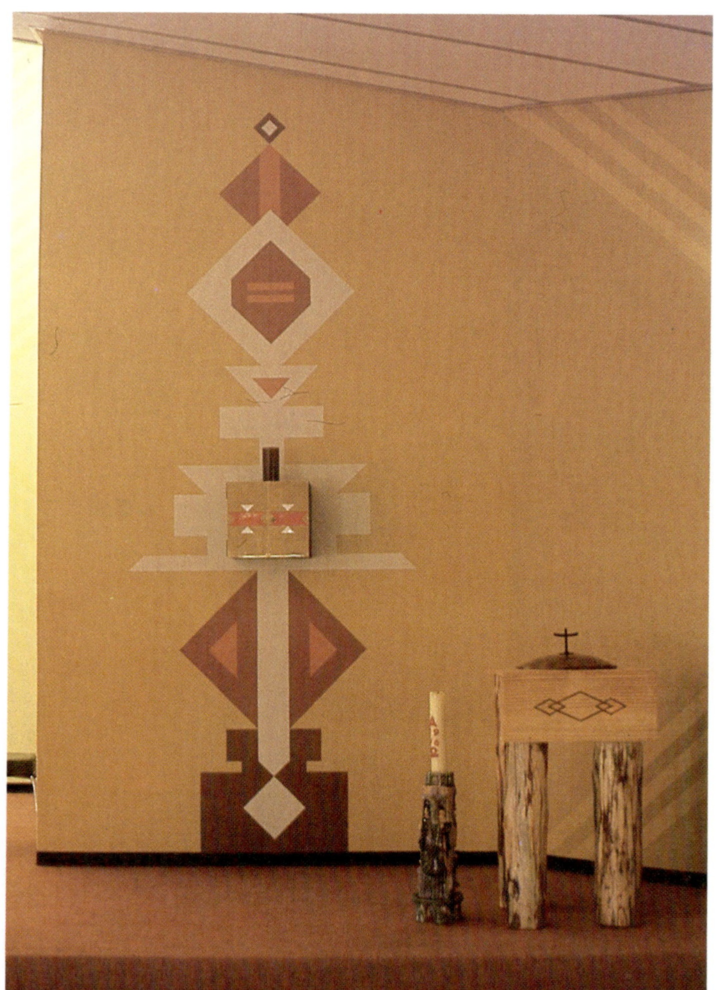

572

Tabernakel in einer Sotho-Kirche, Transkei

572 *Die Kirche befindet sich in einer Außenstation der Diözese Umtata. Das Ornament entstammt Sotho-Mustern. Die Innengestaltung ist von Sr. Johanna Senn, einer Tiroler Künstlerin, die in Mariannhill, Südafrika, arbeitet; 1975 ausgeführt.*

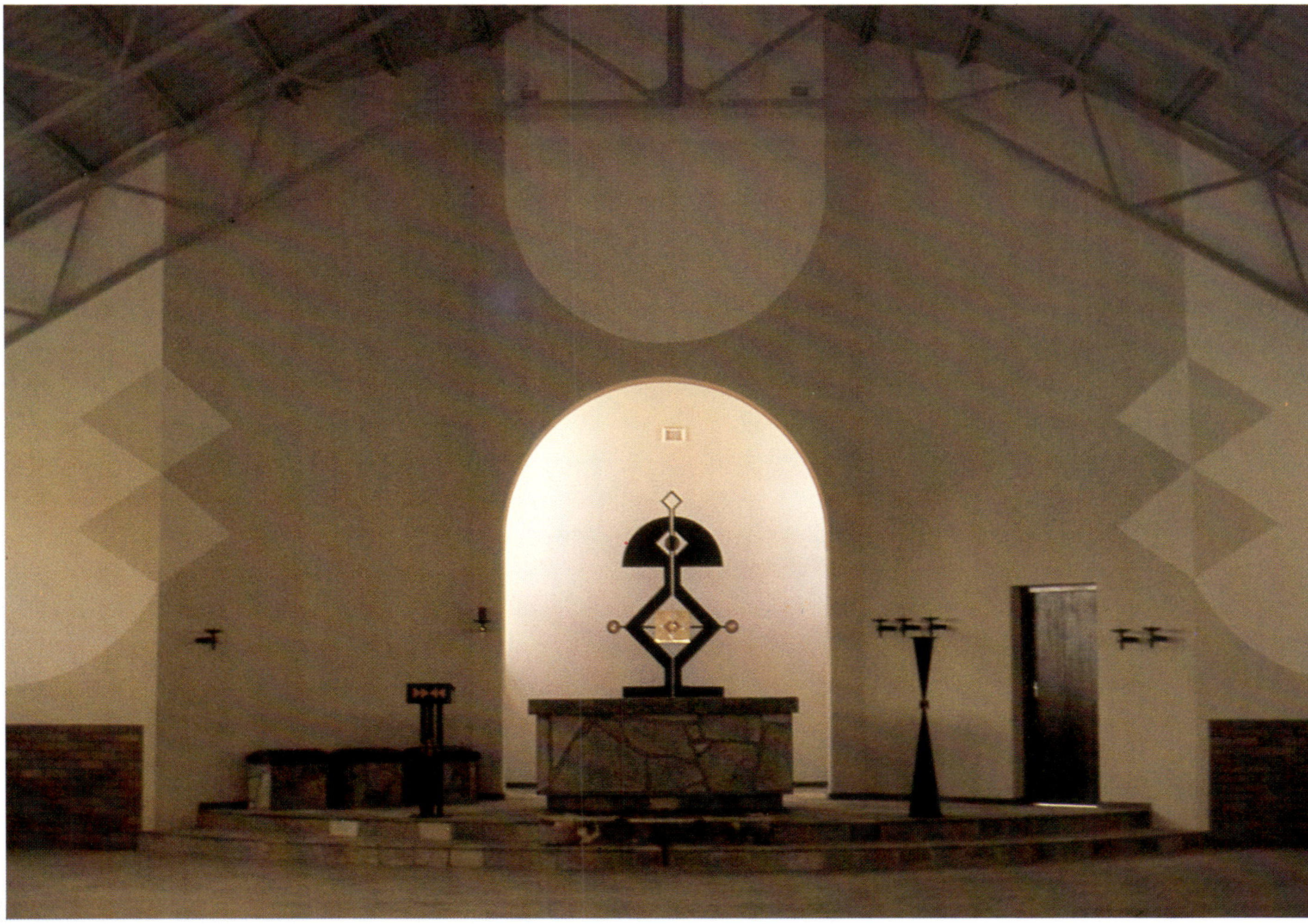

573

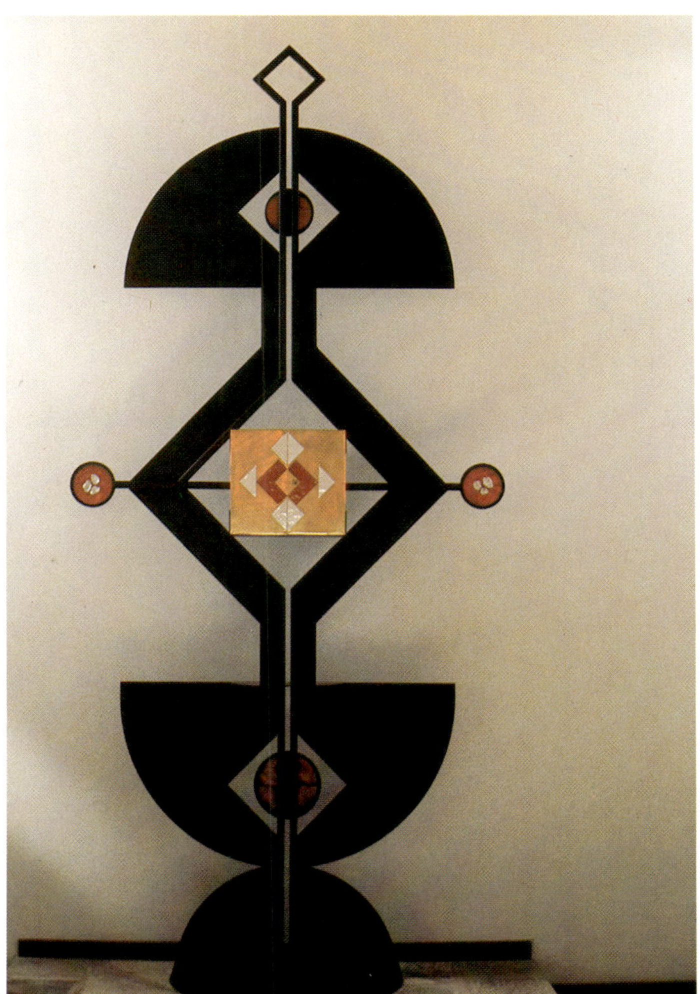

574

Altarraum der Kirche von Mophela, Natal

573 ***Gesamtansicht***
574 ***Tabernakelstele***

Innenausstattung von Sr. Johanna Senn (1975)

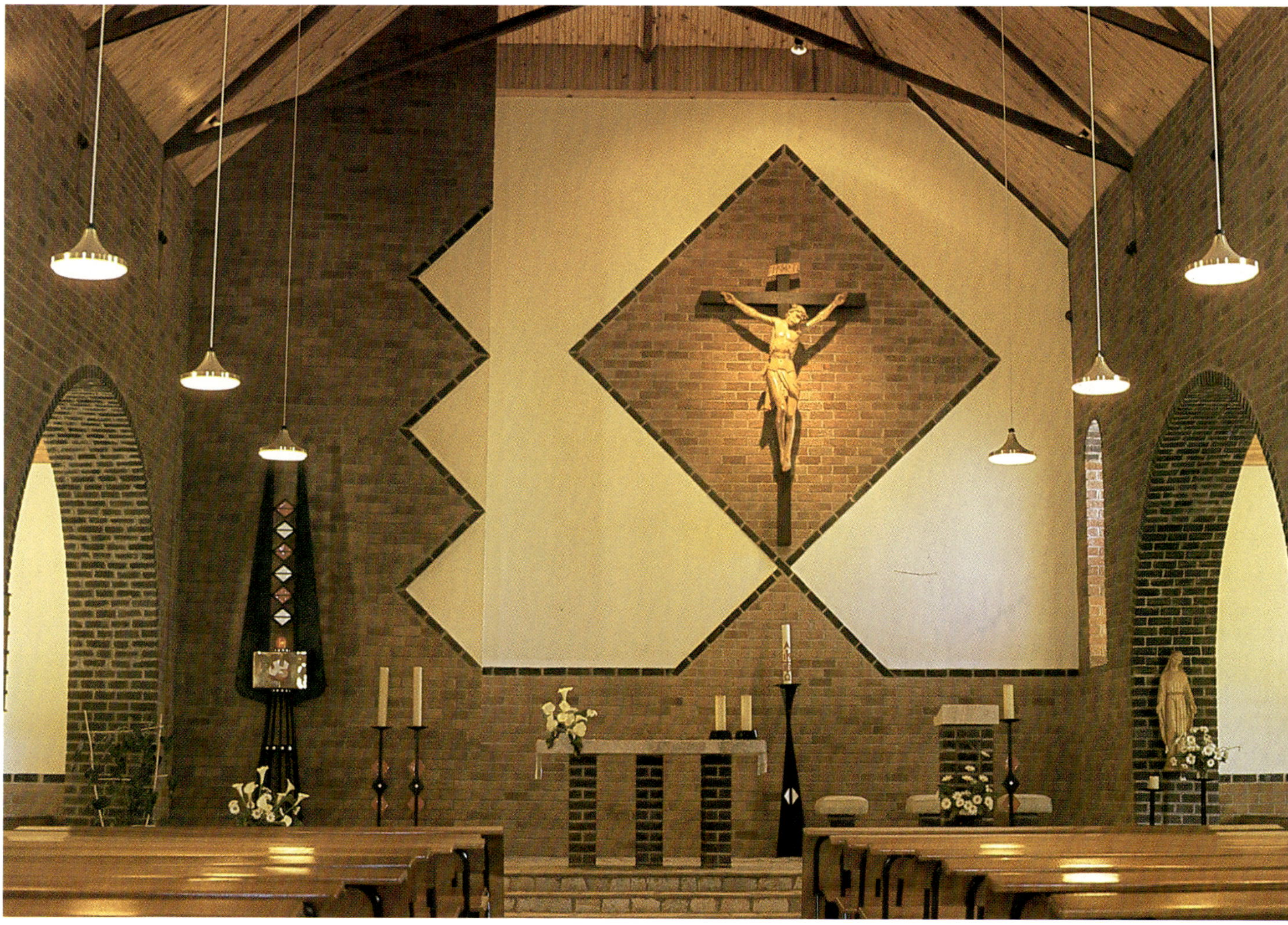
575

Inneres der Kirche von Monte Cassino, Zimbabwe

Die Kirche wurde bereits 1912 von Trappisten erbaut, 1975 nach Plänen von Sr. Johanna Senn renoviert. Kruzifix und Madonna stammen von einem Lokalkünstler.

575 ***Gesamtansicht***

576 ***Tabernakel. Der Tabernakel wurde in einen symbolischen Maiskolben gestellt, um die Beziehung zum Hauptnahrungsmittel der Menschen bei Harare, wo Monte Cassino liegt, auszudrücken.***

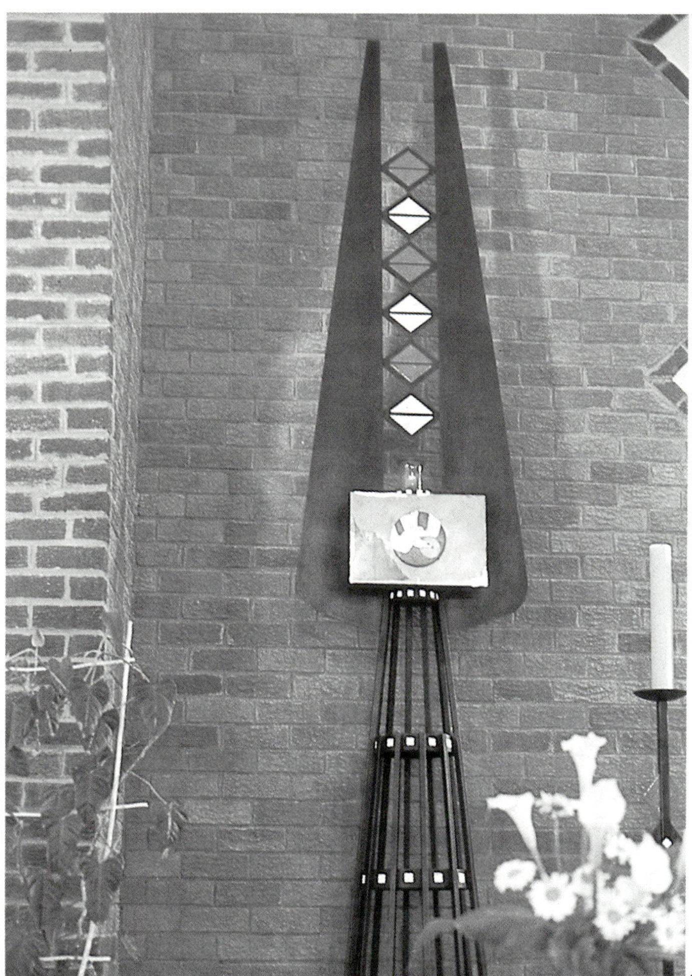
576

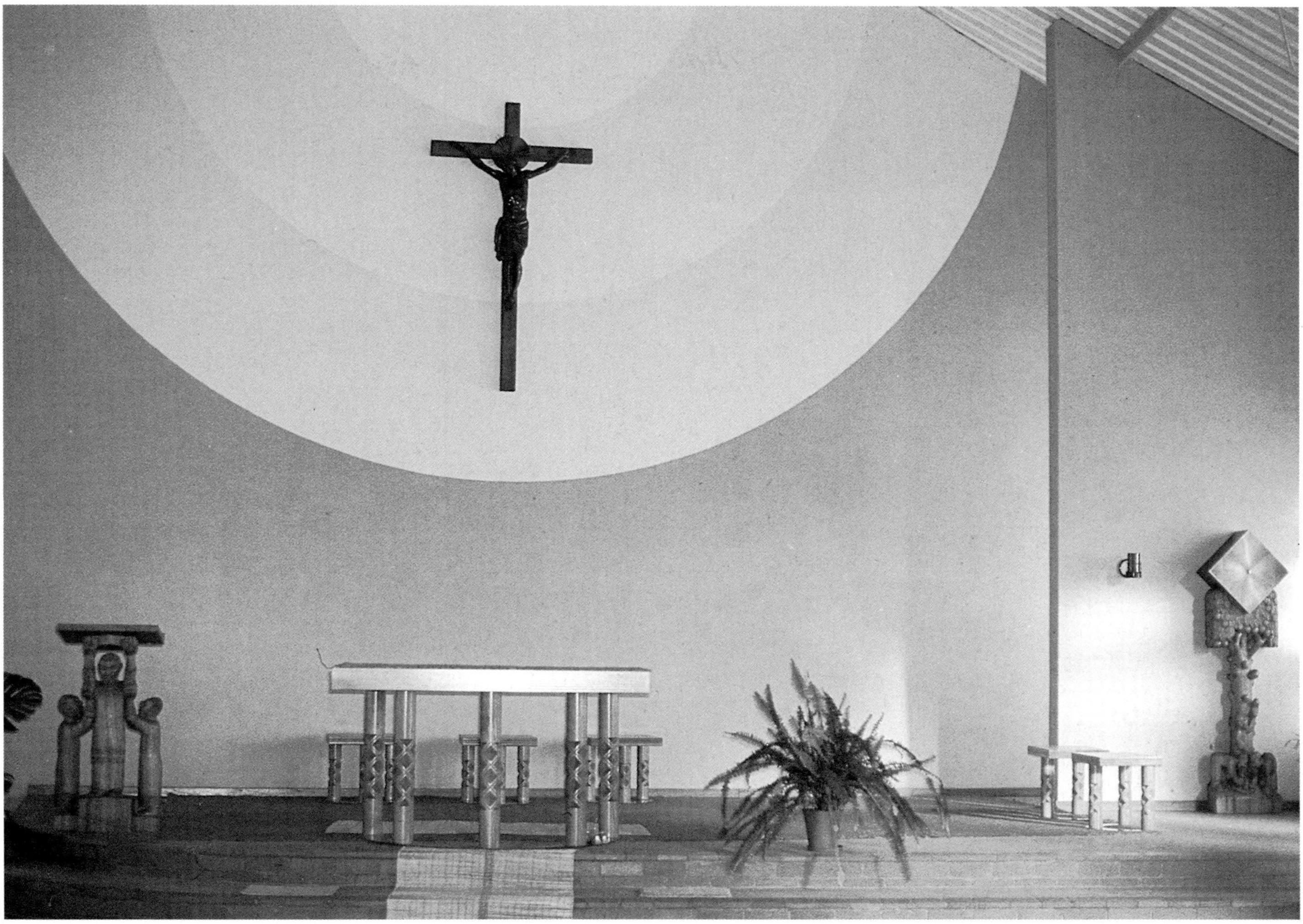

577

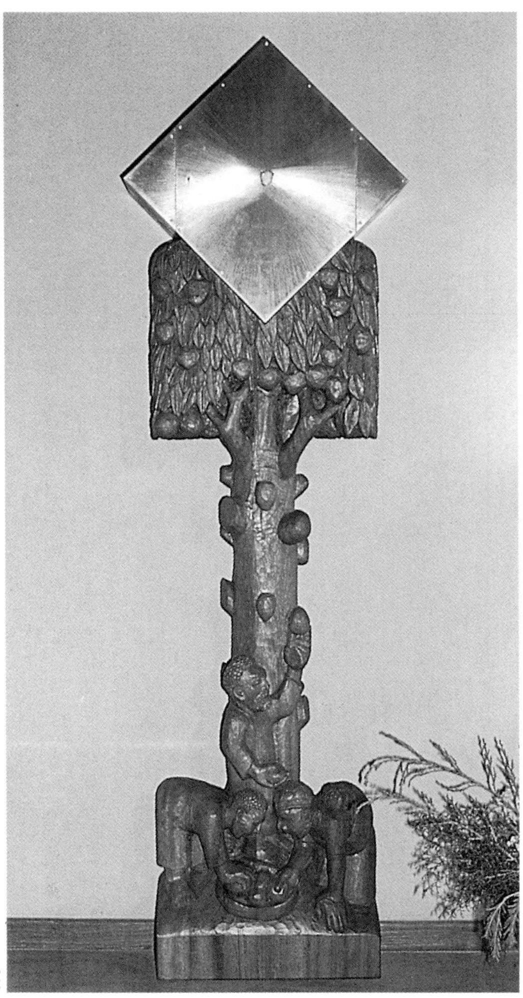

578

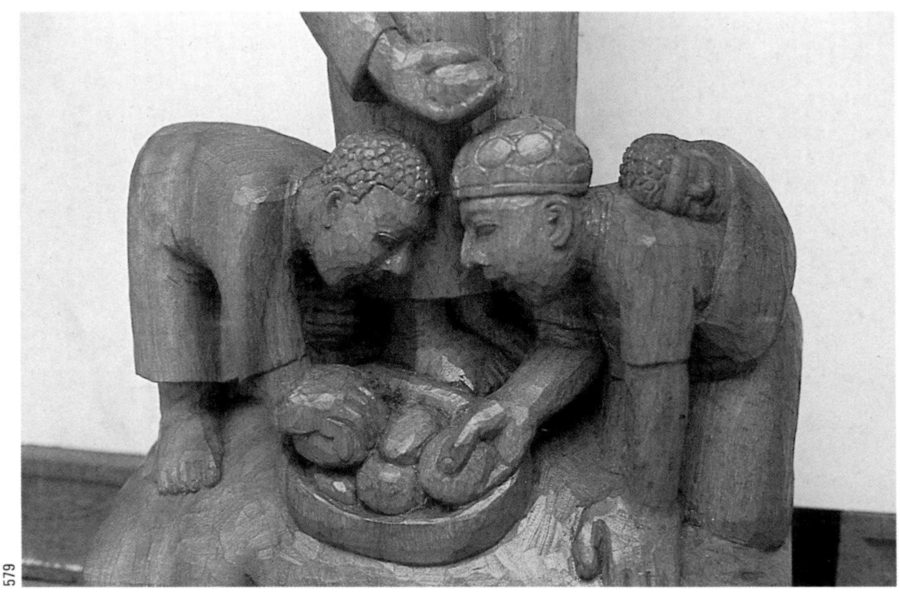

579

Inneres der Kirche von Enkwezela, Natal

577 ***Gesamtansicht***
578 + 579 ***Tabernakel. Die geätzte Kupferplatte ist von Sr. Senn, die Holzschnitzerei – es wird die Mannalese dargestellt – von Ruben Xulu***

Erbaut 1982/83
Ausgestaltet von
Sr. Johanna Senn
Schnitzereien von Ruben Xulu

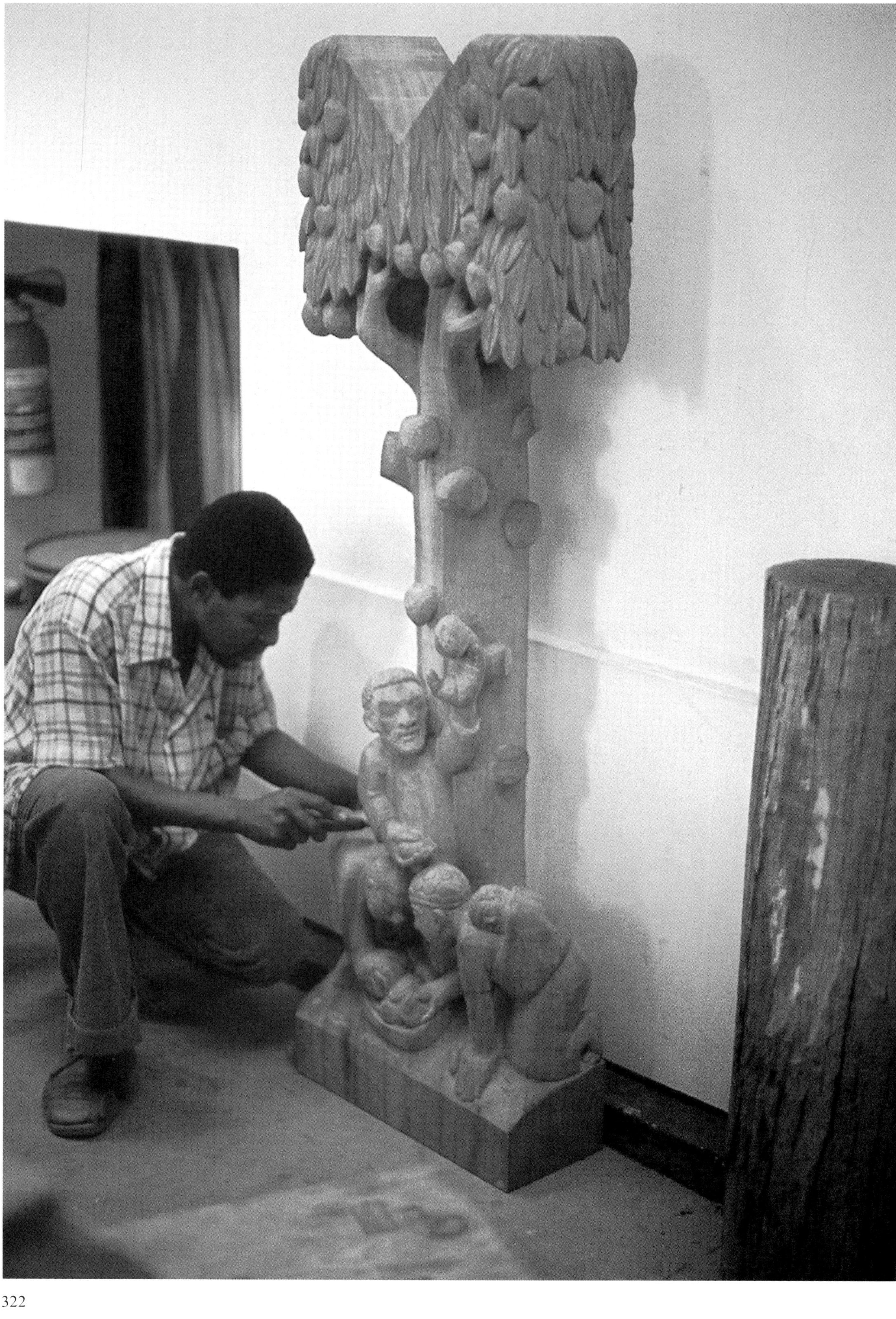

580

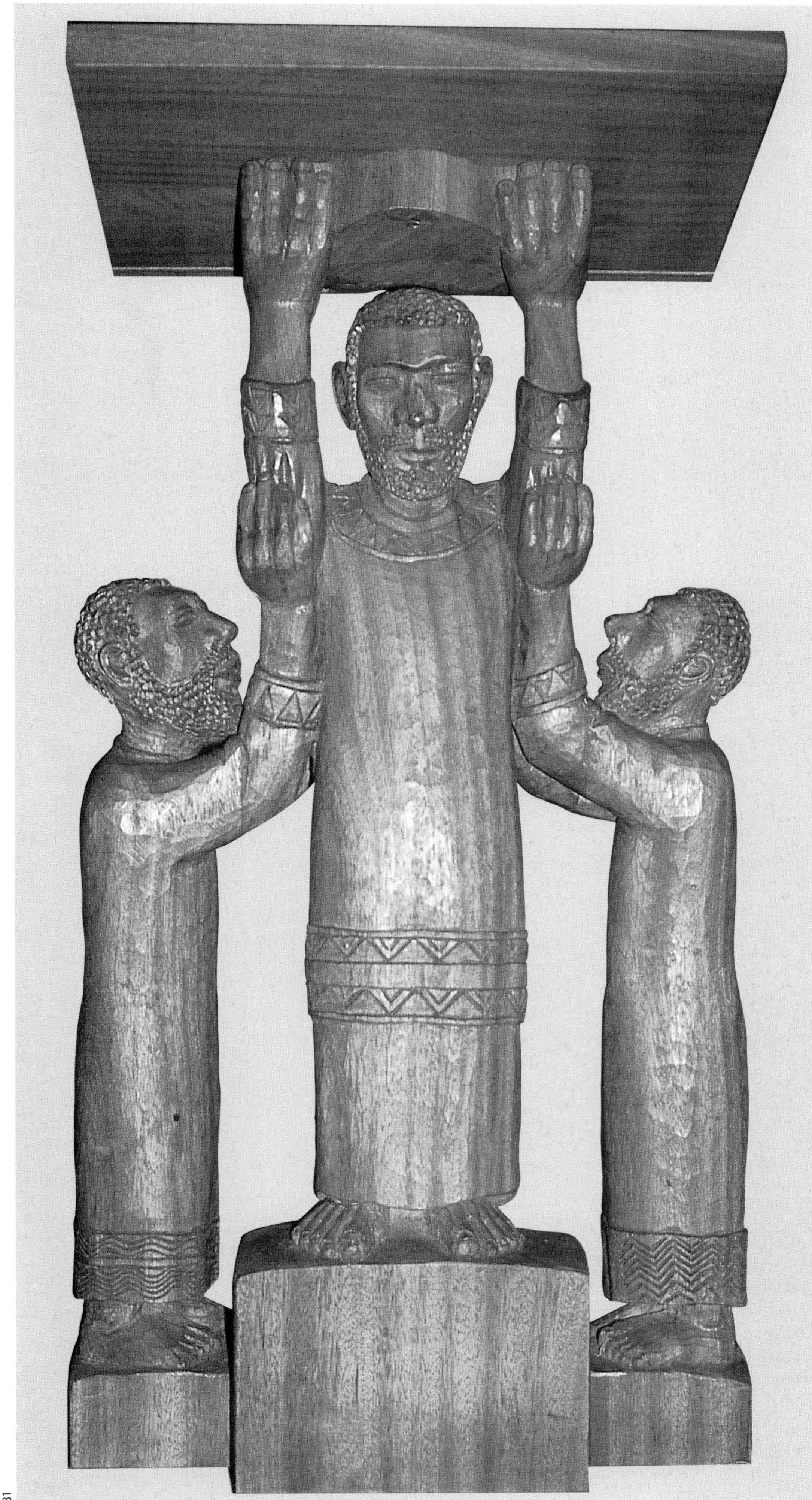

581

580 ***R. Xulu bei der Arbeit***

581 ***Lesepult. Mose im Gebet wird von Aaron und Hur gestützt (Arbeit von R. Xulu).***

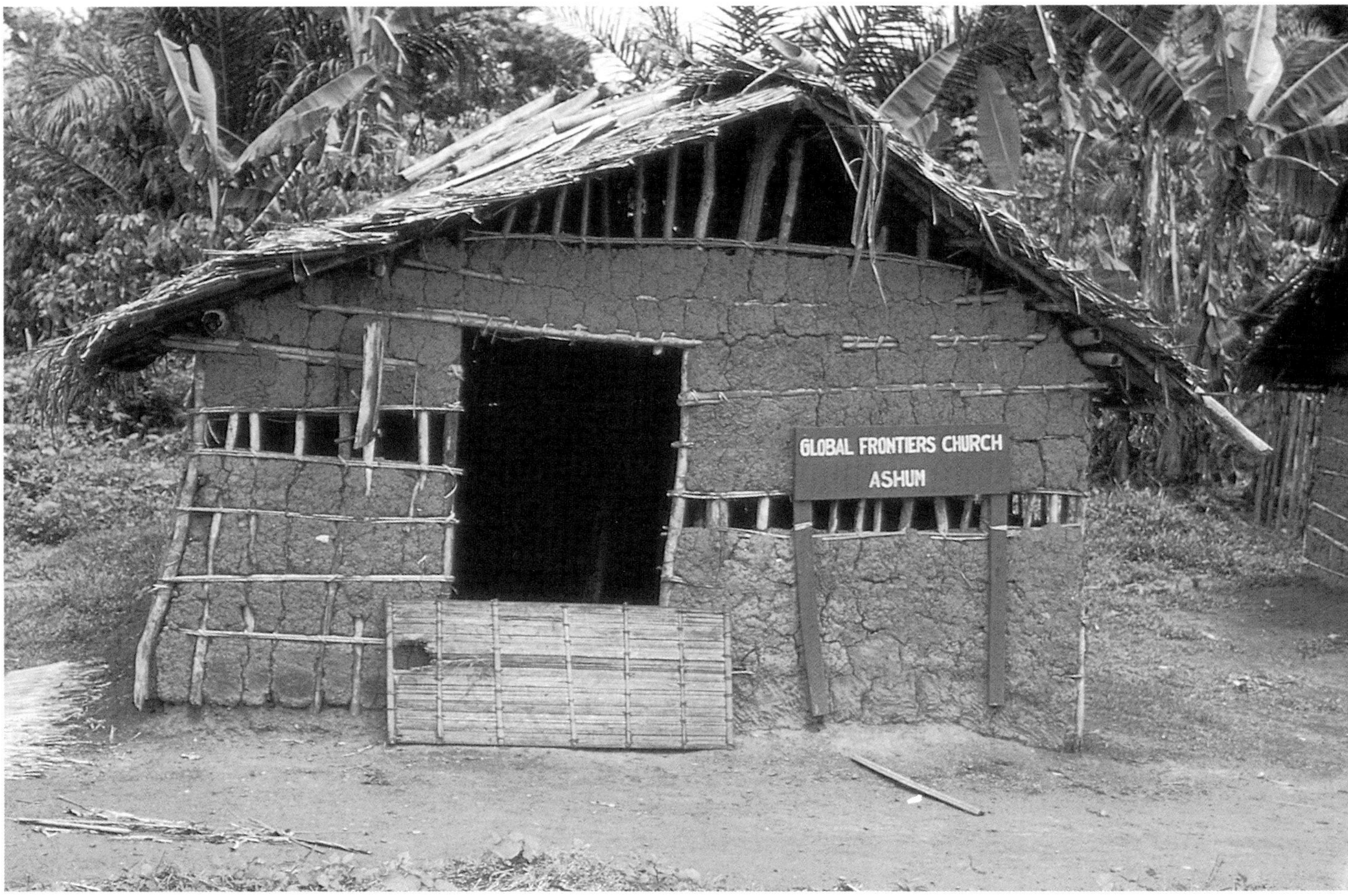

582

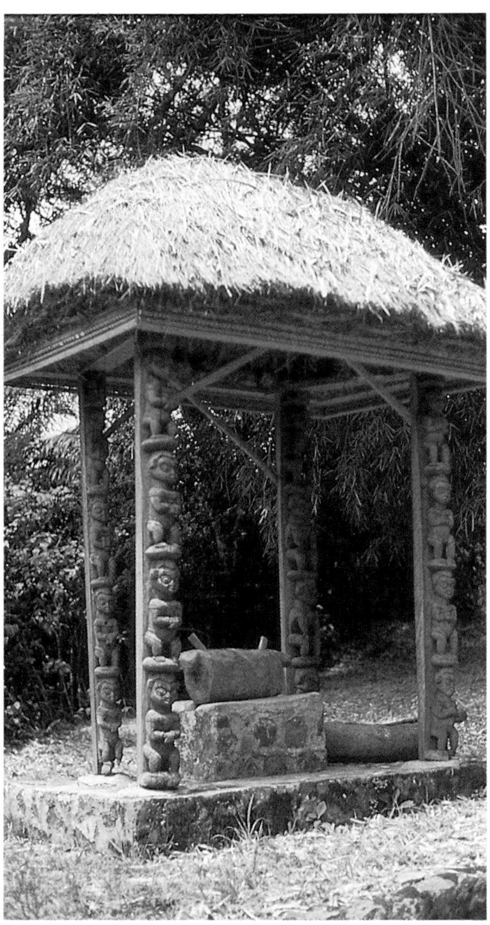

583

Kirche in Ashum, NW-Kamerun

582 ***Eine Kirche der „Global Frontiers Church". Hierbei handelt es sich um eine Sekte, die etwa 1960 entstand. Sie befaßt sich vornehmlich mit Heilen. Sie soll etwa 2000 erwachsene Mitglieder im westlichen Waldgebiet zählen.***

Kirchengong in Bafut, Kamerun

583 ***Diese afrikanische Schlitztrommel dient im Presbyterian Health-Centre in Bafut (Nordwest-Provinz) als Kirchenglocke (April 1976).***

noch nicht beantworten läßt.' Welches sind die typisch afrikanischen Formen? Diese Formen sind, selbst wenn sie noch lebendig sind, in Bewegung: sie nehmen Einflüsse auf und vererben sie. Die gesamte afrikanische Kultur ist in Bewegung und verändert sich. In diesem Spiel der Kräfte sind die Architektur, Bildhauerei, Malerei und die Musik ebenfalls in voller Entwicklung . . .
Als ich in den fünfziger Jahren in Belgien als Architekt arbeitete, war ich von der künstlerischen wie ökonomischen Armut der Missionsarchitektur schockiert. Als ich dann 1954 die Entscheidung traf, mein Leben und meinen Beruf in den Dienst der Missionskirche zu stellen, da hoffte ich, zur Entwicklung der christlichen Architektur in Afrika einen Beitrag zu leisten. Diese Architektur muß sich notwendigerweise durch anerkannt arme und gewöhnliche Materialien verwirklichen. Ich bin dennoch überzeugt, daß man afrikanische Lösungen finden wird, auf daß die Wellblechkirchen in die afrikanische Gegenwartsarchitektur integriert werden können, wie man die Grasdachkirchen in die traditionellen Dörfer integriert hat.
Die Missionarskirche ist in der Zwischenzeit selbständig geworden: Sie sucht ihre Persönlichkeit und Integration. Die religiöse Architektur muß hier mit der Kirche Hand in Hand gehen."
Im südlichen Afrika haben zu Anfang dieses Jahrhunderts katholischerseits die Trappisten, später die Mariannhiller eine ganze

584
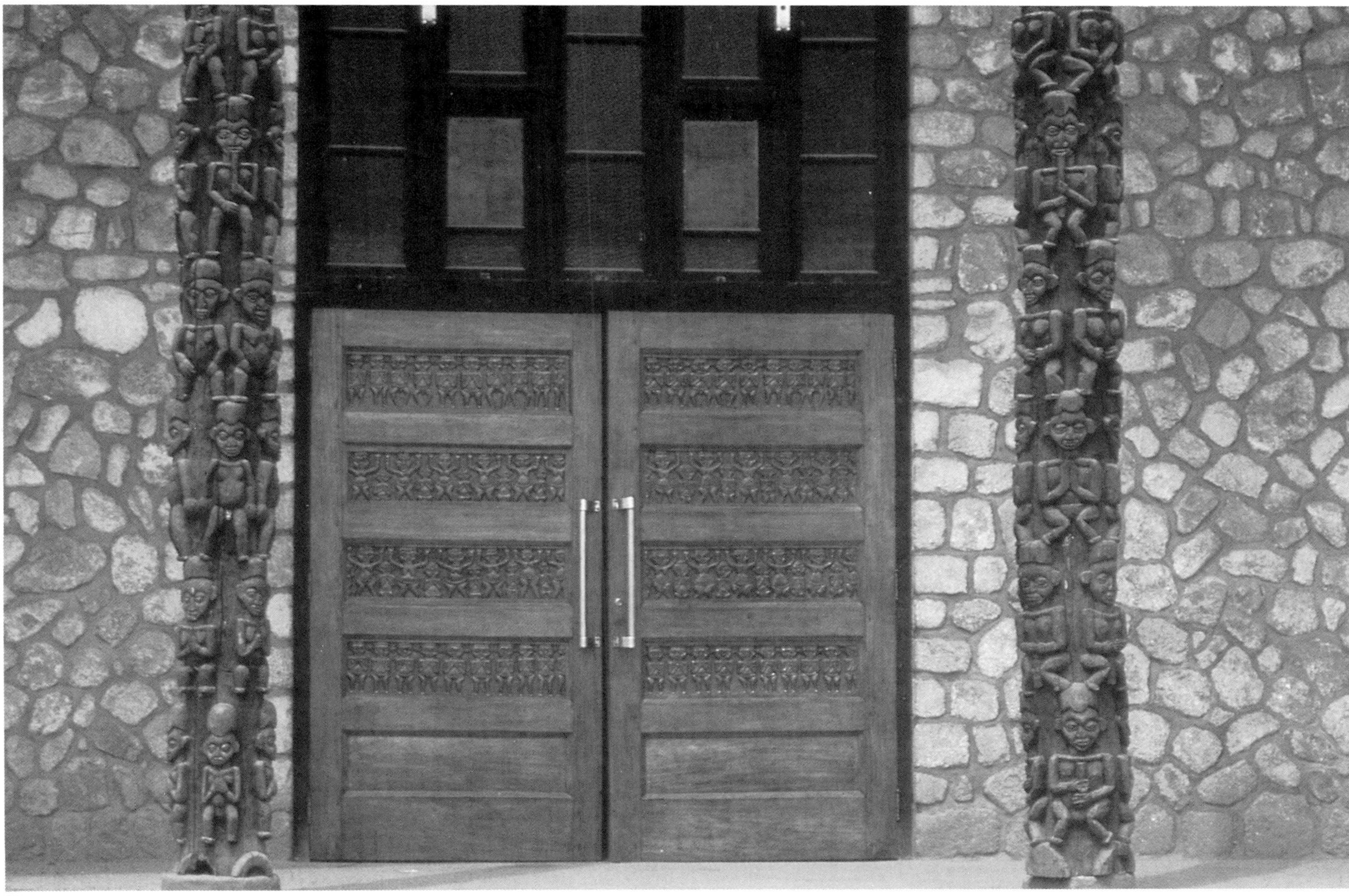

Reihe großer Backsteinkirchen errichtet. Das ist nichts Besonderes, denn man machte dies damals auch bereits anderswo. Doch nach dem Zweiten Weltkrieg begannen die Mariannhiller zusammen mit den Mariannhiller Schwestern – hier wären vor allem die Schwestern Pientia Selhorst und Johanna Senn zu nennen –, Kirchen mit afrikanischen Elementen zu bauen und vor allem die alten innen neu zu gestalten, und zwar meist nach örtlichen ornamentalen Motiven und Symbolen.
Beide Schwestern sind Künstlerinnen; da sie viel mit Afrikanern, vor allem Bildhauern, zusammenarbeiten, bleibt es nicht aus, daß ein Ideenaustausch stattfindet. In einem Referat auf einer Tagung 1983 hat Sr. Johanna Senn eingehend über diese kirchenbaulichen Aktivitäten im südlichen Afrika berichtet. Leider können nicht alle dort erwähnten Kirchen in Bildern vorgestellt werden. Es gibt originelle Versuche, die Gebäude auch äußerlich möglichst afrikanisch erscheinen zu lassen. So z. B. wurde in Njengabantu vor einigen Jahren von Pfarrer Anton Maier eine Kirche in Form einer Zuluhütte errichtet, die, wie man hört, bei den Afrikanern großen Anklang findet. Schwester Johanna Senn beschreibt diese Kirche folgendermaßen (1983 : 296–297): „Es ist eine Privatinitiative von P. Anton Maier – Augsburger Diözesanpriester – nicht Mariannhiller. Aber ich durfte seinen Kirchenbau mit Rat und Tat verfolgen.

Baptistenkirche in Bamenda-Nkwen/ Kamerun

584 ***Der Haupteingang. Vier hohe geschnitzte Pfosten (den „Ahnenpfählen" nachempfunden) reichen bis zum Dach der Kirche (hier zwei teilweise sichtbar). Nach Paul Gebauer (1979: 132) wurden sie von den vier besten Schnitzern der Region hergestellt. Als er 1973 wiederum die Kirche besuchte, hatte man die männlichen und weiblichen Sexualsymbole entfernt. Die Paneele der Tür stammen noch von der vorhergehenden Kapelle aus dem Jahre 1946. Die jetzige Kirche wurde 1960 fertiggestellt. (Nähere Informationen und weitere Bilder bei Gebauer 1979: 124–132; siehe auch Gebauer 1971: 41–49).***

585
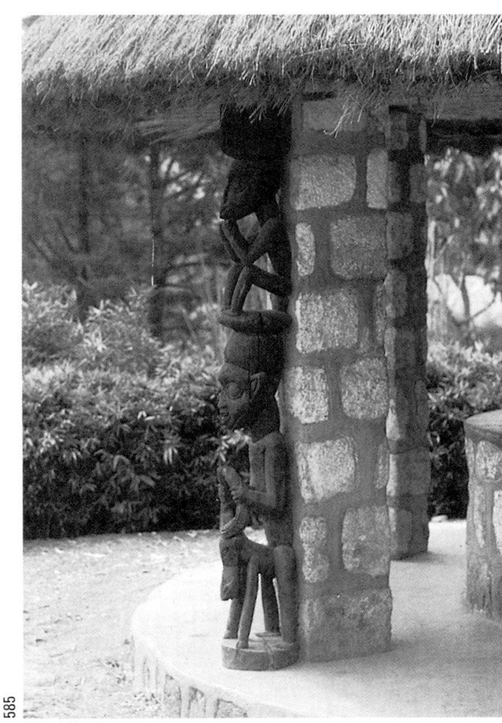

Baptistenkirche in Bamenda, NW-Kamerun

585 ***Der Kirche angegliederter Bau für die Trommeln, die als Glocken dienen. Nach Gebauer (1979: 132) stammt diese „drum hut" noch von der ersten Kapelle von 1946.***

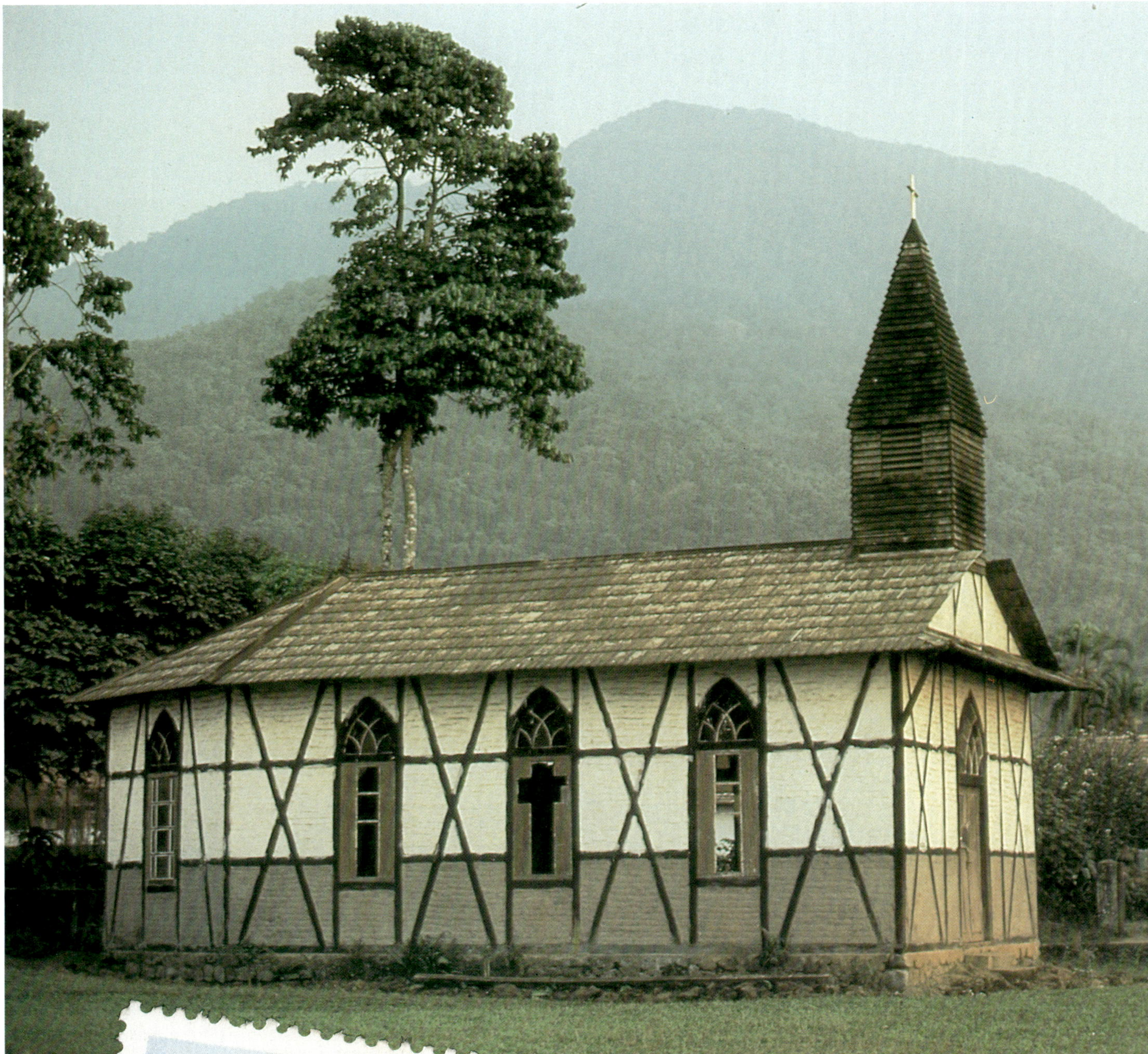

586

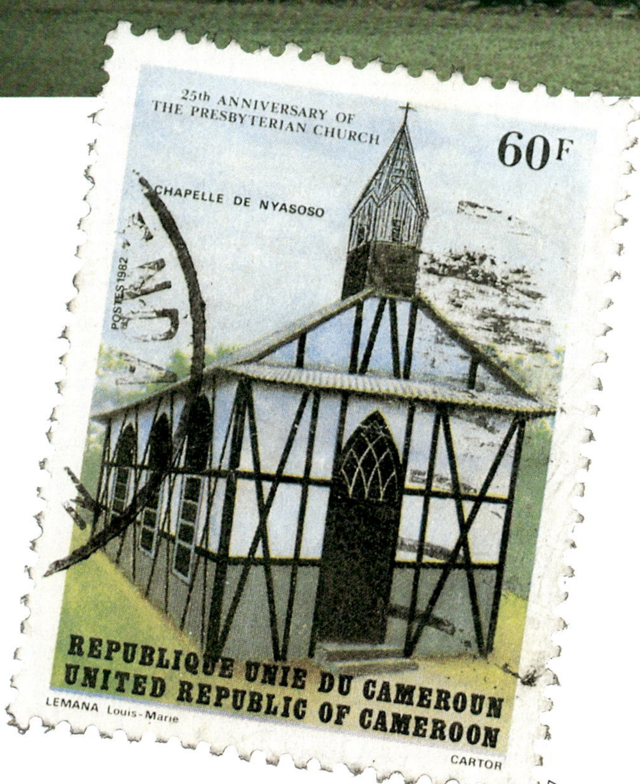

587

Fachwerkkirche in Kamerun

586 + 587 ***Die ersten Missionare haben gerne den Kirchenbaustil ihrer Heimat mit nach Afrika gebracht. So z. B. steht in Lome (Togo) eine zweitürmige neugotische Kathedrale, eine Kopie der Kirche in Steyl (Holland). Diese Fachwerkkirche hier ist ebenfalls ein interessantes Beispiel dafür, wie wenig man sich ursprünglich um eine Afrikanisierung der Kirche gekümmert hat. Kamerun hat 1982 von dieser Kirche eine Briefmarke herausgebracht. Dr. Koloß, dem ich Bild und Hinweis verdanke, schreibt dazu: „Das Foto zeigt die Presbyterianische Kirche von Nyasoso (erbaut von deutschen Missionaren im Jahre 1897). In Nyasoso, das im Stammesgebiet der Kosi (also Urwaldgebiet von Südwest-Kamerun) liegt, befindet sich gegenwärtig ein Theological College. Im Hintergrund des Fotos der Mt. Kupe (2050 m), nach den traditionellen Religionen der wichtigste und berühmteste Versammlungsplatz der Hexen in diesem Gebiet."***

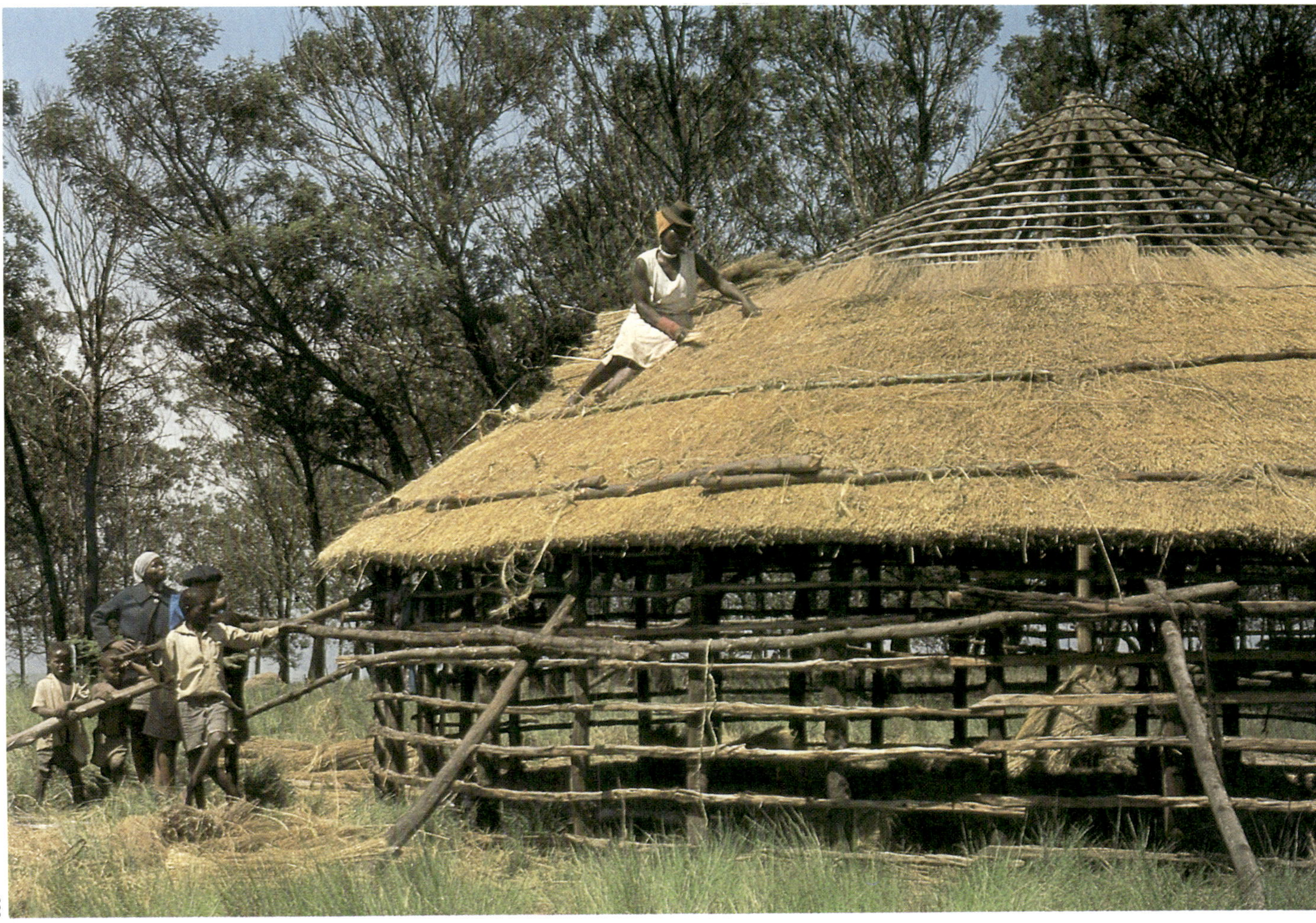

588

„Die äußere Form ist der Bauweise des Königshauses der Zulus entliehen. Ursprünglich entstand die bienenkorbähnliche Form der früheren Zuluhütten durch Stekken von Ästen im Kreis, deren Spitzen in der Mitte zusammengebogen und miteinander verbunden wurden. Der Raum zwischen den Ästen wurde mit Flechtwerk verwebt. In Njengabantu nahm man für die Basis Ziegel der Stabilität wegen, denn der Bau hat 20 m [sic!, in Wirklichkeit 16 m] Durchmesser. Das originalgetreue Grasdach kam wegen Feuergefahr nicht zur Verwirklichung. Notwendig adaptiert ist die Dachkrone, die als Lichtquelle gebraucht wurde. Das Kreuz über dem Eingang nimmt den Platz des Schlachtopferzeichens – der Bullhörner [Stier-] – ein. Ein Brauch, der unter den Zulus noch heute weit verbreitet ist. Hier wird die christliche Botschaft, daß Christus das einzige Opfer des Heiles ist, auf dem vorhandenen Verständnis aufgebaut. Der Eingang ist ebenfalls der Zulutradition angeglichen und hat die Form jenes Hütteneinganges übernommen, den nur die erste Frau des Königs bewohnte. Dieses Symbol wird klar, wenn man die Tür öffnet und eine geschnitzte Mariendarstellung in Sicht kommt. Es ist Maria im königlichen Gewand der Zulus, die kniend ihren Sohn als Helden präsentiert. Es ist strenge Sitte im Königshaus, daß die Frau die Gäste empfängt. Durch schmale Treppen links und rechts des Eingangs steigt man in den weiten Kirchenraum hoch. Die sanfte helle Lichtwirkung nimmt den Besucher sofort gefangen. Man denkt unmittelbar an Tabor. Einfache Bänke sind im Halbrund angeordnet. Sie lassen den Mittelpunkt des Raumes, auf den die Bodenfliesen zulaufen, frei. Es ist der traditionelle Feuerplatz. Das brennende Feuer bedeutet die Gegenwart des Königs. Das Thema Feuer wird im Osterleuchter, in der Feuersäule, der die Israeliten folgten, biblisch aufgenommen. Aber auch das Taufbecken, das bis Manneshöhe mit Wasser gefüllt werden kann, ist im Durchzug der Israeliten durch das Rote Meer symbolisiert. Das gänzliche Untertauchen soll die Bedeutung, daß wir durch den Tod zu neuem Leben gelangen, stark herausbringen. Ruben Xulu hat für dieses Meisterwerk, das wir Israels Weg zum Licht benannten, in einer Mariannhiller Ausstellung den ersten Preis bekommen. Der Auferstandene [sic, aber Himmelfahrt!] ebenfalls ein Werk von Ruben Xulu, führt das Thema vom neuen Leben weiter auf den Altar hin, der als einfacher Opfertisch gedacht ist. Die Schildform der Altarstufe entspricht genau jenem Platz, der in der Tradition der Zulus für die Speisenzubereitung und deren Aufbewahrung bestimmt war. So schließt sich der Platz des Tabernakels sinngemäß an. Der

Bau einer Buschkirche in Zululand, Südafrika

588 ***Gegend von Sevenoaks***

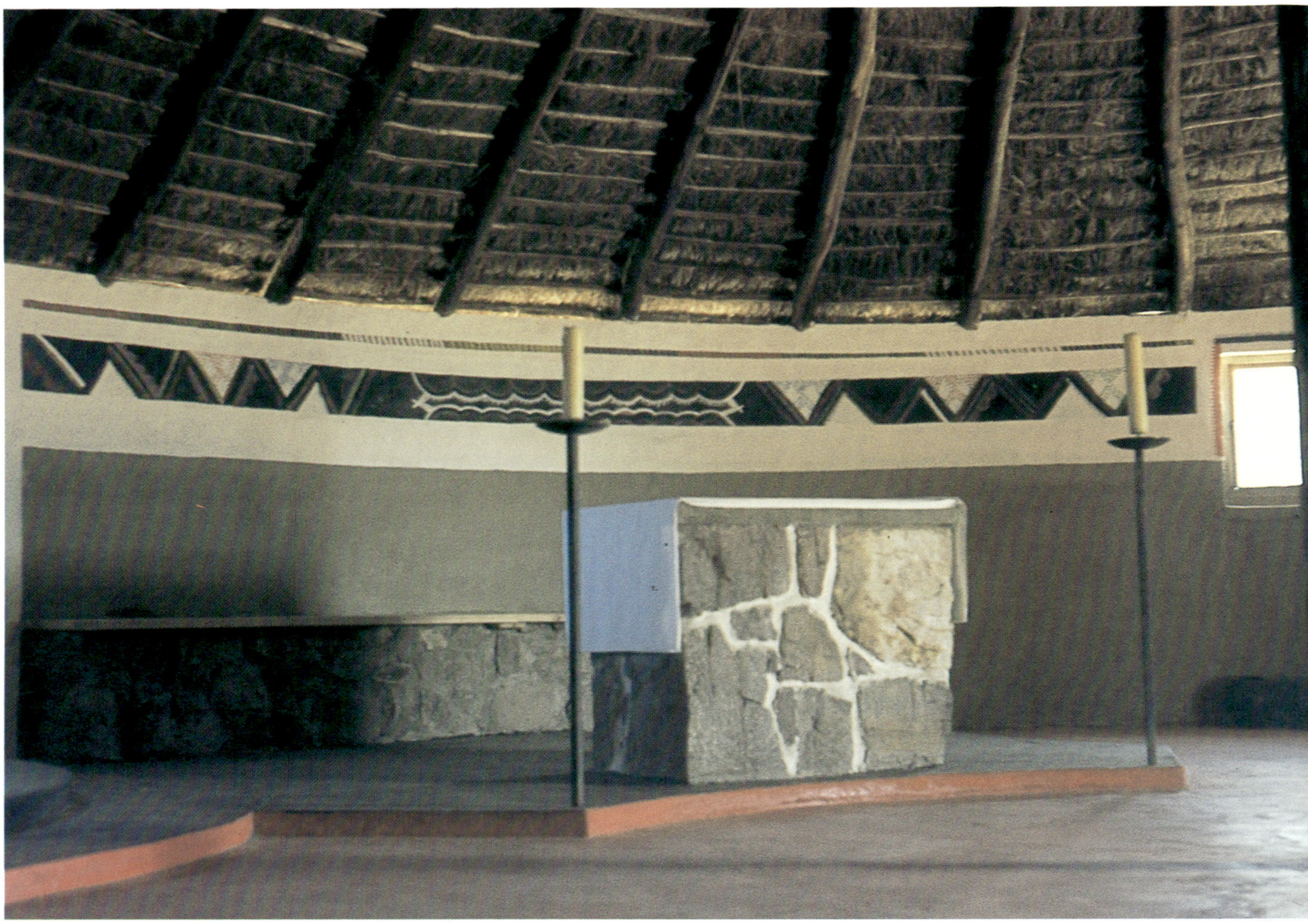

589

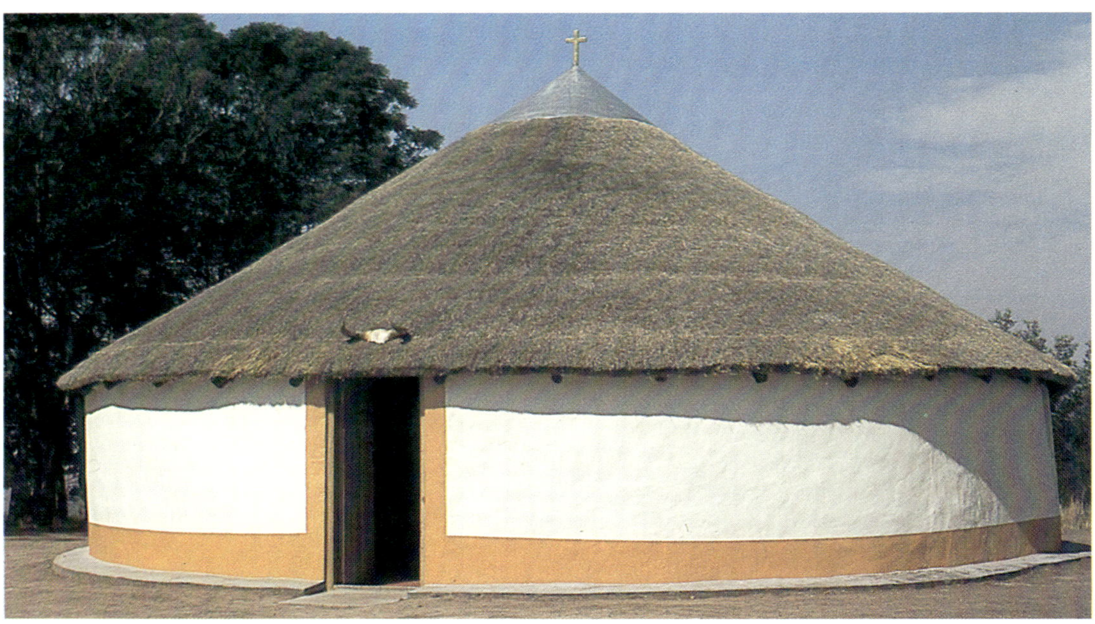

590

Inneres der Rundkirche bei Sevenoaks

589 ***Bei den Malereien handelt es sich um traditionelle Ornamente der Zulu. Ausgeführt wurden sie von einer Zulu-Frau.***

Rundkirche bei Sevenoaks, Südafrika

590 ***Nach Zulusitte wird das Gehörn des Opferrindes über dem Eingang der Hütte angebracht.***

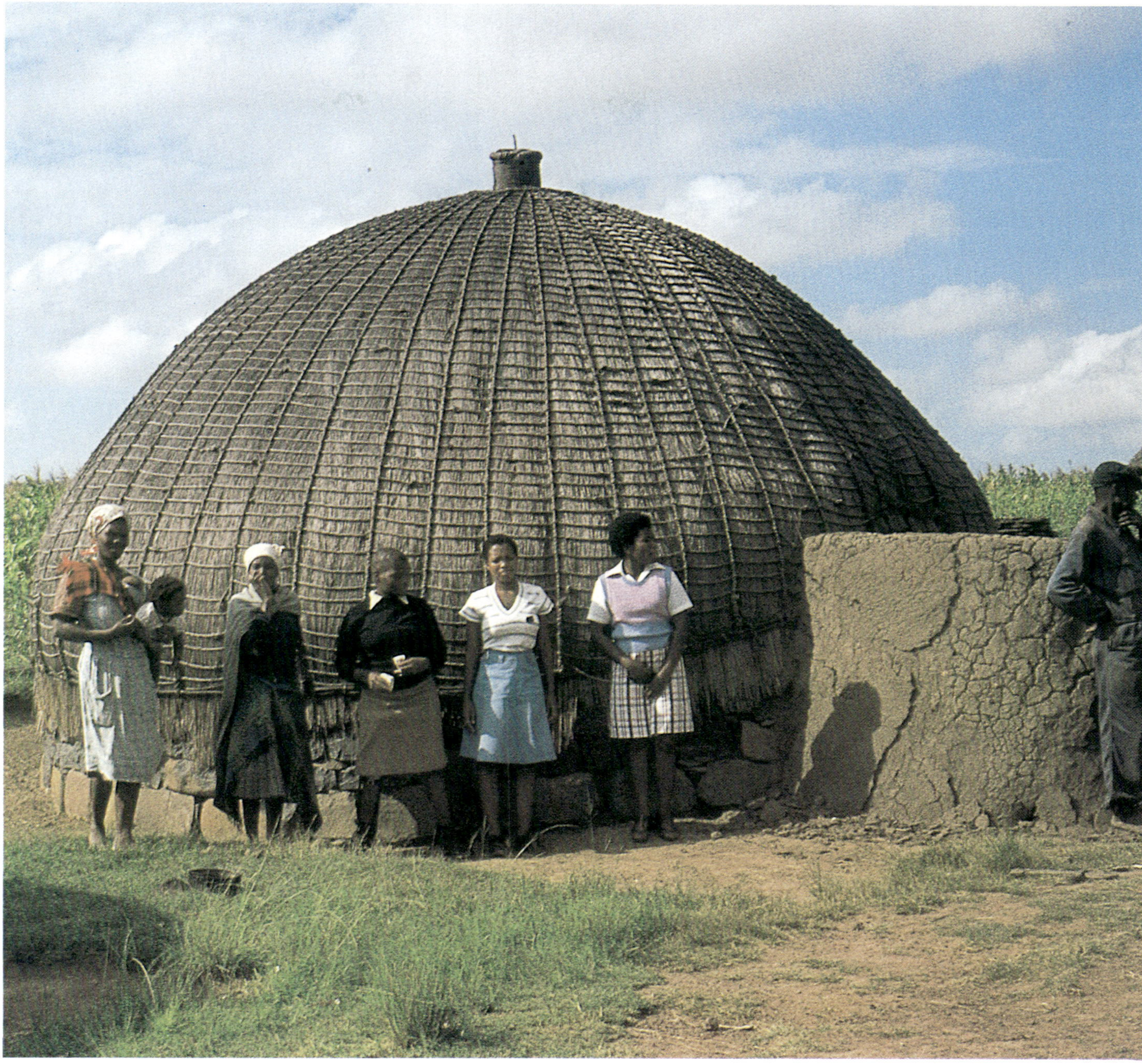

brennende Dornbusch nimmt noch einmal Bezug auf die Gegenwart des Königs in der Eucharistie. – Die von den Leuten selbst gemalten Musterstreifen an den Wänden geben dem Raum eine farbenfreudige Note. Sie gleichen den Perlenmustern, die junge Mädchen für ihre Soldaten anfertigten, bevor diese in den Krieg zogen. Sie sollten Schutz und Liebe für den Träger versichern. – Was diesen Königssitz noch bedeutsamer macht, ist seine Lage auf dem Berg. Auch das ist der Überlieferung angeglichen, denn zum Haus des Königs soll man hinaufsteigen, erklärte uns Sr. Bernadettis [eine Zulu]. Sie ist Physik-und Chemielehrerin in Mariannhill und gab ihrer Freude über die Kirche von Njengabantu so Ausdruck: „Jetzt weiß ich, daß eine Kirche katholisch sein kann und zulu zugleich.' Man konnte spüren, daß der Weg der Schönheit einen Kreis geschlossen hatte" (siehe Abb. 592).
Doch bleiben all diese mehr oder weniger geglückten „afrikanischen Kirchen" leider bis heute Einzelversuche. Afrikanisierungsversuche in Obervolta, Nigerien, Kamerun, Cyrene, Serima, Njengabantu, Mityana, (Uganda) von Justus Dahinden usw. sind zwar mutige und tiefsinnige Versuche, aber in ihrer Diversität zeigen sie, daß es einen afrikanischen Kirchenbaustil noch nicht gibt. Vielleicht ist aber auch ein einheitlicher afrikanischer Stil gar nicht vonnöten. Kommt nicht die reiche Vielfalt der afrikanischen Kulturen in Lokalstilen besser zum Ausdruck? Wir Europäer tun gerne so, als bildete Schwarzafrika eine kulturelle Einheit. Aber was haben Senegalesen mit Zulus gemeinsam? Kaum mehr als Isländer mit Sizilianern. Man wird deshalb jeden Versuch begrüßen, der afrikanische Formen und Elemente nicht negiert, sondern mit ihrer Hilfe den Afrikanern die christlichen Wahrheiten verdeutlicht und näherbringt. ○

Traditionelle Zuluhütte

591 ***Sie diente als Vorbild für die Kuppelkirche von Njengabantu, nur wurde die Kirche wegen der Brandgefahr statt mit Gras mit Blech gedeckt.***

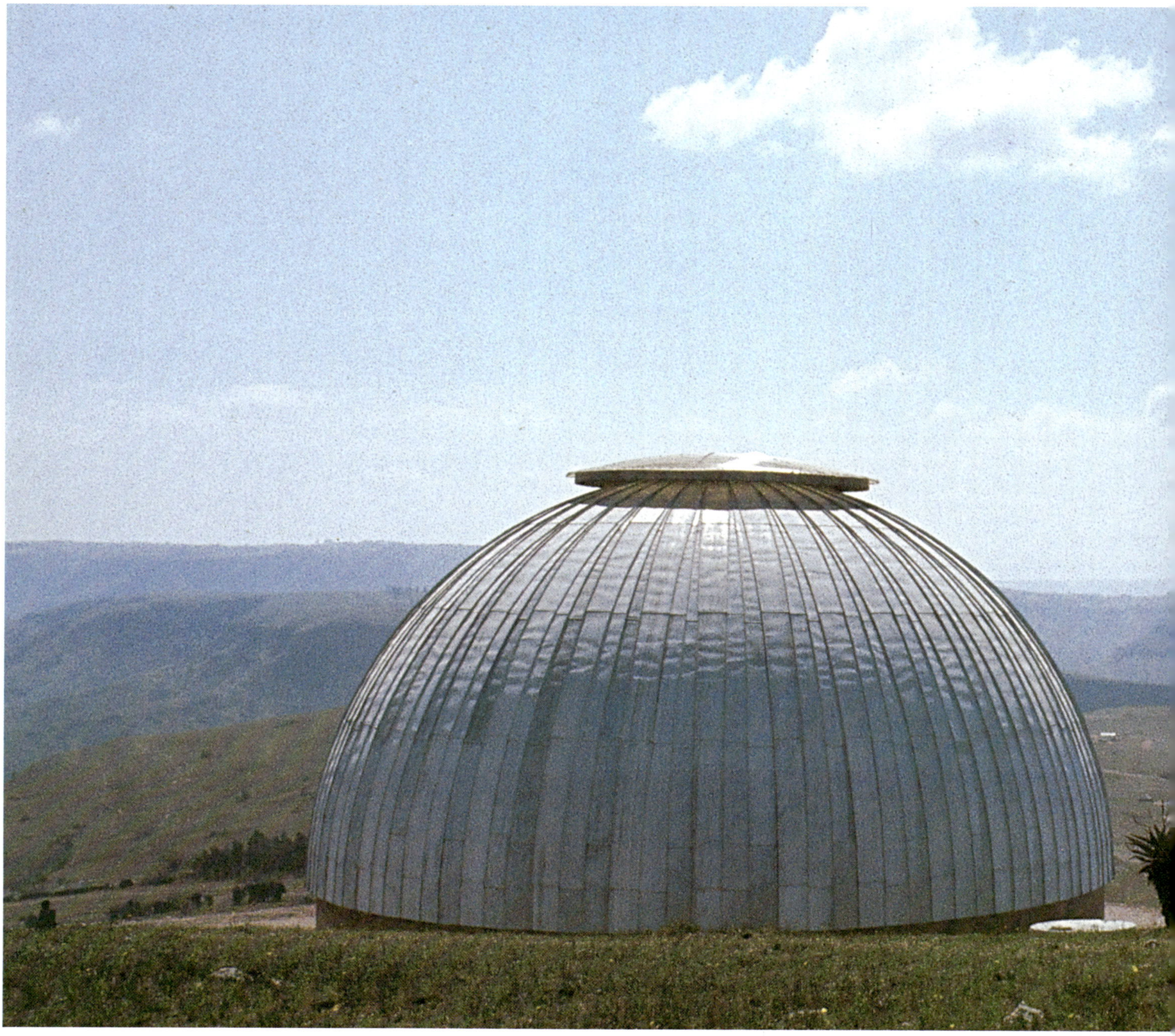

592

Die Kuppel von Njengabantu

592 ***Die Kirche liegt am Bergabhang, so daß die Rundmauer nicht zu sehen ist. Das traditionelle Grasdach ist durch ein Holz-Blech-Dach ersetzt. Der Durchmesser der Kirche beträgt 16 m, die Kuppelhöhe etwa 19 m.***

Kuppelkonstruktion von Njengabantu, Südafrika

593 ***Die Kuppel ruht auf einer zwei Meter hohen Ziegelwand. Bei der Zuluhütte fehlt diese Steinwand ganz, oder sie weist doch eine viel geringere Höhe auf. Durch das Kuppelzentrum oben kommt Licht und Luft, da die Kirche sonst keine Fenster aufweist. Die Dachsparren bestehen aus zusammengeleimten Brettern.***

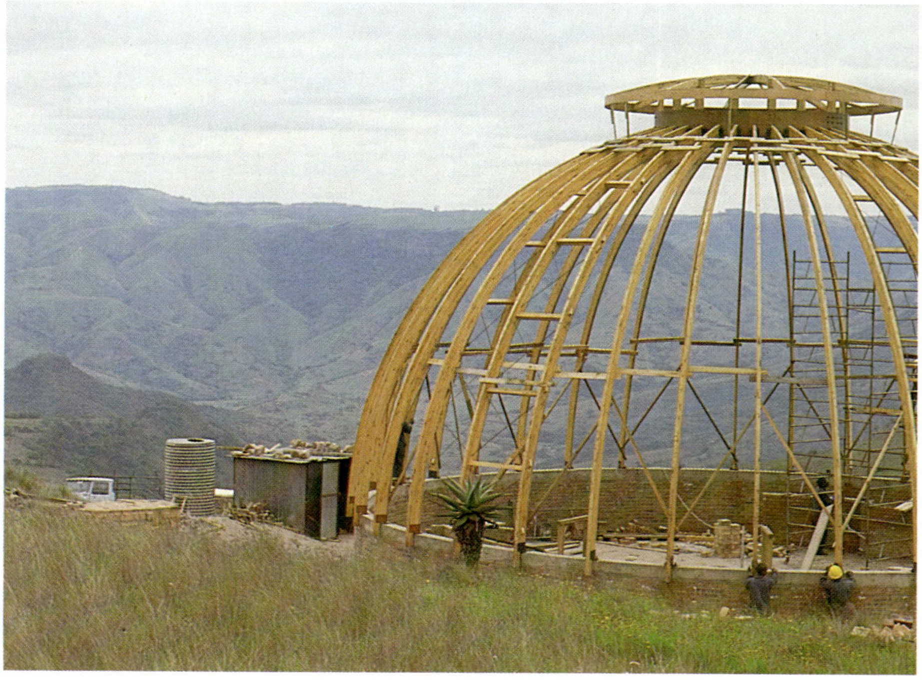

593

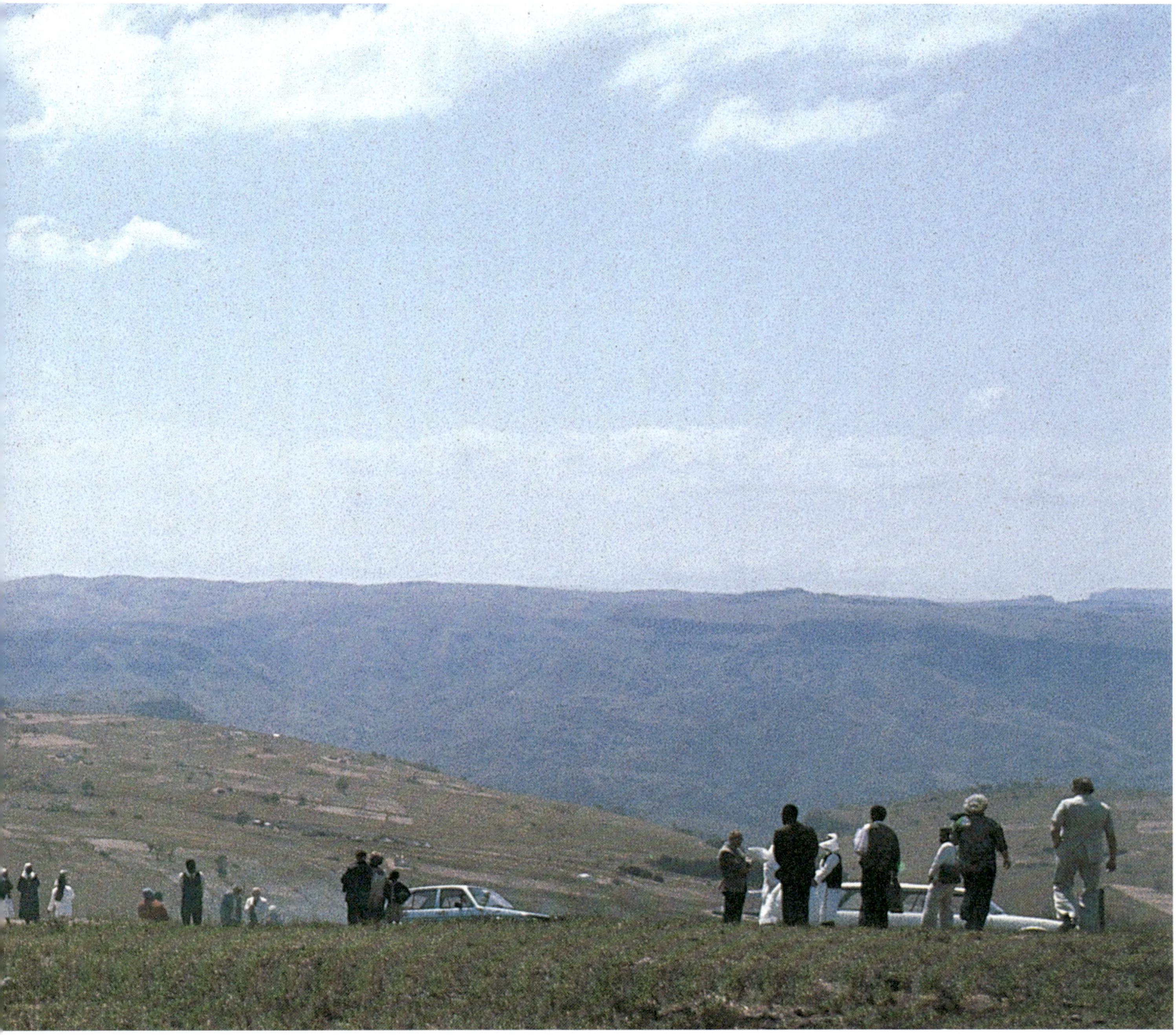

Eingang zur Kirche Njengabantu

594 ***Er weist eine abgewandelte Form des traditionellen Eingangs auf. Statt der Hörner des Opferstieres ist der Gekreuzigte über dem Eingang angebracht (eine Arbeit von Ruben Xulu).***

594

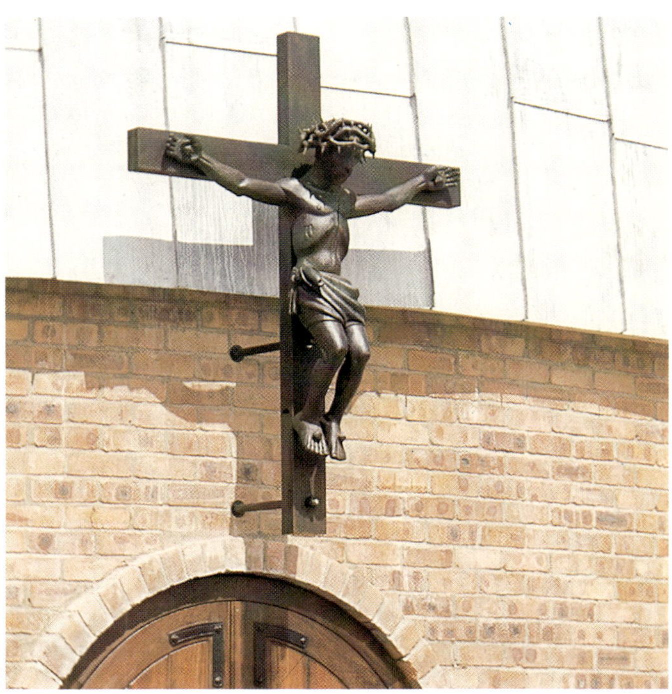

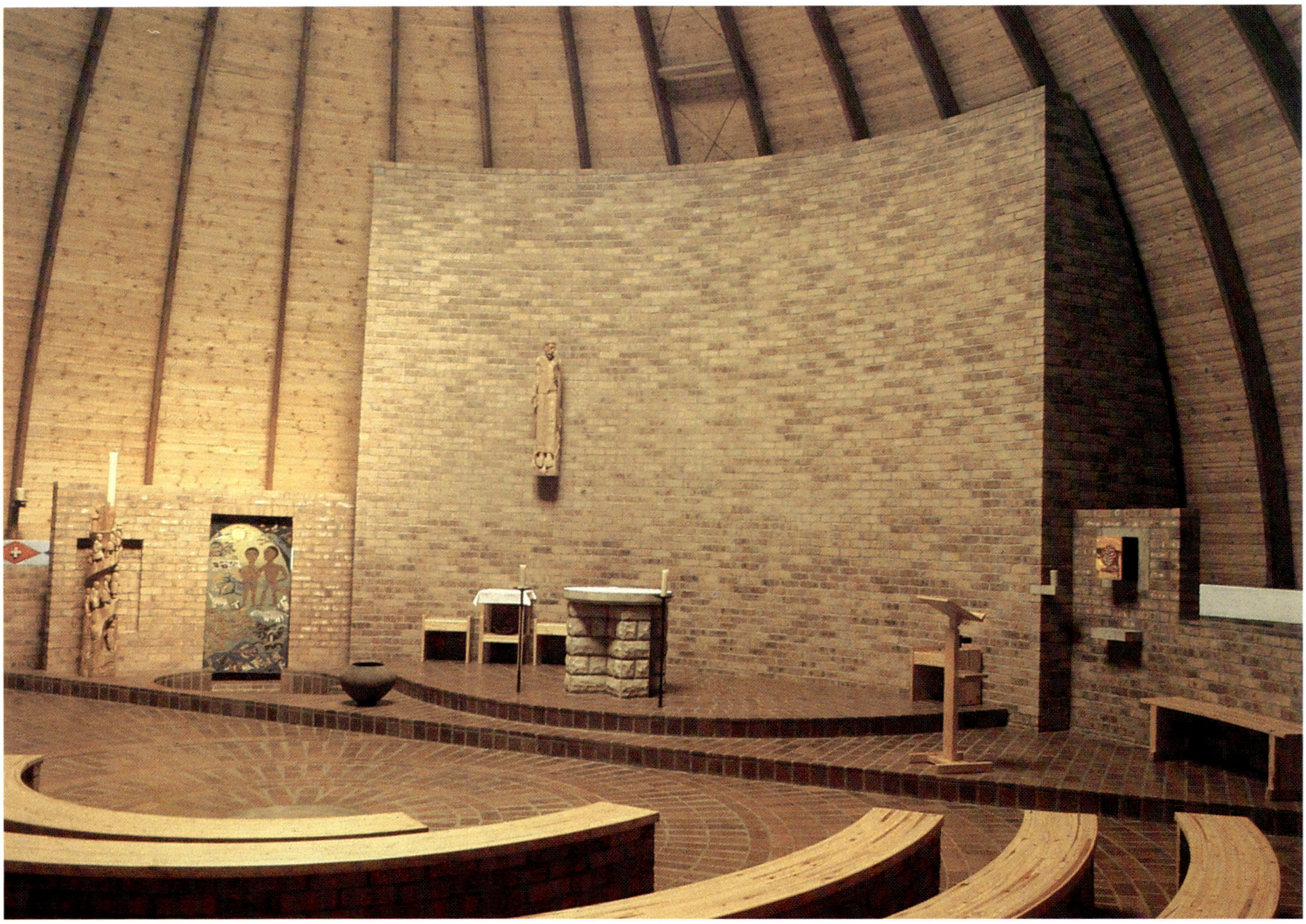

595

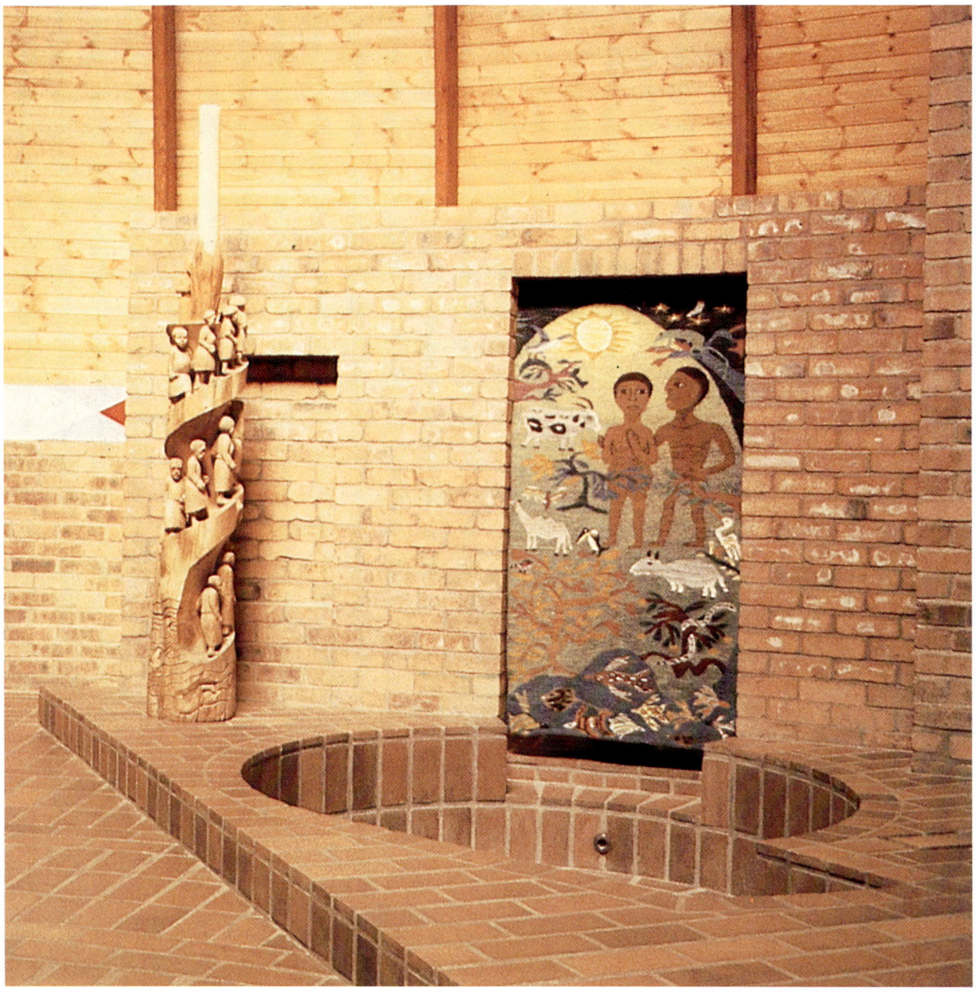

596

Altarraum der Kirche (Njengabantu)

595 ***Links der Osterleuchter, daneben ein Webteppich aus der Webschule der Schwestern vom Kostbaren Blute (Mariannhiller), in der Mitte der Altar: der Unterbau in Kreuzform, die Platte ein runder Sandstein. Die Statue im Zentrum zeigt Jesus, wie er in den Himmel fährt. Rechts der Tabernakel und ein Vortragekreuz. Alle Schnitzarbeiten stammen von Ruben Xulu.***

Osterleuchter und Webteppich

596 ***Der Teppich stellt Adam und Eva im Paradies dar, er entstand im Atelier der Mariannhiller Schwestern. Der Osterleuchter zeigt den Durchzug der Israeliten durchs Rote Meer.***

Tabernakel und Vortragekreuz

597 ***Der Tabernakel ist eine Arbeit von Sr. Johanna Senn C.P.S.***

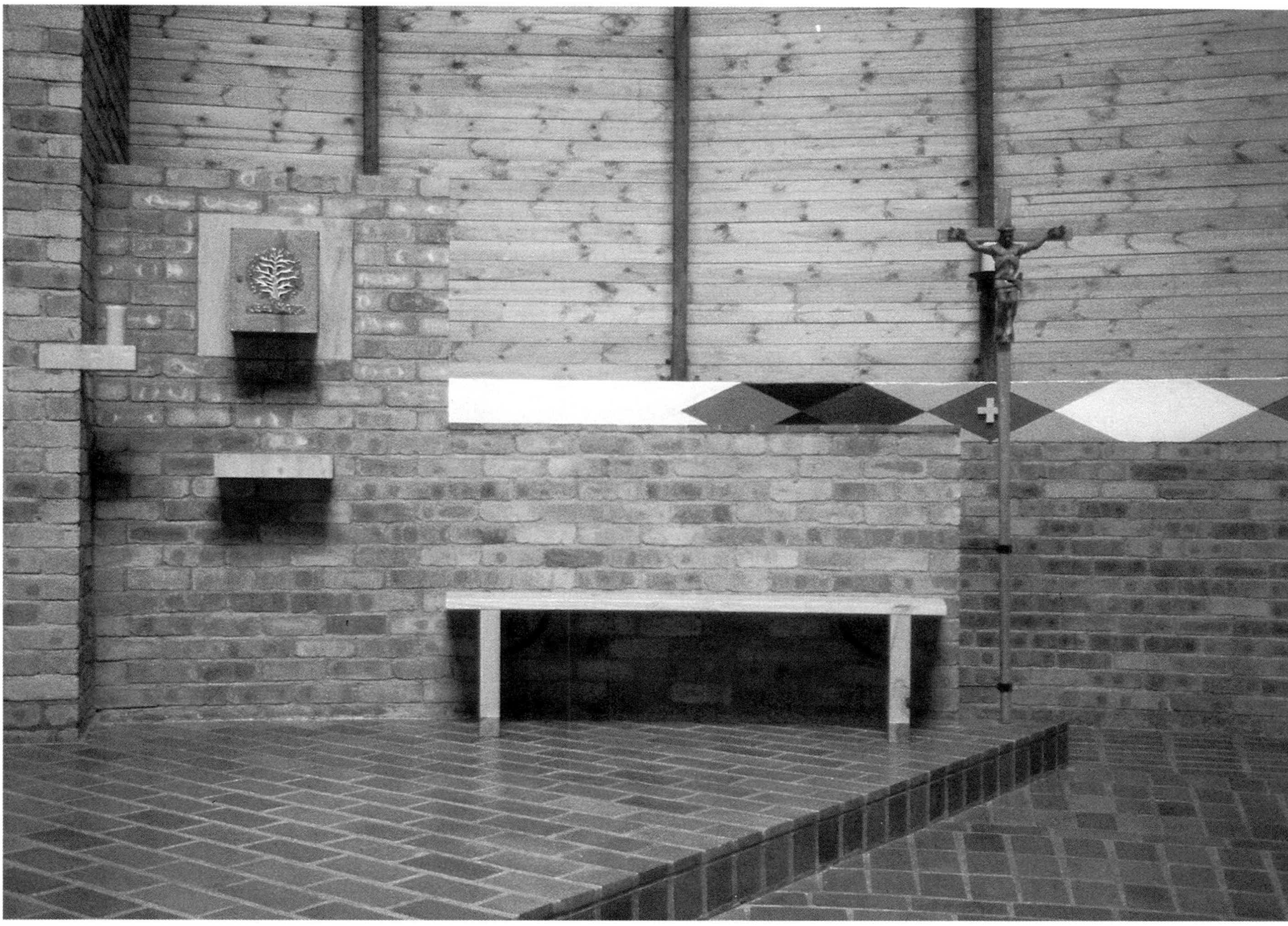

597

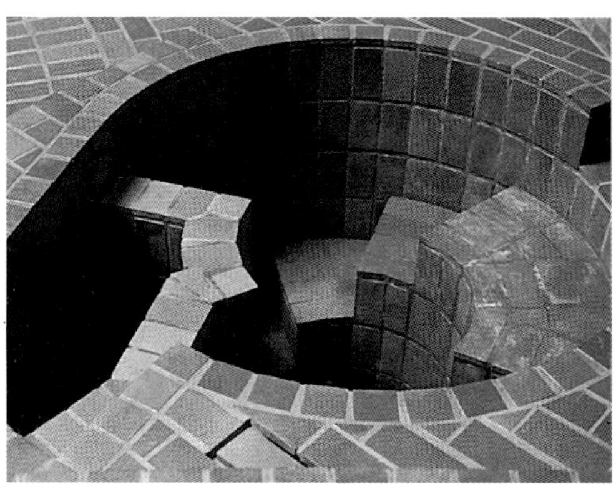

598

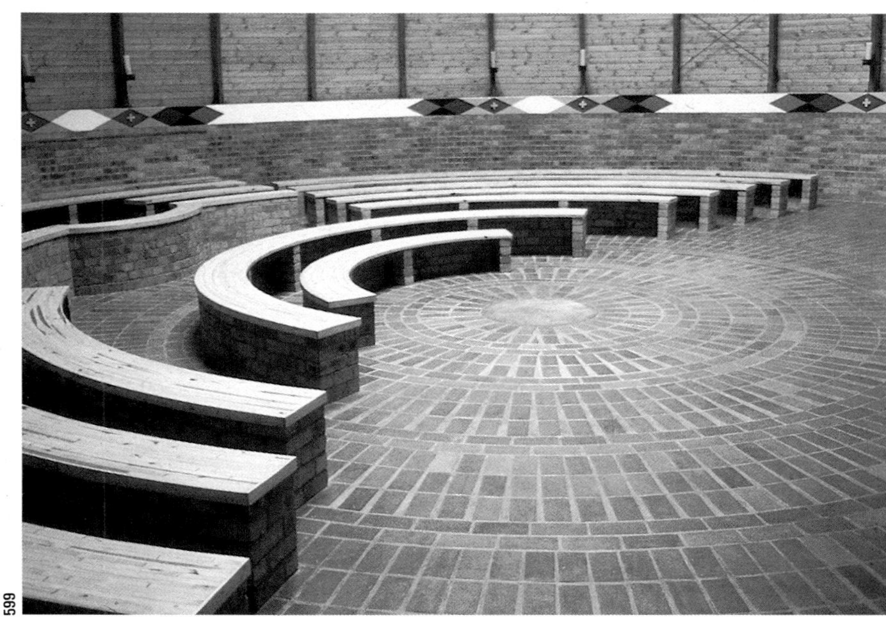

599

Taufbecken in der Kirche

In den Felsen eingelassenes Becken.

598 ***Zur Taufe steigt man hinab. Es kann zur Submersionstaufe mit Wasser gefüllt werden. Der Symbolismus des Sterbens und Auferstehens kommt auf diese Weise deutlich zum Ausdruck.***

Innenansicht der Kirche

599 ***Im Mittelpunkt des Zuluhauses befindet sich die Feuerstelle. Bodenfliesen und Bänke der Kirche sind um diesen Mittelpunkt gruppiert bzw. darauf hingeordnet. Die farbigen Ornamente an der Wand sind der Perlenstickerei der Zulu entnommen.***

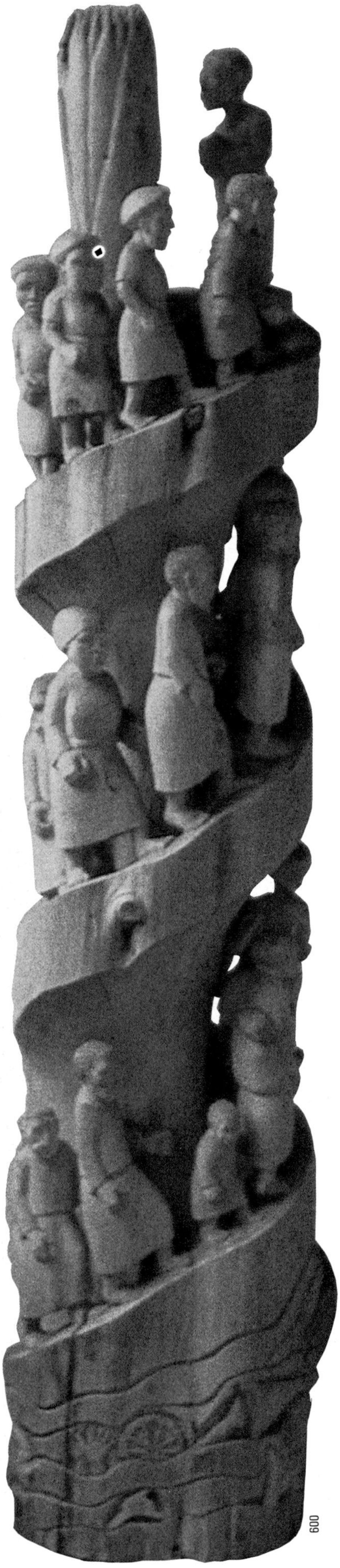

600

Statuen in den Kirchen von Sevenoaks/ Südafrika

Nach Ideen von Pfarrer Anton Maier, Planer und Bauherr der Kirche von Njengabantu, hat Ruben Xulu verschiedene Statuen für die Kirchen dieser Großpfarrei hergestellt.

600 ***Osterleuchter; Idee: Das Volk Israel zieht durchs Rote Meer. Ganz oben ist die Feuersäule, in die zur Osterzeit die Osterkerze gesteckt wird.***

601 ***Die drei Jünglinge im Feuerofen***

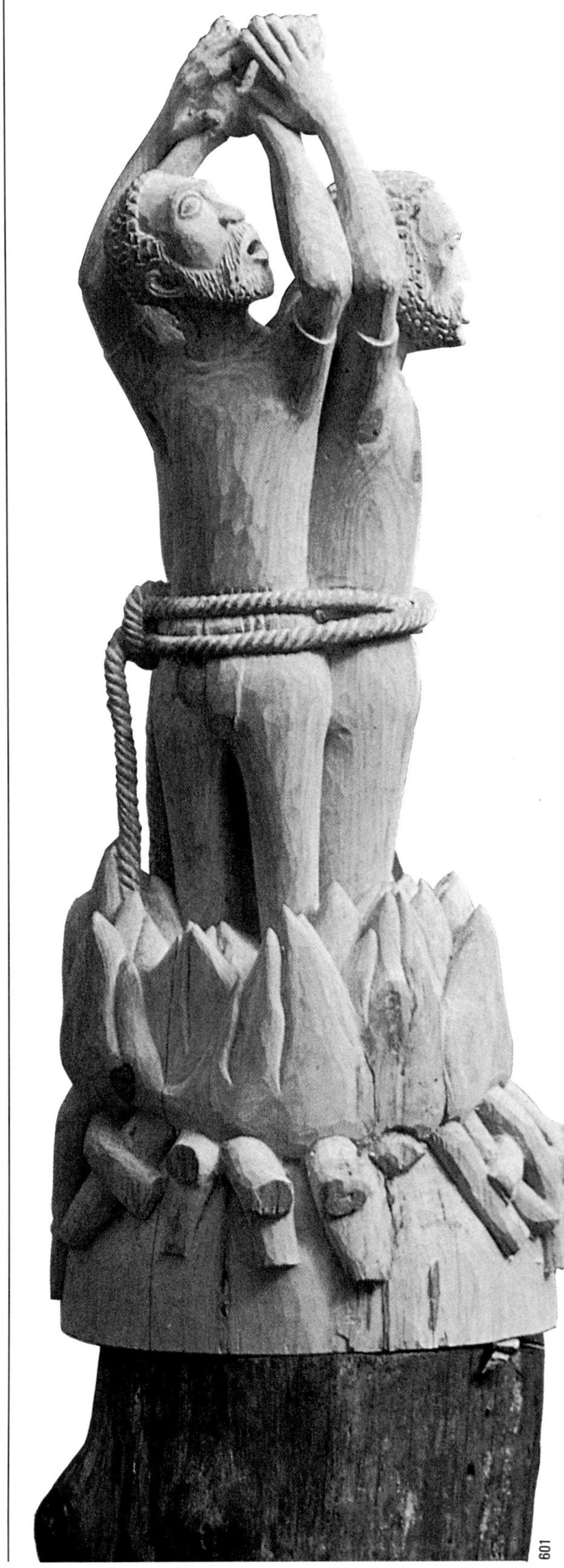

601

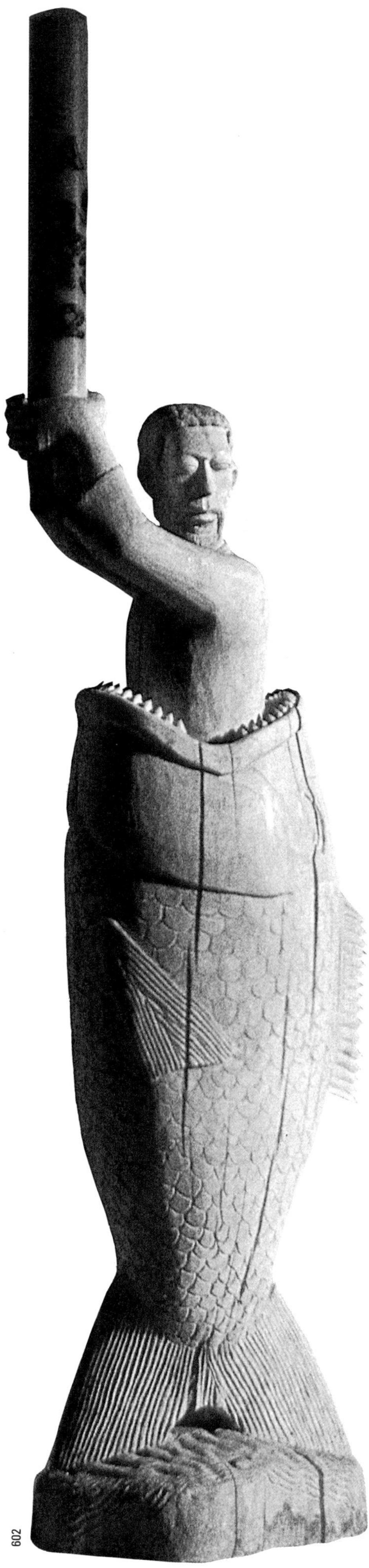

602

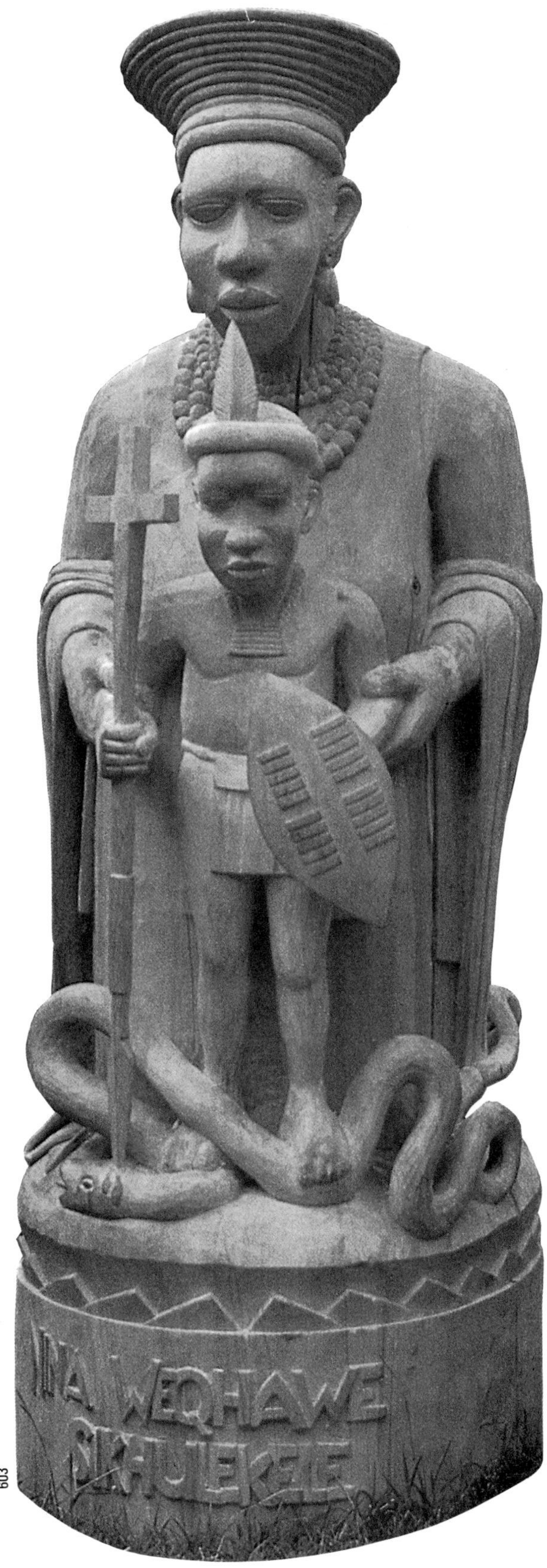

603

602 ***Jona entsteigt dem Fisch***
Nach den drei Tagen im Fisch trägt nun der Prophet das Licht der Welt, die Osterkerze. 1971 entstanden.

603 ***Die Zulumadonna im Eingang der Kirche von Njengabantu. Zulufrauen sitzen nicht auf einem Schemel. Vor dem Häuptling kniet man. Christus wird als kleiner Zuluhäuptling mit Speer und Schild dargestellt; er trägt die Kopfbinde und die Adlerfeder. Mit dem „Kreuz-Speer" spaltet er der Schlange den Kopf. Um den Hals trägt er die Perlenstickerei. Die Aufschrift lautet: „Mutter des Helden, bete für uns!" Ca. 1 m hoch. 1972/73 entstanden.***

Zitierte und weiterführende Literatur
All jene Werke, die sich nicht speziell auf eines der Kapitel dieses Buches beziehen, werden unter Kapitel 1 eingeordnet. Die kapitelweise Anordnung der Literatur will dem regionalen und thematischen Interesse behilflich sein. Das Verzeichnis erhebt keinen Anspruch auf Vollständigkeit. Deutschsprachige Literatur wurde bevorzugt behandelt. Die evangelische Literatur war weniger leicht aufzutreiben; sie dürfte zahlenmäßig auch etwas weniger umfangreich sein als die katholische.

1. Kapitel

Probleme einer christlichen Kunst in Afrika

1980 Annuarium Statisticum Ecclesiae. Rom.

1963 Arte Africa e Cristo a cura di *Pia Bruzzichelli.*
Osservatorio Cristiano Orizzonti Arte Nr. 2. Edizioni Pro Civitate Cristiana Assisi.

1934 Arte Cristiana ed Arte Indigena. In: *Agenzia Fides* Nr. 438, 15. September. Rom.

1929 Arte cristiana in paesi pagani. In: *L'Osservatore Romano,* 14. April. Rom. – Collectanea Commissionis Synodalis V: 471–474. Peiping 1932.

1936 Arte indigena. In: Le missioni illustrate XXXIII, Nr. 10: 372–373.

1950 *Catalogue* (illustr.) of the Vatican Exhibition of Missionary Art. Rom.

1938 Christmas in Oriental Art. In: The Field Afar XXXII: 336–337. Maryknoll.

1938 Chronique d'art chrétien indigène. In: *Le Bulletin des Missions* XVII: 253–256. St.-André-lez-Bruges.

1937 Circolare della S. Congregazione di Propaganda Fide. 29. September. In: *Laboremus pro Missionibus,* Vol. I, Nr. 11: 396–397. Rom.

1961/62 Daß religiöse Kunst und Literatur in den Missionen in würdiger und fruchtbarer Weise gefördert werden. In: *Herderkorrespondenz* XVI: 400–401. Freiburg.

1937 De inlandsche kunst in dienst der Liturgie in de Missielanden. In: *Liturgisch parochieblad* XIX: 241–256.

1983 Der Fischer Almanach 1983. Frankfurt.

1921 Die kirchliche Kunst in der Heidenmission. In: *Vergißmeinnicht* XXXIX: 3–7. Würzburg.

1939 Die Krippe in den Missionen. In: *Vergißmeinnicht* LVII: 364–367. Reimlingen.

1952 Exposição de Arte Sacra Missionária. Edição comemorativa. Agência Geral do Ultramar (siehe *NZM* 1955: 80). Lissabon.

1948 Exposition d'art chrétien des pays de mission. In: *Le Bulletin des Missions* 22: 301–303.

1942 El Arte Católico indigena. In: El Siglo de las Misiones XXIX: 275–280. Bilbao.

1938 Enquête 1938 sur l'art sacré indigène. In: *AFER* (Africanae Fraternae Ephemerides Romanae) Nr. 12: 139–155. Rom.

1924 Il problema artistico religioso nelle Missioni Cattoliche. In: Arte Cristiana XII, März. Mailand.

1942 Il volto della Chiesa nell'Arte Indigena. In: LMS XIV: 477–491. Rom.

1950 L'art chrétien dans les pays de missions. Numéro spécial *Les Missions Franciscaines* XXVIII, Nr. 3: 67–94. Québec.

1937 L'art sacré aux missions. In: *Le Bulletin des Missions* 16: 210–213.

1967 Le culture veicoli della fede per la cristianizzazione dei popoli. In: *Le Missioni Francescane* XLIII, Nr. 5: 8–11. Rom.

1951 Le douloureux problème des arts missionnaires. In: *L'Art Sacré* Nr. 7–8, März–April, 48 pp. Paris.

1950 Les arts au Congo Belge et au Ruanda-Urundi (Exposition Vaticane). 90–99 et 98 Ill. Centre d'Information et de Documentation du Congo Belge et du Ruanda-Urundi. (Man siehe hierzu auch die Besprechung in: *NZM* 1951: 153–154). Brüssel.

1957 Negerkunst und Christentum. Ausstellung März/April 1957 in der Städtischen Kunsthalle Recklinghausen, durch das Holländische Katholische Missionsinstitut. Einführung von F. van Trigt (Katalog). Recklinghausen.

1937 Nuova iniziativa del Santo Padre per le Missioni e per l'Arte. Un'Esposizione d'Arte Cristiana Indigena in Vaticano. In: *L'Osservatore Romano* LXXVII, Nr. 148, 27. Juni. Rom.

1937 Per l'Esposizione d'Arte Sacra in Vaticano. Riunioni di rappresentanti degli Ordini Missionari. In: *L'Osservatore Romano* Nr. 269, 18. November. Rom.

1937 Per l'Esposizione d'Arte Sacra in Vaticano. Un'altra adunanza degli Ordini Missionari. In: *L'Osservatore Romano* Nr. 281, 2. Dezember. Rom.

1938 Plastique nègre et statuaire religieuse. In: *Revue de l'Aucam* XIII: 285–289. Louvain.

1926 Vatikanische Missionsausstellung 1925. (Verzeichnis wichtiger Kommentare über die Ausstellung von 1925.) In: *ZMR* XVI: 71–72.

1927 Vatikanische Missionsausstellung 1925. (Verzeichnis wichtiger Kommentare.) In: *ZMR* XVII: 67.

1924 Venti secoli di cristianesimo all'Esposizione Missionaria Vaticana. In: Resto del Carlino, 21. Dezember. Bologna.

1950 Vers un art nègre chrétien. In: *Annales Spiritaines* 60: 150–152. Paris.

1937 Verso la nuova Esposizione in Vaticano. In: *L'Osservatore Romano* Nr. 232, 4.–5. Oktober. Rom.

ACHILLE, Louis T.
1966 Initiation aux arts nègres. In: *Missi* Nr. 302: 230–240. Lyon.

ADANDÉ, A.
1950 Artisanat africain et art sacré. In: *Notes africaines* Nr. 48, Oktober.

AGGEN, Johan B.
1957 Misjonen og Kunsten. In: *Norsk Tidskrift for Misjon:* 215–219.

A.J.F.
1967 The Church and the National Culture. In: *The Outlook,* Vol. 10: 250–252. London.

ALTHAUS, Paul
1959 Die Illustration der Bibel als theologisches Problem. In: *Neue Zeitschrift für Systematische Theologie* 1: 314–326.

ANTWEILER, Anton
1961 Ägyptische Kunst. In: *Zeitschrift für Missionswissenschaft und Religionswissenschaft* 45: 150–151.

AUFHAUSER, J. B.
1929 Christliche einheimische Kunst in nichtchristlichen Ländern. In: *Die Christliche Kunst* XXV: 161–174. München.

AUFHAUSER, J. B.
1929–1930 Anpassung der christlichen Kunst an die nichtchristliche Umwelt. In: Klerusblätter.

AUFHAUSER, Johann Baptist
1932 Umweltsbeeinflussung der christlichen Mission. 188 pp. München, Max Hueber.

AUFHAUSER, J. B.
1933 Einheimische christliche Kunst in den Missionsländern. In: *Akademische Missionsblätter* XXI: 7–11. Münster.

AUFHAUSER, Johann Baptist
1935 Eingeborene christliche Kunst in nichtchristlichen Ländern. In: *Die Christliche Kunst* XXXI, Januar. München.

AUPIAIS, F.
1928–1929 L'Art nègre. In: *Le Bulletin des Missions* IX: 77–85. Lophem.

BARANGER, M.
1951 Artisans africains. In: *L'Art Sacré* Nr. 7–8: 19–22, März–April. Paris.

BARRET, David
1982 World Christian Encyclopedia. A comparative study of churches and religions in the modern world. AD 1900–2000. Nairobi, Oxford Univ. Press.

BECKMANN, Joh., S.M.B.
1945 Die Stellung der katholischen Mission zur bildenden Kunst der Eingeborenen in den Tropen. In: *Acta Tropica* II: 211–232. Basel.

BEIER, Ulli
1980 Neue Kunst in Afrika. Berlin, Dietrich Reimer Verlag.

BENDER, Wolfgang
CRESSLER, Claus Peter
1979 „Wenn wir das sehen, werden wir glücklich sein". In: Moderne Kunst aus Afrika, Horizonte '79: 10–13. Berlin.

BENDER, Wolfgang
1980 Kunst und Kolonialismus in Nigeria. In: Ulli Beier, Neue Kunst in Afrika: 11–22. Berlin, Dietrich Reimer Verlag.

BERG, Ludwig
1927 Baukunst und Malerei in den Missionen. In: Berg, Die katholische Heidenmission als Kulturträger: 104–169. Anschließend: 170–204: Musik in den Missionen. Aachen.

BERNASCONI, P.
1935 I Missionari e l'arte italiana. – L'arte indigena e le missioni. – Il tradizionalismo nell'arte. In: Rivista delle Colonie IX: 928–929; 934–935; 935–936. Rom.

BIGAY, A.
1961 Religious Art. In: *AFER* (African Ecclesiastical Review) III, Nr. 4: 321–322.

BISCHOFBERGER, Otto
1979 Christliche Kunst in Schwarzafrika. Gedanken zu einem Ausstellungskatalog. In: *Neue Zeitschrift für Missionswissenschaft* 35: 308–310. Immensee.

BOCTOR, Gabriel
1969 La peinture en Egypte moderne. In: *African Arts*, Vol. III, Nr. 1: 28–33 und 86–87.

BODO, John R.
1977 The Artist in the Local Church. In: *Theology Today* 34: 40–44.

DE BOECK, A.
1928 Christelijke Kunst in de Missielanden. In: *Kerk en Missie* VIII: 97–104. Brüssel.

VAN DEN BOSSCHE, Louis
1935 Possibilités chrétiennes de l'art nègre. In: *Le Bulletin des Missions* XIV: 163–174, 233–247. Lophem.

VAN DEN BOSSCHE, L.
1936 L'art indigène religieux. In: *Le Bulletin des Missions* 15: 73–80.

VAN DEN BOSSCHE, Louis
1936 Art et civilisation. In: *Le Bulletin des Missions* XV: 267–276. Lophem.

VAN DEN BOSSCHE, Louis
1937 L'art sacré aux missions. In: *Le Bulletin des Missions* XVI: 210–213. Lophem.

VAN DEN BOSSCHE, Louis
1937 Art indigène et tradition missionnaire. In: *Le Bulletin des Missions* XVI: 55–64. Lophem.

VAN DEN BOSSCHE, Louis
1952 Les arts en pays de mission. In: *Le Bulletin des Missions* XXVI: 178–190.

BOUCHAUD, J., C.S.Sp.
1955 Vers un art religieux africain. In: *Annales Spiritaines* 65: 83–88. Paris.

BOUILLON, C., C.I.C.M.
1967 Les arts et la culture au service de la foi. In: *Monde et Mission* Nr. 5: 1–3. Brüssel.

BOUVEIGNES, Olivier
1937–1938 Les grands perspectives de l'art en pays de missions. In: *Grands Lacs* LIV: 121–127. Namur.

BOUVEIGNES, Olivier de
1950 L'art indigène baptisé. In: *Eglise Vivante* II: 28–38. Louvain.

DE BRABANDERE, Jan, O.P.
1967 Negerkunst is natuurlijk Godsgeloof. In: *Africa Christo* 63, Nr. 2: 9–10. Gennep.

BRIAULT, Maurice, C.S.Sp.
1934 Du nouveau en art indigène. In: *Annales des Pères du Saint-Esprit* L: 185–192. Paris.

BRIAULT, Maurice, C.S.Sp.
1934–1935 Art indigène et art appliqué. In: *Bulletin de la Ligue Missionnaire des Etudiants de France* IV, Nr. 33: 209–214. Paris.

BRIAULT, Maurice, C.S.Sp.
1937 L'art indigène dans nos églises de mission. In: *Le Bulletin des Missions* XVI: 322–330. St.-André-lez-Bruges.

BRUN, M.R.
1938 Documents sur l'art chrétien indigène. In: *L'Union Missionnaire du Clergé de France* XIV: 259–260. Paris.

BSTEH, Andreas
1981 Mission und Kultur. Das Missions-Ethnographische Museum St. Gabriel bei Wien. In: *Kunst und Kirche* 4: 218–219.

BUTLER, John F.
1973/74 The New Factors in Christian Art Outside the West: Developments since 1950. In: *Journal of Ecumenical Studies* 10: 94–120. Philadelphia.

BUTLER, John F.
1980 The Protestant Neglect of „Missionary Art". In: *Missiology* 8: 489–493. Pasadena.

CATRICE, Paul
1933 Le problème de l'adaptation artistique en pays de missions. In: *Bulletin de la Ligue Missionnaire des Etudiants de France* III, Februar: 1–10, März: 1–10, April: 16–24, Juni-August: 19–26. Paris.

CATTAUI DE MENASCE, G.
1939 Arte indigena e influenze straniere. In: PM XI: 28–39. Rom.

CHANDRAN, J. Russell
1948 Christian Art in Africa. In: *Overseas News* Nr. 80 (August), 4.

CHARLES, Pierre, S.J.
1929 L'art indigène. In: Dossiers de l'A. M. Nr. 141. Partie pratique Nr. 45, 4 pp. Louvain.

CHARLES, Pierre, S.J.
1938 Mission et art indigène. In: *Revue de l'Aucam* XIII: 70–75. Louvain.

CHARLIER, Henri
1934 Art et missions. In: *Le Bulletin des Missions* XIII: 22–36; 185–195. Lophem.

CHRISTOFFELS, Hildegard
1960 Zur Methodik des Studiums exotischer Kunst. In: *Neue Zeitschrift für Missionswissenschaft* XVI: 222–225.

CONSIDINE, John J., M.M.
1935 Local Christian Art in Mission Lands. In: *Liturgical Arts* IV, Nr. 1: 49–59. New York.

CORNET, Joseph
1978 Pierres sculptées du Bas-Zaïre. Kinshasa.

CORNET, Joseph
1981 Ntadi. Stone Ntadi Sculpture of Bas-Zaire. März–Juni. New York.

CORÒ, Francesco
1934 Edifici e tradizioni cristiane nel Gebel Nefusa in Tripolitania. In: *L'Osservatore Romano* Nr. 237, 12. Oktober. Rom.

COSTANTINI, Celso
1924 L'universalité de l'art chrétien. In: *Bulletin de la Société des Missions-Etrangères de Paris* III: 20–25. Hongkong.

COSTANTINI, Celso
1933 Der allgemeine Charakter der christlichen Kunst. In: *Akademische Missionsblätter* XXI: 2–7. Münster.

COSTANTINI, Celso
1933 L'Arte Sacra nei paesi di missione. In: Problemi Missionari del nostro tempo. Conferenze tenute all'Università Cattolica del Sacro Cuore dal 25 Novembre al 6 Decembre 1933: 99–128. Mailand, Vita e Pensiero, 1934.

COSTANTINI, Celso
1934 La Suppellettile Ecclesiastica nei paesi di Missione. In: *Il Pensiero Missionario* VI: 403–413. Rom.

COSTANTINI, Celso
1934 Il Problema dell'Arte Missionaria. In: *Arte Cristiana* XXII: 33–62, Februar. Mailand.

COSTANTINI, Celso
1935 Missionary Art. In: *Liturgical Arts* IV, Nr. 1: 11–31. New York.

COSTANTINI, Celso
1936 Le problème de l'art en pays de missions. In: L'Art religieux dans les pays de missions. In: *L'Artisan Liturgique* X: 816–819. Lophem.

COSTANTINI, Celso
1938 Il Problema dell'Arte Cristiana nell'Africa Settentrionale. In: *L'Osservatore Romano* LXXVIII, Nr. 172, 27. Juli. Rom.

COSTANTINI, Celso
1938 Il Problema dell'arte cristiana nell'Africa Settentrionale. In: *Pensiero Missionario* X: 97–163. Rom.

COSTANTINI, Celso
1938 Arte Cristiana Negra. In: Arte Cristiana XXVI: 1–32. Mailand. Cf. *AFER* (Africanae Fraternae Ephemerides Romanae) Nr. 14: 1–16. Rom.

COSTANTINI, Celso
1939 L'Esposizione d'Arte Missionaria al Vaticano nel 1942. Conferenza tenuta agli „Studi Romani" il 18 Marzo 1939. In: *Arte Cristiana* XXVII: 109–112. Mailand.

COSTANTINI, Celso
1939 Hoffnungen der Kirche in Afrika. In: *Seraphisches Weltapostolat* XV: 3–14. Altötting.

COSTANTINI, Celso
1940 L'Arte Cristiana Nelle Missioni. Manuale D'Arte Per I Missionari. Rom, Tipografia Poliglotta Vaticana. Bezüglich Afrika: 298–317; 318–345; 346–376. (Eine französische Ausgabe von 1949.) Rom.

COSTANTINI, Celso
1949 L'art chrétien dans les missions. Brügge, Desclée.

COSTANTINI, Celso
1949/50 L'art chrétien dans les missions. Paris, Desclée de Brouwer.

COSTANTINI, Celso
1950/51 (1950) Christian Art in the Missions World. In: *Worldmission* I: 28–32. Washington. Cf. Eglise Vivante II: 328–330. Louvain.

COSTANTINI, Celso
1952 L'Istruzione del S. Offizio sull'Arte Sacra. I. Commento. II. Scritti e Discorsi in difesa dell'Arte Cristiana. 231 pp. Rom.

COSTANTINI, Celso
1952 Dell'Arte Cristiana indigena. In: Euntes Docete 1–2: 279–285. Rom.

COSTANTINI, Celso
1958 La riforma dell'Arte e della Musica Missionaria. In: Piccola Guida delle Missioni Cattoliche. In: *Oltremare* IX, Nr. 10: 59–66. Rom.

COUTURIER, C.
1961 Dimensions de l'adaptation. In: *Missions de l'Eglise* XVII, Nr. 5, Dezember.

DALLA TORRE, G.
1937 La Nuova Esposizione in Vaticano. In: Illustrazione Vaticana VIII: 868. Rom.

DE DECKER, P. B.
1959 L'adaptation de l'art religieux en Afrique, pp. 272–289. In: Mission et Cultures non-chrétiennes, XXIXe Semaine de Missiologie, Louvain.

DINDINGER, Giovanni, O.M.I.
ROMMERSKIRCHEN, Giovanni, O.M.I.
1938 Bibliografia sull'adattamento dell'-arte indigena agli usi liturgici. In: P. M. X: 164–185. Rom.

DOS SANTOS, Francisco
1965 A Arte, Encontro com as Culturas. Um Problema de Adaptação Missionária. In: *Missionário Católico* XLI, Nr. 63: 5–8. Cucujães.

DUPUY, Monique
1962 Un art africain. In: L'art sacré 1961/62, Nr. 5–6: 32 pp.; 27–30: Les chances d'un art chrétien en Afrique. Vers un art chrétien africain.

ECKARDT, A., O.S.B.
1931 Christliche Kunst in den Missionsländern. In: Stimmen der Jugend: 190–192.

EWING, J. Fr., S.J.
1958 The Role of Communication Arts in Mission Work. Proceedings of the Fordham University Conference of Mission Specialists. Fourth Annual Meeting 1956. New York.

FALK, Peter
1979 The Growth of the Church in Africa. Michigan, Zondervan.

FAZZIOLI, Eddo, P.I.M.E.
1958 Maria nell'arte Missionaria. In: *Le Missioni Cattol.* 87: 151–155. Mailand.

FAZZIOLI, Eddo
1967 Arte Mariana nelle missioni. In: *Continenti* LIII, Nr. 5: 16–19. Rom.

F. J.
1930 L'architecture religieuse missionnaire. In: *Le Bulletin des Missions* X: 178–184. Lophem.

FLEMING, D. J.
1938 Each with His Own Brush. Contemporary Christian art in Asia and Africa. New York.

GALEIS
1906 Inwieweit können die in der heidnischen Welt einheimischen Kunstideale und Kunstformen zur Einbürgerung christlicher Lebensformen verwandt werden. In: Richter, Die Entwurzelung des Christentums in der Heidenwelt: 162–199. Gütersloh.

GEOGHEGAN, G. M., S.J.
1961 African Sculpture and the Church. In: *AFER* (African Ecclesiastical Review) III, Nr. 1: 77–79.

GERAERT, Fr. A.
For Developing a Native Art. In: *Clergy Monthly* 6: 238.

GÉRARD, O.F.M.
1939 L'art chez nos frères les Noirs. In: *Les Missions Franciscaines* VI: 315–318. Paris.

GEVERS, Fr., C.I.C.M.
1949 L'art chrétien en Afrique. In: *Bulletin de l'Union Miss. du Clergé* 29: 71–75. Brüssel.

GILLES, R.
1961 Le symbolisme dans l'art religieux. Paris.

GILLÈS DE PÉLICHY, Alexandre, O.S.B.
1934 Liturgie et adaptation missionnaire. In: *Le Bulletin des Missions:* 37–50. Lophem.

GILLÈS DE PÉLICHY, Alexandre, O.S.B.
1936 S. Exc. Mgr. Costantini et les objets du culte en mission. In: *Le Bulletin des Missions* XV: 20–30. Lophem.

GILLET, Louis
1937/1938 Art chrétien, art indigène. In: Actes du 4e Congrès National de l'U.M.C. 27-28-29 juillet 1937. Les Missions et l'âme indigène 1938: 111–128. Paris, Dillen.

GILLET, Martin S., O.P.
1938 Art et religion. In: *Oriens I:* 10–14, 19–21. Sendai.

G. M.
1966 Arte africana e Cristianesimo. In: *Missioni Consolata* LVIII, Nr. 1: 26–31. Turin.

GUARIGLIA, Guglielmo
1966 L'arte dell'Africa nera e il suo messaggio. In: *Fede e Civiltà* LXIV, Nr. 8: 3–128. Christliche Kunst: Kap. V: 107–114. Parma.

HIMMELHEBER, Hans
1960 Negerkunst und Negerkünstler. Braunschweig.

HÖLTKER, Georg
1933 Die christliche Kunst in den Missionsländern. In: *Zeitschrift für Missionswissenschaft* XXIII: 97–108. Münster (mit zahlreicher Literatur).

HUNTER, Monica
[2]1961 [1936] Reaction to Conquest. Effects of Contact with Europeans on the Pondo of South Africa. London, Oxford Univ. Press.

I.D.
1931 Une église dont le style est adapté en pays. Sainte Marcienne d'Alger. In: *En Terre d'Islam* VI: 240–241. Rivet.

ITALIAANDER, Rolf
1981 Kunsterziehung und -förderung in Afrika. In: *Kunst und Kirche* 4: 198–201.

ITALIAANDER, Rolf
1957 Neue Kunst in Afrika. Mannheim.

JAHN, Janheinz
1958 Muntu – Umrisse der neoafrikanischen Kultur. Düsseldorf, Eugen Diederichs Verlag.

JANSSENS, Aloysius, C.J.C.M.
1928 Christelijke kunst in de Missielanden. In: *Kerk en Missië* VIII: 145–148. Brüssel.

JOBÉ, Joseph
1962 Christus in aller Welt. Wien, Econ-Verlag.

KOCH, V.
1911 Die Probleme der Missionskunst. In: Christl. Kunstblatt: 12–21.

KOWALSKY, Nicolás, O.M.I.
Actualidad del Arte Cristiano en los Paises de Misión y posibilidades que ofrece para el porvenir, pp. 349–355. In: La Adaptación Misionera. X. und XI. Missionsstudienwoche von Burgos 1957 und 1958. Madras.

LAUZIÈRE, J.
1939 Les oeuvres d'art relatives à Notre Dame en Egypte. Les sanctuaires coptes, depuis le sixième siècle jusqu'à nos jours. In: *Le Rayon d'Egypte* XII, 22. Januar. Abbassieh.

LAZZ.
1934 La cattedrale di Bengasi e l'arte sacra missionaria. In: *L'Osservatore Romano* Nr. 63, 17. März. Rom.

LEHMANN, Arno
1955 Die Kunst der jungen Kirchen. 254 pp., 175 Abb. Berlin, Evangelische Verlagsanstalt.

LEHMANN, Arno
1967 Afroasiatische christliche Kunst. 286 pp., 282 Abb. Konstanz.

LEIRIS, Michel
DELANGE, Jacqueline
1968 Afrika, die Kunst des schwarzen Erdteils. Universum der Kunst (Serie), München.

LOZZA, Antonio, P.I.M.E.
1949 Esposizione missionaria di Arte Sacra Indigena. In: *Le Miss. Cattoliche* 78: 129–132. Mailand.

L. R.
1930 L'art dans les monuments religieux paiens et ce que l'art en mission a pu lui emprunter. In: *Annales de la Société des Missions Etrangères* XXXII: 49–63. Paris.

MAARSCHALKERWEERD, Pancrazio, O.F.M.
1937 Plastiche cristiane delle terre di missione nel Pontificio Museo Missionario Etnologico. In: *Annali Lateranensi* I: 15–34.

MAARSCHALKERWEERD, Pancrazio, O.F.M.
1938 Pitture cristiane delle Terre di Missione nel Pontificio Museo Missionario Etnologico. In: *Annali Lateranensi* II: 11–42. Città del Vaticano.

MABONA, Anthony D.
1961 African Art. In: *AFER* (African Ecclesiastical Review) III, Nr. 3: 236–237.

MACINNES, George
1982 Understanding the Arts of Africa. In: *AFER* (African Ecclesiastical Review) 24, Nr. 4: 234–238. Kenya.

MARIE DE LA PRÉSENTATION
1959 Art Négro-Africain et louange de Dieu. In: *Mission de l'Église,* 34e année, Bd. XV: 97–100. Paris.

MENEZES, Armando
1937/38 The Church and the Arts. In: Ven. Fr. Joseph Vaz V: 177–179, 196–199, 205–206. Bastora.

MENTO, Vincenzo
1968 Chiese di domani nelle Missioni. In: *Continenti:* 323–329. Mailand.

METTLER, L. Anton, C.M.M.
1971 Die Kunst in Schwarz-Afrika: Eine missionarische Aufgabe. Überlegungen zu einer Ausstellung. In: *Neue Zeitschrift für Missionswissenschaft* XXVII: 220–222. Schöneck.

MEURER, Leonhard
1965 Die Kunst der Völker im Dienst der Kirche. In: *Afrika:* 132–137. Luzern.

MEURER, Leonhard
1979 Christliche Kunst für Afrika. In: *Die katholischen Missionen* Nr. 4: 118–122.

MICHALOWSKI, Kasimierz
1967 Faras. Die Kathedrale aus dem Wüstensand. 189 pp., 96 Abb. Einsiedeln, Benziger Verlag.

MLAUZI, Ezequiel
1969 A arte negro-africana. In: Missão e Vida I: 372–377. Laurenço Marques.

OHM, Thomas
^{2}1961 [1956] Wichtige Daten der Missionsgeschichte. Münster, Aschendorff.

OLANGUA, Augusto, C.M.F.
1942 Rogar porque se fomente mas y mas el arte cristiano indigena en las Misiones. In: *El Misionero* XIX: 250–254. Madrid.

OLAETA, Jon de (Unzalu, Juan)
1934 El arte Sagrado en los paises de Misiones. (Nuestra entrevista con S. E. Mons. Costantini.) In: Catolicismo II, Nr. 17: 14–15. Madrid.

OLBRECHTS, Frans M.
1937–38 Beschouwingen over de toekomst der Afrikaansche kunst. In: *Nieuw Afrika* LIV: 349–353. Antwerpen.

PELLIOT, Paul
1921 La peinture et la gravure européennes en Chine au temps de Mathieu Ricci. In: *T'oung Pao* XX. Leiden.

PERBAL, Albert, O.M.I.
1938 Enquête 1938 sur l'art sacré indigène. In: *AFER.* (Africanae Fraternae Ephemerides Romanae) Nr. 12: 139–151. Rom.

PETERS, Jos., S.J.
1924–25 Krippe und Krippenfeiern in den Missionsländern. In: *Die Katholischen Missionen* LIII: 69–75. Aachen.

PETERS, Jos., S.J.
1924–25 Die Krippe als Missionsmittel. In: *Die Katholischen Missionen* LIII: 483–490. Aachen.

PÉUS, Gunter
1979 Sammeln. Erfahrungen eines Sammlers. In: Horizonte '79: 26–36. Berlin.

PIO DE MONDREGANES, O.F.M. Cap.
1950 Arte Cristiana nei paesi di Missione. In: *Fede e Civiltà* XLVIII: 40–44. Parma.

PIO DE MONDREGANES, O.F.M.Cap.
1950 I Problemi dell'Arte Sacra nei paesi di Missione. In: *Fede e Civiltà* XLVIII: 62–67. Parma.

PIUS PP. XI.
1937 Epistula apostolica ad Em̃um P. D. Patrem S.R.E. Presb. Card. Fumasoni Biondi Sacrae Congregationis de Propaganda Fide Praefectum: De cristianae artis quae in missionum regionibus et in orientalis ritus ecclesia colitur expositione in Vaticano A.D. 1940 habenda. In: AAS XXIX: 413–415. Rom.

PRYKA, Bruno, S.V.D.
1932 Die christliche Kunst im Dienste der Mission. In: *Die Katholischen Missionen* LX: 16–17. Düsseldorf.

RACHEWILTZ, Boris de
1960 Afrikanische Kunst. Zürich, Artemis Verlag.

RANDALL, Frances
1977 Art Edu-Creation. In: *AFER* (African Ecclesiastical Review) 19, Nr. 3: 174–178. Kenya.

RANNENBERG, Werner
1960 Überkommene Form und eigene Antwort. Das Ringen um eine einheimische Gestalt in den Kirchen Asiens und Afrikas. In: Das Wort in der Welt 39: 57–62.

RAPP, Urban, O.S.B.
1957 Die Neuheit auf dem Gebiete der Kunst, pp. 249–265. In: Kilger, Laurenz (ed.), Die Neuheit des Lebens als Ziel und Frucht der Weltmission. Missionsstudienwoche Würzburg 1956. Münster.

RÉGAMEY, P. R.
1951 Une exposition et un dossier. In: *L'Art Sacré* Nr. 7–8: 39–47, März-April. Paris.

ROCCO, Giovanni
1934 Il Problema dell'Arte Missionaria. In: *Rassegna di Architettura* VI: 210–212. Mailand.

ROETHELI, E. W.
1955 Kunst und Kirche in Afrika. In: *Neue Zürcher Nachrichten* 6, 3.10.

SÁNCHEZ DE MUNIAIN, José M.
1959 La adaptación al arte indígena, pp. 342–348. In: La Adaptación Misionera. X. und XI. Missionsstudienwoche von Burgos 1957 und 1958. Madras.

SCHEERDER, G., O.S.C.
1950 Neger en Kunst. In: *Kruistriomf* 29: 52–54, 81–83. Nijmegen.

SCHELBERT, Georg, S.M.B.
1960 Einheimische Kunst und Bibel-Illustrationen im Protestantismus. In: *Neue Zeitschrift für Missionswissenschaft* XVI: 305–309.

SCHILLER, Gertrud
1967 Ikonographie der christlichen Kunst. Bd. 1 (insgesamt 5 Bände). Gütersloh.

SCHLUNK, Martin
1930 Mission und Kunst. In: *Neue Allgemeine Missionszeitschrift* 7, 1: 26–32; 2: 40–51. Gütersloh.

SCHMIDLIN, Josef
1925 Die Vatikanische Missionsausstellung (eingehende Besprechung mit Literaturangaben). In: *ZMR* XV: 110–126.

SCHMIDLIN, Josef
1937 Missionskunst in Vergangenheit und Gegenwart. In: *Zeitschrift für Missionswissenschaft* XXVII: 157–164. Freiburg.

SCHMUTZER, J.
1935 Het Apostolaat der Kunst. In: St. Claverbond: 53–68.

SCHMUTZER, J.
1938 Culture et art chrétien. In: Sam XII, Nr. 39: 8–11. Louvain.

SCHÜLLER, Sepp
1935 Weihnachten in der Kunst der Missionsvölker. In: *Die Weltmission der Katholischen Kirche* XIX: 198–201. Aachen.

SCHÜLLER, Sepp
1935 Christliche Kunst in heidnischem Land. In: *Akademische Missionsblätter* XXIII, 1. Heft: 25–44. Münster.

SCHÜLLER, Sepp
1935 L'art chrétien indigène au musée missionnaire d'Aix-la-Chapelle. In: *Le Bulletin des Missions* XIV: 225–232. Lophem.

SCHÜLLER, Sepp
1935–36 Christliche Eingeborenenkunst in nichtchristlichen Ländern. In: *Die Christliche Kunst* XXXII: 193–215. München.

SCHÜLLER, Sepp
1936 Marienbilder aus aller Welt, Christliche Kunst aus Afrika, Südamerika, Indien, Java, Indochina, China und Japan, XVI und 52 pp. Kevelaer, Butzon und Bercker.

SCHÜLLER, Sepp
1936 Der Priester als Anreger und Schöpfer einheimisch-christlicher Kunst in den Missionsländern. – Unsere deutschen Missionen und Missionare 1936. In: Van der Velden, Josef (ed.), Priester und Mission, Jahrbuch des Priestermissionsbundes. 20. Jahrgang: 83–111.

SCHÜLLER, Sepp
1937 Die christlich-afrikanische Bildhauerei. In: *Die Katholischen Missionen* LXV: 63–69. Düsseldorf.

SCHÜLLER, Sepp
1937 Christlich-afrikanisches Kunstgewerbe. In: *Die Katholischen Missionen* LXV: 161–165. Düsseldorf.

SCHÜLLER, Sepp
1937 Die Missionsschau auf der Pariser Weltausstellung. 1937. Christliche Eingeborenenkunst aus aller Welt. In: *Die Katholischen Missionen* LXV: 243–246. Düsseldorf.

SCHÜLLER, Sepp
1938 Erste afrikanische Bibelillustrationen. In: *Die Katholischen Missionen* LXVI: 15–19. Düsseldorf.

SCHÜLLER, Sepp
1939 Christliche Kunst aus fernen Ländern. Christliche Kunst aus Afrika, Südamerika, Indien, Java, Indochina, China und Japan, 72 pp. Düsseldorf, Mosella-Verlag.

SIMMERS, J.
1967/68 De kunst op zijn nummer gezet. In: *De Katholieke Missiën* 88, Mai: 2–4. Teteringen.

SMITH, John Clark
1982 „Conversion" in Religious Art. In: *Journal of Dharma* VII, Nr. 2. Bangalore.

STEVENSON, M.
1916 Love of Beauty as a Factor in Missionary Life. In: *International Review of Missions* V: 603–613. London.

ŚWIDERSKI, Stanislaw
1982 Art et louange. Les symbols de l'art sacré populaire dans l'adaptation chrétienne. Ottawa, Editions de l'Université d'Ottawa.

TEA, Eva
1939 Arte Missionaria. In: *Vita e Pensiero* XXV: 431–436. Mailand.

TEN BERGE, S.J.
1926 La nécessité d'un art chrétien indigène en pays de mission. In: Autour du problème de l'Adaptation. Compte rendu de la quatrième Semaine de Missiologie de Louvain: 213–231; 227–231: Lettre de Mgr. Costantini. Louvain.

THIEL, J. F.
1980 Christliche Kunst in Schwarzafrika. In: Missionschronik 1980/81: 57–64.

THIEL, Josef F. (edit.)
[2]1980 [1978] Christliches Afrika. Kunst und Kunsthandwerk in Schwarzafrika. St. Augustin, Haus Völker und Kulturen.

THIEL, J. F.
1981 Versuche christlichen Kunstschaffens in Afrika, pp. 114–125. In: Afrika und die Deutschen. Jahrbuch der Deutschen Afrika-Stiftung 1981. Pfullingen, Verlag Günther Neske.

THIEL, J. F.
1981 Entstehungsprobleme einer christlichen Kunst in Afrika. In: *Kunst und Kirche* 4: 202–205. Linz.

TIELEMANS, Alphons-Maria M. A.
1936 L'art chrétien dans l'Afrique septentrional. In: *L'Artisan Liturgique* X: 844–845. Lophem.

TOSCANO, Giuseppe S.X.
1960 1. L'arte cristiana nei paesi di missione. In: *Fede e Civiltà* LVIII: 411–436.
2. La Divinità di Cristo nell'arte dei paesi di missione. Ibid.: 437–445.
3. La Madonna nell'arte dei paesi di missione. Ibid.: 447–461.

TRAGELLA, J. B., P.I.M.E.
1938 Una nuova arma di apostolato: l'arte. In: Studium XXXIV: 49–58. Rom.

Van TRIGT, Fr., SMA
1958/59 Nieuw Leven in de West-Afrikaanse Negerkunst. In: *De Kath. Missiën* 79: 288–290. Teteringen.

Van TRIGT, Fr., S.M.A.
1958 Even praten over Inlandse Kunst. In: *Afrika Ontwaakt* XXXI: 110–115. Cadier en Keer.

Van TRIGT, Fr., S.M.A.
1959 Light on Christian Art in Black Africa. In: *Worldmission* 10, Nr. 3: 22–32. New York.

Van TRIGT, Fr., S.M.A.
1963 Christelijke Kunst in de Missië. In: *Het Missiewerk* 42: 78–90. 's-Gravenhage.

Van Tright, Fr., S.M.A.
1967 Nieuw leven in de West-Afrikaanse Negerkunst. In: *Afrika Ontwaakt* 40: 107–115. Cadier en Keer.

Van TRIGT, Fr., S.M.A.
1967 De nood van de kunst in Afrika. In: *Afrika Ontwaakt* 40: 29–34.

VÄTH, Alfons, S.J.
1932 Das Bild der Weltkirche. Akkommodation und Europäismus im Wandel der Jahrhunderte und in der neuen Zeit. VIII pp. und 233 pp. Hannover, Verlag Joseph Giesel.

VAGAGGINI, C., O.S.B.
1934 S. Exc. Mgr. Costantini et l'art chrétien indigène. In: *Le Bulletin des Missions* XIII: 119–127. Lophem.

VEIGA, José, C.S.Sp.
1955 Arte Negra e Missionação. In: Portugal em Africa XII: 244–252. Lissabon.

VILLA, Luigi, F.S.C.I.
1950 Arte Cristiana in Egitto. In: *La Missione* Nr. 5: 29–32. Mailand.

De VITO, Corrado, O.F.M. Cap.
1963 L'arte a servizio della fede. Considerazioni in margine al Concilio Ecumenico Vaticano II. Missioni Estere Cappuccini. Mailand.

VIZCARRA, Zacarias de
1939 Arte Sacro y Arte Misional. Orientaciones Pontificias. In: *Illuminare* XVII: 16–22. Mai-Juni. Vitoria.

WAHLMAN, Maude
1974 A Festival of Contemporary Arts. In: *African Arts,* Vol. VII, Nr. 3: 16–17.

WENTINCK, Charles
1974 Moderne und primitive Kunst. Freiburg, Herder.

W. G.
1942 Il richiamo dell'arte. In: *Euntes* V: 3–4. Rom.

WIDER, Alberto
1958 Arte Cristiana nelle Missioni. In: *Le Missioni Cattol.* 87: 266–268. Mailand.

WILLET, Frank
1979 Tradition – Moderne. Zeitgenössische afrikanische Kunst. In: Horizonte '79: 41–44. Berlin.

WITTE, Hans
1975 The Africa Museum Berg en Dal. In: *African Arts,* Vol. VIII, Nr. 4: 36–41.

ZACHARIAS, H. C. E.
1928–29 La véritable tradition artistique de l'Eglise. In: *Le Bulletin des Missions* IX: 395–406. Lophem.

ZACHARIAS, H. C. E.
1930 La vera tradizione artistica della Chiesa e le Missioni. In: *Le Missioni Cattoliche* LIX: 107–110; 124–125. Mailand.

ZOHONCON, Christian
1958 Art chrétien en Afrique. In: *Missi:* 280–281. Lyon.

2. Kapitel

Das christliche Reich Äthiopien

1977 Dictionary of African Biography, Vol. I: Ethiopia – Ghana. New York, Reference Publications Inc.

1913 Aksum-Expedition (Deutsche Aksum-Expedition). Hrsg. von der Generalverwaltung der Königlichen Museen zu Berlin. Bd. 1–4. Berlin.
1. Reisebericht der Expedition. Von Enno Littmann. 2. Ältere Denkmäler Nordabessiniens. Von Daniel Krencker. 3. Profan- und Kultbauten Nordabessiniens. Von Thedor von Lüpke. 4. Sabäische, griechische und altabessinische Inschriften. Von Enno Littmann.

1973 Religiöse Kunst Äthiopiens Religious Art of Ethiopia. Stuttgart.

ALTHEIM, F., STIEHL, R.
1964 Die Anfänge des Königreiches Axum. In: Festschrift für Adolf Ellegard Jensen, München.

BARTELS, Lambert
1983 Oromo-Religion. Berlin.

BAUER, Elisabeth
1983 Die Kunst der Kreuzsteine, p. 47. In: Armenien. Geschichte, sakrale Kunst. J. F. Thiel (ed.). St. Augustin.

BEZOLD, C.
1909 Kebra Nagast. München.

BIDDER, I.
1959 Lalibela. Köln.

BIDDER, I.
1959 Die Monolithkirchen Äthiopiens. Köln.

BIDDER, I.
1966 Das Rätsel von Lalibela. In: *Merian* 10, 19. Hamburg.

BRUS, René
1975 Ethiopian Crowns. In: *African Arts,* Vol. VIII, Nr. 4: 8–13 und 84.

BUCHTHAL, H.
1960 An Ethiopic miniature of Christ being nailed to the cross. In: *Atti del convegno internazionale di studi etiopici* 48. Rom.

BUCHTHAL, H., KURZ, O.
1942 A hand list of illuminated oriental Christian manuscripts. London.

BUDER, W.
1973 Das Reich Aksum. In: *Zeitschrift für Kulturaustausch,* Tübingen, Sonderheft.

BUDGE, E. A. Wallis
1899 The miracles of the Virgin Mary. London.

BUDGE, E. A. Wallis
1906 The Life and Miracles of Takla Hâymânôt. 2 Vol. London.

BUDGE, E. A. Wallis
1922 Legends of our Lady Mary. London.

BUDGE, E. A. Wallis
1923 One hundred and ten miracles of Our Lady Mary. London.

BUDGE, E. A. Wallis
1928 A history of Ethiopia. London.

BUDGE, E. A. Wallis
1928 The Book of the Saints of the Ethiopian Church. 4 Vol. Cambridge.

BUDGE, E. A. Wallis
1932 The Queen of Sheba and her only Son Menyelek. London.

BUDGE, E. A. Wallis
1970 A history of Ethiopia, Nubia and Abyssinia. Oosterhout.

BULL, H. A.
1929 The gospel according to the Abyssinians. In: *International studio* 93. New York.

BURTON, D. R.
1941 The Christian antiquities of Northern Ethiopia. London.

BUXTON, D.
1947 The Christian antiquities of Northern Ethiopia. Oxford.

CASTANHOSO, M.
1902 The Portuguese expedition to Abyssinia in 1541–1543. Transl. and ed. by R. S. Whiteway. London.

CERULLI, Enrico
1942–1943 Etiopi in Palestina. Storia della communità Etiopia di Gerusalemme. Rom.

CERULLI, Enrico
1943 Il libro etiopico dei Miracoli di Maria e le sue fonti nelle letterature del medio evo latino. Rom.

CERULLI, Enrico
1947 Il „Gesù percosso" nell'arte etiopica e le sue origini nell'Europa del XV secolo. In: *Rasegna di Studi Etiopici,* Vol. VI, Fasc. II.

CERULLI, Enrico
1958–1960 Scritti teologici etiopici dei secoli XVI–XVVII, I–II = Studi e testi 198 und 204. Città del Vaticano.

CHATTERJI, S. K.
1968 India and Ethiopia from the seventh century. Calcutta.

CHOJNACKI, Stanislaw
1964 Short Introduction to Ethiopian Traditional Painting 1–11. In: *Journal of Ethiopian Studies,* Vol. II, Nr. 2.

CHOJNACKI, Stanislaw
1970 The Iconography of St. George in Ethiopia. In: *Journal of Ethiopian Studies* XI, 1–2.

CHOJNACKI, Stanislaw
1970 Notes on a lesser-known type of St. Mary in Ethiopian painting. In: *Abba Salama* 1. Addis Abeba.

CHOJNACKI, Stanislaw
1973 Äthiopische Malerei, pp. 35–65. In: Religiöse Kunst Äthiopiens, Walter Raunig (ed.). Stuttgart.

CHOJNACKI, Stanislaw
1973 A survey of modern Ethiopian art. In: *Zeitschrift für Kulturaustausch,* Tübingen, Sonderheft.

CHOJNACKI, Stanislaw
1977 Two Ethiopian Icons. In: *African Arts* Nr. X, Vol. 4: 44–47.

CONTI ROSSINI, C.
1909 Les listes des rois d'Aksoum. In: *Journal asiatique* 14, Paris.

CONTI ROSSINI, C.
1928 Storia d'Etiopia. Bergamo.

CONTI ROSSINI, C.
1937 Etiopia e genti di Etiopia. Firenze.

COSTANTINI, Celso
1939 L'Arte cristiana in Etiopia. In: *Arte Cristiana* XXVII: 185–232. Mailand.

COSTANTINI, Celso
1939 Il Problema dell'arte cristiana in Etiopia. In: *L'Osservatore Romano* LXXIX, Nr. 225, 24. September. Rom.

COSTANTINI, Celso
1939 Per le nuove chiese di rito alessandrino cattolico in Etiopia. In: *L'Osservatore Romano* LXXIX, Nr. 240, 12. Oktober. Rom.

CRAMER, M.
1964 Koptische Buchmalerei. Recklinghausen.

DABBERT, H.
1938 Die monolithenen Kirchen Lalibelas in Äthiopien. Berlin.

DOBBERAHN, Friedrich Erich
1976 Fünf äthiopische Zauberrollen. Text, Übersetzung, Kommentar. Bonn.

DORESSE, J.
1957 L'empire du Prêtre-Jean, I–II. Paris.

DORESSE, J.
1959 Au pays de la reine de Saba, l'Ethiopie antique et moderne. London.

DORESSE, J.
1970 Histoire de l'Ethiopie. Paris.

DORESSE, J.
1972 La vie quotidienne des éthiopiens chrétiens aux XVIIe et XVIIIe siècles. Paris.

FABRICIUS, L.
1935 Abyssinia on the eve. London.

FINDLAY, L.
1944 The Monolithic Churches of Lalibela in Ethiopia. Kairo.

GASKIN, L. J. P.
1965 A bibliography of African art. Comp. at the Internat. African Institute, London.

GERSTER, G.
1970 Searching out medieval churches in Ethiopia's wilds. In: *National Geographic* 138, 6. Washington.

GERSTER, G.
1968 Kirchen im Fels. Stuttgart.

GREENFIELD, R.
1965 Ethiopia. A New Political History. London.

GRIAULE, Marcel
1930 Dessins et peintures abyssines. In: *L'Anthropologie* 40. Paris.

GRIAULE, Marcel
1930 Légende illustrée de la reine de Saba. In: *Documents* 1. Paris.

GRIAULE, Marcel
1932 Mission Dakar-Djibouti. In: *Journal de la Société des Africanistes 2.* Paris.

GRIAULE, Marcel
1933 Silhouettes et graffiti abyssins. Paris.

GRIAULE, Marcel
1933 Peintures abyssines. In: *Minotaure* 1, 2. Paris.

HABERLAND, Eike
1958 [1961] Äthiopische Dachaufsätze. In: *Jahrbuch des Völkerkundemuseums zu Leipzig,* Bd. XVII: 158–176.

HABERLAND, Eike
1973 Einführung in die äthiopische Geschichte bis zur Jahrhundertwende. In: *Zeitschrift für Kulturaustausch,* Tübingen, Sonderheft.

HABERLAND, Eike
1973 Feste im Kirchenjahr des christlichen Äthiopiens. In: *Zeitschrift für Kulturaustausch,* Tübingen, Sonderheft.

HABERLAND, Eike
1976 Altes Christentum in Süd-Äthiopien. Eine vergessene Missionsepoche. Wiesbaden.

HABLE SELASSIE, S.
1964 Beziehungen Äthiopiens zur griechisch-römischen Welt. Bonn.

HABLE SELASSIE, S.
1970 A history of Aksum: The successors of Caleb. For: conference on current research trends in Ethiopian history, Feb. 21, 1970.

HAMMERSCHMIDT, Ernst
1962 Kultsymbolik der koptischen und der äthiopischen Kirche. In: Herrmann, F. (Hrsg.), Symbolik der Religionen X, Stuttgart: 167–233.

HAMMERSCHMIDT, Ernst
1963 Stellung und Bedeutung des Sabbats in Äthiopien. Stuttgart.

HAMMERSCHMIDT, Ernst
1966 Symbolik des orientalischen Christentums. In: Tafelband Herrmann, F. (Hrsg.), Symbolik der Religionen XIV, Stuttgart.

HAMMERSCHMIDT, Ernst
1967 Äthiopien. Christliches Reich zwischen Gestern und Morgen. Wiesbaden, O. Harrassowitz.

HAMMERSCHMIDT, Ernst
1973 Die äthiopische Kirche und die klassische äthiopische Literatur. In: *Zeitschrift für Kulturaustausch,* Tübingen, Sonderheft.

HAMMERSCHMIDT, E.
JÄGER, Otto A.
1968 Illuminierte äthiopische Handschriften. Verzeichnis der orientalischen Handschriften in Deutschland XV. Wiesbaden.

HASSELBLATT, Gunnar
1973 Der Islam in Äthiopien. In: *Zeitschrift für Kulturaustausch,* Tübingen, Sonderheft.

HASSELBLATT, Gunnar
1981 Abessiniens Kunst – ihre Bedeutung für Schwarzafrika. In: *Kunst und Kirche* 4: 195–197.

HELFRITZ, Hans
[2]1974 [1972] Äthiopien – Kunst im Verborgenen. Ein Reisebegleiter ins älteste Kulturland Afrikas. Köln, DuMont.

HEYER, F.
1971 Die Kirche Äthiopiens. Berlin.

HOFMANN, G.
1942 Kopten und Äthiopier auf dem Konzil von Florenz. In: *Orientalia christiana periodica* 8.

HOFMANN, Inge
1975 Wege und Möglichkeiten eines indischen Einflusses auf die meroitische Kultur. Studia Instituti Anthropos 23. St. Augustin.

HYATT, H. M.
1928 The Church of Abyssinia. London.

JÄGER, Otto A.
1960 Ethiopian manuscript paintings. In: *Ethiopia Observer* 4, 11, Addis Abeba.

JÄGER, Otto A.
1966 Äthiopische Zauberrollen und ihre Bilder. In: *Baessler-Archiv,* N. F. XIV.

JÄGER, Otto A.
[2]1967 [1957] Äthiopische Miniaturen. Berlin.

JÄGER, Otto A., DEININGER-ENGLHART, L.
1957 Äthiopische Miniaturen. Berlin.

JÄGER, Otto A., DEININGER-ENGLHART, L.
1961 Some notes on illuminations of manuscripts in Ethiopia. In: *Rassegna di studi Etiopici* 17. Rom.

JONES, A. H. M., MONROE, E.
[2]1955 A History of Ethiopia. Oxford.

KAMIL, M.
1953 Das Land des Negus. Innsbruck.

KAMMERER, A.
1926 Essai sur l'histoire antique d'Abyssinie. Paris.

KAMMERER, A.
1929 La Mer Rouge, l'Abyssinie et l'Arabie depuis l'antiquité. Kairo.

KRAFFT, W.
1973 Kirchenbauten in Äthiopien. In: *Zeitschrift für Kulturaustausch,* Tübingen, Sonderheft.

KRENCKER, D.
1936 Die großen Stelen in Aksum. In: *Forschungen und Fortschritte* 12, 3. Berlin.

LECLANT, Jules
1970 L'art chrétien d'Ethiopie. In: Kunst und Geschichte Nubiens in christlicher Zeit. Recklinghausen.

LEROY, Jules
1961 L'évangéliaire éthiopien illustré du British Museum (or. 510) et ses sources iconographiques. In: *Annales d'Ethiopie,* Vol. 4: 155–180.

LEROY, Jules
1961 Äthiopien, Buchmalereien. Paris.

LEROY, Jules
1962 Une „Madonne Italienne" conservée dans un manuscrit éthiopien du British Museum. In: *Rassegna di studi etiopici* 18. Rom.

LEROY, Jules
1964 La peinture chrétienne d'Ethiopie antérieure à l'influence occidentale. In: Christentum am Nil. Recklinghausen.

LEROY, Jules
1967 Ethiopian Painting in the Late Middle Ages and During the Gondar Dynasty. New York, Washington.

LITTMANN, Enno
1926 Indien und Abessinien. In: Beiträge zur Literaturwissenschaft und Geistesgeschichte Indiens. Festgabe Hermann Jacobi. Bonn.

LITTMANN, Enno
1935 Abessinien. Hamburg.

MATTHEW, A. F.
1969 The monolithic church of Yekka. In: *Journal of Ethiopian Studies* 7, 2. Addis Abeba.

McKAY, Roger
1974 Ethiopian Jewelry.
In: *African Arts,* Vol. 7, Nr. 4 : 36–39.

MERCIER, Jacques
1979 Ethiopian Magic Scrolls. New York.

MONNERET DE VILLARD, U.
1947 La Madonna di S. Maria Maggiore e l'Illustrazione dei Miracoli di Maria in Abissinia. In: *Annali Lateranensi* 11. Città del Vaticano.

MOORE, Eine
1971 Ethiopian Processional Crosses. Addis Abeba.

MOORE, Eine
1973 Äthiopische Kreuze, pp. 67–90. In: Religiöse Kunst Äthiopiens. Stuttgart.

MORDINI, A.
1963 Die äthiopischen Kirchen. In: Katalog Koptische Kunst. Essen.

MORDINI, A.
1964 Architecture éthiopienne au Moyen Age. In: Christentum am Nil. Recklinghausen.

MORDINI, A.
1964 La reconnaissance et la préservation des anciennes églises éthiopiennes. In: Materiali per lo studio del medioevo Etiopico. Lucca.

MOSCATI, Sabatino
1961 Die altsemitischen Kulturen. Stuttgart, Urban-Bücher.

PAËZ, Gasparo
1628 Lettere annue di Ethiopia Del 1624, 1625 e 1626. Scritte al M. R. P. Mutio Vitelleschi, Generale della Compania di Gesù. Rom.

PANKHURST, Richard (ed.)
1965 Travellers in Ethiopia. London.

PANKHURST, Richard
1973 Das Christentum in Äthiopien, pp. 21–32. In: Religiöse Kunst Äthiopiens. Stuttgart.

PANKHURST, S.
1955 Ethiopia. A Cultural History. Woodford Green/Essex.

PÉTRIDÈS, S. P.
1964 Le livre d'or de la dynastie salomonienne d'Ethiopie. Paris.

PLAYNE, Beatrice
1954 St. George for Ethiopia. London.

RATHJENS, C.
1921 Die Juden in Abessinien. Hamburg.

RAUNIG, Walter
1965 Die Bedeutung des Periplus des erythräischen Meeres für Afrika. In: *Mitteilungen der Anthropologischen Gesellschaft in Wien* 95. Wien.

RAUNIG, Walter
1970 Die Versuche einer Datierung des Periplus maris Erythraei. In: *Mitteilungen der Anthropologischen Gesellschaft in Wien* 100. Wien.

RAUNIG, Walter
1975 Zwei Ikonen aus der Äthiopien-Sammlung des Völkerkundemuseums der Universität Zürich. In: *Ethnologische Zeitschrift Zürich,* Vol. I: 151–179.

SABELLI dei, L. (Pseudonym für: Luca Pietromarchi)
1936–1938 Storia di Abissinia I–IV. Rom.

SAUTER, R.
1957 L'église monolithe de Yekka-Mikaël. In: *Annales d'Ethiopie* 2. Paris.

STAUDE, Wilhelm
1934 Le mauvais oeil dans la peinture chrétienne d'Abyssinie. In: *Journal asiatique* 225. Paris.

STAUDE, Wilhelm
1954 Die Profilregel in der christlichen Malerei Äthiopiens und die Furcht vor dem „Bösen Blick". In: *Archiv für Völkerkunde,* Bd. IX.

STAUDE, Wilhelm
1956 Blick und Geste. In: *Archiv für Völkerkunde,* Bd. XI.

STAUDE, Wilhelm
1957 Die äthiopische Legende von der Königin von Saba und die Parsival-Erzählung Wolframs von Eschenbach. In: *Archiv für Völkerkunde* 12. Wien.

STAUDE, Wilhelm
1958 Die ikonographischen Regeln in der äthiopischen Kirchenmalerei. In: *Archiv für Völkerkunde* 13. Wien.

STAUDE, Wilhelm
1971 Les cinq clous du Christ et l'icone impériale éthiopienne. In: *Ethnologische Zeitschrift Zürich* 1. Zürich.

STERN, H. A.
1968 Wandering among the Falashas in Abyssinia, together with a description of the country and its various inhabitants. London.

TAMRAT, T.
1972 Church and state in Ethiopia, 1270–1527. Oxford.

TEKLE, T. M.
1964 Le roi Zera Yacob et sa lettre. In: Christentum am Nil. Recklinghausen.

TEWELDEMEDHIN, J.
1970 The monolithic churches of Tigray. Addis Abeba.

THIEL, J. F.
1980 Die Begegnung Chinas mit dem Christentum. St. Augustin.

THIEL, J. F. (ed.)
1981 Äthiopien. Ein afrikanischer Weg des Christentums. St. Augustin.

THIEL, J. F. (ed.)
1983 Armenien. Geschichte, sakrale Kunst. St. Augustin.

TUBIANA, J.
1963 Le frère de Saint Lâlibalâ. In: *Objets et mondes* 3, 3. Paris.

ULLENDORFF, E.
1956 Hebraic-Jewish Elements in Abyssinian (Monophysite) Christianity. In: *Journal of Semitic Studies,* Juli 1956.

ULLENDORFF, E.
[2]1965 The Ethiopians. An Introduction to Country and People. London.

ULLENDORFF, Edward
1968 Ethiopia and the Bible. London.

WEIHS, Fritz
1973 Einige technische Details zu äthiopischen Ikonen, pp. 299–308. In: Religiöse Kunst Äthiopiens. Katalog. Stuttgart.

WESSEL, Klaus (Hrsg.)
1964 Christentum am Nil. Recklinghausen.

WILPERT, Joseph
1917 Die römischen Mosaiken und Malereien der kirchlichen Bauten vom IV. bis XIII. Jahrhundert. 2 Bde. Freiburg i. Br.

WISSMANN, H., HÖFNER, M.
1953 Zur historischen Geographie des vorislamischen Südarabien. Wiesbaden.

3. Kapitel

Das alte Kongoreich

1965 Exposição de algumas obras primas e antiguidades do Museu de Angola. Luanda.

ANDRIAN, F.
1901 Die Siebenzahl im Geistesleben der Völker. In: *Mitteilungen der Anthropologischen Gesellschaft,* Wien, Vol. XXXI.

BAESTEN, V.
1892–1895 Les Jésuites au Congo (1545–55; 1623–63). In: Précis Historiques. Brüssel.

BAL, Willy
1963 Le royaume du Congo aux XVe et XVIe siècles. Documents d'histoire. Léopoldville (Kinshasa).

BASSANI, Ezio
1976 I Mintadi del Museo Pigorini di Roma. In: *Critica d'Arte* Nr. 146, März/April 1976: 49–64.

BAUMANN, Hermann
1955 Das doppelte Geschlecht. Berlin, Dietrich Reimer.

BENTLEY, W. H.
1900 Pioneering on the Congo. London, 2 Bde.

BONTINCK, François
1966 Répercussions du conflit entre le Saint-Siège et le „Padroâdo" sur l'évangelisation de l'ancien royaume de Congo au XVIIe siècle. In: *Archivum Historicae Pontificiae* 4: 198–218. Rom.

BONTINCK, Frans
1978 Le catéchisme kikongo de 1624, réédition critique (avec la collaboration de D. Ndembe Nsasi). Brüssel.

BONTINCK, F.
1982 Les Bitumba (Mintadi). In: *Ngonge* Nr. 35 (4e Série, Nr. 5): 8–9.

BONTINCK, F.
1982 Les Nkangi Kiditu. In: *Ngonge.* Carnets de Sciences Humaines. Kinshasa. Nr. 35 (4e Série, Nr. 5). (Seitenzahlen fehlen.)

BORCHGRAVE d'ALTENA, J. de
1949 Christs de l'ancien Congo. In: *L'Artisan et les arts liturgiques* 28: 377–382. St.-André-lez-Bruges.

BRASIO, A.
1961 D. Antonio Barroso, Missionário, Cientista, Missiólogo. Lissabon.

CAPELLE, H.
IVENS, R.
1882 From Benguella to the Territory of Yacca. 2 Vol. London.

CHARROT
1948 Le symbolisme des nombres. In: Essai d'arithmosophie, Dr. R. Allendy. Paris.

VAN CLEEMPUT, J. C., C.SS.R.
1936 Quelques oeuvres d'art chrétien congolais datant du XVe siècle. In: L'Art religieux dans les pays de missions. In: *L'Artisan Liturgique* X: 839. Lophem.

CORNET, Joseph
1982 Vestiges matériels de la première évangélisation, pp. 46–55. In: L'Eglise catholique au Zaire: un siècle de croissance (1880–1980). Kinshasa.

CUVELIER, Jean
1946 L'ancien royaume de Congo. Brüssel (Rez. in *NZM* 1947: 311–312).

CUVELIER, Jean
1950 L'art congolais à l'ère du Christ Sauveur, pp. 34–39. In: Les arts au Congo Belge et au Ruanda-Urundi. Brüssel.

De DONDER, J.
1939 Notes sur les Christs et statues de l'ancien Congo. In: *Brousse* 3: 32–34. Léopoldville.

De DONDER, J.
1948 Les vieux crucifix du Bas-Congo. In: *Grands Lacs* 63, 8: 431–434.

FRASER, Douglas
1962 Die Kunst der Naturvölker (bes. p. 56 ff.). (Mutter-Kind-Statuetten gehen auf christlichen Einfluß zurück.) München/Zürich.

GRAHAM, R.H.C.
s. a. (1932) Under seven Congo Kings. London.

GREGORIO DE JESÚS CRUCIFICADO, O.C.D.
1967 Misiones y cultura. In: La Obra Maxima XLV: 411–413. San Sebastian.

HILDEBRAND (van Hooglede), OFM Cap.
1938 Les droits historiques du Portugal sur le Congo. In: *Congo* I, 1: 23–54.

HILDEBRAND (van Hooglede), OFM Cap.
1938 Een vlaamsche Kongomissie in 1672–1675. In: *Bijdragen tot de geschiedenis* XXIX: 1–61. Antwerpen.

HILDEBRAND (van Hooglede), OFM Cap.
1939 Negociations politico-religieuses entre la Hollande et le Congo, 1643–1647. Anvers.

HILDEBRAND (van Hooglede), OFM Cap.
1939 Les premiers Capucins au Congo. In: *Congo* II.

HILDEBRAND (van Hooglede), OFM Cap.
1940 Le martyr Georges de Geel et les débuts de la Mission du Congo (1645–1652). Anvers.

HIRSCHBERG, Walter
²1980 Bemerkungen zu einem „doppelgeschlechtlichen Korpus" aus dem alten Kongoreich. In: Christliches Afrika, J. F. Thiel (ed.): 45–57.

HÖFER, Karl
1969 Das Glaubensleben der Bakongo im 16.–18. Jahrhundert. Beitrag zu einer historischen Religionsethnologie. Dissertation. Universität Wien, Phil. Fak.

HÖLTKER, Georg
1964 Zur Geschichte der „Missionskunst". (Mutter-Kind-Darstellungen im Kongo.) In: *NZM* XX, Heft 2: 149–150.

IHLE, Alexander
1929 Das alte Königreich Kongo. Leipzig.

JADIN, Louis
1956 Recherches dans les archives et bibliothèques d'Italie et du Portugal sur l'Ancien Congo. In: Bulletin des Séances de l'Académie royale des sciences coloniales II.

JADIN, Louis
1961 Le Congo et la secte des Antoniens. Restaurations du royaume sous Pedro IV et la „sainte Antoine" congolaise (1694–1718). In: Bulletin de l'Institut Historique Belge de Rome, Fasc. XXXIII. Brüssel. Rom.

KALTHAMMER, Wilhelm
1984 Die Portugiesenkreuze in Afrika und Indien. Eine umfassende Darstellung aller von den portugiesischen Entdeckern Diogo Cão, Bartolomeo Dias und Vasco da Gama errichteten Steinkreuze (Padrões), deren Geschichte und deren Nachbildungen. Basel.

KILGER, L.
1921 Die ersten Jesuiten am Kongo und in Angola (1547–1575). In: *Zeitschrift für Missionswissenschaft* XI: 15–33; 65–73.

KILGER, L.
1930 Die Missionen im Kongoreich mit seinen Nachbarländern nach den 1. Propagandamaterialien 1622–1670. In: *Zeitschrift für Missionswissenschaft* XX: 105–124.

KILGER, L.
1949 Die Taufpraxis in der alten Kapuzinermission am Kongo und in Angola. In: Les Cahiers de la Nouvelle Révue de Science missionnaire Nr. 7.

LAMAN, Karl
1936 Dictionnaire Kikongo-Français. Brüssel.

LEHUARD, Raoul
1977 Les phemba du Mayombe. Les figures sculptées dites ‚phemba' du Mayombe. Arts d'Afrique Noire, Arnouville.

MAESEN, A.
1956 Les Holo du Kwango. In: *Reflets du Monde* Nr. 9, Mai: 3–16.

MAESEN, A.
1972 Art de l'Afrique Centrale. Spa.

OLSON-MANKE, E.
1928 Santu, der kreuzförmige Jagdfetisch der Bakongo. In: Völkerkunde, 4. Jg., Heft 10–12: 217–223.

PALME, H.
1975 Spiegelfetische im Kongoraum und ihre Beziehung zu christlichen Reliquiaren. Wien. Dissertation (unpubliziert).

PINA, Rui de
1950 Croniqua del Rey Dom Joham II. Alberto Martins de Carvalho (ed.). Coimbra. (Diese Chronik wurde zwischen 1501 und 1521 geschrieben, wahrscheinlich basierend auf schriftlichen Quellen. Sie blieb bis 1792 unveröffentlicht.)

RANDLES, W.G.L.
1968 L'ancien royaume du Congo des origines à la fin du XIXe siècle. Paris, Mouton.

SCHÜLLER, Sepp
1937 Christlich-afrikanische Kunst aus der ersten Kongomission (15.–16. Jahrh.). In: *Die Katholischen Missionen* LXV: 34–40. Düsseldorf.

THIEL, J. F.
1983 Kongo, pp. 367–387. In: Menschen früher Gesellschaften, Klaus E. Müller (ed.). Frankfurt, Campus.

THIEL, J. F.
1983a Zur Diachronie des Nzambi-Namens in Bantu-Afrika. In: *Zeitschrift für Ethnologie,* Bd. 108, Heft 1: 105–131.

VERLY, Robert
1955 La statuaire de pierre du Bas-Congo (Bamboma-Mussurongo). In: *Zaire,* Mai: 451–528 und 54 Fotos.

WANNYN, Rob. L.
1950 Insignes religieux anciens au Bas-Congo, pp. 40–54. In: Les arts au Congo belge et au Ruanda-Urundi. Brüssel.

WANNYN, Robert L.
1961 L'art ancien du métal au Bas-Congo. Champles.

ZWERNEMANN, Jürgen
1968 Die Erde in Vorstellungswelt und Kultpraktiken der sudanischen Völker. Berlin, Dietrich Reimer.

4. Kapitel

Nigeria und das Zentrum von Oye Ekiti

BEIER, H. U.
1957 Christliche Kunst in Nigeria. In: *Frankfurter Allgemeine Zeitung* Nr. 296 (21. Dez.).

BEIER, Ulli
1960 Art in Nigeria. Cambridge.

BEIER, Ulli
1961 Contemporary Nigerian Art. In: *Nigeria Magazine* Nr. 68.

BEIER, Ulli
1971 Signwriters Art in Nigeria. In: *African Arts,* Vol. IV, Nr. 3: 22–27.

BEIER, Ulli
1980 Neue Kunst in Afrika. Berlin, Dietrich Reimer.

BEIER, Ulli
1982 Yoruba beaded crowns. Sacred Regalia of the Olokuku of Okuku. London.

BENDER, Wolfgang
CRESSLER, Claus Peter
1979 „Wenn wir das sehen, werden wir glücklich sein". In: Moderne Kunst aus Afrika, Horizonte '79: 10–13. Berlin.

BENDER, Wolfgang
1980 Kunst und Kolonialismus in Nigeria, pp. 11–20. In: Neue Kunst in Afrika, Ulli Beier (ed.).

BURAIMOH, Jimoh
1971 Painting With Beads. In: *African Arts,* Vol. V, Nr. 1: 16–19.

CARROLL, Kevin
1955 Art from the Soul of Nigeria. In: *World Mission* 5: 307–319.

CARROLL, Kevin
1961 Ist christlich-afrikanische Kunst möglich? In: *Die Katholischen Missionen* 80: 191–196.

CARROLL, Kevin
1961a Christian Art in Africa. In: *AFER* (Afr. Eccl. Review) III, Nr. 2: 141–143. Il 1. zwischen Seiten 124 und 125.

CARROLL, Kevin
1961b Church Textiles in Africa. In: *AFER* (Afr. Eccl. Rev.) III, Nr. 3: 229–235. Il 1. zwischen Seiten 206 und 207.

CARROLL, Kevin
1967 Yoruba Religious Carving. Pagan and Christian Sculpture in Nigeria and Dahomey. London, Geoffrey Chapman.

CARROLL, Kevin
1978 [[2]1980] Christliche Schnitzereien der Yoruba, pp. 63–67. In: Christliches Afrika, J. F. Thiel (edit.). St. Augustin.

CARROLL, Kevin
1981 Christliche Kunst in Nigeria. In: *Kunst und Kirche* 4: 206–208. Linz.

DERRICK, Jonathan
1972 Artist from Ekiti – Emmanuel Jegede. In: *African Arts,* Vol. VI, Nr. 1: 42–43.

FAGG, Bernard
1977 Nok Terracottas. Lagos.

FAGG, William et al.
1982 Yoruba – Sculpture of West Africa. New York, Alfred A. Knopf.

HIGHET, Juliet
1969 Jimo Akolo, Erhabor Emokpae, Yusef Grillo, Bruce Onobrakpeya, Ben Osawe – Five Nigerian Artists. In: *African Arts,* Vol. II, Nr.2: 34–41.

JAHN, Janheinz
1958 Muntu – Umrisse der neoafrikanischen Kultur. Düsseldorf, Eugen Diederichs Verlag.

KENNEDEY, Jean
1971 New Heirs to Talent in Oshogbo: Senabu Oloyede – Kikelomo Oladepo. In: *African Arts,* Vol. IV, Nr. 4: 24–27.

KENNEDY, Jean
1972 Bruce Onobrakpeya. In: *African Arts,* Vol. V, Nr. 2: 48–49.

KENNEDY, Jean
1973 Muraina Oyelami of Nigeria. In: *African Arts,* Vol. VI, Nr. 3: 32–33.

MORTON-WILLIAMS, Peter
1964 An Outline of the Cosmology and Cult Organization of the Oyo Yoruba. In: *Africa* XXXIV: 243–261.

MUNDY-CASTLE, Vicki
1974 Adebisi Fabunmi of Nigeria. In: *African Arts,* Vol. VII, Nr. 3: 36–37.

OGUNWALE, Titus A.
1971 Lamidi Fekeye: Nigerian Traditional Sculptor. In: *African Arts,* Vol. IV, Nr. 2: 66–67.

SCOTT, Victoria
1983 Nike Olaniyi. In: *African Arts,* Vol. XVI, Nr.2: 46–47.

THOMPSON, Robert Farris
1975 Icons of the Mind. Yoruba Herbalism Arts in Atlantic Perspective. In: *African Arts,* Vol. VIII, Nr. 3: 52–59 und 89.

WILLET, Frank
1967 Ife in the History of West African Sculpture. New York.

WILLET, Frank
1979 Church art and architecture: St. Francis, Modakeke, Ife, Nigeria. In: *The Clergy Review* 64: 60–63. London.

5. Kapitel

Westafrika

AUFHAUSER, Johann Baptist
1932 Umweltsbeeinflussung der christlichen Mission. München, Max Hueber.

AUPIAIS, François, M. A. Lyon
1937–38 Existe-t-il un art indigène africain? In: La Côte d'Ivoire Chrétienne I, Nr. 10, September: 12–13, Oktober: 5. Abidjan-Treichville.

BECKMANN, Johannes
1956 Mission und Akkulturationsprobleme in Westafrika. Eine Richtigstellung. In: Neue *Zeitschrift für Missionswissenschaft:* 221–223.

DARK, Philip J. C.
1973 Brass Casting in West Africa. In: *African Arts,* Vol. VI, Nr. 4: 50–53 und 94.

GROBEL, Lawrence
1970 Ghana's Vincent Kofi. In: *African Arts,* Vol. III, Nr. 4: 8–11, 68–70 und 80.

GRUNNE, Bernard de
1980 Terres cuites anciennes de l'Ouest Africain. Louvain-La-Neuve.

GUILCHER, René F.
1932 Sur quelques essais d'Art chrétien dans le pays Yoruba, en Nigéria anglaise et en Dahomey. In: *Bulletin des Etudiants de France,* Februar: 18–24, März: 20–29, April: 17–18.

HASELBERGER, Herta
1964 Bautraditionen der westafrikanischen Negerkulturen. Eine völkerkundliche Kunststudie. Wissenschaftliche Schriftenreihe des Afro-Asiatischen Instituts in Wien, Band II, 176 pp. Wien, Verlag Herder.

HINCKLEY, Priscilla
1983 Street Nativities in Ouagadougou. In: *African Arts,* Vol. XVI, Nr. 3: 47–49.

IMPERATO, Pascal James
SHAMIR, Marli
1970 Bokolanfini – Mud Cloth of the Bamana of Mali. In: *African Arts,* Vol. III, Nr. 4: 32–41 und 80.

JOBÉ, Joseph
Christus in aller Welt. Wien, Econ-Verlag.

KUHN, Albert
[8]1925 Roma. Die Denkmale des heidnischen, unterirdischen, neuen Rom in Wort und Bild. Einsiedeln, Benziger.

LEBEUF, Jean Paul et Annie
1977 Les arts des Sao: Cameroun, Tchad, Nigeria. Paris.

MATT, Leonard von
1961 Frühchristliches Rom. Würzburg, Echter-Verlag.

MOHR, Richard
1956 Missiologische Erfahrungen auf einer ethnologischen Reise. In: *Zeitschrift für Missionswissenschaft und Religionswissenschaft:* 47–53.

OKAE, J. D.
1963 Einheimische christliche Kunst in Ghana. In: *Der Auftrag,* Sept.–Okt.: 106–108.

R. V.
1932 Des catacombes au pays Yorouba. In: *Bulletin des Etudiants de France,* Juni–Aug. Vol. 2, Nr. 10: 33–35. Lyon.

SIRET, L.
1931 Origine et signification du décor spiralé. In: XVe international d'anthropologie et d'archéologie préhistorique (Portugal 1930). Paris.

6. Kapitel

Zentrales Afrika

1936 L'art indigène et nos missions. In: *Congo* II: 716–730.

1936 L'art congolais au service du culte. In: *L'Artisan Liturgique* X: 888–917. Lophem.

1936 L'Eglise et la protection des arts indigènes au Congo Belge. In: *Le Bulletin des Missions* 15: 168–173.

1936 L'art religieux dans les pays de missions. In: *L'Artisan Liturgique* X: 816–846. Lophem.

1937 Exposition des arts et métiers congolais. In: *Le Bulletin des Missions* 16: 46–48.

1938 Propos d'art congolais. In: *Le Bulletin des Missions* 17: 40–43.

1939 Le décret du gouvernement belge sur la protection des sites, monuments et productions de l'art indigène. In: *Le Bulletin des Missions* 18: 246–247.

1939 Adaptation de l'art noir aux usages liturgiques. In: *Sam* Nr. 41: 9–11. Louvain.

1940 Les Peintures de Max Mintza à la case-chapelle de Mvog-Mbi. In: Pentecôte VII, Nr. 4: 8–9. Paris.

1940–1945 La Commission de protection des arts et métiers indigènes au Congo Belge et les Missions. In: *Le Bulletin des Missions* 19: 56–63.

1949 L'Artisan et les Arts liturgiques. Art chrétien du Congo. In: Abbaye de Saint-André-lez-Bruges 18, Nr. 4.

1950 L'art nègre du Congo Belge. Brüssel, Editions du chat qui pèche.

1952 Exposição de Arte Sacra Missionária. Edição comemorativa. Agência Geral do Ultramar (siehe *NZM* 1955: 80.) Lissabon.

1952/53 Saint-Luc Ecole d'arts appliqués. In: *Grands Lacs* Nr. 3: 37–39, November. Namur.

1965 Devant les sectes non-chrétiennes. In: XXXIème Semaine de Missiologie. Louvain. 1961. Développement et Civilisations Nr. 23, September.

1965 Exposição de algumas obras primas e antiguidades do Museu de Angola. Luanda.

1980 Christian Imagery in African Art: The Britt Family Collection, Ausstellungskatalog. Chicago.

ALLISON, Philip
1968 African Stone Sculpture. London.

BADI-BANGA, Ne-Mwine
1978 [^{2}1980] Ausdruck des christlichen Glaubens in der Plastik des Zaire. In: Christliches Afrika, J. F. Thiel (ed.): 85–95.

BAMBA, Ndombasi Kufimba
1978 [^{2}1980] Christliche Kunst im Zaire, pp. 81–83. In: Christliches Afrika, J. F. Thiel (ed.). St. Augustin.

BASSANI, Ezio
1976 I Mintadi del Museo Pigorini di Roma. In: *Critica d'Arte,* Nr. 146. März–April 1976: 49–64.

DE BEIR, L.
1975 Religion et magie des Bayaka. Collectanea Instituti Anthropos Nr. 4. St. Augustin.

BENTLEY, W. H.
1900 Pioneering on the Congo. London. 2 Bde.

VAN DEN BOSSCHE, Louis
s. a. Peintures Katanga. Brügge, Saint-André.

VAN DEN BOSSCHE, Louis
1938 Propos d'art congolais. In: *Le Bulletin des Missions* XVII: 40–43.

VAN DEN BOSSCHE, Louis
1947 Plastique congolaise. In: *Le Bulletin des Missions* 21: 40–46.

VAN DEN BOSSCHE, Louis
1949 Art chrétien du Congo. In: *L'Artisan et les arts liturgiques* 28: 362–367. St.-André-lez-Bruges.

BRIAULT, Maurice, C.S.Sp.
1936 L'art chrétien en Afrique Equatoriale. In: L'art religieux dans les pays de missions. In: *L'Artisan Liturgique* X: 841–843. Lophem.

CAPELLO, H.
IVENS, R.
1882 From Benguella to the Territory of Yacca. 2 Vol. London.

CARDOSO, Carlos Lopes
1963 A Arte Mbali do Distrito de Moçâmedes. In: 1.º Encontro de Escritores de Angola. Sá da Bandeira.

CARDOSO, Carlos Lopes
1974 Mbali Art – A Case of Acculturation. In: In Memoriam António Jorge Dias, Vol. I.: 69–80. Lissabon.

CORNET, Joseph
1975 Critique d'authenticité et art nègre. In: Cultures au Zaïre et en Afrique: 125–136. Kinshasa.

CORNET, Joseph
1975 Art from Zaire – L'Art du Zaïre. 100 Masterworks from the National Collection – 100 Chefs-d'oeuvre de la Collection Nationale. New York.

CORNET, Joseph
1978 Pierres sculptées du Bas-Zaïre. Kinshasa.

CORNET, Joseph
1981 Ntadi. Stone Ntadi Sculpture of Bas-Zaïre. März–Juni. New York.

D.A.G.
1936 L'Eglise et la protection des arts indigènes au Congo Belge. In: *Le Bulletin des Missions* XV: 168–173. Lophem.

DEBAST, Ghislain, C. J.
1938 Les Bakubas artistes. In: *Messager de St. Joseph* IX: 38–41. Velm.

DECKER, V. de
1956 Dans la boucle du Congo. La sculpture africaine et son destin. Editions Grands Lacs, 64 pp. Namur.

DELLEPIANE, G.
1935 L'Arte Sacra Congolese. In: *L'Osservatore Romano* Nr. 152, 1.–2. Juli. Rom.

DELLEPIANE, G.
1936 L'art congolais au service du culte. In: *L'Artisan Liturgique* X: 888–891.

FLEMING, D. J.
1938 Each with his own brush. Contemporary art in Asia and Africa. New York.

FRY, Roger Eliot
1962 Les Peintres de Poto-Poto. In: Katholisches Missionsjahrbuch der Schweiz: 46–48.

FUMASONI-BIONDI, Card. P.
1939 Lettera a Mgr Dellepiane Delegato Apostolico del Congo Belge. Roma: 14. XII. 1938. In: Sylloge praecipuorum Documentorum: 543–544. Rom.

GILLÈS DE PÉLICHY, Alexandre
1949 A propos d'une exposition. In: L'artisan et les arts liturgiques, „Art chrétien du Congo", Vol. XVIII, Nr. 4: 361.

HERRMANN, Ferdinand
1969 Afrikanische Kunst. (Mutter-Kind-Figuren im Kongo, p. 65.) Berlin.

HOCHEGGER, Hermann
1980 Sculptures nouvelles de Bandundu, 160 pp. Ceeba Publications, Serie II, Vol. 61. Bandundu.

HÖLTKER, Georg
1971 Mutter-Kind-Motiv in der afrikanischen Plastik. In: *NZM* XXVII: 34.

HULSTAERT, G., M.S.C.
1950 Exposition d'Art Missionnaire au Vatican. In: *Neue Zeitschrift für Missionswissenschaft* VI: 306.

ITTMANN, Johannes
1955 Gottesvorstellung und Gottesnamen im nördlichen Waldland von Kamerun. In: Anthropos 50: 241–264.

KAMMERER-GROTHAUS, Helke
1981 Samba – ein „Dessinateur" aus Kinshasa. In: *Kunst und Kirche* 4: 209–211.

LAGAE, Constantius M.
1924 Les villages chrétiens en Congo Belge. In: *Les Missions Dominicaines* III: 203–211.

LAMAN, Karl
1936 Dictionnaire Kikongo-Français. Brüssel.

LEBEUF, Jean-Paul et Annie
1977 Les arts des Sao: Cameroun, Tchad, Nigeria. Paris.

LEHUARD, Raoul
1977 Les phemba du Mayombe. Les figures sculptées dites ‚phemba' du Mayombe. Arts d'Afrique Noire, Arnouville.

LE PAIGE, G., S.J.
1936 Que penser de l'adaptation de l'art chrétien à l'art indigène au Congo. In: L'art religieux dans les pays de missions. In: *L'Artisan Liturgique* X: 840. Lophem.

LE PAIGE, G., S.J.
1949 L'art chrétien en Afrique centrale. In: *Revue du Clergé Africain* IV: 445–452. Mayidi.

MAESEN, A.
1956 Les Holo du Kwango. In: *Reflets du Monde* Nr. 9, Mai: 3–16.

MAESEN, A.
1972 Art de l'Afrique Centrale. Spa.

MATOTA, Henry
1959 Le christianisme face à la croyance aux ancêtres. In: *Revue du Clergé Africain* 14: 165–170.

MEYLEMANS, Marcolinus, O.P.
1947 Kongoleesche kunst en hare aanpassing aan de missie. In: *Zaïre* I: 141–157. Brüssel.

MVENG, Engelbert
1963 Histoire du Cameroun. Paris.

MVENG, Engelbert
1964 L'art d'Afrique noire. Liturgie cosmique et langage religieux. Paris, Mame.

MVENG, Engelbert, S.J.
1967 Art Nègre, Art Chrétien? 73 pp., 27 pp. ill. Ed. Amis Italiens de Présence Africaine. Rom.

MVENG, Engelbert, S.J.
1979 L'art d'Afrique noire. Liturgie cosmique et langage religieux. In: *Bulletin de Théologie Africaine* I, Nr. 1: 99–103. Kinshasa.

MVENG, Engelbert S.J.
1980 L'art et l'artisanat africains. Yaoundé, Editions CLE.

PÉRIER, G.-D.
1934 Notre attitude devant l'art nègre. In: *Revue de l'Aucam* IX: 242–246. Louvain.

PÉRIER, G.-D.
1939 Formes congolaises et architecture. In: *Le Bulletin des Missions* 18: 211–220.

PÉRIER, Gaston-Denis
1956 François Goddard sculpteur d'Afrique. In: Grands Lacs Nr. 185: 43–48 und Abb. 49–62.

RÉGAMEY, O. P.
1937 Les arts congolais au service du culte „Art et Louange". In: *L'Art Sacré* II, Nr. 15: 27–28. Lille.

ROOSENS, Eugeen
1967 Images africaines de la mère et l'enfant. Publications de l'Université Lovanium de Kinshasa, 21. Louvain.

SCHÜLLER, Sepp
1937 Die christliche Kunstausstellung in Léopoldville. In: *Die Katholischen Missionen* LXV: 11–16. Düsseldorf.

SIRET, L.
1931 Origine et signification du décor spiralé In: XVe Congrès international d'anthropologie et d'archéologie préhistorique (Portugal 1930). Paris.

ŚWIDERSKI, Stanislaw
1979 Traditions et nouveauté des concepts religieux dans l'art sacré contemporain en Gabon. In: *Anthropos* 74: 803–816.

VANDENHOUDT, Niko
1949 Aangepaste christelijke kunst in Kongo. In: *Zaïre* III: 279–284. Brüssel.

VANUYTVEN, A.
1936 L'art indigène et nos missions. In: Deuxième Conférence Plénière des Ordinaires des Missions du Congo Belge et du Ruanda-Urundi: 107–124. Léopoldville. Ebenfalls erschienen in *Congo* II: 713–716. Brüssel.

WITTE, Hans
1975 The Afrika Museum Berg en Dal. In: *African Arts,* Vol. VIII, Nr. 4: 36–41.

7. Kapitel

Südliches Afrika

s. a. Cyrene and its Art. London, The Society for the Propagation of the Gospel.

1938 Un art religieux malgache est né. In: Les Missions Catholiques LXX: 215. Lyon.

1939 Art sacré indigène au Basutoland. In: Africanae Fraternae Ephem. Romanae Nr. 17: 171–173. Rom.

1958 Cyrene und seine Kunst. In: Reformierte Schweiz 15: 82–86.

1971 1970 Prizewinners – Graphic and Plastic Arts: Marc Mambingo, Mhlaba Dumile, Eli Kyeyune, Mamo Tessema, Jak Katerikawe, Falaka Armide, George Msimango. In: *African Arts,* Vol. IV, Nr. 2: 8–16.

1973 First Word (Cyprian Shilakoe). In: *African Arts,* Vol. VI, Nr. 3: 1–3.

1973 1972 Prizewinners: Cyprian Shilakoe, Uzo Egonu, Tito Zungu, Louis Maqhubela, Ahmed Louardiri. In: *African Arts,* Vol. VI, Nr. 2: 8–13.

1974 Report on the Zambia Mission. In: Analecta Ordinis Fratrum Capuccinorum 90: 262–265. Rom.

1975 George Msimang of South Africa. In: *African Arts,* Vol. IX, Nr. 1: 44–47.

ANCILLA, Sr.
1959 Schwarze Künstlerin. In: Die Katholischen Missionen 78: 125–126.

ARNOTT, Bruce
1977 John Muafangejo. Linolschnitte, Holzschnitte und Radierungen. Kapstadt, Verlag C. Struik.

BALLING, Adalbert, C.M.M.
1966 La soeur artiste de Mariannhill (Pientia Selhorst, C.P.S.). In: Mariannhill XVIII, Nr. 1: 8–11. Sherbrooke.

BATTISS, Walter
1977 ELC Art on Craft Centre at Rorke's Drift. In: *African Arts,* Vol. XI, 1: 38–42.

BLUM, Hans
s. a. Passion in Südafrika. Selbstverlag.

DE LA DEVÈZE
1939 Clochers nouveaux et art naissant à Madagascar. In: Missions Catholiques LXXI: 269–272. Lyon.

JAGER, E. J. de
1973 Contemporary African Art in South Africa. Kapstadt, Verlag C. Struik.

JAGER, E. J. de
1981 „Afrikanischer Expressionismus". Über die bildende Kunst der Schwarzen in Südafrika. In: *Kunst und Kirche* 4: 215–218.

LAUTENSCHLAGER, Georg
1958 Kirchliche Negerkunst in Südafrika. In: *Zeitschrift für Missionswissenschaft und Religionswissenschaft* 42: 331.

LAYDEVANT, F., O.M.I.
1939 Art chrétien chez les Basutos. In: AFER (Africanae Fraternae Ephemerides Romanae) Nr. 16: 91–96. Rom.

LOETSCHER, Anton, S.M.B.
1960 Schnitzerschule von Serima. In: Die Katholischen Missionen 79: 84–87. Freiburg.

LUPI, Pietro, S.J.
1965 Il Madagascar attende Cristo (Quaderni di azione e problemi missionari Nr. 9). Procura Missione Madagascar. Über die Reproduktion eines Kreuzweges. Palermo.

MBATHA, Azariah
SUNDERMEIER, Theo
1973 Der Kindermord in Bethlehem, pp. 37–40. In: Christus, der schwarze Befreier, Theo Sundermeier (ed.).

McEWEN, Frank
1968 Return to Origins: New Directions for African Arts. In: *African Arts,* Vol. 1, Nr. 2: 18–25.

MSANJI, Francis
1970 I Opened My Eyes To The World. In: *African Arts,* Vol. III, Nr. 4: 29–31.

PARADIS, P.
1920 Ein Kirchenbau in Zentralafrika (1913–1919). In: Afrika-Bote 27, 1/2: 41–46.

PLANGGER, A. B.
DIETHELM, M.
1974 SERIMA. Ein Versuch in afrikanisch-christlicher Kunst, 26 pp., 80 Abb. Gwelo, Rhodesien, Mambo Press.

POLAKOFF, Claire
1972 Contemporary Shona Sculpture at the Musée Rodin, Paris. In: *African Arts,* Vol. V, Nr. 3: 57–59.

RAKGOATHE, Dan
1971 Notes on my Work. In: *African Arts,* Vol. V, Nr 1: 58–59.

RATIASOA
1968 Verso un'arte sacra malgascia. In: La Madre del Buon Remedio e le Missioni Trinitarie XXXVIII: 180–188. Rom.

SELHORST, Pientia, C.P.S.
1961 Art and the Spreading of The Gospel. In: World Mission 12, Nr. 4: 56–62.

SELHORST, Pientia, C.P.S.
1961 Church Art and Architecture in the Missions, pp. 108–114. In: Hatton, Desmond (ed.), Missiology in Africa Today. Dublin.

SENN, Johanna
1983 Kunst und Mission. In: Ordensnachrichten, 22. Jg., Heft 5: 292–302. Wien.

SUNDERMEIER, Theo
1973 Christus, der schwarze Befreier. Aufsätze zum Schwarzen Bewußtsein und zur Schwarzen Theologie in Südafrika. Erlangen, Verlag der Ev.-Luth. Mission.

SUNDERMEIER, Theo
1977 Südafrikanische Passion. Linolschnitte von Azariah Mbatha. Bielefeld, Luther-Verlag.

SUNDERMEIER, Theo
1978 Die Kunst- und Gewerbeschule in Rorke's Drift, Natal. Ein Zentrum zeitgenössischer südafrikanischer Kunst. In: Christliches Afrika, J. F. Thiel (ed.). St. Augustin: 55–61.

SUNDERMEIER, Theo
1981 Christliche Kunst in Südafrika. In: *Kunst und Kirche* 4: 212–214. Linz.

SUNDERMEIER, Theo
1983 Christliche Kunst in Südafrika. In: Ordensnachrichten 22, 5: 256–272.

WALL, Barbara
1981/82 Canon Paterson of Cyrene. In: *Arts Zimbabwe* Nr. 2: 27–38. Salisbury, (Harare).

8. Kapitel

Ostafrika

1939 Native Christian Art in East Africa. In: *The White Fathers in Africa* XII: 26–27. Heston.

1963 *All-Kenya* Religious Art Exhibition. In: *World Christian Education* 18, Nr. 4: 128–129.

1956 And Was Made Man. (The Life of Our Lord in Pictures by Students of the Makerere College. Kampala School of Art. London, Society for Promoting Christian Knowledge 1956.

COATES, Ross
1979 Gard Okello. In: *African Arts,* Vol. XII, Nr. 2: 64.

FRANZ, Mary Louise
1969 Traditional Masks and Figures of the Makonde. In: *African Arts,* Vol. III, Nr. 1: 42–45 und 88.

HARRIES, Lyndon
1970 Kritik zu Shore-Bos' Artikel „Modern Makonde" 1969. In: *African Arts,* Vol. III, Nr. 3: 7ff.

KALANDA, P.
1960 Christ in African Art. In: *AFER* (African Ecclesiastical Review) II, Nr. 4: 324–326.

KASFIR, Sidney Littlefield
1980 Patronage and Maconde Carvers. In: *African Arts,* Vol. XIII, Nr. 3: 67–70 und 91.

KECSKÉSI, Maria
1982 Kunst aus dem alten Afrika. Innsbruck/Frankfurt.

LUGIRA, A.M.S.
1962 Christ in African Art. In: *AFER* (African Ecclesiastical Review) IV, Nr. 2: 127–134.

LUGIRA, A.M.S.
1970 Ganda Art. A Study of the Ganda Mentality with Respect to Possibilities of Acculturation in Christian Art, XIX und 239 pp. Kampala, Osasa Publication.

MOSTERTZ, H.
1935/36 Erfahrungen aus Ostafrika. In: *Die christliche Kunst* XXXII: 216–219. München.

PÉUS, Gunter
1979 Sammeln. Erfahrungen eines Sammlers. In: Horizonte '79: 26–36. Berlin.

PLANGGER, A.
1971 Sind die Missionare schuld an Zerstörung und händlerischer Ausbeutung der Makonde-Kunst? In: *NZM* XXVII: 56–57.

SHORE-BOS, Megchelina
1969 Modern Makonde. Discovery in East African Art. In: *African Arts,* Vol. III, Nr. 1: 46–51 und 80–81.

TESCAROLI, Cirillo, F.S.C.J.
1954 La grande capanna di Dio. Una significativa realizzazione artistica e spirituale in una tribù primitiva del Sudan Meridionale, concepita dalla mente e dal cuore di un protestante convertito. In: *La Nigrizia,* April: 4–6. Verona.

TYNDALL - HOGAN - HURLEY
1981 Kathedrale Eldoret, Kenia. In: *Kunst und Kirche* 4: 223.

WEMBAH-RASHID, J.A.R.
1974 Edward Saidi Tingatinga: In Memoriam. In: *African Arts,* Vol. VII, Nr. 2: 56–57.

9. Kapitel

Kirchenbau in Afrika

1927 Aux Missionnaires Constructeurs. In: Le Bulletin Catholique de Pékin XIV: 133–137. Peking.

1930 L'architecture religieuse missionnaire. In: *Le Bulletin des Missions* 10: 178–184.

1959 Eglises de Missions. In: Art d'Eglise Nr. 109: 241–267; 241–247: Debuyst, Frédéric, Architectes au service des Missions.

ANDERSEN, Kaj Blegvad
1977 African Traditional Architecture. A Study of the Housing and Settlement. Patterns of Rural Kenya. Nairobi, Oxford University Press.

BERG, Ludwig
^{2}1927 Baukunst und Malerei in den Missionen. In: Berg, Die katholische Heidenmission als Kulturträger: 104–169. Anschließend: 170–204: Musik in den Missionen. Aachen.

BRIAULT, Maurice, C.S.Sp.
1935 Propos d'architecture chrétienne. In: *Annales des Pères du Saint-Esprit* LI: 64, 96, 125–128, 157–160, 187–192, 221–224, 251–256, 286–288, 314–318. LII (ib. 1936): 28–32, 59–64, 90–96, 125–128, 154–160, 188–192, 219–224, 252–256, 285–288, 316–320. Paris.

BRIAULT, Maurice, C.S.Sp.
1937 L'Architecture en pays de Mission, 159 pp. Paris, Desclée De Brouwer.

BROU, Alexandre, S.J.
1936 Missions et Architecture. In: Etudes Missionnaires IV: 196–213. Paris.

COSTANTINI, Celso
1935 L'architettura di Don Luca Tran. In: Illustrazione Vaticana VI: 1223–1226. Rom.

DAHINDEN, Justus
1966 Bauen für die Kirche in der Welt, 144 pp. Zürich, NZN Buchverlag.

DEQUEKER, Paul
1984 Eglises Tropicales. Kinshasa.

DENYER, Susan
1978 African Traditional Architecture. A Historical and Geographical Perspective. London.

F. J.
1930 L'architecture religieuse missionaire. In: *Le Bulletin des Missions* X: 178–184. Lophem.

FLEMING, Daniel Johnson
1937 Heritage of Beauty. Pictorial Studies of Modern Christian Architecture in Asia and Africa. Illustrating the Influence of Indigenous Cultures. 95 pp. New York, Friendship Press.

GEBAUER, Paul
1971 Architecture of Cameroon. In: *African Arts,* Vol. V, Nr. 3: 41–49.

GEBAUER, Paul
1979 Art of Cameroon. New York.

HASELBERGER, Herta
1964 Bautradition der westafrikanischen Negerkulturen. Eine völkerkundliche Kunststudie. Wissenschaftliche Schriftenreihe des Afro-Asiatischen Instituts in Wien, Band II, 176 pp. Wien, Verlag Herder.

HOSTE, Hulb
1937/38 Kerkenbouw in Kongo. In: *Nieuw Afrika* LIV: 308–311. Antwerpen.

IMMOOS, Thomas, S.M.B.
1963 Wege und Irrwege der Missionsarchitektur. In: *Die Katholischen Missionen* 82: 46–49. Bonn.

ITTMANN, Johannes
1955 Gottesvorstellung und Gottesnamen im nördlichen Waldland von Kamerun. In: *Anthropos* 50: 241–264.

KOLDEWEY, B. J.
1928–29 Missiekerken. In: *Het Missiewerk* X: 241–245. 's-Hertogenbosch.

KULTERMANN, Udo
1963 Neues Bauen in Afrika. Tübingen.

MEYLEMANS, M., O.P.
1947 Noodzakelijkheid van aanpassing der Negerkunst in de Afrikaanse Kerken. In: *De Bode van Engelendale* VI: 78–81. Brügge.

PERIER, G.-D.
1939 Formes congolaises et architecture. In: *Le Bulletin des Missions* 18: 211–220.

PRUSSIN, Labelle
1970 Sudanese Architecture and the Manding. In: *African Arts,* Vol. III, Nr. 4: 12–18 und 64–67.

SCHÜLLER, Sepp
1937 Afrikanische Kirchenbaukunst. In: *Die Katholischen Missionen* LXV: 116–120. Düsseldorf.

SENN, Johanna
1983 Kunst und Mission. In: Ordensnachrichten, 22. Jg., Heft 5: 292–302. Wien.

THIEL, J. F.
1981 Kirchenbau in Schwarzafrika. In: *Kunst und Kirche* 4: 220–222. Linz. ○

FOTONACHWEIS

1. Kapitel
Alle Fotos dieses Kapitels entstammen dem Archiv von Haus Völker und Kulturen, St. Augustin (= AHVK), oder werden gesondert ausgezeichnet.

2. Kapitel, Äthiopien
1. Archiv Haus Völker und Kulturen (= AHVK)
2. AHVK
3. AHVK
4. H. Helf
5. H. Helf
6. AHVK
7. H. Helf
8. H. Helf
9. H. Helf
10. Wegmann
11. H. Helf
12. AHVK
13. AHVK
14. H. Helf
15. H. Helf
16. H. Helf
17. H. Helf
18. H. Helf
19. Wegmann
20. H. Helf
21. H. Helf
22. H. Helf
23. H. Helf
24. H. Helf
25. H. Helf
26. H. Helf
27. H. Helf
28. H. Helf
29. H. Helf
30. H. Helf
31. AHVK
32. AHVK
33. AHVK
34. AHVK
35. AHVK
36. AHVK
37. AHVK
38. AHVK
39. AHVK
40. AHVK
41. AHVK
42. AHVK
43. AHVK
44. Wegmann
45. Wegmann
46. AHVK
47. Vivant Univers, Namur
48. H. Helf
49. H. Helf
50. H. Helf
51. AHVK
52. Vivant Univers, Namur
53. Vivant Univers, Namur
54. AHVK
55. H. Helf
56. H. Helf
57. H. Helf
58. AHVK
59. H. Helf
60. H. Helf
61. H. Helf
62. H. Helf
63. H. Helf
64. H. Helf
65. H. Helf
66. H. Helf
67. H. Helf
68. H. Helf
69. H. Helf
70. H. Helf
71. H. Helf
72. H. Helf
73. AHVK
74. H. Helf
75. H. Helf
76. AHVK
77. Wegmann
78. Wegmann
79. Wegmann
80. AHVK
81. AHVK

3. Kapitel, Kongo
82. H. Helf
83. H. Helf
84. AHVK
85. AHVK
86. AHVK
87. H. Helf
88. Stiftung Preußischer Kulturbesitz, Berlin
89. Diözesanmuseum, Bamberg
90. J. Peeters
91. J. Peeters
92. H. Helf
93. J. Peeters
94. J. Peeters
95. J. Peeters
96. H. Helf
97. H. Helf
98. AHVK
99. Dr. Walter Graz
100. H. Helf
101. H. Helf
102. H. Helf
103. H. Helf
104. H. Helf
105. H. Helf
106. H. Helf
107. H. Helf
108. H. Helf
109. J. Peeters
110. J. Peeters
111. J. Peeters
112. J. Peeters
113. J. Peeters
114. J. Peeters
115. H. Helf
116. H. Helf
117. J. Peeters
118. H. Helf
119. J. Peeters
120. Museum Tervuren, Belgien
121. H. Helf
122. H. Helf
123. H. Helf
124. Ethnologisches Museum, Berlin
125. AHVK
126. AHVK
127. J. Peeters
128. J. Peeters
129. H. Helf
130. H. Helf
131. Badi-Banga, Kinshasa
132. H. Helf
133. AHVK
134. H. Helf
135. H. Helf
136. H. Helf
137. Rheinländer, Hamburg
138. –
139. H. Helf
140. J. Peeters
141. J. Peeters
142. J. Peeters

4. Kapitel, Nigeria
143. H. Helf
144. K. Carroll
145. H. Helf
146. K. Carroll
147. K. Carroll
148. K. Carroll
149. K. Carroll
150. K. Carroll
151. K. Carroll
152. K. Carroll
153. K. Carroll
154. K. Carroll
155. K. Carroll
156. K. Carroll
157. K. Carroll
158. K. Carroll
159. K. Carroll
160. K. Carroll
161. K. Carroll
162. K. Carroll
163. K. Carroll
164. K. Carroll
165. K. Carroll
166. K. Carroll
167. K. Carroll
168. K. Carroll
169. K. Carroll
170. K. Carroll
171. K. Carroll
172. K. Carroll
173. K. Carroll
174. K. Carroll
175. K. Carroll
176. K. Carroll
177. J. Peeters
178. K. Carroll
179. K. Carroll
180. AHVK
181. AHVK
182. AHVK
183. K. Carroll
184. K. Carroll
185. K. Carroll
186. K. Volprecht, Köln
187. K. Carroll
188. K. Carroll
189. K. Carroll
190. K. Carroll
191. K. Carroll
192. K. Carroll
193. K. Carroll
194. K. Carroll
195. K. Carroll
196. K. Carroll
197. K. Carroll
198. J. Peeters
199. K. Carroll
200. K. Carroll
201. J. Peeters
202. J. Peeters
203. J. Peeters
204. J. Peeters
205. J. Peeters
206. J. Peeters
207. J. Peeters
208. Überseemuseum, Bremen
209. Überseemuseum, Bremen
210. Überseemuseum, Bremen
211. Überseemuseum, Bremen
212. Überseemuseum, Bremen
213. Überseemuseum, Bremen
214. K. Carroll
215. K. Carroll
216. K. Carroll
217. K. Carroll
218. K. Carroll
219. K. Carroll
220. Vivant Univers
221. K. Carroll
222. Vivant Univers
223. Vivant Univers
224. J. Peeters
225. J. Peeters

5. Kapitel, Westafrika
226. H. Helf
227. H. Helf
228. H. Helf
229. H. Helf
230. H. Helf
231. –
232. H. Helf
233. H. Helf
234. AHVK
235. Vatikanisches Museum
236. AHVK
237. H. Helf
238. H. Helf
239. H. Helf
240. H. Helf
241. H. Helf
242. H. Helf
243. AHVK
244. AHVK
245. H. Helf
246. H. Helf
247. H. Helf
248. H. Helf
249. H. Helf
250. H. Helf
251. AHVK
252. J. Peeters
253. J. Peeters
254. H. Helf
255. H. Helf
256. H. Helf
257. H. Helf
258. H. Helf
259. H. Helf
260. H. Helf
261. H. Helf
262. H. Helf
263. J. Peeters
264. H. Helf
265. H. Helf
266. H. Helf
267. H. Helf
268. H. Helf
269. H. Helf
270. H. Helf
271. H. Helf
272. J. Peeters
273. H. Helf
274. J. Peeters
275. H. Helf
276. J. Peeters
277. H. Helf
278. H. Helf
279. H. Helf
280. J. Peeters
281. AHVK
282. AHVK
283. H. Helf
284. AHVK
285. AHVK
286. H. Helf
287. H. Helf
288. H. Helf
289. Peeters
290. J. Peeters
291. J. Peeters
292. H. Helf
293. AHVK
294. H. Helf
295. J. Peeters
296. J. Peeters
297. J. Peeters
298. H. Helf
299. J. Peeters
300. H. Helf
301. H. Helf
302. H. Helf
303. H. Helf
304. AHVK
305. AHVK
306. H. Helf
307. AHVK
308. H. Helf
309. AHVK
310. AHVK
311. J. Peeters
312. H. Helf
313. AHVK
314. J. Peeters
315. J. Peeters
316. J. Peeters
317. Wegmann
318. J. Peeters
319. J. Peeters
320. J. Peeters
321. G. Kerl
322. G. Kerl
323. H. Helf
324. AHVK

6. Kapitel, Zentralafrika
325. J. Peeters
326. AHVK
327. AHVK
328. AHVK
329. AHVK
330. AHVK
331. AHVK
332. AHVK
333. AHVK
334. AHVK
335. J. Peeters
336. J. Peeters
337. H. Helf
338. H. Helf
339. H. Helf
340. AHVK
341. H. Helf
342. H. Helf
343. H. Helf
344. H. Helf
345. H. Helf
346. AHVK
347. AHVK
348. H. Helf
349. H. Helf
350. H. Helf
351. H. Helf
352. H. Helf
353. H. Helf
354. J. Peeters
355. AHVK
356. AHVK
357. AHVK
358. J. Peeters
359. AHVK
360. AHVK
361. AHVK
362. H. Helf
363. H. Helf
364. H. Helf
365. H. Helf
366. H. Helf
367. H. Helf
368. H. Helf
369. H. Helf
370. H. Helf
371. H. Helf

372. H. Helf
373. H. Helf
374. H. Helf
375. H. Helf
376. AHVK
377. H. Helf
378. H. Helf
379. H. Helf
380. Badi-Banga, Kinshasa
381. H. Helf
382. H. Helf
383. H. Helf
384. H. Helf
385. H. Helf
386. J. Peeters
387. Menke, Bonn
388. J. Peeters
389. J. Peeters
390. Überseemuseum, Bremen
391. H. Helf
392. H. Helf
393. H. Helf
394. Überseemuseum, Bremen
395. Badi-Banga, Kinshasa
396. AHVK
397. Überseemuseum, Bremen
398. AHVK
399. Überseemuseum, Bremen
400. H. Helf
401. H. Helf
402. H. Helf
403. H. Helf
404. AHVK
405. H. Helf
406. AHVK
407. J. Peeters
408. Rheinländer, Hamburg
409. H. Helf
410. AHVK
411. H. Helf
412. H. Helf
413. H. Helf

7. Kapitel, Südliches Afrika

414. Bethlehemiten, Schweiz
415. Bethlehemiten, Schweiz
416. Bethlehemiten, Schweiz
417. Bethlehemiten, Schweiz
418. Bethlehemiten, Schweiz
419. Bethlehemiten, Schweiz
420. Bethlehemiten, Schweiz
421. Bethlehemiten, Schweiz
422. Bethlehemiten, Schweiz
423. Bethlehemiten, Schweiz
424. Bethlehemiten, Schweiz
425. Bethlehemiten, Schweiz
426. Bethlehemiten, Schweiz
427. Vivant Univers
428. Bethlehemiten, Schweiz
429. H. Helf
430. H. Helf
431. H. Helf
432. Society of the Progagation of the Gospel, London
433. Society of the Progagation of the Gospel, London
434. Society of the Progagation of the Gospel, London
435. Society of the Progagation of the Gospel, London
436. Society of the Progagation of the Gospel, London
437. Society of the Progagation of the Gospel, London
438. Society of the Progagation of the Gospel, London
439. Society of the Progagation of the Gospel, London
440. Society of the Progagation of the Gospel, London
441. H. Helf
442. H. Helf
443. H. Helf
444. H. Helf
445. H. Helf
446. H. Helf
447. H. Helf
448. H. Helf
449. H. Helf
450. H. Helf
451. H. Helf
452. H. Helf
453. H. Helf
454. H. Helf
455. H. Helf
456. H. Helf
457. H. Helf
458. H. Helf
459. H. Helf
460. H. Helf
461. H. Helf
462. H. Helf
463. H. Helf
464. H. Helf
465. H. Helf
466. H. Helf
467. H. Helf
468. H. Helf
469. H. Helf
470. H. Helf
471. Sr. Johanna Senn
472. Sr. Johanna Senn
473. Dr. Lukas Mettler
474. Dr. Lukas Mettler
475. H. Helf
476. H. Helf
477. H. Helf
478. H. Helf
479. H. Helf
480. H. Helf
481. H. Helf
482. H. Helf
483. H. Helf
484. H. Helf
485. H. Helf
486. H. Helf
487. H. Helf
488. H. Helf
489. H. Helf
490. H. Helf
491. H. Helf
492. H. Helf
493. H. Helf
494. H. Helf
495. H. Helf
496. AHVK
497. AHVK

8. Kapitel, Ostafrika

498. AHVK
499. AHVK
500. H. Helf
501. H. Helf
502. H. Helf
503. Museum für Völkerkunde, Freiburg
504. H. Helf
505. H. Helf
506. Überseemuseum, Bremen
507. Vatikanisches Museum
508. H. Helf
509. J. Peeters
510. H. Helf
511. H. Helf
512. H. Helf
513. H. Helf
514. H. Helf
515. H. Helf
516. H. Helf
517. J. Peeters
518. J. Peeters
519. AHVK
520. AHVK

9. Kapitel, Kirchenbau

521. AHVK
522. A. Maier
523. AHVK
524. AHVK
525. AHVK
526. AHVK
527. AHVK
528. AHVK
529. Vivant Univers
530. AHVK
531. AHVK
532. Überseemuseum, Bremen
533. AHVK
534. AHVK
535. AHVK
536. AHVK
537. AHVK
538. AHVK
539. AHVK
540. Vivant Univers, Namur
541. Vivant Univers, Namur
542. Vivant Univers, Namur
543. K. Carroll
544. AHVK
545. P. Dequeker
546. Vivant Univers, Namur
547. AHVK
548. P. Dequeker
549. P. Dequeker
550. P. Dequeker
551. P. Dequeker
552. P. Dequeker
553. P. Dequeker
554. P. Dequeker
555. P. Dequeker
556. P. Dequeker
557. P. Dequeker
558. P. Dequeker
559. P. Dequeker
560. P. Dequeker
561. Bethlehemiten, Schweiz
562. Bethlehemiten, Schweiz
563. Bethlehemiten, Schweiz
564. Bethlehemiten, Schweiz
565. Bethlehemiten, Schweiz
566. AHVK
567. Bethlehemiten, Schweiz
568. Bethlehemiten, Schweiz
569. Bethlehemiten, Schweiz
570. Bethlehemiten, Schweiz
571. Sr. Johanna Senn
572. Sr. Johanna Senn
573. Sr. Johanna Senn
574. Sr. Johanna Senn
575. Sr. Johanna Senn
576. Sr. Johanna Senn
577. Sr. Johanna Senn
578. Sr. Johanna Senn
579. Sr. Johanna Senn
580. Sr. Johanna Senn
581. Sr. Johanna Senn
582. Dr. Koloß
583. Dr. Koloß
584. Dr. Koloß
585. Dr. Koloß
586. Dr. Koloß
587. Dr. Koloß
588. Anton Maier
589. Anton Maier
590. Anton Maier
591. Anton Maier
592. Anton Maier
593. Anton Maier
594. Anton Maier
595. Anton Maier
596. Anton Maier
597. Anton Maier
598. Anton Maier
599. Anton Maier
600. Anton Maier
601. Anton Maier
602. Anton Maier
603. Anton Maier

Aaron 323
Abé, Dominique, Maler 206
Abeokuta, Ort 160, 161, 163, 165, 166, 167, 168, 169, 170, 171
Aberdeen 247
Abomey, Ort 173, 174, 175, 176, 177, 179, 194
Abraham 22, 34, 273
Accra 191, 307
Accrombessi, Justin, Gießer 176
Adam 89
Addis Abeba 48, 51, 298
Adua 51
Afokro, Ort 186, 190
Agbana, Joseph, Schnitzer 122, 123, 127, 132, 133, 141, 152
Ägypten 122
Äthiopien 21, 32, 85
Afewerk Tekle, Künstler **56**
Afolabi, Jacob, Künstler **147**
Afonso, König 13, 83, 84, 85, 86
Aidesios 42
Akamba, Ethnie 286
Akoko, Ort 191
Aksum 42, 44, 45, 86, 297
Akua'ba (-Puppen) 197
Alexandrien 42, 52, 53
Algerien 302, 303
Allison, Philipp, Autor 244
Alvares, Francisco 48, 74, 78
Alvaro I., König 87
Alvaro II., König 87
Ambrizete, Ort in Angola 239, 243, 244
Amda Seyon, Kaiser 45
Amerika 85
Amhara 21, 42
Andrade, Künstler **63**
Fra Angelico 127, 133
Angola 88, 239 ff.
Antonier 88
Antonius von Padua 96, 97, 105, 114
Apartheid 282
Arabische Halbinsel 42, 44
Areogun, Schnitzer 125, 129, 135, 152
Arhin, Bertin, Gießen 176
Armenien 42, 74
Arnott, Bruce, Autor 263
Art and Craft Center Rorke's Drift 279
Ashanti 28, 157
Ashum, Ort in Kamerun 324
Asolongo 98, 99
Assekrem 301
Athanasius 42
Atiémé, Ort 193
Augouard, Bischof 207
Aura Poku, Königin 171, 190

Babanki-Tungo, Ethnie 202
Badi-Banga Ne-Mwine, Autor 113, 224, 233–235
Bafut, Ort in Kamerun 324
Baganda, Ethnie 297
Bamba, Keramiker 224, 227
Bal, Autor 80
Bambata (Kimpangu), Ort 92
Bamenda-Nkwen, Ort 202, 325
Bambara 26, 157
Bamidele, Daniel, Künstler **152**
Bamidele, Gabriel, Künstler **135**
Bamidele, Michael, Künstler **135**
Bamun 202, 207
Baname, Ort 185
Bandele, Daniel, Schnitzer 128
Bandele, George, Schnitzer 123, 125, 128, 134, 135, 136, 137, 139, 140, 141, 143, 144/145, 148, 149
Bandundu, Ort 81, 228, 233
Baptisten 88
Barotin, Missionar 184
Barrett, David, Autor 19, 20
Barroso, Antonio 102
Basel 249
Basler Mission 296
Basutoland 284
Bauer, E., Autorin 74
Baule 157
Baumann, H., Autor 90
Bay, Mfumu 14
Baya 191
Sr. Beata, Künstlerin **151**
Beckmann, Johannes, Autor 159
Béhanzin, König 195
Beier, Georgina, Künstlerin **146/147**
Beier, Ulli, Autor 127, 131, 133, 146, 147, 155, 246
Bekouin, Kouame, Schnitzer 184, 186, 188, 190
Bela, Maler 230
Belingwe, Ort in Zimbabwe 254
Bender, Wolfgang, Autor 12, 134
Benediktiner 287, 291
Ben Enwunwu, Künstler **8**
Beni-Abbès, Ort 301, 305
Benin, Volksrepublik 38, 122, 206
Benoni, Ort bei Johannesburg 262
Benson, Dr. 113, 114
Bentley, Autor 104, 116
Berejena, Ort 317
Bermejo, Künstler **62**
Bernadettis, Sr. 329
Bethlehem 249
Bet Maryam 61
Bhengu, Gerard, Künstler **279**
Bhere, Ernest, Schnitzer 248, 252
biblia pauperum 34
Bicini, Künstler **63**
Bittremieux, Léon, Autor 216–217
Blum, Dekan Hans, Sammler 258–283
Boanim, Ort 198
Bodo Pambu, Maler 237
Bokala, Ort 192
Bonde (Beça Monteiro), Ort 110
Bongiwe Dhlomo, Künstler **265**
Bontinck, Fr., Autor 102, 103
Borgia, Franz, Jesuitengeneral 32, 63
Bouaké, Ort 171, 186, 188
Boukari, Keramiker 200
Bouts, Künstler **62**
Boyange, Ort 298
Brancallone, Künstler **63**
Brazzaville 219
Brungart, Missionar 195
Budjala, Ort 313
Bulawayo, Ort in Zimbabwe 247, 316
Bungu, Königreich 81
Buta, Ort in Zimbabwe 236
Bwiti, Kult 202, 282

Cabo do Lobo 80
Cabo de Padrão 80
Capello, Autor 119, 239
Cardoso, Carlos Lopes, Autor 239
Carroll, Kevin, Autor 12, 123, 124, 125, 127, 133, 134, 135, 141, 148, 152, 155, 158, 184
Cerulli, Autor 62, 72

Charles, Minister 212
Chikwingwika, Ort 317
China 32, 40, 60, 63
Chituku, David, Schnitzer 256
Chojnacki, Autor 56, 57, 58, 63
Christophorus, hl. 286
Coates, Autor 294
Cömeterium Majus 158, 160
Congo-Brazzaville 115, 207ff.
Cornet, Joseph Autor 94, 112, 113, 114, 115
Costantini, Celso, Autor 12, 40, 127, 148, 179
Cotonou, Ort 185, 190
Cuvelier, J., Autor 83
Cyrene 246ff., 255–257, 316, 329

Dabou (bei Abidjan) 182
Dada, Laurence, Schnitzer 128, 152
Dahinden, Justus 312, 329
Dapper, O., Autor 87
Dar-es-Salam 173
David, König 65
Debre Dammo, Berg 64
Debre Negwagwad 75
deep-etching-Technik 131
Delaere, P., Missionar 233
Msgr. Dellepiane 184, 212
Democo, Gaspard, Maler 234
Denyer, Susan, Autorin 295
Dequeker, Paul 307, 309, 310, 311, 312–313
diboko di nkento, linker Arm 104
diboki di yakala, rechter Arm 104
Diogo I., König 86, 87
Diogo Cão 80, 81, 82
Dlamini, L. E., Bischof 263
Dogon 157
Dona Beatrice 88
Donvidé, Ferdinand, Schnitzer 185, 187, 190
Duala 208
Dürer, Albrecht 58, 60
Durban 258, 265
Dya Muketo, Ort 104

Ebé, Marcel, Maler 206
Ebute Metta, Kirche in Lagos 123, 149
Edan(-Figur) 191
Edea, Ort 301
Eindhoven 294
El Abiod, Ort 302
El Golea, Ort 303
Elisabethville, Ort 213, 230
Enam-Ngal, Ort in Kamerun 207
Enkwezela, Ort in Natal 321
Epa- Maske 34, 122, 142
Equateur, Provinz 236
Essi Kongo 99
Ewostatewos 62
Ezana, König 42, 44, 74

Fadioute, Fischerdorf 158
Fagg, B., Autor 194
Fagg, William, Autor 122, 134
Fakeye, Schnitzer 135
Falascha 44, 49, 78
Fang 202
Fasilides, Kaiser 49, 57, 58, 76, 77, 301
Feshi, Ort in Zaire 225
Flamengo 105
Fleming, Autor 219, 297
Fosseus, Helge, Bischof 263
Foucauld, Charles de 301, 305
Franziskaner 302
St. Franziskus 218
Frobenius, Leo, Autor 122
Frumentios 42, 44
Fumasoni-Biondi, Kardinal 212
Fumban, Ort in Kamerun 202, 207, 296
Futila na Womba, Klan 81

Gabun 202
Galla 44, 49
da Gama, Vasco 48, 49
Gambanguvu, Schnitzer 102
Garcia II., König 88, 105
Gebauer, Paul, Autor 325
Gebre Menfas Queddus 62, 67, 68
Ge'ez 42, 45, 58
Gelede-Maske 150, 152
Gesù Percosso 62, 72, 73
Ghana 26, 28, 29, 34
Ghatshelu, Adolphe, Schnitzer 212
Gillès de Pélichy, Alexandre, Autor 115, 213, 218, 224
Goa 58, 239
Goddard, F.-X., Künstler **26, 226, 236**
Golgotha 102
Gombe-Matadi, Ort in Zaire 224
Gondar 49, 50, 57, 74, 76, 77, 301
Gorgora Guzara, Ort 301
Govenius, Peder 282
Gran 48, 49, 57
Grandeau, Missionar 185
Grand Lahou, Ort 182
Grasland, Kameruner 202
Griechen 52
Gröber, Hans 173, 184, 146, 248, 249, 252
Guilcher, René, Autor 160, 161, 163, 176, 184

Haile Selassie I., Kaiser 51, 52, 53
Hamburg 242
Hammerschmidt, Autor 42, 48, 52, 53
Harar 48, 50
Harare (Salisbury) 173, 320
Harries, Autor 289
Hatugari, Gabriel, Schnitzer 248, 252
Hausa 306
Heinrich der Seefahrer 80
Henrique, Bischof 84, 85
Himmelheber, Hans, Autor 12, 14
Hinckley, Priscilla, Autorin 200
Hirschberg, Walter, Autor 90
Hoffmann, Autorin 58
Holländer 87, 88, 105
Holo 101, 102, 104, 105, 209, 210
Holo dya Muketo, Ort 104, 105
Hountondji, Aïssin, Gießer 174
Hountondji, Félix, Gießer 176
Hunter, Monica, Autorin 12
Hur 323
Hutu, Ethnie 291

Ibadan 123, 136, 139, 143
Ibedji 132
Iberische Halbinsel 85
Iboland 147
Ife 122, 135
Immensee bei Luzern 253
Inanda-Seminar 265
Indien 32, 42, 58
Isaak 22, 34, 273
Islam 86
Israel 44
Italiaander, Rolf, Autor 12
Italien 42
Ittmann, Joh., Autor 304

Ivens, Autor 119, 239
Iyasu I., Kaiser 50, 57, 77
Iyasu II., Kaiser 50, 62, 77
de Jager, E., Autor 279
Jäger, Autor 60
Jaga 87
Jahn, Janheinz, Autor 134
Jakobus, Apostel 83
Jamaa 284
Jaunde 205ff.
Jerusalem 44
Jesuiten 49, 86, 87
João I. 82
João II. 80, 84
Jobé, Joseph, Autor 175, 176
Johannes IV., Kaiser 50
Johannesburg 247
Jona 335
Jonniaux, Sammler 217
St.-Josefs-Schwestern v. Cluny 219
Jubilee Art Centre 275
Jud, Josef 307
Juda, Löwe von 78
Juden 42, 44, 48

Kaballa, Maler 230–233
Kaboa, Ort 286
Kabré 195
Kaffa 50
Kahemba, Ort in Zaire 213, 221, 224, 225, 233
Kalanga, Ethnie 254
Kallistus-Katakombe 162
Kalunga, Gottesname 34, 80, 119
Kamba, Maler 224
Kamerun, 202ff., 304, 308
Kampala 294
Kapolongo, Maler 234
Kapuziner 88, 105
Karema, Diözese 286
Karmeliter 87
Kasaiplüsche 202, 311
Kasambi Pyela, Schnitzer 210
Katsande, Stephen, Maler 257
Kayange, Abel, Elfenbeinschnitzer 218
Kebera 61
Kebra Nagast 44, 45
Kecskési, Maria 286
Kelly, Patrick 122
Kétou, Ort 183, 184
Ketu-Yoruba 133, 135, 152
Khatschkar 74
Kibalámba, Schnitzer 101
Kibenga, Ort in Zaire 210
Kikwit, Ort 118
Kilger, Autor 87
Ki-Luzimbi-Klan 98/99
Kimbangismus 282, 296
Kimona, Ort 116
Kimpangu, Bambata 81
Kimpese 82
Kinch, P. Edwin, Missionar 272
Kinsengwa, Keramiker 224
Kinshasa 38, 115, 309, 310, 311
Kinswu, Ort in Zaire 228, 229
Kirando, „Kunstschule“ von 286
Kisandji, Ort in Zaire 233
Kisantu 309
Kivala, Ort 90
Kizamba bei Kikwit (Kwango) 118
Kleine Brüder 302, 305
Kleine Schwestern 302, 305
Knak, Siegfried, Autor 286
Kodjo, H., Gießer 173, 176, 181
Kokubu 38
Köln 242
Koloß, Autor 326
Kongo, Ethnie 120, 214
Kongoreich 24, 26, 32, 80, 81, 82, 202, 239, 244
Konstantinopel 42
Konstantius II., Kaiser 44
Kopten 52
Kota 202
Kreuzherren 218
Kribi, Ort 301
Kuba, Ethnie 202, 226, 311
Kuerata Re'esu 62
Kümmernis 92, 104
Kumalo, Ort 316
Kumasi, Ort 191, 179
Kumba 102
Kumbo, Ort in Kamerun 202
Kungoni Academy 24
Kwazulu 278
Kwilu 210
Lagos 306
Lalibela, Ort 42, 45, 61, 64, 301
Lalibela, König 76
Laman, Karl, Autor 114
Lamidi (Fakeye), Künstler **135, 137**
Lango-Distrikt 294
Lasta 45
Latein 42
Laufer, Autor 63
Lazaristen 290
Lebeuf, Autor 194
Lebna Dengel, König 48
Leclant, Autor 42
Lehmann, Arno, Autor 12
Leiden 244
Lembwa (Kimpese) 81
Leopold III., König 212
Léopoldville 212
Le Paige, S.J., Autor 213, 224, 233
Leroy, Autor 58
Lesotho 13
Leza, Gottesname 34
Libyen 302
Lindi, Ort 288
Lisala, Ort 298
Liyolo, Künstler **238**
Loanda 105
Loango 220
Lome 191, 326
Lopes, Künstler **62**
Lourdes, Madonnentyp 218
Luanda (in Angola) 84, 85, 243
Lord Lugard (Politiker) 158
Luba 202, 226
Lubambu, Ort in Zaire 210
Lubumbashi 312
St. Luc, Kunstschule 212, 224, 227
Lucky Sibiya, Künstler **284**
Lunda 221
Luwitiku (Nieder-Zaire) 109
Luzern 249
Lwanga, Charles 224
Lyon 161, 162
Mabaso, A., Künstler **262**
Madagaskar 290
Madehani, Ort 286
Madema, Künstler **63**
Madimba, Ort 102, 106

Maesen, A., Autor 115, 119, 210, 212
Mahdisten 51
Maier, Anton 325, 334
Makao 239
Makela 84
Makerere-Universität 287, 294
Makonda, Schnitzer 106
Makonde 286ff.
Malawi 24, 32
Mâle, Emile, Autor 155
Mampong, Ort 198
Mangaangi, Ort 102
Mango, Maria 205, 206
Manguma, Cornelio, Schnitzer 248
Mani Soyo, Gouverneur 82
Maqal 56
Maqdala 50, 67
Mariannhiller 272, 318, 324–325, 332
Maryam Seyon 44
Mashitolo, Gabriel, Künstler **213, 221, 223–224, 225–226, 233**
Mashonaland 246
Masimanimba, Ort in Zaire 233
Massana 49
Matabeleland, Diözese 247, 254
Matota, Autor 82
Matshikele, Schnitzer 233
Matsys, Künstler **62**
Mawaangu, Ort 105
Mawámba, Ort 101
Mawinga, Maler 224
Mayale, Schnitzer 233
Mayidi, Ort in Zaire 224
Mayombe 94, 97
Mayumbe 112
Mbali, Ethnie 239
Mbanza Kongo (= São Salvador) 81, 82, 84
Mbanza-Zombo (bei Makela) 93
Mbatha, Azariah, Künstler **14, 279–283**
Mbundu 81
Mbundu Yezu 34
McEwen, Frank 246, 252, 260
Menelik I., König 44, 45, 61
Menelik II., Kaiser 51
Meroë 42, 122
Meropius 42
mfumu 99
Mitsa, Max, Künstler **205, 206**
Mityana 329
Miyala, Schnitzer 228, 229
Moanda, Ort in Zaire 217
Moanza-Matadi (Kimpese) 97
Mogulminiaturen 63, 66
Mohr, Richard, Autor 159
Mokgosi, Nathaniel, Künstler **274–275**
Mokono, Maler 236
Monrovia 189
Monte Cassino 320
Moore, Autor 77, 78
Mophela, Ort 319
Mose 323
Mossamedes, Ort in Angola 239
Mputu 81
Msimango, George 276–278
Mtembu, Johannes, Schnitzer 284
Mua, Ort 24
Muafangejo, John 263–265
Muango 99
Muhalu, Antoine, Schnitzer 210
Muhengu, Gottesname 34
Mukulu, Norbert, Schnitzer 229
Mukwawe, Ort 314
Mushenge, Ort in Zaire 236
Mvemve, Lindiwe 262, 282
Mveng, Engelbert 159, 207, 209, 311
Mvusi, Selby 279
mvwala 114
Nairobi 294
Namibia 80, 246, 263–265
Namirembe, Ort 297
Napula 66
Natal 265, 284, 318, 321
Ndona nkento 90, 102
Ndondo, Ort 106
Ndone, Laurent, Schnitzer 158
Ndwalu-Yenge, Klandorf 81
Neuguinea 38
Newclare, Ort in Südafrika 275
Nganga Nzambi 119
Ngatta-Dolokro, Ort 171
Ngo Ekele, Ort in Kamerun 206
Ngongo Mbata kia Madiadia, Ort 86
Nigeria 38
Nimi Lukeni 81
Njengabantu, Südafrika 325, 327, 329, 330ff.
Njinikom, Ort in Kamerun 202
Nkangi Kiditu (= Kruzifixe) 88, 102, 104, 105
nkisi 102, 104, 118
nkisi-Kult 105
Nkosi, Charles B. S., Künstler **258–259, 260, 261, 282**
N'kulu, Maler 230
Nkusu Felelo, Maler 234, 235
Noah 65
Nobili, Robert de, Indienmissionar 32
Nok 122, 134, 194
Noqui, Ort in Angola 239, 244
Nsukka 146, 147
Nsundi, Provinz 83
ntadi (mintadi) 94, 112, 113, 114, 115, 118, 244
Ntem, Ort in Kamerun 207
Nthenge Nthula, Künstler **286**
Nthlengetwa, Sam, Künstler **262**
nti a mfumu (Stab des Häuptlings) 114
Ntumba-Mwembe, Klan 97
Nue Pet Tu, Schlange 207
Nxumalo, Caiphas, Künstler **278**
Ny Carlsberg Glyptothek 162
Nyasoso, Ort in Kamerun 326
Nzambi, Gottesname 34, 82, 104, 118, 209, 239
Nzambi-nkisi 101
Nzinga Kuwu, König 81

Obama, Dominique, Maler 206
Obervolta 305
Ogboni, Geheimbund 191
Ogun, Gott der Schnitzer 135
Ogundele, Rufus, Künstler **146, 147**
Ogungbe, William, Künstler **152**
Ohm, Thomas, Autor 14
Okeke, Uche, Künstler **147**
Okello, Künstler **287**
Okola, Ort 307
Olson-Manke, Autor 116
Onitscha 146
Onobrakpeya, Bruce, Künstler **131**
Oromo 44, 49, 50
Oshogbo 146
Osifo, Paul Osagie, Künstler **152**
Otooro, Schnitzer 135, 142, 149
St. Ottilien 286
Ouagadougou, Ort 180, 200
Ouargla 302

Ouidah, Ort 194
Ovambo, Ethnie 263
Ovimbundu, Ethnie 239, 240, 241
Oye Ekiti 12, 122, 124, 127, 133, 135, 155, 158, 202

Padrão, Steinpfeiler 80, 94
Papst Johannes Paul II. 238
Papst Paul VI. 312
Papst Pius V. 63
Paterson, Canon 184, 247, 248, 249, 256
Peera, Mohammed 173, 288
Pelliot, Autor 32
Pemba, George, Künstler **279**
Pende, Ethnie 210, 225
Petelo Kianana, Klanhäuptling 97
St. Petrus 244
Peul 195
Péus, Gunter, Autor 181, 288
phemba 97
Pili-Pili, Maler 230–233
Plangger, A., Autor 260, 289
Polly Street Art Center 279
Pomeroy, Ort in Südafrika 278
Ponta de São Jorge 80
Porto Novo, Ort 160, 190
Portugal 42, 48, 86, 87
Portugiesen 29, 80–88, 122
Presbyterianer 326
Priester Johannes 80, 83, 85
Priszilla-Katakombe 158, 160
Punta Negra bei Loango 109

Rachewiltz, Boris de, Autor 12
Rakgoathe, Dan, Künstler **270–271**
Randles, W.G.K., Autor 81, 84
Ras Kasa 50
Ras Tafari 51
Raunig, Autor 63
Ribeiro, P. Christóvão S.J. 86
Ricci, Matteo, Chinamissionar 32
Roha 45
Rom 32
Romain-Desfossés, Künstler **213, 230–232**
Rorke's Drift 259ff.
Rossem, Ru van, Künstler **131**
Rotes Meer 42
Rovuma-Fluß 287
Rui de Pina, Autor 82

Saba, Königin von 44, 61
Sabäer 42
Sakété, Ort 184
Salisbury 246
Salomo, König 44, 45, 61
Salomoniden 45
Sando (Beça Monteiro), Ort 111
Sango, Livingston, Maler 255, 257
Santa Maria Maggiore 32, 62, 63, 66
Santu 104, 116, 117, 118
Santu Spilitu 115
São Salvador 87, 88
São Tomé 87
Schmidt, A., Missionar 202
Schoa 45, 48, 53
Schüller, Sepp 8
Seeuws, Nestor 233
Selby Kumene, Künstler **269**
Selhorst, Pientia Sr. 325
Seloane, Rev. Henneck 270
Semiten 42
Senegambien 242
Senn, Johanna Sr. 225, 272, 318, 320, 321, 332
Senufo 157
Serima, Ort 173, 246, 247, 249ff., 329
Sevenoaks, Ort 327, 328, 334
Shamusenge, Ort in Zaire 233
Shilakoe, Cyprian, Künstler **284**
Shona, Ethnie 252
Shore-Bos, Autorin 287, 289
Sidamo 44
Silobela, Ort 316
Sinyoro, Cornelio, 252, 260
Situnjwane, Ort 318
Solongo, Ort 91
Songa 82
Songo, Samuel, Bildhauer und Maler 254–255
Songye, Ethnie 226
Sotho, Ethnie 318
Sousa, Frei Luis de, Chronist 83
Soweto 275
Soyo, Provinz 81, 82
Spilitu, Stabaufsatz 115
Spiritaner 88
Staude, Autor 58
Steyler Missionare 311
Stockholm 279
Stout, Autor 287
Straßburg 161
Strebler, Erzbischof 160
Südafrika 279ff.
Sudan 122
Süd-Kwango 106
Suku, Ethnie 225–226, 233
Sundermeier, Autor 264, 272, 284
Susneyos, Kaiser 49
Swazi, Ethnie 269
Świderski, Stanislaw, Autor 173, 181

Tabenke, Ort in Kamerun 202
Tabot 56
Tacchi-Venturi, Autor 32
tala 115
Tamanrasset, Ort 301, 305
Tambala Mpomyami, Künstler **32**
Tanasee 45, 49, 58, 76
tandu kia Mafulamengo 105
Tandu kia Nkangi 83
Tasseré, Guiré, Künstler **180**
Tchad 306
Tchatchou, Ort 195
Teke 202
Tekle Haymanot 45, 62, 67, 68, 73
Tempels, Placide, Autor 284
Tempesta, Künstler **60**
Tervuren 224
Tewodros II., Kaiser 50, 62
Tezo, Schnitzer 227
Thiel, Autor 63, 90, 104, 112
Tigre 64
Timkat 56
Toffo 152
Togo 305
Totshi, Ort in Zaire 233
Transvaal 270
Trappisten 320
Tshikapa, Ort in Zaire 212
Tshokwe 38, 202, 221, 233
Tumba, Ort 84, 88
Türken 48
Tutsi, Ethnie 291
Twa, Ethnie 291

Tyi-wara-Maske 26
Tyrer 42

Ucciali, Vertrag von 51
Udechukwu, Obiora 146
Ufumba, Schnitzer 105
Uganda 294, 297
Ugandamartyrer 252
Umtata, Ort 318

Vandenhoudt, Maler 8
Väter vom Hl. Geist 219
Verly, R. 112, 115, 239, 240, 241
Vicariat Apostolique du Benin 160
Vincennes 161
Vissers, Franz, Missionar 101, 110
Vuminkosi Zulu 266–268

Wall, Barbara, Autorin 249
Wallenda, Marc-St., Künstlerin **224**
Walschot, J., Sammler 217
Wannyn, R., Autor 89, 105, 114, 115, 214
Waugh, Evelyn 260
Weihs, Autor 68
Wewesi, Peter, Künstler **202–203, 204, 205**
Hl. Wilgefortis (= Hl. Kümmernis) 90, 91, 102, 103
Willet, Frank, Autor 158, 194
Wilpert, Autor 63
Workshop School v. Salisbury 246
Worku Goshu 56

Xulu, Ruben, Künstler **272–273, 318, 322–323, 327, 331ff., 334**

Yaka 98, 228
Yansi 24, 238
Yasa, Ort in Zaire 223, 233
Yoruba 34, 38, 122, 125–155, 217
Ysenbrant, Künstler **62**
Yumba 236

Zagwe 44, 45, 76
Zaire 22, 23, 207ff.
Zambem apongo (= König von Portugal = Herr der Welt) 82
Zara Jakob, Kaiser 45, 48, 74, 75, 78
Zaria 131, 135, 146
Zequala, Berg 62, 67
Zera Johannes 50
Zimbabwe 246ff., 314ff.
Zondi, Michael, Künstler **272, 284**
Zulu, Ethnie 327, 328
Zululand 264, 279
Zwernemann, J., Autor 104